INSTRUMENTOS DE AVALIAÇÃO EM
SAÚDE MENTAL

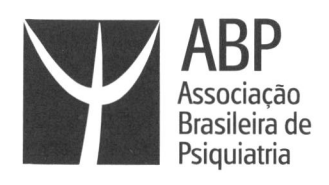

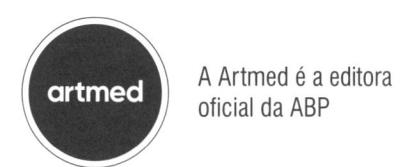

ABP Associação Brasileira de Psiquiatria

artmed — A Artmed é a editora oficial da ABP

NOTA

A medicina é uma ciência em constante evolução. À medida que novas pesquisas e a própria experiência clínica ampliam o nosso conhecimento, são necessárias modificações na terapêutica, onde também se insere o uso de medicamentos. O autor desta obra consultou as fontes consideradas confiáveis, num esforço para oferecer informações completas e, geralmente, de acordo com os padrões aceitos à época da publicação. Entretanto, tendo em vista a possibilidade de falha humana ou de alterações nas ciências médicas, os leitores devem confirmar estas informações com outras fontes. Por exemplo, e em particular, os leitores são aconselhados a conferir a bula completa de qualquer medicamento que pretendam administrar, para se certificar de que a informação contida neste livro está correta e de que não houve alteração na dose recomendada nem nas precauções e contraindicações para o seu uso. Essa recomendação é particularmente importante em relação a medicamentos introduzidos recentemente no mercado farmacêutico ou raramente utilizados.

SITES

URLs de *sites* são dinâmicos. Enquanto este livro estava no prelo, confirmamos que todos os endereços de *sites* citados estavam ativos e válidos. Porém, desde então, podem ter sido modificados ou descontinuados, já que empresas mudam de nome, são compradas e vendidas, fundem-se com outras ou declaram falência. *Sites* também são desativados para manutenção, conserto ou redesenho. Caso você enfrente algum desses problemas, faça uma busca na Web para tentar identificar o *site* novo. Na maioria das vezes, ele pode ser encontrado sem demora. Pedimos desculpas desde já por essa inconveniência.

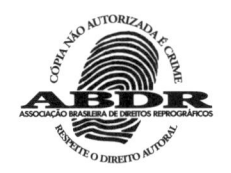

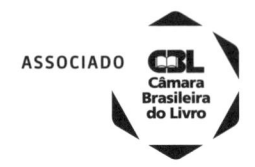

I59   Instrumentos de avaliação em saúde mental / Organizadores, Clarice Gorenstein, Yuan-Pang Wang. – 2. ed. – Porto Alegre : Artmed, 2024.
    xxiv, 554 p. il. ; 25 cm.

    ISBN 978-65-5882-163-2

    1. Psiquiatria. 2. Instrumentos de avaliação. I. Gorenstein, Clarice. II. Wang, Yuan-Pang.

CDU 616.89

Catalogação na publicação: Karin Lorien Menoncin – CRB 10/2147

INSTRUMENTOS DE AVALIAÇÃO EM SAÚDE MENTAL

2ª EDIÇÃO

Clarice Gorenstein
Yuan-Pang Wang

Organizadores

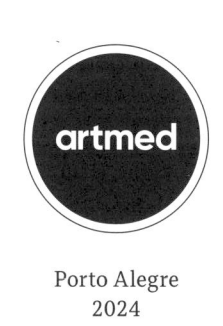

artmed

Porto Alegre
2024

© GA Educação Ltda., 2024.

Gerente editorial
Letícia Bispo de Lima

Colaboraram nesta edição:

Coordenadora editorial
Cláudia Bittencourt

Capa
Maurício Pamplona

Preparação de originais
Paola Araújo de Oliveira

Leitura final
Sandra Chelmicki

Editoração e projeto gráfico
TIPOS – design editorial e fotografia

Reservados todos os direitos de publicação ao
GA EDUCAÇÃO LTDA.
(Artmed é um selo editorial do GA EDUCAÇÃO LTDA.)
Rua Ernesto Alves, 150 – Bairro Floresta
90220-190 – Porto Alegre – RS
Fone: (51) 3027-7000

SAC 0800 703 3444 – www.grupoa.com.br

É proibida a duplicação ou reprodução deste volume, no todo ou em parte, sob quaisquer formas ou por quaisquer meios (eletrônico, mecânico, gravação, fotocópia, distribuição na Web e outros), sem permissão expressa da Editora.

IMPRESSO NO BRASIL
PRINTED IN BRAZIL

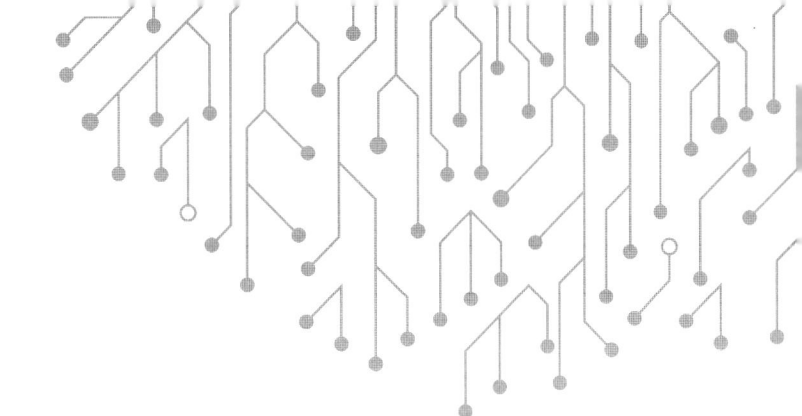

AUTORES

ORGANIZADORES

Clarice Gorenstein: Psicofarmacologista. Professora associada do Departamento de Farmacologia do Instituto de Ciências Biomédicas da Universidade de São Paulo (ICB-USP). Pesquisadora no Laboratório de Psicopatologia e Terapêutica Psiquiátrica (LIM-23) do Instituto de Psiquiatria do Hospital das Clínicas da Faculdade de Medicina da USP (IPq-HCFMUSP). Mestra e Doutora em Farmacologia pela USP.

Yuan-Pang Wang: Psiquiatra. Médico assistente do IPq-HCFMUSP. Pesquisador associado do Núcleo de Epidemiologia Psiquiátrica e professor colaborador do Programa de Pós-graduação (PPG) do Departamento de Psiquiatria da FMUSP. Mestre e Doutor em Psiquiatria pelo Departamento de Psiquiatria da FMUSP.

COORDENADORES DE SEÇÃO

Adriana Munhoz Carneiro: Psicóloga clínica e pesquisadora do HCFMUSP.

Alicia Matijasevich: Pediatra. Professora associada da USP. Mestra em Ciências pela Universidade Federal de Pelotas (UFPel). Doutora em Epidemiologia pela UFPel.

Beny Lafer: Psiquiatra. Professor associado da USP. Professor associado da Universidade de Toronto. Doutor em Ciências pela USP. Pós-doutorado pela Universidade de Harvard.

Claudia Kimie Suemoto: Geriatra. Professora associada da Disciplina de Geriatria da FMUSP. Mestra em Epidemiologia pela Harvard T.H. Chan School of Public Health. Doutora em Patologia pela FMUSP. Pós-doutorado em Epidemiologia pela Harvard T.H. Chan School of Public Health.

Daniel Tornaim Spritzer: Psiquiatra. Especialista em Psiquiatria da Infância e Adolescência pelo Hospital de Clínicas de Porto Alegre (HCPA)/Universidade Federal do Rio Grande do Sul (UFRGS). Mestre e Doutor em Psiquiatria e Ciências do Comportamento pela UFRGS.

Elaine Henna: Psiquiatra. Assistente Doutora no Departamento de Saúde Coletiva e Saúde Mental da Faculdade de Ciências Médicas e da Saúde (FCMS) da Pontifícia Universidade Católica (PUC) de São Paulo. Psiquiatra colaboradora do LIM-23 do IPq-HCFMUSP. Mestra e Doutora pelo Departamento de Psiquiatria da FMUSP.

Felipe Corchs: Psiquiatra e psicoterapeuta. Professor no Departamento e no IPq-HCFMUSP. Doutor em Ciências pela FMUSP.

Francisco Lotufo Neto: Professor associado do Departamento de Psiquiatria e do Departamento de Psicologia Clínica da USP.

Helio Elkis: Psiquiatra. Professor associado III do Departamento de Psiquiatria da FMUSP. Mestre e Doutor em Psiquiatria pela FMUSP. Pós-doutorado pela Case Western Reserve University, Cleveland, Ohio, Estados Unidos.

Hermano Tavares: Psiquiatra. Professor associado do Departamento de Psiquiatria da FMUSP. Fundou e coordena o Programa Ambulatorial Integrado dos Transtornos do Impulso (PRO-AMITI) do IPq--HCFMUSP. Doutor em Psiquiatria pela USP.

Ivan Aprahamian: Geriatra e psiquiatra. Professor associado da Disciplina de Geriatria do Departamento de Clínica Médica da Faculdade de Medicina de Jundiaí (FMJ). Mestre em Gerontologia pela Universidade Estadual de Campinas (Unicamp). Doutor em Psiquiatria pela USP.

Jorge Henna Neto: Professor da FCMS-PUCSP. Mestre e Doutor em Medicina pela USP. Pós-doutorado pela Houston Medical School, Estados Unidos.

Jose Carlos Appolinario: Psiquiatra. Professor do PPG em Psiquiatria e Saúde Mental do Instituto de Psiquiatria (IPUB) da Universidade Federal do Rio de Janeiro (UFRJ). Mestre em Psiquiatria pelo IPUB/UFRJ. Doutor em Ciências da Saúde: Psiquiatria pelo IPUB/UFRJ.

Laiss Bertola: Psicóloga e neuropsicóloga. Pesquisadora do Projeto ReNaDe (PROADI-SUS) pelo Hospital Alemão Oswaldo Cruz. Pesquisadora de Pós-doutorado pela Unifesp. Mestra e Doutora (com período realizado na Columbia University, Estados Unidos) em Medicina Molecular pela Universidade Federal de Minas Gerais (UFMG). Pós-doutorado pela USP.

Lúcia Pereira Barroso: Estatística. Professora associada do Instituto de Matemática e Estatística (IME) da USP. Mestra e Doutora em Estatística pela USP.

Marcelo Pio de Almeida Fleck: Psiquiatra. Professor titular do Departamento de Psiquiatria e Medicina Legal da Faculdade de Medicina (Famed) da UFRGS. Mestre e Doutor em Ciências Médicas pela UFRGS. Pós-doutorado pela Universidade McGill, Canadá.

Márcio Antonini Bernik: Psiquiatra. Coordenador do Programa de Ansiedade (Amban) do IPq--HCFMUSP. Doutor em Medicina pela FMUSP.

Maria Lucia Oliveira de Souza Formigoni: Biomédica. Livre-docente e professora titular do Departamento de Psicobiologia da Escola Paulista de Medicina (EPM)/Universidade Federal de São Paulo (Unifesp). Coordenadora da Unidade de Dependência de Drogas (UDED) da Unifesp. Mestra e Doutora em Psicofarmacologia pela EPM.

Ricardo Alberto Moreno: Psiquiatra. Professor de Pós-graduação do IPq-HCFMUSP. Especialista em Depressão e Transtorno Bipolar pelo IPq--HCFMUSP. Doutor em Medicina pela USP.

Rinaldo Artes: Estatístico. Professor do Instituto de Ensino e Pesquisa (Insper). Mestre e Doutor em Estatística pelo IME/USP.

Sheila Caetano: Psiquiatra da infância e adolescência. Professora adjunta do Departamento de Psiquiatria da EPM/Unifesp. Doutora em Psiquiatria. Pós-doutorado pela USP.

Táki Athanássios Cordás: Psiquiatra. Coordenador da Assistência Clínica do IPq-HCFMUSP. Coordenador do Programa de Transtornos Alimentares (Ambulim) do IPq-HCFMUSP. Professor dos PPGs do Departamento de Psiquiatria da FMUSP, do Programa de Neurociências e Comportamento do Instituto de Psicologia (IP) da USP e do Programa de Fisiopatologia Experimental da FMUSP.

Thiago Marques Fidalgo: Psiquiatra. Professor adjunto do Departamento de Psiquiatria da EPM/Unifesp. Doutor em Ciências pela EPM/Unifesp.

Thiago Pacheco de Almeida Sampaio: Psicoterapeuta. Psicólogo colaborador do IPq-HCFMUSP. Especialista em Ansiedade pelo Amban do IPq--HCFMUSP. Mestre em Ciências pela FMUSP. Doutor em Psicologia Clínica pelo IPUSP.

Adriana Marcassa Tucci: Professora associada do Departamento de Saúde, Educação e Sociedade da Unifesp.

Alessandra Lamas Granero Lucchetti: Médica. Professora do Departamento de Clínica Médica da Faculdade de Medicina da Universidade Federal de Juiz de Fora (UFJF). Bolsista de Produtividade em Pesquisa do Conselho Nacional de Desenvolvimento Científico e Tecnológico (CNPq). Especialista em Geriatria e Gerontologia. Mestra em Psiquiatria pela USP. Doutora em Saúde pela UFJF.

Alexander Moreira-Almeida: Psiquiatra. Professor titular de Psiquiatria e Diretor do Núcleo de Pesquisas em Espiritualidade e Saúde (NUPES) da Faculdade de Medicina da UFJF. Doutor em Psiquiatria pela USP. Pós-doutorado pela Duke University. Ex-coordenador das Seções de Espiritualidade e Psiquiatria das Associações Mundial e Brasileira de Psiquiatria.

Alexandre Annes Henriques: Psiquiatra do HCPA. Mestre em Ciências Médicas pela UFRGS.

Alina Gomide Vasconcelos: Psicóloga. Pesquisadora da UFMG. Mestra em Psicologia do Desenvolvimento e Doutora em Neurociências pela UFMG.

Ana G. Hounie: Psiquiatra. *Expertise* em Transtorno Obsessivo-compulsivo (TOC) e Síndrome de Tourette pela USP. Doutora em Ciências pela FMUSP. Pós-doutorado em Ciências pela FMUSP.

Ana Paula Casagrande Silva-Rodrigues: Psicóloga da saúde. Diretora do Serviço de Psicologia Hospitalar do Hospital das Clínicas da Faculdade de Medicina de Ribeirão Preto (FMRP)-USP. Docente do Curso de Psicologia no Centro Universitário Barão de Mauá. Especialista em Psicologia Hospitalar pelo Conselho Federal de Psicologia (CFP). Mestra e Doutora em Ciências pela FMRP-USP.

Ana Soledade Graeff-Martins: Psiquiatra. Professora adjunta do Departamento de Psiquiatria e Medicina Legal da Famed/UFRGS. Especialista em Psiquiatria da Infância e Adolescência pelo HCPA/UFRGS. Mestra em Psiquiatria pela UFRGS. Doutora em Ciências: Psiquiatria pela Unifesp.

Andre Fujita: Bioinformata. Professor de Ciência da Computação pelo IME/USP. Doutor em Ciências pela USP.

André Luiz Monezi Andrade: Psicólogo. Professor pesquisador da PUC-Campinas. Especialista em Terapia Cognitivo-comportamental pelo Instituto do Stress. Mestre, Doutor e Pós-Doutor em Ciências pela Unifesp. Pós-Doutor em Psicologia pela PUC-Campinas.

Anne Orgler Sordi: Psiquiatra. Psiquiatra do HCPA. Professora do Mestrado Profissional em Saúde Mental e Transtornos Aditivos do HCPA. Especialista em Psicoterapia de Orientação Analítica pelo Centro de Estudos Luis Guedes. Doutora em Psiquiatria pela UFRGS.

António Alvim Soares: Psiquiatra. Professor adjunto do Departamento de Saúde Mental da UFMG. Psiquiatra da Infância e Adolescência pela UFMG. Mestre e Doutor em Medicina Molecular pela UFMG.

Antonio Peregrino: Psiquiatra. Professor adjunto de Psiquiatria da Faculdade de Ciências Médicas da Universidade de Pernambuco (UPE). Mestre em Neuropsiquiatria pela Universidade Federal de Pernambuco (UFPE). Doutor em Medicina Tropical: Imunologia em Psiquiatria pela UFPE. Membro titular da Academia Pernambucana de Medicina.

Antonio Reis de Sá Junior: Psiquiatra. Professor adjunto do Departamento de Clínica Médica da Universidade Federal de Santa Catarina (UFSC). Mestre e Doutor em Ciências pela FMUSP.

Arlinda B. Moreno: Psicóloga, psicoterapeuta fenomenológica existencial. Pesquisadora em Saúde Pública. Especialista em Psicologia Médica pela Faculdade de Ciências Médicas da Universidade do Estado do Rio de Janeiro (UERJ). Mestra e Doutora em Saúde Coletiva pelo Instituto de Medicina Social (IMS) da UERJ. Pós-doutorado em Saúde Coletiva pelo IMS da UERJ. Pós-doutorado em Saúde Pública pela Escola Nacional de Saúde Pública Sérgio Arouca da Fundação Oswaldo Cruz (ENSP/Fiocruz). Pesquisadora visitante na Division of Psychiatry da University College London (UCL).

Bacy Fleitlich-Bilyk: Psiquiatra. Especialista em Psiquiatria pela Associação Brasileira de Psiquiatria (ABP). Mestra e Doutora em Psiquiatria da Infância e Adolescência pelo King's College London. Fundadora, em 2001, do Programa Ambulatorial e de Internação de Transtornos Alimentares em Crianças e Adolescentes (Protad) do IPq-HCFMUSP.

Breno Sanvicente-Vieira: Psicólogo. Professor associado do Departamento de Psicologia da PUC-Rio. Bolsista Jovem Cientista do Nosso Estado pela Fundação de Amparo à Pesquisa do Estado do Rio de Janeiro (FAPERJ). Bolsista de Produtividade Nível 2 do CNPq. Especialista em Terapia Cognitivo-comportamental pela Wainer/Faculdades Integradas de Taquara (FACCAT). Mestre em Cognição Humana pela PUCRS. Doutor em Psicologia pela PUCRS.

Bruno Mendonça Coêlho: Psiquiatra. Pesquisador do Núcleo de Epidemiologia Psiquiátrica do IPq-HCFMUSP. Psiquiatra da Infância e Adolescência pela EPM/Unifesp. Doutor em Ciências pela USP.

Carla Mourilhe: Nutricionista. Coordenadora do Grupo de Obesidade e Transtornos Alimentares (GOTA) do IPUB/UFRJ. Mestra em Fisiopatologia Clínica e Experimental (CLINEX) pela UERJ. Doutora em Nutrição pelo Instituto de Nutrição Josué de Castro (INJC) da UFRJ.

Carla Samara Fagundes Vieira: Terapeuta ocupacional. Mestranda em Ciências da Reabilitação: Saúde do Idoso na UFMG.

Carlos Eduardo de Moraes: Nutricionista. Colaborador do GOTA do IPUB/UFRJ. Mestre em Nutrição Humana pelo INJC/UFRJ. Doutorando em Saúde Mental no IPUB/UFRJ.

Carolina de Meneses Gaya: Psicóloga. Psicóloga clínica e pesquisadora do Instituto Ame sua Mente. Doutora em Saúde Mental pela USP. Pós-doutorado em Psiquiatria e Psicologia Médica pela Unifesp.

Christian Kieling: Psiquiatra. Professor de Psiquiatria da Infância e da Adolescência da UFRGS. Doutor em Ciências Médicas: Psiquiatria pela UFRGS. Fundador da plataforma Wida.

Cinthia de A. Piccinato: Psicóloga. Colaboradora de Pesquisa da Unidade de Psiquiatria da Infância e Adolescência (UPIA) da Unifesp. Especialista em Psicologia Clínica pelo Instituto de Análise do Comportamento de Campinas. Mestra em Psicologia Experimental: Análise do Comportamento pela PUC-SP.

Claudia Debora Silberman: Psiquiatra. Especialista em Psiquiatria Geriátrica pela UFRJ. Mestra e Doutora em Psiquiatria e Saúde Mental pela UFRJ.

Cristiano Noto: Psiquiatra. Professor adjunto do Departamento de Psiquiatria e Psicologia Médica da EPM/Unifesp.

Cristina Marta Del-Ben: Psiquiatra. Professora associada da FMRP-USP. Psiquiatria do Hospital das Clínicas da FMRP-USP. Mestra e Doutora em Ciências: Saúde Mental pela FMRP-USP.

Daniel C. Mograbi: Neurocientista. Professor adjunto da PUC-Rio. PhD em Psicologia e Neurociências pela King's College London.

Daniel Fatori: Psicólogo. Pesquisador do IPq-HCFMUSP. Doutor em Psiquiatria pela FMUSP.

Daniel Maffasioli Gonçalves: Psiquiatra. Mestre e Doutor em Epidemiologia pela UFRGS.

Dartiu Xavier da Silveira: Psiquiatra. Professor livre-docente pela EPM.

Débora Dalbosco Dell'Aglio: Psicóloga. Mestra e Doutora em Psicologia do Desenvolvimento pela UFRGS. Professora aposentada do PPG de Psicologia da UFRGS.

Débora Muszkat: Psiquiatra. Especialista em Psiquiatra da Infância e Adolescência pelo IPq-HCFMUSP.

Deisy Emerich-Geraldo: Psicóloga. Especialista em Terapia Cognitivo-comportamental pelo Centro de Terapia Cognitiva VEDA (CTC-Veda). Mestra em Psicologia Clínica pela USP. Doutora em Psicologia Clínica pela USP.

Diogo Araújo de Sousa: Psicólogo. Professor efetivo do Departamento de Psicologia da Universidade Federal de Sergipe (UFS). Mestre e Doutor em Psicologia pela UFRGS. Graduando em Medicina na UFS.

Eduardo de Paula Lima: Psicólogo. Professor de Psicologia da FAMINAS. Mestre em Psicologia do Desenvolvimento Humano pela UFMG. Doutor em Saúde Pública pela UFMG.

Edwiges Ferreira de Mattos Silvares: Psicóloga. Mestra em Psicologia Experimental pela Northeastern University. Doutora em Psicologia pelo IPUSP.

Elaine Di Sarno: Psicóloga. Pesquisadora do Programa Esquizofrenia (Projesq) do IPq-HCFMUSP. Especialista em Terapia Cognitivo-comportamental pelo IPq-HCFMUSP. Mestra em Ciências pela FMUSP. Aprimoramento em Neuropsicologia pelo IPq-HCFMUSP.

Érika Mendonça de Morais: Psiquiatra. Especialista em Psiquiatria da Infância e Adolescência pela FMUSP.

Evelin Soffritti: Psiquiatra. Médica assistente pelo Hospital Universitário Gaffrée e Guinle (HUGG)/UNIRIO. Mestra em Psiquiatria e Saúde Mental pelo IPUB/UFRJ.

Felipe Gutiérrez Carvalho: Psiquiatra. Psiquiatra contratado pelo Serviço de Medicina Ocupacional

(SMO) do HCPA. Área de atuação em Medicina do Sono pelo HCPA. Mestre e Doutor em Psiquiatria e Ciências do Comportamento pela UFRGS.

Felix Henrique Paim Kessler: Psiquiatra. Professor adjunto do Departamento de Psiquiatria e Medicina Legal da Famed/UFRGS. Chefe do Serviço de Psiquiatria de Adições e Forense do HCPA. Doutor em Psiquiatria e Ciências do Comportamento pela UFRGS.

Fernanda Alves Fonseca: Psicóloga clínica. Especialista em Terapia Cognitivo-comportamental pela PUC-Rio. Mestranda em Psicologia Clínica no Laboratório de Pesquisa em Diferenças Individuais e Psicopatologia (LaDIP) na PUC-Rio. Bolsista da Coordenação de Aperfeiçoamento de Pessoal de Nível Superior (CAPES).

Fernanda Baeza Scagliusi: Nutricionista. Professora associada do Departamento de Nutrição da Faculdade de Saúde Pública (FSP) da USP. Doutora em Educação Física pela USP.

Fernando Madalena Volpe: Psiquiatra. Mestre em Epidemiologia pela UFMG. Doutor em Psiquiatria e Psicologia Médica pela Unifesp.

Flávia Batista Portugal: Enfermeira. Professora do Departamento de Enfermagem e do PPG em Saúde Coletiva da Universidade Federal do Espírito Santo (UFES). Mestra em Saúde Coletiva pela UFES. Doutora em Ciências pela ENSP/Fiocruz.

Flávia de Lima Osorio: Psicóloga. Docente da Divisão de Psiquiatria da FMRP-USP.

Gabriel J. Chittó Gauer: Psiquiatra. Ex-professor auxiliar de ensino na Unisinos. Professor titular da PUCRS. Especialista em Psiquiatria. Doutor em Clínica Médica pela PUCRS. Pós-doutorado pelo Maryland Center for Anxiety Disorders da Universidade de Maryland, Campus de College Park.

Geilson Lima Santana: Psiquiatra e psicoterapeuta. Pesquisador do Núcleo de Epidemiologia Psiquiátrica do IPq-HCFMUSP. Especialista em Psiquiatria Geral e da Infância e Adolescência pelo IPq-HCFMUSP e pela ABP. Doutor em Ciências pela FMUSP.

Giancarlo Lucchetti: Médico. Professor associado do Departamento de Clínica Médica da UFJF. Especialista em Geriatria pela Irmandade da Santa Casa de Misericórdia de São Paulo (ISCMSP). Doutor em Neurologia/Neurociências pela EPM/Unifesp.

Gisele Gus Manfro: Psiquiatra. Professora titular de Psiquiatria da UFRGS. Coordenadora do Programa de Transtornos de Ansiedade do HCPA. Doutora em Ciências Biológicas: Bioquímica pela UFRGS.

Gizelton Pereira Alencar: Estatístico. Professor de Bioestatística da FSP/USP. Mestre e Doutor em Saúde Pública pela FSP/USP.

Grover E. C. Guzman: Especialista em Análise de Redes. Mestre e Doutor em Ciência da Computação pela USP.

Guilherme V. Polanczyk: Psiquiatra. Professor associado do Departamento de Psiquiatria da FMUSP. Especialista em Psiquiatria da Infância e Adolescência pelo HCPA/UFRGS. Mestre e Doutor em Psiquiatria pela UFRGS. Livre-docente em Psiquiatria da Infância e Adolescência pela USP.

Halley M. Pontes: Psicólogo e investigador. Doutor em Comportamentos Aditivos pela Nottingham Trent University, Reino Unido. Professor afiliado de Psicologia na Birkbeck, University of London, Londres, Reino Unido.

Heydrich Lopes Virgulino de Medeiros: Psiquiatra. Professor adjunto de Psiquiatria da Universidade Federal da Paraíba (UFPB). Mestre e Doutor em Neuropsiquiatria e Ciências do Comportamento pela UFPE.

Humberto Corrêa: Professor titular de Psiquiatria da UFMG.

Isabela Almeida Pordeus: Odontopediatra. Professora titular de Odontopediatria da UFMG. Especialista em Odontopediatria pela UFMG. Mestra em Odontopediatria pela USP. PhD in Epidemiology and Dental Public Health pela UCL, Londres.

J. Landeira-Fernandez: Psicólogo. Professor titular na PUC-Rio. Pesquisador do CNPq e da FAPERJ. Mestre em Psicologia Experimental pela USP. Doutor em Neurociências e Comportamento pela UCLA.

Jacy Perissinoto: Fonoaudióloga. Professora Doutora associada do PPG em Distúrbio da Comunicação Humana no Departamento de Fonoaudiologia da Unifesp. Coordenadora do Núcleo de Investigação Fonoaudiológica em Linguagem da Criança e Adolescente (NIFLINC) do Departamento de Fonoaudiologia da Unifesp. Preceptora da Liga de Autismo (LAUT) e coordenadora geral do projeto POP de extensão LAUT/Unifesp. Especialista em Linguagem pelo Conselho Federal de Fonoaudiologia (CFFa). Mestra em Linguística Aplicada pela PUC. Doutora em Distúrbios da Comunicação Humana pela Unifesp. Pós-doutorado em Psicolinguística pela Université Rene Descartes – Paris V – Sorbonne. Mérito fonoaudiológico pela Sociedade Brasileira de Fonoaudiologia (SBFa).

João Mazzoncini de Azevedo Marques: Psiquiatra. Professor Doutor de Medicina Social da FMRP-USP. Gerente da Unidade de Saúde da Família "César Augusto Arita", Ribeirão Preto. Coordenador da Residência de Medicina de Família e Comunidade do HCFMRP-USP. Especialista em Estratégia de Saúde da Família pela FMRP-USP. Doutor em Saúde Mental pela FMRP-USP.

José Alexandre de Souza Crippa: Psiquiatra. Professor titular da FMRP-USP.

José Antonio Alves Vilela: Psiquiatra. Especialista em Urgências Psiquiátricas pelo Programa de Residência Médica do Hospital das Clínicas da FMRP-USP. Mestre em Saúde Mental pelo PPG do Departamento de Neurociências e Ciências do Comportamento da FMRP-USP.

José Ibiapina Siqueira-Neto: Neurologista clínico. Professor titular de Neurologia da Universidade Federal do Ceará (UFC). Coordenador do Ambulatório de Neurologia Cognitiva e Comportamental do Hospital Universitário Walter Cantídio da UFC. Doutor em Medicina pela FMRP-USP. Pós-doutorado em Neurologia Cognitiva pela FMRP-USP.

José Wagner Leonel Tavares-Júnior: Neurologista. Área de atuação em Neurologia Cognitiva pela UFC. Mestre e doutorando em Ciências Médicas na UFC.

Josiane Lieberknecht Wathier: Psicóloga. Professora adjunta de Psicologia e do Mestrado em Saúde Materno-infantil da Universidade Franciscana (UFN). Coordenadora do Laboratório de Estudos em Avaliação Psicológica (LEAP) da UFN. Psicóloga na Clínica Sapienza, Santa Maria, RS. Especialista em Terapias Cognitivo-comportamentais da Infância e Adolescência pelo InTCC – Ensino, Pesquisa e Atendimento Individual e Familiar.

Josué Laguardia: Médico. Professor do PPG em Informação e Comunicação e Saúde (PPGICS) do Instituto de Comunicação e Informação Científica e Tecnológica em Saúde (ICICT) da Fiocruz. Pesquisador do ICICT/Fiocruz. Mestre em Saúde Coletiva pela UERJ. Doutor em Saúde Pública pela Fiocruz.

Katia Petribu: Psiquiatra. Professora associada de Psiquiatria da Faculdade de Ciências Médicas da UPE. Mestra em Neuropsiquiatria pela UFPE. Doutora em Medicina pela UFBA. Livre-docente pela UPE.

Laisa Marcorela Andreoli Sartes: Psicóloga. Professora associada do Departamento de Psicologia da UFJF. Mestra e Doutora em Ciências pela Unifesp.

Laura Helena Silveira Guerra de Andrade: Psiquiatra. Doutora em Psiquiatria pela FMUSP.

Luciana Mascarenhas Fonseca: Neuropsicóloga e pesquisadora em demência. Pesquisadora associada de Pós-doutorado da Universidade do Estado de Washington, Estados Unidos. Colaboradora do Programa Terceira Idade (Proter) do Departamento de Psiquiatria da USP. Mestra em Tanatologia pela Universidade de Padova, Itália. Doutora em Psiquiatria pela USP, com período sanduíche na Universidade de Cambridge, Reino Unido.

Luciano Isolan: Psiquiatra e psiquiatra da infância e adolescência pelo HCPA/UFRGS. Mestre e Doutor em Psiquiatria e Ciências do Comportamento pela UFRGS.

Luciano Magalhães Vitorino: Enfermeiro. Professor da Faculdade de Medicina de Itajubá (FMIT). Especialista em Urgência e Emergência pela Faculdade Wenceslau Braz (FWB). Mestre e Doutor (estágio de Doutorado sanduíche na Universidade de Alberta, Canadá) em Ciências pela Unifesp. Pós-doutorado pela Faculdade de Medicina da UFJF.

Luisa Sorio Flor: Enfermeira. Mestra em Ciências pela ENSP/Fiocruz. Doutoranda em Saúde Pública na ENSP/Fiocruz.

Luiz Pasquali: Psicólogo, pedagogo, filósofo e teólogo. Doutor em Psicologia pela Université Catholique de Louvain, Bélgica.

Maira Morena Borges: Psicóloga clínica e hospitalar. Psicóloga e diretora do Serviço de Psicologia Hospitalar do HCFMRP-USP. Especialista em Psicologia Clínica: Abordagem Cognitivo-comportamental pela Universidade Federal de Uberlândia (UFU) e em Psicologia Hospitalar pela Faculdade de Medicina de São José do Rio Preto (FAMERP). Mestra em Ciências pela Faculdade de Filosofia, Ciências e Letras de Ribeirão Preto da Universidade de São Paulo (FFCLRP-USP). Doutoranda em Saúde Mental na FMRP-USP.

Márcia L. F. Chaves: Neurologista. Professora titular de Neurologia da UFRGS. Mestra em Fisiologia pela UFRGS. Doutora em Ciências Médicas pela UFRGS.

Marcia Maria Pires Camargo Novelli: Terapeuta ocupacional. Professora associada do Departamento de Saúde, Educação e Sociedade. Orientadora no PPG em Ciências do Movimento Humano e Reabilitação da Unifesp – Campus Baixada Santista. Especialista em Gerontologia pela Sociedade Brasileira de Geriatria e Gerontologia (SBGG). Especialista em Terapia Ocupacional Aplicada à Geriatria e Gerontologia pela FMUSP. Mestra em Ciências pela FMUSP. Doutora em Neurologia pela FMUSP. Pós-doutorado em Neurologia pela FMUSP, em parceria com a Escola de Enfermagem da Johns Hopkins University.

Marcia Regina Fumagalli Marteleto: Neuropsicóloga e psicóloga clínica. Pesquisadora da Unifesp. Especialista em Neuropsicologia pelo Instituto Neurológico de São Paulo (INESP). Mestra e Doutora em Ciências pela Unifesp.

Marco de Tubino Scanavino: Psiquiatra. Professor de Pós-graduação da FMUSP. Mestre e Doutor em Ciências da Saúde: Psiquiatria pela FMUSP. Pós-doutorado em Infectologia pela FMUSP.

Maria Angélica Nunes: Psiquiatra. Professora convidada de Epidemiologia da UFRGS. Pesquisadora do ELSA-Brasil. Pesquisadora do Estudo Life Intervention in Gestacional Diabetes (LINDA-Brasil). Especialista em Transtornos Alimentares pelo L'hôpital de la Cité Universitaire, Paris, França. Mestra em Epidemiologia pela UFPel. Doutora em Psiquiatria pela Unifesp. Pós-doutoramento no PPG em Epidemiologia da UFRGS.

Maria Aparecida Conti: Psicóloga clínica. Professora adjunta da Universidade São Judas Tadeu. Especialista em Psicologia Clínica pelo CFP. Mestra e Doutora pela Faculdade de Saúde Pública/Departamento de Nutrição da USP.

Maria Carmen Viana: Psiquiatra. Professora do Departamento de Medicina Social e do PPG em Saúde Coletiva da UFES. Coordenadora da Pesquisa Nacional de Saúde Mental do Ministério da Saúde. Especialista em Epidemiologia e Estatística Médica pela London School of Hygiene and Tropical Medicine. PhD em Psiquiatria pelo Institute of Psychiatry, London University. Visiting Registrar, Maudsley Hospital and Bethlem Royal Hospital, London University. Pós-doutorado pelo IPq-HCFMUSP. Membro do World Mental Health Surveys consortium.

Maria Conceição do Rosário: Psiquiatra. Professora associada do Departamento de Psiquiatria da EPM/Unifesp. Mestra e Doutora em Ciências pela USP. Pós-doutorado pela Universidade de Yale.

Maria da Glória Portugal: Psiquiatra. Especialista em Psicogeriatria pela UFRJ. Mestra e Doutora em Psiquiatria pela UFRJ.

Maria do Socorro da Silva Valente: Médica do trabalho. Professora adjunta de Saúde Coletiva pela Universidade do Estado do Pará (UEPA). Especialista em Medicina do Trabalho pela UEPA. Mestra em Clínica de Doenças Tropicais pela Universidade Federal do Pará (UFPA). Doutora em Ciências: Medicina Preventiva pela FMUSP.

Maria Dolores Lemos dos Santos: Terapeuta ocupacional. Especialista em Gerontologia pela FUMEC, Minas Gerais. Membro voluntária do Grupo Neurologia Cognitiva e do Comportamento do Ambulatório Bias Fortes do Hospital das Clínicas da UFMG.

Maria Helena A. Mariano: Médica. Professora colaboradora de Reumatologia na Faculdade de Ciências Médicas da UPE. Professora da UNINASSAU, Pernambuco. Especialista em Reumatologia pela Sociedade Brasileira de Reumatologia (SBR). Mestra em Ciências da Saúde pela Faculdade de Ciências Médicas da UPE. Doutora em Biotecnologia pela Rede Nordeste de Biotecnologia (RENORBIO).

Maria Paz Hidalgo: Psiquiatra. Professora titular do Departamento de Psiquiatria e Medicina Legal da Famed/UFRGS. Coordenadora do Laboratório de Cronobiologia e Sono do HCPA/UFRGS. Mestra e Doutora em Medicina: Ciências Médicas pela UFRGS.

Mariana Cúri: Bacharela em Estatística. Professora associada do Departamento de Matemática Aplicada e Estatística do Instituto de Ciências Matemáticas e de Computação (ICMC) da USP. Mestra e Doutora em Estatística pela USP. Visiting scholar na University of Iowa e ACTNext Fellow na empresa ACT (2018-2019), trabalhando no tema *deep learning* em psicometria.

Marina Balem Yates: Psicóloga. Especialista em Terapias Cognitivo-comportamentais pelo InTCC. Mestra em Psicologia Clínica pela PUCRS.

Marina Monzani da Rocha: Psicóloga. Doutora em Psicologia Clínica pela USP.

Mario Louzã: Psiquiatra. Médico assistente do IPq-HCFMUSP. Título de especialista pela ABP. Doutor em Medicina pela Universidade de Würzburg, Alemanha.

Matheus França Perazzo: Professor de Saúde Coletiva. Professor adjunto de Odontologia da Universidade Federal de Goiás (UFG). Especialista em Saúde Pública pela UFRGS. Mestre em Clínica Odontológica pela Universidade Estadual da Paraíba (UEPB). Doutor em Odontopediatria pela UEPB.

Maurício Silva de Lima: Psiquiatria. CEO e fundador da Pulsus Pharma Consultancy, Reino Unido. Mestre em Epidemiologia pela UFPel. Doutor em Psiquiatria pela Unifesp. Pós-doutorado pelo Institute of Psychiatry, King's College, Londres, Reino Unido.

Mauro Barbosa Terra: Psiquiatra. Professor associado de Psiquiatria da Universidade Federal de Ciências da Saúde de Porto Alegre (UFCSPA). Mestre em Psiquiatria, Psicanálise e Saúde Mental pela UFRJ. Doutor em Psiquiatria pela Unifesp.

Mayra Brancaglion: Psicóloga clínica. Formação em Dessensibilização e Reprocessamento por meio dos Movimentos Oculares (EMDR) pela Associação Brasileira de EMDR. Especialista em Gestalte-terapia e Existencialismo pela UFMG. Mestra e Doutora em Medicina Molecular pela UFMG.

Moacir de Novaes: Professor associado. Livre-docente da Faculdade de Ciências Médicas da UPE.

Doutor em Endocrinologia e Metabologia pela FMUSP. Pós-doutorado em Endocrinologia e Metabologia pela FMUSP.

Mônica R. Campos: Estatística. Mestra e Doutora em Saúde Coletiva: Epidemiologia pelo IMS/UERJ. Professora titular e pesquisadora da ENSP/Fiocruz.

Monica Zilberman: Psiquiatra. Pós-doutorado em Psiquiatria e Gênero pela Universidade de Calgary, Canadá.

Odeilton Tadeu Soares: Psiquiatra. Coordenador da Enfermaria de Ansiedade e Depressão do IPq--HCFMUSP. Especialista em Transtornos de Humor pelo IPq-HCFMUSP. Mestre em Ciências pela FMUSP.

Patrícia Picon: Psiquiatra. Mestra em Epidemiologia pela Harvard School of Public Health, Boston, Estados Unidos. Doutora em Psiquiatria pela UFRGS. Ex-professora adjunta do Departamento de Psiquiatria e Medicina Legal da Faculdade de Medicina da PUCRS.

Patricia Velloso: Psicóloga clínica. Especialista em Terapia Cognitivo-comportamental pelo Amban do IPq-HCFMUSP. Mestra em Psiquiatria e Psicologia Médica pela Unifesp.

Paula Costa Teixeira: Profissional de educação física e instrutora de meditação. Colaboradora do Ambulim do IPq-HCFMUSP. Professora associada de Neurociências e Comportamento do IPUSP. Especialista em Cuidados Integrativos pela Unifesp. Doutora em Neurociências e Comportamento pelo IPUSP.

Paulo Caramelli: Neurologista. Professor titular da Faculdade de Medicina da UFMG. Bolsista de Produtividade em Pesquisa do CNPq. Doutor em Medicina: Neurologia pela FMUSP.

Pedro Braga-Neto: Neurologista. Professor adjunto do Departamento de Medicina Clínica da UFC e do Curso de Medicina da Universidade Estadual do Ceará (Uece). Doutor em Neurociências pela Unifesp. Pós-doutorado em Neurociências pela Unifesp.

Prisla Ücker Calvetti: Psicóloga. Especialista em Psicologia Clínica e em Avaliação Psicológica pelo CFP. Mestra e Doutora em Psicologia pela PUCRS.

Pós-doutorado no Laboratório de Pesquisa em Avaliação Psicológica da UFCSPA. Pós-doutorado no Laboratório de Dor & Neuromodulação do HCPA/UFRGS.

Rafael Izbicki: Estatístico. Professor de Estatística da Universidade Federal de São Carlos (UFSCar). Mestre pela USP. PhD pela Carnegie Mellon University.

Rafaella de Carvalho Rodrigues Araújo: Psicóloga. Integrante do Núcleo de Pesquisa Bases Normativas do Comportamento Social (BNCS). Mestra e doutoranda em Psicologia Social na UFPB.

Raphael Machado de Castilhos: Neurologista do HCPA. Professor do PPG em Ciência Médicas da UFRGS. Doutor em Genética e Biologia Molecular pela UFRGS.

Renan P. Monteiro: Psicólogo. Professor de Psicologia da UFPB. Mestre e Doutor em Psicologia Social pela UFPB.

Renata Rocha Kieling: Neurologista pediátrica. Professora adjunta do Departamento de Pediatria da Famed/UFRGS. Mestra em Linguística pela UFRGS. Doutora em Neurociências pela PUCRS.

Roberto Ratzke: Psiquiatra. Professor adjunto de Psiquiatria da Universidade Federal do Paraná (UFPR). Mestre em Psiquiatria pelo IPq-HCFMUSP.

Rodrigo Affonseca Bressan: Psiquiatra. Professor livre-docente do Departamento de Psiquiatria da EPM/Unifesp. PhD e professor visitante do King's College London. Presidente do Instituto Ame Sua Mente.

Rodrigo Rizek Schultz: Neurologista. Professor titular de Neurologia da Universidade Santo Amaro (Unisa). Especialista em Neurologia Cognitiva e do Envelhecimento pela Unifesp. Mestre e Doutor em Medicina pela Unifesp. Presidente da Associação Brasileira de Azheimer (ABRAz) Nacional.

Rosana R. Freitas: Psiquiatra. Mestra em Ciências pela USP.

Rose Claudia Batistelli Vignola: Psicóloga. Especialista em Terapia Cognitivo-comportamental pela Escola de Educação Permanente do HCFMUSP.

Mestra em Ciências da Saúde pela Unifesp. Doutora em Ciências pela Unifesp.

Rovena Severo: Psicóloga. Especialista em Gestão de Pessoas pela Universidade Católica de Pelotas (UCPel). Mestra e Doutora em Saúde e Comportamento pela UCPel.

Salma Rose Imanari Ribeiz: Psiquiatra e psicogeriatra. Professora adjunta de Psiquiatria pela FMJ. Doutora em Ciências pelo IPq-HCFMUSP. Pós-doutorado pelo IPq-HCFMUSP.

Saul Martins Paiva: Cirurgião-dentista odontopediatra. Professor titular de Odontopediatria pela UFMG. Mestre em Odontopediatria pela UFSC. Doutor em Ciências Odontológicas pela Faculdade de Odontologia da USP.

Silvia Freitas: Psiquiatra. Coordenadora do Grupo de Obesidade e Transtornos Alimentares do Instituto Estadual de Diabetes e Endocrinologia (Iede), Rio de Janeiro. Especialista em Psiquiatria pela UERJ e ABP. Mestra em Saúde Coletiva: Epidemiologia pelo IMS/UERJ. Doutora em Epidemiologia pelo IMS/UERJ.

Sonia Maria Dozzi Brucki: Neurologista. Coordenadora do Grupo de Neurologia Cognitiva e do Comportamento do HCFMUSP. Especialista em Neurologia pela Unifesp. Mestra e Doutora em Neurologia pela Unifesp. Livre-docente em Neurologia pela FMUSP.

Sonia Regina Loureiro: Psicóloga clínica. Professora sênior, Doutora, da FMRP-USP. Mestra e Doutora em Psicologia Clínica pelo IPUSP.

Taciana G. Costa Dias: Psiquiatra da infância e adolescência. Mestra em Pesquisa Clínica pela Oregon Health & Science University. Doutora em Psiquiatria pela USP.

Tânia Maria Alves: Psiquiatra. Especialista em Psiquiatria pela ISCMSP. Mestra e Doutora em Psiquiatria pelo HC-FMUSP.

Tatiana M. C. Monteiro: Psicóloga clínica. Especialista em Terapia Cognitivo-comportamental pelo Centro de Estudos da Família e do Indivíduo (Cefi).

Teresa Helena Schoen: Psicóloga. Pedagoga. Supervisora em Psicologia Clínica e Psicopedagogia.

Especialista em Adolescência pelo Departamento de Pediatria da Unifesp. Mestra em Ciências Aplicadas à Pediatria pela Unifesp. Doutora em Ciências pela Unifesp. Master Trainers do ACT Raising Safe Kid's Program (Programa de Orientação a Pais Desenvolvido pela American Psychological Association – APA).

Thaysa Brinck Fernandes Silva: Psicóloga clínica e hospitalar. Psicóloga hospitalar do Hospital de Clínicas da Universidade Federal do Triângulo Mineiro (UFTM). Mestra e Doutora em Ciências pela FMRP-USP.

Tiago Neuenfeld Munhoz: Psicólogo. Professor do Curso de Psicologia da UFPel e da UFRGS. Professor do PPG em Enfermagem da UFPel e do PPG em Psicologia da Universidade Federal do Rio Grande (FURG). Coordenador do Núcleo de Saúde Mental, Cognição e Comportamento (NEPSI) da UFPel. Especialista em Terapia Cognitivo-comportamental pela Faculdade do Litoral Paranaense (FLP)/ISEPE. Mestre em Epidemiologia e Ciências Sociais pela UFPel. Doutor em Epidemiologia pela UFPel.

Tíbor Rilho Perroco: Psicogeriatra e psiquiatra. Médico assistente do Centro de Referência em Distúrbios Cognitivos (Ceredic) do HCFMUSP. Médico supervisor e pesquisador do Proter do IPq-HCFMUSP. Doutor em Ciências pelo Departamento de Psiquiatria do IPq-HCFMUSP

Vitor Augusto Petrilli Mazon: Psiquiatra. Mestrando em Psiquiatria pelo Departamento de Psiquiatria da FMUSP. Pesquisador do Núcleo de Epidemiologia Psiquiátrica do IPq-HCFMUSP.

Wagner de Lara Machado: Professor e pesquisador. Professor adjunto da PUCRS. Bolsista de Produtividade em Pesquisa do CNPq. Mestre e Doutor em Psicologia pela UFRGS.

Walberto Silva dos Santos: Doutor em Psicologia. Professor associado IV da UFC.

Wanderson Roberto da Silva: Nutricionista. Professor e pesquisador pela Pós-graduação em Alimentos, Nutrição e Engenharia de Alimentos da UNESP. Mestre e Doutor em Alimentos e Nutrição pela UNESP. Pós-doutorado em Imagem Corporal e Comportamento Alimentar pela UNESP.

Wolnei Caumo: Anestesiologista, com área de atuação em Dor. Professor do Departamento de Cirurgia, na Disciplina de Dor, Medicina Perioperatória, da UFRGS. Especialista em Anestesiologia pela UFRGS. Mestre e Doutor em Medicina: Ciências Médicas pela UFRGS.

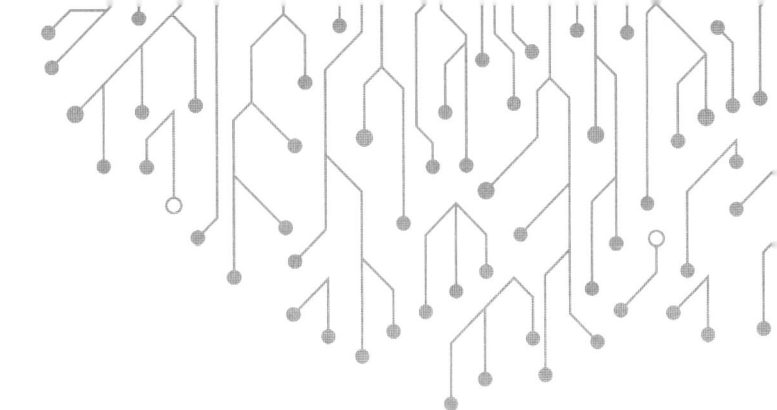

APRESENTAÇÃO

O que seria da pesquisa em saúde mental sem os instrumentos de avaliação? Provavelmente estaríamos longe da realidade atual de conhecimento pautado na metodologia científica e com capacidade de mudar a assistência psiquiátrica sempre em prol do paciente e de sua família. É com grande satisfação que testemunho que os professores e pesquisadores Clarice Gorenstein e Yuan-Pang Wang nos presenteiam com uma nova edição desse indispensável livro para todos que trabalham em saúde mental. Temos que agradecê-los por nos manter atualizados nas ferramentas imprescindíveis para a nossa prática cotidiana como pesquisadores.

O desenvolvimento de escalas e a validação de pontuações não é uma tarefa a ser realizada levianamente. O desenvolvimento é um processo rigoroso que se baseia na geração de itens e na validação de conteúdo usando o conhecimento de especialistas e pré-testes. Na verdade, podem ser necessárias inúmeras iterações para que a escala seja economicamente viável e transmita o construto apropriado. Depois de desenvolvida qualitativamente, uma escala passa por um rigoroso exame quantitativo para avaliar a confiabilidade e a validade de seu escore. Os tipos de validade envolvidos podem ser de construto, preditivo, concorrente e discriminante. Um problema com a validação é que os participantes são provenientes, muitas vezes, de uma única amostra (geralmente estudantes universitários). Apesar de os dados dessa amostra poderem ser utilizados para validação cruzada, eles limitam a generalização de resultados. No entanto, estamos começando a testemunhar questionários ou escalas traduzidos para uma variedade de idiomas, principalmente o português do Brasil, de modo que as estruturas fatoriais e as pontuações dos fatores sejam comparáveis em diversos idiomas. Esse trabalho intercultural pode auxiliar na avaliação da invariância das medidas.

O livro organizado por Gorenstein e Wang apresenta uma compilação cuidadosa dos principais instrumentos de avaliação do comportamento humano, adaptados ao contexto sociocultural brasileiro. A importância da obra é corroborada pelo conhecimento de que os transtornos mentais são responsáveis de forma significativa pela carga das doenças nas populações, contribuindo com o surgimento e o desenvolvimento exponencial do campo da epidemiologia psiquiátrica.

Esta obra, que descreve diversos instrumentos de avaliação do comportamento humano, é testemunho histórico do avanço da pesquisa em saúde mental no Brasil. Esses progressos científicos só se tornaram possíveis com o incremento de instrumentos de avaliação cuidadosamente desenvolvidos, como os apresentados aqui. O livro é dividido em 13 tópicos, todos com vários capítulos escritos por pesquisadores experientes em cada área: 1. fundamentos de mensuração em saúde mental; 2. estatística aplicada à psicometria; 3. entrevistas diagnósticas e instrumentos de triagem; 4. instrumentos de avaliação de depressão; 5. instrumentos de avaliação de mania; 6. instrumentos de avaliação de ansiedade; 7. instrumentos de avaliação das dimensões sintomatológicas dos transtornos psicóticos; 8. instrumentos de avaliação de uso de álcool e drogas; 9. instrumentos de avaliação de comportamento alimentar; 10. instrumentos de avaliação de impulsividade; 11. instrumentos de avaliação de uso na infância e adolescência; 12. instrumentos de avaliação de uso em idosos; 13. instrumentos de avaliação de qualidade de vida, bem-estar e funcionamento.

Trata-se de um guia importante na busca dos instrumentos de avaliação de saúde mental disponíveis para pesquisa e observação clínica, descrevendo as diferentes facetas do comportamento humano passíveis de mensuração e trazendo subsídios para que novos instrumentos sejam adaptados e/ou desenvolvidos.

Tenho certeza de que esta nova edição será leitura fundamental e recurso de pesquisa para todos.

ANTONIO EGIDIO NARDI
Professor titular de Psiquiatria da Faculdade
de Medicina, Instituto de Psiquiatria da
Universidade Federal do Rio de Janeiro

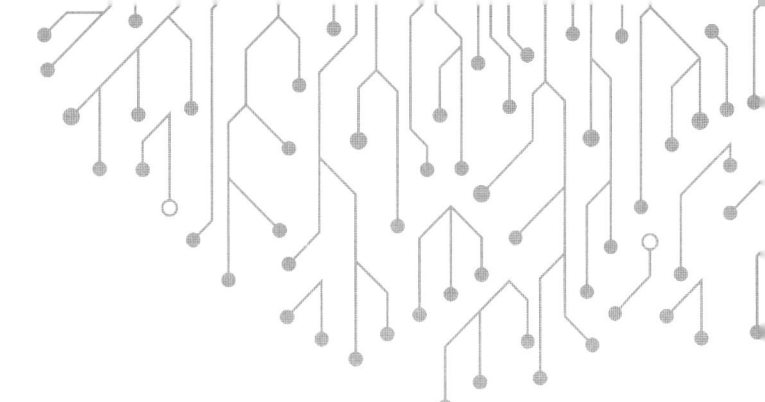

PREFÁCIO

A mensuração de vivências humanas, subjetivas por definição, pede um sério debate sobre a delicada interação entre a nossa subjetividade e as medidas objetivas. Há quem questione se é possível estabelecer uma equivalência clara entre as duas coisas, mas a maioria concorda que uma avaliação replicável e válida dos transtornos psiquiátricos é fundamental para o diagnóstico, o tratamento e a pesquisa. Esta 2ª edição de *Instrumentos de avaliação em saúde mental* mergulha na psicometria dos fenômenos psíquicos por meio dos principais instrumentos utilizados na prática clínica e em pesquisa. Esse aparente pragmatismo constitui o ponto de partida para uma jornada crítica e reflexiva sobre a mensuração dos estados psíquicos e sua inevitável imperfeição.

O livro *Escalas de avaliação clínica em psiquiatria e psicofarmacologia*, publicado em 2000, foi a iniciativa pioneira em debater essa questão fundamental da saúde mental. A obra consistia de uma compilação do conhecimento existente sobre o uso dos instrumentos de avaliação em saúde mental no Brasil em uma época em que as evidências de efetividade de um psicofármaco já exigiam ensaios clínicos rigorosos. Ao longo das mais de duas décadas que se seguiram, vários instrumentos psicométricos foram validados e publicados na literatura científica. Esse cenário demandou a publicação de uma obra abrangente, a 1ª edição de *Instrumentos de avaliação em saúde mental*, em 2016. Naquela ocasião, antevemos: "Esta obra, no entanto, não é definitiva. O processo de tradução e validação de novas escalas é contínuo. A recente mudança de conceitos de saúde mental e a aplicação de avanços em neurociências enfatizam o caráter dinâmico desse tema. Acreditamos que a próxima atualização será necessária em bem antes que 15 anos!". Nossa profecia se confirmou: estamos lançando esta 2ª edição após apenas 8 anos.

Várias mudanças ocorreram durante esse período, muita coisa avançou na área. Em termos teóricos, a metodologia de tradução e adaptação de instrumentos passou por aprimoramentos rigorosos para garantir a validade desse procedimento. Em termos analíticos, a consolidação de técnicas de inteligência artificial e a expansão de técnicas estatísticas aplicadas aos instrumentos são algumas das razões para o lançamento de uma edição ampliada. Incluímos capítulos que descrevem as técnicas estatísticas mais aplicadas na psicometria nos últimos anos, tais como modelagem de equações estruturais, aprendizado de máquina (*machine learning*) e análise de redes. Em termos de conteúdo, mantivemos o formato de capítulos gerais seguidos de capítulos de instrumentos específicos dos transtornos psiquiátricos (transtornos do humor, transtornos de ansiedade, psicogeriatria, psiquiatria infantil, etc.). As entrevistas estruturadas, tais como CIDI, SCID, MINI e CIS-R, sobressaíram pela sua replicabilidade e foram fundamentais para obter o diagnóstico dos participantes de ensaios clínicos e estudos epidemiológicos. Os capítulos sobre os instrumentos de triagem, como o Patient Health Questionnaire (PHQ-9) e a Generalized Anxiety Disorder (GAD-7), se consolidaram em levantamentos epidemiológicos em que a aplicação rápida de instrumentos em grande número de respondentes permitiria um mapeamento dos transtornos que ocorrem na comunidade. Escalas voltadas para temas atuais como *burnout* e transtornos de impulso foram incluídas nesta edição. Destacamos, finalmente, os instrumentos sobre qualidade de vida, bem-estar e funcionalidade, eliminando os temas pouco aplicáveis e sem publicações que justifiquem uma seção específica.

Os objetivos inerentes desta nova edição devem ser entendidos como uma reflexão contínua sobre a tensão entre a necessidade de objetividade e a realidade fluida e multifacetada da mente humana. As entrevistas diagnósticas e as escalas de avaliação são indispensáveis em ensaios clínicos, na pesquisa em saúde mental e na prática clínica. Elas fornecem uma maneira de medir a gravidade dos transtornos, acompanhar as mudanças na psicopatologia ao longo do tempo e avaliar a eficácia das intervenções. Afinal, como medir o progresso ou a eficácia de um tratamento sem critérios objetivos? É nesse dilema que a obra mergulha, mostrando que, embora imperfeitas, as escalas representam uma ferramenta valiosa, desde que usadas com sabedoria e sensibilidade.

Expressamos aqui o nosso agradecimento e admiração aos colaboradores diretos e indiretos deste livro, que garantiram a excelência do conteúdo e a eficiência do processo editorial. Em particular, agradecemos à Editora Artmed, nossa parceira incondicional desde o início deste projeto e, em especial, enaltecemos a dedicação e a competência da equipe de produção editorial.

Esperamos que esta 2ª edição de *Instrumentos de avaliação em saúde mental* seja uma leitura proveitosa para estudantes, pesquisadores e profissionais da saúde mental que desejam compreender as complexidades da mensuração dos fenômenos psíquicos. A contribuição acadêmica desta obra é estabelecer um equilíbrio entre a necessidade de objetividade e a riqueza da subjetividade humana, aprimorando assim o nosso entendimento da saúde mental e seu tratamento.

CLARICE GORENSTEIN
YUAN-PANG WANG
Organizadores

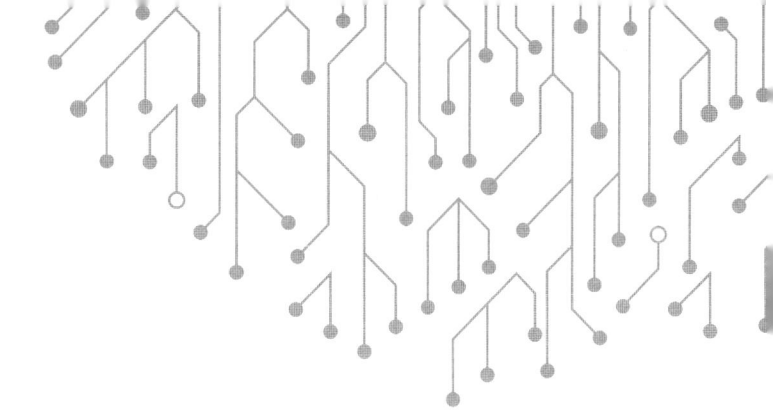

SUMÁRIO

1 FUNDAMENTOS DE MENSURAÇÃO EM SAÚDE MENTAL

1.1 CONCEITOS GERAIS DE MENSURAÇÃO EM SAÚDE MENTAL 1
Clarice Gorenstein, Yuan-Pang Wang

1.2 PRINCÍPIOS DE ELABORAÇÃO DE ESCALAS 6
Luiz Pasquali

1.3 TRADUÇÃO E ADAPTAÇÃO CULTURAL DE INSTRUMENTOS PSICOMÉTRICOS 14
Yuan-Pang Wang, Geilson Lima Santana, Bruno Mendonça Coêlho, Laura Helena Silveira Guerra de Andrade

1.4 TIPOS DE INSTRUMENTOS DE AVALIAÇÃO 20
Yuan-Pang Wang, Clarice Gorenstein

1.5 PROPRIEDADES PSICOMÉTRICAS 27
Walberto Silva dos Santos, Rafaella de Carvalho Rodrigues Araújo

2 ESTATÍSTICA APLICADA À PSICOMETRIA

2.1 INTRODUÇÃO ESTATÍSTICA À AVALIAÇÃO DE INSTRUMENTOS PSICOMÉTRICOS 33
Rinaldo Artes, Lúcia Pereira Barroso

2.2 ASPECTOS PRÁTICOS DA ANÁLISE FATORIAL 37
Lúcia Pereira Barroso, Rinaldo Artes

2.3 ANÁLISE FATORIAL CONFIRMATÓRIA E MODELAGEM DE EQUAÇÕES ESTRUTURAIS 46
Gizelton Pereira Alencar

2.4 CURVA ROC E *MACHINE LEARNING*: MODELOS DE CLASSIFICAÇÃO 52
Rafael Izbicki

2.5 APLICAÇÃO DA TEORIA DE RESPOSTA AO ITEM 61
Mariana Cúri, Vitor Augusto Petrilli Mazon

2.6 ANÁLISE DE REDES 73
Grover E. C. Guzman, Daniel Fatori, Andre Fujita

3 ENTREVISTAS DIAGNÓSTICAS E INSTRUMENTOS DE TRIAGEM

3.1 ENTREVISTAS DIAGNÓSTICAS E INSTRUMENTOS DE TRIAGEM 85
Yuan-Pang Wang

3.2 COMPOSITE INTERNATIONAL DIAGNOSTIC INTERVIEW (CIDI) 90
Maria Carmen Viana

3.3 ENTREVISTA CLÍNICA ESTRUTURADA PARA OS TRANSTORNOS DO DSM (SCID) 97
Cristina Marta Del-Ben, Flávia de Lima Osorio

3.4 MINI INTERNATIONAL NEUROPSYCHIATRIC INTERVIEW (MINI) 104
João Mazzoncini de Azevedo Marques

3.5 CLINICAL INTERVIEW SCHEDULE – REVISED (CIS-R) 110
Arlinda B. Moreno, Maria Angélica Nunes

3.6 QUESTIONÁRIO DE SAÚDE GERAL DE GOLDBERG (QSG) 117
Antonio Reis de Sá Junior, Yuan-Pang Wang

3.7 SELF-REPORTING QUESTIONNAIRE (SRQ) 122
Daniel Maffasioli Gonçalves

3.8 ESCALA DE DEPRESSÃO DO CENTRO DE ESTUDOS EPIDEMIOLÓGICOS (CES-D) 126
Thiago Marques Fidalgo, Dartiu Xavier da Silveira

3.9 PATIENT HEALTH QUESTIONNAIRE (PHQ-9) 129
Tiago Neuenfeld Munhoz

3.10 GENERALIZED ANXIETY DISORDER (GAD-7) 132
Renan P. Monteiro, Tatiana M. C. Monteiro

4 INSTRUMENTOS DE AVALIAÇÃO DE DEPRESSÃO

4.1 ASPECTOS GERAIS DOS INSTRUMENTOS DE AVALIAÇÃO DE DEPRESSÃO 137
Ricardo Alberto Moreno, Adriana Munhoz Carneiro

4.2 ESCALA DE DEPRESSÃO DE HAMILTON (HAM-D) 142
Ricardo Alberto Moreno, Adriana Munhoz Carneiro

4.3 ESCALA DE DEPRESSÃO DE MONTGOMERY-ÅSBERG (MADRS) 153
Adriana Munhoz Carneiro, Claudia Debora Silberman, Ricardo Alberto Moreno

4.4 INVENTÁRIO DE DEPRESSÃO DE BECK (BDI) 158
Clarice Gorenstein, Yuan-Pang Wang

4.5 ESCALA DE DEPRESSÃO, ANSIEDADE E ESTRESSE (DASS-21) 162
Rose Claudia Batistelli Vignola, Adriana Marcassa Tucci, Marcia Maria Pires Camargo Novelli

4.6 ESCALA HOSPITALAR DE ANSIEDADE E DEPRESSÃO (HADS) 168
Flávia de Lima Osorio, Ana Paula Casagrande Silva-Rodrigues, Maira Morena Borges

4.7 INSTRUMENTOS DE AVALIAÇÃO DE DEPRESSÃO PÓS-PARTO 172
António Alvim Soares, Mayra Brancaglion, Humberto Corrêa

4.8 ESCALAS DE *BURNOUT*: MASLACH BURNOUT INVENTORY (MBI) 177
Maria do Socorro da Silva Valente

5 INSTRUMENTOS DE AVALIAÇÃO DE MANIA

5.1 ASPECTOS GERAIS DOS INSTRUMENTOS DE AVALIAÇÃO DE MANIA 183
Sheila Caetano, Beny Lafer

5.2 ESCALA DE AVALIAÇÃO DE MANIA DE YOUNG (YMRS) 187
José Antonio Alves Vilela, Sheila Caetano

5.3 QUESTIONÁRIO DE TRANSTORNOS DO HUMOR (MDQ) 199
Roberto Ratzke

5.4 QUESTIONÁRIO DE AUTOAVALIAÇÃO DE HIPOMANIA (HCL) 202
Ricardo Alberto Moreno, Adriana Munhoz Carneiro, Odeilton Tadeu Soares

6 INSTRUMENTOS DE AVALIAÇÃO DE ANSIEDADE

6.1 ASPECTOS GERAIS DOS INSTRUMENTOS DE AVALIAÇÃO DE ANSIEDADE 211
Márcio Antonini Bernik, Felipe Corchs, Thiago Pacheco de Almeida Sampaio, Francisco Lotufo Neto

6.2 INVENTÁRIO DE ANSIEDADE TRAÇO-ESTADO (IDATE) 218
Wolnei Caumo, Prisla Ücker Calvetti, Alexandre Annes Henriques

- **6.3 QUESTIONÁRIO DE PREOCUPAÇÃO DO ESTADO DA PENSILVÂNIA (PSWQ)** 222
  Daniel C. Mograbi, J. Landeira-Fernandez

- **6.4 ESCALA DE ANSIEDADE SOCIAL DE LIEBOWITZ (LSAS)** 225
  Flávia de Lima Osorio, Mauro Barbosa Terra

- **6.5 INSTRUMENTOS PARA AVALIAÇÃO DE FOBIA E ANSIEDADE SOCIAL** 231
  Flávia de Lima Osorio, Patrícia Picon, Gabriel J. Chittó Gauer

- **6.6 ESCALA DIMENSIONAL PARA AVALIAÇÃO DE PRESENÇA E GRAVIDADE DE SINTOMAS OBSESSIVO-COMPULSIVOS (DY-BOCS)** 240
  Maria Conceição do Rosário, Patricia Velloso, Ana G. Hounie, Cinthia de A. Piccinato

- **6.7 POSTTRAUMATIC STRESS DISORDER CHECKLIST 5 (PCL-5)** 246
  Alina Gomide Vasconcelos, Eduardo de Paula Lima

7 INSTRUMENTOS DE AVALIAÇÃO DAS DIMENSÕES SINTOMATOLÓGICAS DOS TRANSTORNOS PSICÓTICOS

- **7.1 ASPECTOS GERAIS DOS INSTRUMENTOS DE AVALIAÇÃO DE SINTOMAS PSICÓTICOS** 253
  Jorge Henna Neto, Helio Elkis

- **7.2 ESCALA BREVE DE AVALIAÇÃO PSIQUIÁTRICA – ANCORADA (BPRS-A)** 258
  Tânia Maria Alves, Rosana R. Freitas, Helio Elkis

- **7.3 ESCALA DAS SÍNDROMES POSITIVA E NEGATIVA (PANSS)** 268
  Rosana R. Freitas, Helio Elkis

- **7.4 ESCALA CALGARY DE DEPRESSÃO PARA ESQUIZOFRENIA (ECDE)** 278
  Cristiano Noto, Rodrigo Affonseca Bressan

- **7.5 INSTRUMENTOS PARA AVALIAÇÃO DE SINTOMAS NEGATIVOS DOS TRANSTORNOS PSICÓTICOS** 281
  Heydrich Lopes Virgulino de Medeiro, Antonio Peregrino

- **7.6 IMPRESSÃO CLÍNICA GLOBAL – ESQUIZOFRENIA (CGI-SCH)** 286
  Fernando Madalena Volpe, Maurício Silva de Lima

- **7.7 AVALIAÇÃO DE DÉFICITS COGNITIVOS EM ESQUIZOFRENIA** 291
  Elaine Di Sarno, Mario Louzã

8 INSTRUMENTOS DE AVALIAÇÃO DE USO DE ÁLCOOL E DROGAS

- **8.1 ASPECTOS GERAIS DOS INSTRUMENTOS DE AVALIAÇÃO DE USO DE ÁLCOOL E DROGAS** 301
  Thiago Marques Fidalgo, Maria Lucia Oliveira de Souza Formigoni

- **8.2 TESTE DE IDENTIFICAÇÃO DE TRANSTORNOS RELACIONADOS AO USO DE ÁLCOOL (AUDIT)** 307
  Maria Lucia Oliveira de Souza Formigoni, Thiago Marques Fidalgo

- **8.3 TESTE DE TRIAGEM DO ENVOLVIMENTO COM ÁLCOOL, TABACO E OUTRAS SUBSTÂNCIAS (ASSIST)** 313
  Maria Lucia Oliveira de Souza Formigoni

- **8.4 TESTE DE FAGERSTRÖM PARA DEPENDÊNCIA DE NICOTINA (FTND)** 322
  Flávia de Lima Osorio, Carolina de Meneses Gaya, José Alexandre de Souza Crippa

- **8.5 ESCALA DE GRAVIDADE DE DEPENDÊNCIA (ASI)** 326
  Anne Orgler Sordi, Laisa Marcorela Andreoli Sartes, Felix Henrique Paim Kessler

- **8.6 COCAINE CRAVING QUESTIONNAIRE (CCQ)** 333
  Thiago Marques Fidalgo, Dartiu Xavier da Silveira

9 INSTRUMENTOS DE AVALIAÇÃO DE COMPORTAMENTO ALIMENTAR

- **9.1 ASPECTOS GERAIS DOS INSTRUMENTOS DE AVALIAÇÃO DE COMPORTAMENTO ALIMENTAR** 337
  Táki Athanássios Cordás, Jose Carlos Appolinario

9.2 INSTRUMENTOS DE AUTOAVALIAÇÃO DE SINTOMAS ALIMENTARES 343
Carlos Eduardo de Moraes, Carla Mourilhe, Silvia Freitas, Jose Carlos Appolinario

9.3 INSTRUMENTOS DE AVALIAÇÃO DA IMAGEM CORPORAL 353
Maria Aparecida Conti, Paula Costa Teixeira, Fernanda Baeza Scagliusi, Wanderson Roberto da Silva

9.4 ENTREVISTAS CLÍNICAS PARA O DIAGNÓSTICO DE TRANSTORNOS ALIMENTARES 371
Silvia Freitas, Evelin Soffritti

9.5 AVALIAÇÃO DO IMPACTO DO PESO NA QUALIDADE DE VIDA 375
Maria Helena A. Mariano, Moacir de Novaes, Katia Petribu

10 INSTRUMENTOS DE AVALIAÇÃO DE IMPULSIVIDADE

10.1 ASPECTOS GERAIS DOS INSTRUMENTOS DE AVALIAÇÃO DE IMPULSIVIDADE 381
Hermano Tavares, Daniel Tornaim Spritzer

10.2 ESCALA DE SEGUIMENTO DE JOGADORES (ESJ) 384
Hermano Tavares

10.3 USO PROBLEMÁTICO DE JOGOS DIGITAIS: ESCALA DE TRANSTORNO DO JOGO PELA INTERNET – VERSÃO REDUZIDA (IGDS9-SF) 390
Rovena Severo, Halley M. Pontes

10.4 PROBLEMATIC INTERNET USE QUESTIONNAIRE – SHORT FORM-9 (PIUQ-SF-9) 395
Marina Balem Yates, Daniel Tornaim Spritzer, Wagner de Lara Machado

10.5 USO PROBLEMÁTICO DE *SMARTPHONES* 398
André Luiz Monezi Andrade

10.6 INSTRUMENTOS DE INVESTIGAÇÃO DO COMPORTAMENTO SEXUAL COMPULSIVO E HIPERSEXUAL 403
Marco de Tubino Scanavino

11 INSTRUMENTOS DE AVALIAÇÃO DE USO NA INFÂNCIA E ADOLESCÊNCIA

11.1 ASPECTOS GERAIS DOS INSTRUMENTOS DE AVALIAÇÃO DE USO NA INFÂNCIA E ADOLESCÊNCIA 409
Sheila Caetano, Alicia Matijasevich

11.2 SCHEDULE FOR AFFECTIVE DISORDERS AND SCHIZOPHRENIA FOR SCHOOL-AGE CHILDREN (K-SADS) 412
Renata Rocha Kieling, Christian Kieling

11.3 DEVELOPMENT AND WELL-BEING ASSESSMENT (DAWBA) 416
Ana Soledade Graeff-Martins, Bacy Fleitlich-Bilyk

11.4 INVENTÁRIO DE COMPORTAMENTO DA INFÂNCIA E DA ADOLESCÊNCIA (CBCL), RELATÓRIO PARA PROFESSORES (TRF), INVENTÁRIO DE AUTOAVALIAÇÃO PARA ADOLESCENTES (YSR) 420
Edwiges Ferreira de Mattos Silvares, Marina Monzani da Rocha, Deisy Emerich-Geraldo

11.5 QUESTIONÁRIO DE CAPACIDADES E DIFICULDADES (SDQ) 425
Flávia de Lima Osorio, Thaysa Brinck Fernandes Silva, Sonia Regina Loureiro

11.6 INVENTÁRIO DE DEPRESSÃO INFANTIL (CDI) 432
Josiane Lieberknecht Wathier, Débora Dalbosco Dell'Aglio

11.7 INSTRUMENTOS DE AVALIAÇÃO DE SINTOMAS DE ANSIEDADE 437
Diogo Araújo de Sousa, Luciano Isolan, Gisele Gus Manfro

11.8 ESCALA DE SWANSON, NOLAN E PELHAM (SNAP-IV) PARA ATENÇÃO, HIPERATIVIDADE E IMPULSIVIDADE 443
Taciana G. Costa Dias, Débora Muszkat, Érika Mendonça de Morais, Guilherme V. Polanczyk

11.9 INSTRUMENTOS DE AVALIAÇÃO DO TRANSTORNO DO ESPECTRO AUTISTA 447
Marcia Regina Fumagalli Marteleto, Teresa Helena Schoen, Jacy Perissinoto

11.10 INSTRUMENTOS DE AVALIAÇÃO DE QUALIDADE DE VIDA: PedsQL E YQoL 453
Saul Martins Paiva, Matheus França Perazzo, Isabela Almeida Pordeus

11.11 QUESTIONÁRIO SOBRE TRAUMAS NA INFÂNCIA (CTQ) 458
Fernanda Alves Fonseca, Breno Sanvicente-Vieira

12 INSTRUMENTOS DE AVALIAÇÃO DE USO EM IDOSOS

12.1 ASPECTOS GERAIS DOS INSTRUMENTOS DE AVALIAÇÃO DE USO EM IDOSOS 463
Claudia Kimie Suemoto, Laiss Bertola, Ivan Aprahamian

12.2 RASTREIO DE DEMÊNCIA: MINIEXAME DO ESTADO MENTAL (MEEM) E MONTREAL COGNITIVE ASSESSMENT (MoCA) 469
Sonia Maria Dozzi Brucki

12.3 SUBESCALA COGNITIVA DA ESCALA DE AVALIAÇÃO DA DOENÇA DE ALZHEIMER (ADAS-Cog) 473
Rodrigo Rizek Schultz

12.4 CAMBRIDGE COGNITIVE EXAMINATION (CAMCOG) 477
Salma Rose Imanari Ribeiz, Luciana Mascarenhas Fonseca

12.5 CLINICAL DEMENTIA RATING SCALE (CDR) 485
Márcia L. F. Chaves, Raphael Machado de Castilhos

12.6 INFORMANT QUESTIONNAIRE ON COGNITIVE DECLINE IN THE ELDERLY (IQCODE) 490
Tíbor Rilho Perroco

12.7 ESCALA DE AVALIAÇÃO DE QUALIDADE DE VIDA NA DOENÇA DE ALZHEIMER (QdV-DA) 495
Carla Samara Fagundes Vieira, Maria Dolores Lemos dos Santos, Paulo Caramelli

12.8 ESCALA CORNELL DE DEPRESSÃO EM DEMÊNCIA (CSDD) 499
Maria da Glória Portugal

12.9 ESCALA DE DEPRESSÃO GERIÁTRICA (EDG) 503
José Wagner Leonel Tavares-Júnior, Pedro Braga-Neto, José Ibiapina Siqueira-Neto

13 INSTRUMENTOS DE AVALIAÇÃO DE QUALIDADE DE VIDA, BEM-ESTAR E FUNCIONALIDADE

13.1 ASPECTOS GERAIS DOS INSTRUMENTOS DE AVALIAÇÃO DE QUALIDADE DE VIDA, BEM-ESTAR, RELIGIOSIDADE/ ESPIRITUALIDADE E FUNCIONALIDADE 507
Elaine Henna, Marcelo Pio de Almeida Fleck

13.2 INSTRUMENTO DE AVALIAÇÃO DE QUALIDADE DE VIDA DA ORGANIZAÇÃO MUNDIAL DA SAÚDE (WHOQOL) 512
Marcelo Pio de Almeida Fleck

13.3 QUESTIONÁRIO GENÉRICO DE QUALIDADE DE VIDA (SF-36/SF-6D) 518
Josué Laguardia, Mônica R. Campos, Luisa Sorio Flor, Flávia Batista Portugal

13.4 INSTRUMENTOS DE AVALIAÇÃO DO BEM-ESTAR 524
Elaine Henna, Monica Zilberman, Clarice Gorenstein

13.5 WORLD HEALTH ORGANIZATION 5-ITEM WELL-BEING INDEX (WHO-5) 530
Felipe Gutiérrez Carvalho, Maria Paz Hidalgo

13.6 INSTRUMENTOS DE AVALIAÇÃO DE RELIGIOSIDADE E ESPIRITUALIDADE 532
Giancarlo Lucchetti, Luciano Magalhães Vitorino, Alessandra Lamas Granero Lucchetti, Alexander Moreira-Almeida

13.7 INSTRUMENTOS DE AVALIAÇÃO DE FUNCIONALIDADE 537
Elaine Henna, Clarice Gorenstein

ÍNDICE 543

FUNDAMENTOS DE MENSURAÇÃO EM SAÚDE MENTAL

1.1 CONCEITOS GERAIS DE MENSURAÇÃO EM SAÚDE MENTAL
Clarice Gorenstein, Yuan-Pang Wang

A descoberta dos psicofármacos, na década de 1960, impulsionou a elaboração e a aplicação de instrumentos de avaliação para mensurar a eficácia dos medicamentos. Os ensaios clínicos passaram a ter metodologia específica e padronizada, utilizando técnicas capazes de detectar mudanças na sintomatologia após uma intervenção terapêutica. Assim, a psicometria, uma área da psicologia experimental, foi incorporada na prática clínica como uma disciplina própria de conhecimento, que utiliza técnicas estatísticas complexas para validar o construto em saúde mental.

Pensou-se, inicialmente, que usar instrumentos de avaliação em todas as pesquisas garantiria o rigor científico, tanto na área de psicofarmacologia como na área de epidemiologia/saúde pública. Acreditava-se que esses instrumentos sanariam vários problemas na pesquisa clínica e na avaliação de grandes amostras populacionais. No entanto, um século após a introdução dos primeiros instrumentos psicométricos, ainda há a necessidade de uma ampla disseminação do conhecimento, tanto teórico como prático, para a sua correta utilização.[1]

■ DIFERENTES TIPOS DE INSTRUMENTOS PARA DIFERENTES FINALIDADES

Assim como em outras áreas da saúde, a mensuração pode auxiliar a atuação clínica e a pesquisa científica. Porém, diferentemente das demais áreas, a psicologia e a psiquiatria não dispõem de medidas objetivas confiáveis que permitam identificar a complexidade do funcionamento mental.

Na ausência de técnicas específicas de imagem e exames laboratoriais para a maioria dos transtornos mentais, os principais instrumentos disponíveis são os relatos dos pacientes e sua quantificação. Por meio da **anamnese**, o profissional coleta informações relevantes a partir da lembrança do paciente, como as queixas e a duração do problema atual, o início e a evolução dos sinais e sintomas do sofrimento psicológico ou físico do entrevistado.

Após a anamnese, o entrevistador pode conduzir uma **entrevista clínica livre**, na qual ele assume um papel mais ativo do que na anamnese, formulando perguntas adicionais a partir de suas suspeitas clínicas. Nessa etapa, o entrevistador formula o diagnóstico provisório com base na sua experiência e avalia o impacto do problema na vida do indivíduo.

A identificação de transtornos mentais, no entanto, só é efetiva com o uso de **instrumentos diagnósticos**, incluindo **escalas de rastreamento ou triagem** e **entrevistas padronizadas e estruturadas** (ver Seção 3). A Figura 1.1.1 mostra os diferentes grupos de instrumentos de avaliação em saúde mental.

Outra categoria de instrumentos é a das **escalas de avaliação**, que têm a finalidade de mensurar a frequência, a intensidade e a incapacitação produzida pelos sintomas, bem como de acompanhar as mudanças psicopatológicas ao longo do tempo. Cada tipo de instrumento tem características próprias, usos específicos, vantagens, desvantagens e limitações.

Embora as entrevistas padronizadas e as escalas de avaliação sejam úteis para complementar a prática clínica, deve-se ter em mente que elas não são isentas de subjetividade do paciente e do avaliador. Se, por um lado, elas não substituem uma medida objetiva, por outro, o treinamento para sua aplicação, a prática clínica e as atualizações do instrumento ante as alterações de critérios diagnósticos são recomendações para minimizar a subjetividade, aumentar a consistência das avaliações e calibrar o desempenho dos instrumentos.

INSTRUMENTOS DIAGNÓSTICOS

Os **instrumentos de rastreamento ou triagem** visam identificar a presença ou ausência de um transtorno. São usados para detectar potenciais

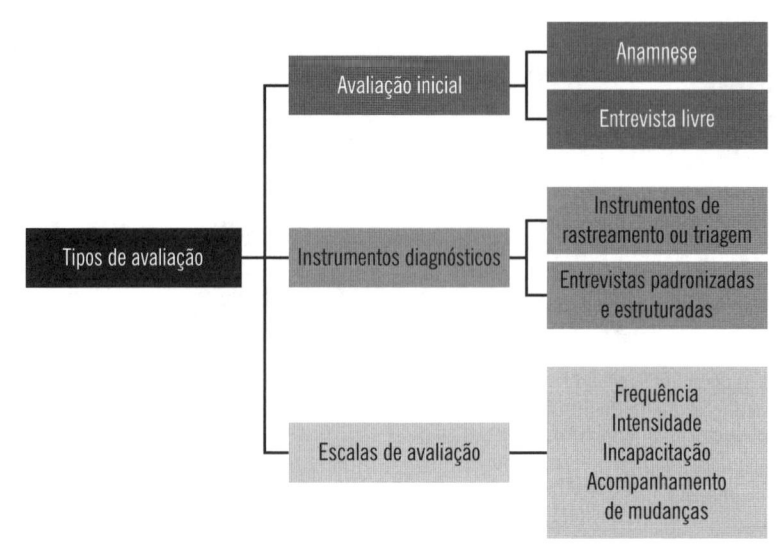

FIGURA 1.1.1 ❙ TIPOS DE AVALIAÇÃO EM SAÚDE MENTAL.

Diagrama:
- Tipos de avaliação
  - Avaliação inicial
    - Anamnese
    - Entrevista livre
  - Instrumentos diagnósticos
    - Instrumentos de rastreamento ou triagem
    - Entrevistas padronizadas e estruturadas
  - Escalas de avaliação
    - Frequência
    - Intensidade
    - Incapacitação
    - Acompanhamento de mudanças

casos em comunidades ou em ambientes menos especializados, como centros de atenção primária. São instrumentos de medida simples, de rápida aplicação, baixo custo e de fácil interpretação. Em geral, são preenchidas pelos próprios indivíduos.

Por meio de comparação com um padrão-ouro, pode-se estabelecer uma pontuação de corte, cujo escore delimita um caso provável de transtorno mental. O padrão-ouro deve ser uma avaliação global feita por um especialista experiente com base em todos os dados disponíveis e seguimento do paciente. Na prática, esse padrão-ouro pode ser uma entrevista estruturada ou uma escala de avaliação robusta. Os casos prováveis ou suspeitos devem ser encaminhados para uma investigação mais detalhada. Assim, os instrumentos de triagem são semelhantes aos instrumentos diagnósticos (como as entrevistas estruturadas), com a vantagem de serem mais breves e a desvantagem de serem menos precisos.

As **entrevistas padronizadas e estruturadas** consistem em um roteiro elaborado de acordo com os critérios operacionais de um determinado referencial diagnóstico (p. ex., o *Manual diagnóstico e estatístico de transtornos mentais* [DSM] ou a *Classificação internacional de doenças e problemas relacionados à saúde* [CID]). Quando o entrevistador segue um roteiro diagnóstico, reduz-se a probabilidade de subjetividade na coleta e na interpretação dos sintomas do paciente, melhorando a reprodutibilidade dos diagnósticos em uma linguagem transparente e comum.

Na maioria das vezes, as entrevistas estabelecem um diagnóstico clínico por meio de uma interação face a face, na qual a presença de sintomas passa pelo julgamento clínico do avaliador. Os aplicadores devem receber um treinamento para melhorar a concordância com os critérios diagnósticos. Essas entrevistas demandam maior tempo de aplicação e são usadas em contextos de pesquisa.

ESCALAS DE AVALIAÇÃO

As escalas de avaliação em saúde mental são específicas para relatar a presença e quantificar a intensidade e a frequência dos sintomas, atribuindo a gravidade de um transtorno cujo diagnóstico já tenha sido estabelecido anteriormente. Isto é, as escalas não fornecem um diagnóstico clínico. Pode-se definir escalas de avaliação como instrumentos padronizados compostos por um conjunto de itens que permitem quantificar características psíquicas, psicológicas ou comportamentais.

Além de complementar o diagnóstico clínico, uma escala serve para avaliar as características clínicas de determinada doença e documentar a psicopatologia e o nível necessário de cuidado. Durante o tratamento, o emprego de escalas sensíveis a mudanças ajuda a monitorar a melhora ou a piora e os efeitos adversos da intervenção. Essas avaliações também são importantes para determinar o prognóstico e decidir sobre um tratamento ou conduta administrativa.

Em pesquisa, os escores obtidos por meio de escalas podem servir como critério de inclusão de pacientes e como medida de desfecho em ensaios clínicos com intervenção terapêutica.

PARA ALÉM DO VOCABULÁRIO DA PSICOMETRIA

"Escalas", "questionários", "inventários", "entrevistas" e "instrumentos" de avaliação são termos presentes há um bom tempo no vocabulário de clínicos e pesquisadores brasileiros de diversas áreas. Enquanto muitos acreditam que os instrumentos de avaliação são úteis, nem tantos saberiam responder precisamente para que e em quais condições são utilizados. Quais os benefícios e desvantagens para o clínico, para o pesquisador e para o paciente?

"Validação" também é um termo frequentemente usado. Dita-se que "é preciso validar uma escala antes de usá-la em uma pesquisa". Muitos pesquisadores reconhecem que, além da mera tradução de um instrumento, deve-se também validá-lo antes de aplicá-lo a um idioma/ambiente diferente do original. Porém, a maneira de fazer isso, na prática, não é tão evidente. Como se traduz um instrumento? Qual metodologia deve ser utilizada na validação? A população-alvo, o número de pessoas avaliadas e os testes estatísticos que deveriam ser usados são questões relevantes nesse processo.

Ainda, perguntas comuns são difíceis de responder: qual instrumento deve-se usar para uma determinada finalidade? Como escolhê-lo? O que determina sua qualidade? Quais cuidados os pesquisadores devem ter na sua aplicação e interpretação?

Essas são algumas das perguntas que os organizadores e os autores tentam responder neste livro. Por que, para que e como usar instrumentos de avaliação? Como validar um instrumento? Como escolher e utilizar um instrumento?

QUALIDADES DE UMA ESCALA

Uma escala sem confiabilidade e sem validação pode ser usada? O que atesta a qualidade de um instrumento? Em primeiro lugar, sua elaboração deve seguir os princípios teóricos considerados adequados (ver Cap. 1.2), e o instrumento resultante deve ter propriedades psicométricas robustas. Entre as propriedades atribuídas às escalas de avaliação, destacam-se a confiabilidade e a validade.

A confiabilidade refere-se à qualidade da medida em relação a sua precisão, ou seja, um instrumento é mais confiável quanto menor forem os erros por viés ou acaso. "Confiabilidade", "fidedignidade", "reprodutibilidade" e "estabilidade" de uma escala são termos aproximados que garantem que o efeito de uma intervenção seja documentado com exatidão. Essas propriedades são principalmente importantes no caso de ensaios clínicos cujas conclusões dependem da credibilidade das medidas repetidas.

A validade refere-se à capacidade de um instrumento de medir aquilo que ele se propõe a medir. Os pesquisadores devem certificar-se de que a escala realmente consegue mensurar o efeito de interesse, isto é, o **construto** medido por ela. Ambas, confiabilidade e validade, são determinadas com diferentes metodologias (ver Cap. 1.5). Conceitos importantes de confiabilidade incluem consistência interna, confiabilidade teste-reteste e concordância entre avaliadores, enquanto as formas básicas de validade incluem validade de conteúdo, validade de critério e validade de construto.[2]

Um instrumento que apresenta boas evidências de qualidades psicométricas em sua língua original pode ter suas propriedades alteradas e prejudicadas ao ser traduzido para outro idioma. A simples tradução do instrumento mostra-se muitas vezes inapropriada ou insuficiente para começar a usá-lo. A maioria das escalas utilizadas no Brasil foi construída originalmente em língua inglesa. Expressões idiomáticas sem equivalência linguística e cultural devem ser adaptadas para o idioma português-brasileiro, assim como para a cultura local e para comportamentos sancionados socialmente. Além disso, as manifestações clínicas, a evolução e o prognóstico de muitos transtornos mentais podem sofrer a influência de fatores socioculturais. O instrumento final, após os processos de tradução e adaptação cultural, precisa ainda de estudos adicionais de validação no novo ambiente para que sua equivalência na população-alvo seja estabelecida. A exigência de validação transcultural de um instrumento envolve um processo demorado e trabalhoso, porém necessário (ver Cap. 1.3).

As primeiras escalas de avaliação aqui adotadas eram traduzidas e aplicadas em pesquisa sem estudos formais sobre suas qualidades. Provavelmente, a necessidade de atuar de forma competitiva no âmbito internacional no campo da psicofarmacologia fez pesquisadores brasileiros optarem pela utilização de instrumentos ainda não validados. Por exemplo, a Escala de Depressão de Hamilton, de uso disseminado desde a década de 1980, só recebeu sua merecida validação no País em 2014.

COMO ESCOLHER A ESCALA A SER USADA

Nas últimas décadas, vários instrumentos de avaliação foram traduzidos, reformulados, validados, publicados na literatura científica nacional e incorporados ao arsenal de Instrumentos de uso clínico e em pesquisa no Brasil. Esse cenário aparentemente favorável reflete a necessidade de estabelecer critérios que direcionem a escolha dos instrumentos mais adequados para cada finalidade.

A existência de informações psicométricas apropriadas e o objetivo da pesquisa direcionado ao contexto da escala são fundamentais para a escolha adequada. Não seria sensato utilizar uma longa entrevista estruturada, que requer treinamento especializado, para avaliar um aspecto particular de uma psicopatologia, como uma fobia específica.

Também é importante conhecer os aspectos práticos: como utilizar precisamente, como interpretar os resultados e como evitar os erros oriundos de fatores que interferem na medida. Preocupados com esses aspectos, incluímos nesta obra autores que tivessem experiência para compartilhar quanto ao bom uso do instrumento, isto é, apontar seus pontos fortes, os fatores que afetam as pontuações, os cuidados necessários na aplicação e interpretação dos resultados, bem como aptos a emitir críticas e descrever as limitações do instrumento.

▎ LIMITES

A dificuldade em objetivar e quantificar a psicopatologia ainda é um obstáculo para o progresso da pesquisa em saúde mental. Escalas de avaliação não são instrumentos de fácil utilização. É importante atentar para os limites e para as dificuldades da utilização e da análise de resultados das escalas de avaliação psiquiátrica, o que contraria o otimismo inicial quanto ao seu potencial.[3] Por exemplo, o escore total de uma escala é, na realidade, uma quantificação aproximada, mas nem sempre traduz a complexidade do fenômeno psíquico. Um indivíduo com escore global no Inventário de Depressão de Beck (BDI) compatível com depressão leve pode ser clinicamente grave caso tenha pontuação alta em pensamento suicida. O contrário, uma pontuação alta, nem sempre indica um caso grave de depressão. O uso da escala de avaliação, portanto, não dispensa a avaliação e a interpretação clínicas.

Outro aspecto a considerar é que as escalas padronizadas não são desprovidas de desvantagens, como os custos implicados no seu uso, o tempo disponível do paciente e do clínico, a necessidade de treinamento, os gastos com a aquisição do instrumento, material e equipamentos associados. O uso indiscriminado de um instrumento pode, por sua vez, levar à detecção inadequada de muitos casos sem demanda real de tratamento. Portanto, é preciso ponderar sobre os custos e os benefícios da aplicação de determinada escala considerando todos os participantes de uma pesquisa.[3]

▎ ESTRUTURA DO LIVRO

A primeira seção do livro, Fundamentos de Mensuração em Saúde Mental, tem por objetivo familiarizar o leitor com os fundamentos teóricos e metodológicos da mensuração em transtornos mentais. Introduz os temas confiabilidade e validade e as abordagens estatísticas para sua avaliação. Descreve as principais etapas envolvidas na construção e validação de um instrumento desenvolvido originalmente em outro idioma, bem como sua adaptação transcultural.

Tendo em mente os recentes avanços estatísticos e modelos matemáticos que dão suporte à psicometria, a seção Estatística Aplicada à Psicometria reúne textos escritos por acadêmicos de matemática e estatística, com o intuito de iniciar os leitores aos modelos mais aplicados nessa disciplina. A simplicidade das explicações serve como uma gentil introdução sobre a utilidade de cada um dos modelos contemplados.

Em seguida, a seção Entrevistas Diagnósticas e Instrumentos de Triagem examina os principais instrumentos estruturados para diagnóstico e rastreamento de transtornos mentais.

As seções seguintes abordam as principais escalas de avaliação dos principais grupos de transtornos psiquiátricos. Cada seção inicia-se com um capítulo de conceitos gerais para fornecer o embasamento teórico do construto em questão e uma visão geral dos instrumentos disponíveis. Os capítulos subsequentes são destinados à descrição dos aspectos teóricos e práticos de cada instrumento. Os teóricos consistem nos estudos de validação realizados no Brasil. Os aspectos práticos visam determinar a quem a medida se destina, como ela é administrada e interpretada, se é de livre acesso ou tem direito autoral e onde pode ser obtida. Os capítulos são acompanhados de formulários completos dos instrumentos de domínio público ou, para alguns protegidos por direitos autorais, exemplos de itens do instrumento são apresentados parcialmente (Ver também o *hotsite* do livro https://paginas.grupoa.com.br/instrumentos2ed).

Em cada um dos capítulos desta obra, o leitor encontrará a experiência dos colaboradores e as evidências das propriedades psicométricas dos instrumentos, as quais contribuem para o uso eficaz e a interpretação correta de suas avaliações. A expectativa dos organizadores é de que a obra auxilie profissionais da saúde mental, clínicos e pesquisadores a fazer bom uso dos instrumentos de avaliação.

▌ SELEÇÃO DOS INSTRUMENTOS ESPECÍFICOS

A imensa e crescente gama de medidas utilizadas em saúde mental torna impossível abranger em uma obra impressa todas as medidas disponíveis para todas as áreas relevantes. A seleção dos instrumentos incluídos nesta edição mostrou-se uma tarefa extremamente difícil e, para diminuir a subjetividade e o desequilíbrio das áreas cobertas, alguns critérios de elegibilidade foram adotados.

Os princípios gerais que nortearam a seleção foram: 1) instrumento com evidências de confiabilidade e validade bem estabelecidas, isto é, o material foi revisado por especialistas e dispõe de informações suficientes para avaliar sua qualidade psicométrica; 2) instrumentos consolidados e bastante utilizados, privilegiando aqueles com maior utilidade em pesquisa, que merecem uma descrição completa; e 3) escalas de fácil aplicação, sem a necessidade de equipamentos sofisticados suplementares. Nos casos em que várias escalas para a mesma finalidade preencherem esses critérios, terão primazia as mais utilizadas de acordo com a literatura científica.

Privilegiamos também a inclusão de instrumentos bem estabelecidos em âmbito internacional para permitir comparações transculturais. Instrumentos cuja aplicabilidade se restringe a uma população ou finalidade específica (p. ex., escala de hipocondria para pacientes geriátricos institucionalizados) não foram incluídos.

Alguns serão citados ou comentados, porém não serão descritos em detalhes, como instrumentos recentes, instrumentos não consolidados e instrumentos antigos, não mais utilizados.

▌ O QUE HÁ DE NOVO NESTA EDIÇÃO

A publicação do livro *Escalas de avaliação clínica em psiquiatria e psicofarmacologia*, em 2000, foi a primeira iniciativa de reunir em uma obra o conhecimento existente sobre a aplicação desses instrumentos no Brasil.[4] Por muitos anos, essa compilação preencheu uma lacuna editorial ante a demanda acadêmica. Entretanto, e felizmente, vários instrumentos psicométricos foram validados e publicados na literatura científica ao longo das duas décadas que se seguiram. O entusiasmo desse cenário crescente nos impulsionou a ampliar a iniciativa anterior, desenvolvendo uma obra atualizada que fosse abrangente e de fácil consulta, a 1ª edição do livro *Instrumentos de avaliação em saúde mental*, de 2016.[5]

Naquela ocasião destacamos: "Esta obra, no entanto, não é definitiva. O processo de introdução e validação de novas escalas é contínuo. A recente mudança de conceitos de saúde mental e a aplicação de avanços em neurociências enfatizam o caráter dinâmico desse tema. Acreditamos que a próxima atualização será necessária em bem antes que 15 anos!". Nosso prognóstico se confirmou. Após 7 anos, estamos lançando esta 2ª edição. Nesse período, muita coisa mudou na área. A consolidação de técnicas de inteligência artificial, a ampliação de aplicações *on-line* (que exigem revisão da validação dos instrumentos de acordo com a nova técnica de aplicação), a expansão de técnicas estatísticas aplicadas aos instrumentos e os novos estudos de validação em português, são algumas das razões para o lançamento de uma edição revisada e ampliada.

Mantivemos a estrutura básica do livro, isto é, as primeiras partes abordando assuntos gerais (conceitos, aspectos estatísticos, entrevistas diagnósticas, instrumentos de triagem) e as demais abarcando instrumentos específicos dos transtornos psiquiátricos (transtornos do humor, transtornos de ansiedade, etc.).

Nesta edição, temos uma seção específica de Estatística Aplicada à Psicometria, com a inserção de novos temas, como análise fatorial confirmatória e modelagem de equações estruturais, análise da curva ROC e *machine learning*, e análise de redes. Destacamos também a inclusão de novos instrumentos de triagem, como o Patient Health Questionnaire (PHQ-9) e a Generalized Anxiety Disorder (GAD-7), escalas de *burnout*, escalas que focam em uso problemático de internet, redes sociais e *smartphones*, entre outros.

Outra alteração que julgamos positiva foi incluir, na última seção, instrumentos de avaliação com foco em qualidade de vida, bem-estar e funcionalidade, eliminando os capítulos mais heterogêneos da 1ª edição, que merecem destaque mais profundo em literatura especializada (p. ex., instrumentos de avaliação em sono, psicoterapia e personalidade).

Tivemos a honra de novamente contar com um seleto grupo de especialistas e autoridades para produzir os capítulos que constam nesta edição. Acreditamos que essa reformulação contemple os principais avanços nos temas abordados e confirme este livro como uma fonte de consulta para os leitores interessados em psicometria e para os pesquisadores que necessitam de uma orientação rápida para escolher os instrumentos adequados.

REFERÊNCIAS

1. McDowell I. Measuring health: a guide to rating scales and questionnaires. 3rd ed. New York: Oxford University; 2006.
2. Rust J, Kosinski M, Stillwell D. Modern psychometrics the science of psychological assessment. 4th ed. London: Routledge; 2021.
3. Rush AJ Jr, First MB, Blacker D, editors. Handbook of psychiatric measures. 2nd ed. Washington: APA; 2007.
4. Gorenstein C, Andrade LHSG, Zuardi AW. Escalas de avaliação clínica em psiquiatria e psicofarmacologia. São Paulo: Lemos; 2000.
5. Gorenstein C, Wang YP, Hungerbühler I, organizadores. Instrumentos de avaliação em saúde mental. Porto Alegre: Artmed; 2016.

1.2 PRINCÍPIOS DE ELABORAÇÃO DE ESCALAS
Luiz Pasquali

A teoria e o modelo de elaboração de instrumental psicológico baseiam-se em três polos: procedimentos teóricos, empíricos (experimentais) e analíticos (estatísticos).[1]

O *polo teórico* enfoca o construto ou objeto psicológico para o qual se quer desenvolver um instrumento de medida, bem como sua operacionalização em itens. Esse polo utiliza a teoria do traço latente para explicitar os tipos e as categorias de comportamentos que representam o mesmo traço. O *polo empírico*, ou experimental, define as etapas e as técnicas de aplicação do instrumento-piloto e da coleta válida de informação para proceder à avaliação psicométrica do instrumento. O *polo analítico* estabelece os procedimentos de análises estatísticas a serem efetuadas sobre os dados para obter um instrumento válido, preciso e normatizado.

Esse modelo de elaboração de instrumentos está ilustrado na Figura 1.2.1, que apresenta as etapas da elaboração de um instrumento de medida. Os métodos e os produtos a serem obtidos em cada etapa estão detalhados em suas respectivas "fases".

Os procedimentos teóricos devem ser elaborados para cada escala de medida psicológica, dependendo, portanto, da literatura existente sobre o construto-alvo. Muitas vezes, o próprio pesquisador deve desenvolver uma pequena teoria sobre o construto para elaborar um novo instrumento de medida.

■ O SISTEMA PSICOLÓGICO

Qualquer sistema ou objeto que possa ser expresso em termos observáveis é suscetível de mensuração. Entretanto, o que pode ser efetivamente medido são as propriedades ou os atributos de um objeto, desde que apresentem magnitudes, isto é, diferenças individuais, como intensidade, peso, altura, distância, etc. Em geral, tais atributos são chamados de variáveis.

O objeto específico da psicometria são as estruturas latentes, os traços psíquicos ou processos mentais. Por exemplo, a inteligência pode ser considerada um subsistema dos processos cognitivos, e estes, da estrutura latente geral. A inteligência, por sua vez, pode ser considerada um sistema quando for o interesse imediato, e nela vários aspectos são considerados, como a compreensão verbal e a fluência verbal.

O pesquisador que pretende construir um instrumento de medida e pesquisa deve ter uma ideia,

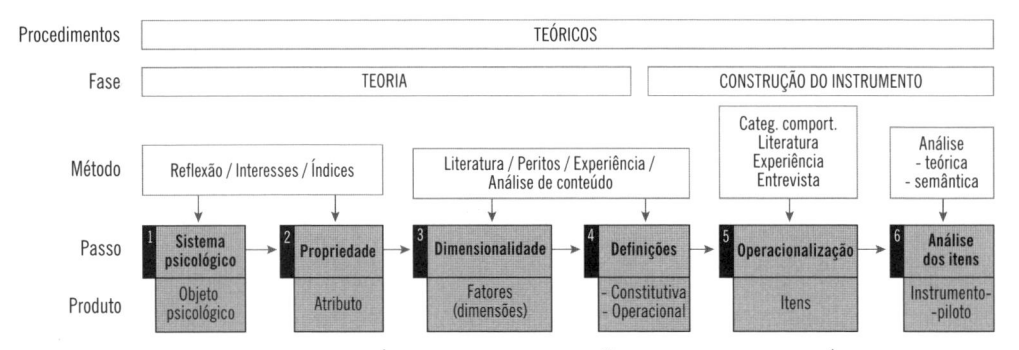

Procedimentos	TEÓRICOS					
Fase	TEORIA			CONSTRUÇÃO DO INSTRUMENTO		
Método	Reflexão / Interesses / Índices	Literatura / Peritos / Experiência / Análise de conteúdo		Categ. comport. Literatura Experiência Entrevista		Análise - teórica - semântica
Passo	1 Sistema psicológico	2 Propriedade	3 Dimensionalidade	4 Definições	5 Operacionalização	6 Análise dos itens
Produto	Objeto psicológico	Atributo	Fatores (dimensões)	- Constitutiva - Operacional	Itens	Instrumento-piloto

FIGURA 1.2.1 ■ PROCEDIMENTOS TEÓRICOS NA ELABORAÇÃO DA MEDIDA PSICOLÓGICA.

por mais vaga que seja, do que quer investigar e para que tema da psicologia está interessado em construí-lo. Para descobrir o seu objeto psicológico, o pesquisador pode consultar os livros ou tratados em que estão elencados os trabalhos em psicologia. Sugerimos o *Psychological Abstracts*,[2] para a área psicossocial; o *Educational Index*,[3] para a psicologia aplicada à educação; o *Index Medicus*,[4] para a psicologia clínica; e o *Sociological Index*,[5] para a psicologia social.

A PROPRIEDADE DO SISTEMA PSICOLÓGICO

Entretanto, o sistema ou o objeto psicológico não constitui o objeto direto de mensuração, e sim suas propriedades ou os atributos que o caracterizam. Por exemplo, o sistema físico apresenta os atributos massa, comprimento, etc. Similarmente, a psicometria concebe seus sistemas como tendo propriedades/atributos que os definem, sendo tais atributos o foco imediato de observação/medida. Assim, a estrutura psicológica apresenta atributos do tipo processos cognitivos, emotivos, motores, etc. A inteligência, como subsistema, pode apresentar atributos de tipo raciocínio verbal, raciocínio numérico, etc. O sistema se constitui como objeto hipotético que é abordado (conhecido) por meio da pesquisa de seus atributos. Dessa forma, o problema específico desse passo consiste em se passar de um objeto psicológico para delimitar os seus aspectos específicos, os quais se deseja estudar e para os quais se quer construir um instrumento de medida.

Para decidir por este ou aquele aspecto, o pesquisador recorre ao seu interesse, à ajuda dos livros e aos peritos (ao seu orientador, se for aluno).

DIMENSIONALIDADE DO ATRIBUTO

A dimensionalidade do atributo diz respeito à sua estrutura semântica interna. O atributo constitui uma unidade semântica única ou é uma síntese de componentes distintos ou até independentes? Deve ser concebido como uma dimensão homogênea ou deve-se nele distinguir aspectos diferenciados?

A resposta a esse problema deve vir da teoria sobre o construto e/ou dos dados empíricos disponíveis sobre ele, sobretudo dados de pesquisas que utilizaram a análise fatorial na análise dos dados, pois é fundamental decidir se o construto é uni ou multifatorial. Os fatores que compõem o construto (o atributo) são o produto desse passo.

Por exemplo, considerando a inteligência verbal como objeto psicológico (o processo cognitivo de interesse) e suas propriedades, pergunta-se: é a inteligência verbal um construto único ou deve-se distinguir nele componentes diferentes? Os dados empíricos disponíveis mostram que a inteligência verbal é composta por, pelo menos, dois fatores bem distintos e independentes: compreensão verbal e fluência verbal. Para construir um instrumento de medida para a inteligência verbal, o pesquisador não poderá prescindir de reconhecer e considerar que essa inteligência apresenta dois fatores distintos, cuja medida exige instrumentos diferentes.

Entretanto, ele pode escolher somente a inteligência verbal compreendida sob seu aspecto de compreensão verbal para investigação e prescindir de se preocupar com a fluência verbal. Nesse caso, o atributo de interesse não é mais a inteligência verbal e sim a compreensão verbal. Assim, o pesquisador deve justificar tal decisão e demonstrá-la na exposição teórica sobre o construto inteligência verbal a partir da elaboração de uma miniteoria sobre o que entende pelo construto que pretende medir, baseando-se na existência de dados empíricos para guiar a construção e a consistência do seu instrumento de medida. Essa lógica visa confirmar ou rejeitar a validade de sua teoria.

Supondo que o pesquisar deseja construir um instrumento para medir o raciocínio verbal, as seguintes considerações devem ser ponderadas:

1. O raciocínio verbal não é o objeto psicológico, porque a ciência não mede objetos, e sim as suas propriedades. Assim, o raciocínio verbal é um atributo.
2. Se o raciocínio verbal é um atributo, consequentemente é atributo de algum objeto. Dessa forma, deve-se pesquisar qual é esse objeto do qual o raciocínio verbal é propriedade.
3. Se o raciocínio verbal é um atributo de algum objeto, é de se supor que tal objeto tenha mais do que um atributo. Isto é, além de raciocínio verbal, ele tem outros atributos. Esses outros atributos devem diferenciar o atributo de interesse – o raciocínio verbal – dos demais atributos do objeto em questão.

Com base na literatura, em peritos e na reflexão clínica, temos que: o raciocínio verbal é atributo do processo cognitivo chamado raciocínio. Por sua vez, raciocínio tem como atributos, além de raciocínio verbal, raciocínio numérico, raciocínio abstrato, raciocínio espacial, raciocínio mecânico e, talvez, outros. Mas a literatura na área distingue esses cinco atributos de raciocínio:

Raciocínio — **Raciocínio verbal**
— Raciocínio numérico
— Raciocínio abstrato
— Raciocínio espacial
— Raciocínio mecânico

Pesquisando um pouco mais, verifica-se que raciocínio verbal não é unidimensional. De fato, a literatura distingue dois tipos de raciocínio verbal, a saber, compreensão verbal e fluência verbal.

Raciocínio — **Raciocínio verbal** — Compreensão verbal / Fluência verbal
— Raciocínio numérico
— Raciocínio abstrato
— Raciocínio espacial
— Raciocínio mecânico

Em seguida, deve-se definir diferencialmente todos esses atributos para a elaboração do instrumento de medida. Pode-se fazer isso com qualquer tema para o qual se queira construir um instrumento de mensuração.

DEFINIÇÃO DOS CONSTRUTOS

Estabelecida a propriedade e suas dimensões, é preciso conceituar detalhadamente esses construtos. A conceituação clara e precisa dos fatores para os quais se deseja construir o instrumento de medida deve obter dois produtos: as definições constitutivas e as definições operacionais dos construtos.

DEFINIÇÃO CONSTITUTIVA

Um construto definido por meio de outros construtos representa uma definição constitutiva. Nesse caso, o construto é concebido em termos de conceitos próprios da teoria em que se insere. Definição constitutiva aparece como definição de termos em dicionários e enciclopédias: os conceitos são definidos em termos de outros conceitos; isto é, são definidos em termos de realidades abstratas. Por exemplo, inteligência verbal é definida como a capacidade de compreender a linguagem (definição constitutiva), porque a capacidade de compreender constitui uma realidade abstrata, um construto, um conceito.

As definições constitutivas situam o construto exata e precisamente dentro da teoria desse construto, delimitando as suas fronteiras. Essas definições o caracterizam no espaço semântico da teoria em que está incluído, indicando as dimensões que ele deve assumir. Assim, se a assertividade é definida como a capacidade de dizer não, a capacidade de expressar livremente sentimentos positivos e negativos, a capacidade de expor ideias sem receio, etc., está-se dando os limites semânticos que o conceito deve respeitar dentro da teoria de assertividade.

Definições dessa natureza põem limitações definidas sobre o que se deve explorar ao medir o construto, em termos de fronteiras que não podem ser ultrapassadas ou que devem ser atingidas. De fato, um instrumento que mede um construto pode não conseguir cobrir toda a amplitude semântica de um conceito. Assim, boas definições constitutivas permitem avaliar a qualidade do instrumento que mede o construto, em termos de cobertura da extensão semântica do instrumento, que é delimitada por sua definição constitutiva.

DEFINIÇÃO OPERACIONAL

As definições constitutivas se situam ainda no campo da teoria, do abstrato. Um instrumento de medida, por sua vez, já é uma operação concreta, empírica. Essa passagem do abstrato para o concreto é viabilizada pelas definições operacionais dos construtos. Fundamenta-se, nesse momento crítico na construção de medidas psicológicas, a validade dos instrumentos e a legitimidade da representação empírica (comportamental) dos traços latentes (os construtos). Isto é, a aterrissagem do abstrato para o concreto. Duas preocupações são decisivas: 1) as definições operacionais dos construtos devem ser realmente operacionais; e 2) elas devem ser o mais abrangentes possível.

Uma definição de um construto é *operacional* quando ele é definido em termos de operações concretas, ou seja, de comportamentos físicos pelos quais se expressa. A definição da inteligência verbal como a capacidade de compreender uma frase ou, mesmo, compreender uma frase, refere-se a uma definição constitutiva, e não operacional. Isso porque compreender não é um comportamento, mas um construto, na medida em que não indica nenhum comportamento concreto. Seria uma definição operacional de compreensão da frase *reproduzir a frase* com outras palavras.

Mager[6] oferece uma fórmula para decidir se a definição é ou não operacional. Ela é operacional se você puder dizer ao sujeito: "vá e faça...". Portanto, dizer "vá e reproduza a frase" indica claramente o que alguém deve fazer, como deve se comportar, definindo operacionalmente a ocorrência dos comportamentos.

Posto que nenhuma definição operacional esgota a amplitude semântica de um construto, as definições operacionais mais ou menos abrangentes de um mesmo construto podem ser produzidas. A cobertura de uma definição operacional pode ser adequada, equivocada ou errada sobre o espaço semântico do construto, repercutindo sobre a qualidade do instrumento de medida do construto. Por exemplo, a inteligência verbal é como desenhar círculos na areia, isto é, sua definição é perfeitamente operacional, pois todo mundo entende quando se manda desenhar círculos na areia. Contudo, apesar de operacional, é uma definição perfeitamente equivocada de inteligência verbal, pois o comportamento de desenhar círculos na areia não tem nada a ver com o construto em questão.

Assim, as definições operacionais podem representar um construto em uma escala que expressa uma proporção de coincidência entre construto e definição operacional que vai de 0 a 1; sendo 0 quando a definição não cobre nada do construto e 1 quando ela cobre 100% do espaço semântico do construto. Nenhuma definição operacional será capaz de cobrir 100% do construto, mas, quanto maior covariância existir entre construto e definição operacional, maior a qualidade do instrumento. A Figura 1.2.2 indica a problemática da qualidade de representação comportamental de diferentes definições operacionais do construto compreensão verbal.

Para garantir melhor cobertura do construto, as definições operacionais deverão especificar e elencar aquelas categorias de comportamentos que seriam a sua representação comportamental. A garantia de validade e utilidade do instrumento depende da completude dessa especificação. Por exemplo, quais seriam as categorias de comportamentos que expressariam comportamentalmente a compreensão verbal? Seriam: reproduzir texto, dar sinônimos e antônimos, explicar o texto, sublinhar alternativas, entre outras. Quanto mais completa a listagem de categorias comportamentais, melhor o pesquisador conseguirá expressá-las em tarefas unitárias e específicas (itens) e o instrumento-piloto estará construído.

Os métodos a serem utilizados para resolver o problema de construção de medidas psicológicas se apoiam na literatura pertinente sobre o construto, a opinião de peritos na área, a experiência do próprio pesquisador, bem como a análise de conteúdo do construto. Portanto, o conhecimento aprofundado da literatura sobre o construto e as técnicas de análise de conteúdo são indispensáveis.

■ OPERACIONALIZAÇÃO DO CONSTRUTO

Esse é o passo da construção dos itens que expressa a representação comportamental do construto, ou seja, as tarefas que os sujeitos terão de executar para que se possa avaliar a magnitude de presença do construto (atributo).

FONTES DOS ITENS

Diante das categorias comportamentais que expressam o construto de interesse, focamos agora em outras duas fontes de itens: a entrevista e outros testes que medem o mesmo construto. A entrevista consiste em pedir a sujeitos representantes da população para a qual se deseja construir o instrumento que opinem em que tipo de comportamentos tal

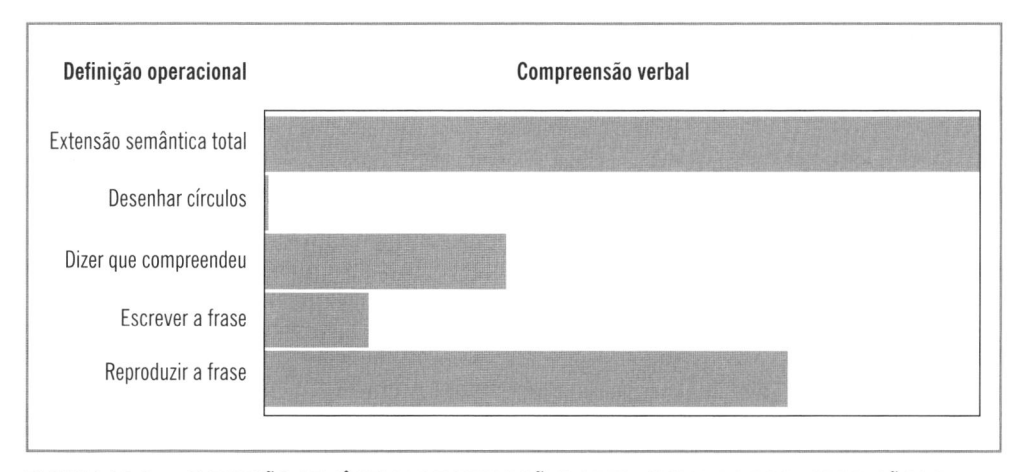

FIGURA 1.2.2 ■ EXTENSÃO SEMÂNTICA DE DEFINIÇÕES OPERACIONAIS DE COMPREENSÃO VERBAL.

construto se manifesta. Por exemplo, se o desejo é construir um instrumento sobre assertividade, é possível dirigir-se a representantes da população e perguntar "como é para você uma pessoa assertiva?". De uma pesquisa dessa natureza pode surgir uma grande riqueza de comportamentos que expressam assertividade e que podem ser aproveitados como itens do instrumento. Ademais, aproveitam-se os itens que compõem outros instrumentos disponíveis no mercado e que medem o mesmo construto em que se está interessado. Assim, há três fontes valiosas para a construção dos itens:

- literatura: outros testes que medem o construto;
- entrevista: levantamento junto à população-alvo; e
- categorias comportamentais: definidas no passo das definições operacionais.

REGRAS PARA A CONSTRUÇÃO DE ITENS

Após a construção dos itens, é preciso seguir alguns critérios para a sua elaboração. Essas regras se aplicam à construção de cada item individualmente e ao conjunto dos itens que medem um mesmo construto.

A Critérios para a construção dos itens individuais:

1. **Critério comportamental:** o item deve expressar um comportamento, não uma abstração ou construto. Segundo Mager,[6] o item deve permitir ao sujeito uma ação clara e precisa, de sorte que se possa dizer a ele "vá e faça". Assim, "reproduzir um texto" é um item comportamental ("vá e reproduza..."), ao passo que "compreender um texto" não o é, pois o sujeito não sabe o que fazer com "vá e compreenda...".

2. **Critério de objetividade ou de desejabilidade:** para o caso de escalas de aptidão, os itens devem cobrir comportamentos de fato, permitindo uma resposta certa ou errada. O respondente deve mostrar se conhece a resposta ou se é capaz de executar a tarefa proposta. Por exemplo, se o pesquisador deseja saber se o sujeito entende o que seja "abstêmio", faz mais sentido pedir a ele que dê um sinônimo do que pedir que diga se entendeu ou não. Ao contrário, para o caso das atitudes e de personalidade em geral, os itens devem cobrir comportamentos desejáveis (atitude) ou característicos (personalidade). Nesse caso, o respondente pode concordar, discordar ou opinar sobre se tal comportamento convém ou não para ele. Isto é, os itens devem expressar desejabilidade ou preferência. Não existem, nesse caso, respostas certas ou erradas, mas diferentes gostos, preferências, sentimentos e modos de ser.

3. **Critério da simplicidade:** um item deve expressar uma única ideia. Itens que introduzem explicações de termos ou oferecem razões ou justificativas são normalmente confusos porque introduzem ideias variadas e atrapalham o respondente. Por exemplo: "gosto de feijão porque é saudável". O sujeito pode de fato gostar de feijão, mas não porque seja saudável; assim, ele não saberia como reagir a tal item: se porque o feijão é gostoso ou porque é saudável. O item exprime duas ideias. Isso também vale para "a maçã é gostosa e saudável".

4. **Critério da clareza:** o item deve ser inteligível até para o estrato mais baixo da população-alvo, por isso deve-se utilizar frases curtas, com expressões simples e inequívocas. Frases longas e negativas incorrem facilmente na falta de clareza. Com referência às frases negativas: em geral são mais confusas que as positivas; consequentemente, é melhor afirmar a negatividade do que negar uma afirmação. Por exemplo, fica mais inteligível dizer "detesto ser interrompido" do que "não gosto de ser interrompido"; ou, é melhor dizer "sinto-me infeliz" em vez de "não me sinto feliz". Nesse contexto, é preciso evitar uso de gírias que não são inteligíveis para todos os membros de uma população-alvo do instrumento, podendo ofender o estrato mais sofisticado dessa população em contrapartida. Preocupa-se aqui com a compreensão das frases (tarefas a serem entendidas e, se possível, resolvidas), não sua elegância artística.

5. **Critério da relevância (pertinência, saturação, unidimensionalidade, correspondência):** a expressão (frase) deve ser consistente com o traço (atributo, fator, propriedade psicológica) definido e com as outras frases que cobrem o atributo. Isto é, o item não deve insinuar atributo diferente do definido. O critério diz respeito à saturação que o item tem com o construto, representada pela carga fatorial na análise fatorial e que constitui a covariância (correlação) entre o item e o fator (traço). Veja este exemplo: seja o construto "compreensão verbal" definido como compreender o significado de palavras e frases. Dos três itens a

seguir, um é pertinente, outro mais ou menos e o último impertinente:
- Reproduzir a frase com as próprias palavras → pertinente
- Decorar uma sentença → pouco pertinente
- Falar em voz alta → impertinente

6 **Critério da precisão:** o item deve ter uma posição definida no contínuo do atributo e ser distinto dos demais itens que cobrem o mesmo contínuo. Este critério supõe que o item possa ser localizado em uma escala de estímulos; em termos de Thurstone, diríamos que o item deve ter uma posição escalar modal definida e um desvio padrão reduzido. Em termos da teoria de resposta ao item (TRI), este critério representa os parâmetros "b" (dificuldade) e "a" (discriminação) e pode ser avaliado definitivamente somente após coleta de dados empíricos sobre os itens. Por exemplo, na escala de Thurstone (Fig. 1.2.3), o item E1 é muito preciso, enquanto o E2 é impreciso.

7 **Critério da variedade:** dois aspectos especificam este critério:
- variar a linguagem: o uso dos mesmos termos em todos os itens confunde as frases e dificulta diferenciá-las, além de provocar monotonia, cansaço e aborrecimento. Por exemplo: o Edwards Personal Preference Schedule (EPPS) começa quase todas as suas 500 frases com a expressão "*I like...*". Depois de tantos "*I like*", qualquer sujeito deve se sentir saturado!
- no caso de escalas de preferências: formular a metade dos itens em termos favoráveis e metade em termos desfavoráveis, para evitar erro da resposta estereotipada à esquerda ou à direita da escala de resposta.[7]

8 **Critério da modalidade:** formular frases com expressões de reação modal, isto é, não utilizar expressões extremadas, como "excelente", "miserável", etc. Assim, ninguém é *infinitamente* inteligente, mas a maioria é *bastante* inteligente. A intensidade da reação do sujeito é dada na escala de resposta. Se o próprio item já vem apresentado em forma extremada, a resposta na escala de respostas já está viciada. Quando pergunto ao sujeito se está pouco ou muito de acordo (em uma escala, p. ex., de 7 pontos que vai de desacordo total a acordo total), um item formulado extremado tal como "meus pais são a melhor coisa do mundo" dificilmente receberia resposta 7 (totalmente de acordo) por parte da maioria dos indivíduos da população-alvo, simplesmente porque a formulação é exagerada. Se, em lugar dela, se usasse uma expressão mais modal, como "eu gosto dos meus pais", as chances de respostas mais variadas e inclusive extremadas (resposta 7) seriam maiores.

9 **Critério da tipicidade:** formar frases com expressões condizentes (típicas, próprias, inerentes) com o atributo. Assim, a beleza, por exemplo, não é pesada, nem grossa, nem nojenta.

10 **Critério da credibilidade (*face validity*):** o item deve ser formulado de modo a não aparecer sendo ridículo, despropositado ou infantil. Itens com esta última caracterização fazem o adulto se sentir ofendido, irritado ou coisa similar. Enfim, a formulação do item pode contribuir para uma atitude desfavorável para com o teste e, assim, aumentar os erros (vieses) de resposta.[8,9] Às vezes, esse tema é discutido sob o que se chama de validade "aparente" (*face validity*), que não tem nada a

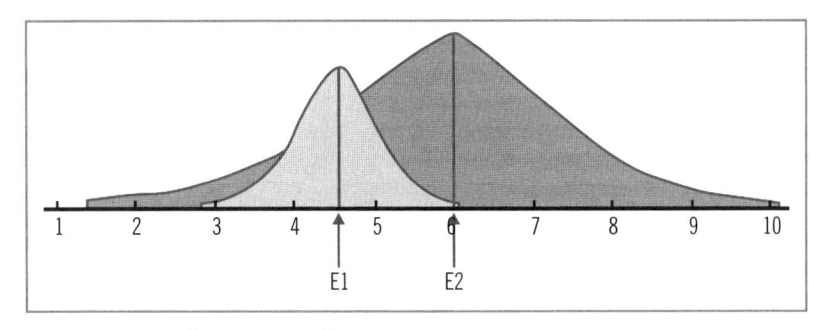

FIGURA 1.2.3 ❚ ILUSTRAÇÃO DA PRECISÃO DOS ITENS NA ESCALA DE THURSTONE.

ver com a validade objetiva do teste, mas pode afetar negativamente a resposta ao teste ao afetar o respondente.

B Critérios referentes ao conjunto dos itens (o instrumento todo):

11 Critério da amplitude: este critério afirma que o conjunto dos itens referentes ao mesmo atributo deve cobrir toda a extensão de magnitude do contínuo desse atributo. Esse critério pode ser analisado pela distribuição do parâmetro "b" da TRI. Um instrumento deve poder discriminar entre sujeitos de diferentes níveis de magnitude do traço latente, tanto entre os que têm um traço alto quanto entre os que têm um traço baixo, e não somente entre os de traço alto e baixo.

12 Critério do equilíbrio: os itens do mesmo *continuum* devem cobrir igual ou proporcionalmente todos os segmentos (setores) do *continuum*, devendo haver, portanto, itens fáceis, difíceis e médios (para aptidões) ou fracos, moderados e extremos (no caso das atitudes). De fato, os itens devem se dispor sobre o *continuum* em uma distribuição que se assemelha à da curva normal: maior parte dos itens de dificuldade mediana e diminuindo progressivamente em direção às caudas (itens fáceis e itens difíceis em número menor). A maioria dos traços latentes se distribui mais ou menos dentro da curva normal na população-alvo, isto é, a maioria dos sujeitos tem naturalmente magnitudes medianas dos traços latentes, sendo que uns poucos têm magnitudes grandes e outros, magnitudes pequenas. Assim, como mostrado na Figura 1.2.4, cerca de 10% dos itens apresentam dificuldade mínima ou máxima e 40%, dificuldade mediana, etc.

Na técnica de construção de instrumentos baseada na teoria dos traços latentes, para se salvarem cerca de 20 itens no final da elaboração e validação do instrumento, recomenda-se iniciar com mais do que 10% de itens além dos 20 requeridos no instrumento final. Os itens incluídos no instrumento-piloto devem ter validade teórica real e não simplesmente *parecer* ter validade.

■ ANÁLISE TEÓRICA DOS ITENS

Operacionalizado o construto por intermédio dos itens, é importante avaliar a hipótese contra a opinião de outros para se assegurar de que ela apresenta garantias de validade. Essa avaliação dos itens ou análise da hipótese é teórica porque consiste em pedir opiniões sobre a hipótese. Essa análise teórica é feita por juízes e comporta dois tipos distintos de avaliadores antes da validação final do instrumento-piloto: sobre a compreensão dos itens (análise semântica) ou sobre a pertinência dos itens ao construto que representam (propriamente chamada de análise dos juízes).

ANÁLISE SEMÂNTICA DOS ITENS

A análise semântica tem como objetivo verificar se todos os itens são compreensíveis para todos os membros da população à qual o instrumento se destina. Deve-se verificar se os itens são inteligíveis para o estrato mais baixo (de habilidade) da população-alvo e, por isso, a amostra para essa análise deve ser feita com esse estrato. Para evitar deselegância na formulação dos itens, a análise semântica deverá ser feita também com uma amostra mais

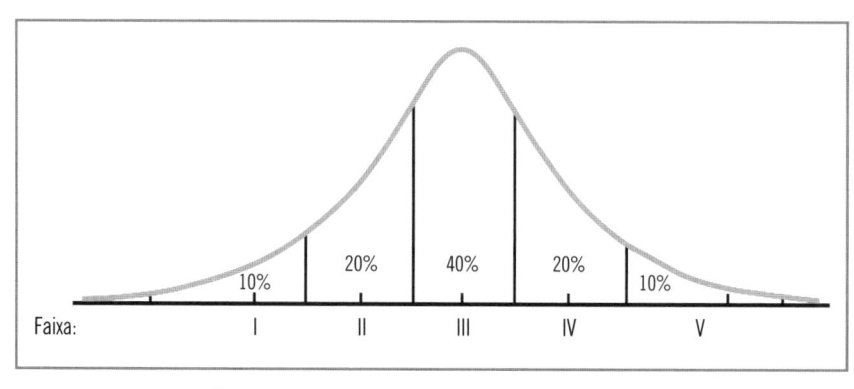

FIGURA 1.2.4 ■ DISTRIBUIÇÃO PERCENTUAL DOS ITENS EM CINCO FAIXAS DE DIFICULDADE.

sofisticada (de maior habilidade) da população-alvo (para garantir a chamada validade "aparente" do teste). Assim, por exemplo, se o teste se destina a uma população que congrega sujeitos que completaram o ensino fundamental até universitários, o estrato mais baixo nesse contexto são os sujeitos do ensino fundamental e o mais sofisticado será representado pelos sujeitos de nível universitário.

Há várias maneiras eficientes de fazer a análise semântica dos itens. Por exemplo, pode-se aplicar o instrumento a uma amostra de 30 indivíduos da população-alvo e, em seguida, discutir com eles as dúvidas que os itens suscitarem. Entretanto, uma técnica eficaz na avaliação da compreensão dos itens consiste em checá-los com pequenos grupos (3 ou 4 pessoas) em uma situação de *brainstorming*. Essa técnica requer um grupo do estrato baixo da população-alvo, porque se supõe que, se tal estrato compreende os itens, *a fortiori*, o estrato mais sofisticado também os compreenderá. Se a reprodução do item não deixar qualquer dúvida, o item é corretamente compreendido. Se surgirem divergências na reprodução do item ou se o pesquisador perceber que ele está sendo entendido diferentemente do que deveria, o item tem problemas. Após o pesquisador explicar ao grupo o que pretendia dizer com tal item, os próprios sujeitos do grupo devem sugerir como se deveria formular o item para expressar o que o pesquisador queria dizer com ele. Com isso, o item ficaria reformulado como deveria ser.

Quantos grupos são necessários para proceder a essa análise semântica? Itens que não ofereceram nenhuma dificuldade de compreensão necessitam de uma sessão, no máximo duas, sem checagem ulterior. Itens que continuam apresentando dificuldades após cinco sessões merecem ser simplesmente descartados. A checagem dos itens com um grupo de sujeitos mais sofisticados consiste em evitar que os itens se apresentem demasiadamente primitivos para esses indivíduos e, assim, percam a validade "aparente". Os itens devem também dar a impressão de seriedade, como diz o ditado: "a mulher de César não somente deve ser honesta, deve também *parecer* honesta" (critério 10 de construção de itens).

ANÁLISE DOS JUÍZES

Essa análise é, às vezes, chamada de análise de conteúdo, mas propriamente deve ser chamada de análise de construto, dado que procura verificar a adequação da representação comportamental do(s) atributo(s) latente(s). Os juízes devem ser peritos na área do construto, e uma concordância de 80%, pelo menos, é desejável para decidir sobre a pertinência do item ao traço a que teoricamente se refere. Uma tabela de dupla entrada, com os itens arrolados na margem esquerda e os traços no cabeçalho, serve para coletar informações (Tab. 1.2.1).

A técnica exige que se dê aos juízes duas ferramentas: uma lista com as definições constitutivas dos construtos/fatores para os quais se criaram os itens e outra tabela de dupla entrada com os fatores e os itens, como mostrado no exemplo da Tabela 1.2.1, em que são avaliados os itens que medem os dois fatores de raciocínio verbal: compreensão verbal e fluência verbal. Em geral, é necessária uma terceira tabela que elenca os itens, uma vez que nem sempre a tabela de dupla entrada comporta a expressão completa do conteúdo dos itens.

Com base nessas tabelas, a função dos juízes consiste em pontuar (marcar com um X) para o item debaixo do fator ao qual julgam que o item se refere. Cerca de meia dúzia de juízes é suficiente para realizar a tarefa. Itens que não atingirem uma concordância de aplicação aos fatores (cerca de 80%) apresentam problemas e seria o caso de descartá-los do instrumento-piloto.

Com o trabalho dos juízes, completam-se os procedimentos teóricos na construção do instrumento de medida: a explicitação da teoria do(s) construto(s) envolvido(s) e a elaboração do instrumento-pi-

TABELA 1.2.1 ❙ TABELA PARA A ANÁLISE DOS ITENS PELOS JUÍZES				
Fatores	Definição	Itens	Compreensão verbal	Fluência verbal
Compreensão verbal	É a capacidade de...	1	X	
Fluência verbal	É a capacidade de...	2		X
		3		X
		...		
		N	X	

loto. Em seguida, os procedimentos experimentais e analíticos testam empiricamente o instrumento, ou a validação da hipótese do instrumento.

REFERÊNCIAS

1. Pasquali L. Testes referentes a construto: teoria e modelo de construção. In: Pasquali L, organizador. Instrumentação psicológica: fundamentos e práticas. Porto Alegre: Artmed; 2010. p. 165-98.
2. Psychology Abstracts [Internet]. PsyResearch; c2023 [capturado em 02 abr. 2023]. Disponível em: http://psyresearch.org/abstracts/.
3. Education Index [Internet]. New York: UNDP; c2015 [capturado em 02 abr. 2023]. Disponível em: http://hdr.undp.org/en/content/education-index.
4. Index Medicus: abbreviations of journal titles [Internet]. Poznań: Poznan University of Medical Sciences; c2015 [capturado em 02 abr. 2023]. Disponível em: http://www2.bg.am.poznan.pl/czasopisma/medicus.php?lang=eng.
5. SocIndex [Internet]. Ipswich: EBSCO; c2023 [capturado em 02 abr. 2023]. Disponível em: https://www.ebscohost.com/academic/socindex-with-full-text.
6. Mager RF. Medindo os objetivos de ensino ou "conseguiu um par adequado". Porto Alegre: Globo; 1981.
7. Likert R. A technique for the measurement of attitudes. Arch Psychol. 1932;22(140):55.
8. Nevo B. Face validity revisited. J Educ Meas. 1985;22(4):287-93.
9. Nevo B, Sfez J. Examinees' feedback questionnaires. Assess Eval Higher Educ. 1985;10(3):236-49.

1.3 TRADUÇÃO E ADAPTAÇÃO CULTURAL DE INSTRUMENTOS PSICOMÉTRICOS

Yuan-Pang Wang, Geilson Lima Santana, Bruno Mendonça Coêlho, Laura Helena Silveira Guerra de Andrade

Diferentemente de sinais de um infarto do miocárdio ou de uma fratura óssea, que podem ser objetivamente observados ou demonstrados, os sintomas psíquicos ou mentais são vivências subjetivas que apresentam grande variação na sua expressão. A experiência de ouvir vozes de ancestrais, por exemplo, pode ser considerada "normal" em determinadas culturas e contextos sócio-históricos. Portanto, mensurar corretamente uma experiência subjetiva e estabelecer o limiar da normalidade das manifestações de adoecimento não podem ser realizados sem considerar as gradações e modulações culturais inerentes da comunidade em que o respondente vive. A interpretação dos resultados de um instrumento psicométrico, como questionários, roteiro de entrevistas, inventários, testes psicológicos e escalas de avaliação, deve ser filtrada em relação à forma como as perguntas ou afirmações são formuladas e pretendem medir o funcionamento mental e emocional de uma pessoa.

O uso crescente de instrumentos de avaliação para objetivar as vivências de depressão, ansiedade, psicose, entre outras manifestações, permite obter dados sistematizados sobre o diagnóstico, a gravidade e a mudança psicopatológica do paciente em contextos clínicos e de pesquisa. Contudo, construir uma escala nova para atender às necessidades de certa comunidade ou cultura pode demandar anos de refinamento e revisão. Traduzir instrumentos construídos em um outro idioma para o português abreviaria o tempo gasto para desenvolver essa nova medida, ao mesmo tempo que informações valiosas podem ser comparadas entre diferentes grupos de pacientes. Entretanto, a simples tradução de itens ou perguntas de um instrumento não qualifica o seu uso imediato na população-alvo. A compreensão das questões de um instrumento pelo respondente pode sofrer influências socioculturais, requerendo, muitas vezes, a adaptação das perguntas para cobrir aspectos culturais específicos do construto avaliado.[1]

No processo de tradução de qualquer instrumento, deve-se envolver profissionais qualificados de diferentes áreas, como psicólogos clínicos, médicos, enfermeiros, sociólogos, epidemiologistas, tradutores especializados e usuários. Esse cuidado é fundamental para garantir que as questões sejam traduzidas de maneira precisa e consistente, a fim de que a escala mantenha a validade e a confiabilidade na nova língua. Neste capítulo, descrevemos a influência da cultura nos instrumentos de avaliação, o método de tradução e retrotradução, o modelo de tradução em equipe e a adaptação cultural de instrumentos.

INFLUÊNCIA DA CULTURA

Cada cultura apresenta características próprias em relação aos atributos coletivos compartilhados. Por isso, as diferenças culturais podem afetar a compreensão e a interpretação dos itens do teste pelos respondentes. Um mesmo instrumento de avaliação que funcione de forma diversa em diferentes idiomas ou culturas pode invalidar os achados. A mesma série de perguntas ou itens pode ter diferentes significados para pessoas de diferentes culturas. A tradução de instrumentos psicométricos é, pois, um processo que requer equilíbrio entre a fidelidade ao original e a adequação cultural.[2] Quando os instrumentos são traduzidos para outra língua e cultura, é necessário considerar as diferenças culturais para garantir que o significado do construto original seja preservado. Por exemplo, alguns conceitos podem não existir em uma cultura e pode ser necessário adaptar o item para torná-lo compreensível para os respondentes. "*Feeling blue*" não poderia ser traduzido literalmente como "sentir-se azul", mas algo como "sentir-se para baixo". Igualmente, "*butterflies in the stomach*" é uma expressão idiomática que inexiste na língua portuguesa, mas expressaria algo próximo de "frio na barriga" em nossa língua falada.

A escolha das palavras e frases pode ter um impacto significativo na interpretação dos itens de um teste. Algumas palavras podem ter significado positivo em uma cultura, mas apresentar uma conotação negativa em outra, o que pode levar a uma interpretação diferente do item. Um exemplo disso é o significado positivo da palavra "*proud*" em inglês, que em português se torna carregada de conotação negativa ou censurável por se tratar de ser "orgulhoso".

As normas culturais, as expectativas sociais e os valores podem afetar a forma como os respondentes entendem e respondem aos itens do teste. Às vezes, uma pergunta considerada aceitável em uma cultura pode ser vista como inapropriada em outra. Por exemplo, na cultura japonesa, a expressão verbal de emoções negativas, como tristeza, vazio e depressão, pode ser considerada ofensiva em algumas situações. Os japoneses preferem usar expressões indiretas para comunicar suas emoções, como dizer "kurai desu", que significa "está escuro", ou "ki ga kawaru", que significa "mudança de humor". Essas nuances socioculturais podem determinar a melhor tradução ou a necessidade de adaptação de itens que compõem um instrumento.

A pesquisa transcultural estuda as diferenças e as semelhanças entre culturas em relação a comportamento humano, pensamento e emoção. A perspectiva *emic* e *etic* são dois conceitos básicos que nos ajudam a entender as diferenças culturais. Por um lado, a perspectiva *emic* se concentra na compreensão de um fenômeno a partir da perspectiva da cultura que o produziu, ou a partir da compreensão interna de uma cultura. Em um viés de dentro para fora, o pesquisador deve examinar os valores, as crenças e as práticas culturais que influenciam o comportamento humano, tal qual as pessoas locais pensam. Por outro lado, a perspectiva *etic* se concentra em compreender um fenômeno a partir de uma perspectiva externa. Isto é, tenta deduzir as especificidades culturais do construto a partir da comparação entre diferentes culturas. Em um viés de fora para dentro, a abordagem *etic* identifica os padrões universais no comportamento humano e a comparação desses padrões em diferentes culturas.

Ao estudar a depressão em diferentes culturas, por exemplo, a perspectiva *emic* explora como os indivíduos de uma sociedade definem e percebem a condição. O significado e a explicação dos sintomas de depressão são examinados na sua inserção com a percepção, categorização e imaginação do grupo coletivo específico. Em alguns grupos socioculturais do nosso meio, ainda se pode ouvir interpretações como "falta de força de vontade", "vagabundagem" ou "frescura", para alguns sintomas comuns de depressão. A perspectiva *etic*, por sua vez, objetiva comparar as diferenças e as semelhanças nas taxas de depressão entre diferentes culturas e identificar padrões sintomáticos recorrentes que podem estar presentes em diferentes populações. Ambas as perspectivas devem ser utilizadas de forma integrada para obter uma compreensão completa das diferenças culturais.

▌ QUESTÃO DE EQUIVALÊNCIA

Na tradução de instrumentos de medida, é essencial garantir que as versões traduzidas sejam equivalentes em relação à versão original.[1] A ausência de equivalência inviabiliza as comparações entre os resultados obtidos de indivíduos de diferentes países ou culturas. Os principais tipos de equivalência são descritos a seguir.

- **Equivalência conceitual**: é a preservação de conceitos, ideias e significados subjacentes nas diferentes culturas. As palavras e frases utilizadas na versão traduzida devem refletir com precisão os conceitos que estão sendo medidos na versão original para que eles tenham relevância e equivalência cultural na cultura-alvo. Recomenda-se uma ampla revisão bibliográfica, análise de conceitos-chave e discussão entre especialistas antes de operacionalizar o instrumento.
- **Equivalência semântica**: refere-se à equivalência do significado das palavras e frases utilizadas na versão traduzida em relação à versão original. As

palavras e frases utilizadas na versão traduzida devem manter o significado das utilizadas na versão original, a fim de que sejam compreendidas da mesma maneira pelos respondentes na cultura-alvo.
- **Equivalência técnica ou operacional:** é a equivalência do formato, da apresentação e das instruções do instrumento na versão traduzida em relação à versão original. Quando o instrumento traduzido tem o mesmo formato, a mesma apresentação e as mesmas instruções da versão original, as respostas dos respondentes podem ser comparadas diretamente. Funcionalmente, a versão traduzida deve ter a capacidade de medir as mesmas habilidades ou características da versão original.
- **Equivalência de critério ou mensuração:** refere-se à equivalência das medidas obtidas a partir da versão traduzida em relação à versão original. As medidas obtidas na versão traduzida devem ser equivalentes às medidas obtidas na versão original. Esse tipo de equivalência permite comparar as propriedades psicométricas do instrumento em ambas as versões.

O MÉTODO DE TRADUÇÃO E RETROTRADUÇÃO

O método tradicional de tradução (*forward translation*) e retrotradução (*back translation*) é uma técnica amplamente utilizada na adaptação transcultural de instrumentos psicométricos.[3] Apesar das críticas à retrotradução, esse método ainda é bastante usado nas pesquisas transculturais em psicologia, ciências sociais e da saúde. As quatro etapas principais são:

1. **Tradução:** um tradutor especializado e fluente em ambos os idiomas é selecionado para traduzir o instrumento de medida do idioma original para o idioma de destino. O objetivo é produzir uma tradução que preserve o significado e os conceitos da versão original.
2. **Revisão:** a tradução é revisada por outro tradutor especializado e fluente nos dois idiomas para avaliar a equivalência conceitual e semântica. Qualquer discrepância ou problema é discutido e resolvido em colaboração com o pesquisador em um painel de especialistas.
3. **Retrotradução:** um terceiro tradutor especializado e fluente no idioma original é selecionado para retrotraduzir a versão revisada para o idioma original. O objetivo é avaliar a consistência da tradução com a versão original e identificar possíveis problemas de equivalência conceitual ou semântica.
4. **Avaliação e correção:** o pesquisador compara a versão original e a retrotradução para avaliar a equivalência conceitual e semântica. As discrepâncias são discutidas e resolvidas em colaboração com os tradutores.

Embora a retrotradução seja uma etapa importante do processo de adaptação transcultural, há várias críticas a essa técnica.[4] A principal delas recai sobre o fato de não ser uma medida objetiva da equivalência, pois depende do julgamento subjetivo dos tradutores. Além disso, uma retrotradução não permite identificar problemas de equivalência conceitual ou semântica, especialmente se o tradutor não estiver familiarizado com o contexto cultural ou com o construto coberto pelo instrumento. Uma segunda crítica refere-se à constatação de que a retrotradução não apresenta validade na avaliação de equivalência, principalmente quando o instrumento original não foi validado em todas as culturas e idiomas de destino. As traduções literais são realizadas para assegurar uma elevada semelhança entre o texto retrotraduzido e o original, o que facilitaria a aprovação da tradução. Um texto retrotraduzido consegue preservar informações limitadas e potencialmente errôneas sobre a qualidade do texto traduzido.

PAINEL DE ESPECIALISTAS

O objetivo da revisão por pares é avaliar a qualidade e a precisão da tradução e identificar qualquer discrepância ou problema na equivalência conceitual e semântica. Os pares ou especialistas convidados são geralmente profissionais fluentes em ambos os idiomas e experientes no construto medido pelo instrumento em questão. Eles participam ativamente das etapas de revisão e correção para avaliar as traduções, principalmente sobre a sua precisão e qualidade. Os especialistas devem avaliar a equivalência conceitual das expressões e conceitos usados na versão original e na traduzida, bem como a equivalência semântica das palavras e frases. Além disso, a equipe também verifica a relevância e a compreensibilidade do instrumento em relação ao contexto cultural do idioma de destino. Com frequência, a revisão por pares ocorre em etapas múltiplas, nas quais as sugestões e comentários são adicionados antes da obtenção do instrumento final. Essa abordagem permite uma melhoria contínua da tradução, sendo as discrepâncias incorporadas gradativamente. Ao final desses processos de revisão, o painel deve sintetizar as inconsistências e produzir uma versão pré-final do instrumento para que seja testado em estudo-piloto.

A TRADUÇÃO EM EQUIPE: O MÉTODO TRAPD

Os estudos que usam instrumentos psicométricos são sensíveis aos efeitos das mudanças sociais, considerando diversos contextos sociolinguísticos e culturais. Assim, os resultados dos estudos comparativos levaram os cientistas a repensarem sobre as inconsistências das taxas de prevalência e incidência encontradas em diferentes países. Visando corrigir as possíveis fontes de viés cultural nos estudos, uma nova metodologia de tradução e adaptação cultural de instrumentos,[5] o chamado modelo 3MC – "contextos multinacionais, multirregionais e multiculturais" –, surgiu como um esforço para garantir a validade e a confiabilidade de instrumentos psicológicos em diferentes culturas e idiomas. O modelo 3MC é composto por três fases: tradução, adaptação cultural e avaliação psicométrica. Na primeira, os instrumentos são traduzidos para o idioma da cultura-alvo por pelo menos dois tradutores independentes. Na fase de adaptação cultural, um comitê de especialistas (psicólogos, epidemiologistas, sociólogos, linguistas e outros profissionais) avalia as traduções e faz as adaptações necessárias a fim de garantir a equivalência semântica, conceitual, operacional e de idioma entre as diferentes versões do instrumento. Cabe ressaltar que, no modelo 3MC, não é recomendada a retrotradução, com ênfase no processo de tradução em equipe e na adaptação cultural por meio de entrevistas cognitivas em profundidade. Por fim, na fase de avaliação psicométrica, o instrumento adaptado deve ser testado em uma amostra representativa da população-alvo.

Na esteira dos preceitos defendidos no modelo 3MC, o método de Tradução, Revisão, Arbitragem, Pré-teste e Documentação (ou TRAPD)[6,7] é proposto como uma das práticas mais modernas. Basicamente, uma equipe formada por diferentes especialistas trabalha para produzir a melhor versão possível do texto traduzido. Esse modelo enfatiza a equivalência e a adequação cultural da tradução feita por uma equipe de especialistas, mas não a literalidade da tradução. Às vezes, uma determinada tarefa simplesmente não existe mais ou é rara em um país ou uma cultura diferente. Por exemplo, hoje, dificilmente encontram-se pessoas com ficha ou cartão telefônico para realizar ligações em telefones públicos. Da mesma forma, ter um cartão de usuário de biblioteca pública é incomum no Brasil. Nesses casos, o item deve ser substituído por uma experiência semelhante e conhecida na cultura alvo para manter a equivalência experimental descrita.

A tradução deve ser complementada com uma avaliação da compreensibilidade do texto pelo potencial usuário. O texto traduzido pela equipe é avaliado por meio de entrevistas cognitivas e focais para que eventuais adaptações culturais sejam incorporadas ao texto final e testadas na população-alvo. Um exemplo desse esforço é a pesquisa da Arábia Saudita em que os autores utilizaram o modelo em equipe TRAPD para produzir a versão saudita do original, em inglês, da Composite International Diagnostic Interview (CIDI) 3.0.[8] Para países vizinhos onde o árabe é a principal língua falada, adaptações locais podem ser necessárias para incluir eventuais discrepâncias.

A figura do editor-chefe é fundamental para gerenciar o processo do modelo TRAPD de tradução e adaptação de um instrumento psicométrico. Ele é o responsável pela adesão às diretrizes de uma tradução de qualidade, supervisionando cada etapa do modelo, desde a seleção e supervisão dos tradutores, convocação e condução do painel de especialistas, administração do pré-teste até a produção da versão final do instrumento. O processo é estruturado em diferentes etapas, com múltiplas iterações ao longo da tradução e adaptação, e ampla documentação (Fig. 1.3.1). Amplamente utilizado em empresas e organizações que precisam traduzir um conteúdo para vários idiomas, os rigorosos procedimentos do modelo TRAPD nada mais são do que uma abordagem comprovada para gerenciar projetos de tradução de maneira eficiente. A seguir, estão descritas as cinco etapas do modelo TRAPD.

1 **Tradução**: dois especialistas da equipe, com ampla noção de tradução, treinamento e administração de instrumentos de avaliação, traduzem o instrumento psicométrico da língua original para a desejada. O tradutor deve ser fluente na língua original do instrumento, conhecer a cultura em questão e ter conhecimento sobre a psicopatologia. A tradução deve ser executada de forma independente. O objetivo dessa etapa é obter duas versões traduzidas do instrumento, com equivalência à versão original e compreensíveis pelo público-alvo no seu contexto linguístico-cultural.

2 **Revisão**: nessa etapa, cabe ao editor-chefe revisar e avaliar a precisão, a clareza e a fluência de ambas as traduções. As inconsistências, incorreções e comentários dos tradutores são examinados de

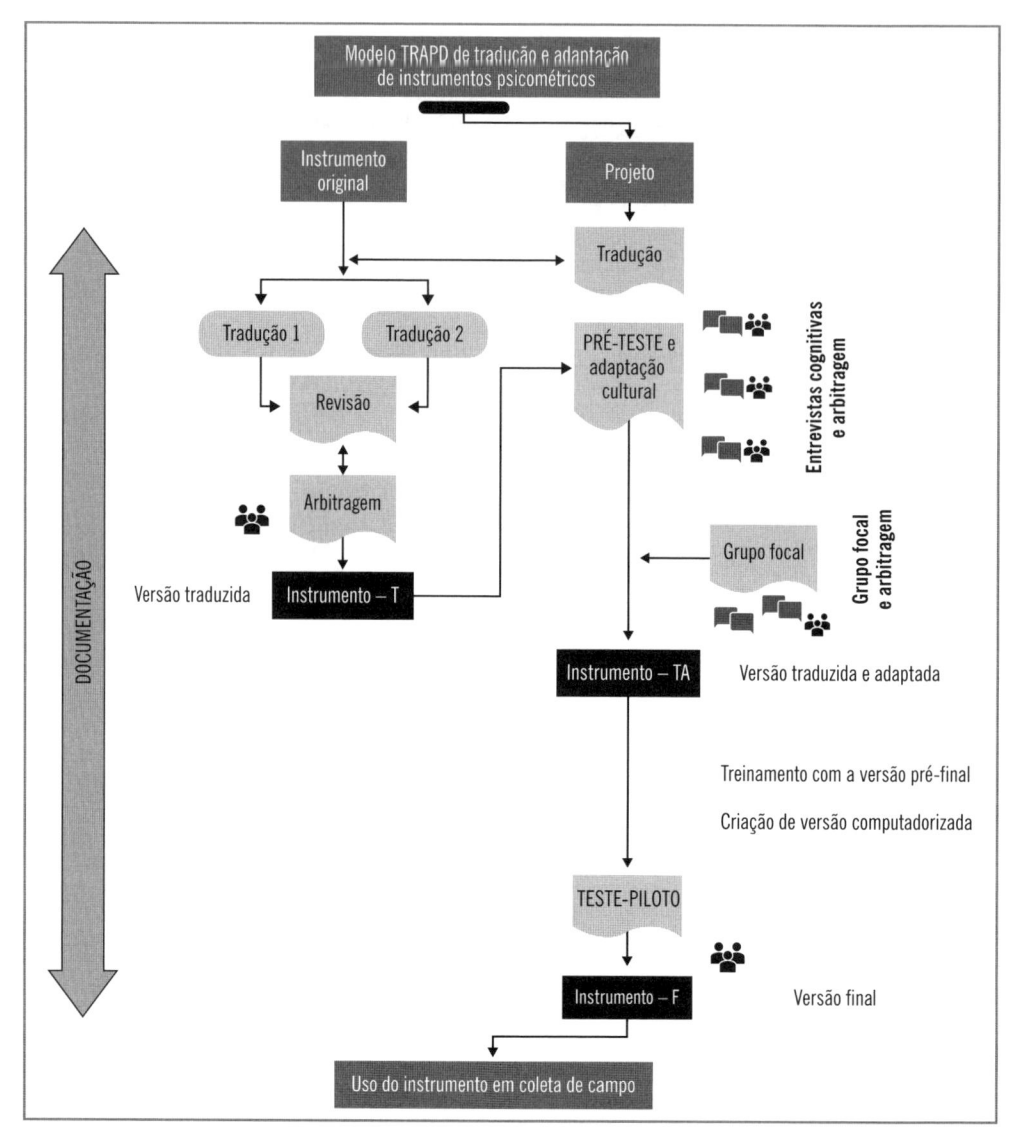

FIGURA 1.3.1 ▮ FLUXOGRAMA DO MODELO DE TRADUÇÃO E ADAPTAÇÃO EM EQUIPE (TRAPD) DE UM INSTRUMENTO PSICOMÉTRICO.

forma exaustiva. Juntos, o editor e os tradutores revisam cada uma das traduções para identificar e corrigir erros gramaticais, conceituais ou semânticos. Eventuais discrepâncias entre as traduções produzidas e a versão anterior traduzida do instrumento são resolvidas durante reuniões de conciliação.

3 **Arbitragem**: o editor convoca um painel de especialistas (pesquisadores associados, psiquiatras, psicólogos, epidemiologistas psiquiátricos, professores de psiquiatria, cientistas sociais e os dois tradutores) para revisar e comparar, item por item, as duas traduções obtidas com a versão original do instrumento. Essa avaliação segue os parâmetros de equivalência conceitual, semântica, idiomática e cultural, além de clareza, objetividade e simplicidade. A concordância entre os avaliadores é documentada, bem como

a comparação entre as versões, os dados quantitativos e os debates que ajudaram a decidir qual item traduzido será usado na versão final do instrumento. O painel deve elaborar a melhor versão possível do instrumento para a língua destino, podendo inclusive modificar ou traduzir um item que não teve tradução adequada.

4 **Pré-teste**: nas reuniões de arbitragem, são indicados itens potencialmente problemáticos, os quais devem ser testados, por exemplo: a) questões delicadas, como violência doméstica ou abuso sexual; e b) itens ambíguos ou de difícil compreensão. Esses elementos são avaliados e adaptados culturalmente em entrevistas cognitivas (*cognitive debriefing*) e em grupo focais,[9] visando minimizar as falhas do complexo processo de adaptação cultural. A entrevista cognitiva compreende um minucioso planejamento e treinamento dos entrevistadores cognitivos. A abordagem dessa etapa é qualitativa, feita com entrevistas face a face para investigar a compreensão de cada pergunta. Nessa etapa, o entrevistado pode sugerir termos ou expressões para melhorar a formulação de perguntas e respostas. Além disso, o entrevistado deve assinar um termo de consentimento livre e esclarecido para participar do estudo. O perfil dos participantes do pré-teste deve ser similar ao da população-alvo do projeto de pesquisa que usará o instrumento. O grupo focal reúne-se em encontros de discussão com voluntários, as reuniões são gravadas, transcritas e analisadas. O resultado dos encontros focais é avaliado pelo comitê de arbitragem, o qual decidirá se uma questão avaliada será mantida, substituída ou completamente reformulada. Entrevistas adicionais podem ser realizadas para testar a funcionalidade das alterações propostas.

5 **Documentação**: ao longo do processo, todos os dados, incluindo comentários, dúvidas, escolhas feitas pelos tradutores e citação de fontes que contenham itens já traduzidos, são inseridos para posterior análise. As características dos participantes, suas iniciais, questionamentos, divergências, comentários e decisões, entre outros dados relevantes, devem ser devidamente registrados.

A maioria das revistas científicas solicita a descrição do processo de tradução e adaptação antes de examinar a utilidade dos dados testados em uma amostra populacional.[8] Apesar dos cuidados recomendados, há potenciais vieses que afetam os dados psicométricos.[10,11] Em geral, eles se referem a situações em que: a) um construto estudado varia consideravelmente de uma cultura para outra, produzindo problemas na equivalência conceitual (viés de construto); b) diferentes métodos são utilizados entre estudos comparativos, em termos de amostra selecionada, interpretação da pontuação do instrumento e forma de aplicação, inviabilizando a pertinência da comparação (viés de método); e c) ocorre uma chance distinta de um indivíduo assinalar certos itens de acordo com o agrupamento cultural que pertence (viés de item). Todos os procedimentos realizados devem ser registrados de forma diligente, sob o risco de ser necessário discutir novamente aspectos fundamentais do construto ou repetir etapas imprescindíveis para operacionalizar o uso do instrumento em uma nova população.

A tradução e a adaptação cultural de um instrumento psicométrico representam um desafio científico e metodológico. Diferenças nos resultados de estudos clínicos e epidemiológicos podem ser parcialmente atribuídas aos vieses culturais dos instrumentos de avaliação. Os tradutores de instrumentos devem conhecer profundamente a cultura-alvo e trabalhar em colaboração com profissionais de diferentes áreas. A utilidade de instrumentos psicométricos depende da qualidade da tradução e da adequação cultural do teste para a população-alvo. Portanto, o uso de uma metodologia robusta é fundamental para a obtenção de dados fidedignos e culturalmente válidos em pesquisas clínicas e epidemiológicas.

▌ REFERÊNCIAS

1. Gundmundsson E. Guidelines for translating and adapting psychological instruments. Nordic Psychol. 2009;61(2):29-45.
2. Bhui K, Mohamud S, Warfa N, Craig TJ, Stansfeld SA. Cultural adaptation of mental health measures: improving the quality of clinical practice and research. Br J Psychiatry. 2003;183:184-6.
3. Beaton DE, Bombardier C, Guillemin F, Ferraz MB. Guidelines for the process of cross-cultural adaptation of self-report measures. Spine. 2000;25(24):3186-91.
4. Mohler P, Dorer B, Jong J, Hu M. Translation procedures from the past (no longer recommended). In: Guidelines for best practice in cross-cultural surveys [Internet]. Ann Arbor: Survey Research Center, Institute for Social Research, University of Michigan; 2016 [capturado em 02 abr. 2023]. Disponível em: https://ccsg.isr.umich.edu/chapters/translation/overview/#twelve.
5. Johnson TP, Pennell BE, Stoop IAL, Dorer B. Advances in comparative survey methods: multinational, multiregional, and multicultural contexts (3MC). Hoboken: John Wiley & Sons; 2018. 1104 p.
6. Harkness JA. Questionnaire translation. In: Harkness JA, van de Vijver FJR, Mohler PP, editors. Cross-cultural survey methods. Hoboken: Wiley; 2003. p. 35-54.
7. Harkness JA, Villar A, Edwards B. Translation, adaptation and design. In: Harkness JA, Braun M, Edwards B, Johnson TP, Lyberg

LE, Mohler PP, et al., editors. Survey methods in multinational, multicultural and multiregional contexts. Hoboken: Wiley; 2010. p. 117-39.
8. Shahab M, Al-Tuwaijri F, Kattan N, Bilal L, Hyder S, Mneimneh Z, et al. Implementing the TRAPD model for the Saudi adaptation of the World Mental Health Composite International Diagnostic Interview 3.0. Int J Ment Health Syst. 2019;13:12.
9. Alcser K, Conrad FG. Cognitive interviews: putting guidelines into practice adapted for the world mental health study. Ann Arbor: Survey Research Center, Institute for Social Research, University of Michigan; 2007.
10. Hambleton RK. Issues, designs, and technical guidelines for adapting tests into multiple languages and cultures. In: Hambleton RK, Merenda PF, Spielberger CD, editors. Adapting educational and psychological tests for cross-cultural assessment. London: Routledge; 2005. p. 3-38.
11. van de Vijver FJR, Leung K. Methods and data analysis for cross-cultural research. Newbury Park: Sage; 1997.

1.4 TIPOS DE INSTRUMENTOS DE AVALIAÇÃO
Yuan-Pang Wang, Clarice Gorenstein

A avaliação em saúde mental é uma etapa crucial nos processos de diagnóstico, tratamento e acompanhamento de pacientes com transtornos psiquiátricos. Entretanto, diferentemente de outras áreas de saúde nas quais os problemas de mensuração são passíveis de uma estimativa objetiva, às vezes com auxílio tecnológico, a avaliação em áreas da saúde mental está subordinada à subjetividade da psicopatologia e da psicofarmacologia. Os instrumentos psicométricos têm um papel fundamental, pois fornecem uma medida quantitativa e objetiva de sintomas, traços de personalidade, comportamentos e habilidades cognitivas do paciente. A sua importância pode ser ilustrada em um estudo que examinou 300 ensaios clínicos randomizados em esquizofrenia.[1] Os resultados indicam que as pesquisas eram muito mais propensas a relatar que o tratamento era eficaz quando os autores usavam escalas não publicadas, em vez das já estabelecidas. Ou seja, as medidas não válidas e confiáveis podem enviesar, em última análise, o progresso da área como um todo.

É verdade que a utilização de instrumentos psicométricos permite avaliar a gravidade dos sintomas, monitorar a progressão do transtorno e analisar a eficácia dos tratamentos. Padronizar os sintomas entre diferentes pacientes pode ser bastante útil em estudos epidemiológicos e de pesquisa clínica. De forma distinta, as entrevistas livres, o histórico e as observações clínicas nem sempre cobrem todos os aspectos relevantes da psicopatologia. Os instrumentos psicométricos são baseados em evidências e têm alta confiabilidade e validade, o que significa que a sua precisão ajuda a evitar erros de avaliação e diagnósticos imprecisos, que podem ter consequências negativas para o paciente, como tratamentos inadequados ou atrasos no diagnóstico.

Além de complementar a anamnese e a avaliação clínica dos pacientes, o uso custo-efetivo dos instrumentos de avaliação pode abreviar o tempo necessário para identificar os casos suspeitos, no caso de triagem, em muitas pessoas da comunidade. Em contextos clínicos e de pesquisa, as avaliações seriadas permitem evidenciar o efeito de uma intervenção e monitorar a melhora do paciente ao longo do tempo. Este capítulo examina algumas diferenças conceituais e práticas do arsenal de instrumentos de medida utilizado em saúde mental no século XXI.

▮ NOMENCLATURAS

Inventários, escalas e questionários têm definições diferentes. Nem sempre a profusão de instrumentos de avaliação recebeu a classificação e o ordenamento merecidos. Assim, as definições apresentadas a seguir são as mais consensuais.

Inventário é um conjunto de perguntas usadas para medir um aspecto específico dos pensamentos, sentimentos ou comportamentos de uma pessoa. Os inventários podem ser de autopreenchimento ou preenchidos por um aplicador. Em geral, são usados para avaliar estados emocionais e sintomas psicológicos. O Inventário de Depressão de Beck (BDI) e o Inventário de Ansiedade Traço-Estado (IDATE) são exemplos.

Escalas consistem em uma série de itens que seguem uma determinada lógica de classificação para avaliar um aspecto específico dos pensamentos, sentimentos ou comportamentos de uma pessoa. São exemplos as escalas de Likert e as de diferencial semântico, como a Escala de Compulsão Alimentar Periódica (ECAP) e a Escala de Depressão Geriátrica (EDG). Por vezes, as escalas podem estar acompanhadas de um roteiro de avaliação (*schedule*), que pode guiar o entrevistador sobre os tópicos que devem ser explorados antes de atribuir um parecer sobre a presença ou a ausência de sintomas. O Structured Interview Guide for the Montgomery-Asberg Depression Rating Scale (SIGMA) para a Montgomery-Asberg Depression Rating Scale (MADRS) é um exemplo de roteiro de avaliação. Esses roteiros são utilizados também em entrevistas diagnósticas, como o Clinical Interview Schedule-Revised (CIS-R) e o Schedule for Affective Disorders and Schizophrenia (SADS). A flexibilidade de roteiro, a exigência de julgamento clínico e a permissão de salto são características que tornam imprescindível o treinamento dos aplicadores, com o intuito de minimizar as variações das pontuações aplicadas.

Questionários são ferramentas usadas para coletar informações de um grupo de pessoas. Um questionário geralmente consiste em uma série de perguntas feitas aos participantes, cujas respostas são usadas para coletar dados sobre um tópico ou uma questão específica. São exemplos: Questionário de Saúde Geral (QSG-12), Self-reporting Questionnaire (SRQ-20) e Questionário de Padrões Alimentares e Peso (QEWP-5) – tanto o QGS-12 como o SRQ-20 seriam mais instrumentos de triagem do que questionários propriamente ditos.

Os testes designam um exame feito para aferir e avaliar características ou qualidades de algo ou de alguém, como em teste de personalidade. Contudo, sua abrangência acabou expandindo seu uso para a finalidade diagnóstica, como um teste psicodiagnóstico ou psicotécnico, sem a pretensão de se equiparar ao diagnóstico psiquiátrico. Popularmente, os pacientes são encaminhados para testes neuropsicológicos. Em contrapartida, também há testes de triagem, como o Alcohol Use Disorders Identification Test (AUDIT) e o Teste de Fagerström para Dependência de Nicotina (FTND).

As baterias de testes são uma coleção de testes ou ferramentas de avaliação usadas para avaliar um aspecto específico das habilidades ou características de uma pessoa. Uma bateria de testes pode ser usada para avaliar habilidades cognitivas, traços de personalidade ou sintomas psicológicos. Os testes individuais em uma bateria geralmente são projetados para medir diferentes aspectos do mesmo construto e são usados juntos para fornecer uma avaliação mais abrangente sobre ele. São exemplos: Bateria de Avaliação Neuropsicológica de Luria-Nebraska (LNNB) e MATRICS Consensus Cognitive Battery (MCCB). A Escala de Inteligência Wechsler para Adultos (WAIS-III) é um importante instrumento que avalia a capacidade intelectual por meio de uma série de testes, mas ainda carrega o nome de "escala".

▌ CLASSIFICAÇÕES

As nomenclaturas podem gerar confusão. Um dos exemplos citados foi o do BDI, sendo bastante comum se referir a ele como uma "escala". Nesse sentido, pode-se refinar a definição mais ampla fornecida por Stevens:[2] uma escala de avaliação é um instrumento de medida composto por um conjunto de símbolos ou números que podem ser aplicados de acordo com regras preestabelecidas, permitindo, assim, quantificação e operacionalização de determinadas características. Esta conceituação é semelhante à usada para definir uma medida em epidemiologia: a atribuição de números a objetos ou eventos de acordo com alguma regra.

A seguir, são apresentadas as diferentes formas de classificação, de acordo com a hierarquia numérica, o tipo de respondedor, a natureza da resposta e o modelo de mensuração de atitudes.

▌ HIERARQUIA NUMÉRICA

As escalas numéricas podem ser classificadas em quatro tipos, que apresentam uma hierarquia na sua capacidade de representação (Quadro 1.4.1).

- **Escala nominal**: é o nível mais elementar de representação. Nessas escalas, a resposta consiste em categorias de atributos essencialmente qualitativos, como indicar a presença ou não de determinada característica. Os números ou símbolos são alocados aleatoriamente às características dos sujeitos por meio de regras de correspondência, sem qualquer significado numérico entre si, permitindo apenas a simples contagem.
- **Escala ordinal**: ordena as respostas em uma sequência de acordo com regras operacionais. Os números são associados a determinadas características, seguindo uma ordem crescente da característica, por exemplo, ordem de grandeza, importância, frequência, etc. A escala permite concluir que uma grandeza é maior do que outra, mas não exatamente quanto. Os resultados não devem ser somados ou subtraídos, pois o intervalo entre os escores nem sempre é uniforme. É possível calcular a frequência de cada classe e correlacioná-la com outras medidas.
- **Escala intervalar**: representa uma forma quantitativa de registro de uma característica, na qual os intervalos entre os pontos são iguais e podem ser somados ou subtraídos. As medidas são calculadas a partir de um ponto zero, fixado arbitrariamente, ou seja, uma alteração unitária significa sempre a mesma coisa. Um exemplo de escala intervalar é a temperatura em graus Celsius, na

QUADRO 1.4.1	CARACTERÍSTICAS DAS ESCALAS NUMÉRICAS DE MEDIDA						
Escala	Origem	Intervalo	Axiomas	Invariâncias	Liberdades	Transformações permitidas	Estatísticas apropriadas
Nominal	Não natural	Desigual	Identidade		Ordem Intervalo Origem Unidade	Permutação	Frequências
Ordinal	Natural	Desigual	Identidade Ordem	Ordem	Intervalo Origem Unidade	Monotônica crescente	Não paramétricas
Intervalar	Não natural	Equivalente	Identidade Ordem Aditividade	Ordem Intervalo	Origem Unidade	Linear do tipo $y = a + bx$	Paramétricas
Proporcional	Natural	Equivalente	Identidade Ordem Aditividade	Ordem Intervalo Origem	Unidade	Linear do tipo $y = bx$	Média geométrica, coeficiente de variação, logaritmos

Fonte: Elaborado com base em Stevens[2] e Pasquali.[3]

qual a diferença de temperatura entre 10 °C e 20 °C é de 10 °C, que é a mesma diferença entre 30 °C e 40 °C. Os números formados por uma escala de intervalos permitem o cálculo da média, do desvio padrão, do coeficiente de correlação e uma ampla gama de técnicas estatísticas.

- **Escala proporcional ou de razão**: é a mais precisa de todas as escalas numéricas. Nessas escalas há um zero absoluto, que representa um ponto de nulidade, ausência e/ou mínimo, sendo que somente a unidade de medida é arbitrária. Nas escalas de razão, um valor de "2" efetivamente indica uma quantidade duas vezes maior do que a de valor "1", enquanto o valor "zero" sempre significa ausência. Exemplos desse tipo de escala na psicometria são incomuns.

▌ TIPO DE RESPONDEDOR

As escalas de avaliação podem ser preenchidas pelo próprio sujeito (autoavaliação ou autopreenchimento) e por um observador. O tipo de preenchimento tem suas características, bem como vantagens, desvantagens e limitações próprias.

AUTOAVALIAÇÃO OU AUTOPREENCHIMENTO

As escalas de autoavaliação têm uma série de vantagens: são simples de administrar, econômicas e não necessitam de um entrevistador habilitado. Elas complementam a avaliação do observador pela ótica do próprio respondente. Nesse sentido, é de se esperar que os escores das autoavaliações correlacionem-se com os escores da avaliação do observador, embora não sejam idênticos. Além disso, o respondente tem uma perspectiva limitada sobre a amplitude de variação da intensidade de seus sintomas e seu julgamento em relação à frequência ou à gravidade destes baseia-se apenas na sua própria experiência.

Entre as limitações das escalas de autoavaliação está a possibilidade de falsear resultados, a necessidade de cooperação do participante e o fato de que elas não são aplicáveis a indivíduos analfabetos ou com pouca instrução – a capacidade de compreensão é essencial para preenchimento adequado das escalas de autoavaliação. Em função disso, é interessante aplicá-las a sujeitos com diferentes graus de escolaridade a fim de estabelecer qual é o menor nível educacional necessário para o entendimento do instrumento. Apesar de ser autopreenchível, há necessidade da presença do pesquisador para esclarecer eventuais dúvidas e checar possíveis omissões de respostas, o que é particularmente importante quando se avalia pacientes lentificados e com dificuldade de compreensão.

Em algumas situações nas quais o respondedor está impossibilitado ou incapacitado para preencher um instrumento de autorresposta, pode-se utilizar das observações de um cuidador, pais ou guardiães, professor, etc. Estudos que avaliaram a concordância entre as respostas do paciente e observador mostraram que nem sempre há uma boa correlação.

OBSERVADOR (*RATING SCALES*)

As escalas cujo preenchimento é realizado por um observador exigem um entendimento consolidado das manifestações clínicas observadas, com conhecimento da teoria que define os conceitos dos construtos avaliados e adequado treinamento para o seu uso. Espera-se que os resultados obtidos possam ser comparados entre entrevistadores diferentes. Para isso, existem programas de treinamento e estudos de confiabilidade entre avaliadores para minimizar a interferência da expectativa do entrevistador (viés) na avaliação. Assim, esse tipo de escala requer mais tempo e custo para ser implementado.

▌ NATUREZA DA RESPOSTA

De acordo com a natureza das respostas, as escalas de autoavaliação podem ser classificadas em discretas ou analógicas. Nas primeiras, as respostas são representadas por categorias intervalares para avaliar um determinado estado. Nas segundas, o fenômeno é avaliado em uma linha reta contínua que representa toda a gama daquele fenômeno. Esse tipo de escala tem sido empregado para avaliar diferentes aspectos subjetivos, como humor, dor, sono e ansiedade.

As escalas analógicas visuais são denominadas bipolares quando nos extremos da linha de 100 mm estão dois adjetivos opostos (p. ex., alegre vs. triste), e unipolares quando apenas uma dimensão é avaliada (p. ex., muita dor de cabeça vs. nenhuma dor de cabeça). A maior vantagem desse tipo de escala é a possibilidade de se construir instrumentos de acordo com os objetivos específicos do avaliador e a desvantagem é que elas são mais difíceis de compreender, sendo necessário treinamento prévio para o seu preenchimento.

▌ MODELO DE MENSURAÇÃO DE ATITUDES

As atitudes são amplamente estudadas usando abordagens psicométricas. Considera-se que podemos medir as atitudes por meio de respostas verbais – opiniões e avaliações que os indivíduos fazem acerca de uma situação. Para mensurá-las, apresenta-se uma série de proposições padronizadas e solicita-se que o respondente avalie o grau de concordância com cada uma delas. Alguns modelos comuns de escalas de mensuração de atitudes são apresentados a seguir.

ESCALA DE LIKERT

A escala de Likert, ou escala Likert, foi criada em 1932 por Rensis Likert[4] para medir "atitudes", ou seja, o quanto uma pessoa gosta ou não de alguma coisa (objeto, pessoa, ideia) – nossos sentimentos positivos ou negativos em relação ao objeto. As escalas Likert geralmente são compostas por um conjunto de perguntas, às quais os entrevistados respondem especificando seu nível de concordância ao longo de um *continuum*. A escala de Likert representa o somatório das respostas dadas a cada item de Likert, isto é, para cada item individual.

As alternativas de resposta podem ter número par de itens (2, 4, 8) ou número ímpar, com a opção neutra, que permita ao respondente não opinar nem positivamente, nem negativamente sobre o item avaliado: 1) Concordo totalmente; 2) Concordo parcialmente; 3) Indiferente (não concordo nem discordo); 4) Discordo parcialmente; 5) Discordo totalmente. O tipo mais comum de escala Likert é com um número ímpar de opções (5, 7, 9), geralmente com cinco níveis de resposta.

As escalas Likert podem ser unipolares ou bipolares, quando exploram, respectivamente, a presença ou a ausência de uma qualidade e dois polos opostos de uma mesma qualidade. Um exemplo de escala unipolar na avaliação de frequência é ter como opção de resposta: sempre, frequentemente, eventualmente, quase nunca, nunca. Esse tipo de escala permite obter sempre pontuações ordinais (ordenadas de forma crescente ou decrescente). A Escala Breve K10[5] é um exemplo de escala Likert unipolar (Quadro 1.4.2).

As escalas Likert bipolares são bastante utilizadas em pesquisas de satisfação, opinião e atitude. Em geral, são apresentadas com 0 no meio (-3, -2, -1, 0, 1, 2, 3). Por exemplo, uma escala bipolar comum para avaliar a satisfação do cliente pode incluir as seguintes opções:

- Totalmente insatisfeito
- Muito insatisfeito
- Algo insatisfeito
- Nem satisfeito nem insatisfeito
- Um pouco satisfeito
- Muito satisfeito
- Totalmente satisfeito

As escalas Likert oferecem uma série de vantagens: são fáceis de construir e de aplicar; as respostas são simples, rápidas e relativamente precisas; permitem graduar as opiniões sobre um determinado assunto; possibilitam realizar análises qualitativas; são fáceis de ser implementadas. Entre as desvantagens, destacam-se as distorções nas respostas ou vieses: a) "tendência central", quando os sujeitos evitam escolher respostas extremas; b) "aceitação ou aquiescência", ou a tendência em concordar com as afirmações apresentadas; e c) "desejabilidade social", ou a tentativa de se apresentar de modo favorável aos olhos do entrevistador, evitando respostas pejorativas ou socialmente rejeitadas.

ESCALA DE GUTTMAN

A escala de Guttman, ou escala cumulativa,[6] contém uma lista de afirmações na qual os itens são dispostos em uma série ordenada para que o respondente que concorde com um determinado item também concorde com os itens de ordem de classificação mais baixa. Ou seja, a concordância com qualquer item implica na concordância com os itens de ordem inferior. Por exemplo, um escore de "7" em uma escala de Guttman de 10 itens significa que o respondente concorda com os itens 1 a 7 e está em desacordo com os itens 8, 9 e 10.

Os itens da escala de Guttman abordam um único atributo subjacente, uma vez que a pontuação

QUADRO 1.4.2	EXEMPLO DE ITENS DA ESCALA BREVE K10					
Q1.	Durante os últimos 30 dias, com que frequência você se sentiu…	O tempo todo	A maior parte do tempo	Parte do tempo	Um pouco	Nunca
1.	… exausto(a) sem um bom motivo?	1	2	3	4	5
2.	…nervoso(a)?	1	2	3	4	5

individual é resultado do desempenho acumulado em todos os itens. Por exemplo, na avaliação da mobilidade de uma criança, "Meu filho é capaz de": a) engatinhar; b) ficar em pé; c) andar; e d) correr. Se a escolha for "andar", isso implica que a criança pode também engatinhar e ficar em pé, mas ainda não correr. Um conhecido exemplo de escala de Guttman é a Escala de Distância Social de Bogardus,[7] em que o respondente assinala as opções cumulativas que indicam um grau crescente de distanciamento social de um determinado grupo de pessoas, por exemplo, estrangeiros (xenofobia), pessoas negras (racismo), entre outros.

ESCALA DE DIFERENCIAL SEMÂNTICO

A escala de diferencial semântico de Osgood,[8] introduzida na década de 1950, utiliza adjetivos bipolares (opostos). Essa escala mede o significado conotativo de conceitos, objetos e eventos para inferir a atitude do respondente em relação ao objeto. Os respondentes devem marcar, entre 5 ou 7 opções, a posição que melhor corresponde aos seus sentimentos em relação a dois adjetivos opostos. Os pesos são atribuídos segundo a posição no *continuum*, por exemplo +3, +2, +1, 0, -1, -2, -3, e computa-se o total de pontos individuais para cada item (Quadro 1.4.3).

▌ APLICAÇÃO DAS ESCALAS DE AVALIAÇÃO

A metodologia de aplicação dos instrumentos pode ser muito simples e prática, como as chamadas PAPI (papel e lápis ou *paper and pencil interview*), que envolvem apenas algumas folhas impressas da escala. A coleta de dados na pesquisa com escalas de avaliação permite que as escalas pontuadas à mão sejam concluídas em minutos.

Com a crescente informatização, as técnicas de coleta assumiram uma nova característica: entrevista pessoal assistida por computador (CAPI, do inglês *computer-assisted personal interviews*) ou entrevista telefônica assistida por computador (CATI, do inglês *computer-assisted telephone interviews*). Inicialmente reservadas apenas a levantamentos envolvendo muitos entrevistados, passaram a receber crescente destaque em todo tipo de pesquisa.

As técnicas informatizadas apresentam uma série de vantagens, por exemplo, reduzem significativamente os erros de transcrição de dados e os erros por omissão inadvertida de perguntas. Além disso, algumas pesquisas mostraram que pacientes têm menor resistência em relatar comportamentos que julgam constrangedores quando interagem com computadores do que com humanos.[9-11]

O crescimento desenfreado da digitalização facilitou as pesquisas *on-line* e, com isso, já é possível enviar questionários a milhares de pessoas simultaneamente. Na maioria das vezes, as respostas são inseridas em um banco de dados de maneira automática, eliminando a fonte intermediária de erro. A popularização de robôs de inteligência artificial de aprendizado de máquina (*machine learning*) acarretou temores sobre a certitude das respostas e aspectos éticos de questionários produzidos e respondidos inteiramente com ferramentas como o ChatGPT.

Em função do relativo pouco tempo em que foi introduzida a aplicação informatizada, ainda não existem pesquisas suficientes que confirmem que os instrumentos computadorizados mantêm a confiabilidade e a validade dos impressos. Outro inconveniente é a perda de controle da qualidade das respostas e da veracidade dos respondentes que intencionalmente podem falsear os resultados.

São indubitáveis as vantagens da aplicação *on-line* de um instrumento psicométrico. Entre as mais importantes, podemos citar a acessibilidade, que permite que os participantes respondam em seu próprio tempo, economizando tempo e dinheiro de locomoção. O anonimato e o alcance geográfico permitem obter respostas honestas de pessoas de diferentes localidades. Contudo, as aplicações *on-line* sofrem de viés de seleção, em que apenas os usuários de internet participam. Finalmente, é

QUADRO 1.4.3 ▌ EXEMPLO DE ITENS DA ESCALA DE OSGOOD		
Descreva como você se sente antes de fazer uma apresentação em público:		
Ansioso	___:___:___:___:___:___:___	Calmo
Inquieto	___:___:___:___:___:___:___	Tranquilo
Preocupado	___:___:___:___:___:___:___	Relaxado

muito difícil recrutar uma amostra representativa da população geral para participar de uma pesquisa *on-line*. Exemplos de amostras enviesadas são as enquetes populacionais feitas em redes sociais como Facebook, Twitter, WeChat, entre outras. Amostras não probabilísticas inviabilizam estudos de prevalência sobre os transtornos mentais e seus sintomas. Muitos editores de revistas ainda olham com desconfiança as pesquisas realizadas *on-line*.

Especialmente no Brasil, o PAPI ainda é usado em instâncias em que os dados estão sendo coletados em uma amostra relativamente pequena ou inexperiente no uso de computadores ou celulares, sem disponibilidade de internet com alta velocidade ou, ainda, em equipes sem recursos financeiros ou de tempo para desenvolver os programas necessários.

▪ ASPECTOS ÉTICOS

Os fundamentos da prática da coleta de dados devem seguir a ética vigente no Brasil, respeitando o sigilo e a confidencialidade dos dados fornecidos pelos participantes. Todos os indivíduos que participam voluntariamente de uma pesquisa devem assinar um termo de consentimento livre e esclarecido (TCLE), devidamente autorizado pelo comitê de ética institucional. Essa recomendação também vale para pesquisas realizadas *on-line*. No caso dos instrumentos de avaliação, ainda que apresentem um potencial mínimo de danos, algumas perguntas podem despertar reações desagradáveis nos respondentes. A violação de confidencialidade dos participantes de uma pesquisa é uma ocorrência cada vez mais propensa a sanções legais, agora normatizadas na forma da Lei Geral de Proteção de Dados Pessoais (LGPD; Lei n° 13.709/2018).[12]

Em geral, os instrumentos endossados por órgãos públicos, como a Organização Mundial da Saúde (OMS), são de domínio público e podem ser utilizados livremente. Entretanto, o pesquisador sempre deve verificar se o instrumento que pretende utilizar tem direitos autorais (*copyright*). Nesse caso, pode ser necessário adquirir licença para uso em pesquisa. As versões piratas disponíveis na internet são ilegais e podem diferir da versão padrão do instrumento. Quando não há informações sobre os direitos autorais, deve-se procurar esclarecer junto ao autor que desenvolveu o instrumento de avaliação. Igualmente, quando se deseja traduzir e adaptar um instrumento para uso em língua portuguesa, deve-se obter uma autorização do autor antes de iniciar o procedimento.

Para verificar se um instrumento possui validade auditada por associações de especialistas, sugere-se consultar o *site* do SATEPSI,[13] desenvolvido pelo Conselho Federal de Psicologia (CFP; Resolução nº 31/2022).[14] Na sua página inicial, há uma árvore de decisão para auxiliar os usuários sobre as recomendações de uso. Especificamente no Brasil, alguns instrumentos psicométricos são de uso exclusivo de profissionais da psicologia.

▪ REFERÊNCIAS

1. Marshall M, Lockwood A, Bradley C, Adams C, Joy C, Fenton M. Unpublished rating scales: a major source of bias in randomised controlled trials of treatments for schizophrenia. Br J Psychiatry. 2000;176:249-52.
2. Stevens SS. On the theory of scales of measurement. Science. 1946;103(2684):677-80.
3. Pasquali L. Psicometria: teoria dos testes na psicologia e na educação. Petrópolis: Vozes; 2003.
4. Likert R. A technique for the measurement of attitudes. Arch Psychol. 1932;22(140):55.
5. Kessler RC, Andrews G, Colpe LJ, Hiripi E, Mroczek DK, Normand SLT, et al. Short screening scales to monitor population prevalences and trends in non-specific psychological distress. Psychol Med. 2002;32(6):959-76.
6. Guttman L. The basis for scalogram analysis. In: Stouffer SA, Guttman L, Suchman EA, Lazarsfeld PF, Star SA, Clausen JA, editors. Measurement and prediction. Princeton: Princeton University Press; 1950.
7. Bogardus ES. Measurement of personal-group relations. Sociometry. 1947;10(4):306-11.
8. Osgood CE, Suci GI, Tannenbaum PH. The measurement of meaning. Urbana: University of Illinois Press; 1957.
9. Lucas RW, Mullin PJ, Luna CB, McInroy DC. Psychiatrists and a computer as interrogators of patients with alcohol-related illness: a comparison. Br J Psychiatry. 1977;131:160–7.
10. Skinner HA. Allen BA. Does the computer make a difference? Computerized versus face-to-face versus self-report assessment of alcohol, drug, and tobacco use. J Consul Clin Psychol. 1983;51(2):267-75.
11. Gratch J, Lucas GM, King AA, Morency LP. It's only a computer: the impact of human-agent interaction in clinical interviews. In: Proceedings of the 13th International Conference on Autonomous Agents and Multiagent Systems (AAMAS); 2014 May 5-9; Paris, France. p. 85-92.
12. Brasil. Ministério do Esporte. Lei nº 13.709/2018. Lei geral de proteção de dados pessoais (LGPD) [Internet]. Brasília: Ministério do Esporte; 2020 [capturado em 02 abr. 2023]. Disponível em: https://www.gov.br/cidadania/pt-br/acesso-a-informacao/lgpd.
13. Conselho Federal de Psicologia. Sistema de Avaliação de Testes Psicológicos (SATEPSI) [Internet]. Brasília: CFP; 2022 [capturado em 02 abr. 2023]. Disponível em: https://satepsi.cfp.org.br/.
14. Conselho Federal de Psicologia. Resolução nº 31/2022, de 15 de dezembro de 2022 [Internet]. Brasília: CFP; 2022 [capturado em 02 abr. 2023]. Disponível em: https://atosoficiais.com.br/cfp/resolucao-do-exercicio-profissional-n-31-2022-estabelece-diretrizes-para-a-realizacao-de-avaliacao-psicologica-no-exercicio-profissional-da-psicologa-e-do-psicologo-regulamenta-o-sistema-de-avaliacao-de-testes-psicologicos-satepsi-e-revoga-a-resolucao-cfp-no-09-2018?origin=instituicao.

1.5 PROPRIEDADES PSICOMÉTRICAS

Walberto Silva dos Santos, Rafaella de Carvalho Rodrigues Araújo

Uma preocupação fundamental no campo da avaliação é a construção de instrumentos que possibilitem uma análise fiel dos construtos de interesse. Nesse contexto, os aspectos mais relevantes para a avaliação da qualidade das medidas são mostrados na literatura como indicadores de validade e confiabilidade.[1-3] A validade pode ser compreendida como o elemento básico de qualquer medida e está associada, contextualmente, ao processo de elaboração, ao uso e, consequentemente, à garantia de qualidade na mensuração, atestando que o instrumento mede o que se propõe a medir. A precisão diz respeito à medição sem erros ou à capacidade de avaliar o quão consistente uma pessoa é em suas respostas. Tais parâmetros são intrinsicamente relacionados, podendo a confiabilidade ser considerada um pré-requisito para a validade, uma vez que não é possível medir um fenômeno se o instrumento utilizado apresenta resultados inconsistentes.[4] Este capítulo tem como propósito apresentar tais parâmetros e os principais indicadores utilizados para atestá-los nos instrumentos de avaliação em saúde mental.

No campo da saúde mental, as escalas de avaliação são essenciais para pesquisa, triagem e diagnóstico. Contudo, para que sejam utilizadas de forma eficaz, é necessário que haja um processo de construção e aprimoramento, em que se avalia desde a definição do construto até a adequabilidade empírica do instrumento em questão. Além da constatação de validade, a avaliação de precisão é um elemento básico, sobretudo porque, no campo da saúde, deve-se promover a confiança do profissional que utiliza os instrumentos como ferramenta básica para traçar suas ações, sua triagem e o diagnóstico. Ao longo do capítulo, os termos instrumento, medida e escala são utilizados como sinônimos.

▌ PRINCIPAIS INDICADORES DE CONFIABILIDADE

A confiabilidade, por vezes nomeada de precisão ou fidedignidade, busca verificar o quanto a pontuação do indivíduo se aproxima de sua realidade e o quanto ela se mantém estatisticamente idêntica em situações diferentes, se há variações decorrentes do tempo e/ou intercorrelações entre os itens da medida. Desse modo, para atestar a confiabilidade, existem três maneiras mais comuns: o teste-reteste, as formas paralelas ou alternativas e a consistência interna, que pode ser representada por meio de técnicas como o *split-half* (ou duas metades), o alfa de Cronbach, o Kuder-Richardson e o ômega de McDonald.[1,5,6]

Teste-reteste. O teste-reteste implica, basicamente, administrar o mesmo teste, sendo respondido pelos mesmos sujeitos, em duas ocasiões temporais diferentes. Depois de serem realizadas as duas aplicações, calcula-se a correlação entre as pontuações obtidas. A principal vantagem da utilização dessa técnica está na possibilidade de avaliar a invariabilidade das respostas, dado que é a única que permite observar a estabilidade temporal. Porém, ela também carrega consigo algumas dificuldades: como os participantes respondem ao mesmo teste duas vezes, eles podem memorizar algumas de suas respostas, gerando um viés na testagem, quando a primeira avaliação compromete os resultados da segunda; ao mesmo tempo, entre as duas aplicações, o participante pode passar por eventos pessoais que podem comprometer suas respostas na última aplicação.[1]

Forma paralela ou alternativa. Nessa técnica, administram-se duas formas diferentes de um mesmo teste, que contenham itens com conteúdo semelhante, sendo também os mesmos participantes a responder às duas versões. Nesse caso, tem-se a condição necessária de equivalência dos testes, tanto no que diz respeito à dificuldade como à discriminação. Assim como no teste-reteste, o cálculo realizado para verificar a precisão é o da correlação entre as duas distribuições das pontuações.[1] As formas paralelas e o teste-reteste são considerados maneiras mais adequadas quando a intenção é avaliar, acima de tudo, se a variação temporal implica alguma alteração nas respostas dos participantes, dado que a primeira ocorre simultaneamente, e a segunda, em períodos diferentes. No entanto, se o principal interesse for avaliar os erros influenciados ou associados ao uso de itens diferentes, então as estimativas de consistência interna apresentam-se mais adequadas. Segundo Nunnally,[7] entre as maneiras mais comuns de se avaliar a consistência interna, podemos apontar o *split-half* (ou duas metades), o alfa de Cronbach e o Kuder-Richardson. Entretanto, essas não são as únicas, pode-se mencionar também indicadores como o ômega de McDonald, o Spearman-Brown, o Guttman-Flannagan e o Rulon, que são menos utilizados.

Consistência interna. Tendo em vista o fato de que aplicar várias vezes um mesmo teste poderia causar erros, como o da aprendizagem ou memorização, nos quais os participantes poderiam pontuar diferencialmente na segunda vez que o respondessem, Spearman e Brown, de acordo com Zeller e Carmines,[8] definiram o método *split-half* como a correlação entre duas metades equivalentes de um único teste, sendo este respondido em uma única ocasião pelos mesmos sujeitos, diferenciando-se das formas paralelas, em que são elaborados dois testes equivalentes.

O índice de consistência interna mais conhecido e utilizado é, sem dúvida, o alfa de Cronbach, simbolizado pela letra grega α e definido como a principal forma de confiabilidade de um teste.[1,8] O alfa de Cronbach deve ser interpretado como uma estimativa estatística que avalia a proporção de variância encontrada nos escores do teste que pode ser atribuída ao escore verdadeiro de variância.[6] De maneira geral, assume-se que o valor do alfa deva ser igual ou superior a 0,70 (podendo variar de 0 a 1) para que seja considerado adequado.[7] Contudo, deve-se atentar que valores inferiores podem ser igualmente relevantes em se tratando de pesquisas exploratórias ou de acordo com a natureza do construto estudado.[1]

Basicamente, essa estatística verifica o quanto um instrumento é confiável para medir um determinado construto, avaliando-se a variância dos itens individualmente e em grupo. Desse modo, quanto menor for a variância específica de cada item e maior for a variância dos itens em conjunto, maior será o alfa de Cronbach. Nesse caso, a medida indicará que cada item mede consistentemente o construto de interesse, e o conjunto desses é sensível para perceber diferentes níveis de pontuação. Ou seja, se todos os itens fossem iguais, o valor do alfa seria igual a 1. Porém, a elaboração de um teste com muitos itens semelhantes pode ocasionar a maximização do valor do alfa, pois a tendência é que esse valor se aproxime erroneamente de 1 em função da intercorrelação entre os itens. Do mesmo modo, a quantidade de itens presente na escala pode causar um efeito notável no valor do alfa; frequentemente, instrumentos mais longos apresentam índices maiores. A natureza do construto também pode influenciar os resultados, uma vez que aqueles mais mutáveis, como atitudes e valores humanos, costumam apresentar índices mais baixos do que aqueles mais resistentes à mudança, como personalidade. Em suma, ao menos quatro aspectos devem ser considerados na interpretação do alfa de Cronbach: o valor mínimo aceito (se o teste tem fins de diagnóstico, faz-se necessário que o alfa alcance um índice de 0,70; no caso de pesquisa, pode chegar até 0,60); a quantidade de itens do instrumento; a variabilidade inter-sujeitos; e a natureza do construto.

Segundo Carmines e Zeller,[8] o alfa de Cronbach foi uma generalização dos achados de Kuder e Richardson,[9] que haviam sido direcionados a um coeficiente que avaliasse a consistência interna de instrumentos com itens dicotômicos. Conhecido como o coeficiente de Kuder-Richardson, ele apresenta duas fórmulas diferentes, KR_{20} e KR_{21}, em que a segunda se diferencia por supor que, além de dicotômicos, os itens têm o mesmo nível de dificuldade. Em outras palavras, enquanto o Kuder-Richardson é aplicável exclusivamente em situações com itens dicotômicos, o alfa de Cronbach se aplica a um número mais variado de tipos de escalas. Porém, a fórmula KR_{20} do Kuder-Richardson, mesmo sendo mais limitada do que a fórmula apresentada pelo alfa de Cronbach, também produz uma estimativa acerca da confiabilidade que pode ser considerada significativa em estudos com mais de 200 participantes. Foi verificado que, em amostras dessa magnitude, a utilização das duas estatísticas produz resultados idênticos. A variação é encontrada na fórmula KR_{21}, uma vez que parte de um pressuposto específico.

Mais recentemente, tendo em consideração as limitações do alfa de Cronbach, outros indicadores de consistência interna vêm sendo considerados. Entre os mais utilizados, destaca-se o ômega de McDonald, representado pela letra grega ω e interpretado da mesma forma que o alfa de Cronbach (em um intervalo de 0 a 1, com valores próximos a 1 indicando maior fidedignidade), mas com elementos em seu modelo que superam algumas das limitações do alfa. Em linhas gerais, os indicadores de precisão são derivados de três modelos específicos, nomeados de: congenéricos, das formas paralelas e tau-equivalente. Para uma compreensão rápida, é possível pensar que tais modelos se estruturam em função de quatro pressupostos fundamentais: os itens do instrumento devem medir o mesmo construto (*unidimensionalidade*) e apresentar *igualdade de variância*, *de média* e *de erro da variância*; quanto mais exigências pressupõe o modelo, mais restritivo ele é.[5]

Desse modo, os modelos das formas paralelas e tau-equivalente configuram-se como mais restritivos em relação ao modelo congenérico. O primeiro, por assumir que os itens atendem à totalidade desses pressupostos, e o segundo por não restringir a erro da variância entre os itens; o modelo congenérico é o menos restritivo porque tanto a média quanto as variâncias podem diferir.[5] Na prática, o modelo tau-equivalente, que tem como seu maior expoente o alfa de Cronbach, só representaria uma evidência confiável de fidedignidade se todas as cargas fatoriais dos itens fossem idênticas, o que geralmente não ocorre com as variáveis de interesse no campo da saúde mental. Portanto, o ômega de McDonald apresenta-se como uma alternativa em relação aos demais indicadores, dado que se fundamenta em um modelo congenérico. Além disso, o ômega de McDonald não sofre interferência do tamanho ou da variabilidade de amostras, podendo, inclusive, ser utilizado com medidas que apresentam escalas de resposta com diferentes níveis.[10]

Deve-se destacar que os três modelos assumem a unidimensionalidade da medida. Em função disso, nos casos em que o conjunto de itens operacionaliza construtos multidimensionais, recomenda-se a utilização de outros indicadores de precisão, como o ômega hierárquico e a confiabilidade composta. Contudo, uma vez que a exposição mais detalhada desses indicadores ultrapassa o escopo deste capítulo, para uma visão mais ampla, sugere-se a leitura de Cho[11] e Kalkbrenner.[10]

Em síntese, mesmo o alfa de Cronbach sendo o mais conhecido e comumente utilizado entre os indicadores, não significa que seja adequado para uso em todas as situações, devendo-se atentar para as suas limitações e reais utilidades. Ademais, é necessário que se tenha clareza dos pontos principais e detalhamentos do instrumento que se pretende utilizar, a fim de conduzir as análises estatísticas de parâmetros psicométricos de maneira adequada.[12] Além disso, deve-se lembrar que um instrumento preciso pode não ser válido; como já foi dito, esses parâmetros são complementares, devendo o profissional também ficar atento aos indicadores de validade (Fig. 1.5.1).

■ VALIDADE: CONCEITOS GERAIS E APLICABILIDADE

Atualmente, admite-se a existência de distintas técnicas para atestar a validade de uma medida. Pasquali,[1] por exemplo, apresenta mais de 20 tipos distintos de validade e ainda abre espaço para a inserção de mais opções, mostrando, de forma crítica, que a visão moderna do conceito de validade, mesmo sendo baseada no *Standards for Educational and Psychological Testing*,[14] vem ganhando em confusão e perdendo em significado. Acerca desse tema, deve-se destacar que a literatura especializada apresenta evidências de validade baseadas, por exemplo, no processo de resposta, nas consequências da testagem, na estrutura interna do teste, no conteúdo do teste e nas relações com outras variáveis.[3] Contudo, a American Psychological Association[15] considera três grandes classes de técnicas: validade de conteúdo, validade de critério e validade de construto.

Validade de conteúdo. Está presente sempre que os itens do instrumento representam adequadamente o universo de conteúdos referentes ao construto que se pretende avaliar.[8] Restringe-se ao estabelecimento, *a priori*, dos comportamentos (itens) que operacionalizam o construto. Normalmente, para a análise da validade de conteúdo, recorre-se à opinião de especialistas que verificam se o conteú-

Alvo A
Confiabilidade baixa
Validade média

Alvo B
Confiabilidade alta
Validade alta

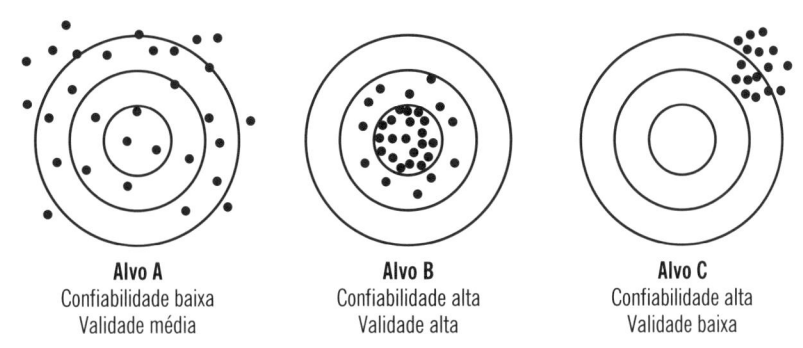

Alvo C
Confiabilidade alta
Validade baixa

FIGURA 1.5.1 ■ RELAÇÃO ENTRE CONFIABILIDADE E VALIDADE DE ESCALA DE AVALIAÇÃO.
Fonte: Babbie.[13]

do proposto representa, de fato, o construto que se pretende avaliar e em que nível essa representação acontece. Como regra, na elaboração da medida, procura-se abranger toda a magnitude do construto.[3] Embora a validade de conteúdo seja confundida com a validade aparente (*face validity*), elas não tratam da mesma coisa; a primeira tem como fonte de informação para análise a opinião de peritos, especialistas na área do construto, ao passo que a segunda se refere apenas à percepção de que o teste parece medir o que se propõe a medir.[16]

Validade de critério. Refere-se à capacidade que um teste tem de predizer um comportamento futuro, relacionando as respostas do instrumento ao comportamento do indivíduo em atividades específicas. Tal validade pode ser **concorrente**, quando as informações do teste e do critério são levantadas em um espaço de tempo curto ou simultaneamente; e **preditiva**, quando as informações sobre o critério são reunidas depois da coleta das informações nos testes.[3,10] Como se observa, ambas as formas se diferenciam com base na temporalidade entre o critério e o teste.[2] A validade de critério está presente, principalmente, em situações de orientação e seleção de pessoal nos contextos empresarial, escolar, militar, hospitalar, entre outros. Como exemplificam Engel e Schutt,[4] em saúde, pode-se utilizar, como critério para validar escalas que avaliam o consumo de álcool, a concentração de álcool no sangue. No entanto, deve-se reconhecer que a observação de um comportamento *a posteriori*, como ocorre na avaliação da validade preditiva, pode inviabilizar a realização da validação dada à natureza do procedimento, o que demanda a observação de outros indicadores de validade.

Validade de construto ou de conceito. Busca verificar, de forma direta, se os traços latentes estão sendo representados legitimamente por sua representação comportamental (itens). Desse modo, o principal objetivo é descobrir se os itens do instrumento constituem uma representação legítima, adequada, do construto. A validade de construto também é identificada como **validade fatorial**, visto que, na maioria dos casos, se utiliza estatísticas multivariadas como a análise fatorial, cujo principal objetivo é verificar quantos fatores comuns são suficientes para representar o construto.[17] O que se busca é avaliar se os itens do instrumento, elaborados para medir um ou mais fatores específicos, apresentam-se relacionados, justificando seu agrupamento para representar as dimensões do construto.[3] Exemplos detalhados em português do uso da análise fatorial podem ser observados em Damásio.[18,19]

A legitimidade da representação comportamental do construto ainda pode ser observada por meio da análise de hipóteses. Para isso, recorre-se à análise de três tipos de validade: a) **validade convergente**, que indica o grau de semelhança (convergência) que a medida tem com outras medidas que avaliam o mesmo construto; b) **validade discriminante** (ou divergente), cuja ênfase está na diferença entre a medida de um dado construto em comparação com medidas de outros construtos;[20] e c) **validade nomológica**, que avalia a relação do construto em questão com outros construtos, de acordo com alguns argumentos teóricos.

A observação das evidências de validade, seja com ênfase no conteúdo, no critério ou no construto, em termos práticos, pauta-se em aspectos como a natureza do construto, o contexto de aplicação e as intenções de uso da medida. Por exemplo, quando se utilizam testes escolares, foca-se na validade de conteúdo, dado que os itens devem abranger todo o conteúdo do conhecimento posto em avaliação. Se o objetivo está na avaliação da personalidade, busca-se a validade de construto, já que se espera verificar de forma direta a representação comportamental do traço psicológico. Se a análise envolve taxonomias diagnósticas, enfatiza-se a validade de critério, pois, geralmente, pretende-se predizer comportamentos. Nessa direção, independentemente do tipo de instrumento, as evidências de validade se configuram como uma condição *sine qua non* para sua utilização, a fim de que seja possível afirmar que as características psicológicas verificadas sejam, de fato, próprias do sujeito avaliado.

Como se constata, as evidências de validade são essenciais e, em muitos casos, é possível atestá-las por meio de um conjunto amplo de possibilidades. No entanto, apenas essa constatação não basta para qualificar um instrumento. De forma complementar, e igualmente importante, o critério de confiabilidade é que oferece o suporte sobre a precisão da medida.

■ CONSIDERAÇÕES FINAIS

Este capítulo destacou a importância dos parâmetros psicométricos (validade e precisão) para a avaliação e o diagnóstico em saúde mental. Como foi possível observar, ainda que o conjunto de indicadores citados apresente limitações, sem eles, pesquisadores e profissionais não têm qualquer garantia de que o instrumento está aferindo adequadamente o construto de interesse. Esses aspectos interferem diretamente na qualidade do serviço, ocasionando problemas sérios nos campos da pesquisa, da triagem e, principalmente, do diagnóstico, dado que orientam as ações do profissional da saúde. De fato, a validade é o alicerce da medida, sem sua comprovação, toda e qualquer avaliação é inútil; se não há base teórica e empírica de que o instrumento utilizado, efetivamente, operacionaliza o objeto que se busca medir, e faz isso com precisão, seus resultados não são confiáveis.[3]

Ao mesmo tempo, ainda que se verifiquem indicadores satisfatórios de validade e precisão, é fundamental que o profissional analise o contexto e a população-alvo a que se destina o instrumento original, dado que esses aspectos também podem influenciar a interpretação de resultados. Nesse sentido, mesmo que o instrumento apresente parâmetros psicométricos satisfatórios, sempre que possível, deve-se voltar a analisá-los. Em síntese, a escolha do instrumento é primordial para a qualidade da pesquisa, da triagem e do diagnóstico em saúde mental. A adequação dos resultados passa pela verificação dos parâmetros psicométricos, pela reunião de evidências apresentadas por estudos prévios, em contextos variados, e pelo treinamento do aplicador.

■ REFERÊNCIAS

1. Pasquali L, organizador. Instrumentação psicológica: fundamentos e práticas. Porto Alegre: Artmed; 2010.
2. Urbina S. Fundamentos da testagem psicológica. Porto Alegre: Artmed; 2007.
3. Hutz CS, Bandeira DR, Trentini CM, organizadores. Psicometria. Porto Alegre: Artmed; 2015.
4. Engel RJ, Schutt RK. The practice of research in social work. Thousand Oaks: Sage; 2012.
5. Dunn TJ, Baguley T, Brunsden V. From alpha to omega: a practical solution to the pervasive problem of internal consistency estimation. Br J Psychol. 2014;105(3):399-412.
6. Brown JD. The Cronbach alpha reliability estimate. Shiken. 2002;6(1):7-18.
7. Nunnally JC Jr. Introduction to psychological measurement. New York: McGraw-Hill; 1970.
8. Zeller RA, Carmines EG. Measurement in the social sciences: the link between theory and data. New York: Cambridge University; 1980.
9. Kuder GF, Richardson MW. The theory of estimation of test reliability. Psychometrika. 1937;2:151-60.
10. Kalkbrenner MT. Alpha, omega, and H internal consistency reliability estimates: reviewing these options and when to use them. Couns Outcome Res Eval. 2023;14(1):77-88.
11. Cho E. Reliability and omega hierarchical in multidimensional data: a comparison of various estimators. Psychol Methods. 2022 Sep 1.
12. Cohen RJ, Swerdlik ME, Sturman ED. Testagem e avaliação psicológica: introdução a testes e medidas. 8. ed. Porto Alegre: AMGH; 2014.
13. Babbie E. The practice of social research. 9th ed. Belmont: Wadsworth Thomson Learning; 2001.
14. American Educational Research Association, American Psychological Association, National Council on Measurement in Education. The standards for educational and psychological testing. Washington: AERA; 1999.
15. American Psychological Association. Technical recommendations for psychological tests and diagnostic techniques. Psychol Bul. 1954;51(2 Pt 2):1-38.
16. Volkmar FR. Encyclopedia of autism spectrum disorders. Cham: Springer; 2021.
17. Hair JF Jr, Black WC, Babin BJ, Anderson RE, Tatham RL. Análise multivariada dos dados. Porto Alegre: Bookman; 2009.
18. Damásio BF. Uso da análise fatorial exploratória em psicologia. Aval Psicol. 2012;11(2):213-28.
19. Damásio BF. Contribuições da análise fatorial confirmatória multigrupo (AFCMG) na avaliação de invariância de instrumentos psicométricos. Psico-USF. 2013;18(2):211-20.
20. Campbell DT, Fiske DW. Convergent and discriminant validation by the multitrait-multimethod matrix. Psychol Bull. 1959;56(2):81-105.

ESTATÍSTICA APLICADA À PSICOMETRIA

2.1 INTRODUÇÃO ESTATÍSTICA À AVALIAÇÃO DE INSTRUMENTOS PSICOMÉTRICOS

Rinaldo Artes, Lúcia Pereira Barroso

Neste capítulo, são abordados temas ligados à construção e à análise de escalas de avaliação. Iniciamos com uma introdução sobre a natureza de algumas medidas em psicologia e psiquiatria e destacamos as polêmicas e os cuidados que devem ser tomados ao se analisar esse tipo de instrumento. O foco do capítulo são as escalas Likert.[1]

Uma medida é o resultado da atribuição de um número, ou rótulo, a um aspecto relacionado a um objeto (pessoa, serviço, etc.), segundo determinadas regras. Por exemplo, se o objetivo é avaliar a temperatura corporal, pode-se adotar como critério as seguintes regras:

- **Regra 1**: utilizar uma escala Celsius.
- **Regra 2**: classificar a temperatura como baixa, normal ou alta.
- **Regra 3**: classificar a temperatura como estado febril, ou não.

A escolha adequada da regra a ser adotada deve estar de acordo com os objetivos do usuário da medida. Por exemplo, identificar se um indivíduo está em estado febril pode ser útil para conceder ou não acesso a um local, mas certamente é insuficiente para orientar o tratamento a ser dado.

▪ NÍVEIS DE MENSURAÇÃO

Uma maneira de classificar variáveis, é utilizar a noção de nível de mensuração.[2] Segundo esse critério, uma variável (medida) pode ser classificada em:

A **Nominal:** quando os valores não têm uma ordenação natural. Por exemplo, se a variável de interesse for sexo, a única afirmação possível sobre as respostas é que uma exclui a outra.
B **Ordinal:** as respostas têm uma ordenação, sem que as distâncias entre categorias sejam necessariamente iguais. Por exemplo, ao se autoclassificar em relação ao nível de estresse, a diferença que uma pessoa atribui entre os níveis baixo e médio pode não ser a mesma que ela atribui entre os níveis médio e elevado.
C **Intervalar:** é uma variável numérica, na qual diferenças iguais entre as respostas têm o mesmo significado quantitativo. Como o ponto zero da escala pode ser arbitrário, as operações de multiplicação e divisão não têm, necessariamente, uma interpretação ligada à natureza do que se deseja medir. Por exemplo, a diferença entre temperaturas de 10 °C e 30 °C é de 20 °C, mas não significa que 30 °C seja três vezes mais quente que 10 °C.
D **Razão ou proporcional:** tem maior poder de discriminação. Nessa escala, todas as operações matemáticas fazem sentido. Por exemplo, uma régua de 30 cm tem o dobro do tamanho de uma régua de 15 cm, o que se mantém em outras unidades métricas (p. ex., polegadas).

▪ A NATUREZA DA MEDIDA

Muitas vezes, em ciências naturais, a variável (conceito de interesse) é diretamente observável (p. ex., peso, temperatura). Nesses casos, os problemas de mensuração referem-se principalmente à qualidade dos instrumentos de medida (p. ex., balança, termômetro). Quando o conceito é abstrato, como ansiedade, por exemplo, deve-se, a partir de características observáveis, estabelecer uma regra que permita avaliar a intensidade com que o conceito de interesse (construto) está presente no indivíduo. A intensidade do conceito pode ser medida por meio da pontuação em uma escala.

Muitas vezes, o profissional da saúde mental necessita avaliar construtos complexos. Perguntar ao paciente se ele está deprimido não é suficiente para saber o grau da depressão, ou mesmo se esse é o diagnóstico correto. Nesses casos, é necessário observar uma série de evidências para se chegar a um diagnóstico mais preciso. A construção de uma escala de mensuração pode ser feita a partir da **operacionalização de construto**.

OPERACIONALIZAÇÃO DE CONSTRUTO

Operacionalizar um construto significa encontrar variáveis diretamente mensuráveis ou observáveis (itens) que, individualmente ou em conjunto, expressem a intensidade com que o construto incide sobre o objeto que está sendo avaliado.

Exemplo 1: deseja-se medir o **potencial de crescimento** de um funcionário em uma empresa (conceito abstrato). Inicialmente, é necessário encontrar variáveis (itens) que estejam ligadas ao construto, como experiência anterior, escolaridade, profissão, entre outras. A hipótese subjacente à escolha das variáveis é que o construto seja uma parte comum a todas elas (Fig. 2.1.1). Na figura, o construto é representado pelo círculo, e as variáveis diretamente observáveis, por retângulos que mensurem boa parte dele. O construto só pode ser avaliado quando as variáveis são analisadas conjuntamente.

Em resumo, a partir do conhecimento teórico do construto busca-se estabelecer uma lista de características observáveis que permitam sua caracterização.

Exemplo 2: os 20 itens da forma Traço do Inventário de Ansiedade Traço-Estado (IDATE-T)[3] descrevem diferentes comportamentos/percepções (Quadro 2.1.1) que buscam operacionalizar a complexidade do construto traço de ansiedade. Espera-se que uma pessoa altamente ansiosa tenda a discordar dos itens positivos e a concordar com os negativos.

Para a construção das frases, recomenda-se que elas sejam curtas, formuladas em linguagem simples, direta e sem ambiguidades, e que considere o nível cultural do respondente. Cada sentença deve tratar de um único aspecto (p. ex., "Sinto-me seguro", "Sinto-me feliz", e não "Sinto-me seguro e feliz"). Além disso, em escalas formadas por muitos itens, sugere-se o uso de itens positivos e negativos para evitar que o respondente adote um mesmo padrão de resposta. Os itens redundantes ou pouco relacionados ao construto, após a primeira etapa da operacionalização, podem ser excluídos.

Em seguida, deve-se definir a forma de medir as características identificadas. Os itens do Quadro 2.1.1 podem ser avaliados por uma resposta dicotômica (sim/não) ou uma nota de 0 a 10 (0 = ausência total; 10 = presença total). Por fim, as respostas obtidas para todas as variáveis podem ser agregadas de modo a criar uma medida única do construto, ou seja, uma escala.

ESCALAS

No IDATE-T, o respondente avalia cada item de acordo com o que geralmente sente, segundo a regra: 1) quase nunca; 2) às vezes; 3) frequentemente; e 4) quase sempre. Por convenção, na construção do escore desse instrumento, as respostas aos itens positivos são invertidas, desse modo, se R_i é a resposta dada ao item i, utiliza-se:

$$X_i = \begin{cases} R_i, \text{ se o item } i \text{ for negativo} \\ 5 - R_i, \text{ se o item } i \text{ for positivo} \end{cases}$$

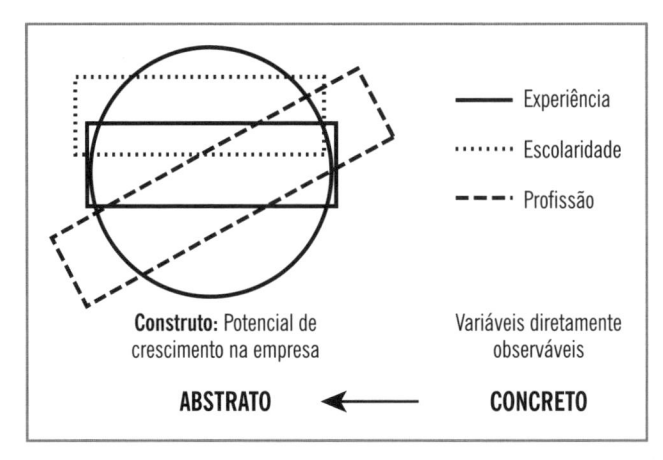

FIGURA 2.1.1 ■ OPERACIONALIZAÇÃO DO CONSTRUTO POTENCIAL DE CRESCIMENTO NA EMPRESA.

QUADRO 2.1.1 ❚ ITENS DO IDATE-T

Item	Descrição	Tipo
1	Sinto-me bem	Positivo
2	Canso-me facilmente	Negativo
3	Tenho vontade de chorar	Negativo
4	Gostaria de ser tão feliz como as outras pessoas parecem ser	Negativo
5	Perco oportunidades porque não consigo tomar decisões rápidas	Negativo
6	Sinto-me descansado	Positivo
7	Sinto-me calmo, ponderado e senhor de mim mesmo	Positivo
8	Sinto que as dificuldades estão se acumulando de tal forma que não as consigo resolver	Negativo
9	Preocupo-me demais com coisas sem importância	Negativo
10	Sou feliz	Positivo
11	Deixo-me afetar muito pelas coisas	Negativo
12	Não tenho confiança em mim mesmo	Negativo
13	Sinto-me seguro	Positivo
14	Evito ter que enfrentar crises e problemas	Negativo
15	Sinto-me deprimido	Negativo
16	Estou satisfeito	Positivo
17	Às vezes ideias sem importância me entram na cabeça e ficam me preocupando	Negativo
18	Levo as coisas tão a sério que não consigo tirá-las da cabeça	Negativo
19	Sou uma pessoa estável	Positivo
20	Fico tenso e perturbado quando penso em problemas do momento	Negativo

Assim, quanto maior a intensidade do construto, maior o valor de X_i. A partir desse ponto, sempre que falarmos sobre as respostas aos itens do IDATE-T, estaremos nos referindo às variáveis X_i.

Potencialmente, há várias maneiras de resumir a configuração de respostas:

A $Q_1 = X_1 + ... + X_{20}$, escala aditiva, que assume valores entre 20 e 80. Quanto maior o valor da escala, maior a presença do traço de ansiedade no respondente.

B $Q_2 = Q_1/20$, assumindo valores entre 1 e 4. É uma escala similar à Q_1, mas agora com um valor médio como resposta.

C $Q_3 = 4 - \sqrt[20]{\prod_{i=1}^{20}(4-X_i)}$ que varia de 0 a 4. Note que essa escala pode ser vista como sendo mais rigorosa do que as anteriores, na medida em que, se um respondente atribuir escore 4 a pelo menos um item, a escala receberá o valor máximo.

D Q_4 = número de itens que tiveram respostas 3 ou 4. Nesse caso, teríamos uma escala razão, assumindo valores entre 0 e 20, que representa o número de itens percebidos com alta frequência pelo respondente.

A questão é saber quais dessas alternativas são adequadas para avaliar o construto. Pode-se argumentar que não faz sentido somar "quase nunca" e "frequentemente", pois, como mensuração ordinal, em princípio, invalidaria qualquer operação aritmética.

De modo pragmático, pode-se contra-argumentar que, se uma pessoa tem alta avaliação em boa parte dos itens, ela terá uma soma alta, evidência de que o construto está presente com certa intensidade. Raciocínio análogo pode ser feito em relação a quem tem avaliações baixas à maioria dos itens.

O interesse em uma escala aditiva não está em cada item separadamente, mas no conjunto das 20 respostas. Algumas propriedades[4] que justificam a construção de uma escala como a Q_1 sao:

A Uma escala deve conter muitos itens cujas respostas serão somadas.
B Cada item deve expressar uma característica que pode variar de forma quantitativa e contínua. No item 2 do IDATE-T, pode-se supor a existência de uma variável contínua Z que expressa o nível de cansaço do respondente. Ao atribuir um valor a um item não observável, expressa-se de maneira imprecisa o real valor dessa variável. Do ponto de vista matemático, poderíamos modelar essa situação como

$$X_2 = \begin{cases} 1, \text{ se } Z < z_1; \\ 2, \text{ se } z_1 \leq Z < z_2; \\ 3, \text{ se } z_2 \leq Z < z_3; \\ 4, \text{ se } Z \geq z_3. \end{cases} \text{, com } z_1 \leq z_2 \leq z_3. \quad (1)$$

C Os itens não formam um teste de múltipla escolha, em que sempre existe uma resposta certa.
D Cada item é uma afirmação para a qual são oferecidas várias possibilidades de avaliação (em geral, entre 4 e 7) e os respondentes devem escolher aquela que melhor representa sua resposta.

O IDATE-T coincide com Q_1 e uma possível categorização de seus resultados seria que valores entre: a) 20 e 34 indicam baixa ansiedade; b) 35 e 49, ansiedade moderada; c) 50 e 64, alta ansiedade; d) 65 e 80, ansiedade muito alta.

■ ESCALAS LIKERT

Escalas aditivas formadas por itens ordinais são denominadas escalas Likert. Elas foram desenvolvidas em 1932 por Rensis Likert[1] e ainda são bastante utilizadas na mensuração de construtos abstratos. Em geral, esse tipo de escala é formado por itens com cinco possibilidades de respostas ordinais (p. ex., aprovo fortemente, aprovo, indeciso, desaprovo e desaprovo fortemente). Simms e colaboradores,[5] a partir de um estudo empírico, concluem que não há ganhos em termos de confiabilidade de validade em se utilizar escalas com mais de seis itens.

Existe uma controvérsia na literatura sobre a maneira correta de se analisar escalas Likert. Por um lado, alguns autores argumentam que, por ser de natureza ordinal, elas não podem ser analisadas por meio de técnicas paramétricas como modelos usuais de regressão e de comparação de médias;[6-8] por outro lado, há autores que diferenciam os itens de uma escala Likert da escala propriamente dita, obtida pela soma dos itens.[9] Tais autores argumentam que a escala em si se comporta como tendo um nível de mensuração intervalar, permitindo, assim, o uso de técnicas paramétricas ou, pragmaticamente, que há pouca diferença nas conclusões de análises realizadas assumindo ou não esse nível de mensuração.[10,11] O uso de itens com um número elevado de possíveis respostas tem sido defendido por alguns autores para validar o uso de métodos paramétricos de análise em itens de uma escala Likert.[12]

Jebb e colaboradores[13] realizaram uma revisão bibliográfica sobre avanços na construção de escalas Likert entre 1995 e 2019.

■ CONSIDERAÇÕES FINAIS

Apresentamos alguns aspectos ligados à construção e à análise de escalas. Focamos o caso do uso de escalas Likert por se tratar de uma abordagem ainda bastante utilizada para mensurar construtos. Além dos testes de hipóteses e modelos de regressão usuais, é comum o uso de técnicas multivariadas para a análise de escalas de avaliação.

No Capítulo 2.2, serão vistos modelos de análise fatorial exploratória, os quais, quando aplicados aos itens de uma escala, pretendem identificar sua dimensionalidade (quantos construtos estão presentes no conjunto de itens). Tal identificação é importante para desvendar a estrutura da escala, se é unidimensional (mede um único construto) ou multidimensional (há subconstrutos).

No Capítulo 2.3, serão tratados os temas análise fatorial confirmatória (AFC) e modelagem de equações estruturais (MEE). Em uma AFC já se tem, *a priori*, hipóteses sobre a estrutura de dependência dos dados: quantos construtos existem e quais variáveis (itens) estão relacionadas a cada um deles. Um dos objetivos da aplicação da técnica é avaliar se as hipóteses levantadas são válidas.

A MEE, por sua vez, é uma mistura entre análise de regressão (modelos estruturais) e análise fatorial (modelos de mensuração). Basicamente, trata-se de uma série de modelos que expressam a associação existente entre um conjunto de variáveis. Essa técnica, por exemplo, foi utilizada na análise de um estudo com pacientes com esquizofrenia.[14]

Recentemente, tem havido um grande desenvolvimento em técnicas que permitem avaliar grandes bancos de dados, seja por terem muitas observações ou muitas variáveis. No Capítulo 2.4 serão apresentadas técnicas de classificação de dados que utilizam essa abordagem.

Por fim, os Capítulos 2.5 e 2.6 tratam, respectivamente, da teoria de resposta ao item (TRI) e da análise de redes.

REFERÊNCIAS

1. Likert R. A technique for the measurement of attitudes. Arch Psychol. 1932;22(140):55.
2. Stevens SS. On the theory of scales of measurement. Science. 1946;103(2684):677-80.
3. Spielberger CD, Gorsuch RLE, Lushene RD. STAI: manual for the State-Trait Anxiety Inventory. Palo Alto: Consulting Psychologists; 1970.
4. Spector PE. Summated rating scale construction: an introduction. Newbury Park: Sage; 1992.
5. Simms LJ, Zelazny K, Williams TF, Bernstein L. Does the number of response options matter? Psychometric perspectives using personality questionnaire data. Psychol Assess. 2019;31(4):557-66.
6. Kuzon WM Jr, Urbanchek MG, McCabe S. The seven deadly sins of statistical analysis. Ann Plast Surg. 1996;37(3):265-72.
7. Jamieson S. Likert scales: how to (ab)use them? Med Educ. 2004;38(12):1217-8.
8. Liddell TM, Kruschke JK. Analyzing ordinal data with metric models: what could possibly go wrong? J Exp Soc Psychol. 2018;79:328-48.
9. Carifio J, Perla RJ. Ten common misunderstandings, misconceptions, persistent myths and urban legends about Likert scales and Likert response formats and their antidotes. J Soc Sci. 2007;3:106-16.
10. Norman G. Likert scales, levels of measurement and the "laws" of statistics. Adv Health Sci Educ Theory Pract. 2010;15(5):625-32.
11. Mircioiu C, Atkinson J. A comparison of parametric and non-parametric methods applied to a Likert scale. Pharmacy. 2017;5(2):26.
12. Wu H, Leung SO. Can Likert scales be treated as interval scales? A simulation study. J Soc Serv Res. 2017;43(4):527-32.
13. Jebb AT, Ng V, Tay L. A review of key Likert scale development advances: 1995-2019. Front Psychol. 2021;12:1-14.
14. Mucci A, Galderisi S, Gibertoni D, Rossi A, Rocca P, Bertolino A, et al. Factors associated with real-life functioning in persons with schizophrenia in a 4-year follow-up study of the italian network for research on psychoses. JAMA Psychiatry. 2021;78(5):550-9.

2.2 ASPECTOS PRÁTICOS DA ANÁLISE FATORIAL
Lúcia Pereira Barroso, Rinaldo Artes

O uso da análise fatorial (AF) no estudo de escalas de avaliação é bastante amplo e antigo, e, durante muito tempo, de responsabilidade de psicometristas. Sua origem data do início do século XX, quando Spearman desenvolveu, em 1904,[1] um método para a criação de um índice geral de inteligência (fator "g") com base nos resultados de vários testes (escalas) que supostamente refletiriam essa aptidão. Tratava-se de um primeiro método de AF, adequado para a estimação de um único fator.

O desenvolvimento de métodos de AF esteve muito ligado ao problema da avaliação de escalas cognitivas por pesquisadores da área de psicologia. No início, os métodos apresentavam uma característica mais empírica do que formal. Em 1940, com Lawley,[2] surgiu o primeiro trabalho com rigor matemático (em termos de inferência estatística), o que fez a aceitação dessas técnicas aumentar.

Neste capítulo, discutiremos alguns pontos sobre a aplicação da AF, priorizando as questões mais importantes e omitindo aspectos excessivamente técnicos. Como ilustração da técnica, apresentamos uma AF aplicada aos itens da forma traço do Inventário de Ansiedade Traço-Estado (IDATE-T).[3,4] Seus itens são constituídos por frases (ver Cap. 2.1) e avaliados com escores de 1 a 4, sendo 1 "quase nunca ocorre", 2 "às vezes", 3 "frequentemente" e 4 "quase sempre". Para análise dos itens, esses escores foram convertidos de modo que pontuações altas representem um estado negativo. Os dados em questão correspondem a um subconjunto de uma amostra de universitários (790 estudantes da Universidade de São Paulo).[5]

O QUE É E PARA QUE SERVE UMA ANÁLISE FATORIAL

Uma situação comum em várias áreas do conhecimento e, em particular, em psiquiatria e psicologia, é aquela na qual, para cada elemento de uma amostra, observa-se grande número de variáveis. Essas variáveis podem ser, por exemplo, um conjunto de itens de uma escala ou os escores obtidos por um indivíduo em diferentes escalas de avaliação. Diante de um quadro como esse, o pesquisador enfrenta dois problemas:

A a caracterização dos avaliados levando-se em conta um grande conjunto de variáveis;
B a descrição da inter-relação entre essas variáveis, explicitando uma estrutura de interdependência subjacente aos dados. Essa descrição pode passar pela identificação de construtos associados aos itens de uma escala de avaliação. Nesse contexto, um modelo de AF busca explicar as respostas observadas por meio da influência de construtos (expressos por meio dos fatores – variáveis

latentes) presentes na escala. Trata-se de uma análise que pode ser utilizada na verificação da confiabilidade e da validade de um instrumento.

A AF busca resolver esses dois problemas. Ela pode ser definida como "[...] um conjunto de técnicas estatísticas cujo objetivo é representar ou descrever um número de variáveis iniciais a partir de um menor número de variáveis hipotéticas".[6] Trata-se de uma técnica estatística multivariada que, a partir da estrutura de dependência existente entre as variáveis de interesse (em geral representada pelas correlações ou covariâncias entre elas), permite identificar um conjunto menor de variáveis (latentes, ou fatores) que explica aspectos comuns ao conjunto original. Além disso, é possível saber o quanto cada fator está associado a cada variável e o quanto o conjunto de fatores explica a variabilidade geral dos dados originais. Quando a AF é bem-sucedida, o pesquisador pode trabalhar com um número reduzido de variáveis sem grande perda de informações (resolução do problema "A") e cada um desses fatores pode representar uma característica subjacente aos dados (resolução do problema "B").

■ MÉTODOS PARA A OBTENÇÃO DOS FATORES E SUPOSIÇÕES EXIGIDAS

Os fatores comuns explicam parte da variabilidade total dos dados, expressa pela soma das variâncias das variáveis originais. Quando as variâncias são muito diferentes entre si, as variáveis com maior variância podem ser predominantes na construção dos fatores, eventualmente mascarando a presença de variáveis com menor variabilidade. Nesses casos, sugere-se trabalhar com as variáveis padronizadas, cujas variâncias são iguais a 1 e cujas covariâncias correspondem às correlações entre as variáveis originais. Essa padronização também é indicada quando as variáveis originais tiverem unidades de medida diferentes.

Quando as variáveis são categorizadas, é indicado que a análise seja feita com base em matrizes de correlações adequadas. A correlação policórica é indicada quando ambas as variáveis são ordinais com duas ou mais categorias; a correlação tetracórica é um caso particular quando as variáveis categorizadas têm duas categorias. A correlação polisserial é indicada quando uma das variáveis é ordinal e a outra é intervalar; já a correlação bisserial é o caso particular em que a variável categorizada é dicotômica. Nas definições dessas correlações especiais, pressupõe-se que existam duas variáveis subjacentes às variáveis observadas, cuja distribuição conjunta é a normal bivariada com a correlação especial; as categorias das variáveis observadas são vistas como classes das variáveis contínuas subjacentes. Considere que cada item da escala IDATE-T estaria associado a uma variável contínua da seguinte forma:

$$\text{Item} = \begin{cases} 1, \text{ se } Z < z_1; \\ 2, \text{ se } z_1 \leq Z < z_2; \\ 3, \text{ se } z_2 \leq Z < z_3; \\ 4, \text{ se } Z \leq z_3. \end{cases}, \text{com } z_1 \leq z_2 \leq z_3$$

supondo que as variáveis associadas a cada dois itens seguem a distribuição normal bivariada com correlação policórica que, em geral, é maior do que a correlação de Pearson quando se considera a resposta ao item como se fosse uma variável quantitativa. Como medida da interdependência dos dados, utiliza-se a matriz de correlações policóricas entre os itens. Embora não estritamente correto, é comum considerar as escalas como se fossem contínuas. Apesar das críticas de que essa escolha pode causar problemas na estimação dos parâmetros, especialmente se a escala tiver poucos pontos e o método de máxima verossimilhança for usado, é uma análise usual e aceitável quando a escala for ordinal com pelo menos 5 pontos (tipo escala Likert), a amostra for grande e a distribuição não for fortemente assimétrica.

Um método bastante conhecido para a obtenção dos fatores é o da máxima verossimilhança, em que se supõe que as variáveis envolvidas sigam uma distribuição normal. Esse método não é indicado para os casos em que a suposição de normalidade das variáveis envolvidas não esteja satisfeita. Isso limita sua utilização na análise de escalas de avaliação psicológica, já que, em sua maioria, são compostas por itens cujas respostas não podem ser modeladas por meio da distribuição normal. Outra questão importante sobre o método é que alguns parâmetros do modelo não podem ser estimados (são não identificáveis) e, para que a estimativa seja feita, é necessário impor restrições sobre a matriz de covariâncias (ou de correlações), o que implica que a solução não seja única, pois depende das restrições impostas.

Um dos métodos de estimação mais utilizados é o baseado na análise de componentes principais.[7] Sua vantagem é não pressupor a normalidade das variáveis envolvidas. Tecnicamente, os fatores são obtidos a partir da decomposição espectral da matriz de correlações (ou de covariâncias). Como resultado, obtêm-se as cargas fatoriais, que indicam o quanto cada variável está associada a cada fator e os autovalores associados a cada um dos fatores envolvidos.

Os autovalores refletem a importância do fator. Quando o número de fatores é igual ao número de variáveis, a soma dos autovalores corresponde à soma das variâncias dessas variáveis (no caso de se usar a matriz de correlações, estamos utilizando variáveis padronizadas e, consequentemente, cada uma delas tem variância um, o que faz essa soma ser igual ao número de variáveis envolvidas). Desse modo, a razão entre um autovalor e a soma das variâncias (ou o número de variáveis, no caso da matriz de correlações) indica a proporção da variabilidade total dos dados explicada pelo fator. A soma das proporções relativas aos fatores considerados na análise reflete o quanto da variabilidade dos dados é explicado pelo conjunto de fatores.

As Tabelas 2.2.1 a 2.2.3 resumem a aplicação do método de componentes principais aos itens do IDATE-T. Na Tabela 2.2.1, encontram-se os autovalores e suas respectivas porcentagens de explicação. Nota-se que o primeiro fator, sozinho, explica 39,1% da variabilidade total dos dados; a

TABELA 2.2.1 ▮ RESUMO DA EXPLICAÇÃO DOS FATORES DE UMA AF OBTIDA A PARTIR DE UMA ANÁLISE DE COMPONENTES PRINCIPAIS APLICADA AOS ITENS DO IDATE-T

Fator	Autovalor	Explicação[a] (%)	Explicação acumulada[b] (%)	Variação da explicação[c] (%)
1	7,82	39,10	39,10	–
2	1,75	8,75	47,85	30,35
3	1,32	6,60	54,45	2,15
4	1,00	5,00	59,45	1,60
5	0,92	4,60	64,05	0,40
6	0,79	3,95	68,00	0,65
7	0,73	3,65	71,65	0,30
8	0,65	3,25	74,90	0,40
9	0,62	3,10	78,00	0,15
10	0,58	2,90	80,90	0,20
11	0,56	2,80	83,70	0,10
12	0,49	2,45	86,15	0,35
13	0,47	2,35	88,50	0,10
14	0,43	2,15	90,65	0,20
15	0,39	1,95	92,60	0,20
16	0,35	1,75	94,35	0,20
17	0,34	1,70	96,05	0,05
18	0,31	1,55	97,60	0,15
19	0,27	1,35	98,95	0,20
20	0,21	1,05	100,00	0,30

[a] 100 * autovalor/20
[b] Soma das explicações da linha atual e das linhas anteriores
[c] Diferença entre as explicações de dois fatores consecutivos

explicação conjunta dos dois primeiros fatores é da ordem de 47,8% da variabilidade total e, assim sucessivamente até 100% de explicação, que é atingida ao se considerar os 20 fatores. Os quatro primeiros fatores explicam, conjuntamente, 59,4% da variabilidade total dos dados.

Os métodos baseados na minimização da soma de quadrados, entre outros existentes, não requerem a suposição de normalidade e são indicados para a análise de variáveis categorizadas. Os mais conhecidos são: mínimos quadrados não ponderados (ULS, do inglês *unweighted least squares*), mínimos quadrados ponderados (WLS, do inglês *weighted least squares*), mínimos quadrados ponderados diagonalmente (DWLS, do inglês *diagonal weighted least squares*) e mínimos quadrados generalizados (GLS, do inglês *generalized least squares*).

■ INTERPRETAÇÃO DOS FATORES E ROTAÇÕES

Definido o número de fatores, há três informações básicas que podem ser extraídas de uma AF: a porcentagem de explicação da variabilidade total, as comunalidades e as cargas fatoriais.

As comunalidades são índices atribuídos às variáveis originais que expressam, em termos percentuais, o quanto da variabilidade de cada variável é explicada pelo modelo de AF ajustado. A Tabela 2.2.2 mostra as comunalidades da solução com 4 fatores para os dados de nosso exemplo. O item mais bem explicado pelos fatores é o 10 (com 79%) e o pior é o 3 (com 40%). Quanto mais próximo de 1 estiverem as comunalidades, melhor será o ajuste da AF. Os dados indicam um ajuste regular, uma vez que apenas 59,4% da variabilidade total estão sendo explicados por essa solução.

Um dos problemas com a aplicação da AF é a interpretação dos fatores, já que para um mesmo conjunto de variáveis a solução não é única, ou seja, um conjunto infinito de fatores explica igualmente bem o comportamento dos dados. Em geral, a primeira solução fornecida pelos programas estatísticos não gera fatores que tenham uma interpretação adequada. Nesses casos, outras soluções do ponto de vista da explicação da variabilidade dos dados devem ser obtidas. Isso pode ser feito por meio de procedimentos de "rotação" dos fatores, a fim de obtê-los com maior potencial de interpretação (p. ex., Varimax).

A interpretação dos fatores de uma AF é feita por meio das cargas fatoriais, que são parâmetros de um modelo fatorial que expressam as covariâncias entre cada fator e as variáveis originais. No caso de

TABELA 2.2.2 ■ COMUNALIDADES REFERENTES A UMA SOLUÇÃO COM 4 FATORES

Item	Comunalidade
1	0,66
2	0,53
3	0,40
4	0,52
5	0,62
6	0,66
7	0,62
8	0,53
9	0,61
10	0,79
11	0,61
12	0,49
13	0,58
14	0,58
15	0,67
16	0,72
17	0,65
18	0,63
19	0,52
20	0,51

se utilizar variáveis padronizadas (matriz de correlações), esses valores correspondem às correlações entre os fatores e as variáveis originais (Tab. 2.2.3). Para facilitar a interpretação dos fatores, todas as cargas com valores absolutos superiores ou iguais a 40% (valor arbitrário) foram destacadas. Note que, na solução não rotacionada, o primeiro fator está associado a praticamente todos os itens e o quarto fator somente ao item 2 – isso dificulta a identificação de estruturas de dependência. Quando observadas as cargas obtidas após uma rotação Varimax, conclui-se que os itens:

- 1, 3, 4, 7, 10, 13, 15, 16 e 19 predominam no fator 1;
- 3, 9, 11, 15, 17, 18 e 20 no fator 2;

TABELA 2.2.3 ■ CARGAS FATORIAIS PARA UMA SOLUÇÃO COM 4 FATORES, SEM E COM ROTAÇÃO

Item	Fatores							
	Solução não rotacionada				Solução após rotação Varimax			
	1	2	3	4	1	2	3	4
1	**0,64**	-0,49	0,09	-0,09	**0,77**	0,02	0,25	0,10
2	**0,50**	-0,04	-0,24	**0,47**	0,11	0,16	**0,68**	0,18
3	**0,58**	0,01	-0,15	-0,21	**0,41**	**0,45**	0,16	0,00
4	**0,58**	-0,04	0,37	-0,18	**0,54**	0,24	-0,08	**0,40**
5	**0,55**	0,19	**0,50**	0,19	0,25	0,20	0,07	**0,72**
6	**0,51**	-0,17	**-0,47**	0,39	0,18	0,18	**0,77**	-0,08
7	**0,70**	-0,22	-0,22	0,19	**0,47**	0,25	**0,58**	0,08
8	**0,65**	0,05	0,17	0,27	0,31	0,25	0,37	**0,49**
9	**0,57**	**0,48**	-0,21	-0,10	0,05	**0,74**	0,17	0,15
10	**0,71**	**-0,45**	0,17	-0,23	**0,86**	0,11	0,12	0,14
11	**0,63**	**0,41**	-0,17	-0,11	0,16	**0,72**	0,18	0,17
12	**0,62**	0,16	0,19	0,19	0,25	0,32	0,27	**0,50**
13	**0,73**	-0,14	0,06	0,15	**0,50**	0,24	**0,41**	0,32
14	0,28	0,34	**0,56**	0,28	-0,04	0,09	-0,03	**0,76**
15	**0,76**	-0,15	0,02	-0,27	**0,69**	**0,41**	0,14	0,11
16	**0,75**	-0,37	0,07	-0,14	**0,78**	0,19	0,24	0,14
17	**0,59**	**0,47**	-0,19	-0,20	0,12	**0,78**	0,10	0,13
18	**0,70**	0,27	-0,10	-0,23	0,34	**0,69**	0,12	0,16
19	**0,67**	-0,22	-0,15	0,05	**0,52**	0,26	**0,43**	0,06
20	**0,61**	0,35	-0,11	-0,04	0,16	**0,62**	0,20	0,22

- 2, 6, 7, 13 e 19 no fator 3;
- 4, 5, 8, 12 e 14 predominam no fator 4.

Cabe ao analista avaliar o que há de comum em cada um dos quatro conjuntos de itens descritos. As características em comum estão ligadas às interpretações dos respectivos fatores, podendo ser construtos ligados ao construto medido pelo IDATE-T.

A rotação Varimax pertence à classe de métodos denominados *rotações ortogonais*, cuja característica básica é gerar fatores não correlacionados entre si. No entanto, essa hipótese nem sempre leva a resultados razoáveis. Quando os construtos presentes em uma escala são correlacionados, os fatores gerados pela rotação ortogonal podem ser de difícil interpretação. Para lidar com esse problema existem os métodos denominados de *rotações oblíquas*.

Uma rotação oblíqua gera fatores que podem ser correlacionados entre si. Esse tipo de método acarreta uma dificuldade maior para a interpretação dos fatores rotacionados. Ao contrário de uma rotação ortogonal, na qual é produzida uma única matriz de cargas fatoriais, os resultados de uma rotação oblíqua são duas matrizes: uma de cargas padrão e uma de cargas de estrutura.

Os componentes da matriz de cargas padrão medem o impacto dos fatores sobre os itens e podem ser considerados os coeficientes de modelos de regressão em que os fatores são as variáveis explicativas e os itens são as variáveis respostas. Os componentes da matriz de cargas de estrutura, por sua vez, correspondem ao coeficiente de correlação linear entre os itens e os fatores oblíquos. Ao elevarmos um desses componentes ao quadrado, teremos a proporção da variância do item, que é explicada pelo fator.

Aplicamos uma rotação oblíqua do tipo Oblimin aos dados apresentados. As cargas padrão (Tab. 2.2.4) levam à conclusão de que os itens:

- 1, 4, 10, 13, 15, 16 e 19 predominam no fator 1;
- 3, 9, 11, 17, 18 e 20 no fator 2;
- 5, 8, 12 e 14 no fator 3;
- 2, 6 e 7 predominam no fator 4.

Essas informações podem ser utilizadas de modo análogo às cargas fatoriais rotacionadas obtidas por meio da rotação Varimax para auxiliar na interpretação dos parâmetros.

Em comparação, os fatores obtidos após a rotação Oblimin são semelhantes aos obtidos anteriormente com a rotação Varimax, o que pode ser explicado pela inexistência de altas correlações entre os fatores rotacionados (Tab. 2.2.6). Cabe

TABELA 2.2.4 ■ **MATRIZ DE CARGAS PADRÃO OBTIDA APÓS UMA ROTAÇÃO OBLIMIN, PARA UMA SOLUÇÃO COM 4 FATORES**

Itens	Fatores			
	1	2	3	4
1	**0,80**	-0,14	0,01	0,13
2	-0,07	0,02	0,17	**0,70**
3	0,35	**0,43**	-0,12	0,03
4	**0,54**	0,14	0,32	-0,22
5	0,16	0,05	**0,71**	-0,01
6	0,02	0,06	-0,12	**0,79**
7	0,35	0,10	0,00	**0,52**
8	0,17	0,09	**0,45**	0,30
9	-0,13	**0,79**	0,02	0,07
10	**0,91**	-0,03	0,02	-0,04
11	-0,02	**0,74**	0,05	0,06
12	0,11	0,20	**0,46**	0,19
13	**0,40**	0,08	0,25	0,32
14	-0,14	-0,01	**0,80**	-0,05
15	**0,66**	0,33	-0,03	-0,03
16	**0,78**	0,04	0,02	0,10
17	-0,05	**0,84**	-0,01	-0,03
18	0,22	**0,69**	0,01	-0,03
19	**0,43**	0,14	-0,03	0,35
20	-0,01	**0,62**	0,12	0,10

TABELA 2.2.5 ■ **MATRIZ DE CARGAS DE ESTRUTURA OBTIDA APÓS UMA ROTAÇÃO OBLIMIN, PARA UMA SOLUÇÃO COM 4 FATORES**

Itens	Fatores			
	1	2	3	4
1	0,80	0,24	0,21	0,41
2	0,27	0,32	0,26	0,71
3	0,50	0,54	0,15	0,32
4	0,60	0,40	0,50	0,09
5	0,39	0,38	0,77	0,18
6	0,33	0,32	0,03	0,81
7	0,61	0,44	0,22	0,70
8	0,47	0,44	0,58	0,47
9	0,22	0,77	0,29	0,31
10	0,88	0,33	0,27	0,32
11	0,33	0,78	0,33	0,34
12	0,41	0,49	0,59	0,38
13	0,64	0,45	0,44	0,55
14	0,07	0,21	0,74	0,00
15	0,77	0,57	0,28	0,35
16	0,84	0,41	0,28	0,44
17	0,28	0,80	0,28	0,26
18	0,49	0,77	0,33	0,31
19	0,62	0,43	0,20	0,57
20	0,32	0,70	0,36	0,35

ressaltar que as rotações ortogonais são casos particulares das oblíquas quando inexiste correlação entre os fatores.

A matriz de cargas de estrutura (Tab. 2.2.5) indica as correlações entre cada variável e os fatores. Note que nessa aplicação as correlações mais altas correspondem, em geral, às situações nas quais as cargas padrão também são altas. Isso não acontecerá necessariamente em outras situações. Novamente, uma hipótese para explicar essa ocorrência é a inexistência de altas correlações entre os fatores rotacionados (Tab. 2.2.6).

▌ ESCOLHA DO NÚMERO DE FATORES

A escolha do número de fatores é uma das tarefas mais importantes de uma AF. Se o pesquisador optar por um número muito reduzido, ele pode não identificar estruturas importantes existentes nos dados.[8] Por sua vez, se o número é excessivo, ele pode ter problemas de interpretação dos fatores. Existem vários critérios que auxiliam na determinação do número de fatores que, invariavelmente, conduzem a resultados diferentes. Como regra geral, o pesquisador deve procurar um compromisso entre o número de fatores (que, a princípio, deve ser o menor possível) e a capacidade de interpretá-los. É comum, em situações práticas, simplesmente comparar soluções com diferentes números de fatores e fazer a escolha com base no bom senso do pesquisador. Nesses casos, os critérios apresentados na sequência podem ser utilizados como ponto de partida para a obtenção de uma solução final.

Os métodos de escolha a seguir têm apenas caráter indicativo, não existindo hierarquia entre eles.

Critério de Kaiser. Esse critério, também conhecido como critério da raiz latente, determina que o número de fatores deve ser igual ao número de autovalores maiores ou iguais à média das variâncias das variáveis analisadas. Quando a AF é feita sobre a matriz de correlações (variáveis padronizadas), esse critério corresponde a excluir os fatores com autovalores inferiores a 1. Nesses casos, o valor 1 corresponde à variância de cada variável padronizada e, consequentemente, esse critério descarta os fatores que tenham grau de explicação inferior ao de uma variável isolada. O critério de Kaiser aplicado ao exemplo nos levaria a optar por uma solução com 4 fatores (Tab. 2.2.1).

Critério da porcentagem da variância explicada. O número é determinado de modo que o conjunto de fatores comuns explique uma porcentagem predefinida da variabilidade total. No exemplo, se estipularmos um nível de explicação de pelo menos 70% da variabilidade total dos dados, deveríamos optar por uma solução com 7 fatores (Tab. 2.2.1).

Critério *Scree Test*. É comum que a diferença de explicação entre os primeiros fatores de uma AF seja grande e que tenda a diminuir com o aumento no número de fatores. Por este critério, o número ótimo de fatores é obtido quando a variação da explicação entre fatores consecutivos passa a ser pequena. Na última coluna da Tabela 2.2.1, apresentamos a diferença de explicação entre dois fatores consecutivos; note que a partir do quinto fator essa diferença diminui sensivelmente. Desse modo, esse método sugere a adoção de pelo menos 4 fatores.

Métodos inferenciais. Outros métodos foram desenvolvidos para os casos em que as variáveis originais seguem uma distribuição normal. Eles consistem no desenvolvimento de testes que se alicerçam na suposição de normalidade e, em princípio, não são adequados à análise da maioria das escalas psicológicas. Apesar disso, eles podem ser utilizados com um fim puramente indicativo, sendo que a significância obtida nessas situações não corresponde à realidade. Entre esses testes destacamos o de Bartlett, que verifica a adequação do modelo de AF estimado (pelo método da máxima verossimilhança) para representar à estrutura de dependência dos dados.

▌ TAMANHO AMOSTRAL

Uma AF envolve a estimação de um grande número de parâmetros e, para que isso seja feito com um mínimo de qualidade, é necessário um tamanho amostral relativamente grande em comparação

TABELA 2.2.6 ▌ MATRIZ DE CORRELAÇÕES ENTRE OS FATORES OBTIDOS APÓS UMA ROTAÇÃO OBLIMIN

Fatores obtidos	1	2	3	4
1	1,00	0,41	0,41	0,30
2	0,41	1,00	0,38	0,37
3	0,41	0,38	1,00	0,14
4	0,30	0,37	0,14	1,00

ao número de variáveis envolvidas. Há uma série de sugestões para a escolha do tamanho amostral. Em geral, essas opções baseiam-se na experiência pessoal dos autores que, em alguns casos, sugerem um tamanho da ordem de 20 vezes o número de variáveis envolvidas. Outros sugerem que o número de observações deva ser de, no mínimo, cinco vezes o número de variáveis, e que preferencialmente a análise seja feita com pelo menos 100 observações. Entretanto, há concordância de que ela não deve ser utilizada em amostras inferiores a 50 observações.[8] Quando as variáveis observadas são categorizadas, há necessidade de amostras maiores.

ANÁLISE FATORIAL "BEM-SUCEDIDA"

O sucesso de uma AF está diretamente ligado aos objetivos iniciais do pesquisador. Se a intenção é simplesmente reduzir o número de variáveis, ela será bem-sucedida se for possível determinar um pequeno conjunto de fatores que consiga explicar uma parte considerável da variabilidade do conjunto original de variáveis. De qualquer modo, há propriedades que são desejáveis à solução de uma AF:

A encontrar um número relativamente pequeno de fatores com alto grau de explicação da variabilidade original dos dados;
B encontrar fatores interpretáveis.

Entre as razões que explicariam o insucesso de uma AF, destacam-se:

A tamanho insuficiente da amostra – uma amostra pequena pode não refletir de maneira precisa a estrutura de interdependência dos dados;
B variáveis com fraca interdependência – por exemplo, em uma escala composta por itens, em que cada um mede um aspecto diferente do construto de interesse, é possível que uma AF não consiga identificar fatores com um grau razoável de interpretação. Para o sucesso de uma AF, é necessário que exista um número razoável de correlações superiores (em módulo) a 0,30,[8] caso contrário a estrutura de interdependência será muito tênue para produzir resultados satisfatórios;
C estrutura de dependência pode não ser homogênea em toda a amostra – itens de uma escala que se associam de modo distinto (têm estruturas de dependência diferentes) para homens e mulheres. Nesse caso, uma AF aplicada apenas a um dos sexos pode ser bem-sucedida, mas aplicada à amostra total não. Parece razoável que, no caso de insucesso e quando existirem razões teóricas para isso, uma AF seja feita para cada subgrupo de interesse de uma amostra.

Na literatura, há várias medidas que verificam a viabilidade e a avaliação da qualidade do ajuste do modelo fatorial.[7-9] A AF deve ser viável se existir uma estrutura de dependência entre as variáveis. O coeficiente de correlação parcial pode ser interpretado como a correlação entre duas variáveis, eliminado o efeito das demais. Se a estrutura de dependência é forte, espera-se que a correlação parcial seja baixa. O Kaiser-Meyer-Olkin (KMO) é uma medida da viabilidade da AF baseada nas correlações parciais entre as variáveis (Tab. 2.2.7).

A mesma ideia do KMO pode ser aplicada a cada uma das variáveis isoladamente, e o resultado indicaria se essa variável poderia ser explicada pelas demais. Esse indicador é chamado *Measure of Sampling Adequacy* (MSA).

Na Tabela 2.2.8, o KMO é igual a 0,923, indicando adequação excelente, e o menor MSA é 0,844, do item 14, mostrando que um modelo da AF pode explicar bem todas as variáveis.

ESCORES FATORIAIS

Muitas vezes o objetivo final de uma análise de dados é a descrição e o entendimento da estrutura de correlação das variáveis. Nesse caso, a aplicação da AF pode levar às respostas desejadas. No entanto, às vezes os objetivos são outros, e técnicas estatísticas diferentes devem ser aplicadas, dessa vez, às variáveis reduzidas, ou seja, aos fatores comuns.

É suposto que cada indivíduo na amostra tenha um valor para cada um dos fatores comuns, que são não observáveis. Esses valores são chamados

TABELA 2.2.7	INTERPRETAÇÃO DO KMO
KMO	Interpretação
0,90 – 1,00	Excelente
0,80 – 0,90	Ótimo
0,70 – 0,80	Bom
0,60 – 0,70	Regular
0,50 – 0,60	Ruim
0,00 – 0,50	Inadequado

TABELA 2.2.8 ▪ VALORES DE MSA E KMO DA AF APLICADA AOS ITENS DO IDATE-T

Item	MSA
1	0,919
2	0,921
3	0,916
4	0,935
5	0,905
6	0,879
7	0,946
8	0,947
9	0,900
10	0,889
11	0,941
12	0,905
13	0,921
14	0,844
15	0,931
16	0,926
17	0,893
18	0,944
19	0,965
20	0,940
KMO	0,923

escores fatoriais que, no exemplo desenvolvido por Spearman, são os valores do fator "g" (índice geral de inteligência) dos indivíduos.

A ideia é estimar os escores fatoriais e depois seguir com a análise, provavelmente com a aplicação de alguma outra técnica estatística, lembrando-se de verificar se as suposições impostas por essa outra técnica são válidas. Sugerimos aos interessados na aplicação dessa técnica os seguintes livros: Reis,[6] Johnson e Wichern,[7] Hair e colaboradores[8] e Reyment e Jöreskog,[10] sendo o último indicado àqueles que já têm conhecimentos sobre AF e desejam aprofundá-los. Outras referências sobre o assunto são: James e colaboradores,[11] Hastie e colaboradores[12] e Morettin e Singer.[13]

▪ SOFTWARES

A maioria dos *softwares* estatísticos dispõe de ferramentas para o ajuste do modelo de AF. Os mais populares são: SPSS, Stata, SAS, Minitab, Statistica, M-Plus, R e Jamovi, sendo os dois últimos disponíveis para uso livre e de fácil acesso pela internet.

▪ CONSIDERAÇÕES FINAIS

A AF apresentada até aqui é denominada exploratória (AFE). A AFE não exige a formulação de hipóteses *a priori* a respeito da estrutura de dependência dos dados. Essa estrutura, se existir, será um dos resultados da AFE.

Em algumas situações, o pesquisador quer verificar se os itens de uma escala se comportam segundo uma estrutura predefinida. Às vezes, estudos anteriores podem indicar, por exemplo, a existência de dois fatores em uma escala e quais itens estão associados a cada um deles. Essa é a situação ideal para a aplicação de uma análise fatorial confirmatória (AFC).

O que diferencia uma AFE de uma AFC é que, na segunda, o usuário indica qual estrutura imagina existir nos dados e, por meio da aplicação da técnica, obtém indícios objetivos para concluir se aquela estrutura é ou não aceitável para explicar o comportamento dos itens. Na AFC, o pesquisador especifica o modelo por meio de equações ou pelo diagrama de caminhos, procurando traduzir a estrutura de dependência que imagina existir. A AFC é um caso particular de modelos de equações estruturais (MEE).

Os MEE têm característica confirmatória e, como é especificado *a priori*, é preciso ter vasto conhecimento do problema em estudo. Esses modelos podem incluir variáveis observáveis (indicadores) e variáveis não observáveis (latentes) e suas possíveis relações lineares. Relações não lineares podem ser avaliadas por modelos da teoria de resposta ao item (TRI). Esses modelos são tratados em outros capítulos deste livro.

▪ REFERÊNCIAS

1. Spearman C. General intelligence objectively determined and measured. Am J Psychol. 1904;15(2):201-92.
2. Lawley DN. The estimation of factor loadings by the method of maximum likelihood. Proc Royal Soc Edinburgh. 1940;60(1):64-82.
3. Spielberger CD, Gorsuch RLE, Lushene RD. STAI: manual for the state-trait anxiety inventory. Palo Alto: Consulting Psychologists; 1970.
4. Biaggio AMB, Natalício L. Manual para o inventário de ansiedade traço-estado (IDATE). Rio de Janeiro: Centro de Psicologia Aplicada; 1979.
5. Gorenstein C, Andrade L, Vieira Filho AH, Tung TC, Artes R. Psychometric properties of the Portuguese version of the Beck

depression Inventory on Brazilian college students. J Clin Psychol. 1999;55(5):553-62.
6. Reis E. Estatística multivariada aplicada. 2. ed. Lisboa: Sílabo; 2001.
7. Johnson RA, Wichern DW. Applied multivariate statistical analysis. 6th ed. Englewood Cliffs: Prentice Hall; 2007.
8. Hair JF Jr, Black WC, Babin BJ, Anderson RE. Multivariate data analysis. 7th ed. Upper Sadle River: Prentice Hall; 2010.
9. Bartholomew DJ, Steele F, Moustaki I, Galbraith JI. The analysis and interpretation of multivariate data for social scientists. Boca Raton: Chapman & Hall; 2002.
10. Reyment R, Jöreskog KG. Applied factor analysis in the natural sciences. Cambridge: Cambridge University; 1996.
11. James G, Witten D, Hastie T, Tibshirani R. An Introduction to statistical learning: with applications in R. New York: Springer; 2014.
12. Hastie T, Tibshirani R, Friedman J. The Elements of statistical learning: data mining, inference, and prediction. 2nd ed. New York: Springer; 2009.
13. Morettin, PA, Singer JM. Estatística e ciência de dados. Rio de Janeiro: LTC; 2022.

2.3 ANÁLISE FATORIAL CONFIRMATÓRIA E MODELAGEM DE EQUAÇÕES ESTRUTURAIS
Gizelton Pereira Alencar

A **modelagem de equações estruturais** (MEE) envolve uma série de técnicas elaboradas a partir de várias disciplinas diferentes, como teorias de mensuração e análise fatorial (estatística e psicologia), análise de caminhos (epidemiologia), além da modelagem de regressão (muito difundida em várias áreas) e equações simultâneas (econometria). A MEE é vista como um modelo geral que responde a muitas questões de pesquisa. Há, porém, a necessidade de definir os **conceitos** (construtos) sobre o problema que pretendemos tratar por meio desses modelos. Quando falamos em conceitos, quaisquer que sejam eles, a presença de certa complexidade é inerente, e isso é especialmente claro para a área da psicologia em que a dificuldade em se **definir** e, depois, em **mensurar**, está sempre presente, assim como os erros de mensuração envolvidos.[1]

A **análise fatorial confirmatória** (AFC) faz parte da MEE e é uma das técnicas disponíveis para se avaliar a mensuração de construtos definidos pelo pesquisador. Além de questões de mensuração, há necessidade de se investigar as **relações entre variáveis**, em geral, variáveis de desfecho (dependentes, respostas, *outcomes*) e variáveis explicativas (independentes, preditoras), o que nos remete aos modelos de regressão.[1]

Questões presentes em diversos tipos de estudos são as que trabalham o conceito de confusão, de interação (modificação de efeito) e de mediação, por exemplo, na situação em que a variável *X* influencia a variável *Y* por meio de *Z* que se interpõe entre elas. Surge, portanto, a ideia de efeitos direto e indireto de uma variável sobre a outra.[2]

▮ CONCEITOS
Um elemento fundamental em MEE é o de variável latente. Toda observação de um conceito complexo envolve algo não diretamente mensurado. Por exemplo, conceitos como inteligência, comportamento e capital social são apresentados como construtos hipotéticos e necessitam de definições, que podem ser as mais diversas. A variável latente é a representação desse conceito. Depois dessa conceituação é que fazemos a escolha e a mensuração de variáveis para se aproximar do construto. Aqui, vamos usar o termo **construto** para o conceito em si e o termo **variável latente** para sua operacionalização (ver Cap. 2.1). O construto inteligência, por exemplo, não é medido diretamente, sendo necessário medir/observar variáveis que reúnam vários aspectos do construto e que deem conta de sua complexidade. Tais variáveis indicam cada um dos aspectos envolvidos na sua definição.

No modelo de equações estruturais, o pesquisador estabelece o conjunto de relações entre as variáveis latentes e as variáveis observadas. A MEE se divide em duas partes: o modelo de mensuração e o modelo estrutural. O **modelo de mensuração** tem como objetivo gerar as variáveis latentes, enquanto o **modelo estrutural** define as relações de associação ou causalidade entre as variáveis.[2,3]

DIAGRAMAS DE CAMINHOS PARA MODELAGEM DE EQUAÇÕES ESTRUTURAIS
O diagrama de caminhos é uma representação gráfica muito utilizada em MEE que permite visualizar as relações entre as variáveis. Para o **modelo de mensuração** $Y = V + e$, representado na Figura 2.3.1, Y é a variável observada (dentro do retângulo), V (dentro da elipse) indica a variável latente não mensurada diretamente e a variável e (dentro do círculo) indica o termo de erro, também denominado distúrbio. A seta indica a direção da

FIGURA 2.3.1 ▮ MODELO DE MENSURAÇÃO.

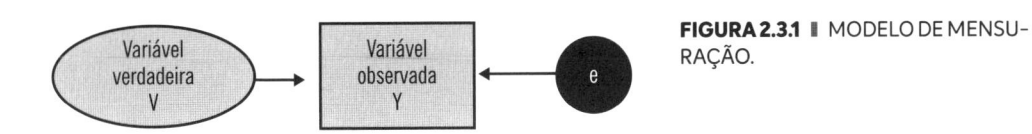

relação entre cada elemento da equação, ou seja, Y sofre a influência de V e de e.

Para o **modelo estrutural**, Y é a variável de desfecho e X a variável explicativa:

$$Y = \beta_1 \cdot X + e,$$

Ambas são variáveis observadas dentro dos retângulos (Fig. 2.3.2). A seta que leva X a Y indica que Y é influenciada (causada) por X e o coeficiente (β_1). A seta que leva e a Y indica o termo de erro e o valor 1 indica o valor da variância fixada (a notação indica o valor ao lado de e_1).

Em resumo, um diagrama de caminhos básico contém os elementos apresentados na Figura 2.3.3. Para modelos mais complexos, outros elementos são apresentados na literatura.

Considere o seguinte exemplo: para estabelecer a relação entre habilidade cognitiva (aos 7 anos de idade), educação (aos 23) e saúde no adulto (aos 42), Chandola e colaboradores[4] propõem que a saúde no adulto é influenciada pela habilidade cognitiva e pela educação e que, também, a educação é influenciada pela habilidade cognitiva. Assim, essa composição gera um modelo de regressão com duas variáveis explicativas, educação e habilidade cognitiva. Na Figura 2.3.4, as setas saem da variável que influencia (explicativa, preditora, independente) e chegam nas variáveis que sofrem influência (resposta, dependente, *outcome*). No referido artigo, os autores[4] indagam sobre a relação entre educação e saúde na infância com uma interrogação. Uma forma de pensarmos no modelo é quebrá-lo em partes: a saúde na adolescência é influenciada pela habilidade cognitiva e pela educação (modelo

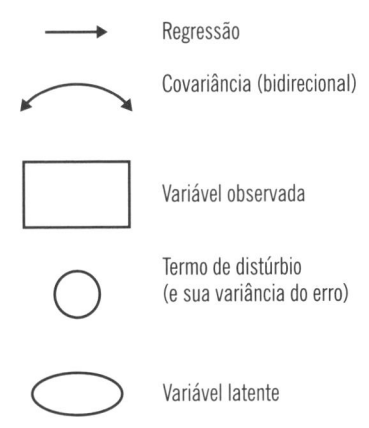

FIGURA 2.3.3 ▮ ELEMENTOS DO DIAGRAMA DE CAMINHOS.

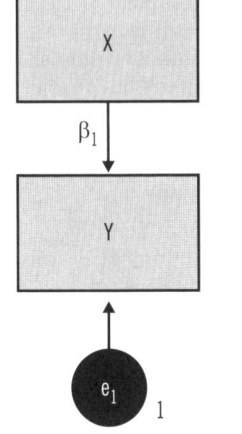

FIGURA 2.3.2 ▮ DIAGRAMA DE CAMINHOS PARA O MODELO DE REGRESSÃO LINEAR SIMPLES.

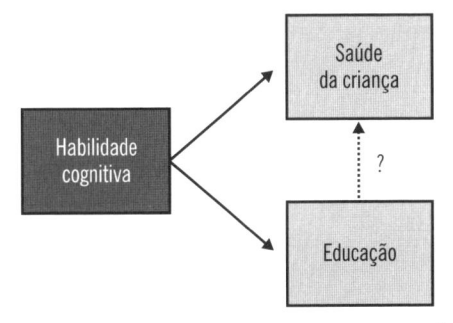

FIGURA 2.3.4 ▮ AS SETAS INDICAM A RELAÇÃO ENTRE AS TRÊS VARIÁVEIS OBSERVADAS.
Fonte: Baseada em Candola e colaboradores.[4]

de regressão 1), e a educação é influenciada pela habilidade cognitiva (modelo 2).

MODELOS TEÓRICOS

Os modelos teóricos (ou teórico-conceituais, *conceptual framework*) sobre determinado assunto provêm do conhecimento gerado na área. Tomemos o exemplo anterior. Chandola e colaboradores[4] procuram estabelecer os caminhos entre educação e saúde e discutem cada parte do modelo a fim de entender como o nível de educação se relaciona com a saúde no adulto e como a habilidade cognitiva pode ser entendida nessa relação, da mesma forma que comportamentos saudáveis se interpõem entre a educação e a saúde no adulto. Note que **comportamentos saudáveis** é uma variável latente (fator) com quatro indicadores (não estão apresentados) (Fig. 2.3.5). Retângulos indicam variáveis diretamente observadas e elipses indicam variáveis latentes. Habilidade cognitiva e educação são variáveis observadas e cada qual tem sua definição apontada no artigo. Note que, de forma geral, olhamos para a figura e entendemos o que o pesquisador propõe, antes mesmo de definirmos claramente como cada variável é mensurada.

Muitos pesquisadores buscam observar relações de associação (correlações) e causais sem uma justificativa ou fundamentação teórica. Isso, em geral, enfraquece as relações causais expressas nas hipóteses.[5] Assim, é interessante o pesquisador construir um modelo inicial com base na teoria.

ANÁLISE FATORIAL CONFIRMATÓRIA

A AFC é utilizada na MEE para confirmar um modelo teórico de mensuração, diferentemente da análise fatorial exploratória (AFE), conforme visto no Capítulo 2.2.

Considere o exemplo disponível no pacote "lavaan" do R.[6] Os dados consistem nos resultados dos escores dos testes de habilidade mental para crianças de 7º e 8º anos.[7] Aqui, 9 variáveis compõem 3 variáveis latentes (fatores). Cada fator foi definido com 3 indicadores: **fator visual**: x_1 (percepção visual), x_2 (identificação de losangos) e x_3 (identificação de cubos); **fator textual**: x_4 (compreensão de um parágrafo), x_5 (completar a sentença) e x_6 (significado de palavras); e **fator velocidade**: x_7 (velocidade em fazer somas), x_8 (velocidade em contar pontos) e x_9 (velocidade em distinguir letras de forma e cursivas). As variâncias também são apresentadas (Fig. 2.3.6).

Cada valor de carga fatorial está apresentado entre o fator e o indicador. Para o fator visual, λ_1 = 1 (para x_1, fixado), λ_2 = 0,55 (para x_2) e λ_3 = 0,73 (para x_3). São apresentadas também as correlações entre os fatores visual e textual (covariância = 0,41), entre os fatores textual e velocidade (covariância = 0,17) e entre os fatores visual e velocidade (covariância = 0,26). Além disso, as variâncias dos distúrbios ou erros estimados são apresentadas junto ao diagrama de caminhos. Eventualmente, alguns autores optam por não mostrar essa informação. Por exemplo, para a variável x_1, esse valor é 0,55.

Um exemplo de apresentação dos resultados está na Tabela 2.3.1. Além da identificação do fator e seus indicadores e das cargas, é comum a apresentação do erro padrão das cargas, a estatística de teste Z e o valor p correspondente. A saída de *software* com mais resultados incluiria medidas para as covariâncias (ou correlações) entre os fatores e as estimativas de variância para os distúrbios.

■ MODELAGEM DE EQUAÇÕES ESTRUTURAIS

A MEE envolve dois modelos: o de mensuração (dos construtos, a partir de variáveis observadas) e o estrutural (das relações entre os construtos e/ou entre outras variáveis observadas).

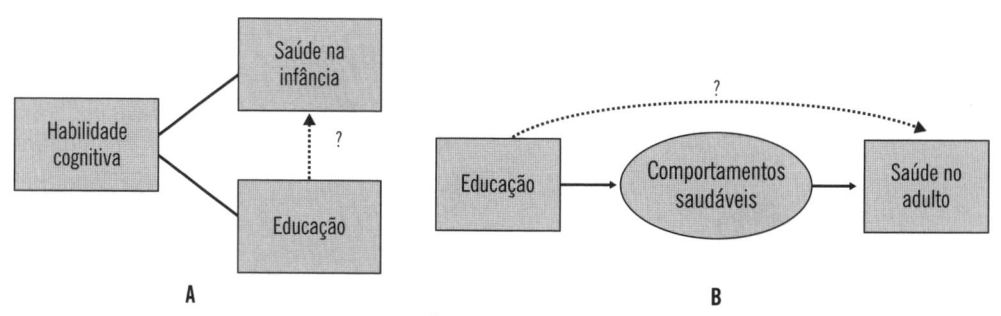

FIGURA 2.3.5 ■ EXEMPLOS (A) E (B) EXTRAÍDOS DE CHANDOLA E COLABORADORES.[4]

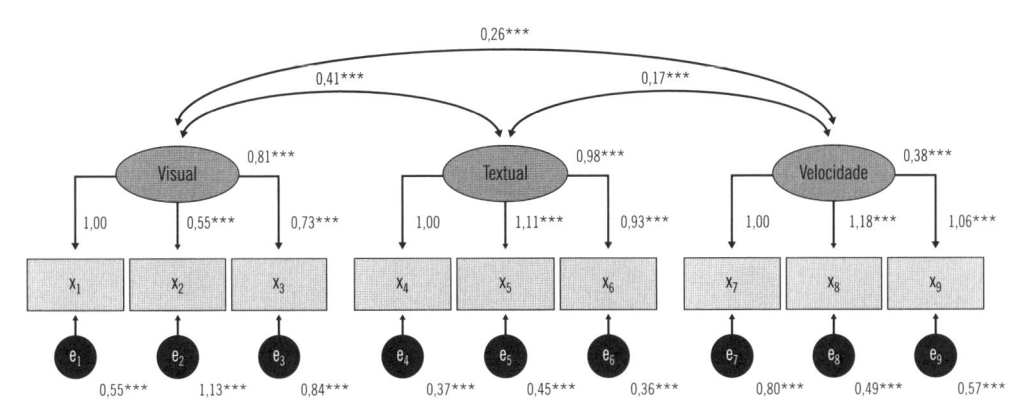

FIGURA 2.3.6 ❙ MODELO DE AFC PARA OS FATORES VISUAL, TEXTUAL E VELOCIDADE.
*** = p < 0,001.

TABELA 2.3.1 ❙ **RESULTADO DA AFC PARA O TESTE DE HABILIDADES**

Fator	Indicador	Cargas	Erro padrão	Teste Z	p (>|z|)
Visual	x_1 (percepção visual)	1			
Visual	x_2 (identificação de losangos)	0,554	0,100	5,554	< 0,001
Visual	x_3 (identificação de cubos)	0,729	0,109	6,685	< 0,001
Textual	x_4 (compreensão de um parágrafo)	1			
Textual	x_5 (completar a sentença)	1,113	0,065	17,014	< 0,001
Textual	x_6 (significado de palavras)	0,923	0,055	16,703	< 0,001
Velocidade	x_7 (velocidade em fazer soma)	1			
Velocidade	x_8 (velocidade em contar pontos)	1,180	0,165	7,152	< 0,001
Velocidade	x_9 (velocidade em distinguir letras de forma e cursivas)	1,082	0,151	7,155	< 0,001

Fonte: Baseada em Byrne.[7]

A partir do modelo de mensuração, é possível estabelecer as relações entre as variáveis latentes e entre outras variáveis que fazem parte do modelo teórico. Espera-se que o modelo de mensuração esteja satisfatório antes de inserirmos o modelo estrutural. Assim, entram os modelos de regressão cujos coeficientes (betas) serão testados, juntamente a outros parâmetros do modelo de mensuração, além da verificação do ajuste geral do modelo.

Por exemplo, a partir do diagrama de caminhos definido pelo pesquisador, além do modelo de mensuração, há ainda uma equação de regressão em que η_1 é a variável explicativa para a variável de desfecho η_2, e o correspondente termo de erro e_7 (Fig. 2.3.7), de forma que temos $\eta_2 = \beta_0 + \beta_1 \cdot \eta_1 + e_7$.

Note que os construtos podem ser avaliados separadamente por meio da AFC para garantir boas mensurações e, depois, o modelo de equações estruturais é ajustado. Porém, há situações em que o modelo é testado conjuntamente sem tal etapa. Alguns elementos importantes para a MEE são descritos a seguir: especificação do modelo, identificação, estimação dos parâmetros, avaliação do ajuste do modelo e modificação do modelo.[1,2,7]

ESPECIFICAÇÃO DO MODELO

Refere-se às relações que são estabelecidas pelo pesquisador, baseada na teoria (hipóteses) que se pretende testar e nas relações existentes entre as

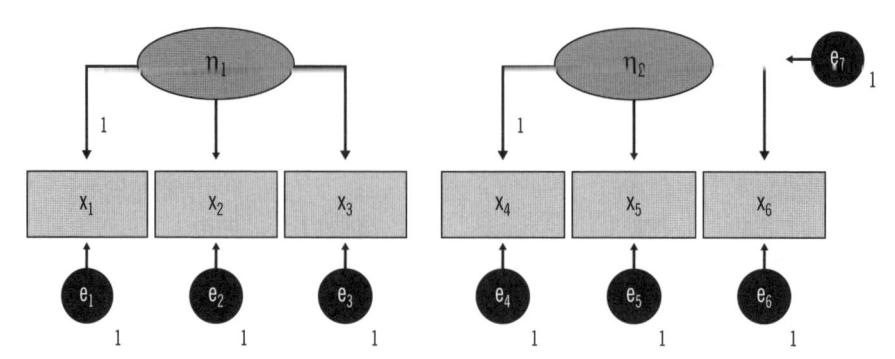

FIGURA 2.3.7 ▌ MODELO DE EQUAÇÕES ESTRUTURAIS.

variáveis. Basicamente, corresponde à construção de um diagrama de caminhos.

IDENTIFICAÇÃO DO MODELO

A identificabilidade é definida como o quanto os parâmetros podem ser estimados considerando o número de elementos do modelo. Por exemplo, se tivermos menos variáveis do que o número de parâmetros, o modelo é subidentificado e não é possível prosseguir com a análise, a não ser impondo restrições, como: definir o valor 1 para a variância do fator; definir 1 para uma das cargas fatoriais de cada fator; definir o valor de algum outro parâmetro, dado o conhecimento deste na população ou em outros estudos.

ESTIMAÇÃO DOS PARÂMETROS

Para se obter as estimativas para os parâmetros do modelo, ou seja, os valores estimados das cargas fatoriais, as variâncias/covariâncias dos erros e a variância de cada fator, é necessário definir qual o estimador a ser utilizado. O estimador de máxima verossimilhança pode ser utilizado quando a pressuposição da presença de normalidade multivariada entre as variáveis observadas está satisfeita e é aplicada em dados contínuos. A partir do estimador de máxima verossimilhança, existem variantes do estimador que produzem erros padrão robustos para as estimativas, como o de Satorra-Bentler, o de Satterthwaite, o *scale-shifted* e o de Huber-White.

Para variáveis ordinais, comuns em escalas, pode-se indicar o estimador de mínimos quadrados ajustados para a média e a variância ponderados robustos (WLSMV, do inglês *weighted least square mean and variance adjusted*), que não assume distribuição normal das variáveis;[8] mínimos quadrados não ponderados robustos (ULSMV, do inglês *unweighted least squares estimator*) em casos de amostras pequenas;[9] máxima verossimilhança pareada (PML, do inglês *pairwise maximum likelihood*); o estimador DWLS (do inglês *diagonally weighted least squares*), baseado na matriz de correlação policórica;[10] e o ULS (do inglês *unweighted least squares*) para variáveis ordinais, entre outros.

AVALIAÇÃO DO AJUSTE DO MODELO

Há diversos índices baseados na estatística qui-quadrado para avaliar o modelo e seu ajuste. Quanto menor o valor do qui-quadrado, melhor é o modelo. Alguns deles são citados a seguir.

- **Índice de Tucker-Lewis** (TLI) é uma medida que considera o quanto o modelo ganha no valor do qui-quadrado do modelo atual com relação ao modelo nulo (no qual as variâncias são zero), então são entendidas como percentuais de ganho frente ao modelo nulo. Valores acima de 95% são considerados bons ajustes. O índice de ajuste comparativo (CFI) funciona tal qual o TLI, mas sua medida de comparação é o desvio (*deviance*) dos modelos atual e nulo.
- **Raiz quadrada da média do erro de aproximação** (RMSEA) avalia se o modelo se ajusta bem aos dados. Considera a complexidade do modelo e não varia muito com o tamanho da amostra. Essa medida varia entre 0 e 1, de forma que valores próximos de zero sugerem um modelo com bom ajuste. Autores sugerem que um bom ajuste ocorre se o valor variar até próximo de 0,06,[6] embora haja outros pontos de corte sugeridos.
- **Raiz quadrada média dos resíduos padronizados** (SRMR) é utilizada na AFC. Pode assumir valores entre 0 (ajuste perfeito) e 1, então, quanto menor o valor de SRMR, melhor o ajuste. Valores próximos de 0,08 ou menores indicam um bom

ajuste.[6] Porém, Kline[2] considera essa medida inadequada para variáveis categóricas.

De forma geral, os pontos de corte são apontados para variáveis contínuas. Para variáveis categóricas, em que são utilizados o DWLS ou o ULS, esses pontos não são bem estabelecidos, independentemente de se utilizar a versão padrão ou a robusta (escalonada).

Como é difícil definir se o modelo está bem ajustado, há diversos índices de ajuste construídos. Em geral, observa-se mais de um índice e examina-se conjuntamente os índices antes da interpretação dos coeficientes do modelo. Há situações em que há necessidade de alteração do modelo, fazendo-se uma nova especificação deste. De forma geral, os valores dos ajustes funcionam como referências, mas não são sempre suficientes para se definir a qualidade do modelo. Assim, o pesquisador precisa dialogar com o modelo teórico e, eventualmente, desenvolver modelos alternativos.

MODIFICAÇÃO DO MODELO

Em geral, é possível avaliar o ajuste do modelo por meio dos índices citados e, posteriormente ao resultado, usar um conjunto de índices de modificação que indicam alterações possíveis nas relações entre variáveis para melhorar o ajuste àqueles dados, ou seja, usar uma abordagem *post hoc* a partir do modelo definido. Destaque-se que uma justificativa teórica deve ser observada e bem justificada para alterar o modelo hipotetizado.[11]

Para cada parâmetro do modelo, o índice de modificação indica o quanto se ganha em ajuste, em termos do valor do qui-quadrado, a partir de alterações sugeridas no modelo. Assim, o índice de modificação descreve como fica o ajuste do modelo (ou seja, o quanto o qui-quadrado é alterado para mais ou para menos) quando, basicamente: 1) remove-se algum parâmetro (ou seja, define-se o parâmetro como zero); e, 2) incluem-se relações não estabelecidas. Isso é feito para cada parâmetro do modelo, gerando-se uma lista na qual é possível observar qual mudança altera mais o valor do qui-quadrado.

Análise de sensibilidade

A validação é o processo de entender a confiabilidade e a estabilidade do modelo. Uma forma de fazer isso é por meio de uma análise de sensibilidade: como os modelos se comportam frente a outros bancos de dados e em diferentes populações e contextos, o que é uma necessidade em ciência, na medida em que se aumenta a confiabilidade do modelo e dos instrumentos utilizados. Além disso, a detecção de valores discrepantes (*outliers*), observações influentes e observação das distribuições dos indicadores, entre outros, são importantes para o entendimento e melhoria dos modelos.[12]

MODELOS REFLEXIVOS E FORMATIVOS

Nos modelos reflexivos, as variáveis latentes são consideradas geradoras das variáveis observadas (ou seja, há correlação entre elas), assim como na AFC. Nos modelos formativos, os fatores são compostos por variáveis que não têm necessariamente correlação entre si e pode-se dizer que geram o construto e são mais aplicados na geração de índices compostos, em que as variáveis observadas têm naturezas distintas e formam o construto.

Causalidade

Nos últimos anos, observamos que estudos com dados da área de saúde pública têm sido mais utilizados por vários setores da sociedade. A ideia de se estabelecer relações e causas é uma oportunidade de usar os dados, conhecê-los e melhorá-los a partir do diálogo com a sua fonte à medida que dificuldades e limitações surgem. A MEE, em princípio, identifica associações, não necessariamente causalidades. A **inferência causal** feita a partir de algum conhecimento prévio e de diversos modelos gerados a partir dos dados, aliada ao aprendizado de máquina (e seus vários algoritmos), tem sido amplamente desenvolvida.[13,14] Aqui falamos bastante dos modelos com base na teoria e conhecimento prévio. O uso de novas tecnologias pode abrir mais espaço para novas formas de criar modelos com a MEE.

COMO APRESENTAR OS RESULTADOS

Diversas áreas, por meio de publicações científicas, sugerem um guia para se fazer AFC e MEE. Para a área de psicologia, Hoyle e Isherwood[3] pontuam fases que devem ser apresentadas: especificação do modelo; preparação de dados; estimação do modelo; avaliação do modelo e modificação; e como reportar os achados. Essa lista inclui itens já comentados ao longo do capítulo. Para informar sobre a preparação de dados, deve-se relatar os passos do processamento de dados realizados, verificar a normalidade multivariada e como lidar com a falta dela, informar sobre procedimentos adotados para quando existem dados faltantes e, por fim, salientar qualquer transformação dos dados. Quanto a reportar os achados, todos os parâmetros devem ser informados (no corpo do texto ou em apêndice) e representações gráficas do modelo devem ser incluídas sempre que possível. Observe que essa modelagem apresenta muitos passos e, quanto mais claros estes forem, melhor os modelos podem ser avaliados e são, em geral, mais aceitos pela comunidade científica.

Softwares

Softwares tradicionais, como o precursor LISREL e o AMOS, estão ainda disponíveis. O *software* MPlus apresenta desenvolvimento avançado em termos teóricos e computacionais. Com acesso gratuito e atualizações constantes, o *software* livre e aberto R traz inúmeras bibliotecas para AFC e MEE, como a *library* "lavaan" e a "sem", entre outras.

REFERÊNCIAS

1. Bollen KA. Structural equations with latent variables. John Wiley & Sons; 1989.
2. Kline RB. Principles and practice of structural equation modeling. New York: Guilford; 2010.
3. Hoyle RH, Isherwood JC. Reporting results from structural equation modeling analyses in Archives of Scientific Psychology. Arch Sci Psychol. 2013;1(1):14-22.
4. Chandola T, Clarke P, Morris JN, Blane D. Pathways between education and health: a causal modelling approach. J R Stat Soc Ser A Stat Soc. 2006;169(2):337-59.
5. Shipley B. Cause and correlation in biology: a user's guide to path analysis, structural equations and causal inference. Cambridge: Cambridge University; 2009.
6. Rosseel Y. lavaan: an R package for structural equation modeling. J Stat Soft. 2012;48(2):1-36.
7. Byrne BM. Structural equation modeling with mplus: basic concepts, applications, and programming. London: Routledge; 2011.
8. Brown T. Confirmatory factor analysis for applied research. New York: Guildford; 2006.
9. Forero CG, Maydeu-Olivares A, Gallardo-Pujol D. Factor analysis with ordinal indicators: a Monte Carlo study comparing DWLS and ULS estimation. Struct Equ Modeling. 2009;16(4):625-41.
10. Savalei V, Rhemtulla M. The performance of robust test statistics with categorical data. Br J Math Stat Psychol. 2013;66(2):201-23.
11. Ullman JB. Structural equation modeling. In: Tabachnick BG, Fidell LS, editors. Using multivariate statistics. 5th ed. Boston: Pearson Education; 2007.
12. Pek J, MacCallum RC. Sensitivity analysis in structural equation models: cases and their influence. Multivariate Behav Res. 2011;46(2):202-28.
13. Pearl J, Glymour M, Jewell NP. Causal inference in statistics: a primer. Hoboken: Wiley; 2006.
14. Pearl J. The causal foundations of structural equation modeling. In: Hoyle RH, editor. Handbook of structural equation modeling. New York: Guilford Press; 2012. p. 68-91.

2.4 CURVA ROC E *MACHINE LEARNING*: MODELOS DE CLASSIFICAÇÃO
Rafael Izbicki

Modelos de classificação têm como objetivo prever, de forma automática, uma característica de um indivíduo – denotada por Y – com base em suas características conhecidas – denotadas por X. Por exemplo, Y pode representar se o indivíduo tem ou não determinado transtorno mental, enquanto X pode conter as respostas dadas por ele em um instrumento de avaliação, além de informações demográficas adicionais.

Para criar um classificador automático, métodos de *machine learning* necessitam de uma amostra de indivíduos sobre os quais tanto X quanto Y são conhecidos. Esses métodos tentam aprender a relação entre essas variáveis, de modo a tornar possível prever a característica de interesse em indivíduos cuja característica X é a única conhecida.

Neste capítulo, são descritos alguns métodos usuais de aprendizado de máquina e apresentados os critérios para escolher entre eles. Este texto é dirigido a leitores que não têm formação matemática. Como ilustração das técnicas, é apresentado o processo de criação de um classificador que visa diagnosticar depressão em estudantes. Para isso, são utilizados dados do I Levantamento Nacional sobre o uso de álcool, tabaco e outras drogas entre universitários.[1] Assim, nesse exemplo, Y é a variável que indica se um aluno tem ou não depressão (segundo os resultados do Inventário de Depressão de Beck[2]), e X contém informações como sexo, estado civil, quais drogas já utilizou, entre outras. No total, há 31 covariáveis. Veremos que é possível criar um classificador que acerta o diagnóstico de cerca de 80% dos discentes.

NOMENCLATURA E PRINCIPAIS PARADIGMAS

Nomenclatura. A variável que desejamos prever, Y, é chamada de **variável dependente**, **variável resposta** ou **rótulo**. As variáveis que serão usadas para fazer as predições, X, são chamadas de **preditoras**, **variáveis independentes**, **covariáveis** ou **atributos**. Quando Y é uma variável qualitativa, um problema de predição é chamado de **problema de classificação**.

Por simplicidade, assumiremos que Y é binário. Por exemplo, Y pode indicar se o paciente tem ou não tem determinado transtorno. Em nosso exemplo, usamos a convenção de que $Y = 1$ quando o indivíduo tem depressão, e $Y = 0$ caso contrário. A extensão para casos não binários da maior parte dos métodos discutidos aqui é trivial.[3]

Classificação e estimação de probabilidades. O ponto de partida da maioria dos modelos de classificação é avaliar a probabilidade condicional $P(Y = 1|x)$. Em nosso exemplo, essa é a probabilidade de que um estudante com preditores que assumem um determinado valor x tenha depressão. Cada indivíduo tem covariáveis x com valores diferentes e, assim, uma probabilidade $P(Y = 1|x)$ diferente. Essa probabilidade não é conhecida e, portanto, modelos de aprendizado de máquina devem estimá-la utilizando a amostra disponível. Denotaremos uma estimativa dessa probabilidade por $\hat{P}(Y=1|x)$. O processo de obter $\hat{P}(Y=1|x)$ a partir de dados é chamado de **aprender**, **estimar** ou **ajustar** um classificador. Cada modelo de *machine learning* (como a regressão logística ou a árvore de classificação) fornece uma estimativa diferente para essa probabilidade.

Ajustado um modelo, podemos ordenar os diferentes indivíduos em relação à probabilidade de terem depressão. Por exemplo, podemos concluir que um indivíduo tem probabilidade de 70% de ter depressão, enquanto outro tem probabilidade de 45%. Contudo, para efetivamente classificar se um aluno tem ou não depressão, também é necessário estabelecer um **limiar** (também chamado de **corte**) a partir do qual ele será considerado deprimido. Isto é, deve-se definir um valor C tal que consideramos o indivíduo deprimido quando $\hat{P}(Y = 1|x)$ é maior que C. Esse corte deve ser escolhido de acordo com as particularidades do problema. Por exemplo, se esse classificador está sendo criado para fazer uma triagem inicial, C deve ser um valor pequeno. Assim, mesmo que o modelo não esteja absolutamente convicto de que um indivíduo tem depressão, ele será classificado como deprimido. Em contrapartida, se o objetivo é que se tenha um classificador específico, C deve ser um valor mais alto. Os critérios para escolher C são discutidos mais adiante neste capítulo.

Poder preditivo, complexidade computacional e interpretabilidade. Cada modelo de *machine learning* tem suas vantagens e desvantagens, e diversos aspectos devem ser considerados na escolha de qual método usar. Um dos principais critérios é o **poder preditivo** de cada modelo, que é sua capacidade de criar predições acuradas. As métricas que avaliam esse aspecto também são discutidas mais adiante neste capítulo.

Um segundo componente é a complexidade computacional, que abrange diferentes fatores, como o tempo computacional para ajustar o modelo e o tempo necessário para avaliar as probabilidades estimadas em novos indivíduos.

Por fim, é importante considerar a facilidade de interpretabilidade do modelo ajustado. Há modelos que são intrinsecamente caixas-pretas (como redes neurais) e não provêm nenhuma interpretação sobre por que eles fornecem as predições feitas. Por sua vez, há modelos que podem ser facilmente interpretados, como árvores de decisão. Em geral, usuários têm maior confiança em utilizar modelos que são mais interpretáveis, pois estes são mais fáceis de serem auditados.

Superajuste, subajuste e *hold-out data*. Os modelos para $P(Y = 1|x)$ diferem na flexibilidade que assumem para essa relação. Por exemplo, enquanto o modelo logístico (abordado mais adiante, em Regressão logística) assume uma forma bastante restritiva (trata-se de um modelo **paramétrico**), uma floresta aleatória consegue modelar relações muito mais complexas (trata-se de um modelo **não paramétrico**). À primeira vista, pode parecer que um modelo mais flexível levará a um maior poder preditivo, pois conseguirá modelar melhor relações complexas entre Y e x. Contudo, um modelo flexível é mais difícil de ser estimado e, assim, poderá levar a resultados ruins.

A dificuldade de ajustar um modelo flexível, especialmente em bancos de dados pequenos, também está relacionada ao chamado superajuste (em inglês, *overfitting*). O superajuste ocorre quando o modelo retorna predições quase perfeitas para o banco de dados usado para ajustá-lo, embora as predições para novos indivíduos sejam ruins. O fenômeno oposto ao superajuste é o subajuste (*underfitting*), que pode ocorrer com modelos pouco flexíveis. Nesse caso, o poder preditivo do modelo ajustado é ruim pois ele não expressa bem a relação entre a variável resposta e as variáveis explicativas.

Se um modelo tem superajuste, avaliar seu desempenho preditivo usando a mesma amostra utilizada para treiná-lo (ajustá-lo) levará a resultados otimistas, ou seja, seu desempenho parecerá melhor do que realmente é. Uma forma de evitar isso é avaliar o desempenho do modelo em um conjunto de dados não usado para treiná-lo, o chamado *hold-out set* (discutido a seguir).

MÉTRICAS DE AVALIAÇÃO DE DESEMPENHO

Nesta seção, são descritas as métricas para avaliar o desempenho de um modelo preditivo já ajustado. Enquanto algumas delas avaliam a qualidade das probabilidades estimadas $\hat{P}(Y = 1|x)$, outras avaliam diretamente o classificador obtido a partir de um limiar C fixo. Todas as métricas consistem em comparar os rótulos reais (o padrão-ouro de um diagnóstico de depressão) observados em uma amostra com as predições dadas (escore do Inventário de Depressão de Beck) pelo modelo de classificação. Para evitar mascarar problemas de superajuste, a amostra utilizada para avaliar o modelo deve ser diferente daquela usada para treiná-lo. Na prática, isso pode ser obtido dividindo-se os indivíduos em dois grupos distintos: o primeiro (**amostra de treino**) é usado exclusivamente para treinamento (ajuste) do modelo, enquanto o segundo (**amostra de teste**) é usado apenas para o cálculo das métricas de desempenho. Uma alternativa a essa abordagem é a validação cruzada, descrita mais adiante.

Métricas com limiar fixo. Se o valor do limiar C é fixo, podemos montar uma tabela de contingência 2x2 que avalia os erros cometidos pelo modelo na amostra de teste. Essa tabela, exemplificada na Tabela 2.4.1, é chamada de **matriz de confusão**.

Cada casela de uma matriz de confusão denota quantas observações se encontram naquela situação. Utilizamos a seguinte nomenclatura:

- VN: número de verdadeiros negativos
- VP: número de verdadeiros positivos
- FN: número de falsos negativos
- FP: número de falsos positivos

Esta tabela fornece um panorama geral do desempenho do modelo. A partir dela, podemos calcular algumas métricas que resumem o desempenho preditivo:

- **Acurácia.** (VN+VP)/(VN+VP+FN+FP), a proporção de indivíduos classificados corretamente.
- **Sensibilidade (Sens).** VP/(VP+FN), a proporção de indivíduos classificados corretamente entre os que são positivos.
- **Especificidade (Espec).** VN/(VN+FP), a proporção de indivíduos classificados corretamente entre os que são negativos.
- **Valor preditivo positivo (VPP).** VP/(VP+FP), a proporção de indivíduos classificados corretamente entre os que são classificados como positivos.
- **Valor preditivo negativo (VPN).** VN/(VN+FN), a proporção de indivíduos classificados corretamente entre os que são classificados como negativos.
- **Acurácia balanceada.** (Sens+Espec)/2, a média entre a sensibilidade e a especificidade.

A Tabela 2.4.2 mostra o valor dessas métricas para o problema de classificação de depressão. Nela, utilizou-se, para cada classificador, o corte que maximiza a acurácia balanceada. Nenhum dos classificadores obteve melhor desempenho em todas as métricas simultaneamente. Em destaque, estão os melhores valores segundo cada métrica. Com exceção da área sob a curva (AUC, do inglês *area under the curve*), as outras métricas requerem um corte fixo.

Métricas sem limiar fixo. Uma maneira de avaliar a qualidade do ajuste de $\hat{P}(Y = 1|x)$ é por meio da **curva ROC** (do inglês, *receiver operating characteristic curve*). Ela mostra como a sensibilidade e a especificidade de um classificador mudam em função do ponto de corte C. Assim, avalia as probabilidades estimadas como um todo. A Figura 2.4.1 mostra quatro exemplos de curva ROC, sendo cada ponto obtido com um valor diferente de C. Um classificador perfeito atinge o canto superior esquerdo do gráfico, correspondendo a sensibilidade e especificidade de 100%. No outro extremo, um classificador aleatório leva a uma curva identidade $y = x$. Em geral, os classificadores ficam entre essas curvas. Quanto mais alta é a curva de um classificador, melhor seu

TABELA 2.4.1 ■ MATRIZ DE CONFUSÃO		
Predição	Rótulo real	
	$Y = 0$ (sem depressão)	$Y = 1$ (com depressão)
$Y = 0$ (sem depressão)	VN	FN
$Y = 1$ (com depressão)	FP	VP

TABELA 2.4.2 ■ **DESEMPENHO DOS MODELOS PREDITIVOS PARA O PROBLEMA DE CLASSIFICAÇÃO DE DEPRESSÃO**

Classificador	Acurácia	Sens.	Espec.	VPP	VPN	Acurácia balanceada	AUC
Árvore de classificação	73,1%	83,7%	69,6%	47,1%	93,0%	76,7%	0,84
Floresta aleatória	76,8%	**84,7%**	74,2%	51,5%	**93,8%**	79,5%	0,87
Logística	**80,0%**	79,7%	80,1%	56,5%	92,4%	79,9%	**0,88**
Logística com penalização	77,9%	83,4%	76,2%	53,1%	93,4%	79,8%	**0,88**
Rede neural	78%	74,9%	79%	53,6%	90,7%	77,0%	0,85
SVM	79,6%	81,7%	78,9%	55,7%	93,0%	**80,3%**	**0,88**

AUC = área sob a curva; Espec. = especificidade; Sens. = sensibilidade; SVM = máquina de vetores de suporte; VPN = valor preditivo negativo; VPP = valor preditivo positivo.

desempenho. Em uma curva ROC, o corte C não é mostrado, ele fica implícito na construção. A curva é sempre crescente, pois quanto maior a sensibilidade de um classificador, menor a sua especificidade. Com base na curva ROC de um classificador, pode-se escolher um valor para C que retorne valores para sensibilidade e especificidade condizentes com os objetivos do problema.

Análise da curva ROC. As curvas ROC (Fig. 2.4.2) revelam que, para o problema de classificação de depressão, a floresta aleatória obteve um resultado superior à árvore de classificação. De fato, a curva ROC correspondente à floresta aleatória está acima da curva da árvore de classificação. Em termos práticos, isso significa que é possível encontrar um classificador com base nas probabilidades estima-

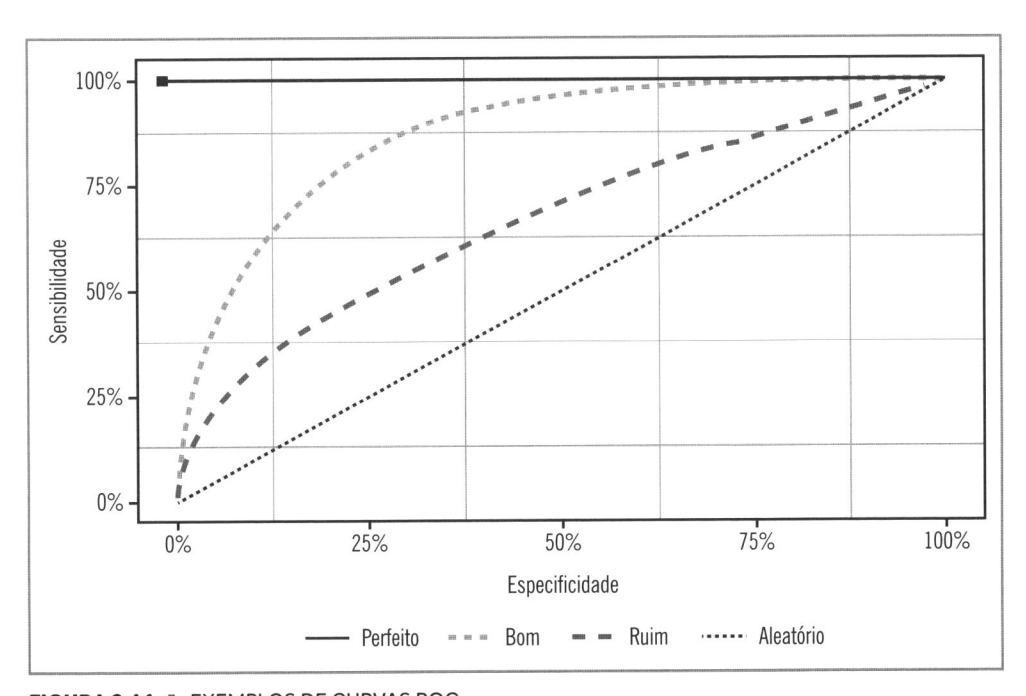

FIGURA 2.4.1 ■ EXEMPLOS DE CURVAS ROC.

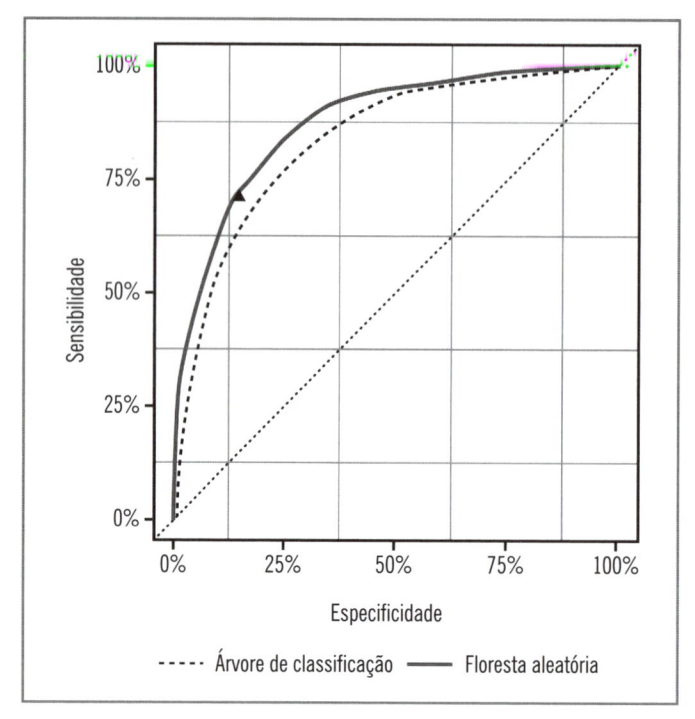

FIGURA 2.4.2 ❙ CURVAS ROC PARA O PROBLEMA DE CLASSIFICAÇÃO DE DEPRESSÃO.

das pela floresta aleatória que apresente maior sensibilidade e especificidade do que um classificador com base nas probabilidades estimadas pela árvore de classificação. Os resultados mostrados na Tabela 2.4.2 confirmam essa conclusão, uma vez que o corte que maximiza a acurácia balanceada para a floresta aleatória resultou em uma sensibilidade de 84,7% e especificidade de 74,2%, valores superiores aos obtidos pela árvore de classificação (83,7% e 69,6%, respectivamente). No entanto, a curva ROC fornece informações adicionais e pode orientar o pesquisador na escolha do corte mais adequado. Por exemplo, se uma alta especificidade for mais importante para o problema em questão, a curva ROC da Figura 2.4.2 indica que é possível encontrar um corte para a floresta aleatória que resulte em uma especificidade de 85,0% (com uma sensibilidade de 71,5%, como indicado pelo triângulo).

Área sob a curva (AUC). Uma forma de resumir a informação disponível na curva ROC em um único número é calcular a área sob a curva, chamada de **AUC** (do inglês *area under the curve*). Quanto maior o valor da AUC de um modelo, melhor são as estimativas das probabilidades estimadas por ele.

A Tabela 2.4.2 mostra os valores de AUC para os classificadores ajustados para detectar depressão.

Validação cruzada. Uma segunda forma de comparar o desempenho de modelos sem haver risco de superajuste é via validação cruzada. Nela, o papel dos conjuntos de treino e teste é rotacionado, de modo que cada observação seja usada ora para treino, ora para teste. Utiliza-se, desse modo, a média das métricas preditivas expostas anteriormente como medida de desempenho.

A seguir, são descritas as diferentes maneiras de estimar $P(Y = 1|x)$.

❙ REGRESSÃO LOGÍSTICA

A regressão logística é um dos modelos mais tradicionais para a criação de classificadores. Nela, assume-se que Y está relacionado às preditoras x segundo a equação

$$P(Y=1|x) = \frac{e^{\alpha+\beta_1 x_1 + \cdots + \beta_d x_d}}{1 + e^{\alpha+\beta_1 x_1 + \cdots + \beta_d x_d}}$$

em que $x_1,\cdots,x_d$ são as d preditoras contidas em x e $\beta_1,\cdots,\beta_d$ são os **parâmetros** (também chamados de **coeficientes**) do modelo. A maneira mais usual de se estimar esses parâmetros é pelo **método de máxima verossimilhança**, que busca os valores dos parâmetros que maximizam a probabilidade de observarmos a amostra que foi coletada. Com base nessas estimativas, obtém-se $\hat{P}(Y = 1|x)$.

O ajuste de uma regressão logística pode ser interpretado avaliando-se a magnitude dos parâmetros estimados. Grosso modo, se o coeficiente associado a uma covariável é muito diferente de zero, essa covariável tem forte associação com a variável resposta e, portanto, trata-se de uma preditora importante. Além disso, coeficientes positivos indicam uma associação positiva (quanto maior o valor de x, maior a probabilidade de $Y = 1$), enquanto coeficientes negativos indicam uma associação negativa. A Figura 2.4.3 (A) mostra as dez covariáveis com maior valor absoluto de coeficiente estimado no problema de classificação de depressão.

Penalização L$_1$ (LASSO). Frequentemente, muitas das covariáveis têm associação fraca com a variável dependente. Nessas situações, removê-las do modelo logístico pode aumentar o poder preditivo do classificador obtido. Uma maneira de fazer essa remoção automaticamente é por meio de um **método de penalização**, que adiciona ao método de máxima verossimilhança um termo que tende a indicar a remoção de coeficientes cujas variáveis são fracamente associadas a Y. Em particular, a penalização L$_1$, também chamada de LASSO (*least angle regression*), vem ganhando destaque por ser rápida e levar a um bom desempenho preditivo. A Figura 2.4.3 (B) mostra os coeficientes estimados pelo LASSO com maior magnitude. Embora muitas das covariáveis importantes sejam as mesmas que a da regressão logística padrão (Fig. 2.4.3 A), vemos que existem diferenças.

▍ REDES NEURAIS ARTIFICIAIS

Assim como uma regressão logística, uma rede neural também assume um modelo para $P(Y = 1|x)$ que envolve parâmetros β. Contudo, esse modelo é mais complexo e envolve uma série de transformações nas covariáveis originais. Essas alterações podem ser representadas por uma figura, como a Figura 2.4.4, que é inspirada em uma rede neural biológica. Nela, cada círculo é chamado de **neurônio**, e cada coluna é chamada de **camada**. Assim como em uma rede neural natural, a informação provinda das covariáveis é propagada de neurônio em neurônio. A informação original, dada pelos valores das covariáveis originais (que, no caso da Figura 2.4.4, são cinco), passa para os neurônios da camada seguinte, correspondente à primeira camada oculta. As saídas desses neurônios passam, então, para a camada seguinte, e assim sucessivamente até que, ao final da rede, obtemos a estimativa de $P(Y = 1|x)$. Cada seta da figura tem um parâmetro associado β, cujos valores em geral são estimados usando-se uma técnica chamada *backpropagation*.

A arquitetura de uma rede neural (número de camadas ocultas e de neurônios presentes em cada uma delas) afeta diretamente o classificador obtido, assim, é importante escolhê-la adequadamente.[4]

▍ ÁRVORES DE CLASSIFICAÇÃO E MÉTODOS RELACIONADOS

Árvores são classificadores simples e fáceis de interpretar. A Figura 2.4.5 mostra uma árvore de classificação para a aplicação deste capítulo. Nela, cada nó (na figura, os retângulos transparentes) representa uma covariável, e cada folha (na figura, os retângulos cinza), uma predição. Para calcular a predição para um indivíduo, deve-se avaliar em que folha caem os valores das covariáveis associadas a ele. Por exemplo, um indivíduo que diz que nunca sentiu que tudo era um esforço será classificado como "sem depressão". Essa árvore também associa probabilidades a essas predições: para o indivíduo do exemplo, a probabilidade de "sem depressão" é 87%.

Uma árvore de classificação é construída de modo que as covariáveis e divisões presentes levem a um bom poder preditivo. Contudo, ainda assim, é comum que ela tenha um desempenho inferior a outros métodos. Uma forma de contornar isso é por meio de florestas aleatórias.

Florestas aleatórias. Nesse método, constroem-se diversas árvores de classificação com base no mesmo conjunto de dados. As predições fornecidas por elas são combinadas de modo a se obter uma única estimativa para $P(Y = 1|x)$. A Figura 2.4.6 ilustra a medida de importância derivada da floresta ajustada a esses dados. Quanto maior o valor dessa medida, mais importante é a covariável para fornecer as predições dadas por esse modelo. Nesse caso, vemos uma intersecção grande entre as variáveis importantes para a floresta aleatória e aquelas da Figura 2.4.3 (regressão logística). Ao contrário da regressão logística, a interpretação fornecida não indica se a associação de cada covariável com a variável resposta é positiva ou negativa.

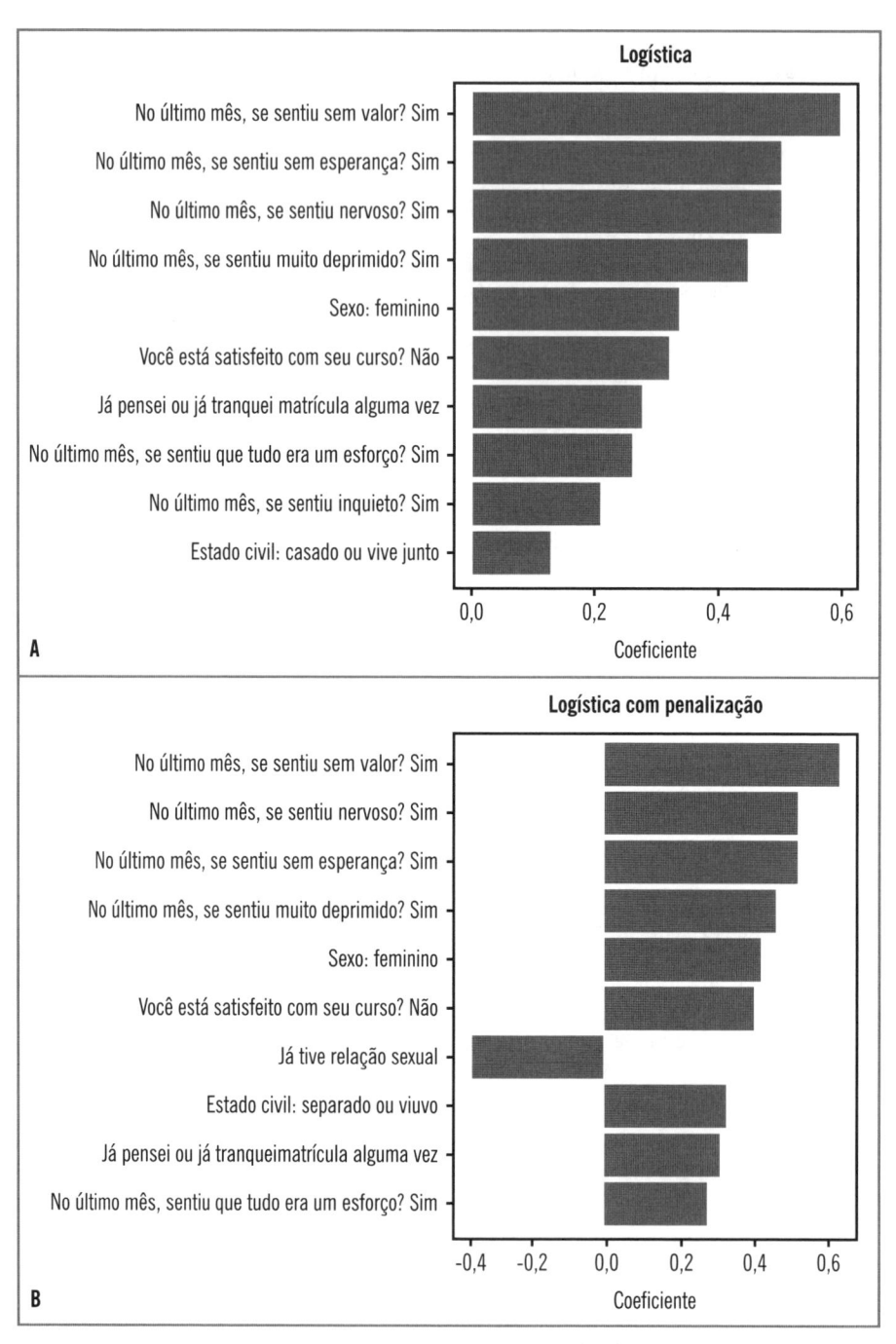

FIGURA 2.4.3 ■ COEFICIENTES ESTIMADOS PELA REGRESSÃO LOGÍSTICA SEM (A) E COM (B) PENALIZAÇÃO PARA O PROBLEMA DE DIAGNÓSTICO DE DEPRESSÃO. APENAS OS DEZ COEFICIENTES COM MAIOR VALOR ABSOLUTO ESTIMADO SÃO MOSTRADOS.

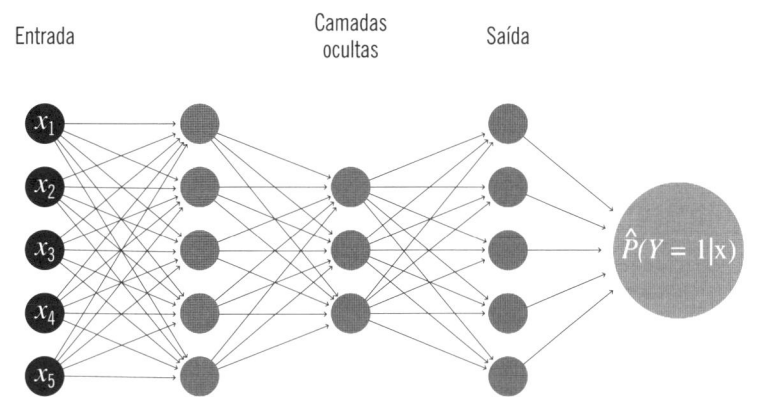

FIGURA 2.4.4 ▪ EXEMPLO DE REDE NEURAL.

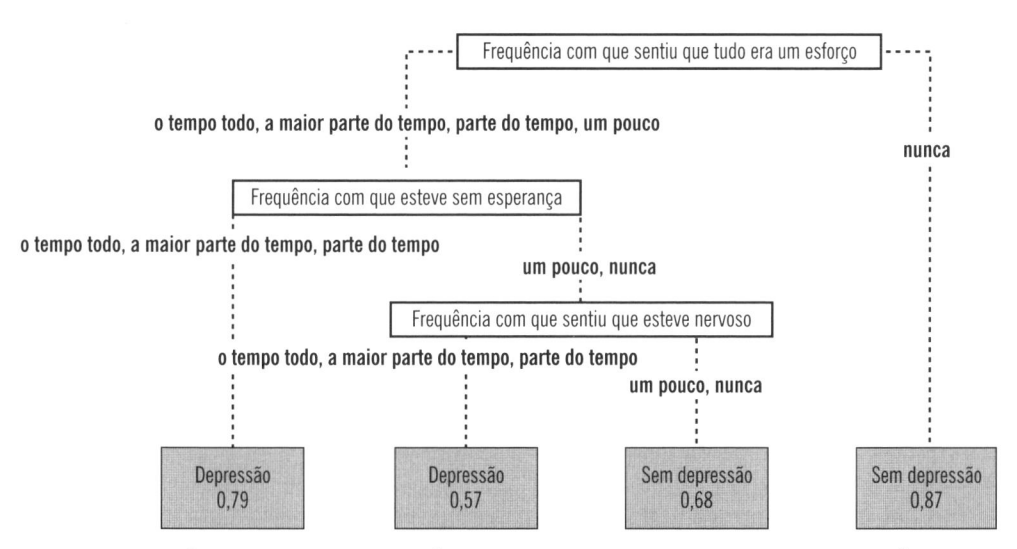

FIGURA 2.4.5 ▪ ÁRVORE DE CLASSIFICAÇÃO OBTIDA PARA O PROBLEMA DE CLASSIFICAÇÃO DE DEPRESSÃO.

▪ MÁQUINA DE VETORES DE SUPORTE

Máquinas de vetores de suporte (SVM, do inglês *support vector machines*) visam classificar cada indivíduo por meio de um plano que separe bem as duas categorias. A título de ilustração, considere um problema com duas covariáveis. A Figura 2.4.7 mostra um diagrama de dispersão entre elas, colorido de acordo com a categoria real de cada observação. As SVM buscam o hiperplano que possui maior separação (a chamada **margem**) entre as duas classes. Também é possível construir superfícies mais gerais do que um hiperplano usando o **truque do kernel**,[5] medida de similaridade entre observações, que permite que relações lineares entre as variáveis sejam consideradas. Para isso, também é necessário especificar qual *kernel* será utilizado.

▪ CONSIDERAÇÕES FINAIS

Vimos diversas formas de criar classificadores automáticos, além de métricas para avaliar seu desempenho. Para que essas métricas sejam boas medidas do desempenho que esses classificadores terão em novas observações, é necessário que essas novas

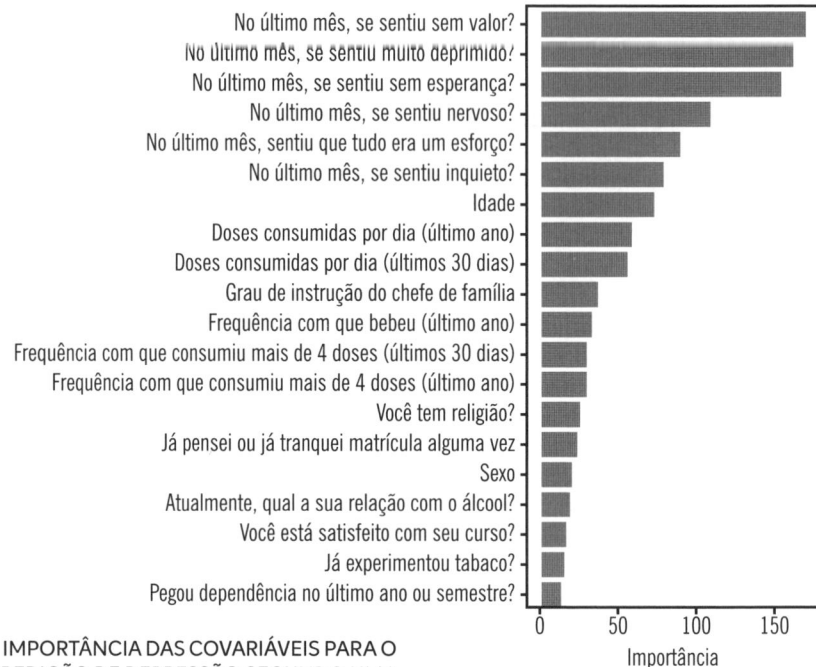

FIGURA 2.4.6 ■ IMPORTÂNCIA DAS COVARIÁVEIS PARA O PROBLEMA DE PREDIÇÃO DE DEPRESSÃO SEGUNDO UMA FLORESTA ALEATÓRIA (O GRÁFICO MOSTRA APENAS AS 20 MAIS IMPORTANTES).

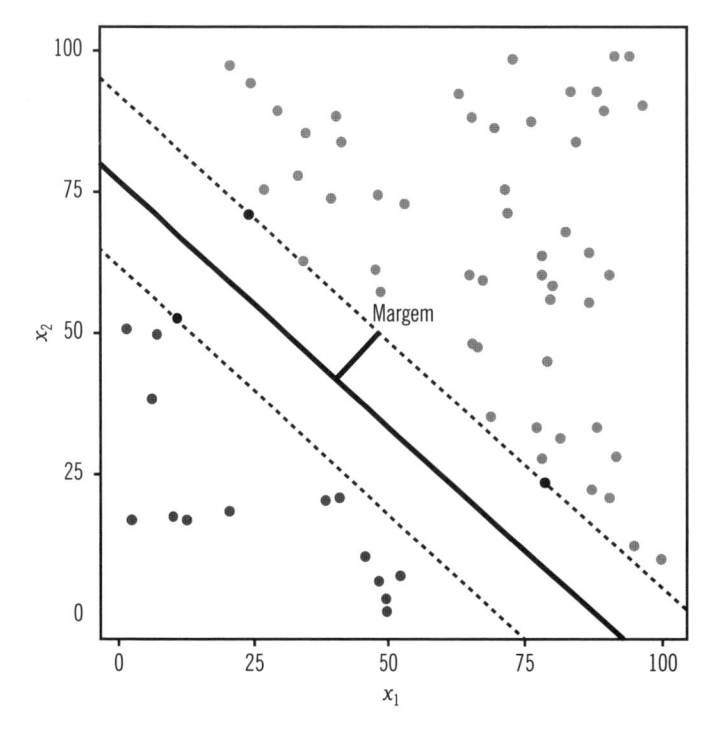

FIGURA 2.4.7 ■ EXEMPLO DE HIPERPLANO SEPARADOR CRIADO PELAS SVM.
➜ Veja esta figura colorida no *hotsite* do livro: https://paginas.grupoa.com.br/instrumentos2ed

observações tenham o mesmo comportamento do banco de dados coletado, o que nem sempre acontece. Por exemplo, o classificador criado neste capítulo foi construído com base em dados de 2009. É possível que os alunos mencionados tenham características diferentes dos estudantes de hoje, de modo que o classificador criado não terá, necessariamente, um bom desempenho nesse segundo grupo. Similarmente, em estudos de caso-controle, a prevalência de pacientes com transtorno mental é artificialmente maior que na população-alvo, de modo que as probabilidades estimadas devem ser recalibradas após o treinamento.[6,7] Assim, é importante estar atento se essa suposição é razoável para o problema em mãos. Para o ajuste de modelos de *machine learning*, sugerimos o IBM SPSS Modeler, o JASP e o R.

REFERÊNCIAS

1. Andrade AG, Duarte PCAV, Oliveira LG. I levantamento nacional sobre o uso de álcool, tabaco e outras drogas entre universitários das 27 capitais brasileiras. Brasília: SENAD; 2010.
2. Beck AT, Steer R, Brown G. Manual for the Beck depression inventory-II (BDI-II). San Antonio: Psychological Corporation; 1996.
3. Izbicki R, Santos TM. Aprendizado de máquina: uma abordagem estatística. São Carlos: Rafael Izbicki; 2020.
4. Goodfellow I, Bengio Y, Courville A. Deep learning. Cambridge: MIT; 2016.
5. Schölkopf B, Smola AJ, Bach F. Learning with kernels: support vector machines, regularization, optimization, and beyond. Cambridge: MIT; 2002.
6. Saerens M, Latinne P, Decaestecker C. Adjusting the outputs of a classifier to new a priori probabilities: a simple procedure. Neural Comput. 2002;14(1):21-41.
7. Vaz AF, Izbicki R, Stern RB. Quantification under prior probability shift: the ratio estimator and its extensions. JMLR. 2019;20(79):2921-53.

2.5 APLICAÇÃO DA TEORIA DE RESPOSTA AO ITEM
Mariana Cúri, Vitor Augusto Petrilli Mazon

Cada vez mais presente na literatura de avaliação psicométrica, a teoria de resposta ao item (TRI) complementa de forma importante os resultados da teoria clássica de testes (TCT). As áreas de educação, saúde, *marketing*, genética e ciências políticas e de computação têm adotado a TRI como metodologia em pesquisas. Em particular, revistas especializadas nas áreas de psicologia, psiquiatria e de saúde em geral publicam estudos sobre propriedades psicométricas e interpretação dos instrumentos de avaliação segundo a perspectiva da TRI.

A aplicação da TRI é adequada para situações em que o construto de interesse é representado por um (ou mais) atributo(s) quantitativo(s) não observável(eis), denominado traço latente, avaliado por meio de variáveis observáveis categorizadas (itens de instrumentos e escalas com duas ou mais categorias de resposta, ordenadas ou não). Essa é uma das diferenças entre os modelos da TRI e a análise fatorial (AF) ou a análise de classes latentes. Na AF, as variáveis observáveis são originalmente de natureza quantitativa e a suposta relação entre os traços latentes e as variáveis observáveis é linear. Em contrapartida, na TRI, os modelos são não lineares, relacionando os traços latentes a variáveis observadas categorizadas. No modelo de classes latentes, por sua vez, tanto as variáveis observáveis quanto os traços latentes são categorizados. Alguns estatísticos caracterizam a TRI como um tipo de AF (para observações categorizadas) e a denominam de outra maneira, como análise de traços latentes ou análise fatorial de itens.

A TRI surgiu na década de 1950 com o trabalho de Lord e Birnbaum, muito difundido na década seguinte com a publicação do livro sobre teoria estatística para testes.[1] Posteriormente, Georg Rasch descreveu diversos modelos de resposta a itens, entre eles o famoso modelo logístico de um parâmetro de Rasch.[2]

Segundo psicometristas, as principais vantagens do uso da TRI sobre a TCT são:[3]

▮ A avaliação não é teste-dependente, ou seja, o valor do traço latente de um indivíduo não varia de acordo com o conjunto de itens que formam a escala ou o instrumento de avaliação. Na TCT, o escore total do indivíduo será diferente se o instrumento de avaliação se alterar (mesmo sendo instrumentos que avaliam o mesmo construto): um indivíduo terá escore total mais alto se responder a uma prova mais fácil, e escore mais baixo se responder a uma prova mais difícil. Entretanto, na TRI, o respondente terá níveis de traço latente equivalentes em ambas as provas, mesmo se não forem paralelas. Essa propriedade é denominada de invariância do traço latente.

II A avaliação não é grupo-dependente, ou seja, as estimativas das dificuldades dos itens são independentes do grupo respondente. Essa característica torna a TRI uma ferramenta útil para detectar comportamento diferencial do item, conhecido como DIF (*differential item functioning*), isto é, um item com funcionamento diferente entre grupos de indivíduos.

III As características do indivíduo (traço latente) são expressas separadamente das características dos itens que compõem o instrumento.

IV A medida de precisão das estimativas do traço latente não é constante ao longo de seu domínio de variação.

V Os traços latentes dos indivíduos e os níveis de dificuldade dos itens estão na mesma escala de medida, facilitando a interpretação dos resultados e do próprio instrumento. Consequentemente, é possível escolher os itens mais adequados para um indivíduo responder entre todos aqueles presentes no instrumento. Assim, itens muito fáceis ou muito difíceis para um determinado indivíduo podem ser excluídos, reduzindo o número de itens a ser respondido e otimizando o tempo de realização da avaliação. Essa é a lógica dos testes adaptativos informatizados.

Entre as desvantagens, citam-se a necessidade de grande tamanho amostral, mais restrições nas suposições e maior complexidade nas interpretações do que a TCT.

Na literatura voltada para a área da saúde, de modo geral, os estudos envolvendo a aplicação da TRI têm crescido de maneira exponencial nos últimos anos. Tradicionalmente, por exemplo, a construção, a validação e o refinamento de instrumentos de autoavaliação têm sido guiados pela TCT.[4,5] No entanto, a TRI vem ganhando destaque como metodologia possível para sanar impasses e questões práticas muitas vezes difíceis de serem resolvidos somente com o uso da TCT.[6]

Nesse sentido, a TRI vem sendo muito usada para avaliar propriedades psicométricas de escalas e de seus itens, para propor versões refinadas e mais breves de escalas e para avaliar a *performance* dessas escalas reduzidas.[7] Com suas suposições satisfeitas, os modelos baseados na TRI podem ser úteis na criação de instrumentos de autoavaliação válidos, precisos e mais concisos, resultando em otimização do tempo despendido para realização dessas avaliações e reduzindo, portanto, possíveis vieses atrelados a esse processo.

METODOLOGIA DA TEORIA DE RESPOSTA AO ITEM

A TRI abrange um conjunto de modelos que descreve a influência de um (ou mais) traço(s) latente(s), como proficiência, habilidade, intensidade ou gravidade de uma doença, sobre as respostas a itens de múltipla escolha. Os itens que compõem o instrumento de avaliação (p. ex., uma prova, escala ou inventário) expressam algum aspecto do traço latente em estudo. Na saúde mental, podem representar uma expressão comportamental ou um sintoma da doença. Os modelos da TRI caracterizam-se por diferentes funções para expressar essa relação e pelo número de dimensões (ou seja, de traços latentes) e de categorias de respostas consideradas para os itens. Os modelos são formados por dois tipos de parâmetros: os associados ao indivíduo (traço latente) e os associados aos itens.

Descreveremos dois modelos da TRI: o modelo logístico de 2 parâmetros (ML2),[1] apropriado para itens dicotômicos, e o modelo de resposta gradual (MRG) de Samejima,[8] adequado para itens com duas ou mais categorias ordinais. Ambos são unidimensionais, ou seja, assumem apenas um traço latente influenciando as respostas aos itens do instrumento. Essa suposição é usual na prática de avaliações educacionais, mas, na área da saúde mental, instrumentos que avaliam múltiplos traços latentes podem ser mais realistas. Para justificar a suposição de unidimensionalidade, pode-se considerar que um traço latente é dominante e suficiente para explicar boa parte da associação com as respostas aos itens.

MODELO LOGÍSTICO DE 2 PARÂMETROS

O ML2 é adequado para itens dicotômicos (p. ex., resposta correta ou incorreta). Nos instrumentos psicológicos, são itens que avaliam a presença ou a ausência de determinado comportamento ou sintoma.

A função que define a relação entre a probabilidade de resposta positiva a um determinado item (p. ex., ter o sintoma) e o traço latente é representada pela curva característica do item (CCI). Pela representação da CCI de um item hipotético (Fig. 2.5.1), a função é crescente com o traço latente; tende a zero quando o traço latente tende a menos infinito; e a 1 quando o traço latente tende a mais infinito. Além disso, a inflexão da curva está exatamente na probabilidade de resposta positiva igual a 0,5. Esse ponto tem valor na abscissa (eixo x, que representa o traço latente) exatamente igual a um dos parâmetros do modelo, denominado parâmetro

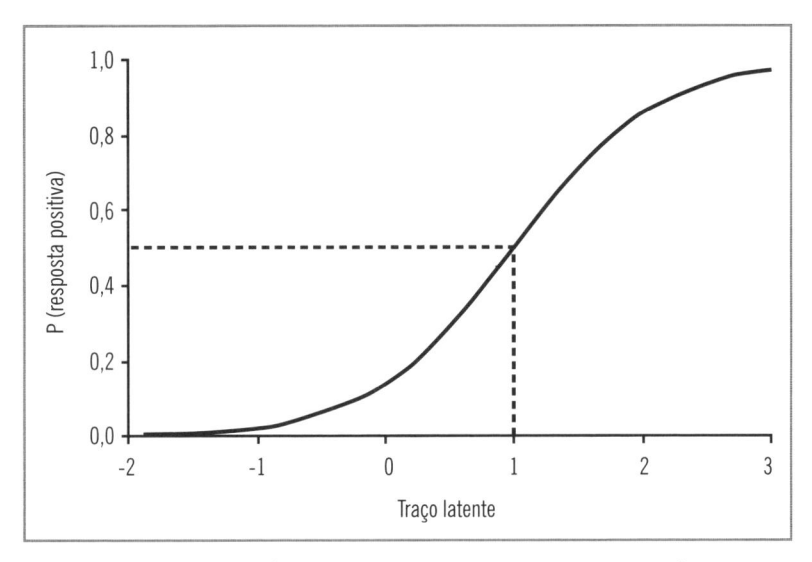

FIGURA 2.5.1 ▮ CURVA CARACTERÍSTICA DO ITEM (CCI) DE UM ITEM HIPOTÉTICO SOB O MODELO LOGÍSTICO DE 2 PARÂMETROS (ML2), REPRESENTADA PELA CURVA SÓLIDA.

de "dificuldade" do item (comumente representado pela letra b). Esse parâmetro indica "o valor do traço latente necessário para que o indivíduo tenha probabilidade 0,5 de acertar a resposta do respectivo item". Como um evento psíquico não é certo ou errado, mas presente ou ausente, o parâmetro b costuma receber a denominação de "gravidade" ou "intensidade" (do comportamento). Quanto menor o valor de b, menos grave (menos intenso) é o comportamento em questão, pois tem alta probabilidade de se manifestar (acima de 0,5) para valores baixos do traço latente. Os sintomas mais graves são mais prováveis de se manifestar em indivíduos com nível de traço latente mais alto.

O outro parâmetro do ML2 associado ao item é denominado "discriminação", representado comumente pela letra a, e reflete a velocidade de crescimento da CCI: quanto mais rápido o crescimento, maior o valor de a.

O parâmetro b do item e o traço latente do indivíduo (denotado por θ) têm mesma amplitude de variação de menos a mais infinito. Já o parâmetro a, assume valores positivos, implicando uma CCI crescente.

Definindo o índice i para denotar item, o índice j para denotar indivíduo e considerando a variável resposta X igual a 1, se o indivíduo apresenta o respectivo sintoma, e 0, caso contrário, a equação que expressa o ML2 é dada por:

$$P(X_{ij} = 1 \mid \theta_j, a_i, b_i) = \frac{1}{1 + e^{-a_i(\theta_j - b_i)}} \quad (1)$$

O quanto um item contribui para avaliar o traço latente em questão é representado pela curva de informação do item (CII). Em geral, itens com maior parâmetro de discriminação (a) contribuem mais para aumentar a precisão das estimativas do traço latente (θ) do que itens com menor valor de a. Além disso, essa precisão também aumenta quanto mais próximo o valor do parâmetro b estiver de θ (Fig. 2.5.2).

Um caso particular do ML2 ocorre quando não temos o parâmetro a na expressão (1), conhecido como modelo de Rasch.[2] Nesse modelo, as CCI de todos os itens apresentam a mesma velocidade de crescimento (Fig. 2.5.3). Isso significa que, se um item i tem maior parâmetro b do que outro item i', então a probabilidade de resposta positiva do item i' será sempre maior do que a do item i, para um dado valor do traço latente. Isso não acontece no ML2, pois valores diferentes do parâmetro a provocam o cruzamento das CCI de dois itens.

Anteriormente ao uso da função logística para a relação entre o traço latente e a probabilidade de resposta positiva, conforme a equação (1), as propostas da literatura eram baseadas na função de distribuição acumulada da Normal (representada por Ø) e denominados modelos de ogiva normal

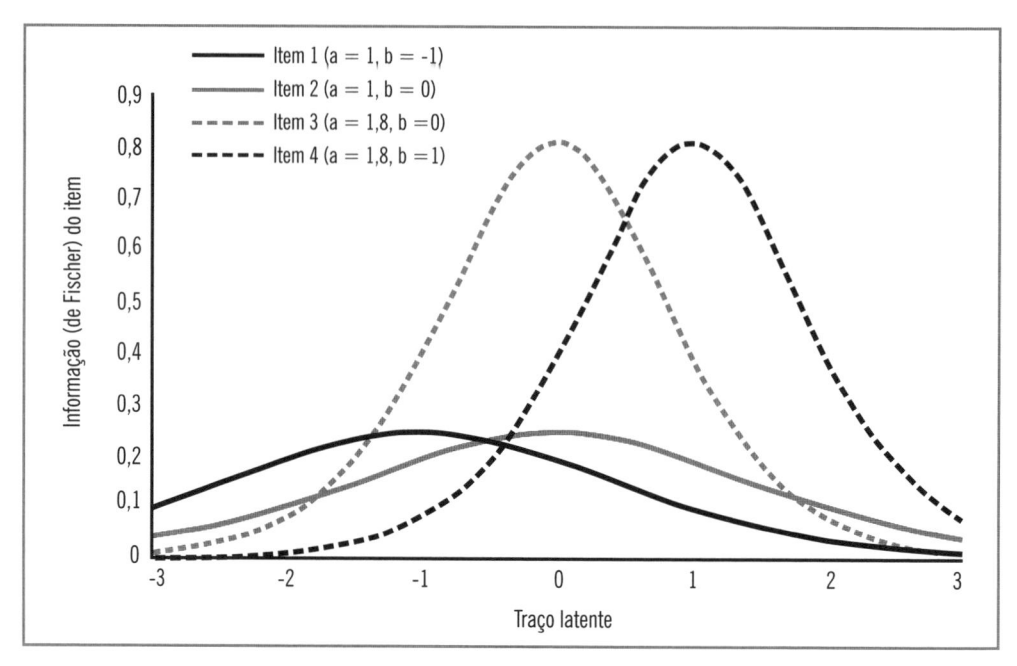

FIGURA 2.5.2 ❙ CURVA DE INFORMAÇÃO DO ITEM (CII) DE QUATRO ITENS SOB O MODELO LOGÍSTICO DE 2 PARÂMETROS (ML2).

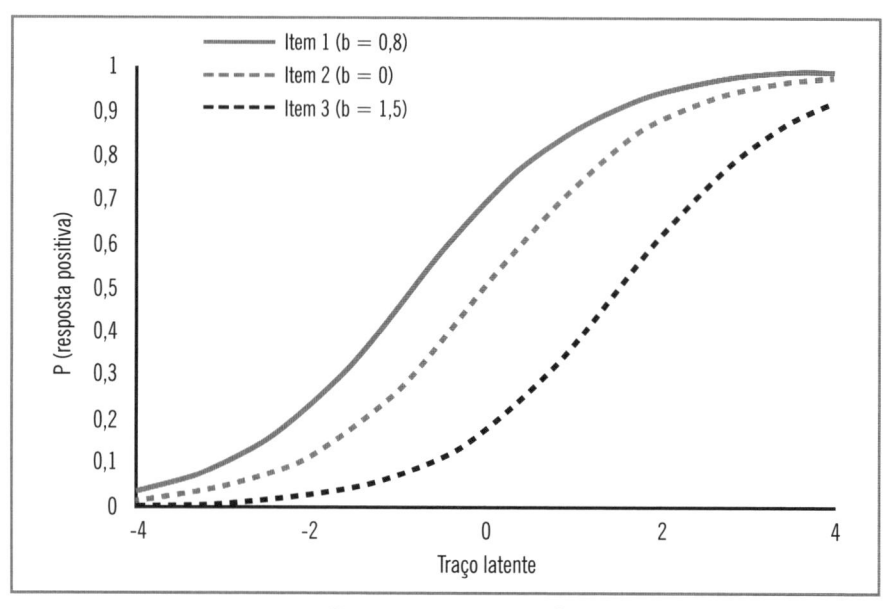

FIGURA 2.5.3 ❙ CURVA DE INFORMAÇÃO DO ITEM (CII) DE TRÊS ITENS SOB O MODELO DE RASCH.

ou probito. Numericamente, se o parâmetro a na expressão (1) for substituído por $1{,}7^*a$, teremos resultados muito próximos aos obtidos adotando o modelo probito.[1] Os parâmetros desse modelo podem ser relacionados ao coeficiente de correlação bisserial (correlação item-total), aqui denotado por ρ, e à proporção de respostas positivas ao item, aqui denotada por π, da TCT, da seguinte forma:

$$a = \frac{\rho}{\sqrt{1-\rho^2}} \quad \text{e} \quad b = \frac{\theta^{-1}(\pi)}{\rho}$$

Na área educacional, o modelo mais usual da TRI é uma generalização do ML2 por meio da inclusão do parâmetro (c) para representar a probabilidade de acerto do item para indivíduos com traço latente muito baixo. A probabilidade de resposta igual ao valor de c passa a ser uma assíntota inferior da CCI. Ele recebe o nome de modelo logístico de três parâmetros e é adotado para a análise dos dados do Exame Nacional do Ensino Médio (Enem). Na área da saúde mental, esse parâmetro é de difícil interpretação, sendo menos adotado nas análises de dados clínicos.

MODELO DE RESPOSTA GRADUAL

O MRG foi proposto por Samejima[8] e é adequado para itens com duas ou mais categorias de resposta ordenadas (o ML2 é o caso particular do MRG para itens com duas categorias de resposta).

Suponha que as categorias de resposta dos itens, organizadas em ordem crescente, sejam representadas pelo índice $k = 0, 1, 2, ..., K$, ou seja, quanto maior o valor de k, mais próxima a categoria estará da resposta totalmente correta (em saúde mental, da resposta de maior intensidade ou gravidade). A probabilidade de um indivíduo com nível do traço latente θ escolher a categoria de resposta k ou alguma maior do que ela é dada por:

$$P^+_{i,k}(\theta) = \frac{1}{1 + e^{-a_i(\theta - b_{i,k})}} \quad (2)$$

com os parâmetros do modelo definidos de forma análoga ao modelo ML2. Note que, agora, tem-se um parâmetro de dificuldade (ou gravidade) para cada uma das categorias do item ($b_{i,k}$), também ordenadas entre si. Por definição, $P^+_{i,0} = 1$ e $P^+_{i,K+1} = 0$. A probabilidade dada na equação (2) está representada na Figura 2.5.4 para um item com quatro categorias (k = 0, 1, 2 e 3 e K = 3).

Sob o MRG, a probabilidade de um indivíduo escolher exatamente a categoria k do item é expressa pela diferença das probabilidades dadas em (2) entre as categorias k e k+1, como mostra a Figura 2.5.5. Em alguns casos, algumas categorias devem ser agrupadas a outras. Pelo gráfico apresentado na Figura 2.5.5, nota-se que para nenhum intervalo do traço latente há maior probabilidade de seleção da categoria 1. Nessa situação, alguns

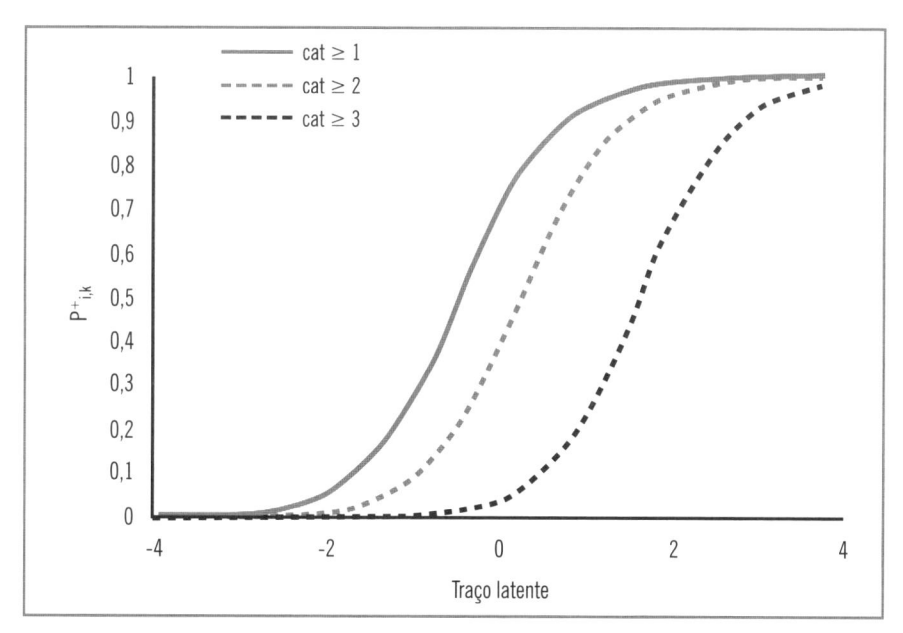

FIGURA 2.5.4 ▮ PROBABILIDADE DE ESCOLHA DA CATEGORIA K OU QUALQUER UMA ACIMA DE K SOB O MODELO DE RESPOSTA GRADUAL (MRG), PARA $K = 0, 1, 2$ OU 3, $A = 1,8$, $B_1 = -0,2$, $B_2 = 0,5$ E $B_3 = 1,8$.

fatores devem ser questionados, por exemplo, se a categoria 1 não poderia ser agrupada à categoria 0 ou 2; se há frequência de respostas suficientes para se obter boas estimativas dos parâmetros dos itens; ou mesmo se o MRG é adequado aos dados. Isso porque espera-se que um aumento do traço latente seja seguido de maior probabilidade de seleção de categorias maiores do item. Nesse sentido, o limiar de passagem da probabilidade de escolha de uma categoria a outra consecutiva deve estar ordenado, isto é, os cruzamentos das curvas na Figura 2.5.5 (da categoria 0 para 1, da categoria 1 para 2 e da categoria 2 para 3) deveriam estar ordenados de maneira crescente no eixo do traço latente – repare que isso não ocorre com os dois primeiros limiares de passagem apresentados.

OUTROS MODELOS

Vários modelos unidimensionais para múltiplas categorias de resposta são encontrados na literatura,[9] como: modelo de resposta nominal, para itens com categorias de resposta não ordenadas; modelo de escala gradual, para itens com categorias de resposta ordenadas; modelo de crédito parcial, para itens com categorias ordenadas e que impõe mesma discriminação entre todos os itens (considerado da família de modelos de Rasch); e modelo de crédito parcial generalizado, que amplia o modelo anterior e permite que as discriminações variem entre os itens.

O modelo de escala gradual é um caso particular do MRG, impondo uma restrição na distância entre os parâmetros de gravidade (b_i, k): a distância pode variar entre categorias sucessivas, mas é constante entre os itens. Quando se impõe uma discriminação constante entre os itens da escala, estabelece-se um modelo específico pertencente à família de modelos de Rasch. Para instrumentos com números de categorias de resposta distintos entre os itens, o modelo de Samejima[8] é mais apropriado do que o modelo de escala gradual. Entretanto, em uma escala tipo Likert, quando uma única escala é empregada às respostas de todos os itens, possivelmente o modelo de escala gradual seria mais adequado, embora os três modelos citados possam ser usados. Um benefício do MRG em relação ao de escala gradual e ao de crédito parcial é que a ordenação das opções de resposta dos itens se mantém preservada.

Entre os modelos multidimensionais, é importante diferenciá-los em dois grupos: os compensatórios e os não compensatórios.[10] Nos modelos compensatórios, um baixo valor em um dos traços latentes pode ser compensado por um alto valor em outro, resultando na mesma probabilidade de

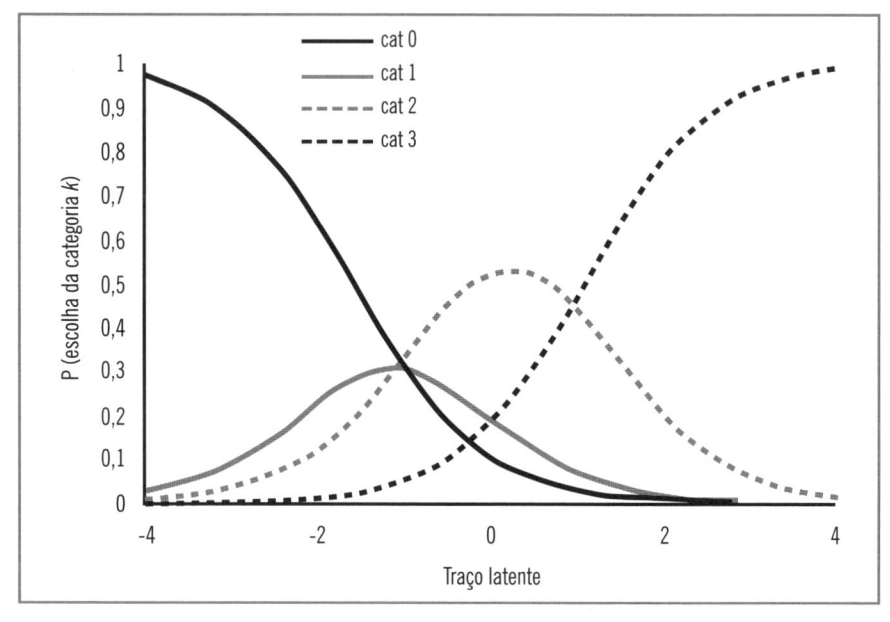

FIGURA 2.5.5 ▪ PROBABILIDADE DE ESCOLHA DA CATEGORIA K SOB O MODELO DE RESPOSTA GRADUAL (MRG), PARA K = 0,1, 2 OU 3, A = 1,8, B_1 = –0,2, B_2 = 0,5 E B_3 = 1,8.

resposta positiva. Devido às dificuldades computacionais e de interpretação, os modelos multidimensionais da TRI não são tão usuais quanto os unidimensionais para aplicação a dados reais. Alguns modelos foram aplicados em questionários de qualidade de vida, depressão e suporte social.

Para mudar esse cenário, o modelo multidimensional bifatorial tem sido usado com mais frequência para o estudo psicométrico de escalas.[10] A interpretação dos resultados é facilitada devido à sua estrutura, que impõe que a resposta a cada item do instrumento seja influenciada por um traço latente "geral" e por um traço latente "específico-dominante".

A escolha do modelo a ser adotado depende do tipo de item e da dimensionalidade do instrumento da avaliação, além das respectivas suposições que devem ser satisfeitas pelos dados.

ESTIMAÇÃO DOS PARÂMETROS DO MODELO E SUPOSIÇÕES

Duas suposições são comumente encontradas para a estimação dos parâmetros dos modelos da TRI: 1) independência local (ou condicional) e 2) independência entre indivíduos. Enquanto a última suposição é usual em aplicações da área médica, em que as respostas provenientes de diferentes indivíduos são consideradas independentes, a independência local é um conceito intrínseco à TRI: as respostas aos itens dependem apenas do valor do traço latente e, fixado este, elas passam a ser independentes.

No contexto educacional, é comum encontrar a explicação da independência local baseada na afirmação de que "o indivíduo não aprende com o teste", ou seja, a resposta de um item não é facilitada por nenhuma pista ou dica, ou mesmo solução explicitada no enunciado ou categoria de resposta de outro item, e depende apenas do valor do traço latente de quem o está respondendo. Já no contexto da saúde, pode-se dizer que a presença/intensidade de um sintoma só influencia a presença/intensidade de outro sintoma por meio do nível do traço latente avaliado na escala. A independência local é consequência da adequação do número de traços latentes considerados. Ambas as suposições de independência facilitam a estimação dos parâmetros do modelo, mas flexibilizações tanto de uma quanto de outra já podem ser encontradas na literatura. Exemplos são os modelos da TRI para dados longitudinais e modelos que consideram subgrupos de itens com respostas dependentes, conhecidos na literatura como modelos para *testlets*.

Nos modelos da TRI, há dois tipos de parâmetros a serem estimados: os dos indivíduos (os traços latentes) e os dos itens. Na prática, pode ocorrer de um deles ser conhecido e ser necessário estimar os parâmetros do outro. No entanto, o mais comum é que ambos os tipos de parâmetros sejam desconhecidos. Nesse caso, mais de um conjunto de soluções dos parâmetros de indivíduos e itens gera a mesma probabilidade de resposta especificada pelo modelo, ou seja, há falta de identificabilidade. Esse problema pode ser resolvido escolhendo-se um dos conjuntos de soluções durante o processo de estimação, estipulando-se a média e o desvio padrão do traço latente em questão. Esse procedimento implica definir a métrica para o traço latente e, consequentemente, para os parâmetros de itens. Em geral, adotam-se os valores 0 para a média e 1 para o desvio padrão do traço latente, denominada métrica (0,1). Caso essa métrica não seja interessante para a posterior interpretação da escala de medida do traço latente, transformações lineares podem ser feitas nos parâmetros para os valores desejados.[11] Essas transformações são onipresentes na área educacional, em que pedagogos não veem sentido em interpretar uma proficiência "negativa", ou seja, com valor de traço latente menor que zero. Já nas áreas de psiquiatria e psicologia, os resultados encontrados na literatura[11] são normalmente interpretados na métrica (0,1), sem qualquer alteração nos parâmetros. Vale destacar que, na literatura, é comum o uso da palavra "calibração" para se referir à estimação dos parâmetros dos itens do modelo.

Justamente devido à falta de identificabilidade de alguns modelos da TRI e da escolha da métrica do traço latente para estimação dos parâmetros, insere-se o conceito de equalização. Equalizar significa alocar os parâmetros estimados a partir de respostas a diferentes instrumentos de avaliação na mesma métrica, tornando-os comparáveis. Essa possibilidade é outra vantagem da TRI sobre a TCT. Existem duas formas de equalização: *a posteriori* ou simultânea, usando modelos de múltiplos grupos.[11,12]

Como em todas as metodologias estatísticas, após a obtenção dos resultados, as suposições das técnicas empregadas devem ser verificadas. Os métodos propostos na literatura para o estudo da qualidade de ajuste dos dados a modelos da TRI são usados para verificar tanto o ajuste global quanto o ajuste específico para os parâmetros de itens ou traços latentes.[13,14]

Em geral, os testes de ajuste comparam a proporção observada e a probabilidade esperada sob o modelo adotado de todas as possíveis combinações de respostas aos itens do instrumento. Os mais usuais são baseados na estatística χ^2 de Pearson ou na razão de verossimilhanças G^2. Há alternativas a essas estatísticas que visam melhorar as aproximações consideradas nos testes mencionados, como a estatística de informação limitada, M_2.[15]

Em virtude da complexidade e do alto número de parâmetros envolvidos, é pouco realista a expectativa de que um conjunto de dados se adeque perfeitamente a um modelo da TRI. É mais razoável esperar um ajuste aproximado do que um ajuste exato. Para isso, normalmente são usados diversos indicadores, como a raiz quadrada da média do erro de aproximação (RMSEA), a raiz quadrada média dos resíduos padronizados (SRMR), o índice de ajuste comparativo (CFI) e o índice de Tucker-Lewis (TLI).[16] Na comparação entre modelos, um melhor ajuste é indicado por menores valores de RMSEA (abaixo de 0,05 indica ajuste adequado) e SRMSR e maiores valores de CFI e TLI (em geral, próximos de 1).

Outros critérios populares na estatística, baseados no máximo da função de verossimilhança (MFV), são adicionalmente usados, como o critério de informação de akaike (AIC) e o critério bayesiano de schwarz (BIC). Modelos com menores valores de AIC e BIC são considerados os de melhor ajuste. Sob o paradigma bayesiano, pode-se também usar a checagem do modelo preditivo *a posteriori*.[17]

■ COMPORTAMENTO DIFERENCIAL DO ITEM

Um item com comportamento diferencial (DIF) é aquele com CCIs diferentes entre grupos de indivíduos. Ou seja, indivíduos de subgrupos diferentes, mas com a mesma habilidade, não apresentam a mesma probabilidade de assinalar corretamente o item.[18] Na TRI, esse estudo é facilitado devido ao parâmetro de dificuldade (ou gravidade) de item estar na mesma escala do traço latente e, também, ao fato de que as estimativas das dificuldades dos itens não dependem do grupo respondente.

Usando o Inventário de Depressão de Beck (BDI) para ilustrar, uma análise de DIF permite investigar se indivíduos do sexo masculino e feminino com mesmo valor do traço latente (θ) – no caso em questão, intensidade dos sintomas depressivos – têm probabilidades iguais de assinalar a mesma categoria de resposta para itens como os que avaliam ideação suicida, sentimento de culpa ou anedonia.[19]

Na área da saúde, especialmente, investigações como essa são importantes, pois a equivalência das medidas é uma condição necessária para que comparações fidedignas possam ser realizadas entre subgrupos distintos da população.[20]

■ SOFTWARES

Diversos *softwares* estão disponíveis para estimação dos parâmetros dos modelos da TRI. Dependendo do modelo desejado, o pesquisador deverá optar por um ou outro *software*. Entre os comerciais mais famosos, cita-se Bilog-MG, Multilog, Testfact, MPlus, IRTPro, flexMIRT, Quest, Conquest, Parscale e Noharm. O IRTEQ é adotado para equalização.

Como opções gratuitas, destacam-se o R, o STAN e o Python. Alguns dos pacotes do R, por exemplo, são específicos para modelos multidimensionais e outros para modelos unidimensionais: mirt, TAM e ltm são boas opções para a maioria das análises práticas. Além disso, também há diferentes metodologias de estimação disponíveis em cada um, tanto da inferência clássica (máxima verossimilhança e máxima verossimilhança marginal) quanto da bayesiana (esperança e moda *a posteriori* ou por simulação de observações da distribuição *a posteriori* por Monte Carlo via Cadeia de Markov, isto é, MCMC). Existem artigos[21] que apresentam detalhes dos pacotes em R, com os respectivos modelos e métodos de estimação implementados.

Em Python, as implementações de modelos de TRI são bem mais modestas e rudimentares. No entanto, na necessidade de trabalhar com grandes volumes de dados, podem ser boas opções. Duas são as bibliotecas implementadas nesse sentido: girth e py-irt.

■ INVENTÁRIO DE DEPRESSÃO DE BECK SOB O ENFOQUE DA TRI

Para ilustrar a TRI, serão utilizadas as respostas de 1.111 universitários ao Inventário de Depressão de Beck (BDI).[22] Esse inventário é autoaplicativo, composto por 21 itens que medem sintomas e atitudes da depressão. Cada item é pontuado de 0 a 3, dependendo da intensidade do sintoma (de inexistente a muito intenso).

Os modelos ML2 e MRG foram ajustados aos dados para ilustrar a aplicação de um modelo da TRI para itens dicotômicos e categorizados, respectivamente, a dados de saúde mental. Embora o BDI seja tradicionalmente considerado multidimensional, esses dois modelos (que supõem unidimensionalidade) podem ser considerados adequados para aplicação nesse caso. Se um único fator (na análise fatorial) explica pelo menos 20% da variabilidade total dos dados, então ele pode ser considerado um fator dominante e modelos unidimensionais da TRI podem ser empregados. Esse é o caso do BDI.

Para o uso do ML2, as respostas foram agrupadas em sintoma presente (se o indivíduo respondeu 1, 2 ou 3) e sintoma ausente (se respondeu 0). As estimativas dos parâmetros dos itens foram obtidas por meio do *software* Multilog e encontram-se nas Figuras 2.5.6, para o ML2, e 2.5.7, para o MRG. Percebe-se que as estimativas das discriminações e dos parâmetros de dificuldade (b, no ML2, e b_1, no MRG) estão bastante próximas, conforme esperado pela própria categorização dos itens definida para a aplicação do ML2.

Na métrica (0,1), consideram-se boas estimativas do parâmetro a aquelas não muito abaixo de 1 e não muito acima de 2. Itens com discriminação muito baixa (muito abaixo de 1) definem probabilidades de respostas muito parecidas a todos os indivíduos, independentemente do nível do traço latente. Já um item com discriminação muito acima de 2 diferencia as probabilidades de resposta de indivíduos em uma faixa muito estreita do traço latente, sem trazer maiores informações para diferenciar entre os indivíduos acima dessa faixa (ou, analogamente, abaixo dessa faixa). Uma visualização didática pode ser observada na curva de informação do item (Fig. 2.5.2). Um item com valor de discriminação muito perto de 0, por exemplo, tem uma função de informação quase paralela ao eixo x, enquanto itens com discriminações muito altas têm um pico bem alto, e são muito estreitas, trazendo informação para uma faixa estreita do traço latente. Nessa escala, espera-se estimativas do parâmetro b compreendidas entre −3 e 3, em sua maioria.[11] Isso porque, nessa

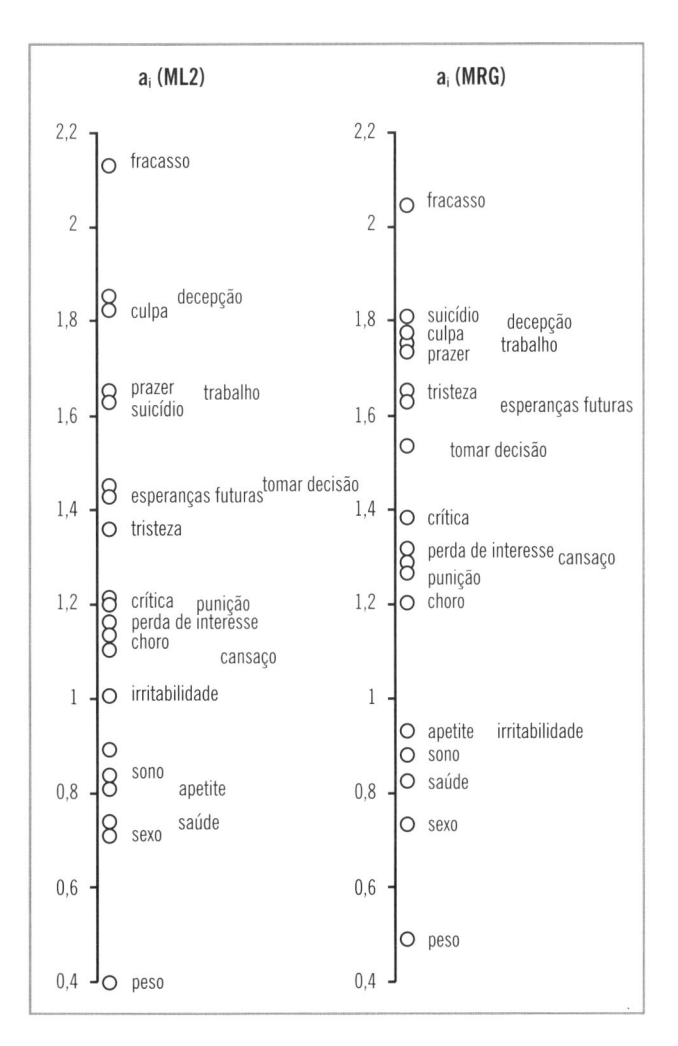

FIGURA 2.5.6 | ESTIMATIVAS DOS PARÂMETROS DE DISCRIMINAÇÃO (*A*) DOS ITENS DO BDI EM UNIVERSITÁRIOS, SOB OS MODELOS LOGÍSTICO DE DOIS PARÂMETROS (ML2) E DE RESPOSTA GRADUAL (MRG).
Fonte: Baseada em Samejima.[8v]

escala de medida adotada, o parâmetro b está na mesma escala do traço latente, que é suposto com uma distribuição normal de média 0 e variância 1. A adequada amplitude de variação de b entre os itens de um determinado instrumento depende do objetivo da escala: se for avaliar intensidades mais altas do traço latente, os valores das estimativas de b devem estar mais próximos do limite superior desse intervalo [-3, 3] e, caso contrário, mais próximos do limite inferior. Sob esse enfoque, note, na Figura 2.5.7, que o item perda de peso tem discriminação bastante baixa, seguido de sexo, preocupação com saúde e apetite. No outro extremo, os itens fracasso, decepção, culpa, trabalho, prazer e suicídio são os mais discriminantes.

É possível relacionar a alta probabilidade de presença (estimativas de b) dos sintomas suicídio e sexo a indivíduos que apresentam maior valor do traço latente (gravidade da depressão). Para essa interpretação, o item perda de peso foi ignorado devido à sua baixa discriminação. Por sua vez, os itens que abordam crítica, tristeza e cansaço provavelmente estão presentes em indivíduos com nível de gravidade baixo da doença. Adicionalmente, pelos resultados do MRG, verifica-se quais sintomas evoluem de intensidade baixa para moderada (ou seja, com probabilidade acima de 0,5 de aparecer com intensidade moderada ou maior) mais rapidamente na escala do traço latente. Esses são os itens tomada de decisão, aparência e punição, pois apresentam menor diferença entre as estimativas de b_2 e b_1. De modo análogo, os itens punição, choro e suicídio são os que evoluem mais rapidamente de moderada para alta intensidade ($b_3 - b_2$).

As Figuras 2.5.8 e 2.5.9 mostram a informação total do teste sob os modelos ML2 e MRG, respec-

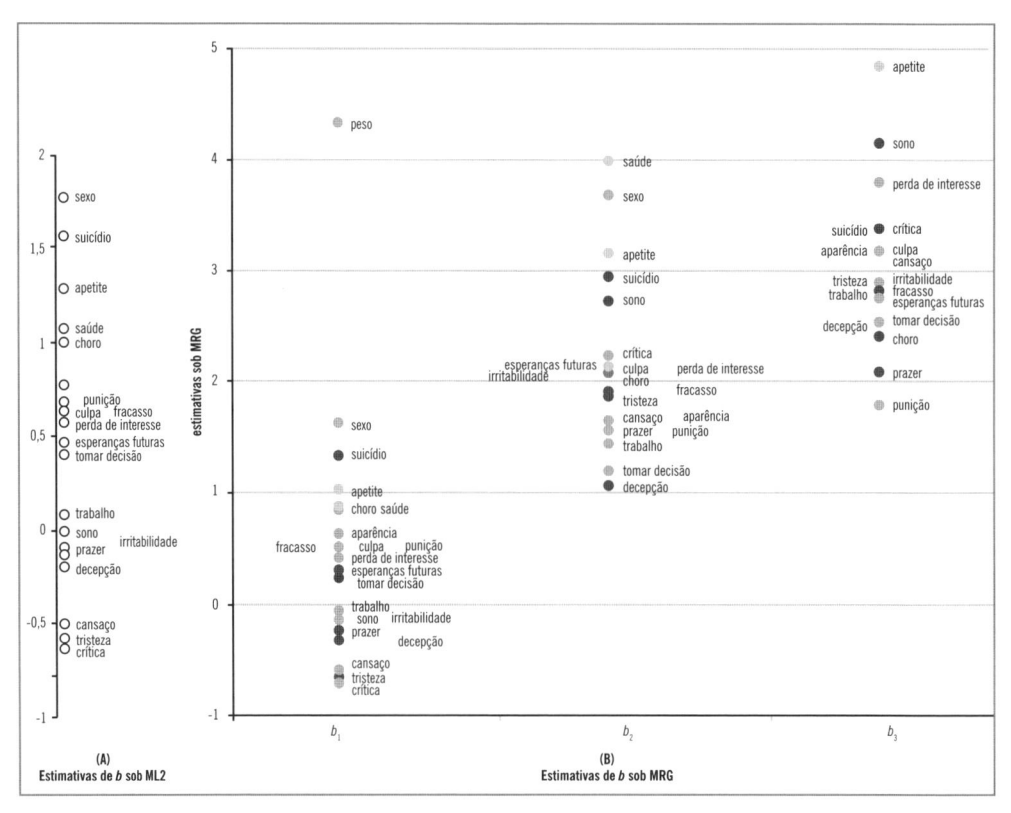

FIGURA 2.5.7 ▮ ESTIMATIVAS DOS PARÂMETROS DE GRAVIDADE (B) DOS ITENS DO BDI EM UNIVERSITÁRIOS, SOB O MODELO LOGÍSTICO DE 2 PARÂMETROS (ML2) E O MODELO DE RESPOSTA GRADUAL (MRG). OS ITENS COM ESTIMATIVAS ACIMA DE 5 (PESO, SEXO E SAÚDE, PARA B_2 E B_3 DO MRG) FORAM OMITIDOS PARA MELHOR VISUALIZAÇÃO DOS DEMAIS.
Fonte: Baseada em Samejima.[8]

tivamente. Devido à suposição de independência condicional, a informação total é calculada pela soma das informações dos itens (Fig. 2.5.2). Note que há mais informação para valores maiores do traço latente nos resultados do MRG do que no ML2, sugerindo que a dicotomização das respostas do

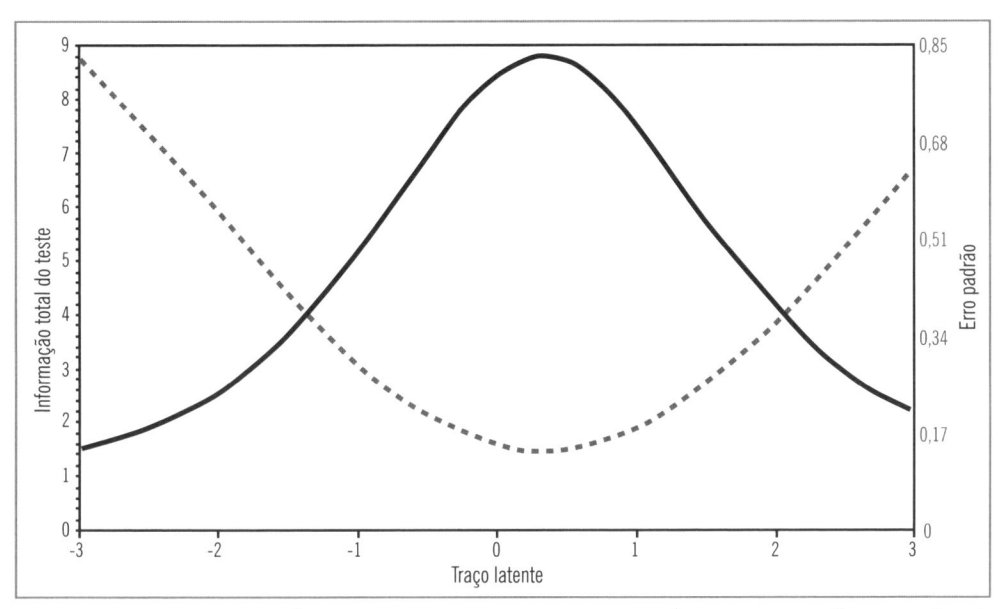

FIGURA 2.5.8 ▮ INFORMAÇÃO TOTAL DO BDI SOB O MODELO LOGÍSTICO DE 2 PARÂMETROS (ML2). A CURVA TRACEJADA REPRESENTA O ERRO PADRÃO.

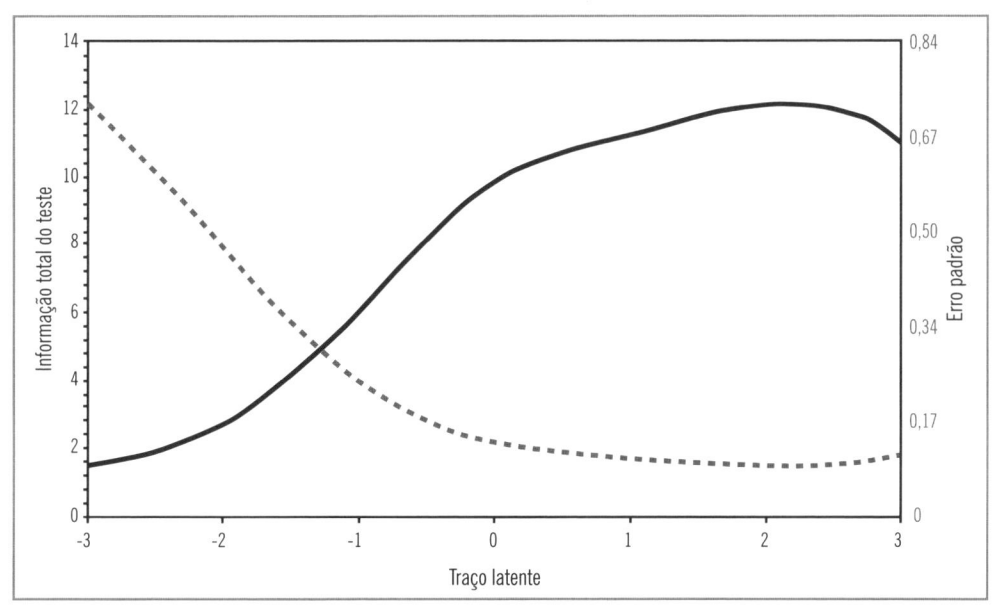

FIGURA 2.5.9 ▮ INFORMAÇÃO TOTAL DO BDI SOB O MODELO DE RESPOSTA GRADUAL (MRG). A CURVA TRACEJADA REPRESENTA O ERRO PADRÃO.
Fonte: Baseada em Samejima.[8]

BDI ocasionaria maior perda de informação. Isso faz sentido pela própria simplificação dos dados para o ajuste do ML2.

Com a finalidade de checar se as estimativas dos traços latentes poderiam diferenciar os indivíduos possivelmente deprimidos dos não deprimidos, dividiu-se a amostra em três grupos de gravidade de acordo com o escore total do BDI: abaixo de 16, de 16 a 20 e acima de 20. Na categoria abaixo de 16, foram classificados 745 indivíduos (78,1%); na categoria de 16 a 20, 90 sujeitos (9,4%); e na acima de 20, 119 indivíduos (12,5%). Os *box plots* dos traços latentes estimados separados nesses três grupos são apresentados na Figura 2.5.10. Os indivíduos que apresentaram algum dado faltante em algum item do BDI foram excluídos do gráfico. As correlações entre o escore total e as estimativas dos traços latentes foram iguais a 0,92, para o ML2, e 0,97, para o MRG. Nota-se que o MRG apresenta melhor diferenciação na distribuição das estimativas dos traços latentes entre os grupos.

■ CONSIDERAÇÕES FINAIS

A TRI auxilia o pesquisador na elaboração de escalas teste-independentes e grupo-independentes, na identificação de itens com vieses (com comportamento diferencial) ou malformulados, na maximização da informação contida na escala no domínio de variação do traço latente, permitindo uma interpretação da evolução dos sintomas (ou comportamento) ao longo da evolução da doença (ou expressão) mental em questão. É uma ferramenta influente que vem enriquecer a construção e a avaliação de instrumentos psicométricos.

■ REFERÊNCIAS

1. Birnbaum A. Some latent trait models and their use in inferring an examinee's ability. In: Lord FM, Novick MR, editors. Statistical theories of mental test scores. Reading: Addison-Wesley; 1968. p. 397-479.
2. Rasch G. Probabilistic models for some intelligence and attainment tests. Copenhagen: Danmarks Paedogogiske Institut; 1960.
3. Embretson SE, Reise SP. Item response theory for psychologists. New Jersey: Lawrence Erlbaum; 2000.
4. Gulliksen H. Theory of mental tests. New York: Wiley; 1950.
5. Nunnally JC. Psychometric theory. New York: McGraw Hill; 1967.
6. Hambleton RK; Swaminathan H; Rogers WH. Fundamentals of item response theory. Newbury Park: Sage; 1991.
7. Edelen MO, Reeve BB. Applying item response theory (IRT) modeling to questionnaire development, evaluation, and refinement. Qual Life Res. 2007;16 Suppl 1:5-18.
8. Samejima F. Estimation of latent ability using a response pattern of graded scores. Psychometrika. 1969;34:1-97.
9. Bazan JL, Mazzon já, Merino MH. Classificação de modelos de resposta ao item policotômicos com aplicação ao marketing. Rev Bras Estat. 2011;72(235):7-40.

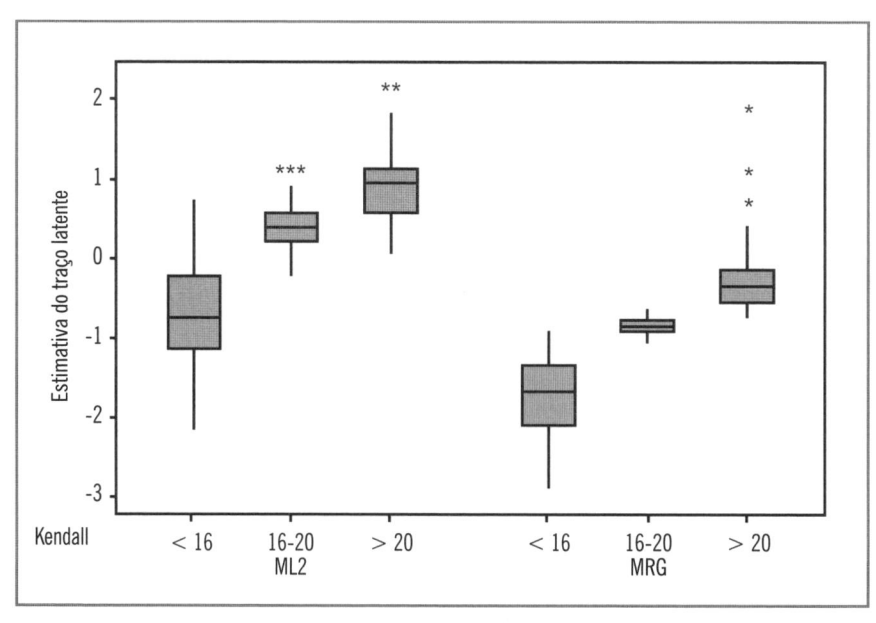

FIGURA 2.5.10 ■ *BOX PLOTS* DAS ESTIMATIVAS DOS TRAÇOS LATENTES SOB O MODELO LOGÍSTICO DE 2 PARÂMETROS (ML2) E O MODELO DE RESPOSTA GRADUAL (MRG), DE ACORDO COM A INTENSIDADE DOS SINTOMAS DEPRESSIVOS.
Fonte: Baseada em Samejima.[8]

10. Reckase M. Multidimensional item response theory. New York: Springer; 2009.
11. Andrade DF, Tavares HR, Valle RC. Teoria de resposta ao item: conceitos e aplicações. São Paulo: Associação Brasileira de Estatística; 2000.
12. Pasquali L. Psicometria: teoria dos testes na psicologia e na educação. Petrópolis: Vozes; 2003.
13. Reise SP. A comparison of item- and person-fit methods of assessing model-data fit in IRT. Appl Psychol Meas. 1990;14(2):127-37.
14. McDonald RP, Mok MM. Goodness of fit in IRT models. Multivariate Behav Res. 1995;30(1):23-40.
15. Maydeu-Olivares A. Goodness-of-fit assessment of item response theory models. Meas Interdiscipl Res Persp. 2013;11(3):71-101.
16. Cai L, Chung SW, Lee T. Incremental model fit assessment in the case of categorical data: Tucker-Lewis index for item response theory modeling. Prev Sci. 2021.
17. Sinharay S, Almond RG. Assessing fit of cognitive diagnostic models: a case study. Educ Psychol Meas. 2007;67(2):239-57.
18. Valle RC. Comportamento diferencial do item (DIF): uma apresentação. Estudos em Avaliação Educacional. 2002;(25):167-84.
19. Cúri M, Singer JM, Andrade DF. A model for psychiatric questionnaires with embarrassing items. Stat Methods Med Res. 2011;20(5):451-70.
20. Teresi JA, Fleishman JA. Differential item functioning and health assessment. Qual Life Res. 2007;16 Suppl 1:33-42.
21. Choi YJ, Asilkalkan A. R packages for item response theory analysis: descriptions and features. Meas Interdisciplinary Research and Perspectives. 2019;17(3):168-75.
22. Gorenstein C, Andrade L, Vieira Filho AH, Tung TC, Artes R. Psychometric properties of the Portuguese version of the Beck Depression Inventory on Brazilian college students. J Clin Psychol. 1999;55(5):553-62.

2.6 ANÁLISE DE REDES
Grover E. C. Guzman, Daniel Fatori, Andre Fujita

Em 1736, Leonhard Euler apresentou uma ferramenta inovadora para resolver o problema das sete pontes de Königsberg, que consistia em encontrar um passeio que percorresse todas elas apenas uma vez. A Figura 2.6.1(A) ilustra a cidade de Königsberg, as quatro porções de terra enumeradas de um a quatro e as sete pontes representadas conectando-as.

Para resolver esse problema, Leonhard Euler introduziu o conceito de grafo (rede), que é uma estrutura matemática composta por um conjunto de vértices e um conjunto de arestas conectados entre si. A Figura 2.6.1(B) mostra como Euler modelou o problema das sete pontes de Königsberg, representando as quatro porções de terra com vértices e as sete pontes com arestas. Um fato interessante é que Euler provou que o problema não tem solução, ou seja, é impossível construir um passeio que passe por todas as pontes apenas uma vez.

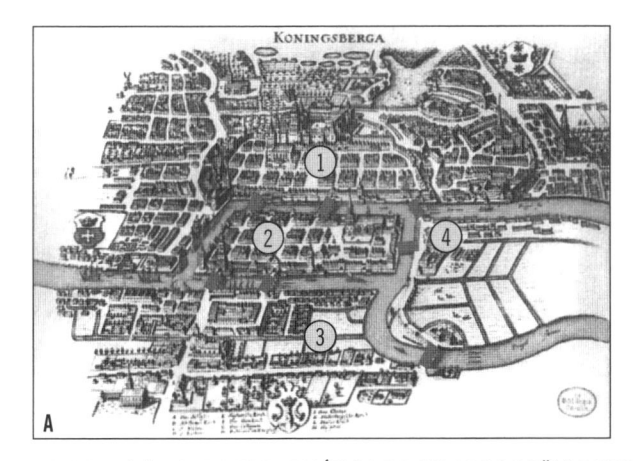

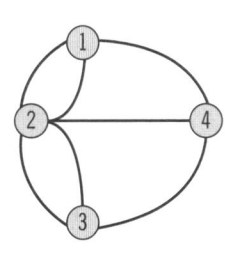

FIGURA 2.6.1 ▮ (A) FIGURA ESQUEMÁTICA DA CIDADE DE KÖNIGSBERG NO SÉCULO XVIII. AS QUATRO PORÇÕES DE TERRA ENUMERADAS DE UM A QUATRO ESTÃO CONECTADAS POR SETE PONTES. (B) REPRESENTAÇÃO DA CIDADE DE KÖNIGSBERG USANDO GRAFO. OS VÉRTICES CORRESPONDEM ÀS PORÇÕES DE TERRA E AS ARESTAS ÀS PONTES.
→ Veja esta figura colorida no *hotsite* do livro: https://paginas.grupoa.com.br/instrumentos2ed
Fonte: Adaptada de Merian-Erben.[1]

Desde então, os grafos têm sido utilizados nas mais diversas áreas do conhecimento, como ciência da computação, sociologia, biologia, química e psicometria. No entanto, seu uso na análise de redes empíricas apenas se intensificou no final do século XX, com o surgimento da ciência de redes (*network science*), área que estuda redes complexas. As redes complexas são grafos com características estruturais não triviais, ou seja, redes que apresentam conectividades que não são puramente aleatórias nem puramente regulares. Alguns exemplos de redes complexas são as redes funcionais do cérebro, as redes metabólicas e as redes de computadores.

Em particular, na psicologia, as redes são usadas para representar o comportamento, com a interação de diversos componentes. As redes que representam o comportamento são chamadas de **redes psicológicas**. Nelas, os vértices são as variáveis psicológicas observadas e as arestas representam relações de dependência estatística entre as variáveis, como os coeficientes de uma regressão ou correlação.[2] Se uma determinada rede analisada tem como origem uma escala, então os vértices seriam os itens do instrumento. Essa forma de representação tem sido usada em áreas como psicologia clínica, análise de personalidade, psicologia social e qualidade de vida. Por permitir avaliações e tratamentos personalizados, o uso de redes vem crescendo na área.[3,4]

A perspectiva de analisar os sintomas ou estados afetivos como uma rede está baseada nos seguintes princípios: 1) princípio da **complexidade**, pois os estados psicológicos são fruto da interação entre diferentes componentes psicológicos; 2) princípio da **correspondência entre os componentes e os estados psicológicos**; 3) princípio das **conexões causais diretas**, isto é, a rede é formada pelo padrão de causalidade entre os sintomas ou comportamentos; e 4) princípio de que muitos **transtornos mentais** seguem uma estrutura de rede, pois é a interação dos sintomas que geram os estados psicológicos.[5]

A seguir, apresentaremos algumas metodologias para a construção e a análise de redes em psicologia. Os códigos de computador na linguagem R usados para as análises podem ser acessados no Apêndice disponível no *hotsite* do livro: https://paginas.grupoa.com.br/instrumentos2ed.

▮ METODOLOGIA

Existem diversos pacotes livres disponíveis em R (https://www.r-project.org/) com os quais pode-se analisar as redes psicológicas. Alguns exemplos são o qgraph (https://CRAN.R-project.org/package=qgraph), o NetworkToolbox (https://CRAN.R-project.org/package=NetworkToolbox), o brainGraph (https://CRAN.R-project.org/package=brainGraph) e o InsingFit (https://CRAN.R-project.org/package=IsingFit). Recomendamos o uso do pacote NetworkToolbox por conter métodos e medidas do estado da arte para o estudo das redes psicológicas. No entanto, ele não possui métodos para visualização das redes. Assim, para visualização, sugerimos o pacote qgraph.[6]

Descreveremos brevemente os principais procedimentos de análise a seguir.

CONSTRUÇÃO DA REDE

Para a construção da rede, primeiramente é preciso definir seus vértices, isto é, as variáveis de análise. Alguns exemplos de variáveis são os sintomas descritos no *Manual diagnóstico e estatístico de transtornos mentais* (DSM-5), como sensações corporais no transtorno de pânico ou pensamentos e estados afetivos em transtornos do humor.[3,7] Uma vez definidos os vértices, passa-se à construção da rede propriamente dita. Para isso, existem pelo menos dois tipos de dados: de corte transversal, ou seja, dados coletados em apenas um momento do tempo, ou longitudinais, isto é, dados coletados ao longo do tempo.

Para os dados de corte transversal, a forma mais simples é usar a correlação/coocorrência dos sintomas. Existem diversos métodos para isso, por exemplo, as correlações (parciais) de Pearson, Spearman e LASSO.[2] Recentemente, foram propostos os métodos TMFG (*triangulated maximally filtered graph*) e LoGo (*local/global*),[6] que, além de calcular a correlação/coocorrência, permitem impor restrições na estrutura do grafo – por exemplo, que ele seja planar ou tenha certo número de arestas. Ambos os métodos são considerados o estado da arte na área.

Para os dados longitudinais, o método mais comum é o modelo vetor autorregressivo (VAR). Ele permite obter arestas com direcionalidade, isto é, que representam a causalidade de Granger de uma variável a outra.[3,4] Brevemente, se o passado de uma variável ajuda a prever o presente de outra variável, isso significa que a primeira variável Granger causa a segunda.

As associações identificadas por todos esses métodos podem ser representadas por grafos. Nesse caso, os vértices representam as variáveis em estudo e as arestas representam as associações identificadas entre duas variáveis.[3] As arestas do grafo podem ser ponderadas, sendo o peso uma representação da força de associação entre as variáveis.[3]

A Figura 2.6.2 mostra a rede obtida para um conjunto de dados do Neuroticism, Extraversion, Openess Personality Inventory (NEO-PI-3)[8] utilizando o método TMFG. O NEO-PI-3 avalia as características da personalidade de acordo com a teoria *big five*: abertura à experiência, conscienciosidade, extroversão, afabilidade e neuroticismo. É um inventário útil tanto para a prática clínica quanto para a pesquisa científica. Esse conjunto de dados contém informações de 802 indivíduos de diversas regiões dos Estados Unidos coletados pela University of North Carolina, Greensboro (UNCG).[8]

Após construção e visualização das redes, podemos analisar algumas de suas características estruturais. Nas seções seguintes, descreveremos algumas das metodologias usadas na análise estrutural das redes, bem como exemplos de aplicações na rede obtida com o método TMFG.

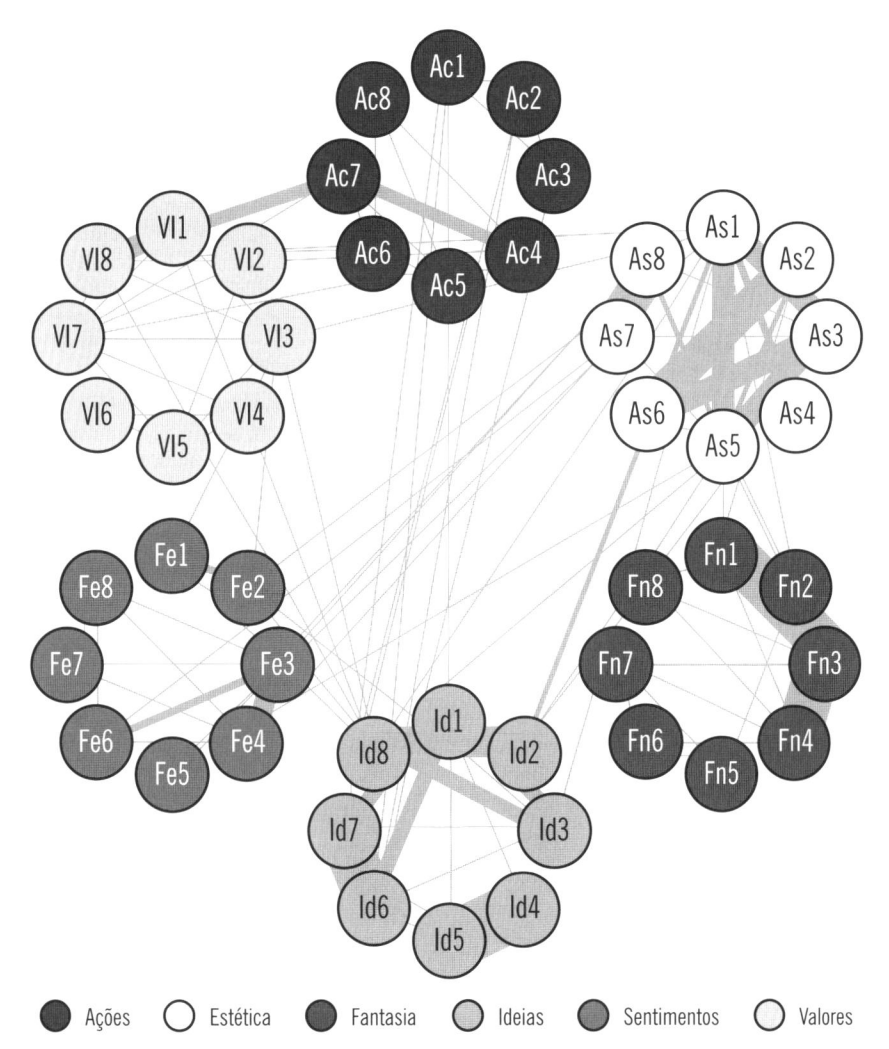

FIGURA 2.6.2 ▮ REPRESENTAÇÃO GRÁFICA DA REDE GERADA PELO MÉTODO TMFG PARA O CONJUNTO DE DADOS NEO-PI-3. AS CORES DOS VÉRTICES ESTÃO ASSOCIADAS A AÇÕES, ESTÉTICA, FANTASIA, IDEIAS, SENTIMENTOS E VALORES. A LARGURA DA ARESTA REPRESENTA A FORÇA DA ASSOCIAÇÃO ENTRE DOIS VÉRTICES, ISTO É, QUANTO MAIS LARGA, MAIS FORTE É A ASSOCIAÇÃO.

→ Veja esta figura colorida no *hotsite* do livro: https://paginas.grupoa.com.br/instrumentos2ed

ANÁLISE DA REDE

Uma vez que a rede é construída, é possível estudar suas propriedades estruturais.[7,9] Algumas alternativas consistem em analisar como os vértices da rede se agrupam (ver seção Medidas de agrupamento [clusterização]), as medidas estruturais locais (ver seção Medidas locais) e as medidas globais (ver seção Medidas globais) da rede. Recentemente, uma opção é analisar a estrutura da rede do ponto de vista estatístico (ver seção Metodologias estatísticas), isto é, assumindo que existe uma aleatoriedade intrínseca.

O pacote NetworkToolbox contém funções para limpeza dos dados, construção de redes e medidas de centralidade comumente usadas no estudo de redes em psicologia. Para mais detalhes, recomendamos a leitura de Christensen.[6] Também sugerimos o uso dos pacotes igraph, pacote de referência para a análise de redes (não limitadas à psicologia), e o statGraph, um pacote específico para a análise estatística de redes. O NetworkToolbox possui uma função para converter as redes para o formato usado no igraph, que é o mesmo usado no statGraph.

Medidas de agrupamento (clusterização)

As medidas de agrupamento (clusterização) são usadas como uma medida da robustez da rede. Uma rede é robusta se ela se mantém conectada mesmo quando algumas arestas são removidas. Em termos gerais, uma medida de agrupamento representa a magnitude na qual os vizinhos de um vértice estão conectados uns aos outros. Então, isso pode ser usado para agrupar os vértices em grupos (sub-redes/*clusters*/comunidades).

Coeficiente de agrupamento (clusterização) local

. Essa medida calcula o número de pares de vizinhos de um vértice que estão conectados por uma aresta, dividido pelo número total de pares de vizinhos que o vértice tem.[10] A função R para cálculo do agrupamento (clusterização) local é *clustcoeff()* do pacote NetworkToolbox. A Figura 2.6.3 mostra o coeficiente de agrupamento de cada vértice da rede ilustrada na Figura 2.6.2. Quanto maior o tamanho do vértice, maior é seu coeficiente de agrupamento.

Detecção de comunidades

. Dada uma rede, a detecção de comunidades agrupa os vértices mais conectados no mesmo módulo e vértices menos conectados em módulos diferentes. É uma forma de detectar se uma rede pode ser dividida em sub-redes sem sobreposição.[10] As sub-redes podem ser interpretadas como grupos de vértices que têm alta associação entre elas. A função R para a detecção de comunidades é *louvain()* do pacote NetworkToolbox. A Figura 2.6.4 mostra as comunidades identificadas da rede ilustrada na Figura 2.6.2.

Medidas locais

As medidas locais avaliam a importância de um item de uma escala, como um sintoma ou característica clínica. Existem diversas formas de avaliar a importância de um item – por exemplo, o item mais importante poderia ser aquele que tem forte conexão com outros itens na rede.[3,11] Considerando uma escala que avalia sintomas, a identificação do item mais importante poderia servir para realizar um melhor tratamento. Seja farmacológico ou psicológico, um tratamento que foca um sintoma com alto grau de importância em uma rede pode levar à diminuição de outros sintomas da rede, potencialmente levando à remissão do transtorno. Essas medidas têm sido amplamente utilizadas em diversas áreas[9] e existem cerca de 100 medidas de importância na literatura.[11] A seguir, apresentamos algumas das medidas utilizadas em estudos de redes de psicometria.

Comprimento do caminho. Essa medida calcula a média das distâncias entre todos os pares de vértices.[10] Também pode-se definir para redes em que as arestas são ponderadas. Nesse caso, primeiro definimos a distância como sendo a soma dos pesos das arestas que estão no caminho de um vértice a outro. A função R para o cálculo do comprimento do caminho é *pathlengths()* do pacote NetworkToolbox. A Figura 2.6.5 mostra o comprimento do caminho de cada vértice da rede ilustrada na Figura 2.6.2. Quanto maior o tamanho do vértice, maior é a média das distâncias deste vértice aos demais.

Centralidade de grau. Essa medida calcula o número de vizinhos de um vértice. Em outras palavras, é o número de arestas incidentes. Para redes com arestas ponderadas, essa medida calcula a soma dos pesos das arestas incidentes.[10] A ideia é que um vértice tem alta "centralidade de grau/importância" se está conectado a mais vértices. Por exemplo, nas redes sociais, a pessoa mais importante é aquela que tem mais amigos. A função R para o cálculo da centralidade de grau é *strength()* do pacote NetworkToolbox. A Figura 2.6.6 mostra a centralidade de grau de cada vértice da rede ilustrada na Figura 2.6.2. Quanto maior o tamanho do vértice, maior é sua centralidade de grau.

Centralidade de intermediação. Essa medida calcula o número de caminhos mínimos que passam

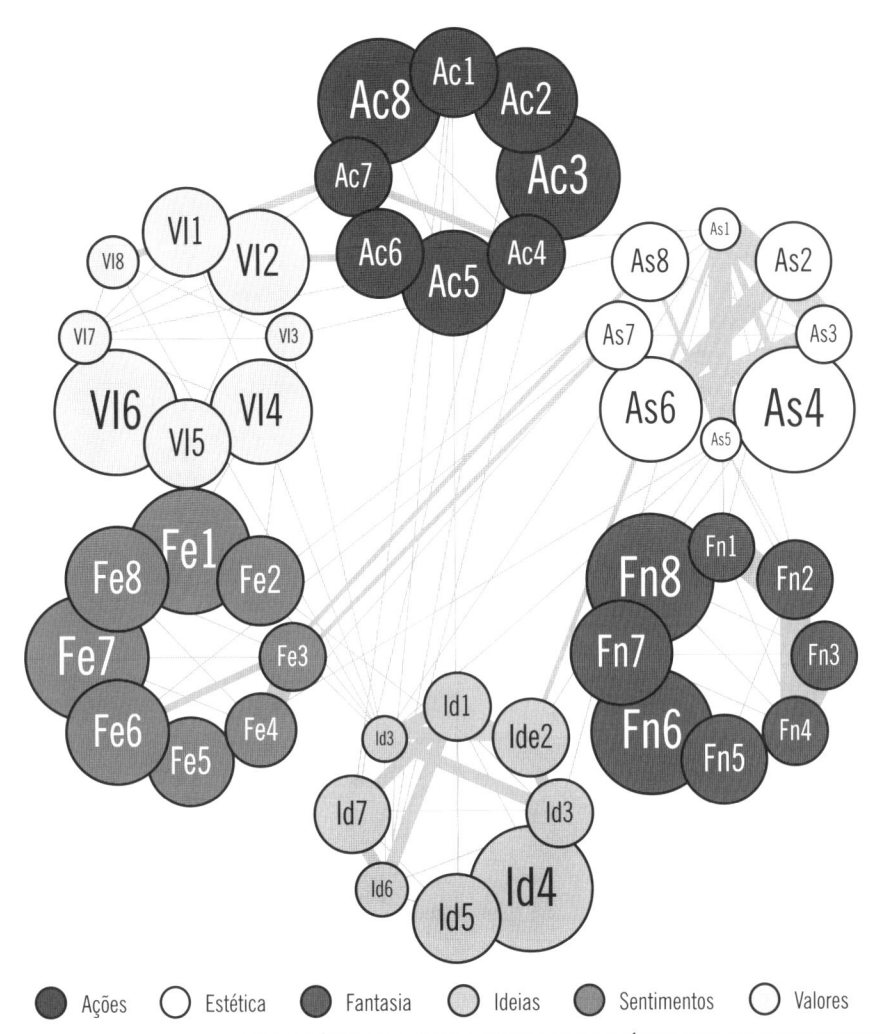

FIGURA 2.6.3 ▌ REPRESENTAÇÃO GRÁFICA DA REDE GERADA PELO MÉTODO TMFG PARA O CONJUNTO DE DADOS NEO-PI-3. OS TAMANHOS DOS VÉRTICES SÃO PROPORCIONAIS AOS COEFICIENTES DE AGRUPAMENTO LOCAL, ISTO É, QUANTO MAIOR O TAMANHO DO VÉRTICE, MAIOR É SEU COEFICIENTE DE AGRUPAMENTO.

→ Veja esta figura colorida no *hotsite* do livro: https://paginas.grupoa.com.br/instrumentos2ed

por um vértice. Um caminho mínimo é aquele que apresenta o menor comprimento (sequência de arestas) entre todos os possíveis caminhos. Essa medida é usada como indicador da importância do vértice para o fluxo de informação na comunicação na rede.[10] A função R para o cálculo da centralidade de intermediação é *betweenness()* do pacote NetworkToolbox. A Figura 2.6.7 mostra a centralidade de intermediação de cada vértice da rede ilustrada na Figura 2.6.2. Quanto maior o tamanho do vértice, maior é sua centralidade de intermediação.

Centralidade de proximidade. Essa medida calcula a média das distâncias mínimas de um vértice aos demais.[10] A ideia é que um vértice tem alta "centralidade de proximidade" se consegue alcançar outros vértices "rapidamente" (menor distância). A função R para o cálculo da centralidade de proximidade é *closeness()* do pacote NetworkToolbox. A Figura 2.6.8 mostra a centralidade de proximidade de cada vértice da rede ilustrada na Figura 2.6.2. Quanto maior o tamanho do vértice, maior é sua centralidade de proximidade.

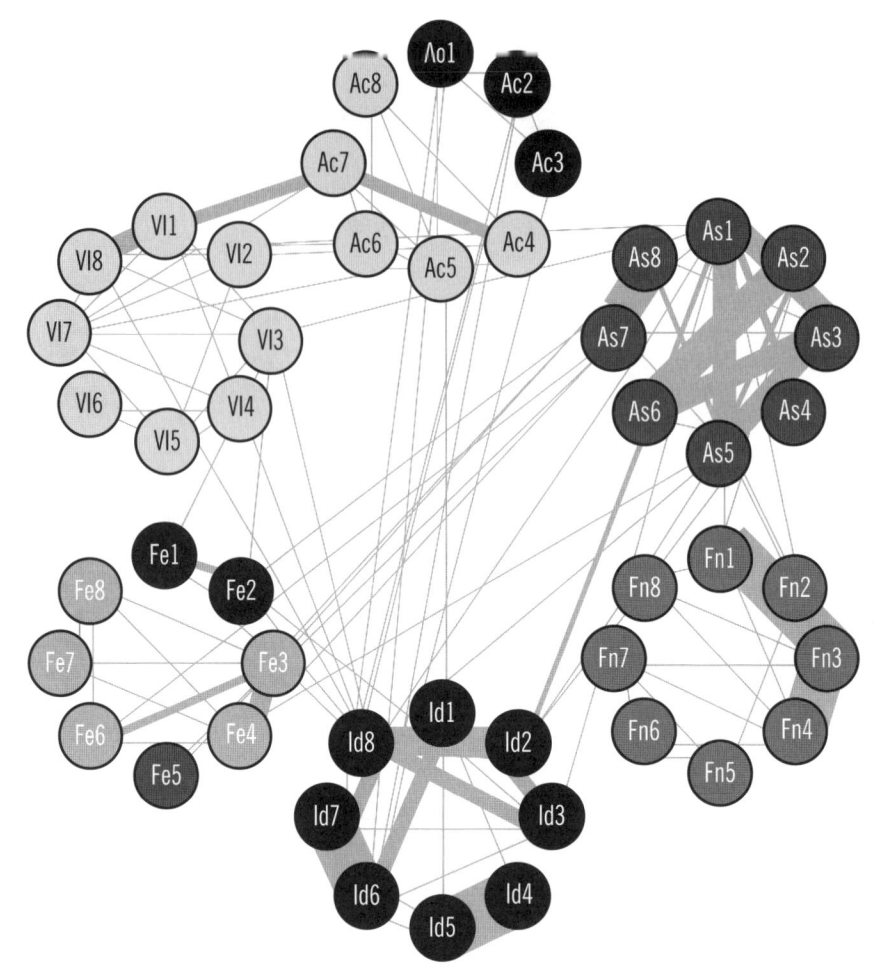

FIGURA 2.6.4 ■ REPRESENTAÇÃO GRÁFICA DA REDE GERADA PELO MÉTODO TMFG PARA O CONJUNTO DE DADOS NEO-PI-3. A COR DO VÉRTICE INDICA A QUAL COMUNIDADE ELE PERTENCE COM BASE EM SUA CONECTIVIDADE. AS COMUNIDADES FORAM OBTIDAS UTILIZANDO O ALGORITMO DE *LOUVAIN* QUE IDENTIFICOU CINCO COMUNIDADES.

→ Veja esta figura colorida no *hotsite* do livro: https://paginas.grupoa.com.br/instrumentos2ed

Centralidade de autovetor. Essa medida calcula o grau em que um vértice está conectado a outros vértices também importantes, sendo proporcional à soma dos graus dos vizinhos do vértice.[10] A função R para o cálculo da centralidade de autovetor é *eigenvector()* do pacote NetworkToolbox. A Figura 2.6.9 mostra a centralidade de autovetor de cada vértice da rede ilustrada na Figura 2.6.2. Quanto maior o tamanho do vértice, maior é sua centralidade de autovetor.

Os cientistas de redes identificam os vértices mais importantes usando as medidas locais. Em estudos nas áreas de psicologia e psiquiatria, a centralidade de grau e de autovetor são as mais utilizadas para redes ponderadas. Essas medidas têm se tornado importantes por identificarem novos alvos para tratamento,[3] justamente porque identificam sintomas que, se forem tratados, terão grande influência na diminuição dos demais sintomas da rede, otimizando o tratamento. Um problema do uso das medidas de centralidade é que a importância de um vértice pode estar relacionada com a variância da variável que representa o vértice. Em geral isso ocorre quando a rede é construída a partir de uma amostra pequena. Nesse caso, a centralidade da variável muda signi-

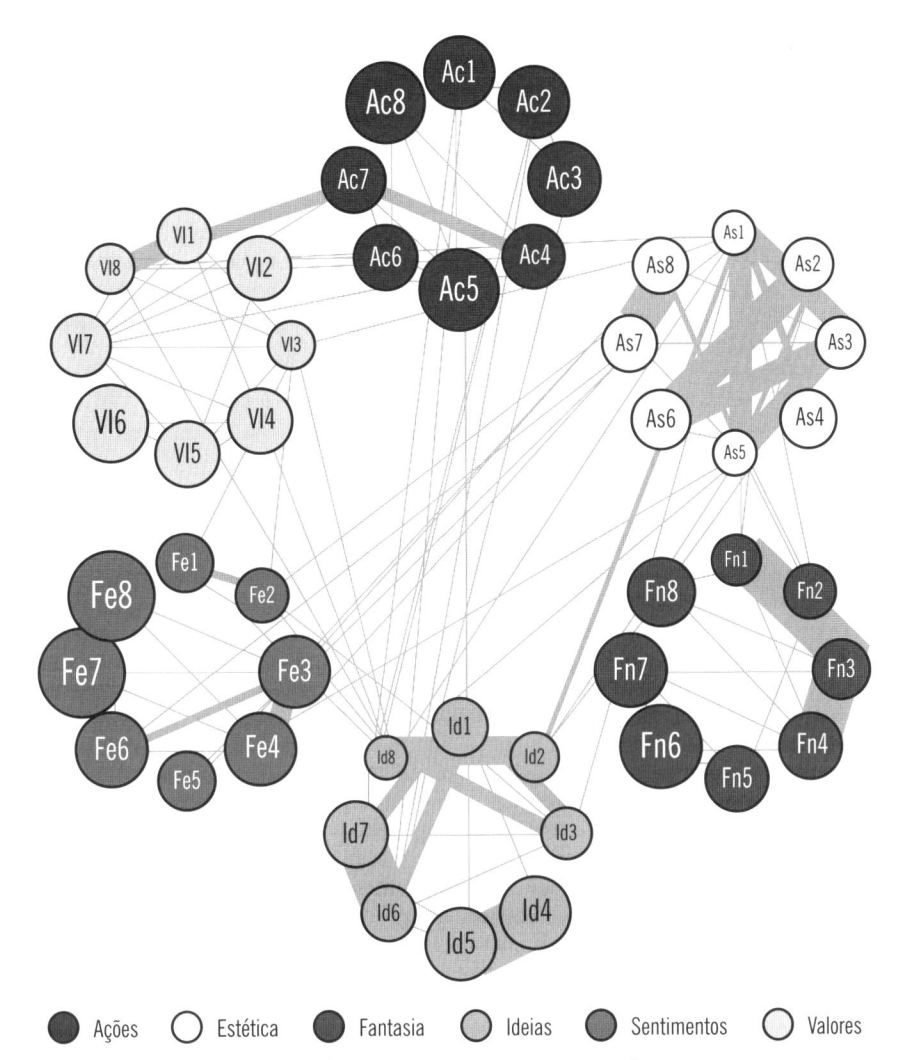

FIGURA 2.6.5 ▮ REPRESENTAÇÃO GRÁFICA DA REDE GERADA PELO MÉTODO TMFG PARA O CONJUNTO DE DADOS NEO-PI-3. OS TAMANHOS DOS VÉRTICES SÃO PROPORCIONAIS AOS COMPRIMENTOS DOS CAMINHOS, ISTO É, QUANTO MAIOR O TAMANHO DO VÉRTICE, MAIOR É A MÉDIA DAS DISTÂNCIAS DESTE VÉRTICE EM RELAÇÃO AOS DEMAIS.

→ Veja esta figura colorida no *hotsite* do livro: https://paginas.grupoa.com.br/instrumentos2ed

ficativamente. Assim, é recomendado que, além da centralidade, também seja avaliada a correlação entre a centralidade e sua variância.[4,11]

Medidas globais

As medidas globais são usadas para medir a propriedade da rede inteira. Geralmente são usadas para comparar redes de diversos grupos e identificar diferenças entre estes, por exemplo: indivíduos saudáveis *versus* indivíduos com depressão, indivíduos com transtorno bipolar tipo I *versus* indivíduos com transtorno bipolar tipo II, indivíduos com esquizofrenia de início precoce *versus* indivíduos com esquizofrenia de início na idade adulta.

Grau global. Essa medida calcula a média dos graus (número de arestas incidentes) de todos os vértices.[10] A função R para o cálculo do grau global é *degree()* do pacote igraph. O grau global da rede ilustrada na Figura 2.6.2 é 5,75.

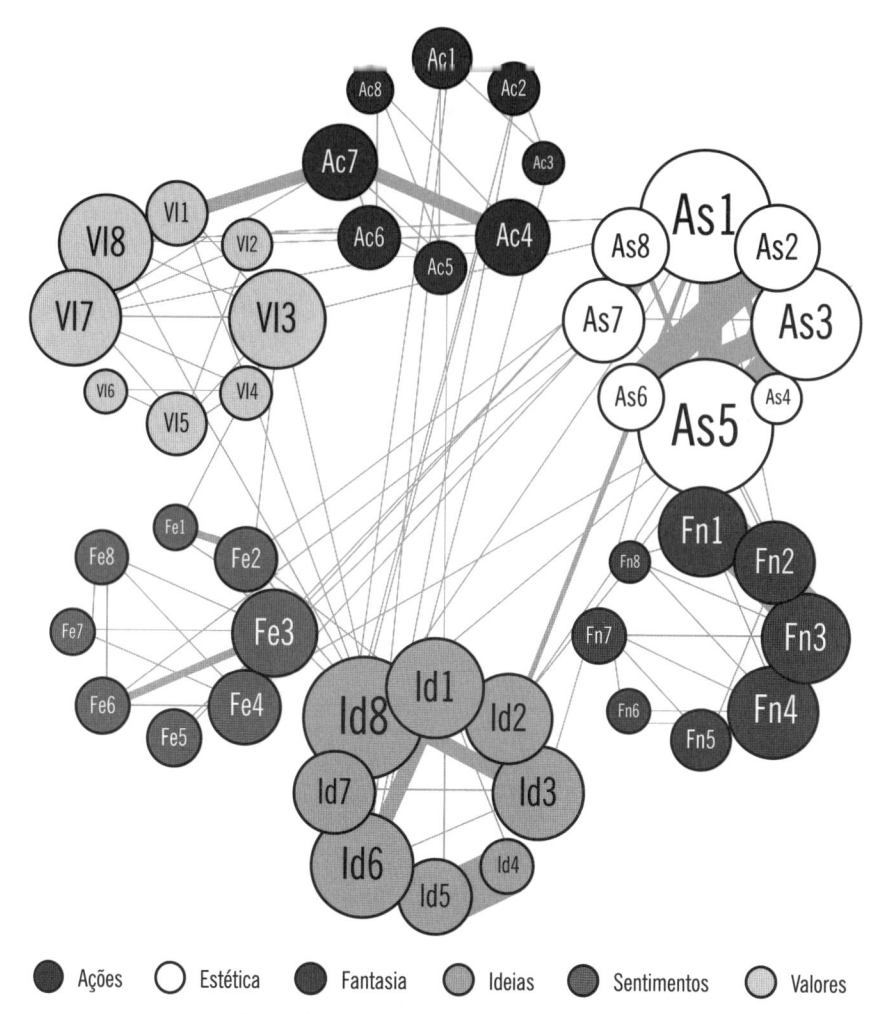

FIGURA 2.6.6 ▮ REPRESENTAÇÃO GRÁFICA DA REDE GERADA PELO MÉTODO TMFG PARA O CONJUNTO DE DADOS NEO-PI-3. OS TAMANHOS DOS VÉRTICES SÃO PROPORCIONAIS ÀS CENTRALIDADES DE GRAU, ISTO É, QUANTO MAIOR O TAMANHO DO VÉRTICE, MAIOR É SUA CENTRALIDADE DE GRAU.
→ Veja esta figura colorida no *hotsite* do livro: https://paginas.grupoa.com.br/instrumentos2ed

Densidade da rede. Essa medida calcula a razão do número de arestas na rede em relação ao número total de arestas possíveis.[10] A função R para o cálculo da densidade da rede é *edge_density()* do pacote igraph. A densidade da rede ilustrada na Figura 2.6.2 é 0,122.

Metodologias estatísticas
Toda rede pode ser representada por uma matriz de adjacências, que é uma matriz quadrada em que as linhas e colunas correspondem aos vértices do grafo e o seu elemento (i, j) contém o peso da aresta do vértice i para o vértice j. Pode ser decomposta em um conjunto de autovalores e seus correspondentes autovetores. No caso de grafos não dirigidos, a matriz de adjacências é simétrica e, portanto, todos os seus autovalores são reais.

Takahashi e colaboradores[12] propuseram o uso da densidade de probabilidade dos autovalores (densidade espectral) da matriz de adjacências como uma representação da rede não dirigida. Essa representação permitiu que diversos métodos estatísticos fossem propostos. Alguns desses métodos são descritos brevemente a seguir.

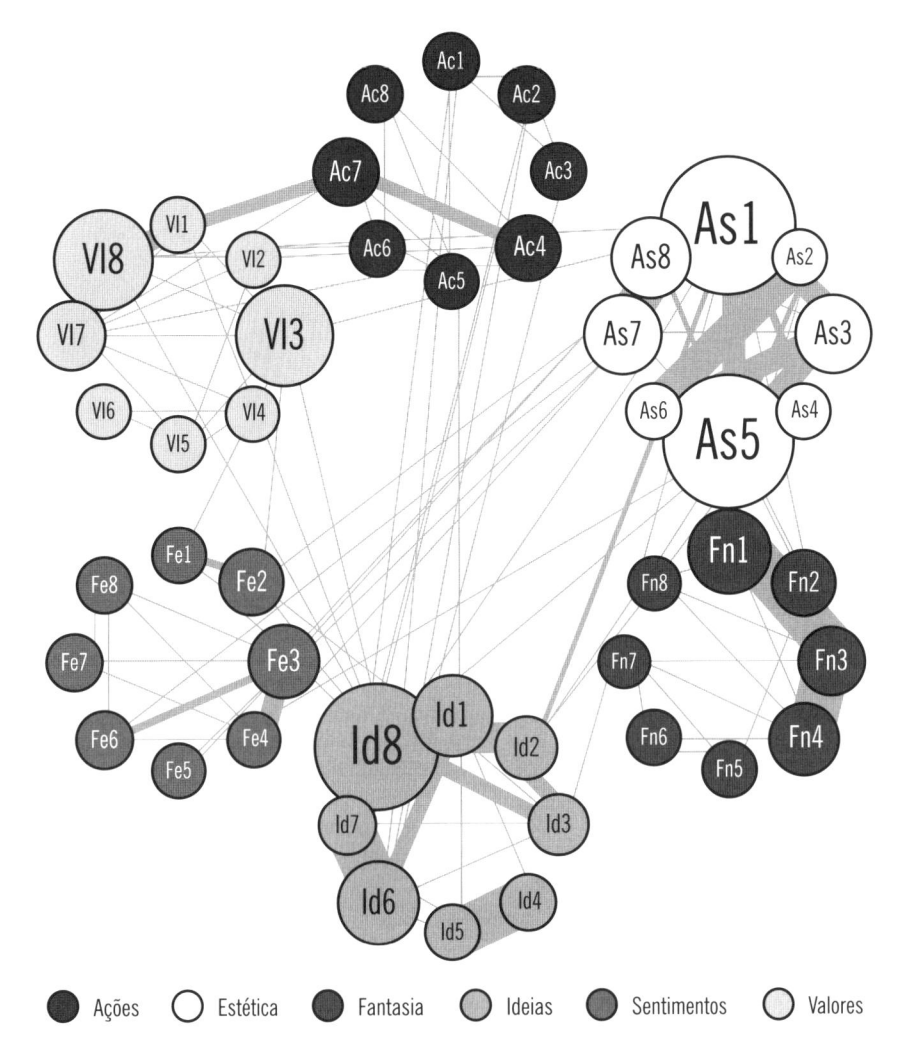

FIGURA 2.6.7 ▮ REPRESENTAÇÃO GRÁFICA DA REDE GERADA PELO MÉTODO TMFG PARA O CONJUNTO DE DADOS NEO-PI-3. OS TAMANHOS DOS VÉRTICES SÃO PROPORCIONAIS ÀS CENTRALIDADES DE INTERMEDIAÇÃO, ISTO É, QUANTO MAIOR O TAMANHO DO VÉRTICE, MAIOR É SUA CENTRALIDADE DE INTERMEDIAÇÃO.

→ Veja esta figura colorida no *hotsite* do livro: https://paginas.grupoa.com.br/instrumentos2ed

Entropia. Mede o grau de aleatoriedade da estrutura de rede. Quanto maior o valor de entropia da rede, maior a aleatoriedade (menor previsibilidade) da conectividade.[12] A função R para o cálculo da entropia é *graph.entropy()* do pacote statGraph.

Estimação de parâmetros. Dada uma rede e um modelo gerador da rede, esse método estima os parâmetros do modelo gerador.[12] A função R para a estimação dos parâmetros é *graph.param.estimator()* do pacote statGraph.

Seleção de modelos. Dada uma rede empírica e uma lista de modelos geradores candidatos, esse método seleciona um modelo gerador da rede empírica. A função R para a seleção de modelos é *graph.model.selection()* do pacote statGraph.

Correlação. Dados dois vetores de redes, esse método mede a correlação entre os vetores e testa se a correlação entre eles é zero (hipótese nula).[13] A função R para o cálculo da correlação é *graph.cor.test()* do pacote statGraph.

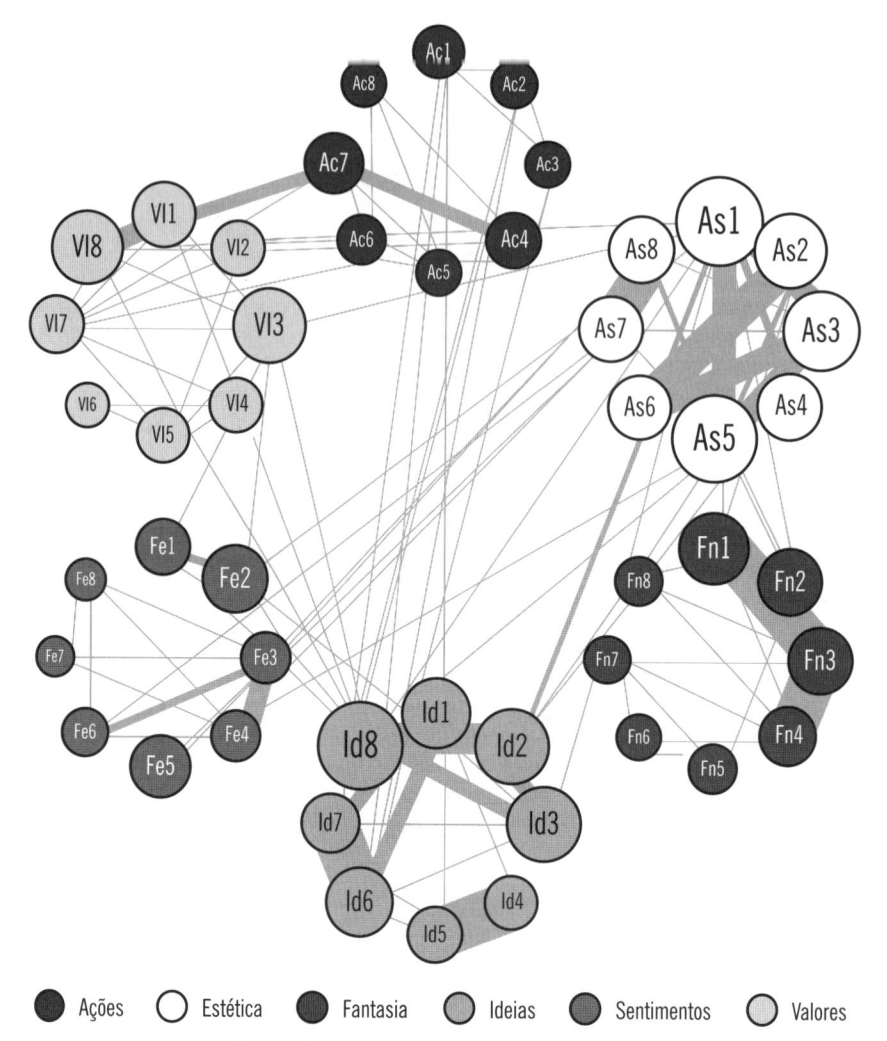

FIGURA 2.6.8 ■ REPRESENTAÇÃO GRÁFICA DA REDE GERADA PELO MÉTODO TMFG PARA O CONJUNTO DE DADOS NEO-PI-3. OS TAMANHOS DOS VÉRTICES SÃO PROPORCIONAIS ÀS CENTRALIDADES DE PROXIMIDADE, ISTO É, QUANTO MAIOR O TAMANHO DO VÉRTICE, MAIOR É SUA CENTRALIDADE DE PROXIMIDADE.

→ Veja esta figura colorida no *hotsite* do livro: https://paginas.grupoa.com.br/instrumentos2ed

Comparação de dois ou mais conjuntos de redes. Dados dois ou mais conjuntos de redes, esse método testa se todos foram gerados pelo mesmo modelo gerador (hipótese nula) ou se pelo menos um deles foi gerado por um modelo diferente (hipótese alternativa).[14,15] A função R para a comparação de dois ou mais grupos de redes é *anogva()* do pacote statGraph.

■ CONSIDERAÇÕES FINAIS

O uso de ferramentas de análise de redes no campo da saúde mental tem aumentado nos últimos anos. Pesquisas de ponta na área têm constantemente se utilizado da análise de redes para trazer novas compreensões acerca dos fenômenos comportamentais e mentais que antes não eram possíveis usando os métodos clássicos da psicometria. Em vez de focar

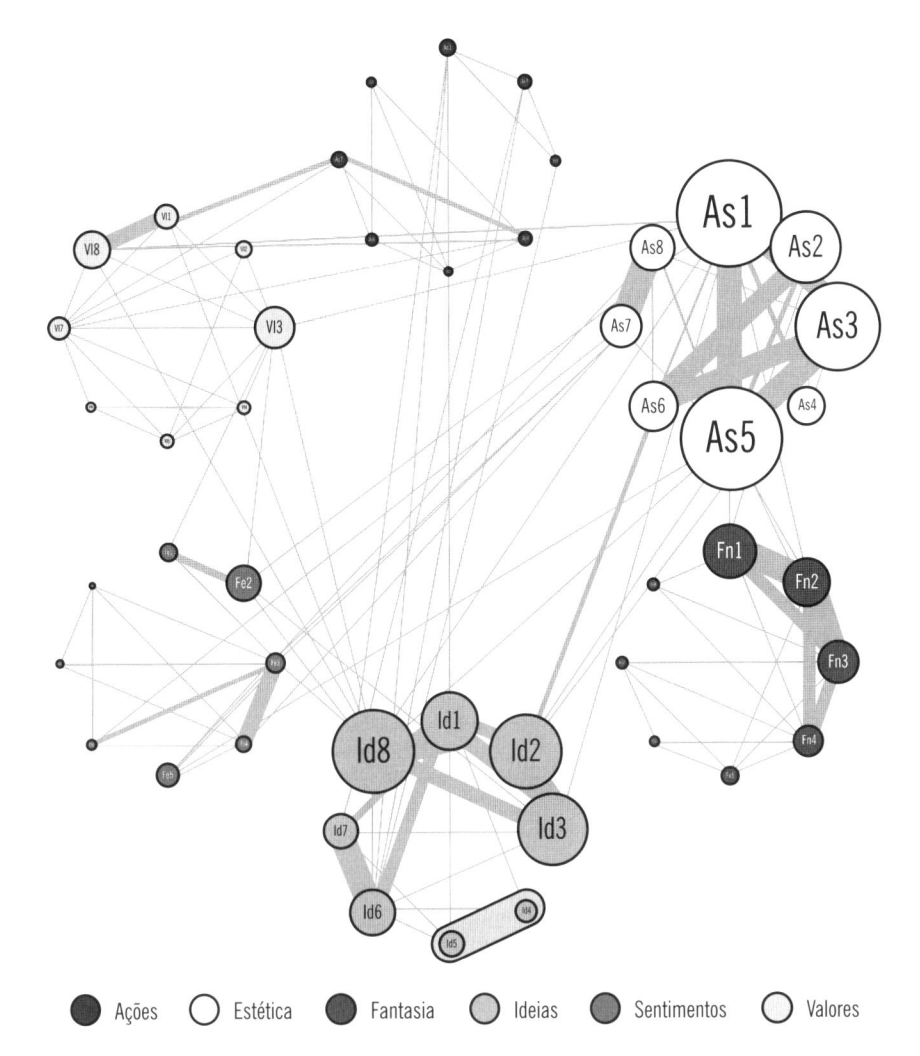

FIGURA 2.6.9 ▮ REPRESENTAÇÃO GRÁFICA DA REDE GERADA PELO MÉTODO TMFG PARA O CONJUNTO DE DADOS NEO-PI-3. OS TAMANHOS DOS VÉRTICES SÃO PROPORCIONAIS ÀS CENTRALIDADES DE AUTOVETOR, ISTO É, QUANTO MAIOR O TAMANHO DO VÉRTICE, MAIOR É SUA CENTRALIDADE DE AUTOVETOR.

→ Veja esta figura colorida no *hotsite* do livro: https://paginas.grupoa.com.br/instrumentos2ed

análises em categorias diagnósticas ou em escores contínuos (soma de itens), a análise de redes permite entender os transtornos mentais como conjuntos de sintomas organizados em uma rede, em que cada um deles potencialmente causa os demais. Assim, o sintoma e sua relação com o conjunto de sintomas ganham relevância, permitindo que o pesquisador e o clínico alcancem uma compreensão diferenciada do todo. É também uma forma de análise que permite ultrapassar as barreiras dos manuais diagnósticos, já que itens de diversas escalas, avaliando múltiplos tipos de sintomas, podem ser incluídos em uma mesma análise, possibilitando o entendimento de comorbidades. Mais ainda, sintomas podem ser analisados junto a características clínicas, como aspectos da personalidade (medidos pela NEO-PI-3, como no exemplo prático) ou mesmo características demográficas e neuropsicológicas.

O uso da análise de redes tem permitido melhorar e customizar tratamentos. A avaliação da importância de um sintoma em relação à rede possibilita a clínicos e pesquisadores adaptarem tratamentos consagrados, como a terapia cognitivo-comportamental (TCC), com o objetivo de focar na redução dos sintomas que têm maior influência na rede de um determinado transtorno mental. Esse foco otimiza o tratamento porque a redução dos sintomas de maior importância tem maior chance de reduzir os demais sintomas da rede. Logo, em vez de um clínico se utilizar de diversas técnicas ao longo de sessões, poderia aplicar justamente as técnicas que causam maior impacto terapêutico nos sintomas de maior importância. Futuramente, esse conceito pode, inclusive, dar suporte à criação de novos tratamentos no campo da saúde mental.

REFERÊNCIAS

1. Merian-Erben von. Königsberger [Internet]. Berlin: Preussen; c2023 [capturado em 8 nov. 2023]. Disponível em: http://www.preussen-chronik.de/_/bild_jsp/key=bild_kathe2.html
2. Bringmann LF, Elmer T, Epskamp S, Krause RW, Schoch D, Wichers M, et al. What do centrality measures measure in psychological networks? J Abnorm Psychol. 2019;128(8):892-903.
3. Bringmann LF, Albers C, Bockting C, Borsboom D, Ceulemans E, Cramer A, et al. Psychopathological networks: theory, methods and practice. Behav Res Ther. 2022;149:104011.
4. Bringmann LF. Person-specific networks in psychopathology: past, present, and future. Curr Opin Psychol. 2021;41:59-64.
5. Borsboom D. A network theory of mental disorders. World Psychiatry. 2017;16(1):5-13.
6. Christensen AP. NetworkToolbox: methods and measures for brain, cognitive, and psychometric network analysis in R. The R J. 2019;10(2):422-39.
7. McNally RJ. Can network analysis transform psychopathology? Behav Res Ther. 2016;86:95-104.
8. Christensen AP, Cotter KN, Silvia PJ. Reopening openness to experience: a network analysis of four openness to experience inventories. J Pers Assess. 2019;101(6):574-88.
9. McNally RJ. Network analysis of psychopathology: controversies and challenges. Annu Rev Clin Psychol. 2021;17:31-53.
10. Boer NS, Kostić D, Ross M, Bruin L, Glas G. Using network models in person-centered care in psychiatry: how perspectivism could help to draw boundaries. Front Psychiatry. 2022;13:925187.
11. Newman MEJ. Networks: an introduction. Oxford: Oxford University; 2017.
12. Takahashi DY, Sato JR, Ferreira CE, Fujita A. Discriminating different classes of biological networks by analyzing the graphs spectra distribution. PloS One. 2012;7(12):e49949.
13. Fujita A, Takahashi DY, Balardin JB, Vidal MC, Sato JR. Correlation between graphs with an application to brain network analysis. Comput Stat Data Anal. 2017;109:76-92.
14. Fujita A, Vidal MC, Takahashi DY. A statistical method to distinguish functional brain networks. Front Neurosci. 2017;11:66.
15. Fujita A, Lira ES, Santos SS, Bando SY, Soares GE, Takahashi DY. A semi-parametric statistical test to compare complex networks. J Complex Netw. 2020;8(2):cnz028.

ENTREVISTAS DIAGNÓSTICAS E INSTRUMENTOS DE TRIAGEM

3.1 ENTREVISTAS DIAGNÓSTICAS E INSTRUMENTOS DE TRIAGEM
Yuan-Pang Wang

A partir da segunda metade do século XX, houve uma importante mudança nas práticas do diagnóstico psiquiátrico. Juntamente à ênfase na confiabilidade da avaliação psicopatológica, foram realizados estudos epidemiológicos sobre os transtornos mentais que afetam os indivíduos. Em paralelo, a necessidade de comprovar a eficácia das substâncias psicoativas após os anos de 1960 impulsionou as pesquisas sobre entrevistas diagnósticas e escalas de avaliação.

Disfunção, diminuição da qualidade de vida e consequências socioeconômicas relacionadas com a presença de transtornos mentais comuns, como ansiedade, depressão e abuso de substâncias psicoativas, são fatores tão importantes quanto aqueles associados com problemas físicos comuns, como hipertensão, diabetes, artrite, asma ou dor nas costas. Portanto, a detecção de pessoas com transtornos mentais e o tratamento dessas condições são fundamentais para a saúde pública. Estima-se que cerca de 50% dos casos de transtornos mentais que ocorrem na comunidade são identificados, e menos de 10% deles recebem tratamento apropriado.

Duas estratégias têm sido propostas para melhorar a detecção de doenças mentais: 1) uso de entrevistas padronizadas e estruturadas para reduzir a heterogeneidade na coleta e na interpretação dos dados do paciente, observando a concordância com os critérios diagnósticos; e 2) uso de escalas rápidas de rastreamento ou triagem em comunidades ou ambientes menos especializados, como centros de atenção primária, com o intuito de maximizar a detecção dos casos que podem se beneficiar com o tratamento.

É fundamental diferenciar a indicação das entrevistas diagnósticas dos instrumentos de rastreamento psiquiátrico de acordo com sua finalidade. Enquanto as entrevistas diagnósticas estabelecem o diagnóstico e acompanham a evolução sintomática dos pacientes, os instrumentos de rastreamento dos sintomas foram desenvolvidos para triar os possíveis casos de transtorno mental, registrar a evolução de sintomas específicos de tais doenças e monitorar a resposta ao tratamento. Escalas psicométricas não permitem realizar o diagnóstico clínico. Algumas entrevistas diagnósticas e instrumentos de triagem com tradução e evidência de confiabilidade e validade são discutidos em capítulos separados desta obra, enquanto outros instrumentos destinados a populações específicas (p. ex., idosos, crianças e adolescentes, usuários de substâncias) são agrupados em seções pertinentes deste livro. As escalas de avaliação validadas são discutidas em capítulos apropriados dentro do grupo específico de transtornos mentais.

▍ ENTREVISTAS DIAGNÓSTICAS

As entrevistas servem para fazer um diagnóstico psiquiátrico e, muitas vezes, estão ancoradas em um sistema de classificação, como os critérios da American Psychiatric Association, o *Manual diagnóstico e estatístico de transtornos mentais* (DSM) ou a *Classificação internacional de doenças e problemas relacionados à saúde* (CID). Considerando o grau de "sistematização" das entrevistas, elas podem ser estruturadas, semiestruturadas ou não estruturadas (ou livres). Além do tempo de aplicação e necessidade de treinamento, as comparações do desempenho (sensibilidade e especificidade) e da confiabilidade das entrevistas determinam a escolha da forma apropriada de entrevista em pesquisa.

As entrevistas não estruturadas não seguem um roteiro fechado, podendo ser flexibilizadas e permitir exploração livre do significado de um tema pelo entrevistador. Devido ao fluxo não padronizado da entrevista e à possibilidade de o paciente ocultar sintomas para o diagnóstico, algumas áreas importantes da psicopatologia (p. ex., cognição e comportamentos suicidas) podem permanecer inexploradas durante a investigação. Portanto, o entrevistador deve ter larga experiência clínica. Muitas vezes, os resultados dessas entrevistas chegam a diagnósticos discordantes, dificultando sua aplicação em situações de pesquisa.

Uma entrevista estruturada, por sua vez, utiliza um roteiro sistematizado de perguntas com menor flexibilização das áreas cobertas. O objetivo é garantir que as mesmas perguntas sejam feitas da mesma forma para todas as pessoas avaliadas. O fluxo obedece a um plano predeterminado, em que os entrevistadores checam consistentemente os sintomas relevantes para determinar o diagnóstico psiquiátrico. Saltos de seções inteiras com provável ausência de sintomas são permitidos nas entrevistas estruturadas e semiestruturadas (Tab. 3.1.1).

Uma das primeiras entrevistas estruturadas utilizadas em estudos epidemiológicos foi a Diagnostic Interview Schedule (DIS). Trata-se de um roteiro que pode ser aplicado por leigos treinados, com questões fixas que devem ser lidas literalmente e na ordem correta, não sendo permitidas interpretações subjetivas.[1] A Composite International Diagnostic Interview (CIDI) constitui um aprimoramento da DIS, permitindo que entrevistadores treinados conduzam a investigação em grandes estudos epidemiológicos.[2] O diagnóstico é classificado como presente, subliminar ou ausente, e a aplicação demora de 30 minutos a 1 hora para ser completada.

Esses instrumentos foram utilizados em inquéritos populacionais como o Epidemiological Catchment Area Study (ECA), o National Comorbidity Survey (NCS) e o World Mental Health Survey (WMHS). O Capítulo 3.2 apresenta mais informações sobre o uso da CIDI.

Na entrevista semiestruturada, também é fornecido um roteiro padronizado, mas o aplicador deve ser um clínico experiente, valendo-se de seu julgamento profissional para determinar a presença de sintomas psiquiátricos. São exemplos de entrevistas semiestruturadas a Schedule for Affective Disorders and Schizophrenia (SADS), a Entrevista Clínica Estruturada para os Transtornos do DSM (SCID), a Mini International Neuropsychiatric Interview (MINI), a Clinical Interview Schedule – Revised (CIS-R) e a Schedule of Clinical Assessment in Neuropsychiatry (SCAN).

A SCID consiste em um roteiro semiestruturado de perguntas que cobrem os principais critérios operacionais para o diagnóstico pelo sistema DSM.[3] A entrevista inicia-se com perguntas gerais sobre dados demográficos, principais queixas, contexto ambiental e tratamento prévio, as quais são seguidas de uma entrevista semiestruturada, em módulos, com questões específicas sobre as ca-

TABELA 3.1.1 ▪ PRINCIPAIS ENTREVISTAS DIAGNÓSTICAS E INSTRUMENTOS DE TRIAGEM PARA ADULTOS NO BRASIL

Entrevista diagnóstica		Evidências psicométricas		
		Tradução	Confiabilidade	Validade
CIDI	Composite International Diagnostic Interview	X	X	
SCID	Entrevista Clínica Estruturada para os Transtornos do DSM	X	X	X
MINI	Mini International Neuropsychiatric Interview	X	X	X
SCAN	Schedule of Clinical Assessment in Neuropsychiatry	X		
CIS-R	Clinical Interview Schedule – Revised	X	X	
SADS	Schedule for Affective Disorders and Schizophrenia	X		
Instrumentos de triagem				
GHQ-12	General Health Questionnaire	X	X	X
SRQ-20	Self-reporting Questionnaire	X	X	X
QMPA	Questionário de Morbidade Psiquiátrica de Adultos	X	X	X
PHQ-9	Patient Health Questionnaire	X	X	X
K6/K10	Kessler's Distress Questionnaire	X		

tegorias diagnósticas.[4] Após formular uma hipótese diagnóstica dos prováveis transtornos mentais do entrevistado, o entrevistador deve checar se foram preenchidos os critérios diagnósticos do transtorno psiquiátrico suspeito pelo sistema DSM. Essa estratégia é chamada de descendente (*top-down*), pois o entrevistador necessita confirmar sua hipótese diagnóstica mediante a verificação da presença de sintomas e critérios, isto é, vai-se do nível diagnóstico ao nível sintomático. Em geral, a árvore de decisão da SCID permite que o entrevistador chegue ao diagnóstico ao término da entrevista. No Capítulo 3.3, podem ser consultadas as versões dessa entrevista e sua forma de aplicação. A American Psychiatric Association publicou, em 2015, a versão da SCID-5 (www.scid5.org), a fim de incluir os critérios do DSM-5.[5] Recentemente, o instrumento recebeu uma validação[6] indicando excelente confiabilidade interjuízes e alta especificidade para uso em ambientes clínicos.

A MINI foi traduzida e adaptada para o português e contém módulos que avaliam os principais transtornos do DSM e módulos para examinar as síndromes psicóticas e o risco de suicídio.[7] Pode ser usada para coleta sistemática de dados e para estabelecimento ou confirmação de diagnósticos nos cuidados primários. Um estudo multicêntrico que comparou os diagnósticos obtidos por clínicos gerais com a utilização da MINI àqueles obtidos por psiquiatras utilizando entrevistas não estruturadas apontou um coeficiente *kappa* entre 0,41 e 0,68.[8] Recentemente, a MINI foi validada no Brasil em centro de atenção primária, com um coeficiente *kappa* entre 0,65 e 0,85, sensibilidade entre 0,75 e 0,92 e especificidade entre 0,90 e 0,99.[9]

A CIS-R é uma entrevista estruturada desenvolvida para mensurar e diagnosticar morbidades psiquiátricas não psicóticas na comunidade de atenção primária.[10] Bastante popular no Reino Unido, sua validade e confiabilidade foram demonstradas em diferentes países. Contém 14 seções que cobrem os sintomas de transtornos mentais comuns na última semana que causam sofrimento psíquico e prejuízo funcional. Conforme a presença de sintomas disfuncionais, o entrevistador pode aprofundar a investigação em termos de frequência, duração, gravidade e início dos sintomas. A sua versão traduzida para o português foi adotada em importantes estudos epidemiológicos, como o Estudo Longitudinal de Saúde em Adultos (ELSA).[11]

A SCAN foi desenvolvida para avaliar e classificar psicopatologia e transtornos psiquiátricos em adultos por meio de um roteiro semiestruturado. Esse instrumento tenta reproduzir uma entrevista clínica, mas o entrevistador decide os módulos psicopatológicos que deve investigar após formular as hipóteses dos possíveis transtornos.[12] Na SCAN (whoscan.org), o entrevistador deve confirmar a presença e a intensidade de determinado sintoma para um período designado. Os sintomas são avaliados e registrados em relação a sua existência fenomenológica com mínima inferência de um conceito diagnóstico. Ao término da entrevista, toda a fenomenologia psicopatológica deve ser processada pelo algoritmo de um programa de computador. Essa estratégia é chamada de ascendente (*bottom-up*), indo do nível sintomático ao nível diagnóstico. Recentes esforços de grupos de trabalho da SCAN tentam aprimorar novas versões do instrumento para uso epidemiológico.

A CIDI, a SCID, a MINI e a CIS-R são as entrevistas diagnósticas mais populares em pesquisa ao redor do mundo devido à facilidade de aplicação. A SCAN, por sua vez, tem uso mais limitado, por ser mais complexa de administrar. Diante das entrevistas alternativas e reformulações de classificações nosológicas, a versão mais usada da SADS é a Kiddie-SADS para crianças e adolescentes de 6 a 18 anos. A versão para adultos vem sendo abandonada, principalmente pelo surgimento de aprimoramentos dos critérios diagnósticos e a sua substituição por novos instrumentos. A escassez de evidências psicométricas em nosso meio impede a sua comparação com outros instrumentos de entrevista.

▌ INSTRUMENTOS DE TRIAGEM

Vários programas de triagem foram adotados para rastrear diversas condições clínicas muito prevalentes e passíveis de prevenção e tratamento na população geral. Na área da saúde mental, os testes de rastreamento neonatal para fenilcetonúria e hipotireoidismo são os melhores exemplos. Quando essas condições são detectadas e tratadas, podem prevenir o desenvolvimento de futura deficiência intelectual. Em ambientes de atenção primária, discute-se muito sobre o uso de triagem para a detecção de quadros "neuróticos", devido à possibilidade de identificar os casos prevalentes de ansiedade e depressão em uma população que não necessariamente se queixa desses sintomas.

Como regra, os pacientes prováveis devem ser rastreados na comunidade ou em centros de atenção primária com o uso de instrumentos curtos e rápidos. Os instrumentos de rastreio são compostos por uma pequena lista de questões para identificar sintomas e síndromes na população em geral, e frequentemente as pontuações são anotadas em folhas avulsas na forma de autoavaliação. O custo de sua aplicação é baixo, e há pouca necessidade de apoio do aplicador para seu preenchimento ou de treinamentos demorados antes de seu uso. De modo geral, apresentam uma pontuação de corte para delimitar quando a presença de sintomas permite indicar um provável transtorno mental, ou os "casos". Entretanto, não servem para fazer diagnósticos psiquiátricos e sobrepõem-se de forma imperfeita aos critérios diagnósticos.

Para evidenciar a validade das triagens, um instrumento diagnóstico robusto deve ser adicionado como critério comparativo, ou o padrão-ouro. Portanto, é muito importante conhecer a sensibilidade, a especificidade e o valor preditivo positivo (VPP) da ferramenta de triagem em comparação ao instrumento padrão (Tab. 3.1.2).

O equilíbrio entre a sensibilidade e a especificidade permite determinar o melhor limiar para o ponto de corte. Tanto a especificidade como a sensibilidade são chamadas de indicadores de validade do instrumento, sendo dependentes da efetividade do padrão-ouro. Assim, à medida que o limiar para um teste positivo aumenta, diminui a frequência dos casos falsos positivos, melhorando sua especificidade. Contrariamente, quando se diminui tal frequência, melhora-se a sensibilidade (os verdadeiros positivos). Como a maioria das ferramentas diagnósticas é imperfeita, a escolha do padrão-ouro delimita as fronteiras do desempenho de um instrumento de triagem.

O VPP fornece a probabilidade de alguém pontuar positivamente em um teste e ser de fato positivo para o caso. Esse indicador depende da prevalência dos casos positivos. À medida que cai a prevalência, cai também o VPP, porque cresce o número de falsos positivos quando há poucos casos positivos na população. Por exemplo, para transtornos raros na comunidade, como quadros psicóticos (em torno de 1%), o VPP tende a ser bastante baixo (bem menor que 10%), de modo que um programa de triagem é pouco eficaz para detectar os quadros psicóticos na comunidade.

Diversos instrumentos são construídos para identificar esses transtornos comuns (entre 10 e 20%), com muito sucesso (Tab. 3.1.1). Exemplos bem documentados de instrumentos de triagem são o GHQ-12, o SRQ-20, o QMPA, o K6/K10 e o PHQ-9.

O GHQ-12 foi construído por Goldberg e Huxley[13] a partir da visão teórica sobre a continuidade entre saúde e doença nos centros de atenção primária.[14] Esses autores estavam interessados nos transtornos mentais comuns, com sintomas não psicóticos, como insônia, fadiga, irritabilidade, esquecimento, dificuldade de concentração e queixas somáticas. As várias versões existentes e informações sobre sua validação no Brasil podem ser consultadas no Capítulo 3.6.

Com o objetivo de avaliar os transtornos mentais comuns em países em desenvolvimento, a Organização Mundial da Saúde (OMS) criou o SRQ.[15] Esse instrumento foi concebido para utilização em países onde o nível de alfabetização pode comprometer o uso de questionários de autoavaliação. Sua principal versão reúne 20 itens com respostas tipo "sim" ou "não" sobre sintomas físicos e emocionais. O SRQ-20 destaca-se como um dos instrumentos de triagem de morbidade psiquiátrica mais populares nos serviços de atenção primária brasileiros.[16] Sua utilidade deve-se ao formato simples e de fácil aplicação. As várias versões existentes e informações psicométricas sobre sua validação no Brasil podem ser consultadas no Capítulo 3.7.

Diferentemente do GHQ-12 e do SRQ-20, que contêm perguntas inespecíficas para transtornos psiquiátricos, o QMPA é um questionário composto

TABELA 3.1.2 ■ CONCORDÂNCIA ENTRE UM INSTRUMENTO DE TRIAGEM E O PADRÃO-OURO			
		Padrão-ouro	
		Presente	Ausente
Instrumento de triagem	Presente	a	b
	Ausente	c	d

Sensibilidade $= a / (a + c)$; proporção dos verdadeiros positivos.
Especificidade $= b / (b + d)$; proporção dos falsos positivos.
Valor preditivo positivo $= a / (a + b)$.

apenas por itens que abrangem os sinais e sintomas mais frequentes das doenças mentais, além de questões sobre tratamento psiquiátrico e uso de psicofármacos. O QMPA de 45 questões dicotômicas foi validado com dados populacionais e mostrou sensibilidade entre 75 e 93%, especificidade entre 53 e 94% e coeficiente *kappa* de 0,88.[17] Trata-se de um dos poucos instrumentos de rastreamento construídos em português e foi utilizado no Estudo Multicêntrico Brasileiro em várias cidades. Entretanto, instrumentos consagrados, como o SRQ-20, ou novos, como o PHQ-9 e o K6/K10, com dados comparáveis transculturalmente, ainda são bastante utilizados pelos pesquisadores brasileiros.

O PHQ-9 constitui uma versão simples do Primary Care Evaluation of Mental Disorders (PRIME-MD), sendo formulado com o intuito de detectar depressão em centros de atenção primária.[15] Trata-se de um instrumento de rápida aplicação (alguns minutos); apresenta nove questões ordinais de autoavaliação (variando entre 0 e 3) e é acoplado ao sistema DSM, favorecendo seu uso em estudos epidemiológicos. Além de rastreamento, o PHQ-9 também permite monitorar e avaliar a gravidade da depressão. Sua utilidade tem conquistado muitos adeptos, e o instrumento tem recebido merecida validação em diversos estudos brasileiros.[18]

O K6/K10 foi concebido por R. C. Kessler, da Harvard University.[19] Após estudos psicométricos dos instrumentos psicopatológicos existentes,[20] o questionário foi reduzido à versão de 6 e 10 itens, devendo ser pontuado em uma escala ordinal ("tempo todo" a "nunca", variando de 1 a 5) para os sintomas mais importantes nos últimos 30 dias. Foi utilizado em vários estudos epidemiológicos nacionais e internacionais. Embora haja tradução para o português, com uso extensivo por profissionais, as evidências de suas propriedades psicométricas ainda aguardam publicação.

▌LIMITAÇÕES

Enquanto as entrevistas livres impedem que áreas importantes do diagnóstico psiquiátrico passem despercebidas, o uso de instrumentos padronizados uniformiza a forma de detectar a presença de transtorno mental, restringindo a subjetividade das entrevistas. A cobertura sistemática de áreas relevantes de psicopatologia e sua relativa reprodutibilidade fazem das entrevistas sistematizadas o padrão-ouro em situações de pesquisa. Entretanto, a duração prolongada das entrevistas diagnósticas pode prejudicar a confiabilidade das respostas e a cooperação dos entrevistados. Por convenção, a aplicação de entrevistas estruturadas e semiestruturadas deve ser precedida por treinamento e calibração, além de exigir experiência clínica dos aplicadores. O tempo e o custo das aplicações de instrumentos padronizados impedem seu uso rotineiro em grandes amostras epidemiológicas.

Para assistir o grande número de pessoas que não são detectadas em centros de atenção primária ou na comunidade, deve-se lançar mão do uso sistemático de instrumentos de triagem. Entretanto, um obstáculo para a implementação dessas ferramentas em países em desenvolvimento, como o Brasil, é a baixa escolaridade dos usuários. Como a maioria desses instrumentos é de autoavaliação, muitas vezes o entrevistador precisa ler as instruções e os itens dos questionários para os pacientes.

▌CONSIDERAÇÕES FINAIS

Estudos epidemiológicos da população adulta estimaram que a prevalência-ano de transtornos mentais varia entre 20 e 30%, inclusive no Brasil A maioria desses pacientes consulta-se inicialmente em serviços de cuidados primários de saúde. Segundo a OMS, 24% dos indivíduos que se tratam em centros primários apresentam pelo menos um transtorno mental, enquanto 9% apresentam condições subsindrômicas.[21] Muitas vezes, a ocorrência de sintomas psiquiátricos é relatada pelos pacientes como sintomas somáticos. Identificar essas condições com instrumentos simples, rápidos e de baixo custo pode beneficiar a maioria dos pacientes.

A presença de sintomas depressivos ou ansiosos pode representar um desafio para o clínico: podem ser primários, secundários a doença ou uso de medicamentos ou comórbidos. Apesar dos avanços no diagnóstico e na classificação dos transtornos psiquiátricos e da crescente evolução das estratégias de educação médica continuada dos profissionais da saúde, muitos transtornos mentais permanecem não detectados ou sem tratamento adequado. Nessa perspectiva, o aprimoramento das entrevistas diagnósticas pode auxiliar a compreensão das condições psiquiátricas, seja em ambiente de pesquisa, seja no de prática clínica.

▌REFERÊNCIAS

1. Robins LN, Wing J, Wittchen HU, Helzer JE, Babor TF, Burke J, et al. The composite international diagnostic interview: an epidemiologic instrument suitable for use in conjunction with different diagnostic systems and in different cultures. Arch Gen Psychiatry. 1988;45(12):1069-77.
2. World Health Organization. The World Health Organization, World Mental Health, Composite International Diagnostic Interview (WHO

WMH-CIDI [Internet]. Geneva: WHO; 1990 [capturado em 8 abr. 2023]. Disponível em: https://www.hcp.med.harvard.edu/wmhcidi/
3. American Psychiatric Association. Diagnostic and statistical manual of mental disorders: DSM-5. 5th ed. Arlington: APA; 2013.
4. First MB, Williams JBW, Karg RS, Spitzer RL. User's guide for the SCID-5-CV structured clinical interview for DSM-5® disorders: clinical version. Arlington: APP; 2016.
5. First MB, editor. Structured clinical interview for the DSM (SCID-5). Washington: APA; 2014.
6. Osório FL, Loureiro SR, Hallak JEC, Machado-de-Sousa JP, Ushirohira JM, Baes CVW, et al. Clinical validity and intrarater and test-retest reliability of the structured clinical interview for DSM-5: clinician version (SCID-5-CV). Psychiatry Clin Neurosci. 2019;73(12):754-60.
7. Sheehan D, Janavs J, Baker R, Harnett-Sheehan K, Knapp E, Sheehan M, et al. M.I.N.I. plus: mini international neuropsychiatric interview: Brazilian version 5.0.0 [Internet]. 2002 [capturado em 8 abr. 2023]. Disponível em: https://repositorio.ufmg.br/bitstream/1843/BUOS-93EL9J/2/5_pags_147_a_197.pdf.
8. Amorim P. Mini International Neuropsychiatric Interview (MINI): validation of a short structured diagnostic psychiatric interview. Braz J Psychiatry. 2000;22(3):106-15.
9. Marques JMA, Zuardi AW. Validity and applicability of the mini international neuropsychiatric interview administered by family medicine residents in primary health care in Brazil. Gen Hosp Psychiatry. 2008;30(4):303-10.
10. Lewis G, Pelosi AJ, Araya R, Dunn G. Measuring psychiatric disorder in the community: a standardized assessment for use by lay interviewers. Psychol Med. 1992;22(2):465-86.
11. Nunes MA, Pinheiro AP, Bessel M, Brunoni AR, Kemp AH, Benseñor IM, et al. Common mental disorders and sociodemographic characteristics: baseline findings of the Brazilian Longitudinal Study of Adult Health (ELSA-Brasil). Braz J Psychiatry. 2016;38(2): 91-7
12. Wing JK, Babor T, Brugha T, Burke J, Cooper JE, Giel R, et al. SCAN: schedules for clinical assessment in neuropsychiatry. Arch Gen Psychiatry. 1990;47(6):589-93.
13. Goldberg D, Huxley P. Mental illness in the community: the pathway to psychiatric care. London: Tavistock; 1980.
14. Harding TW, Arango MV, Baltazar J, Climent CE, Ibrahim HH, Ladrido-Ignacio L, et al. Mental disorders in primary health care: a study of their frequency and diagnosis in four developing countries. Psychol Med. 1980;10(2):231-41.
15. Beusenberg M, Orley J, editors. A user's guide to the self-reporting questionnaire (SRQ) [Internet]. Geneva: WHO; 1994 [capturado em 8 abr. 2023]. Disponível em: https://apps.who.int/iris/handle/10665/61113.
16. Santana VS. Estudo epidemiológico das doenças mentais em um bairro de Salvador. Salvador: Instituto de Saúde do Estado da Bahia; 1982.
17. Kroenke K, Spitzer RL, Williams JW. The PHQ-9: validity of a brief depression severity measure. J Gen Intern Med. 2001;16(9):606-13.
18. Santos IS, Tavares BF, Munhoz TN, Almeida LS, Silva NT, Tams BD, et al. Sensitivity and specificity of the Patient Health Questionnaire-9 (PHQ-9) among adults from the general population. Cad Saúde Pública. 2013;29(8):1533-43.
19. Kessler RC, editor. K10 and K6 scales [Internet]. Boston: Harvard Medical School; c2015 [capturado em 8 abr. 2023]. Disponível em: http://www.hcp.med.harvard.edu/ncs/k6_scales.php.
20. Kessler RC, Andrews G, Colpe LJ, Hiripi E, Mroczek DK, Normand SLT, et al. Short screening scales to monitor population prevalences and trends in non-specific psychological distress. Psychol Med. 2002;32(6):959-76.
21. Üstün TB, Sartorius N. Mental illness in general health care: an international study. Chichester: John Wiley & Sons; 1995.

3.2 COMPOSITE INTERNATIONAL DIAGNOSTIC INTERVIEW (CIDI)
Maria Carmen Viana

O Composite International Diagnostic Interview (CIDI) é uma entrevista diagnóstica padronizada e totalmente estruturada, desenvolvida para avaliar e identificar transtornos mentais e do comportamento em estudos epidemiológicos e transculturais. Foi planejado para ser aplicado por entrevistadores não clínicos, sistematicamente treinados e certificados. Os diagnósticos são gerados a partir do emprego de algoritmos às respostas dos indivíduos avaliados, com base nas definições e critérios diagnósticos da *Classificação internacional de doenças e problemas relacionados à saúde* (CID), da Organização Mundial da Saúde (OMS), e do *Manual diagnóstico e estatístico de transtornos mentais* (DSM), da American Psychiatric Association (APA). O instrumento permite estimar índices de prevalência de diversos transtornos mentais no decorrer da vida, nos últimos 12 meses e nos últimos 30 dias, além de identificar quadros subclínicos. Também permite a descrição do perfil sintomático e da história de adoecimento e tratamento, incluindo a identificação da gravidade clínica, do nível de incapacitação e do uso de serviços referentes a cada transtorno mental avaliado. Assim, apesar de ter sido desenvolvido para ser empregado em estudos epidemiológicos, vem se mostrando de grande utilidade em estudos clínicos. Além disso, o CIDI tem sido usado como padrão-ouro na avaliação do desempenho de instrumentos de rastreio e de escalas de sintomas.

▋ DESCRIÇÃO

O CIDI foi desenvolvido a partir da Diagnostic Interview Schedule (DIS), o primeiro instrumento diagnóstico estruturado aplicado por entrevistadores leigos no *Epidemiologic Catchment Area* (ECA) *Study*, um estudo epidemiológico dos transtornos mentais na população geral de cinco cidades norte-americanas.[1] Com a divulgação dos resultados do ECA, houve uma rápida disseminação de estudos epidemiológicos conduzidos em outros países e identificou-se a necessidade de desenvolver instrumentos que também pudessem prover diagnósticos com base na CID, já que a DIS era baseada exclusivamente nos critérios diagnósticos do DSM. Assim, a partir de uma iniciativa conjunta da OMS e do Alcohol, Drug Abuse and Mental Health Administration (ADAMHA/USA), visando facilitar a comparação do adoecimento por transtornos mentais entre diferentes países e culturas por meio da padronização de sua avaliação, Robins e colaboradores[2] desenvolveram a primeira versão do CIDI, que foi traduzida e testada em 19 centros acadêmicos de diversos países.[3]

No Brasil, a avaliação da viabilidade e confiabilidade da versão em português foi realizada no Departamento de Psiquiatria e Psicologia Médica da Escola Paulista de Medicina da Universidade Federal de São Paulo (Unifesp), onde se instituiu o primeiro Centro de Treinamento do CIDI no Brasil.[4] Assim, a partir de 1990, a primeira versão oficial do instrumento foi disponibilizada para sua utilização pelas comunidades acadêmica e clínica internacional e, em um curto período, diversos estudos epidemiológicos de base populacional foram conduzidos em diferentes populações, permitindo comparações internacionais e transculturais acerca da prevalência e padrões de distribuição dos transtornos mentais na população geral, identificando associações com fatores sociodemográficos e socioeconômicos.[5] Verificou-se, no entanto, que a comparabilidade entre os diferentes estudos se restringia às estimativas de prevalência dos transtornos mentais avaliados em cada um deles, mas era limitada pela heterogeneidade de métodos de coleta de dados sobre possíveis determinantes biopsicossociais de doenças mentais, consequências do adoecimento, busca por tratamentos, entre outros aspectos epidemiológicos relevantes, além de terem sido empregadas diferentes estratégias de amostragem e de entrevista. Em 1998, a OMS lançou uma iniciativa internacional, o Estudo Mundial de Saúde Mental (WMH, do inglês World Mental Health Surveys Initiative), com o objetivo de avaliar sistematicamente outras medidas importantes para ampliar o conhecimento acerca da história natural e da carga global dos transtornos mentais em contextos transculturais, incorporando ao CIDI módulos de investigação padronizada de fatores de risco e de proteção, consequências dos transtornos mentais, avaliação do uso de serviços e dos padrões de tratamento recebido, ocorrência de comorbidades, entre outros.[6] Foram, ainda, incluídos no instrumento, módulos que permitiam avaliar um maior número de transtornos mentais, incluindo transtornos do desenvolvimento, além de questões que possibilitavam investigar perfis de sintomas, sofrimento emocional e incapacitação, com o intuito de melhor determinar a gravidade e a significância clínica dos diferentes transtornos mentais. Assim, uma versão ampliada e expandida do CIDI (CIDI 3.0), que comportava a operacionalização dos critérios diagnósticos de acordo com a CID-10[7] e o DSM-IV, foi desenvolvida para ser utilizada nesse estudo mundial[8] e disponibilizada em diversos idiomas, a partir da sistematização de procedimentos de tradução e adaptação, levando em consideração a semântica linguística e os contextos cultural e sociopolítico de cada país ou população.

▌ VERSÃO BRASILEIRA DO CIDI 3.0

A versão brasileira do CIDI 3.0 foi desenvolvida com o auxílio do Fundo de Apoio à Ciência e Tecnologia do Município de Vitória (FACITEC 002/2003),[9] para ser utilizada no Estudo Epidemiológico dos Transtornos Mentais São Paulo Megacity, o componente brasileiro participante do WMH.[10-12]

O CIDI 3.0 é composto por 41 módulos clínicos e não clínicos. Os clínicos incluem a avaliação diagnóstica de diversos transtornos mentais e a avaliação clínica de outras condições de saúde física e mental. Os módulos não clínicos permitem, especialmente, a investigação de fatores de risco e consequências dos transtornos mentais. Todos os módulos, dispostos por tema conceitual, estão listados no Quadro 3.2.1.

Os módulos podem ser escolhidos e agrupados de forma a compor instrumentos que atendam a interesses específicos de pesquisa epidemiológica ou clínica. No estudo *São Paulo Megacity*, assim como nos outros estudos epidemiológicos de base populacional que compõem o WMH, os módulos foram arranjados de forma a compor dois tipos de entrevista: 1) entrevista curta, com os módulos diagnósticos avaliando transtornos nucleares (transtornos do humor, de ansiedade, do controle de impulsos e decorrentes do abuso de substâncias psicoativas; incluindo a avaliação de risco de suicídio e de transtornos específicos da infância) e uma parte dos módulos não clínicos; e 2) entrevista longa, formada por todos os módulos disponíveis. A composição e o fluxograma de aplicação das entrevistas estão representados no Quadro 3.2.2, conforme a sua utilização no estudo *São Paulo Mega-*

QUADRO 3.2.1 ■ MÓDULOS DE AVALIAÇÃO QUE COMPÕEM O CIDI 3.0	
TÓPICOS	MÓDULOS DE AVALIAÇÃO CLÍNICA/DIAGNÓSTICOS
Rastreamento para transtornos mentais e histórico geral das condições de saúde	
Transtornos mentais	
• Transtornos do humor	Depressão; mania (depressão maior, distimia, transtorno bipolar tipos I e II)
• Transtornos de ansiedade	Pânico; fobias específicas; fobia social; agorafobia; transtorno de ansiedade generalizada; transtorno de estresse pós-traumático; transtorno obsessivo-compulsivo
• Abuso de substâncias	Substâncias psicoativas (abuso de álcool; dependência de álcool; abuso de drogas; dependência de drogas); tabagismo (dependência de nicotina)
• Infância	Transtorno de déficit de atenção/hiperatividade; transtorno de oposição desafiante; transtornos da conduta; ansiedade de separação
• Outros	Transtorno explosivo intermitente; transtornos alimentares; transtorno disfórico pré-menstrual; sintomas psicóticos; jogo patológico; neurastenia; rastreio para transtornos da personalidade
Funcionalidade e condições de saúde	Risco de suicídio; funcionalidade e incapacidade (30 dias); rastreio de sintomas não específicos de sofrimento psíquico (K10); doenças crônicas
Tratamento	Uso de serviços; farmacoepidemiologia
Fatores de risco	Personalidade; rede de suporte social e familiar; experiências adversas na infância; sobrecarga familiar
Aspectos sociais e demográficos	Histórico ocupacional e trabalho atual pessoal e do cônjuge; finanças; histórico de relacionamentos afetivos; caracterização sociodemográfica na infância e na vida adulta
Aspectos metodológicos	Composição domiciliar; seleção para realizar entrevista longa ou curta; observações do entrevistador

city.[9,10] Os módulos alocados nos quadros cinzentos são comuns aos dois tipos de entrevista, enquanto os demais só fazem parte da entrevista longa.

O primeiro módulo é breve, explorando informações sociodemográficas básicas, medidas antropométricas e autoavaliação da saúde geral. Em seguida, para facilitar a interação com o entrevistador, o módulo que investiga doenças crônicas e outros problemas de saúde física é aplicado, seguido de uma bateria de questões de rastreamento para os transtornos mentais avaliados na parte inicial do questionário. Essa estratégia tem o objetivo de reduzir a taxa de respostas falso-negativas às perguntas introdutórias de cada módulo de avaliação psiquiátrica, no transcorrer da entrevista. Somente são aplicados os módulos dos transtornos nucleares correspondentes às respostas positivas nas questões de rastreio para cada transtorno. A entrevista longa inclui todos os módulos do CIDI, inclusive os que foram aplicados na entrevista curta. Na segunda parte da entrevista, as perguntas de rastreio abrem cada módulo diagnóstico, não estando inseridas no questionário de rastreio do início.

■ **MÓDULOS DIAGNÓSTICOS E DE INVESTIGAÇÃO CLÍNICA**

Todos os módulos diagnósticos incluem a avaliação operacionalizada de sintomas clínicos indicativos de psicopatologia, provendo diagnósticos de acordo com as definições e critérios da CID e do DSM. Todos

QUADRO 3.2.2 ■ **COMPOSIÇÃO E FLUXOGRAMA DE APLICAÇÃO DOS MÓDULOS DO CIDI 3.0, CONFORME UTILIZADO NO ESTUDO SÃO PAULO MEGACITY**

TODAS AS ENTREVISTAS (LONGA e CURTA)

PARTE INICIAL
QUESTÕES SOCIODEMOGRÁFICAS E SOBRE ESTADO DE SAÚDE GERAL (SC-I)
DOENÇAS CRÔNICAS (CC)
RASTREAMENTO II PARA TRANSTORNOS MENTAIS (SC-II)
SINTOMAS INESPECÍFICOS – 30 DIAS/K10 (NSD)
FUNCIONALIDADE E INCAPACIDADE – 30 DIAS (FD)

TRANSTORNOS NUCLEARES

DEPRESSÃO (D)
MANIA (M)
TRANSTORNO DE PÂNICO (PD)
FOBIA ESPECÍFICA (SP)
FOBIA SOCIAL (SO)
AGORAFOBIA (AG)
TRANSTORNO DE ANSIEDADE GENERALIZADA (G)
TRANSTORNO EXPLOSIVO INTERMITENTE (IED)
RISCO DE SUICÍDIO (SD)
USO DE SUBSTÂNCIAS (ÁLCOOL E OUTRAS DROGAS) (SU)

ENCAMINHAMENTO PARA ENTREVISTA LONGA OU CURTA (SEGUNDA PARTE)

↓   ↓

ENTREVISTA LONGA   **ENTREVISTA CURTA**

TABAGISMO/DEPENDÊNCIA DE NICOTINA (TB)
TRANSTORNOS ALIMENTARES (EA)
PERSONALIDADE (PEA)
TRANSTORNO DISFÓRICO PRÉ-MENSTRUAL (PR)
TRANSTORNO OBSESSIVO-COMPULSIVO (O)
RATREIO DE PSICOSES NÃO AFETIVAS (PS)
JOGO PATOLÓGICO (GM)
TRANSTORNO DE ESTRESSE PÓS-TRAUMÁTICO (PT)
FARMACOEPIDEMIOLOGIA (PH)
USE DE SERVIÇOS (SR)
NEURASTENIA (N)
RASTREIO DE TRANSTORNOS DA PERSONALIDADE (P)
HISTÓRICO OCUPACIONAL E TRABALHO (EM)
TRABALHO DO CÔNJUGE (SE)
SITUAÇÃO ECONÔMICA (FN)
RELACIONAMENTOS AFETIVOS (MR)
FILHOS (CN)
RELAÇÕES SOCIAIS (SN)
DADOS DEMOGRÁFICOS (DE)

TRANSTORNOS NUCLEARES

INFÂNCIA (CH)   INFÂNCIA (CH)
DÉFICIT DE ATENÇÃO/HIPERATIVIDADE (AD)   DÉFICIT DE ATENÇÃO/HIPERATIVIDADE (AD)
TRANSTORNO DE OPOSIÇÃO DESAFIANTE (OD)   TRANSTORNO DE OPOSIÇÃO DESAFIANTE (OD)
TRANSTORNO DA CONDUTA (CD)   TRANSTORNO DA CONDUTA (CD)
ANSIEDADE DE SEPARAÇÃO (SA)   ANSIEDADE DE SEPARAÇÃO (SA)
                                                DADOS DEMOGRÁFICOS (DE)
SOBRECARGA FAMILIAR (FB)   SOBRECARGA FAMILIAR (FB)
OBSERVAÇÕES DO ENTREVISTADOR (IO)   OBSERVAÇÕES DO ENTREVISTADOR (IO)

FUNCIONAMENTO COGNITIVO (DM) (para respondentes com 60+ anos ou para exclusão)

Fonte: Adaptado de Viana e colaboradores.[9,10]

os diagnósticos levam em consideração a idade de início do quadro clínico e a idade do último episódio, permitindo a identificação de sua ocorrência ao longo do tempo e gerando diagnósticos na vida, nos últimos 12 meses e nos últimos 30 dias.

Dois módulos avaliam transtornos do humor (depressão e mania) e operacionalizam os diagnósticos de transtorno depressivo maior, distimia e transtorno bipolar (TB) tipos I e II. A maioria dos transtornos de ansiedade é avaliada na primeira parte da entrevista, por meio dos módulos que investigam transtorno de pânico, fobia específica, fobia social, agorafobia, ansiedade generalizada e ansiedade de separação na vida adulta. O módulo de avaliação do uso de substâncias psicoativas identifica a ocorrência de abuso de álcool, dependência de álcool, abuso de outras drogas e dependência de outras drogas (maconha; cocaína/*crack*; medicamentos benzodiazepínicos, estimulantes, ou analgésicos opiáceos; *ecstasy*, alucinógenos, solventes, entre outras). A avaliação de transtornos que ocorrem na infância também é rastreada no início da entrevista, cujos módulos diagnósticos fazem parte tanto das entrevistas curtas como das longas e incluem transtorno de déficit de atenção com ou sem hiperatividade, transtorno de oposição desafiante, transtornos da conduta e ansiedade de separação na infância. Transtorno explosivo intermitente também é avaliado na primeira parte da entrevista.

Há, ainda, módulos diagnósticos adicionais incluídos na entrevista longa, que não foram incluídos nas questões de rastreamento por serem mais extensos, de interesse específico ou por terem baixa prevalência na população geral (em ordem de avaliação: dependência de nicotina, estresse pós-traumático, transtorno obsessivo-compulsivo [TOC], transtornos alimentares, disforia pré-menstrual, jogo patológico e neurastenia). Compõem, ainda, o instrumento, outros módulos que pesquisam informações de relevância clínica, incluindo a investigação de sintomas específicos (rastreio para psicoses não afetivas, avaliação de funções cognitivas) e de sintomas inespecíficos de estresse psíquico ocorridos nos últimos 30 dias (com base na Kessler's Distress Questionnaire [K6/K10]), risco de suicídio, inquérito de doenças crônicas ou comorbidades médicas e nível de funcionalidade e incapacitação por qualquer causa nos últimos 30 dias (derivado da Disability Assessment Schedule, da OMS – WHODAS).[6] A identificação do perfil de morbidade e incapacidade física permite o reconhecimento de comorbidades e a avaliação da gravidade clínica.

■ MÓDULOS NÃO CLÍNICOS

Além dos módulos diagnósticos e clínicos, o CIDI 3.0 é composto por módulos adicionais que exploram fatores de risco e de proteção (características de personalidade, suporte social, sobrecarga familiar devida a doenças e experiências na infância, incluindo exposição a situações adversas e a contextos de violência), uso de medicamentos psicoativos (farmacoepidemiologia), e utilização de serviços de atenção à saúde geral e mental. Ainda, são avaliados diversos aspectos sociais e demográficos, incluindo histórico ocupacional e situação de trabalho atual pessoal e do cônjuge, levantamento da renda pessoal e familiar e da situação financeira, histórico de relacionamentos afetivos e filhos, histórico de migração e outros aspectos sociodemográficos na infância e na vida adulta. Um último módulo, preenchido pelo entrevistador após o término da entrevista, contém informações sobre situações ocorridas durante a entrevista que possam ter relevância para a coleta de dados (p. ex., atitudes do entrevistado, tempo de duração da entrevista, presença de outras pessoas no domicílio durante sua realização, entre outras).

■ ATRIBUTOS IMPLEMENTADOS NO CIDI 3.0

Com o intuito de aperfeiçoar a identificação diagnóstica, melhor avaliar a gravidade clínica e investigar fatores de risco, comorbidades e consequências dos transtornos mentais, diversas estratégias foram adotadas no CIDI 3.0.

SOFRIMENTO E PREJUÍZO

Questões explorando o nível de sofrimento e de prejuízo causados por cada *cluster* de sintomas foram incluídas no CIDI 3.0, em um esforço para otimizar a operacionalização diagnóstica do DSM, que requer a presença de sofrimento clinicamente significativo ou prejuízo na funcionalidade social ou ocupacional, ou em outras áreas importantes da vida do indivíduo, para que um *cluster* de sintomas se qualifique como um transtorno psiquiátrico. As questões são aplicadas quando preenchidos os critérios diagnósticos para qualquer transtorno (na vida).

GRAVIDADE CLÍNICA E CURSO DOS TRANSTORNOS MENTAIS

Os entrevistados que preenchem critérios diagnósticos para um transtorno psiquiátrico na vida e recorrência nos últimos 12 meses são submetidos a questões referentes à gravidade clínica nos últimos 12 meses, incluindo a Sheehan Disability Scale

(SDS),[13] administrada em todos os módulos diagnósticos, e outros instrumentos de gravidade clínica específicos para cada transtorno. Além da idade de início, diversas questões investigam o histórico da doença, explorando o curso ao longo da vida e a persistência da doença nos últimos 12 meses.

RASTREIO PARA TRANSTORNOS MENTAIS COMUNS

Um módulo de identificação de sintomas inespecíficos de estresse psíquico, ocorridos nos últimos 30 dias, foi incluído na primeira parte do CIDI 3.0. Trata-se da K10, construída para detectar transtornos mentais comuns na população geral. Uma versão reduzida, com seis itens (K6), foi utilizada para triagem de transtornos mentais graves no WMH, com avaliação da acurácia considerada boa na análise da área sob a curva ROC (*Receiver Operating Characteristics* – mediana 0,83; IC 95%: 0,76-0,89).[14] Assim, o seu uso tem sido preconizado para identificar transtornos mentais comuns de maior gravidade e, portanto, mais passíveis de necessitarem de intervenções terapêuticas. A ocorrência dos sintomas é avaliada por meio de uma escala Likert de frequência, variando de 1 (nunca) a 5 (o tempo todo), com escore total de 6-50 (K10) e 6-30 (K6) pontos, ambas com elevados índices de consistência interna (alfa de Cronbach 0,89 para a K6 e 0,93 para a K10).[15]

DOENÇAS CRÔNICAS

Este módulo contém questões padronizadas sobre uma lista de agravos à saúde, visando obter informações sobre prevalência, idade de início e recorrência nos últimos 12 meses. São investigadas tanto doenças físicas (câncer, doença cardiovascular, diabetes, doença pulmonar) como doenças consideradas psicossomáticas (dor crônica, cefaleia, doença irritativa do cólon).

AVALIAÇÃO DA FUNCIONALIDADE E INCAPACIDADE

A avaliação dos níveis de funcionalidade e incapacidade é embasada na WHODAS,[6] desenvolvida pela OMS para operacionalizar os critérios diagnósticos da versão revisada da *Classificação internacional de funcionalidade, incapacidade e saúde*.[16,17] Esse módulo avalia a persistência e a gravidade do prejuízo funcional e incapacitação nos últimos 30 dias, decorrentes de quaisquer problemas de saúde, em seis domínios: cognição, mobilidade, autocuidado, relações interpessoais, atividades diárias em casa, lazer e trabalho/escola, e participação em atividades sociais e comunitárias. Em geral, essas informações são tratadas como variáveis dependentes em análise multivariada, no intuito de avaliar o efeito relativo de diferentes transtornos mentais e doenças físicas na funcionalidade e incapacidade.

USO DE SERVIÇOS E FARMACOEPIDEMIOLOGIA

O CIDI 3.0 dispõe de dois tipos de avaliação de serviços de saúde. O primeiro é específico para cada transtorno; o segundo é uma investigação global e detalhada da utilização de serviços de saúde nos últimos 12 meses. Além de permitir a avaliação da adequação e eficácia de tratamentos realizados, essas informações são fundamentais para subsidiar uma melhor formulação de políticas públicas de saúde e entender a economia da saúde relacionada aos transtornos mentais e do comportamento. Esse módulo também explora barreiras para a obtenção de atenção à saúde e tratamento adequado, e visa identificar padrões e marcadores de abandono do tratamento. Outro módulo complementar investiga a utilização de medicamentos psicoativos nos últimos 12 meses (farmacoepidemiologia), permitindo avaliar a adequação dos tratamentos farmacológicos e comparar a prática clínica corrente com os protocolos de tratamento padronizados pelos órgãos e associações competentes e corroborados pela evidência científica.

INFÂNCIA E ADOLESCÊNCIA

O CIDI 3.0 inclui uma avaliação retrospectiva detalhada acerca de experiências ocorridas durante a infância e a adolescência. Informações sobre eventos adversos incluem a investigação de perda parental, negligência de cuidados e atenção às necessidades básicas, maus-tratos, abuso sexual, violência doméstica, doença mental e abuso de substância nos pais, entre outras. O objetivo desse módulo é investigar o efeito da exposição ao estresse na infância na ocorrência e no curso de transtornos mentais subsequentes, bem como o papel protetor de relacionamentos saudáveis com pais e/ou cuidadores, permitindo também a avaliação de fatores preditivos de resiliência e de recuperação.

INFORMAÇÕES SOCIAIS E DEMOGRÁFICAS

Dados sociodemográficos detalhados são coletados referentes a diversas esferas da vida, incluindo trabalho, situação socioeconômica, histórico de relacionamentos afetivos e casamento(s), prole, suporte social e familiar, além de informações básicas sobre sexo, idade, escolaridade, procedência, situação de moradia, entre outras. Essa investigação visa não somente identificar fatores de risco para transtornos mentais, mas também avaliar as consequências adversas das doenças mentais nos âmbitos social, marital e ocupacional.

▌ VALIDADE DA AVALIAÇÃO DIAGNÓSTICA DO CIDI 3.0

Diversos estudos avaliando os diagnósticos gerados a partir da aplicação da DIS e de versões anteriores do CIDI mostraram comparabilidade global com diagnósticos obtidos por avaliadores com treinamento clínico, utilizando entrevistas clínicas semiestruturadas, mas a concordância diagnóstica individual se mostrou menos robusta.[3] O desempenho diagnóstico da versão 3.0 do CIDI, aplicada por entrevistadores leigos, foi comparado com os diagnósticos provenientes de reavaliação clínica, conduzida com base na Entrevista Clínica Estruturada para o DSM-IV (Structured Clinical Interview for DSM-IV [SCID]), avaliando subamostras da população geral adulta participante do WMH na Espanha, França, Itália e Estados Unidos. Boa concordância individual na identificação de transtornos na vida (*lifetime*) foi observada para a maioria dos diagnósticos avaliados. A área sob a curva de ROC (AUC) foi 0,76, mostrando uma boa concordância entre os diagnósticos CIDI-SCID para a ocorrência de qualquer transtorno de ansiedade, do humor e decorrente de abuso de substâncias psicoativas, variando de 0,62 a 0,93 quando a concordância para cada transtorno foi analisada individualmente. As estimativas de prevalência na vida dos transtornos avaliados pelo CIDI foram globalmente mais conservadoras, comparadas àquelas identificadas pela SCID. A concordância para diagnóstico nos últimos 12 meses foi robusta para as classes de transtornos de ansiedade (AUC = 0,88) e do humor (AUC = 0,83), mas não houve poder estatístico para a avaliação dos transtornos decorrentes do uso de substâncias.[18] Quintana e colaboradores[19] avaliaram a validade concorrente dos diagnósticos (nos últimos 12 meses) providos pelo CIDI 2.1, utilizando como padrão-ouro o diagnóstico médico baseado nos critérios diagnósticos da CID-10 e acompanhamento clínico, com índices de especificidade acima de 90% para todas as classes diagnósticas e índices de sensibilidade em torno de 80% para os diagnósticos de transtornos decorrentes do uso de álcool e de substâncias psicoativas, depressão e transtorno fóbico-ansioso. Baixos índices de sensibilidade foram observados para os transtornos psicóticos e esquizofrenia (29%), TB e mania (39%), TOC (18%), transtorno somatoforme (42%) e transtornos alimentares (46%).

▌ NOVAS PERSPECTIVAS

A atualização do CIDI 3.0 para a operacionalização dos critérios diagnósticos da CID-11 e do DSM-5 está em andamento, com a inclusão de novas questões e a construção de diferentes algoritmos nos módulos de avaliação em que tenha havido mudanças significativas nos critérios diagnósticos. A adaptação da nova versão para o português do Brasil está sendo realizada pelo nosso grupo de pesquisa. A versão impressa foi substituída pela versão digital para uso em dispositivos móveis, com todos os métodos de saltos e de aleatorização de escolhas, assim como os algoritmos diagnósticos, incluídos na programação da entrevista.

▌ FORMAS DE AQUISIÇÃO

Por fim, o uso do CIDI requer um treinamento presencial padronizado, de três a cinco dias de duração e certificação de aprovação dos entrevistadores, de acordo com protocolo e normas dos Centros de Treinamento do CIDI da OMS. A versão brasileira do instrumento pode ser solicitada sob demanda (mcviana6@gmail.com).

▌ REFERÊNCIAS

1. Robins LN, Helzer JE, Cottler LB, Goldring E. The diagnostic interview schedule: version III-R. St Louis: Washington University School of Medicine; 1988.
2. Robins LN, Wing J, Wittchen HU, Helzer JR, Babor TF, Burke J, et al. The composite international diagnostic interview: an epidemiologic instrument suitable for use in conjunction with different diagnostic systems and in different cultures. Arch Gen Psychiatry. 1988;45(12):1069-77.
3. Wittchen HU. Reliability and validity studies of the WHO-Composite International Diagnostic Interview (CIDI): a critical review. J Psychiatr Res. 1994;28(1):57-84.
4. Miranda CT, Mari JJ, Ricciardi A, Arruda ME. Patient reactions to the CIDI in Brazil. In: Stefanis CN, Soldatos CR, Rabavilas AD, editors. Psychiatry: a world perspective. Amsterdam: Elsevier; 1990. v. 1.
5. Aguilar-Gaxiola S, Alegria M, Andrade L, Bijl R, Caraveo-Anduaga JJ, Dewit DJ, et al. The international consortium in psychiatric epidemiology. In: Dragomirecká E, Palcová A, Papezová H, editors. Social psychiatry in changing times. Praha: Psychiatrické Centrum; 2000. p. 86-96.
6. World Health Organization. WHO disablements, assessment schedule II (WHO-DAS II). Geneva: WHO; 1998.
7. Organização Mundial da Saúde. Classificação de transtornos mentais e de comportamento da CID-10. Porto Alegre: Artmed; 1993.
8. Kessler RC, Ustün TB. The World Mental Health (WMH) survey initiative version of the World Health Organization (WHO) Composite International Diagnostic Interview (CIDI). Int J Methods Psychiatr Res. 2004;13(2):93-121.
9. Viana MC, Basani I, Viana-Moldes I, Teixeira M, Andrade LH. The world mental health survey initiative version of the composite

international diagnostic interview (WMH-CIDI): translation and adaptation to Brazilian-Portuguese: the instrument used in the "São Paulo Megacity Mental Health Survey". 2004.
10. Viana MC, Teixeira M, Beraldi F, Bassani I, Andrade LH. São Paulo Megacity Mental Health Survey: a population-based epidemiological study of psychiatric morbidity in the São Paulo Metropolitan Area: aims, design and field implementation. Rev Bras Psiquiatr. 2009;31(4):375-86.
11. Andrade LH, Wang YP, Andreoni S, Silveira CM, Alexandrino-Silva C, Siu ER, et al. Mental disorders in megacities: findings from the São Paulo megacity mental health survey, Brazil. PLoS One. 2012;7(2):e31879.
12. Viana MC, Andrade LH. Lifetime prevalence, age and gender distribution and age-of-onset of psychiatric disorders in the São Paulo Metropolitan Area, Brazil: results from the São Paulo Megacity Mental Health Survey. Rev Bras Psiquiatr. 2012;34(3):249-60.
13. Sheehan DV, Harnett-Sheehan K, Raj BA. The measurement of disability. Int Clin Psychopharmacol. 1996;11(Suppl 3):89-95.
14. Kessler RC, Green JG, Gruber MJ, Sampson NA, Bromet E, Cuitan M, et al. Screening for serious mental illness in the general population with the K6 screening scale: results from the WHO World Mental Health (WMH) survey initiative. Int J Methods Psychiatr Res. 2010;19(S1):4–22.
15. Kessler RC, Barker PR, Colpe LJ, Epstein JF, Gfroerer JC, Hiripi E, et al. Screening for serious mental illness in the general population. Arch Gen Psychiatry. 2003;60(2):184-9.
16. World Health Organization. International classification of functioning, disability and health (ICF). Geneva: WHO; 2001
17. Organização Mundial da Saúde. CIF: classificação internacional de funcionalidade, incapacidade e saúde. São Paulo: EdUSP; 2003.
18. Haro JM, Arbabzadeh-Bouchez S, Brugha TS, Girolamo G, Guyer ME, Jin R, et al. Concordance of the composite international diagnostic interview version 3.0 (CIDI 3.0) with standardized clinical assessments in the WHO World Mental Health Surveys. Int J Methods Psychiatr Res. 2006;15(4):167-80.
19. Quintana MI, Gastal FL, Jorge MR, Miranda CT, Andreoli SB. Validity and limitations of the Brazilian version of the Composite International Diagnostic Interview (CIDI 2.1). Rev Bras Psiquiatr. 2007;29(1):18-22.

▌ LEITURA RECOMENDADA

Zigmond AS, Snaith RP. The hospital anxiety and depression scale. Acta Psych Scand. 1983;67:361-70.

3.3 ENTREVISTA CLÍNICA ESTRUTURADA PARA OS TRANSTORNOS DO DSM (SCID)

Cristina Marta Del-Ben, Flávia de Lima Osorio

Entrevista Clínica Estruturada para os Transtornos do DSM (SCID) destina-se à elaboração do diagnóstico de transtornos mentais de acordo com o *Manual diagnóstico e estatístico dos transtornos mentais* (DSM), publicado pela American Psychiatric Association (APA).[1]

Os primórdios do desenvolvimento da SCID coincidem com a mudança de paradigma das classificações diagnósticas em psiquiatria, que se deu a partir de 1980, com a publicação da terceira edição do DSM (DSM-III).[2] No decorrer das últimas décadas, a entrevista foi sendo desenvolvida e aprimorada, ao mesmo tempo em que eram conduzidos estudos de campo para verificação da confiabilidade e da validade dos sistemas de classificação vigentes. As versões da SCID acompanharam as publicações da revisão da terceira (DSM-III-R),[3] da quarta (DSM-IV)[4] e da quinta edições do DSM (DSM-5).[5] Desde a versão inicial[6] até a atual (SCID-5), a SCID basicamente manteve as mesmas características quanto à sua estruturação e escopo.

A SCID tem diferentes versões e ampla aplicação. Entre as possibilidades de utilização, incluem-se: a) na prática clínica, para confirmação ou documentação de uma impressão diagnóstica levantada por meio de uma entrevista não estruturada, ou como um procedimento inicial que garanta que os diagnósticos propostos pelo DSM sejam sistematicamente avaliados; b) em pesquisa, para seleção, caracterização ou exclusão, em termos de diagnóstico psiquiátrico, dos participantes que serão objeto de estudo; e c) como estratégia de ensino e aprendizagem, proporcionando a familiarização de estudantes de saúde mental com os critérios diagnósticos do DSM e facilitando o desenvolvimento de habilidades e competências para a realização de entrevista psiquiátrica.

▌ DESCRIÇÃO

A SCID foi construída de maneira a preservar, da melhor maneira possível, o formato de uma entrevista não estruturada conduzida por um clínico experiente. Esse objetivo em sua elaboração deu-se em função do reconhecimento, por seus idealizadores, da importância do julgamento clínico na interpretação da psicopatologia e na elaboração do diagnóstico diferencial, o que instrumentos estruturados disponíveis à época, destinados particularmente para estudos epidemiológicos, não favoreciam.

Embora a nomenclatura sugira o contrário, a SCID é uma entrevista semiestruturada, composta por questões abertas a serem formuladas pelo entrevistador. Há flexibilidade no sentido de inclusão de questões adicionais que estimulem o paciente a descrever com mais detalhes as suas queixas, mas o manual de instruções sugere que o entrevistador procure reproduzir as perguntas conforme proposto pelo instrumento.

A SCID é formatada de maneira que os critérios diagnósticos integram o corpo da entrevista. Em formato de três colunas, apresentam-se as perguntas a serem formuladas pelo entrevistador (lado esquerdo da página), os critérios diagnósticos propriamente ditos (meio da página) e os escores diagnósticos (lado direito da página). Em geral, as questões são agrupadas de acordo com os critérios diagnósticos, que vão sendo sucessivamente verificados. A Figura 3.3.1 ilustra o esquema proposto pela entrevista, apresentando algumas questões como exemplo.

Outra peculiaridade da SCID é que nem todas as perguntas propostas deverão ser necessariamente feitas ao entrevistado. A entrevista admite que, no caso do não preenchimento de um critério diagnóstico essencial para determinado transtorno mental, questões remanescentes possam ser ignoradas. São os chamados "*skip outs*", ou saltos. Essa característica oferece agilidade à aplicação da entrevista, aproximando-a de uma entrevista não estruturada, e permite que o entrevistador elabore a sua impressão diagnóstica conforme progride.

A SCID é dividida em módulos e se inicia por uma seção de Visão Geral, que se assemelha a uma entrevista clínica não estruturada. Começa com questões inespecíficas, e, portanto, menos geradoras de ansiedade, o que permite ao entrevistador estabelecer uma comunicação mais efetiva com o entrevistado. Além de dados demográficos, são colhidas informações relativas a vida escolar, atividade profissional e adaptação social, que dão indícios de possíveis impactos negativos dos sintomas no funcionamento global do indivíduo.

A estrutura da Visão Geral estimula o entrevistado a descrever livremente a queixa principal, a história da moléstia atual e sua evolução, dando informações sobre o período e o contexto do início dos sintomas. Essa descrição nas próprias palavras do paciente deixa o examinador muito mais seguro com relação à identificação dos sintomas que serão mais bem detalhados nos módulos seguintes, a partir de questões mais estruturadas.

Ainda durante a Visão Geral, são colhidas informações sobre tratamentos anteriores, que podem servir como indícios de alterações psicopatológicas que o entrevistado pode, eventualmente, negar mais tarde. Essa seção é concluída com outras informações sobre funcionamento geral, saúde física, uso de substâncias psicoativas, humor, ideação suicida e atividades de lazer, que oferecem subsídios para a avaliação global do entrevistado. A Visão Geral é organizada de maneira que, ao seu final, o entrevistador tenha informação suficiente para elaborar hipóteses diagnósticas e estabelecer diagnósticos diferenciais.

Os módulos seguintes correspondem, de maneira geral, às classes diagnósticas maiores do DSM. Essa distribuição em módulos permite que apenas alguns deles sejam avaliados, se assim for do interesse do entrevistador.

■ VERSÕES DA SCID

As diferentes versões da SCID foram projetadas para aplicação em pessoas com diagnóstico psiquiátrico já estabelecido ou em indivíduos não identificados como pacientes. A SCID destina-se essencialmente ao público adulto, mas com pequenas modificações também pode ser aplicada em adolescentes. Planos para o desenvolvimento de uma versão específica para crianças e adolescentes com informações advindas de autorrelato e de pais e responsáveis estão sendo considerados pelos autores do instrumento.

Assim como o DSM-5, a SCID-5 foi alvo de revisão e ajustes em relação às edições anteriores. Diferentes versões da SCID-5[7] estão disponíveis para se atender às mais diversas necessidades de clínicos e pesquisadores, conforme descrito a seguir.

SCID-5-RV – Versão de pesquisa (SCID Research Version): foi projetada para incluir a maior quantidade possível de informações úteis para o diagnóstico em pesquisa. É a versão mais abrangente em termos de diagnósticos explorados. É composta por uma configuração padrão com os transtornos de maior interesse em pesquisa e um módulo para avaliação de transtornos opcionais (vide Quadro 3.3.1), incluindo especificadores como subtipo, gravidade e curso. Os pesquisadores podem personalizar a SCID-5-RV para atender às suas necessidades, escolhendo apenas as partes que são relevantes para seu estudo.

SCID-5-CV – Versão clínica (SCID Clinician Version): trata-se de uma versão abreviada e reformatada da SCID-5-RV, que agrupa os diagnósticos mais comuns na prática clínica, com foco na avaliação de critérios para o momento atual para a maior parte dos transtornos. É importante realçar que, apesar do título, a SCID-5-CV também é apropriada para investigação científica, caso o estudo vise os transtornos mentais por ela abrangidos e não requeira a avaliação/especificações de subtipos e gravidade abrangidos apenas pela SCID-5-RV. Os módulos que compõem esta versão da SCID estão marcados com um asterisco no Quadro 3.3.1.

SCID-5-CT – Versão ensaios clínicos (SCID Clinical Trials): versão modificada da SCID-5-RV, otimizada para uso em ensaios clínicos, pois pode ser personalizada para incorporar os principais

	EPISÓDIO DEPRESSIVO MAIOR ATUAL	CRITÉRIOS PARA EPISÓDIO DEPRESSIVO MAIOR		
	Agora irei fazer mais algumas perguntas sobre o seu humor.	A. Cinco (ou mais) dos seguintes sintomas estiveram presentes durante o mesmo período de duas semanas e representam uma mudança no funcionamento anterior; no mínimo um dos sintomas é (1) humor deprimido ou (2) perda de interesse ou prazer		
A1	No último mês, desde (UM MÊS ATRÁS), houve algum período de tempo que você se sentiu deprimido ou abatido na maior parte do dia, quase todos os dias? (Alguém disse que você parece triste, abatido ou deprimido?) SE A RESPOSTA FOR NÃO: **E quanto a se sentir triste, vazio ou sem esperança na maior parte do dia, quase todos os dias?** SE A RESPOSTA FOR SIM PARA UMA DAS PERGUNTAS ACIMA: **Como foi isso? Quanto tempo durou? (Cerca de duas semanas?)**	1. Humor deprimido na maior parte do dia, quase todos os dias, conforme indicado por relato subjetivo (p.ex., sente-se triste, vazio, sem esperança) ou por observação feita por outras pessoas (p.ex., parece choroso).	– +	A1
A2	SE O ITEM ANTERIOR FOR CLASSIFICADO COMO "+": **Durante esse período, você sentiu menos interesse ou prazer com coisas que normalmente gosta? (Como foi isso?)** SE O ITEM ANTERIOR FOR CLASSIFICADO COMO "–": **E houve algum período desde (UM MÊS ATRÁS) em que você perdeu o interesse ou o prazer por coisas de que normalmente gosta? (Como foi isso?)** SE A RESPOSTA FOR SIM PARA UMA DAS PERGUNTAS ACIMA: **Isso aconteceu quase todos os dias? Quanto tempo durou? (Cerca de duas semanas?)**	2. Acentuada diminuição de interesse ou prazer em todas, ou quase todas, as atividades na maior parte do dia, quase todos os dias (conforme indicado por relato subjetivo ou por observação feita por outras pessoas).	– +	A2
	SE TANTO A1 QUANTO A2 FOREM CLASSIFICADOS COMO "–" PARA O MÊS ATUAL, continue com A15 (Episódio Depressivo Maior Anterior)			

FIGURA 3.3.1 ▮ ESQUEMA DA ENTREVISTA SCID.[15]

QUADRO 3.3.1 ■ COBERTURA DIAGNÓSTICA DA SCID-5-RV15

Visão Geral*

Módulo A - Episódios de humor, transtorno ciclotímico, transtorno depressivo persistente, transtorno disfórico pré-menstrual

- Episódio depressivo maior*
- Episódio maníaco*
- Episódio hipomaníaco*
- Transtorno ciclotímico
- Transtorno depressivo persistente (distimia)*
- Transtorno disfórico pré-menstrual

- Transtorno bipolar devido a outra condição médica (OCM)*
- Transtorno bipolar induzido por substância/medicamento*
- Transtorno depressivo devido a OCM*
- Transtorno depressivo induzido por substância/medicamento*

Módulo B – Sintomas psicóticos e associados

- Delírios*
- Alucinações*
- Discurso e comportamento desorganizado*

- Comportamento catatônico*
- Sintomas negativos*

Módulo C – Diagnóstico diferencial de transtornos psicóticos

- Esquizofrenia*
- Transtorno esquizofreniforme*
- Transtorno esquizoafetivo*
- Transtorno delirante*
- Transtorno psicótico breve*

- Transtorno psicótico devido a OCM*
- Transtorno psicótico induzido por substância/medicamento*
- Outro transtorno psicótico especificado/não especificado*

Módulo D – Diagnóstico diferencial de transtornos de humor

- Transtorno bipolar I*
- Transtorno bipolar II*
- Outro transtorno bipolar especificado/não especificado*

- Transtorno depressivo maior*
- Outro transtorno depressivo especificado/não especificado*

Módulo E – Transtornos por uso de substâncias

- Transtorno por uso de álcool*
- Transtorno por uso de sedativos, hipnóticos ou ansiolíticos*
- Transtorno por uso de *Cannabis*
- Transtorno por uso de estimulantes*
- Transtorno por uso de opioides*

- Transtorno por uso de inalantes*
- Transtorno por uso de fenciclidina*
- Outros transtornos por uso de outros alucinógenos*
- Transtorno por uso de outra substância ou substância desconhecida*

Módulo F – Transtornos de ansiedade

- Transtorno do pânico*
- Agorafobia*
- Transtorno de ansiedade social*
- Fobia específica
- Transtorno de ansiedade generalizada*

- Transtorno de ansiedade de separação (opcional)
- Transtorno de ansiedade devido a OCM*
- Transtorno de ansiedade induzido por substância/medicamento*
- Outro transtorno de ansiedade especificado

Módulo G – Transtorno obsessivo-compulsivo e transtornos relacionados

- Transtorno obsessivo-compulsivo*
- Outro transtorno obsessivo-compulsivo e transtorno relacionado especificado
- Transtorno obsessivo-compulsivo e transtorno relacionado devido a OCM*
- Transtorno obsessivo-compulsivo e transtorno relacionado induzido por substância/medicamento*

- Transtorno de acumulação (opcional)
- Transtorno dismórfico corporal (opcional)
- Tricotilomania (opcional)
- Transtorno de escoriação (opcional)

(Continua)

QUADRO 3.3.1 ❘ COBERTURA DIAGNÓSTICA DA SCID-5-RV15

Visão Geral*

Módulo H – Transtornos do sono-vigília (opcional)

- Transtorno de insônia (opcional)
- Hipersonolência (opcional)
- Transtorno do sono induzido por substância/medicamento (opcional)

Módulo I – Transtornos alimentares

- Anorexia nervosa
- Bulimia nervosa
- Transtorno de compulsão alimentar
- Transtorno alimentar restritivo evitativo (opcional)
- Outro transtorno alimentar especificado

Módulo J – Transtorno de sintomas somáticos (opcional)

- Transtorno de sintomas somáticos (opcional)
- Transtorno de ansiedade de doença (opcional)

Módulo K – Transtornos externalizantes

- Transtorno de déficit de atenção/hiperatividade em adultos*
- Transtorno explosivo intermitente (opcional)
- Distúrbio de jogo (opcional)

Módulo L – Transtornos relacionados ao trauma e estressores

- Transtorno de estresse agudo
- Transtorno de estresse pós-traumático
- Transtorno de adaptação*
- Outro transtorno relacionado ao trauma e estressores especificado

* Transtornos avaliados pela SCID-5-CV.
Nota: a SCID-5-CV também apresenta um Módulo de rastreamento de outros transtornos psiquiátricos.

---

critérios de inclusão e exclusão utilizados na pesquisa, com foco nos transtornos depressivo maior, bipolar, de ansiedade generalizada, de estresse pós-traumático, de déficit de atenção/hiperatividade e esquizofrenia. Geralmente é utilizada por companhias farmacêuticas.

SCID-5-PD – Versão transtornos da personalidade (SCID Personality Disorders): projetada para a avaliação dos transtornos da personalidade com base na classificação categórica do DSM-5, envolvendo os 10 transtornos da personalidade dos clusters A, B e C, bem como outros transtornos da personalidade especificados. Inclui a SCID-5-SPQ (Screening Personality Questionnaire), um instrumento opcional de autorrelato, que pode ser utilizada como ferramenta de triagem. Seu uso requer do avaliando nível de leitura igual ou superior ao previsto no ensino fundamental, e sua aplicação é de cerca de 20 minutos. Esta versão da SCID pode ser utilizada em contexto clínico ou de pesquisa.

SCID-5-AMPD – Versão modelo alternativo dos transtornos da personalidade (SCID Alternative Model for Personality Disorders): delineada para avaliação dos transtornos da personalidade segundo o modelo dimensional, tal qual proposto na Seção III do DSM-5, é composta por três módulos. O Módulo I objetiva a avaliação dimensional dos funcionamentos pessoal e interpessoal, com base na Escala de Funcionamento do Nível de Personalidade. O Módulo II foca na avaliação dimensional dos cinco domínios patológicos de personalidade, os quais são compostos por 25 facetas distintas. Por fim, o Módulo III favorece uma avaliação abrangente de cada um dos seis transtornos especificados pelo modelo alternativo, além do transtorno da personalidade traço especificado. Inclui ainda uma avaliação global do nível de funcionamento da personalidade.

Quick-SCID-5 – Versão rápida (Quick Structured Clinical Interview): objetiva ser uma versão breve da SCID-5, com aplicação otimizada em termos de tempo. Neste formato, a maior parte das questões da SCID-5 é apresentada de forma objetiva, para que o avaliado responda "sim" ou "não". Não é prevista uma investigação mais aprofundada com exemplos descritivos e perguntas adicionais. Este formato exige menor habilidade/conhecimento do clínico em psicopatologia, e tem seu uso mais referendado para situações de triagem, dado o risco aumentado de falsos positivos. Esta versão apenas rastreia sintomas psicóticos e não se destina a ser utilizadas para diagnóstico de transtornos com essas características.

▪ APLICAÇÃO

Uma característica essencial da SCID é que, embora o entrevistador seja orientado a fazer perguntas predeterminadas, a codificação diz respeito ao julgamento clínico do profissional quanto à presença ou ausência de critérios diagnósticos, e não necessariamente às respostas dadas pelo entrevistado.

O entrevistador é estimulado a usar todas as fontes de informação disponíveis para coletar dados relevantes para seu julgamento clínico. Além do próprio entrevistado, são sugeridos, como fontes de informação, familiares e outras pessoas da convivência do entrevistado, outros profissionais da saúde e registros em prontuários médicos.

O instrumento, em suas diferentes versões, pode ser utilizado em sua forma completa, ou em módulos específicos, a depender das necessidades e interesses do clínico/pesquisador, sendo este um dos aspectos que aumentam sua atratividade. Além disso, outras características favorecem sua aplicação e estimulam o seu amplo uso, como a inclusão da seção de Visão Geral e de árvores de decisão diagnóstica que permitem que a entrevista transcorra como se não fosse estruturada, se conduzida por um profissional experiente. Os critérios diagnósticos estão presentes no corpo do instrumento, diante de cada questão, o que permite elaborar o diagnóstico conforme a entrevista progride. Ademais, os *"skip-out"* e a divisão em módulos permitem descartar rapidamente diagnósticos irrelevantes.

No entanto, as mesmas características que tornam sua aplicação mais amigável podem ser fontes de erro e diminuir tanto a confiabilidade como a validade dos diagnósticos elaborados. Por exemplo, a decisão de passar para outro módulo pode ser incorretamente tomada, e algumas alterações psicopatológicas podem permanecer sem avaliação. Além disso, o fato de o entrevistador saber qual critério e qual transtorno mental estão sendo investigados em cada momento pode levar a vieses de interpretação, dependendo das expectativas do examinador.

Conforme mencionado, a codificação da SCID baseia-se fundamentalmente no julgamento clínico do entrevistador. Portanto, ela deve ser administrada por psiquiatras ou outros profissionais da saúde mental que tenham experiência clínica e estejam familiarizados com a classificação e os critérios diagnósticos do DSM. Também é fundamental que o profissional se submeta a treinamento relativamente extensivo, conforme previsto nos manuais de instrução para uso do instrumento. Esse treinamento inclui o uso de vídeos de entrevistas realizadas por clínicos experientes, a realização de *role-playings* e de entrevistas conjuntas e a avaliação da confiabilidade da SCID para os diferentes serviços e profissionais que se dispõem a utilizá-la.

▪ PARÂMETROS PSICOMÉTRICOS

A confiabilidade do diagnóstico psiquiátrico diz respeito à concordância entre examinadores quanto à presença ou ausência de determinado transtorno mental. A confiabilidade pode ser testada por meio de entrevistas conjuntas ou realizadas separadamente (teste-reteste). O teste estatístico utilizado com maior frequência para a avaliação da confiabilidade é o Kappa, que mede a concordância entre observadores, além daquela que seria alcançada pelo acaso. Os valores de Kappa variam de -1 a +1. Do ponto de vista qualitativo, índices acima de 0,75 são considerados excelentes; entre 0,40 e 0,75, satisfatórios; e abaixo de 0,40, inadequados.

A Tabela 3.3.1 apresenta um resumo dos resultados obtidos em diferentes estudos da confiabilidade da SCID. A versão original da SCID-I para o DSM-III-R foi testada em um estudo multicêntrico,[8] publicado no início da década de 1990. Por meio de metodologia teste-reteste e com fontes de informação padronizadas, foram entrevistadas 592 pessoas, incluindo pacientes sabidamente psiquiátricos e indivíduos da comunidade, que não haviam recebido atendimento em saúde mental nos dois anos anteriores. Para a maioria das classes diagnósticas, a concordância foi satisfatória ou excelente, tanto para episódio atual como para diagnósticos durante a vida. As adaptações para outros idiomas mantiveram, de maneira geral, os bons índices de confiabilidade da versão original.

A confiabilidade da SCID-I/P para o DSM-III-R foi testada por meio de entrevistas conjuntas,[9] e a da SCID-CV para o DSM-IV pela metodologia teste-reteste,[10] com avaliadores independentes. Em ambas as situações, foram obtidos índices bastante satisfatórios de confiabilidade para a maioria dos diagnósticos estudados. A concordância foi insatisfatória apenas para diagnósticos de exclusão, geralmente aplicados para quadros nosológicos atípicos,

TABELA 3.3.1 ■ CONFIABILIDADE (KAPPA) DE DIFERENTES VERSÕES DA SCID ADAPTADAS PARA O BRASIL[11]

Diagnóstico	Versão original	Adaptações para o português brasileiro		
	SCID-I (DSM-III-R)[8]	SCID-I (DSM-III-R)[9]	SCID-CV (DSM-IV)[10]	SCID-5 (DSM-5)[11]
Transtorno depressivo maior	0,64	0,88	0,93	0,76
Transtorno bipolar	0,84	0,84	0,88	0,88
Esquizofrenia	0,65	0,67	0,80	0,83
Dependência/abuso de álcool	0,75	0,93	0,90	0,84
Dependência/abuso de outras substâncias	0,84	0,89	-	0,94
Transtorno de pânico	0,58	-	0,76	0,73
Transtorno de ansiedade social	0,50	1,00	-	0,71
Transtorno de ansiedade generalizada	0,56	-	-	0,61
Transtorno obsessivo-compulsivo	0,59	0,77	0,81	0,82
Transtorno de estresse pós-traumático	-	-	-	0,80

como transtorno psicótico sem outra especificação, outro transtorno bipolar e agorafobia sem história de transtorno de pânico.

O primeiro estudo psicométrico realizado com a SCID-5, mundialmente, foi realizado no Brasil[11] e teve como foco a SCID-5-CV, com uma amostra de 180 participantes, entre pacientes ambulatoriais, internados e indivíduos da comunidade. Aplicaram o instrumento 12 psiquiatras e psicólogos treinados. Com base no diagnóstico clínico, os pesquisadores estabeleceram a sensibilidade e especificidade diagnóstica da entrevista e o nível de concordância entre os avaliadores para as diferentes categorias diagnósticas. A porcentagem de concordância positiva entre a entrevista e o diagnóstico clínico para todos os transtornos foi > 73%, sendo a sensibilidade/especificidade diagnóstica também > 0,70. Na entrevista conjunta, o nível de concordância positiva entre os avaliadores foi > 75% (Kappa > 0,70) para a maioria dos diagnósticos. O estudo ainda avaliou se o instrumento aplicado por telefone produzia indicadores psicométricos adequados e os resultados foram favoráveis, estimulando esse uso. A aplicação por telefone, sobretudo para propósitos de pesquisa, pode ser extremamente vantajosa, havendo, contudo, a necessidade de cautela quando realizada por profissionais com pouca experiência na prática clínica.

Estudos psicométricos posteriores também foram conduzidos com a SCID-5-PD e a SCID-5-AMPD. No estudo da SCID-5-PD na versão turca,[12] dois psiquiatras aplicaram a entrevista em 102 pacientes de um hospital universitário. A concordância entre os avaliadores mostrou-se satisfatória para a maioria dos transtornos da personalidade (Kappa 0,64-0,89). O indicador mais frágil relacionou-se com o transtorno da personalidade esquizotípica (Kappa = 0,49). A SCID-5-AMPD foi avaliada na versão italiana,[13] com pacientes em psicoterapia (N = 88, Módulos 1 e 2), e na versão holandesa,[14] com pacientes não psicóticos (N = 282, Módulo 1). Os resultados foram adequados em relação à dimensionalidade do Módulo 1 e à validade convergente do Módulo II, com medidas de autorrelato e confiabilidade interavaliadores, apontando para a validade clínica da entrevista.

■ EXPERIÊNCIA DE USO

A SCID é um instrumento de aplicação relativamente tranquila, mas que exige um treinamento intensivo por parte do entrevistador para que o diagnóstico elaborado seja, de fato, confiável. Seu uso adequado exige, inicialmente, a obtenção de conhecimento aprofundado dos critérios diagnósticos e da hierarquia diagnóstica propostos pelo DSM, bem como da estrutura da própria SCID, como os "*skip outs*" e as árvores de decisão diagnóstica. Como a codificação da presença ou ausência dos critérios diagnósticos é baseada fundamentalmente no julgamento clínico, o desenvolvimento de habilidades e competências para a condução de uma entrevista psiquiátrica conforme preconizado pela própria SCID é parte essencial do treinamento. Por fim, o balizamento do julgamento clínico, por meio da observação e da realização de entrevistas conjuntas, é crucial para seu uso apropriado.

■ FORMAS DE AQUISIÇÃO

No momento atual, apenas a SCID-5-CV encontra-se disponível para uso no Brasil.[15] Ela é comercializada pela editora detentora de seus direitos autorais (Artmed Editora). A versão SCID-5-RV foi traduzida para o português pela equipe de pesquisa liderada pela professora Flávia de Lima Osório, mas seu uso é restrito à aquisição de direitos da APA (para detalhes sobre seu uso, sugere-se contato pelo e-mail flaliosorio@gmail.com).

■ REFERÊNCIAS

1. American Psychiatric Association. Manual diagnóstico e estatístico de transtornos mentais: DSM-5. 5. ed. Porto Alegre: Artmed; 2014.
2. American Psychiatric Association. Diagnostic and statistical manual of mental disorders: DSM-III. 3rd ed. Washington: APA; 1980.
3. American Psychiatric Association. Diagnostic and statistical manual of mental disorders: DSM-III-R. 3rd ed. rev. Washington: APA; 1987.
4. American Psychiatric Association. Diagnostic and statistical manual of mental disorders: DSM-IV. 4th ed. Washington: APA; 1994.
5. American Psychiatric Association. Diagnostic and statistical manual of mental disorders: DSM-5. 5th ed. Washington: APA; 2013.
6. Spitzer RL, Williams JB, Gibbon M, First MB. The structured clinical interview for DSM-III-R (SCID). I: history, rationale, and description. Arch Gen Psychiatry. 1992;49(8):624-9.
7. American Psychiatric Association. About the SCID-5 [Internet]. Washington: APA; 2022 [acesso em 13 abr. 2023]. Disponível em: https://www.appi.org/products/structured-clinical-interview-for-dsm-5-scid-5.
8. Williams JB, Gibbon M, First MB, Spitzer RL, Davies M, Borus J, et al. The structured clinical interview for DSM-III-R (SCID). II. Multisite test-retest reliability. Arch Gen Psychiatry. 1992;49(8):630-6.
9. Del-Ben CM, Rodrigues CR, Zuardi AW. Reliability of the Portuguese version of the structured clinical interview for DSM-III-R (SCID) in a Brazilian sample of psychiatric outpatients. Braz J Med Biol Res. 1996;29(12):1675-82.
10. Del-Ben CM, Vilela JAA, Crippa JAS, Hallak JEC, Labate CM, Zuardi AW. Confiabilidade da "entrevista clínica estruturada para o DSM-IV - versão clínica" traduzida para o português. Rev Bras Psiquiatr. 2001;23(3):156-9.
11. Osório FL, Loureiro SR, Hallak JEC, Machado-de-Sousa JP, Ushirohira JM, Baes CVW, et al. Clinical validity and intrarater and test-retest reliability of the structured clinical interview for DSM-5: clinician version (SCID-5-CV). Psychiatry Clin Neurosci. 2019;73(12):754-60.
12. Bayad S, Alp-Topbaş Ö, Kocabaş T, Elbir M, Gökten-Ulusoy D, Korkmaz U, et al. Adaptation and the psychometric properties of Turkish version of the structured clinical interview for the DSM-5: personality disorders: clinician version (SCID-5-PD/CV). Turk Psikiyatri Derg. 2021;32(4):267-74.
13. Somma A, Borroni S, Gialdi G, Carlotta D, Giarolli LE, Barranca M, et al. The inter-rater reliability and validity of the italian translation of the structured clinical interview for DSM-5 alternative model for personality disorders module I and module II: a preliminary report on consecutively admitted psychotherapy outpatients. J Pers Disord. 2020;34 Suppl C:95-123.
14. Hummelen B, Braeken J, Christensen TB, Nysaeter TE, Selvik SG, Walther K, et al. A psychometric analysis of the structured clinical interview for the DSM-5 alternative model for personality disorders module I (SCID-5-AMPD-I): level of personality functioning scale. Assessment. 2021;28(5):1320-33.
15. First MB, Williams JBW, Karg RS, Spitzer RL. Entrevista clínica estruturada para os transtornos do DSM-5: SCID-5-CV. Porto Alegre: Artmed; 2017.

3.4 MINI INTERNATIONAL NEUROPSYCHIATRIC INTERVIEW (MINI)

João Mazzoncini de Azevedo Marques

Mini International Neuropsychiatric Interview (MINI) é o nome de uma entrevista padronizada, breve, e, também, a denominação geral de uma família de entrevistas relacionadas,[1] que se destinam à:

1 elaboração de diagnósticos de transtornos mentais, seja de acordo com o *Manual diagnóstico e estatístico de transtornos mentais* (DSM), da American Psychiatric Association, seja de acordo com 10ª edição da *Classificação internacional de doenças e problemas relacionados à saúde* (CID-10);

2 monitoramento de sintomas psiquiátricos ao longo do tempo.

Sua versão breve, *standard*, para diagnóstico, traduzida para mais de 70 línguas,[1] provavelmente é uma das três entrevistas padronizadas para diagnóstico de transtornos mentais mais utilizadas no mundo, inclusive no Brasil, junto com a Entrevista Clínica Estruturada para os Transtornos do DSM (SCID) e a Composite International Diagnostic Interview (CIDI). As diversas versões da MINI já foram citadas em mais de 21.500 publicações.[1,2]

A MINI foi desenvolvida inicialmente por clínicos e pesquisadores trabalhando na França e nos Estados Unidos, na década de 1990, com a liderança de Yves Lecrubier (França) e David Vicent Sheehan (Estados Unidos).[1,3,4]

■ CARACTERÍSTICAS GERAIS DA MINI

As diversas versões da família MINI apresentam os seguintes elementos gerais:[1,3,4]

A módulos para diagnóstico independentes;
B perguntas com respostas dicotômicas (sim ou não) quanto à presença de sintomas específicos (exceto as versões para monitoramento de sintomas – MINI-tracking – descritas em mais detalhes posteriormente);
C perguntas iniciais sobre sintomas em cada módulo, que podem excluir o diagnóstico em questão se forem negativas (ou seja, são questões de triagem), exceto nas versões para diagnóstico, cujos módulos avaliam risco de suicídio, transtorno/síndrome psicótica, transtorno da personalidade antissocial e transtorno da conduta, e nas versões MINI-tracking;
D algoritmos para aplicar os módulos a fim de fazer os diagnósticos, possibilitando incluí-los ou excluí-los conforme o desenvolvimento da entrevista;
E não avaliam o nível de incapacidade relacionada aos transtornos;
F foram desenvolvidas de modo a diagnosticar uma maior quantidade de falsos positivos ao invés de falsos negativos (maior sensibilidade).

Um estudo recente[2] comparou a probabilidade de diagnosticar episódio depressivo maior conforme a gravidade dos sintomas (212 estudos; 69.405 participantes) pela SCID (108 estudos; 21.953 participantes), CIDI (30 estudos; 21.703 participantes) e MINI (74 estudos; 25.749 participantes). Os autores sugeriram que a MINI diagnostica com maior frequência que a SCID (OR [= 1,46; 95% CI : 1.111.92]), o que indicaria a característica inclusiva da sua capacidade diagnóstica nesse caso específico.

Existem diferentes instrumentos dentro da família MINI, todos com versões mais recentes conforme as diretrizes do DSM-5,[1] descritos mais adiante neste capítulo. Há tradução e adaptação da MINI para diferentes idiomas, como italiano,[5] japonês,[6] árabe-marroquino,[7] português falado no Brasil[8] e em Moçambique.[9]

■ DESENVOLVIMENTO, TRADUÇÃO E ADAPTAÇÃO

Nos estudos iniciais para a criação da MINI,[3,4] foram desenvolvidas duas entrevistas padronizadas, com objetivos complementares:

A uma versão breve, menos inclusiva, mais curta e de aplicação mais rápida (MINI/*english version* 5.0.0/DSM-IV);
B uma versão *plus*, mais inclusiva, mais longa e de aplicação mais demorada – mesmo assim, mais breve e de aplicação mais rápida, na maioria dos casos, que a SCID e a CIDI (MINI PLUS//*english version* 5.0.0; ou, na versão mais recente, chamada de MINI for Psychotic Disorders Studies 7.0.2).

Após descreverem os procedimentos e os desafios relacionados à tradução e à adaptação das várias versões dos instrumentos da família MINI em diferentes idiomas,[10] os autores originais revisaram os projetos de tradução e adaptação em 67 idiomas, de 47 países. Eles avaliaram se a terminologia psiquiátrica usada no instrumento era traduzível em todo o mundo, especialmente nos países mais afastados da cultura ocidental (Europa e Estados Unidos) e as estratégias utilizadas para adaptar culturalmente essa terminologia psiquiátrica.

A análise das traduções revelou quatro estratégias, dependendo da existência (ou não) de correspondentes da terminologia psiquiátrica no idioma específico:[10]

A uma metodologia padrão (tradução/retrotradução e revisão por pares) foi usada em todos os países, com adaptações conforme o contexto;
B nos países ocidentais e ocidentalizados, com um total de 49 idiomas, a terminologia psiquiátrica foi traduzida com facilidade, devido à existência de termos correspondentes nos idiomas específicos;
C em idiomas nos quais a terminologia psiquiátrica dominante (norte-americana e europeia) não tinha equivalentes (p. ex., certos idiomas subsaarianos), as partes dirigidas ao aplicador (principalmente os títulos dos módulos e os algoritmos para seu uso) foram mantidas em inglês, e as partes perguntadas ao paciente foram traduzidas para os idiomas específicos;
D em idiomas em que havia uma terminologia parcialmente aceita (p. ex., tailandês), os títulos e os algoritmos foram traduzidos com equivalentes correspondentes em inglês entre colchetes, quando necessário.

Esse estudo mostrou que a terminologia ocidental usada para descrever transtornos psiquiátricos não tinha qualquer semelhança ou tinha semelhança apenas parcial com termos usados em alguns países, principalmente na África e na Ásia. Portanto, a tradução nem sempre foi possível e, segundo os autores, foi "considerada cultural e linguisticamente irrelevante em países onde a psiquiatria só é ensinada em inglês".[10]

Esses desafios de traduzir, adaptar e usar a MINI de forma rotineira foram muito bem ilustrados em um estudo sobre os módulos de episódio depressivo e de transtorno de estresse pós-traumático (TEPT). Essa pesquisa foi realizada em um centro para refugiados suíço, que recebe pessoas de dezenas de nacionalidades.[11] Uma equipe multiprofissional e multidisciplinar (enfermagem de saúde pública, psicologia, psiquiatria, epidemiologia e medicina de cuidados primários) foi fortalecida por 14 intérpretes, para 24 idiomas no total. A compreensibilidade e aceitabilidade dos sintomas, expressos em inglês e francês nesses módulos, foram avaliados pelos refugiados.

Para muitos intérpretes, as perguntas e/ou as respostas foram por vezes consideradas incompreensíveis e incompatíveis com as culturas específicas, ou mesmo grosseiras e/ou heréticas para muitas delas. O instrumento teve de ser substancialmente modificado para poder ser utilizado. De modo geral, além das adaptações transculturais feitas, foi destacada a necessidade desses módulos da MINI serem aplicados de maneira cuidadosa e sensível conforme o contexto cultural e pessoal de cada indivíduo.[11] Esse cuidado preservou a utilidade e o vínculo de ajuda aos necessitados. Esse tipo de dificuldade, encontrada na aplicação de entrevistas estruturadas, padronizadas, em geral, não apenas quanto à MINI,[12] deve ser considerada quando se pensa na clínica cotidiana dos serviços de saúde. Por exemplo, no Brasil, há alta diversidade cultural, com indígenas nativos, africanos escravizados, imigrantes europeus, asiáticos e, mais recentemente, refugiados venezuelanos e haitianos.

Uma maneira prática de manejar essa dificuldade é a MINI assumir um formato mais semiestruturado e flexível. O instrumento somente deve ser usado após a parte inicial não estruturada da entrevista, como uma estratégia para aumentar o engajamento adequado do paciente na avaliação.[11,13,14]

VERSÕES

MINI STANDARD

Patrícia Amorim, psiquiatra brasileira, clínica e pesquisadora, que participou dos estudos iniciais para criação e desenvolvimento da MINI, descreve, em artigo em português,[7] publicado em 2000, os objetivos da versão *standard* para diagnóstico:

A "...a MINI é uma entrevista diagnóstica padronizada breve (15-30 minutos), compatível com os critérios do DSM-III-R/IV e da CID-10, que é destinada à utilização na prática clínica e na pesquisa em atenção primária e em psiquiatria, e pode ser utilizada por clínicos após um treinamento rápido (de 1 a 3 horas)...";
B "...um questionário diagnóstico mais simples e breve que aqueles tipicamente destinados à pesquisa e mais abrangente que os instrumentos de triagem...";
C "...uma alternativa mais econômica para a seleção de pacientes em ensaios clínicos...".

A versão *standard* permite explorar diagnósticos que nos estudos epidemiológicos apresentam uma prevalência de pelo menos 0,5% nos últimos 12 meses, na população adulta. Essa versão apresenta um total de 16 módulos (A até P), com as seguintes características:

A priorizou-se a exploração apenas dos transtornos atuais, com exceção dos módulos de Transtorno da personalidade antissocial (ao longo da vida) e Síndrome psicótica (atual e ao longo da vida);
B com exceção dos módulos para Síndrome psicótica, para Transtorno da personalidade e para Risco de suicídio, o algoritmo de avaliação apresenta as questões de triagem;
C não são avaliadas as possibilidades de os sintomas estarem relacionados às causas somáticas (inclusive devido ao uso de substâncias);
D embora os autores originais indicassem que o instrumento permite avaliar diagnósticos com prevalência de pelo menos 0,5% nos últimos 12 meses, essa versão não avalia transtornos de ajustamento.

A versão breve mais recente, a MINI 7.0.2, em língua inglesa (original), permite diagnosticar de acordo com as diretrizes do DSM-5.[1]

MINI PLUS

A versão *plus* foi desenvolvida para avaliar sistematicamente, cobrindo ao longo da vida e o período atual, os critérios diagnósticos de inclusão e exclusão, além do curso cronológico de 23 categorias diagnósticas do DSM-IV. Os critérios diagnósticos de subtipos de psicose também são considerados.[1,3,4]

Assim como na versão *standard*, apresenta questões de triagem na maioria dos módulos e questões dicotômicas sim/não.

Havendo interesse do pesquisador, um ou mais módulos dessa versão (que permitem obter informações detalhadas sobre os critérios diagnósticos) podem ser utilizados com os módulos remanescentes da versão *standard* (menos detalhada).

A MINI Plus mais recente permite diagnosticar conforme as diretrizes do DSM-5 e, agora, é nomeada como MINI for Psychotic Disorders Studies 7.0.2.[1]

MINI-KID

Posteriormente ao desenvolvimento da MINI Standard e da MINI Plus, a partir de 2010, foram publicados estudos sobre validade, confiabilidade e aplicabilidade da Mini Kid & Kid Parent Version (MINI-Kid), outro instrumento da família MINI.

A MINI-Kid também tem módulos independentes, respostas dicotômicas e questões de triagem, tanto na versão para os pais (Kid Parent Version) como na versão para os filhos (Kid Version). Suas versões mais recentes (7.0.2) possibilitam diagnosticar de acordo com as diretrizes do DSM-5.[1]

Analogamente à MINI Plus, para adultos, a MINI-Kid também possui uma versão mais inclusiva, cuja versão mais atual (MINI-Kid & Kid Parent Version for Psychotic Disorders Studies 7.0.2) também permite diagnosticar de acordo com as diretrizes do DSM-5.[1]

MINI SCREEN

As duas versões MINI Screen são constituídas, respectivamente, pelas questões de triagem dos módulos da MINI Standard e da MINI-Kid. Também conta com versões mais recentes que permitem diagnosticar conforme os critérios diagnósticos do DSM-5.[1]

MINI FOR SUICIDALITY DISORDERS

Trata-se da MINI 7.0.2 com módulos adicionais para mapear os critérios de diagnóstico conforme o DSM-5 para os 12 fenótipos separados de transtorno de tendência suicida, descritos por Sheehan e Giddens no livro *Suicidality: a roadmap for assessment and treatment*. Não há validação psicométrica até o momento.[1]

MINI-TRACKING

As versões MINI-Tracking transformam as versões para diagnóstico MINI Standard, Plus e Kid, com respostas dicotômicas sim/não, em versões com respostas com cinco alternativas possíveis (nada/um pouco/moderado/muito/extremamente). A orientação é usá-la após usar as versões para diagnóstico, a fim de monitorizar os sintomas ao longo do tratamento. Existem versões para adultos e para crianças e adolescentes, inclusive mais recentes, conforme as diretrizes do DSM-5.[1]

▪ APLICAÇÃO

A MINI pode ser usada por clínicos (médicos e outros profissionais da saúde) após um treinamento breve (em geral 3 a 4 horas). Suas versões mais recentes (7.0.2) destacam que não substitui uma avaliação completa por um médico ou psiquiatra licenciado, devendo ser utilizada para facilitar/melhorar a coleta de dados. Essas orientações explicitam a necessidade de ser aplicada após um período de entrevista não estruturada, quando seu uso é explicado detalhadamente para o paciente e as dúvidas sobre o procedimento são respondidas.[1,3]

▪ PARÂMETROS PSICOMÉTRICOS

MINI STANDARD

Quatro estudos iniciais para avaliação de validade e aplicabilidade da MINI Standard e da MINI Plus foram publicados no final dos anos 1990.[3,4] Três deles foram sobre a MINI Standard e um sobre a MINI Plus.

Os estudos sobre a MINI Standard foram realizados nos Estados Unidos, França, Itália, Espanha e Reino Unido, com um total de 1.015 pessoas. Os participantes foram selecionados em serviços especializados de psiquiatria, serviços médicos especializados não psiquiátricos, serviços de atenção primária à saúde (APS) e em organizações religiosas comunitárias. Os entrevistadores foram 40 médicos de APS, 13 psiquiatras, dois psicólogos, dois assistentes de pesquisa e dois alunos de graduação em medicina.[3,4]

Esse estudo comparou os diagnósticos feitos através do MINI por clínicos treinados com aqueles feitos por entrevistadores treinados na aplicação da CIDI (referência) e por clínicos treinados na SCID-I/P (referência). Os diagnósticos feitos por médicos de APS treinados no MINI foram comparados com aqueles feitos através de avaliação não estruturada de médico psiquiatra (referência). Por fim, avaliaram a confiabilidade interavaliadores e teste-reteste do MINI aplicado por profissionais de saúde mental treinados no MINI.

Os resultados principais desses estudos foram:[3,4]

A um *kappa* de Cohen (*k*), para a concordância entre a MINI e a CIDI ou a SCID-P, maior que 0,50 para os módulos de diagnóstico, exceto para transtorno de ansiedade generalizada (TAG) (*k* = 0,36) e fobia simples (0,43) com a CIDI, e dependência de drogas (0,43) com a SCID-I/P;
B confiabilidade interavaliadores com *k* = 0,79 a 1,00 na avaliação inicial, e *k* = 0,63 a 1,00 para a maioria dos módulos no reteste, com exceção de fobia simples (0,52) e episódio atual de mania (0,35);
C tempo de aplicação da MINI com médias de 21 minutos (desvio padrão [DP] = 7,7) (em CIDI *versus* MINI) e 18,7 minutos (DP = 11,6) (em SCID-I/P *versus* MINI), enquanto o tempo de aplicação da CIDI teve média de 92 minutos (DP = 29,8) e o da SCID-I/P, 43 minutos (DP = 30,6).

Outros estudos sobre validade, confiabilidade e aplicabilidade de versões da MINI Standard em outros idiomas foram publicados posteriormente, por exemplo, em italiano,[5] japonês,[6] árabe-marroquino[7] e português falado no Brasil,[8] assim como um estudo independente nos Estados Unidos.[15] Realizados com amostra de pacientes de serviços especializados de psiquiatria e de APS – variando entre 50 e 320 entrevistados –, encontraram resultados, em geral, semelhantes àqueles citados nos estudos iniciais, quanto a validade (comparação com diagnósticos feitos com a SCID-I/P ou feitos por psiquiatra experiente em avaliação não estruturada), confiabilidade e tempo de aplicação. O estudo independente[15] realizado nos Estados Unidos também encontrou que pacientes de um serviço de hospitalização parcial entenderam as orientações, perguntas e respostas da MINI, não a consideraram muito demorada e a maioria não se sentiu incomodada pelo formato dicotômico das respostas (embora alguns relatassem incômodo com isso). O estudo brasileiro encontrou que residentes de medicina de família e comunidade a consideraram de boa compreensibilidade para si mesmos e para os pacientes. Quanto à brevidade do instrumento, os residentes expressaram que devia ser aplicada em pacientes selecionados, mas não em todas as pessoas atendidas.[8]

MINI PLUS

Outro estudo[3,4] sobre a aplicação da MINI Plus, para a identificação de transtornos psicóticos e do humor, do DSM-IV, comparou o seu uso com a aplicação da CIDI, a avaliação de psiquiatra somente através de entrevista não estruturada, a avaliação de psiquiatra utilizando a metodologia LEAD (Longitudinal, Expert, All Data, incluindo prontuários, avaliações realizadas longitudinalmente, bem como a entrevista), além de avaliar a confiabilidade interavaliadores usando a MINI.

Participaram desse estudo 104 pacientes de serviços especializados de psiquiatria, além de 17 psiquiatras e uma enfermeira psiquiátrica. Foram encontrados:[3,4]

A média de duração da aplicação completa da MINI Plus de 29 minutos (DP = 9,8 minutos), e média de aplicação das seções depressão, mania e psicose da CIDI de 39 minutos (DP = 16,9);
B confiabilidade interavaliadores com κ = 0,86 a 1.00 para categorias diagnósticas e *k* = 0,62 a 0,95 para sintomas psicóticos, exceto para comportamento desorganizado (0,31);
C usando a CIDI como referência, foi encontrado κ > 0,51 para os diagnósticos, exceto para transtornos psicóticos atuais (0,49) e esquizofrenia atual (0,45);
D a concordância entre os diagnósticos clínicos dos psiquiatras e os diagnósticos usando a MINI ou a CIDI foi modesta (*k* = 0,30 a 0,61 para a MINI; *k* = 0,20 a 0,48 para a CIDI). Ambas identificaram menos transtornos psicóticos e mais transtornos do humor que os psiquiatras;
E foi difícil ou impossível estabelecer o modelo de LEAD para aproximadamente dois terços dos casos discordantes, devido às dificuldades encontradas relacionadas à complexidade dos casos e à insuficiência dos dados disponíveis provenientes dos questionários e das fontes clínicas.

MINI-KID

O estudo inicial sobre as propriedades psicométricas da MINI-Kid[16] foi realizado nos Estados Unidos com 226 crianças e adolescentes (190 pacientes de serviços ambulatoriais de psiquiatria e 36 controles), com idades entre 6 e 17 anos, e 16 clínicos com formação em psiquiatria infantil (psiquiatras, psicólogos e enfermeiros). Esse estudo avaliou a confiabilidade (interavaliadores e teste-reteste), a validade concorrente com a Schedule for Affective Disorders and Schizophrenia for School Aged Children - Present and Lifetime Version (K-SADS-PL) e a concordância entre as versões para os pais e para os filhos.

Os principais resultados foram:[16]

A concordância moderada a excelente entre os diagnósticos da MINI-Kid e da K-SADS-PL, com *k* = 0,41 a 0,87;

B tempo de aplicação da MINI-Kid de 33,5 minutos em média (DP = 14,5) e tempo de aplicação da K-SADS-PL de 103,4 minutos em média (DP = 41,3);
C concordância moderada a excelente entre a entrevista somente com criança/adolescente e entrevista com a participação do pai, com k = 0,46 a 0,94;
D confiabilidade interavaliadores apresentou k = 0,89 a 1,00 na avaliação inicial, e κ = 0,77 a 1,00 durante o reteste.

Em 2019, um estudo sueco[17] mostrou a concordância entre os diagnósticos obtidos, em 101 crianças e adolescentes, com a aplicação da MINI-Kid por 17 clínicos treinados (psiquiatras, psicólogos, assistentes sociais e enfermeiros psiquiátricos) e seis psiquiatras e psicólogos seniores com vasta experiência e treinamento na área, usando a metodologia LEAD. A razão de verossimilhança positiva foi de 1,6 a 9,6 e a negativa, de 0,3 a 0,8; enquanto a proporção de diagnósticos classificados da mesma maneira variou de 70,3 a 91,1 em relação aos diferentes módulos do instrumento. Em 2021, um estudo canadense[18] avaliou a concordância entre as versões da MINI-Kid para pais e para filhos, encontrando concordâncias baixas a moderadas para os diferentes diagnósticos, destacando a necessidade de acesso a múltiplas fontes de informação para realizar diagnósticos de transtornos mentais em crianças e adolescentes.

∎ EXPERIÊNCIA DE USO

Na literatura, a maioria dos estudos relacionados à MINI tem o objetivo de estudar a relação de parâmetros epidemiológicos, comportamentais e biológicos com os diagnósticos elencados. Alguns poucos textos relatam experiências – em centro de refugiados suíço,[11] nos Estados Unidos,[15] no Brasil[8,13] e na Suécia –,[14] associadas à implementação do uso rotineiro da MINI em serviços de saúde, e coincidem quanto à importância de ela ser implementada em um programa mais amplo de habilidades para entrevista psiquiátrica e de habilidades para cuidados centrados na pessoa. Recomenda-se que seu uso rotineiro nos serviços de saúde seja feito de forma semiestruturada e flexível.

∎ FORMAS DE AQUISIÇÃO

As versões 5.0.0 podem ser fotocopiadas por "... pesquisadores e os clínicos que trabalham em instituições públicas (como universidades, hospitais, organismos governamentais)... para utilização no contexto estrito de suas atividades clínicas e de investigação". A versão brasileira 5.0.0 da MINI Standard pode ser acessada gratuitamente no site do Conselho Estadual de Secretários Municipais de Saúde de São Paulo (COSEMS-SP10),[19] e a versão brasileira 5.0.0 da MINI Plus pode ser acessada no repositório da Universidade Federal de Minas Gerais (UFMG).[20]

As demais versões só podem ser acessadas pelo site do Harm Research Institute.[1]

∎ REFERÊNCIAS

1. Harm Research Institute. MINI [Internet]. c2016 [capturado em 16 abr. 2023]. Disponível em: https://harmresearch.org/mini-international-neuropsychiatric-interview-mini/.
2. Wu Y, Levis B, Ioannidis JPA, Benedetti A, Thombs BD; DEPRESsion Screening Data (DEPRESSD) Collaboration. Probability of major depression classification based on the SCID, CIDI, and MINI diagnostic interviews: a synthesis of three individual participant data meta-analyses. Psychother Psychosom. 2021;90(1):28-40.
3. Amorim P. Mini international neuropsychiatric interview (MINI): validation of a short structured diagnostic psychiatric interview. Braz. J. Psychiatry. 2000;22(3):106-15.
4. Sheehan D, Lecrubier Y, Sheehan KH, Amorim P, Janavs J, Weiller E, et al. The mini international neuropsychiatric interview (MINI): the development and validation of a structured diagnostic psychiatric interview for DSM-IV and ICD-10. J Clin Psychiatry. 1998;59 suppl 20;22-33.
5. Rossi A, Alberio R, Porta A, Sandri M, Tansella M, Amaddeo F. The reliability of the mini-international neuropsychiatric interview: Italian version. J Clin Psychopharmacol. 2004;24(5):561-3.
6. Otsubo T, Tanaka K, Koda R, Shinoda J, Sano N, Tanaka S, et al. Reliability and validity of Japanese version of the mini-international neuropsychiatric interview. Psychiatry Clin Neurosci. 2005;59(5):517-26.
7. Kadri N, Agoub M, El Gnaoui S, Alami KhM, Hergueta T, Moussaoui D. Moroccan colloquial Arabic version of the mini international neuropsychiatric interview (MINI): qualitative and quantitative validation. Eur Psychiatry. 2005;20(2):193-5.
8. Marques JMA, Zuardi AW. Validity and applicability of the mini international neuropsychiatric interview administered by family medicine residents in primary health care in Brazil. Gen Hosp Psychiatry. 2008;30(4):303-10.
9. Gouveia L, Lovero KL, Fumo W, Fumo AMT, Santos P, Mocumbi AO, et al. A multi-site study of mental disorders in the mozambican health care system. Adm Policy Ment Health. 2023;50(1):33-42.
10. Boudrot A, Sheehan D, Acquadro C. Lost in translation: translatability of psychiatric terms-the example of the Mini-international neuropsychiatric interview (M.I.N.I.). Value in Health. 2013;16(7):PA599.
11. Durieux-Paillard S, Whitaker-Clinch B, Bovier PA, Eytan A. Screening for major depression and posttraumatic stress disorder among asylum seekers: adapting a standardized instrument to the social and cultural context. Can J Psychiatry. 2006;51(9):587-97.
12. Mueller AE, Segal DL. Structured versus semistructured versus unstructured interviews. In: The Encyclopedia of Clinical Psychology. Philadelphia: John Wiley & Sons; 2014. p. 1-7.
13. Moscovici L, Balco EM, Degani NC, Bolsoni LM, Marques JMA, Zuardi AW. Associations between primary health care strategies and outcomes of mental disorders. Braz J Psychiatry. 2020;42(4):360-6.

14. Pettersson A, Modin S, Wahlström R, Hammarberg SAW, Krakau I. The mini international neuropsychiatric interview is useful and well accepted as part of the clinical assessment for depression and anxiety in primary care: a mixed-methods study. BMC Fam Pract. 2018;19(1):19.
15. Pinninti NR, Madison H, Musser E, Rissmiller D. MINI International Neuropsychiatric Schedule: clinical utility and patient acceptance. Eur Psychiatry. 2003;18(7):361-4.
16. Sheehan DV, Sheehan KH, Shytle RD, Janavs J, Bannon Y, Rogers JE, et al. Reliability and validity of the mini international neuropsychiatric interview for children and adolescents (MINI-KID). J Clin Psychiatry. 2010;71(3):313-26.
17. Högberg C, Billstedt E, Björck C, Björck PO, Ehlers S, Gustle LH, et al. Diagnostic validity of the MINI-KID disorder classifications in specialized child and adolescent psychiatric outpatient clinics in Sweden. BMC Psychiatry. 2019;19(1):142.
18. McDonald E, Whitney S, Horricks L, Lipman EL, Ferro MA. Parent-child agreement on the mini international neuropsychiatric interview for children and adolescents (MINI-KID). J Can Acad Child Adolesc Psychiatry. 2021;30(4):264-72.
19. Lecrubier Y, Weiller E, Hergueta T, Amorim P, Bonora LI, Lépine JP, et al. M.I.N.I.: mini international neuropsychiatric interview: Brazilian version 5.0.0: DSM IV [Internet]. 2002 [capturado em 16 abr. 2023]. Disponível em: http://www.cosemssp.org.br/downloads/Cursos/Saude-Mental-DSM-07-03.pdf.
20. Sheehan D, Janavs J, Baker R, Harnett-Sheehan K, Knapp E, Sheehan M, et al. M.I.N.I. plus: mini international neuropsychiatric interview: Brazilian version 5.0.0 [Internet]. 2002 [capturado em 16 abr. 2023]. Disponível em: https://repositorio.ufmg.br/bitstream/1843/BUOS-93EL9J/2/5_pags_147_a_197.pdf.

3.5 CLINICAL INTERVIEW SCHEDULE – REVISED (CIS-R)
Arlinda B. Moreno, Maria Angélica Nunes

A Clinical Interview Schedule – Revised (CIS-R) é um instrumento voltado para a identificação de transtornos psiquiátricos não psicóticos (*minor psychiatric disorders*), mais especificamente os chamados transtornos mentais comuns (TMCs), conceito desenvolvido por Lewis e Pelosi.[1] Na presença de sintomas comuns de sofrimento mental, em especial ansiedade e depressão, sua natureza e gravidade são estabelecidas quantitativamente.

A CIS-R tem sido largamente utilizada ao redor do planeta. Na Europa, principalmente na Inglaterra, seu uso volta-se maciçamente para a avaliação comunitária dos TMCs, sendo utilizada por médicos generalistas na rede de cuidados primários à saúde, em hospitais gerais e em pesquisas na saúde mental como um todo, sobretudo em estudos epidemiológicos.

▪ VERSÕES

A CIS-R é inspirada na Clinical Interview Schedule (CIS), desenvolvida por Goldberg e colaboradores[2] no final dos anos 1960. A CIS foi uma das principais entrevistas padronizadas utilizadas para avaliar transtornos psiquiátricos. Todavia, sua revisão ocorreu em face de dificuldades apresentadas na padronização e quantificação das respostas emitidas pelo instrumento, uma vez que ele é suscetível à variabilidade devida ao observador (julgamentos e preconceitos). A CIS é composta por duas partes, denominadas Sintomas relatados e Anormalidades manifestas, sendo esta uma tentativa de avaliar alguns sinais e sintomas psicóticos por meio de questões inespecíficas que requerem julgamentos clínicos por parte do entrevistador.[3]

O instrumento resultante da revisão realizada na CIS nos anos 1990 foi rebatizado como Clinical Interview Schedule – Revised (CIS-R), é a versão que está em uso atualmente e que, na presença de sintomas não psicóticos, visa estabelecer a natureza e a gravidade desses transtornos. Ou seja, mesmo que algumas questões inseridas na CIS-R possam ser utilizadas para avaliar transtornos psicóticos, elas não contribuem para os escores do instrumento, ainda que isso possibilite rastrear tais manifestações – por exemplo, questões acerca de ilações ou ideias de referência podem indicar um transtorno mais severo, proporcionando a utilização da CIS-R em dois estágios (quantitativo e qualitativo/clínico).[3]

Outra estratégia interessante utilizada na construção da CIS-R, que visou minimizar a variabilidade devida ao observador, refere-se ao fato de que, mesmo reconhecendo ocasiões nas quais julgamentos necessitam ser feitos, tais juízos são atribuídos pelo entrevistado, e não pelo entrevistador. Por exemplo, a CIS perguntava sobre sintomas somáticos, como dor de cabeça ou indigestão, e exigia que o entrevistador decidisse se eram de origem psicogênica. A CIS-R, por sua vez, pergunta "Essa dor/desconforto apareceu ou piorou porque o(a) sr(a) estava se sentindo 'para baixo', ansioso(a) ou estressado(a)?", sendo, portanto, o respondente responsável por essa atribuição.[3,*]

---

* Redação utilizada na versão da CIS-R traduzida para o português (Brasil).[5]

Uma versão que suprime as seções que avaliam sintomas somáticos, fadiga e preocupação com a saúde física pode ser utilizada em estudos envolvendo pacientes com questões de saúde orgânica.[1,5] Para classificar episódios depressivos, questões introdutórias acerca de apetite e variação de peso corporal têm de ser adicionadas à versão original da CIS-R,[6] compondo, assim, uma versão que proporciona a avaliação desses episódios de acordo com a *Classificação internacional de doenças e problemas relacionados à saúde* (CID-10; vide próxima seção).

A CIS-R foi traduzida do inglês (idioma original) para vários outros idiomas, entre eles o cingalês, o espanhol, o malaio, o mandarim e o português.

▌ DESCRIÇÃO DO INSTRUMENTO

A CIS-R é composta por 14 seções ordenadas de A até N (Quadro 3.5.1), cada uma delas avaliando um sintoma comum de sofrimento mental específico. Uma 15ª seção (Seção O – Efeitos globais) concentra-se em avaliar o grau de prejuízo dos sintomas na qualidade de vida do entrevistado. Cada uma das 14 seções iniciais tem por objetivo avaliar a existência e a intensidade do sintoma, bem como sua frequência, duração e período de ocorrência. Em relação ao período de ocorrência, uma pergunta inicial abarca os últimos 30 dias. No caso de ocorrência do sintoma nesse período, os últimos 7 dias são avaliados mais detalhadamente em relação a frequência, duração, gravidade e tempo desde o início dos sintomas.[1,3-6]

Algoritmos específicos computam separadamente dois níveis de mensuração da CIS-R. A primeira mensuração objetiva detectar a presença e a gravidade dos TMCs. A pontuação ordinal varia de 0 a 57 pontos – soma dos 0 a 4 pontos obtidos em cada seção (exceto para a Seção H – Ideias depressivas, que pode variar de 0 a 5 pontos).[5] O segundo nível de mensuração obedece aos critérios diagnósticos da CID-10 para um conjunto de transtornos não psicóticos (Quadro 3.5.1).

QUADRO 3.5.1 ▌ SINTOMAS E DIAGNÓSTICOS DA CIS-R BASEADOS NA CID-10

Níveis de mensuração da CIS-R

Seções e sintomas	Diagnósticos (CID-10)*
Seção A – Sintomas somáticos	F32.00 Episódio depressivo leve sem sintomas somáticos
Seção B – Fadiga	F32.01 Episódio depressivo leve com sintomas somáticos
Seção C – Concentração e esquecimento	F32.10 Episódio depressivo moderado sem sintomas somáticos
Seção D – Problemas de sono	F32.11 Episódio depressivo moderado com sintomas somáticos
Seção E – Irritabilidade	F32.2 Episódio depressivo grave
Seção F – Preocupação com a saúde física	F40.00 Agorafobia sem transtorno de pânico
Seção G – Depressão	F40.01 Agorafobia com transtorno de pânico
Seção H – Ideias depressivas	F40.1 Fobias sociais
Seção I – Preocupação	F40.2 Fobias específicas (isoladas)
Seção J – Ansiedade	F41.0 Transtorno de pânico
Seção K – Fobias	F41.1 Transtorno de ansiedade generalizada
Seção L – Pânico	F41.2 Transtorno misto de ansiedade e depressão
Seção M – Compulsões	F42 Transtorno obsessivo-compulsivo
Seção N – Obsessões	
Seção O – Efeitos globais	

* Para computar os diagnósticos dos episódios depressivos, de acordo com os critérios estabelecidos pela CID-10, é necessário utilizar um módulo inicial com perguntas sobre apetite e variação de peso de corporal.
Fonte: Elaborado com base em World Health Organization.[7]

Considerando a extensão da CIS-R, na Figura 3.5.1, apenas a Seção A do instrumento é apresentada, representando a estrutura e a complexidade da entrevista. A Seção H – Ideias depressivas configura-se como uma continuidade da Seção G –Depressão, sendo a única que não apresenta essa estrutura. Ou seja, as demais seções (B a N) têm a mesma estrutura.

■ PÚBLICO-ALVO

A CIS-R deve ser aplicada em pessoas acima de 16 anos, na identificação de TMCs e de diagnósticos não psicóticos, tanto em contextos comunitários quanto em hospitais gerais, além de poder ser utilizada em pesquisas e estudos epidemiológicos voltados para questões de saúde mental como um todo.

■ APLICAÇÃO

Sua aplicação deve ser feita por entrevistadores treinados (leigos ou profissionais da área médica e/ou da saúde mental), no formato de entrevista face a face.

O preenchimento pelo entrevistador pode ser feito da maneira tradicional, utilizando papel e lápis, apoiado por um conjunto de cartões-respostas que são apresentados ao respondente ao longo da aplicação. Versões computadorizadas também estão disponíveis no Reino Unido e em outros países, em geral, utilizando-se do PROgrammable Questionnaire System (PROQSTY2).[8,9] Essas versões são utilizadas tanto na rede de atenção à saúde quanto em pesquisas e podem ou não ser autoadministradas. O tempo de aplicação varia entre 20 e 40 minutos, a depender do itinerário que o respondente percorre (p. ex., caso haja muitas seções com respostas negativas à primeira pergunta – que investiga a presença do sintoma nos últimos 30 dias –, o tempo de aplicação é sensivelmente reduzido).

■ INSTRUÇÕES DE PREENCHIMENTO E CUIDADOS NA APLICAÇÃO

O treinamento envolve a apresentação do instrumento, sua finalidade e aplicações guiadas por *experts* nas quais situações-problema são apresentadas, objetivando-se uma compreensão orientada acerca dos fluxos de decisão ao longo das questões (pulos dentro e entre seções, ou seja, o itinerário a ser seguido).

SEÇÃO A – SINTOMAS SOMÁTICOS

A1. NOS ÚLTIMOS 30 DIAS, o(a) Sr(a) teve algum tipo de dor?
R: Sim / Não → **A2.** DURANTE OS ÚLTIMOS 30 DIAS, o(a) Sr(a) teve algum tipo de desconforto que lhe incomodou, como por exemplo, dor de cabeça ou indigestão?
R: Sim/Não (*Pule para a Seção B*)

A3. Essa [dor/desconforto] apareceu ou piorou porque o(a) Sr(a) estava se sentindo "para baixo", ansioso(a) ou estressado(a)?
Entrevistador: se o(a) participante tiver mais de um(a) [dor/desconforto] refira qualquer delas.
R: Sim / Não (*Pule para a Seção B*)

A4. NOS ÚLTIMOS 7 DIAS, desde o último (DIA DA SEMANA) até ontem, em quantos dias o(a) Sr(a) sentiu [dor/desconforto]?
R: 4 dias ou mais / 1 a 3 dias / nenhum (*Pule para a Seção B*)

A5. NOS ÚLTIMOS 7 DIAS, essa (e) [dor/desconforto] durou mais de 3 horas no total, [em algum dia/naquele dia]?
R: Sim / Não

A6. NOS ÚLTIMOS 7 DIAS, essa [dor/desconforto] foi:
R: muito desagradável / um pouco desagradável / ou não foi desagradável

A7. NOS ÚLTIMOS 7 DIAS, essa [dor/desconforto] lhe incomodou quando o(a) Sr(a) estava fazendo alguma coisa interessante?
R: Sim / Não; não fez nada interessante

A8. Há quanto tempo o(a) Sr(a) tem sentido essa [dor/desconforto] do modo como o(a) Sr(a) me descreveu?
R: Menos que duas semanas / Entre duas semanas e menos de seis meses / Entre seis meses e menos de um ano / Entre um ano e menos de dois anos / Dois anos ou mais

FIGURA 3.5.1 ■ EXEMPLO DE ESTRUTURA DAS SEÇÕES DA CIS-R (SEÇÃO A – SINTOMAS SOMÁTICOS).
Redação utilizada na versão da CIS-R traduzida para o português (Brasil).[4]

Para aplicação do instrumento, é necessário que o entrevistador tenha algum conhecimento de sintomas relacionados a emoções ou sentimentos como tristeza, fadiga, etc. No início de cada seção, são fornecidas definições e descrições dos sintomas (Quadro 3.5.2). Para entrevistas feitas no papel, é necessário estar muito atento às respostas do entrevistado para acertar os pulos e as saídas. Da mesma forma, o entrevistador deve ser capaz de utilizar a sua memória para nomear, na Seção O – Efeitos globais, os sintomas referidos pelo entrevistado.

São conceitos importantes nas seções A-N:

- **Existência e intensidade do(s) sintoma(s)**: em cada seção, as primeiras questões voltam-se para a presença de um determinado sintoma nos últimos 30 dias. O entrevistado que apresentar o(s) sintoma(s) nos últimos 30 dias deverá informar sua frequência, duração e gravidade desde seu início.
- **Período de referência**: os últimos 30 dias se referem a todos os dias do mês atual mais os dias do mês anterior que somam 30 dias até (e incluindo) ontem. Quando o entrevistado afirmar que "se sentia como de costume ou que o(s) sintoma(s) estava(m) presente(s) não mais do que o normal", em vez de dizer que o(s) sintoma(s) estava(m) presente(s) nos últimos 30 dias, deve-se considerar como se o(s) sintoma(s) estivesse(m) presente(s). Essa resposta pode indicar sintomas crônicos, que não devem ser ignorados. Àqueles que apresentarem sintomas nos últimos 30 dias (ou que possam ter sintomas crônicos, como descrito) são perguntados sobre as questões subsequentes, que se referem aos últimos 7 dias.
- **Frequência do(s) sintoma(s)**: em cada seção que o entrevistado apresentar o(s) sintoma(s) nos últimos 30 dias, deve-se informar sobre quantos dias o(s) sintoma(s) estava(m) presente(s) nos últimos 7 dias. Se o entrevistado afirmar que o sintoma estava presente o tempo todo (p. ex., "a tristeza está sempre no fundo da minha mente"), então deve-se estimular uma resposta. Da mesma forma, deve-se incentivar uma resposta se o entrevistado não souber com que frequência o(s) sintoma(s) estava(m) presente(s) (p. ex., se o entrevistado não tiver certeza da presença do sintoma por 3 ou 4 dias, o entrevistador deve assinalar o código menos frequente, ou seja, 3).
- **Duração do(s) sintoma(s)**: em todas as seções, exceto na seção H, o entrevistado é questionado sobre quanto tempo o(s) sintoma(s) durou(aram) em qualquer dia dos últimos 7 dias. Pode ser necessário esclarecer que isso se refere ao número total de horas que o entrevistado apresentou o sintoma em cada dia (p. ex., se teve 3 episódios de fadiga no dia, ele deve estimar o tempo total de fadiga sentido naquele dia, somando o tempo de cada episódio naquele dia).
- **Início do(s) sintoma(s)**: a última questão de cada seção se refere ao tempo que o entrevistado apresenta o(s) sintoma(s) como descrito(s) nos últimos 7 dias (exceto a seção H – Ideias depressivas) – por exemplo, "Há quanto tempo o(a) sr(a) tem tido esses problemas de sono do modo como o(a) sr(a) me descreveu?". A expressão "do modo como descreveu" é importante, porque interessa saber há quanto tempo o sintoma vem ocorrendo na intensidade descrita nos últimos 7 dias.
- **Uso da CIS-R em pesquisas**: para uma situação em que o entrevistado expresse pensamento suicida nos últimos 7 dias, recomenda-se a formulação e o uso de um protocolo para apoio em saúde mental. Como exemplo, pode-se proceder da seguinte maneira:
    A ao final da aplicação, explicar para o entrevistado que a situação referida na seção sobre sentimentos depressivos e pensamento suicida nos últimos 7 dias merece maior atenção;
    B entrar em contato com um supervisor de campo para melhor auxiliá-lo;
    C o supervisor acrescentará algumas questões para o entrevistado: quando, e se, o entrevistado falou ao seu médico sobre esse assunto, se ele o medicou, se um familiar sabe da situação, etc.;
    D o supervisor enfatizará o risco e a necessidade de o entrevistado fazer uma consulta médica para lidar com essa situação.

No Quadro 3.5.2, são apresentadas definições e descrições dos sintomas que compõem a CIS-R visando apoiar os entrevistadores para que eles possam se familiarizar com o que é mensurado pelo instrumento. Os entrevistadores não podem reformular ou parafrasear as questões, mas saber o que se busca pode auxiliá-los a enfatizar certas partes da pergunta para obter o significado,[1] sendo habitual a repetição da pergunta que causou dúvida, com pausas e ênfases em certos trechos dela.

INTERPRETAÇÃO DAS PONTUAÇÕES

No primeiro nível de mensuração, o escore ordinal total alcançado (entre 0 e 57 pontos) pode ser categorizado das seguintes maneiras: 1) dicotômica

QUADRO 3.5.2 I DEFINIÇÕES E DESCRIÇÕES DOS SINTOMAS QUE COMPÕEM A CIS-R	
Sintomas somáticos	Qualquer tipo de dor ou desconforto físico que o informante atribui ao fato de sentir-se deprimido, ansioso ou estressado, sendo esses estados capazes de agravar tais sintomas.
Fadiga	Sensação de cansaço, fadiga ou perda de energia. Não se refere ao cansaço relaxante ou muscular que pode resultar do esforço físico.
Concentração ou esquecimento	Incapacidade de manter o foco e a tendência ao esquecimento. Dificuldades de concentração e esquecimentos são sintomas relativamente comuns – o esquecimento dificulta recordar fatos.
Problemas de sono	Não alcançar o sono ao tentar dormir ou dormir demasiadamente. *Nota:* ficar acordado até tarde ou ter que acordar muito cedo não configuram problemas de sono. Períodos anormais de sono não são necessariamente considerados um problema.
Irritabilidade	Mau humor ou irritação em relação a pessoas ou coisas, de forma explícita ou não, mesmo que, retrospectivamente, tenham ocorrido em situações consideradas triviais.
Depressão	Sentir-se triste, deprimido ou incapaz de se divertir tanto quanto de costume. Envolve sentimentos como culpa, inadequação e desesperança que, por vezes, são tão avassaladores que a pessoa pensa em suicídio.
Preocupação	Preocupação consciente repetitiva e desagradável com algo que aborrece ou que provoca ansiedade. Estar ciente daquilo que aborrece ou provoca ansiedade distingue a preocupação da ansiedade (veja abaixo).
Ansiedade	Tensão física ou nervosismo sem reconhecimento do conteúdo das ideias que provocam ansiedade. *Nota:* ansiedade e preocupação podem ser concomitantes. A ansiedade pode ser causada por algo ou por uma situação específica resultante de uma fobia (ansiedade fóbica) ou pode ocorrer sem um precipitante óbvio (ansiedade geral).
Fobia	Pavor ou medo incontrolável de algo ou situação em que o informante considera o medo irracional, ou seja, não há perigo real. Perguntas específicas são realizadas para avaliar evitação de situações ou coisas que causam fobias, buscando, assim, capturar fobias que não se manifestaram porque seus gatilhos foram deliberadamente rechaçados.
Pânico	Níveis extremos de ansiedade acompanhados por uma variedade de sintomas (p. ex., coração acelerado, suor ou tremor nas mãos, tontura). Pânico pode resultar de ansiedade fóbica quando uma pessoa se defronta com algo ou situação temida.
Compulsões	Atos repetitivos que a pessoa realiza mesmo quando os considera desnecessários. Há ciência de que o ato que está fazendo compulsivamente advém de um desejo de fazê-lo por si mesmo e não por alguma razão externa. O respondente deve decidir se pensa que o ato que foi repetido desnecessariamente ou não.
Obsessões	Pensamentos repetitivos desagradáveis ou angustiantes, por vezes difíceis de serem distinguidos da preocupação. A obsessão caracteriza-se pela presença incessante do mesmo pensamento, o que é diferente de se preocupar ou ter ansiedade provocada por algo. Compulsões e obsessões podem ocorrer simultaneamente, mas diferem pelo fato de a primeira se dar por atos repetitivos, enquanto a segunda caracterizar-se por pensamentos repetitivos.

Fonte: Elaborado com base em Lewis e Pelosi.[1]

(muito usual) – presença de TMC para um escore igual ou superior a 12 pontos; e 2) níveis de gravidade (1–11 pontos = TMC ausente; 12–17 pontos = TMC moderado; 18–57 pontos = TMC grave). Respondentes classificados com 18 ou mais pontos alcançaram um nível de sintomas potencialmente carente de tratamento especializado em saúde mental.[1,3-6]

No segundo nível de mensuração, os diagnósticos são comumente reagrupados em seis categorias de análise (transtorno misto de ansiedade e depressão, transtorno de ansiedade generalizada, episódios depressivos, fobias, transtorno obsessivo-compulsivo e transtorno de pânico). Para esse reagrupamento, episódio depressivo agrega as categorias F32.00, F32.01, F32.10, F32.11 e F32.2 (ou seja, episódios depressivos sem sintomas psicóticos, não específicos ou outros episódios depressivos) e fobias combinam os códigos dos diagnósticos fóbicos F40.00, F40.01, F40.1 e F40.2.[6]

É importante mencionar que respondentes podem ser classificados em um ou mais diagnósticos sem que alcancem pontuação igual ou superior a 12 pontos (ponto de corte para presença de TMC). Da mesma forma, respondentes classificados como apresentando TMC podem não preencher critérios para nenhum dos diagnósticos específicos da CID-10 contemplados pelo instrumento.

A CIS-R é pouco suscetível a fatores que afetam sua pontuação. Todavia, mesmo sendo um instrumento que pode e, preferencialmente, deve ser aplicado por entrevistadores leigos, a falta de treinamento padronizado, que resulte em reformulações ou paráfrases de questões, e o desconhecimento das definições e descrições dos sintomas avaliados (Quadro 3.5.2) podem influenciar os escores finais.

PARÂMETROS PSICOMÉTRICOS

CONFIABILIDADE

O primeiro estudo de confiabilidade realizado da CIS-R foi conduzido por Lewis e colaboradores,[3] em uma pesquisa realizada no Chile e na Inglaterra, e contemplou diferentes estratégias de avaliação que alcançaram valores satisfatórios, conforme apresentado no Quadro 3.5.3.

VALIDADE

São conhecidos estudos satisfatórios de validação da CIS-R que utilizaram diferentes estratégias de avaliação dessa propriedade psicométrica. Entre eles, a *Ethnic Minorities Psychiatric Illness Rates in the Community Survey* (EMPIRIC), realizada em 2000, avaliou a validade fatorial da CIS-R em grupos étnicos minoritários (brancos, irlandeses, pretos caribenhos, bengaleses, indianos e paquistaneses) no Reino Unido. Os resultados foram satisfatórios em relação à manutenção da validade fatorial.[10] Outro estudo, de 2006, avaliou a validade clínica

QUADRO 3.5.3	**ESTUDO DE CONFIABILIDADE DA CIS-R**
Chile	
Entre entrevistador e avaliador Índice de correlação = 0,98 (EP = 1,89)	
Entrevistador leigo e psiquiatra Índice de correlação intraclasse (ICC) = 0,98 (Psiquiatra – escore 16,6 (DP = 15,0) × (Entrevistador leigo – escore 16,1 (DP = 15,3); Kappa = 0,87 (DP = 0,08); e índice de concordância entre os positivos (IAp) = 0,88	
Inglaterra	
Entre a primeira e a segunda aplicações Índice de correlação = 0,91 (EP = 2,89)	
Entre dois psiquiatras Kappa = 0,75 (IC 95%; 0,54-0,96); e índice de concordância entre os positivos (IAp) = 0,73	
Entre entrevistadores leigos e psiquiatras Kappa = 0,70 (IC 95%; 0,51-0,88) e IAp = 0,73. Índice de correlação = 0,92	
Entre grau de severidade e julgamentos clínicos Índice de correlação = 0,77	

EP = erro padrão; DP = desvio padrão.
Fonte: Elaborado com base em Lewis et al.[3]

da versão malaia da CIS-R com populações chinesa, indiana e malaia, indicando que o instrumento é apropriado para ser utilizado em estudos comunitários na Malásia para rastreamento de TMCs.[9]

No Brasil, foi realizada adaptação transcultural da CIS-R, no âmbito do Estudo Longitudinal de Saúde do Adulto (ELSA-Brasil), contemplando aspectos relacionados à equivalência conceitual, semântica e operacional entre os itens, para executar a tradução do inglês britânico para o português.[4] Todavia, estudos de validação do instrumento ainda são desconhecidos no País.

▎ EXPERIÊNCIA DE USO

Estudos brasileiros utilizando a CIS-R têm se tornado mais comuns nas últimas duas décadas. A avaliação global de TMC foi utilizada em estudos na Universidade de Campinas (Unicamp) com pacientes internados e com adolescentes grávidas.[11,12]

O ELSA-Brasil, um estudo multicêntrico, iniciado em 2008, com 15.105 servidores públicos de centros de pesquisa e universidades, para acompanhamento de doenças cardiovasculares e diabetes, publicou mais de duas dezenas de artigos científicos utilizando a CIS-R em seus 14 anos de coleta de dados. Os TMCs e os diagnósticos fornecidos pelo instrumento foram analisados com marcadores biológicos, condições sociodemográficas, fatores biopsicossociais e transtornos alimentares, entre outros.[13]

Os escores da CIS-R referem-se aos últimos 7 dias do entrevistado. Sendo uma entrevista, seu resultado, quando o nível de mensuração é o de classificação nos diagnósticos referidos anteriormente, não deve ser tomado nem como indicando presença ao longo da vida do transtorno mental classificado, tampouco, no caso de uso em pesquisa (rastreamento), ser tomado como diagnóstico definitivo, uma vez que este depende de avaliação clínica por profissional especializado.

Recomenda-se que, quando utilizada em pesquisas, na presença de ideação suicida, uma estrutura de acolhimento e, se necessário, referenciamento à rede de cuidados em saúde, seja previamente pactuada, possibilitando, assim, lidar com o sofrimento manifestado pelo respondente.

▎ CONSIDERAÇÕES FINAIS

A CIS-R vem se consolidando como um instrumento extremamente adequado para uso comunitário em saúde e em pesquisas. Se, por um lado, sua extensão e necessidade de treinamento para aplicação por entrevistadores podem ser uma limitação para o uso, por outro lado, os níveis de mensuração fornecidos, em especial, os diagnósticos a partir dos critérios da CID-10 – classificação utilizada no contexto brasileiro como um todo –, são de importância capital para o contexto cultural do País. A maioria dos instrumentos utilizados localmente baseia-se em critérios estabelecidos a partir do contexto cultural dos Estados Unidos (uso do *Manual diagnóstico e estatístico de transtornos mentais* [DSM-5]). Todavia, considera-se que o contexto brasileiro tem maior adequação sociocultural aos critérios conforme apresentados na CID-10 no que se refere à saúde mental, razão pela qual os resultados expressados pela CIS-R se mostram mais pertinentes e acurados.

▎ FORMAS DE AQUISIÇÃO

A CIS-R pode ser utilizada livremente, sendo conveniente comunicar-se com o autor para que os resultados obtidos possam ser cada vez mais aprimorados.

▎ REFERÊNCIAS

1. Lewis G, Pelosi AJ. Manual of the revised clinical interview schedule. London: Institute of Psychiatry; 1990.
2. Goldberg D, Goldberg DP, Cooper B, Eastwood MR. A standardized psychiatric interview for use in community surveys. Brit J Prev Soc Med. 1970;24(1):18-23.
3. Lewis G, Pelosi AJ, Araya R, Dunn G. Measuring psychiatric disorder in the community: a standardized assessment for use by lay interviewers. Psychol Med. 1992;22(2):465-86
4. Nunes MA, Alves MGM, Chor D, Schmidt MI, Duncan BB. Adaptação transcultural do CIS-R (clinical interview schedule – revised version) para o português no estudo longitudinal de saúde do adulto (ELSA). Revista HCPA. 2011;31(4):487-90.
5. Botega NJ, Bio MR, Zomignani MA, Garcia Jr C, Pereira WAB. Transtornos do humor em enfermaria de clínica médica e validação de escala de medida (HAD) de ansiedade e depressão. Rev Saúde Pública, 1995;29(5):355-63.
6. McManus S, Bebbington P, Jenkins R, Brugha T. Mental health and wellbeing in England: adult psychiatric morbidity survey 2014: a survey carried out for NHS digital by NatCen Social Research and the Department of Health Sciences, University of Leicester. Leeds: NHS Digital; 2016.
7. World Health Organization. Classificação de transtornos mentais e de comportamento da CID 10: descrições clínicas e diretrizes diagnósticas. Porto Alegre: Artmed; 1993.
8. Lewis G. Assessing psychiatric disorder with a human interviewer or a computer. J Epidemiol Community Health. 1994;48(2):207-10.
9. Subramaniam K, Krishnaswamy S, Jemain AA, Hamid A, Patel V. The clinical interview schedule-revised (CIS-R): Malay version, clinical validation. Malays J Med Sci. 2006;13(1):58-62.
10. Das-Munshi J, Castro-Costa E, Dewey ME, Nazroo J, Prince M. Cross-cultural factorial validation of the clinical interview schedule-revised (CIS-R): findings from a nationally representative survey (EMPIRIC). Int J Methods Psychiatr Res. 2014;23(2):229-44.
11. Botega NJ, Pereira WA, Bio MR, Garcia Júnior C, Zomignani MA. Psychiatric morbidity among medical in-patients: a standardized assessment (GHQ-12 and CIS-R) using 'lay' interviewers in a Brazilian hospital. Soc Psychiatry Psychiatr Epidemiol. 1995;30(3):127-31.

12. Freitas GV, Botega NJ. Gravidez na adolescência: prevalência de depressão, ansiedade e ideação suicida. Rev Assoc Med Bras. 2002;48(3):245-9.

13. Schmidt MI, Duncan BB, Mill JG, Lotufo PA, Chor D, Barreto SM, et al. Cohort profile: longitudinal study of adult health (ELSA-Brasil). Int J Epidemiol. 2015;44(1):68-75.

3.6 QUESTIONÁRIO DE SAÚDE GERAL DE GOLDBERG (QSG)
Antonio Reis de Sá Junior, Yuan-Pang Wang

O Questionário de Saúde Geral de Goldberg (QSG), ou General Health Questionnaire (GHQ), é um instrumento de autoaplicação; em sua última versão, apresenta 12 itens, uma proposta abreviada elaborada na Inglaterra, por Goldberg e Williams, em 1988,[1] e adaptada para o Brasil por Pasquali e colaboradores, em 1994.[2]

■ OBJETIVO
O GHQ foi originalmente desenvolvido por Goldberg e tem sido amplamente utilizado em diferentes culturas. É considerado uma ferramenta de rastreio para determinar se um indivíduo é um caso provável de transtornos mentais comuns (TMCs) ou de morbidades psiquiátricas menores (MPMs).[2] Esses quadros prevalentes, observados em centros de atenção primária, foram conceituados por Goldberg e Huxley[3] e incluem uma psicopatologia com limites menos precisos, com sintomas de depressão não psicótica, ansiedade e queixas somáticas. Além disso, os TMCs abrangem sintomas como insônia, fadiga, esquecimento, irritabilidade, dificuldade de concentração, disfunção social e sentimento de inutilidade.[3] O propósito do GHQ é apoiar os clínicos na identificação de indivíduos com transtorno psiquiátrico não psicótico agudo em ambiente de atendimento. Curto e objetivo, esse instrumento tem sido bem aceito pelos usuários e é facilmente ministrado pelo pesquisador, na medida em que não necessita de interpretações subjetivas.

■ VERSÕES
A versão original continha 60 itens, e, posteriormente, outras versões modificadas com menos itens foram validadas (30, 28, 20 e 12 itens). Essas versões do GHQ são muito utilizadas em estudos epidemiológicos, sobretudo em amostras da comunidade e de centros de atenção primária.

Na construção do GHQ-60, Goldberg selecionou 140 questões que refletiriam doenças mentais, partindo do pressuposto de que os transtornos psiquiátricos podem ser divididos em um desvio qualitativo da função normal (transtornos mentais orgânicos, psicoses funcionais) e um desvio quantitativo (neurose, transtorno da personalidade). Na versão reduzida GHQ-30, a maioria dos itens que indicam sintomas somáticos foi removida. Os itens que permaneceram incluem dimensões do funcionamento mental e social, bem-estar e habilidades de enfrentamento, sendo considerado um excelente e rápido método de triagem para detectar a variação da gravidade dos sintomas.[1] Já na versão GHQ-28, os itens foram agrupados por meio de análise fatorial em quatro subescalas: sintomas somáticos (itens 1-7); ansiedade e insônia (8-14); disfunção social (15-21); e depressão grave (22-28). Essa versão é indicada para detectar os tipos sintomáticos de cada subescala. A versão do GHQ com 12 itens apresenta propriedades psicométricas comparáveis às das versões mais longas. Considerando a sua velocidade de resposta, o GHQ-12 pode ser usado em estudos com grandes amostras populacionais, nos quais é impraticável usar avaliações longas.

■ DESCRIÇÃO DO INSTRUMENTO
O GHQ foi traduzido para mais de 38 idiomas[4] e está disponível nas versões de 60, 30, 28, 20 e 12 itens. Todas elas têm um sistema de pontuação crescente, em que maior escore indica maior gravidade. A cobertura temporal dos sintomas do questionário refere-se aos últimos 15 dias e é feita por meio de uma instrução geral – "Como você tem se sentido nas últimas semanas?" –, seguida de uma pergunta geral: "Você recentemente tem...?".

Os itens do GHQ descrevem tanto aspectos positivos como negativos da saúde mental, e suas respostas são apresentadas em uma escala com quatro opções. As alternativas de resposta variam de "melhor do que de costume", "como de costume", "pior do que de costume" a "muito pior do que de costume". Os itens devem ser respondidos em termos do quanto a pessoa tem experimentado os sintomas descritos nas duas últimas semanas.

As possibilidades de resposta de itens afirmativos variam de 1 ("mais que de costume") a 4 ("muito menos que de costume"). Os itens "tem se sentido capaz de tomar decisões?" e "tem podido concentrar-se bem no que faz?" constituem as perguntas afirmativas para a saúde mental. De forma distinta, as respostas dos itens negativos são pontuadas de 1 ("absolutamente não") a 4 ("muito mais que de costume"). Questões como "suas preocupações lhe têm feito perder muito sono?" e "tem se sentido pouco feliz e deprimido?" são exemplos de itens negativos. O objetivo de inverter os itens negativos baseia-se no fato de que a maior pontuação total nessa medida deve indicar um melhor nível de saúde mental.

Existem quatro orientações para a pontuação do questionário. As propostas mais utilizadas de pontuação são os sistemas padrão e Likert, nos quais quanto maior a pontuação total, mais grave é a doença:

- Pontuação padrão (0-0-1-1): esse método dicotômico é defendido pelo autor do teste.
- Pontuação Likert (0-1-2-3): permite uma avaliação dimensional do construto. O método de pontuação Likert produz uma distribuição mais suave do escore; é útil nos casos em que o investigador deseja avaliar a gravidade.
- Pontuação Likert modificada (0-0-1-2): essa proposta é mais complexa quando comparada à Likert simples e raramente é utilizada.[1,5]
- Pontuação padrão modificada: esse tipo de pontuação está indicado para o Chronic General Health Questionnaire (C-GHQ), como uma tentativa de incluir condições crônicas. Para itens positivos ("tem se sentido capaz de tomar decisões sobre as suas coisas?"), quando a opção "como de costume" indica saúde, usa-se a pontuação padrão habitual de (0-0-1-1). Entretanto, para itens negativos ("tem se considerado como uma pessoa inútil?"), quando a opção "não mais do que de costume" indica doença, a seguinte pontuação de (0-1-1-1) é sugerida. O método de pontuação de C-GHQ é relativamente específico e só é útil quando o pesquisador não deseja perder os casos com doenças de longa duração.

Enquanto as versões de 12, 30 e 60 itens permitem produzir apenas uma pontuação total global, a versão de 28 itens possibilita quatro subescores, cada um com base em 7 itens e uma pontuação total. A escolha da versão mais adequada do GHQ depende dos objetivos e do desenho do estudo epidemiológico.[6]

■ PÚBLICO-ALVO

As várias versões do GHQ têm sido amplamente utilizadas em diferentes culturas como uma ferramenta de rastreio para determinar se há ou não presença de transtorno psiquiátrico ou TMC. O público-alvo original do GHQ se concentrava em populações adultas no atendimento médico em geral, excluindo-se pacientes psicóticos, como na atenção primária e nos ambulatórios. No entanto, observa-se, na literatura, que tem sido utilizado com sucesso entre adolescentes.

■ APLICAÇÃO

Considerado um instrumento de fácil aplicação, o GHQ foi criado com o objetivo de apoiar os clínicos na identificação de indivíduos com TMCs em ambientes de atendimento. Sua primeira versão, composta por 60 itens, pode ser utilizada de forma individual ou em grupo, sendo o tempo médio de aplicação de aproximadamente 50 minutos.[7] Goldberg e Williams[1] mostraram que a versão breve de 12 itens tem a vantagem de ser curta e rápida, sendo respondida em cerca de 5 minutos,[8] e pode ser aplicável verbalmente a pacientes com dificuldades linguísticas. Por sua praticidade, tem sido muito utilizada e, como resultado, traduzida para muitos idiomas, sendo extensamente validada em populações gerais e clínicas em todo o mundo.[9] Essas qualidades facilitam seu uso em países em desenvolvimento, onde uma proporção substancial da população tem dificuldades de leitura.

CUIDADOS NA APLICAÇÃO

Goldberg[10] desaconselha o uso do GHQ em três casos: pacientes defensivos que não se sentem à vontade em uma situação face a face ou em responder com lápis e papel; pacientes com transtornos psiquiátricos graves (p. ex., esquizofrenia); e pacientes crônicos com sofrimento prolongado que vivem em estado permanente de doença e podem ter a tendência de subestimar as respostas. Em ambiente hospitalar, é recomendável a aplicação individual da escala. Contudo, em pacientes com menor gravidade, o uso do GHQ em pequenos grupos pode ser viável.[7]

■ INTERPRETAÇÃO DAS PONTUAÇÕES

Em virtude da rapidez e facilidade de aplicação, trata-se de uma ferramenta curta e objetiva, sem espaço para interpretações subjetivas. Essa estratégia pode facilitar o encaminhamento dos casos prováveis para um profissional da saúde mental, a fim de determinar o diagnóstico e a conduta terapêutica adequada. Frequentemente, o GHQ é utilizado em estudos epidemiológicos de duas fases – como rastreamento populacional na primeira etapa, para permitir posterior confirmação diagnóstica na segunda fase.

PARÂMETROS PSICOMÉTRICOS DA VERSÃO ORIGINAL E DA VERSÃO EM PORTUGUÊS

Existe, na literatura, grande preocupação com as propriedades psicométricas e o conteúdo conceitual do GHQ. Devido ao grande volume de publicações relacionadas a tais propriedades de suas várias versões, serão destacados principalmente os estudos envolvendo as versões GHQ-60 e GHQ-12.

CONFIABILIDADE

Goldberg avaliou a confiabilidade do GHQ-60 em uma amostra de 120 pacientes (excluindo aqueles com diagnóstico de esquizofrenia, hipomania ou demência). Nesse estudo, foi utilizado o método teste-reteste para aferir a confiabilidade do questionário, e os pacientes foram avaliados em dois momentos – tempo zero e 6 meses após a primeira aplicação. Os sujeitos foram divididos em três grupos: autoavaliação do indivíduo, avaliação do médico clínico e entrevista psiquiátrica estruturada. A confiabilidade teste-reteste variou de acordo com o tipo de aplicação: 0,75 para autoavaliação; 0,51 para avaliação por médico clínico; e 0,90 para exame por psiquiatra.[10]

No Brasil, Pasquali e colaboradores[7] avaliaram uma amostra com 902 participantes e identificaram cinco fatores no GHQ-60, todos com elevada consistência interna, apresentando um alfa de Cronbach acima de 0,80, e a maioria ao redor de 0,90. Já no fator geral, o resultado foi considerado ótimo, ficando em 0,95. A consistência interna do GHQ-60, em outro estudo no Brasil, mostrou resultados semelhantes àqueles apresentados no manual brasileiro do GHQ, variando de bom ($\alpha \geq$ 0,80) a excelente ($\alpha \geq$ 0,90).[7,11]

Heleno e colaboradores[12] realizaram o procedimento de tradução reversa (inglês-português-inglês) do GHQ-28, a partir do original, em uma amostra de 793 estudantes universitários. O alfa de Cronbach ficou igual ou acima de 0,80 nos três fatores analisados (estresse psicológico, disfunção social e depressão grave) e acima de 0,90 para os 28 itens.[12]

A versão GHQ-12 apresenta estudos nacionais que apontam para a existência de um fator geral. Destaca-se o estudo de Sarriera e colaboradores,[13] que, com uma amostra de 563 indivíduos, com idades entre 16 e 24 anos, dos quais 54,8% com ensino médio, estimou o coeficiente alfa de Cronbach em 0,80 para a totalidade dos itens. Em outra publicação nacional, foi encontrado um alfa de Cronbach de 0,88 para a totalidade dos itens do GHQ-12.[14] Pode-se afirmar, assim, que tanto o GHQ-60 como o GHQ-12 são instrumentos homogêneos, estáveis e fidedignos, tendo sua reprodutibilidade assegurada.

VALIDADE

Validade de critério

Goldberg[15] revisou e relatou os resultados de cinco estudos em países de língua inglesa e latina (Inglaterra, Austrália e Espanha) que compararam o GHQ-60 à Clinical Interview Schedule (CIS) como critério de padrão-ouro. Foram encontradas correlações consistentes entre os instrumentos, com processos de avaliação variando entre 0,76 e 0,81.[15] A validade de critério do GHQ-60 também foi testada em uma amostra de 200 pacientes de clínica geral e 91 ambulatoriais com queixas intestinais, em que foi comparada à Standardized Psychiatric Interview (SPI) como padrão-ouro. Posteriormente, a validade da versão de 60 itens foi confirmada em amostras da comunidade[16] e com pacientes de autoenvenenamento,[17] replicando os resultados de Goldberg.

Foram realizados vários estudos de validade do GHQ-12. Os indicadores de desempenho apresentaram uma mediana de sensibilidade de 78,3% e especificidade de 82,7%, sendo 1/2 e 2/3 os limiares modais de corte quando todos os resultados dos estudos até então foram considerados.[1,18] A fim de determinar os transtornos mais intensos e graves, um ponto de corte de 4/5 foi considerado para aumentar a especificidade do instrumento, como recomendado pelo estudo *Psychological Problems in General Health Care* (PPGHC/WHO).[19] Quando usada a metodologia de pontuação de Likert, foi sugerido o ponto de corte de 11/12, com sensibilidade de 70% e especificidade de 68%.[20]

A validade do GHQ-12 no Brasil foi testada em relação à CIS em três serviços de atenção primária. Com o uso do sistema padrão de pontuação, o melhor ponto de corte para o GHQ-12 foi 3/4, o que revela sensibilidade de 85%, especificidade de 79% e taxa de classificação incorreta de 18%.[8] Ainda no Brasil, novamente com o uso da CIS, o GHQ-12 foi validado com o ponto de corte de 2/3, demonstrando sensibilidade de 91% e especificidade de 71% para caracterizar a provável presença de TMC em uma população com mais de quatro anos de escolaridade. No ponto de corte de 4/5, foram encontradas sensibilidade de 76% e especificidade de 82%.[21] Portanto, dependendo do contexto de pesquisa, o ponto de corte pode ser reduzido ou aumentado para melhorar a sensibilidade ou especificidade do instrumento.

Pontos de corte

Goldberg descreveu no CHQ 60 o ponto de corte para a pontuação total como 11/12 e os seguintes para cada fator: tensão ou estresse psíquico, 4/5; desejo de morte, 3/4; falta de confiança na capacidade de desempenho/autoeficácia, 3/4; distúrbios do sono, 3/4; e distúrbios psicossomáticos, 5/6.[15]

No Brasil, o manual do QSG[7] sugere utilizar o sistema padrão de pontuação com ponto de corte de 3/4 para cada um dos cinco fatores sintomáticos do GHQ-60. No sistema de pontuação Likert, esse ponto é recomendado em 39/40. Esse limiar foi estabelecido de acordo com o percentil 90 da amostra estudada, considerando que cerca de 10% da população apresentam transtornos mentais.[7]

Comparada à CIS, a versão brasileira do GHQ-12 apresentou o ponto de corte de 3/4 como o limiar mais adequado para detectar TMCs em uma população de centros de atenção primária.[8]

Validade concorrente

Em uma amostra com 200 pacientes psiquiátricos, foi avaliada a validade concorrente do GHQ-60, em que os escores foram comparados a uma avaliação psiquiátrica dos indivíduos; encontrou-se uma correlação de 0,80. No Brasil, o GHQ-12 e o Self-reporting Questionnaire (SRQ-20, ferramenta validada no País que também avalia a saúde mental) tiveram sua validade concorrente verificada em relação ao padrão-ouro CIS.[8] O estudo mostrou uma relação linear entre o GHQ-12 e o SRQ-20 (r = 0,72). O escore total do GHQ-12 e o total ponderado da CIS mostraram uma correlação entre as duas avaliações de 0,70.[8]

Gouveia e colaboradores[22] avaliaram a validade convergente do GHQ-12 com três indicadores de bem-estar subjetivo (satisfação com a vida, afetos negativos e afetos positivos). O GHQ-12, com dois fatores específicos e com o geral, comprovou a validade convergente quando comparado aos indicadores de bem-estar subjetivo. O fator geral (unidimensional) correlacionou-se significativamente ($p < 0,001$) com todos os indicadores de bem-estar subjetivo: afetos negativos (r = -0,54), afetos positivos (r = 0,54) e satisfação com a vida (r = 0,51). O mesmo ocorreu para seus fatores de ansiedade (r = -0,55, 0,49 e 0,43, respectivamente) e depressão (r = -0,48, 0,49 e 0,47, respectivamente), e os dois fatores também se correlacionaram de modo significativo entre si (r = 0,62).[22]

Validade fatorial

A estrutura fatorial do GHQ-60 é constituída por cinco fatores: 1) tensão ou estresse psíquico; 2) desejo de morte; 3) falta de confiança na capacidade de desempenho/autoeficácia, 4) distúrbios do sono; 5) distúrbios psicossomáticos. Esses fatores são compostos por itens com carga fatorial saliente ($\geq +/- 0,30$) na matriz padrão e congruência semântica com os demais itens do fator. O GHQ-60 também pode ser apresentado como um único fator geral, que mede a gravidade da falta de saúde mental.[2]

O estudo da Organização Mundial da Saúde sobre transtornos mentais[19] investigou a estrutura fatorial do GHQ-28 e do GHQ-12 em centros de atenção primária. A partir de dados de 26.120 participantes de 15 centros em diferentes versões linguísticas do GHQ-12, dois domínios robustos e estáveis – depressão e disfunção social – foram identificados na maioria deles.[9] Ressalta-se que o Brasil participou como um dos centros desse estudo, cujos resultados indicaram uma estrutura de quatro fatores para GHQ-28 e três fatores para GHQ-12, o que demonstra a comparabilidade transcultural do instrumento em diferentes partes do mundo.

Heleno e colaboradores[12] avaliaram a validade fatorial na versão brasileira e compararam os índices de ajuste com três, quatro e cinco fatores. O modelo de três fatores se mostrou o mais adequado, apesar de o modelo de quatro fatores ter se apresentado passível de ser utilizado.[12]

A técnica de extração dos fatores por meio da análise de componentes principais foi utilizada na maioria dos estudos sobre a estrutura fatorial do GHQ-12, que tem se mostrado polêmica, aparecendo modelos com dois ou três fatores. No Brasil, os fatores de depressão e ansiedade (disfunção social) foram relatados.[22] Esses fatores extraídos correlacionaram-se fortemente, sugerindo a existência de um fator geral subjacente aos TMCs.[13,14]

■ FATORES QUE AFETAM A PONTUAÇÃO

A pontuação de corte para determinar um provável TMC tem variado em diferentes centros. Um estudo multicêntrico relatou pontos de corte variando de 1/2 até 6/7 na versão GHQ-12.[18] Os pesquisadores ou profissionais que trabalham com amostras comunitárias podem reduzir o ponto de corte para obter maior sensibilidade na triagem. Fatores ligados ao comportamento de doença, como idade, sexo e nível educacional, exercem influência no desempenho da classificação correta de instrumentos de rastreamento como o GHQ-12.[23] Em geral, é mais provável que homens sejam classificados como falsos negativos, e pacientes de baixo nível educacional, como falsos positivos. Portanto, conhecer a validade de questionários de rastreamento é um pré-requisito de qualquer estudo quando esses instrumentos forem utilizados em uma população nova.

▪ LIMITAÇÕES

O GHQ não foi elaborado para uso em pacientes psicóticos ou mesmo na infância e adolescência. Contudo, a aplicação em adolescentes tem ocorrido em vários estudos e obtido bons resultados. A efetividade do instrumento tende a variar de acordo com o modo como a população é identificada (recrutamento, amostragem), a forma de aplicação (autoaplicação ou aplicação assistida) e a prevalência geral dos transtornos mentais na amostra em estudo. Recomenda-se revalidar e recalibrar o GHQ em diferentes ambientes (comunidade, ambulatório, hospital) ou em populações com diferentes características (participantes saudáveis, pacientes clínicos, psiquiátricos ou culturas diferentes).[24]

Pacientes com doença crônica, após algum tempo, podem minimizar os sintomas psiquiátricos disfuncionais e indicar a categoria "como de costume" nos itens que os avaliam. Assim, como resultado da redução na pontuação global no GHQ, o questionário não consegue detectar a presença de sintomas disfuncionais e crônicos.

▪ CONSIDERAÇÕES FINAIS

O GHQ pode detectar casos de TMCs recentes em estudos populacionais, principalmente em contextos de atenção primária à saúde ou em ambulatórios. O instrumento tenta identificar alterações no funcionamento habitual, excluindo quadros psicóticos, e pode ser considerado uma medida adequada para avaliar a saúde mental ou o bem-estar psicológico.[25] Portanto, essa ferramenta também considera a incapacidade para realizar as atividades, a qual pode ocorrer em uma pessoa saudável ante eventos estressantes. Extensamente relatados na literatura, os parâmetros robustos de confiabilidade e validade do GHQ o qualificam como um importante recurso de rastreamento em estudos que envolvem grande número de indivíduos.

▪ FORMAS DE AQUISIÇÃO

O GHQ não é um instrumento de domínio público, sendo protegido por direitos autorais e devendo ser adquirido na editora autorizada.*

---

* Casa do Psicólogo, http://www.casadopsicologo.net/casadopsicologo/

▪ REFERÊNCIAS

1. Goldberg DP, Williams P. A user's guide to the general health questionnaire. Windsor: NFER; 1988.
2. Pasquali L, Gouveia VV, Andriola WB, Miranda FJ, Ramos ALM. Questionário de saúde geral de goldberg (QSG): adaptação brasileira. Psicol Teor Pesqui. 1994;10(3):421-37.
3. Goldberg D, Huxley P. Common mental disorders: a bio-social model. London: Tavistock; 1992.
4. Jackson C. The general health questionnaire. Occup Med. 2007;57(1):79.
5. Friedrich F, Alexandrowicz R, Benda N, Cerny G, Wancata J. The criterion validity of different versions of the general health questionnaire among non-psychiatric inpatients. Soc Psychiatry Psychiatr Epidemiol. 2011;46(7):635-41.
6. Burvill PW, Knuiman MW. Which version of the general health questionnaire should be used in community studies? Aust N Z J Psychiatry. 1983;17(3):237-42.
7. Pasquali L, Gouveia VV, Andriola WB, Miranda FJ, Ramos ALM. GSQ: questionário de saúde geral de Goldberg (adaptação brasileira). São Paulo: Casa do Psicólogo; 1996.
8. Mari JJ, Williams P. A comparison of the validity of two psychiatric screening questionnaires (GHQ-12 and SRQ-20) in Brazil, using relative operating characteristic (ROC) analysis. Psychol Med. 1985;15(3):651-9.
9. Werneke U, Goldberg DP, Yalcin I, Üstün BT. The stability of the factor structure of the general health questionnaire. Psychol Med. 2000;30(4):823-9.
10. Goldberg D. The detection of psychiatric illness by questionnaire: a technique for the identification and assessment of non-psychotic psychiatric illness. London: Oxford University; 1972.
11. Carvalho HW, Patrick CJ, Jorge MR, Andreoli SB. Validation of the structural coherency of the General Health Questionnaire. Braz. J. Psychiatry. 2011;33(1):59-63.
12. Heleno CT, Borges LO, Agulló-Tomás E. Validade fatorial do questionário de saúde geral (QSG-28). Aval Psicol. 2020;19(3):322-32.
13. Sarriera JC, Schwarcz C, Câmara SG. Bem-estar psicológico: análise fatorial da escala de Goldberg (GHQ-12) numa amostra de jovens. Psicol Reflex Crit. 1996;9(2):293-306.
14. Borges LO, Argolo JCT. Adaptação e validação de uma escala de bem-estar psicológico para uso em estudos ocupacionais. Aval Psicol. 2002;1(1):17-27.
15. Goldberg D. Manual of the general health questionnaire. Windson: NFER; 1978.
16. Benjamin S, Decalmer P, Haran D. Community screening for mental illness: a validity study of the general health questionnaire. Br J Psychiatry. 1982;140:174-80.
17. Newson-Smith JG, Hirsch SR. Psychiatric symptoms in self-poisoning patients. Psychol Med. 1979;9(3):493-500.
18. Goldberg DP, Gater R, Sartorius N, Üstün TB, Piccinelli M, Gureje O, et al. The validity of two versions of the GHQ in the WHO study of mental illness in general health care. Psychol Med. 1997;27(1):191-7.
19. Üstün TB, Sartorius N. Mental illness in general health care: an international study. Chichester: John Wiley & Sons; 1995.
20. Schmitz N, Kruse J, Tress W. Psychometric properties of the General Health Questionnaire (GHQ-12) in a German primary care sample. Acta Psychiatr Scand. 1999;100(6):462-8.
21. Villano LA. Problemas psicológicos e morbidade psiquiátrica em serviços de saúde não psiquiátricos: o ambulatório de clínica geral [tese]. São Paulo: UNIFESP; 1998.

22. Gouveia VV, Chaves SSS, Oliveira ICP, Dias MR, Gouveia RSV, Andrade PR. A utilização do QSG-12 na população geral: estudo de sua validade de construto. Psicol Teor Pesqui. 2003;19(3):241-8.
23. Mari JJ, Williams P. Misclassification by psychiatric screening questionnaires. J Chronic Dis. 1986;39(5):371-8.
24. Tarnopolsky A, Hand DJ, McLean EK, Roberts H, Wiggins RD. Validity and uses of a screening questionnaire (GHQ) in the community. Br J Psychiatry. 1979;134:508-15.
25. Goldberg DP, Hillier VF. A scaled version of the general health questionnaire. Psychol Med. 1979;9(1):139-45.

3.7 SELF-REPORTING QUESTIONNAIRE (SRQ)
Daniel Maffasioli Gonçalves

O Estudo Colaborativo Estratégias para Atendimento em Saúde Mental, coordenado pela Organização Mundial da Saúde (OMS) na década de 1970, surgiu como resposta às evidências crescentes sobre a enorme lacuna existente na época entre demanda e oferta efetiva de tratamento de condições psiquiátricas, realidade que, infelizmente, ainda hoje se verifica. Tinha por objetivo avaliar e testar métodos para elaborar políticas públicas de assistência multidisciplinar em saúde mental. Entre as várias propostas, uma das principais foi criar e validar um instrumento de rastreamento de transtornos mentais que propiciasse a detecção de casos de forma simples e eficaz.[1]

Nesse contexto, Harding e colaboradores[2] propuseram o Self-reporting Questionnaire (SRQ), cuja nomenclatura em inglês é utilizada até hoje. A versão que se consagrou ao longo dos anos é a de 20 itens, conhecida como SRQ-20. Destina-se ao rastreamento de transtornos do humor, de ansiedade e de sintomas somáticos, conhecidos anteriormente como transtornos neuróticos e, atualmente, como transtornos mentais comuns (TMCs). Foi originalmente criado para o rastreamento dessas condições em assistência primária à saúde (APS), o que é fundamental, pois estima-se que em torno de 50% dos seus usuários apresentam diagnóstico de algum TMC, sendo que destes apenas 30-50% são detectados.[3] Além disso, os TMCs correspondem a 90% da morbidade total causada por doenças psiquiátricas.[4]

O SRQ-20 é um instrumento de autorresposta, de muito baixo custo e com alto poder discriminante, ou seja, com boa capacidade de diferenciar corretamente casos de não casos. Conforme numerosos estudos publicados, o SRQ-20 é de fácil compreensão, mesmo entre respondentes com baixos níveis de instrução, sendo possível, inclusive, um terceiro aplicá-lo a indivíduos analfabetos.[5] Pode ser utilizado em vários ambientes e por profissionais de todas as especialidades, já que prescinde de treinamento mais aprofundado para sua aplicação. Ressalta-se que seu resultado fornece uma suspeita diagnóstica, não permitindo formular um diagnóstico psiquiátrico.[2]

■ VERSÕES

Uma das principais preocupações na elaboração do instrumento foi a obtenção de um questionário de fácil compreensão e que fosse de simples tradução para validação nos mais diversos idiomas e culturas. Para a seleção dos itens, o grupo do Estudo Colaborativo Estratégias para Atendimento em Saúde Mental analisou quatro instrumentos de rastreamento que representavam bases culturais diferentes: o Patient Self-Report Symptom Form, o Post Graduate Institute Health Questionnaire N2, o General Health Questionnaire (GHQ) e o Present State Examination. Na comparação entre eles, foram encontrados 32 itens comuns a todos. Destes, foram retirados aqueles que avaliavam sintomas iguais ou semelhantes, chegando-se a uma versão de 20 itens, o SRQ-20.[5]

Em uma das tentativas de ampliar o alcance do novo instrumento, foram acrescentados mais quatro itens para rastreamento de transtornos psicóticos, compondo o SRQ-24. Logo depois, incluiu-se mais um item para rastreamento de epilepsia, compondo o SRQ-25. Entretanto, a utilização desses itens não foi efetiva. Posteriormente, foi proposto o acréscimo de mais cinco itens para rastreamento de transtornos por abuso/dependência de álcool.[5]

No Brasil, o SRQ-20 foi validado mediante comparação com entrevista psiquiátrica formal, utilizando-se o instrumento semiestruturado Clinical Interview Schedule (CIS), em meados da década de 1980.[6] Passadas mais de duas décadas, uma nova validação tornou-se necessária no Brasil, visto o avanço cultural e as modificações nos critérios diagnósticos para transtornos mentais. Além disso, os cinco itens de rastreamento de transtornos por abuso/dependência de álcool (denominados SRQ-A) ainda não haviam sido validados no País. Dessa forma, um estudo foi conduzido em Santa Cruz do Sul (RS) para revalidação do SRQ-20 e validação do SRQ-A. Participaram da pesquisa 485 indivíduos, que responderam a ambos os instrumentos e foram submetidos a entrevista psiquiátrica padronizada utilizando a Entrevista Clínica Estruturada para o DSM-IV-TR (SCID-IV-TR) como o padrão-ouro, com a qual os instrumentos em pesquisa foram comparados.[7] Neste capítulo, será apresentado apenas o SRQ-20. Para mais informações acerca do SRQ-A, sugere-se a consulta a Gonçalves e colaboradores.[7]

▮ DESCRIÇÃO DO INSTRUMENTO

O SRQ-20 é composto por 20 questões sobre sintomas psíquicos e somáticos (Quadro 3.7.1). A inclusão de questões somáticas é um ponto forte do instrumento. Em APS, já é de conhecimento a predominância de queixas somáticas em relação a psíquicas em pacientes com transtornos do humor, de ansiedade e de sintomas somáticos, sendo esse fato considerado fundamental para o subdiagnóstico dessas patologias. Mais recentemente, tem-se valorizado sintomas físicos em todas as populações, não somente em usuários de atenção primária de saúde.[8] É interessante ressaltar que essa evidência já estava implementada no instrumento desde sua criação.

O SRQ-20 tem respostas do tipo sim/não, e seus itens são apresentados no Quadro 3.7.1.

▮ PÚBLICO-ALVO

O SRQ-20 foi criado prioritariamente para uso em APS, mas a experiência mostrou sua utilidade em qualquer tipo de população, especialmente por ser um instrumento de rastreamento autorrespondido, de fácil compreensão e rápida aplicação. Como seus resultados dependem de confirmação diagnóstica posterior, ou seja, não fornecem um diagnóstico psiquiátrico, mas somente uma suspeita de caso de TMC, pode ser utilizado em qualquer ambiente, clínico ou não clínico, em que o objetivo seja a detecção de casos suspeitos de transtornos do humor, de ansiedade e de sintomas somáticos. Por exemplo, pode ser utilizado no rastreamento de problemas psiquiátricos entre alunos de uma escola, em profissionais da saúde de determinado município, entre inúmeras outras situações. Além disso, sua utilidade como ferramenta de pesquisa em estudos de larga escala é indiscutível, especialmente em estudos de prevalência de base populacional. Sugere-se que seja utilizado em indivíduos maiores de 14 anos.

QUADRO 3.7.1 ▮ ITENS DO SRQ-20

1. O(a) Sr(a). tem dores de cabeça com frequência?
2. Tem falta de apetite?
3. O(a) Sr(a). dorme mal?
4. O(a) Sr(a). fica com medo com facilidade?
5. Suas mãos tremem?
6. O(a) Sr(a). se sente nervoso(a), tenso(a) ou preocupado(a)?
7. Sua digestão não é boa, ou sofre de perturbação digestiva?
8. O(a) Sr(a). não consegue pensar com clareza?
9. Sente-se infeliz?
10. O(a) Sr(a). chora mais que o comum?
11. Acha difícil apreciar (gostar de) suas atividades diárias?
12. Acha difícil tomar decisões?
13. Seu trabalho diário é um sofrimento? Tormento? Tem dificuldade em fazer seu trabalho?
14. O(a) Sr(a). não é capaz de ter um papel útil na vida?
15. O(a) Sr(a). perdeu o interesse nas coisas?
16. Acha que é uma pessoa que não vale nada?
17. O pensamento de acabar com a sua vida já passou por sua cabeça?
18. O(a) Sr(a). se sente cansado(a) todo o tempo?
19. O(a) Sr(a). tem sensações desagradáveis no estômago?
20. Fica cansado(a) com facilidade?

▮ APLICAÇÃO

O instrumento é autorrespondido, portanto, não necessita de entrevistadores treinados. Apesar disso, no caso de dificuldades na compreensão da leitura, especialmente com indivíduos analfabetos, um entrevistador pode ler as instruções e alternativas em voz alta ao respondente, mas não há recomendação de treinamento específico para tanto. Sua aplicação leva entre 5 e 10 minutos, e a obtenção de escore é quase imediata.

▮ INTERPRETAÇÃO DAS PONTUAÇÕES

Cada resposta afirmativa pontua com o valor 1 para compor o escore final por meio do somatório desses resultados. Os escores obtidos podem ser interpretados de forma qualitativa, para determinar um rastreamento positivo ou não, e quantitativa, em que variam de 0 (nenhuma probabilidade) a 20 (extrema probabilidade) para presença de TMC.[5]

No estudo de revalidação realizado no Brasil, o ponto de corte mais adequado foi de 7/8 tanto para o sexo feminino quanto para o masculino. Ou seja, considera-se escore de 8 ou mais como caso suspeito de TMC e de 7 ou menos como um caso não suspeito.[7]

PARÂMETROS PSICOMÉTRICOS

CONFIABILIDADE

Em relação à consistência interna, o coeficiente alfa de Cronbach na validação brasileira foi de 0,86, o que é considerado muito bom. A correlação entre os itens do instrumento foi verificada pelo método de correlação r de Pearson. Todas as questões apresentaram correlação significativa com $p < 0,001$. Houve apenas duas exceções: o item 11 ("Acha difícil apreciar [gostar de] suas atividades diárias?") não apresentou associação com os itens 1 ("O(a) Sr(a). tem dores de cabeça com frequência?") e 2 ("Tem falta de apetite?"), e o item 14 ("O(a) Sr(a). não é capaz de ter um papel útil na vida?") não apresentou correlação com 1 ("O(a) Sr(a). tem dores de cabeça com frequência?") e 3 ("O(a) Sr(a). dorme mal?").[7] Na validação original, utilizou-se o coeficiente de Kuder Richardson (KR-20), análogo ao coeficiente alfa de Cronbach e utilizado apenas para variáveis dicotômicas. Foi encontrado coeficiente de 0,81.[6]

Não há evidências disponíveis sobre sua confiabilidade teste-reteste.

VALIDADE

Validade de critério

A validade de critério do SRQ-20 foi verificada mediante análise da curva Receiver Operating Characteristics (ROC), na qual se comparou o teste de rastreamento aos resultados do teste padrão-ouro utilizado, qual seja, entrevista realizada por psiquiatra com a SCID-IV-TR. Por meio desse procedimento, determinou-se o ponto de corte e suas respectivas sensibilidade e especificidade, além do poder discriminante.

O melhor ponto de corte para o SRQ-20 é 7/8, tanto para mulheres quanto para homens. Nesse ponto, a sensibilidade e a especificidade em relação à presença de TMC confirmada pelo padrão-ouro são de 86,3 e 89,3%, respectivamente. O valor preditivo positivo é de 76,4%, e o negativo, de 94,2%.[7] É interessante observar que a primeira validação brasileira encontrou ponto de corte de 7/8 para mulheres e de 5/6 para homens, com sensibilidade de 83% e especificidade de 80%. Um dos motivos cogitados para essa diferença é a possibilidade de homens terem mais dificuldades em expressar questões de ordem emocional, entendidas socialmente como sinal de fraqueza.[4] Possivelmente, a mudança de papéis sociais de homens e mulheres e suas repercussões sejam o motivo da mudança no ponto de corte para o sexo masculino.[8]

A capacidade discriminante (acurácia ou *performance* global do teste) é dada pela área sob a curva ROC e tem variação de 0,5, para capacidade nula de discriminação, a 1, para capacidade máxima. Os resultados na revalidação brasileira foram satisfatórios, com 0,91 (IC 95%; 0,88-0,94) de área sob a curva. Ou seja, 91% dos casos de fato positivos são detectados pelo teste.[7] É semelhante ao valor obtido na validação anterior no Brasil, que foi de 0,90,[6] e situa-se no limite superior do intervalo de variação das validações de outros países, que foram de 0,85 a 0,95.[7]

Validade concorrente

A validade concorrente não foi testada no estudo de revalidação, e sim no primeiro estudo de validação. Neste, o SRQ-20 foi comparado ao GHQ-12 utilizando-se o teste de correlação r de Pearson. A correlação entre os dois instrumentos foi de 0,72, concluindo-se que ambos tinham *performances* muito semelhantes, com uma pequena vantagem para o SRQ-20.[6] Outro estudo relevante é o de validação da forma II do Inventário de Depressão de Beck. Neste, identificou-se coeficiente de correlação entre os dois instrumentos de 0,67 para a amostra de estudantes utilizada e de 0,89 para a amostra da comunidade.[9]

Validade de construto

Na análise fatorial da revalidação do instrumento, utilizou-se o procedimento de Análise por Componentes Principais, que resultou em uma solução final de quatro fatores, respondendo por 46,5% da variância cumulativa.[7] O estudo de Mari e Williams[6] também evidenciou quatro fatores, com variância cumulativa de 41%. Os quatro fatores extraídos são diminuição da energia, sintomas somáticos, humor deprimido e pensamentos depressivos.

EXPERIÊNCIA DE USO

Mundialmente, o SRQ-20 tem sido utilizado em diversas populações. No Brasil, alguns estudos demonstram sua utilidade em usuários de APS, na população em geral, entre idosos, em trabalhadores de informática e de enfermagem, entre outros. Quando comparado com algum instrumento considerado padrão-ouro, a sensibilidade e a especificidade encontradas variaram de 57% a 86,3% e de 74,6% a 89,3%, respectivamente, e os pontos de corte de

4/5 a 7/8.[10] O estudo de revalidação em Santa Cruz do Sul citado anteriormente, cujo padrão-ouro foi a SCID-IV-TR aplicada por psiquiatra, apresentou sensibilidade e especificidade mais altas com ponto de corte de 7/8.

LIMITAÇÕES

O instrumento tem uma limitação que é intrínseca a todos os testes psicométricos de autorresposta. Por não haver o "filtro" do aplicador, pode-se, inadvertida ou mesmo voluntariamente, responder de forma incorreta e que não corresponda à realidade. Essa limitação pode ser resolvida em situações nas quais haja a possibilidade de confirmação diagnóstica de um rastreamento positivo.

Outra questão importante refere-se ao fato de uma pessoa apresentar patologias não psiquiátricas que produzam sintomas contemplados no SRQ-20, o que levaria a casos de falso positivo. Em contrapartida, a possibilidade de falso negativo pode ocorrer em indivíduos durante episódios agudos de mania e hipomania, visto que o teste, de forma geral, aborda apenas a fase depressiva do transtorno bipolar.

CONSIDERAÇÕES FINAIS

O SRQ reúne características consideradas fundamentais para um instrumento de rastreamento: alta capacidade de discriminação entre casos positivos e negativos e facilidade de aplicação. Apresenta propriedades psicométricas satisfatórias, assim como boa consistência interna. De forma geral, trata-se de uma excelente ferramenta para rastreamento de transtornos do humor, de ansiedade e de sintomas somáticos. Apesar disso, os mesmos itens vêm sendo usados há mais de três décadas. Assim, poderia ser considerada a revisão das questões, com posterior validação, em especial daquelas com baixa confiabilidade.

Em relação à utilização, embora a gama de possibilidades seja muito extensa, a indicação principal é em APS. Nesse contexto, sua aplicação é de grande relevância, visto que a saúde mental ainda não tem recebido a devida atenção nas políticas de saúde pública. Uma das formas mais eficazes de melhorar o atendimento em saúde mental é conhecer a realidade da população, e instrumentos de rastreamento como o SRQ-20 são fundamentais para atingir esse objetivo. Um exemplo de como utilizá-lo seria oferecê-lo a todos usuários do sistema de saúde que buscam atendimento por qualquer motivo. Teríamos, então, um paralelo ao que se faz atualmente com a triagem de hipertensão arterial, por exemplo, cuja estratégia é a medida da pressão arterial antes de qualquer consulta médica.

FORMA DE AQUISIÇÃO

Trata-se de um instrumento de livre acesso, disponível em diversos idiomas no *site* da OMS e em *sites* brasileiros.

REFERÊNCIAS

1. World Health Organization. Organization of mental health services in developing countries: sixteenth report of the WHO Expert Committee on Mental Health. Geneva: WHO; 1975.
2. Harding TW, Arango MV, Baltazar J, Climent CE, Ibrahim HH, Ladrido-Ignacio L, et al. Mental disorders in primary health care: a study of their frequency and diagnosis in four developing countries. Psychol Med. 1980;10(2):231-41.
3. Fekadu A, Demissie M, Birhane R, Medhin G, Bitew T, Hailemariam M, et al. Under detection of depression in primary care settings in low and middle-income countries: a systematic review and meta-analysis. Syst Rev. 2022;11(1):21.
4. Coutinho ESF, Almeida Filho N, Mari JJ. Fatores de risco para morbidade psiquiátrica menor: resultados de um estudo transversal em três áreas urbanas no Brasil. Rev Psiquiatr Clín. 1999;26(5):246-56.
5. World Health Organization. A user´s guide to the self-reporting questionnaire (SRQ). Geneva: WHO; 1994.
6. Mari JJ, Williams P. A validity study of a psychiatric screening questionnaire (SRQ-20) in primary care in the city of São Paulo. Br J Psychiatry. 1986;148:23-6.
7. Gonçalves DM, Stein AT, Kapczinski F. Avaliação de desempenho do self-reporting questionnaire como instrumento de rastreamento psiquiátrico: um estudo comparativo com o structured clinical interviw for DSM-IV-TR. Cad Saúde Pública. 2008;24(2):380-90.
8. Wilhelm KA, Finch AW, Davenport TA, Hickie IB. What can alert the general practitioner to people whose common mental health problems are unrecognised? Med J Aust. 2008;188(12 Suppl):S114-8.
9. Gomes-Oliveira MH, Gorenstein C, Lotufo Neto F, Andrade LH, Wang YP. Validation of the Brazilian Portuguese version of the Beck depression inventory-II in a community sample. Braz. J. Psychiatry. 2012;34(4):389-94.
10. Santos KOB, Araújo TM, Pinho PS, Silva ACC. Avaliação de um instrumento de mensuração de morbidade psíquica: estudo de validação do self-reporting questionnaire (SRQ-20). Rev Baiana Saúde Pública, 2010;34(3):544-60.

3.8 ESCALA DE DEPRESSÃO DO CENTRO DE ESTUDOS EPIDEMIOLÓGICOS (CES-D)

Thiago Marques Fidalgo, Dartiu Xavier da Silveira

A Escala de Depressão do Centro de Estudos Epidemiológicos (CES-D) é um instrumento autoaplicável de 20 itens desenvolvido por Radloff, em 1977, com a finalidade de detectar sintomas depressivos em populações adultas.[1] Os itens abordam as várias áreas da depressão, incluindo perguntas sobre humor, comportamento e percepções sobre si mesmo. Diversas escalas influenciaram a elaboração desse instrumento, com destaque para o Inventário de Depressão de Beck (BDI) e a Escala de Depressão de Zung. A CES-D vem sendo amplamente utilizada em estudos clínicos e populacionais cujos resultados indicam considerável convergência com outras escalas de depressão. Trata-se de um instrumento de fácil aplicabilidade e com foco em sintomas depressivos ao longo da semana anterior à entrevista.

As respostas a cada uma das questões são dadas de acordo com a frequência com que cada sintoma esteve presente na semana precedente à aplicação do instrumento: "raramente ou nunca" corresponde à pontuação 0; "durante pouco ou algum tempo" corresponde à pontuação 1; "ocasionalmente ou durante um tempo moderado" corresponde à pontuação 2; e "durante a maior parte do tempo ou todo o tempo" corresponde à pontuação 3. A pontuação final pode, assim, variar entre 0 e 60 (pontuação de 0 a 3 em cada um dos 20 itens).

Andresen e colaboradores[2] estudaram as propriedades psicométricas de uma versão reduzida da escala, com 10 itens, entre idosos. Essa versão apresentou boa acurácia em comparação à escala original, com Kappa de 0,97. O ponto de corte sugerido para a versão reduzida foi de 10 ou mais pontos. O índice teste-reteste foi de 0,71.

■ PÚBLICO-ALVO

O instrumento teve suas propriedades psicométricas avaliadas entre adultos e adolescentes no Brasil.

■ APLICAÇÃO

A CES-D pode ser respondida mediante autoaplicação, que é a forma mais utilizada, ou entrevista, com um aplicador lendo os itens. Caso a aplicação seja feita por entrevista, não há necessidade de treinamento do entrevistador. O tempo médio de resposta é de 5 a 10 minutos e, em geral, a escala não apresenta nenhuma dificuldade.

CUIDADOS NA APLICAÇÃO

A aplicação do instrumento deve sempre ser feita em ambiente tranquilo e seguro, ressaltando ao entrevistado a importância do preenchimento adequado de todas as questões da escala. Nos casos em que se opta pela entrevista, é recomendável reforçar o período que está sendo avaliado (a semana anterior).

■ INTERPRETAÇÃO DAS PONTUAÇÕES

A CES-D é uma escala de rastreamento. Dessa forma, escores positivos não determinam o diagnóstico de depressão, e sim um risco maior de se apresentar o transtorno. Como se trata de um teste considerado breve, é adequado para uma avaliação inicial. A entrevista psiquiátrica detalhada sempre deve suceder a aplicação da escala, a fim de se confirmar ou refutar o diagnóstico do transtorno depressivo.

■ PARÂMETROS PSICOMÉTRICOS DA VERSÃO ORIGINAL E DA VERSÃO EM PORTUGUÊS

VALIDADE

Validade de critério

A validade e a confiabilidade da CES-D em populações adultas foram estudadas tanto em amostras clínicas como populacionais. Weissman e colaboradores,[3] em um estudo realizado em 1977, encontraram dados que sustentaram o uso da escala como instrumento de rastreio de depressão em amostras clínicas. Apontaram, no entanto, a necessidade de pontos de corte maiores para populações de pacientes dependentes químicos.

Em contrapartida, em 1980, Meyers e Weissman[4] relataram, em um estudo na população geral, que a CES-D apresentava modesta concordância com o diagnóstico clínico atual de depressão. Nesse trabalho, o instrumento identificou corretamente 41% dos casos. Os autores concluíram, a partir disso, que a escala seria adequada para selecionar pacientes com quadro depressivo para pesquisas clínicas, mas não como forma de rastreamento diagnóstico em amostras populacionais.

Embora poucos tenham sido os estudos que utilizaram a CES-D em populações jovens, alguns deles forneceram evidências de que as características operacionais da escala são semelhantes às evidenciadas nas pesquisas envolvendo a população geral. Na maior parte dos trabalhos, a consistência interna manteve-se entre 0,8 e 0,9, e a estrutura de 20 questões foi preservada. Somente em 1991 foi realizada uma pesquisa no sentido de examinar a concordância da CES-D com o diagnóstico clínico de depressão em jovens. Garrison e colaboradores[5] encontraram que 13 a 25% dos adolescentes com escores positivos na escala apresentavam depressão confirmada por entrevista clínica subsequente. A presença de transtornos de ansiedade e de transtorno da conduta pode ser uma possível explicação para o alto índice de falsos positivos observados. Além disso, o fato de os jovens apresentarem vivências mais intensas de seus sentimentos e emoções pode justificar, em parte, esses números.[6] Dessa forma, os resultados referentes à eficácia da CES-D em identificar depressão entre adolescentes são contraditórios, com alguns autores recusando-a e outros aceitando-a como instrumento de rastreio populacional para sintomas depressivos.[7]

No estudo de validação da escala no Brasil, Silveira e Jorge[8] encontraram, utilizando o valor de 16 como ponto de corte, sensibilidade de 1 e especificidade de 0,75. Esses autores analisaram uma subpopulação de dependentes químicos. Para tal população, sugeriram o valor de 24 como ponto de corte. Nesse caso, a escala apresentou sensibilidade de 0,87 e especificidade de 0,59. Com o aumento do ponto de corte de 16 para 24, a proporção de falsos positivos (entre os não deprimidos) diminuiu de 73 para 47%, e o índice de classificação incorreta diminuiu de 44 para 32%.

Outro estudo brasileiro, realizado com 503 adolescentes de 15 a 17 anos, comparou a eficácia de três instrumentos para rastreamento de depressão (BDI, Escala de Depressão de Carroll e CES-D) nessa faixa etária. Para a CES-D, os autores encontraram sensibilidade de 0,73 e especificidade de 0,75, utilizando o valor 14 como ponto de corte, e concluíram que tais índices não são suficientes para justificar o uso do instrumento na prática clínica sem o apoio de outras ferramentas diagnósticas.[9]

CONFIABILIDADE

A consistência interna da escala, avaliada pelo alfa de Cronbach, foi examinada em vários estudos (Tab. 3.8.1).

Validade de construto

A maior parte dos estudos que exploraram a estrutura fatorial da escala encontrou uma solução de quatro fatores. Apenas um estudo japonês[11] encontrou solução com cinco fatores. Vale dizer que Radloff,[1] no estudo original, também obteve uma solução com quatro fatores, nomeados como afeto depressivo (subescala de humor), afeto positivo (subescala de bem-estar), atividade somática (subescala psicomotora) e relações interpessoais. No estudo de validação no Brasil, das 20 questões da

TABELA 3.8.1 I ESTUDOS DE CONSISTÊNCIA INTERNA DA CES-D				
Autores	Ano	n	População	Alfa de Cronbach
Shrout e Yager[10]	1989	228 65	População geral Pacientes com diagnóstico de depressão	0,84 0,91
Garrison e colaboradores[5]	1991	2.465	Adolescentes norte-americanos	0,87
Iwata e colaboradores[11]	1994	1.500	Adolescentes japoneses	0,81
Salgado de Snyder e Maldonado[12]	1994	250	Mulheres adultas	0,92
Joseph e colaboradores[13]	1996	194	Estudantes universitários	0,91
Callahan e Wolinsky[14]	1994	3.319	Idosos atendidos em serviço de atenção primária	0,85
Silveira e Jorge[8]	1997	523	Estudantes universitários brasileiros	0,85

escala original, 13 mantiveram-se em agrupamentos fatoriais similares àqueles encontrados por Radloff.[1]

No estudo brasileiro, as questões 2 e 4 revelaram-se de pequena importância no conjunto. Os autores[8] ponderam que a questão 2, referente a pouco apetite, provavelmente estaria refletindo um aspecto que extrapola as dimensões psicopatológicas da depressão na amostra estudada. Além disso, esclarecem que se trata de um sintoma inespecífico, o qual pode estar presente em muitas outras condições além da depressão. Já a questão 4, referente à autovalorização, poderia ser influenciada por aspectos culturais, perdendo, assim, seu poder discriminante em populações culturalmente distintas daquela em que a escala foi originalmente concebida.

■ FATORES QUE AFETAM A PONTUAÇÃO E LIMITAÇÕES

A pontuação obtida em escalas autoaplicáveis pode ser influenciada por inúmeros fatores, e isso não é diferente com a CES-D. Assim, o ambiente de aplicação, o nível socioeconômico do respondente e seu estado de saúde física, entre outros aspectos, são características que podem afetar o resultado.

Vale destacar que o uso da CES-D para rastreamento de depressão entre adolescentes (menores de 18 anos) ainda é controverso. Caso seja feita a opção de utilizá-la nessa população, deve-se ter cuidado adicional na interpretação dos resultados.

Por fim, é importante frisar que se trata de uma escala de rastreamento, que pode ser utilizada tanto em amostras clínicas quanto populacionais. No entanto, nunca deve substituir uma avaliação clínica diagnóstica, realizada por profissional treinado, para identificação de depressão.

■ CONSIDERAÇÕES FINAIS

A CES-D é um instrumento de triagem para depressão com grande utilidade em adultos de nosso meio. Vale ressaltar que os pontos de corte utilizados devem respeitar a especificidade das populações estudadas, assim como os objetivos do aplicador (clínica ou pesquisa). Os adolescentes parecem precisar de pontos de corte maiores, embora a utilidade da escala nessa população ainda seja questionável. Do mesmo modo, os dependentes químicos também requerem pontos de corte maiores, conforme identificado por estudos nacionais e internacionais.

Trata-se de um instrumento bastante utilizado ao redor do mundo, com estudos de validação em países como Japão, Uganda, China, França, Canadá, Holanda, Espanha, Coreia do Sul, Austrália, Taiwan, Armênia, Jordânia, Cingapura e Colômbia, além dos Estados Unidos, onde suas propriedades psicométricas foram estudadas entre negros, mulheres, mulheres no pós-parto, indígenas e pacientes com HIV, esclerose múltipla e lúpus, bem como idosos, pacientes vítimas de acidente vascular cerebral, bombeiros expostos ao 11 de setembro, pessoas em situação de rua, entre outras populações.

■ FORMAS DE AQUISIÇÃO

A CES-D é um instrumento de uso livre.

■ REFERÊNCIAS

1. Radloff LS. The CES-D scale: a self-report depression scale for research in the general population. Appl Psychol Meas. 1977;1(3):385-401.
2. Andresen EM, Malmgren JA, Carter WB, Patrick DL. Screening for depression in well older adults: evaluation of a short form of the CES-D (center for epidemiologic studies depression scale). Am J Prev Med. 1994;10(2):77-84.
3. Weissman MM, Sholomskas D, Pottenger M, Prusoff BA, Locke BZ. Assessing depressive symptoms in five psychiatric populations: a validation study. Am J Epidemiol. 1977;106(3):203-14.
4. Myers JK, Weissman MM. Use of a self-report symptom scale to detect depression in a community sample. Am J Psychiatry. 1980;137(9):1081-4.
5. Garrison CZ, Addy CL, Jackson KL, McKeown RE, Waller JL. The CES-D as a screen for depression and other psychiatric disorders in adolescents. J Am Acad Child Adolesc Psychiatry. 1991;30(4):636-41.
6. Kaplan SL, Hong GK, Weinhold C. Epidemiology of depressive symptomatology in adolescents. J Am Acad Child Psychiatry. 1984;23(1):91-8.
7. Roberts RE, Vernon SW, Rhoades HM. Effects of language and ethnic status on reliability and validity of the center for epidemiologic studies-depression scale with psychiatric patients. J Nerv Ment Dis. 1989;177(10):581-92.
8. Silveira DX, Jorge MR. Reliability and factor structure of the Brazilian version of the center for epidemiologic studies-depression. Psychol Rep. 2002;91(3 Pt 1):865-74.
9. Salle E, Rocha NS, Rocha TS, Nunes C, Chaves MLF. Escalas psicométricas como ferramenta de rastreamento para depressão em estudantes do ensino médio. Arch. Clin. Psychiatry. 2012;39(1):24-7.
10. Shrout PE, Yager TJ. Reliability and validity of screening scales: effect of reducing scale lenght. J Clin Epidemiol. 1989;42(1):69-78.
11. Iwata N, Saito K, Roberts RE. Responses to a self-administered depression scale among younger adolescents in Japan. Psychiatry Res. 1994;53(3):275-87.
12. Salgado de Snyder VN, Maldonado M. Características psicométricas de la escala de depresión del centro de estudios epidemiológicos (CES-D) en mujeres mexicanas adultas de áreas rurales. Salud Pública Mex. 1994;36(2):200-9.
13. Joseph S, Lewis CA, Olsen C. Convergent validity of the depression-happiness scale with measures of depression. J Clin Psychol. 1996;52(5):551-4.
14. Callahan CM, Wolinsky FD. The effect of gender and race on the measurement properties of the CES-D in older adults. Med Care. 1994;32(4):341-56.

3.9 PATIENT HEALTH QUESTIONNAIRE (PHQ-9)
Tiago Neuenfeld Munhoz

Os instrumentos para avaliação dos sintomas ou transtornos depressivos destacam-se quanto sua utilização para diagnóstico ou rastreamento. Atualmente, a avaliação dimensional dos sintomas (ou da intensidade) também tem sido considerada importante durante o processo de avaliação. Em geral, muitos instrumentos para avaliação dos transtornos depressivos não utilizam a definição de acordo com critérios diagnósticos do *Manual diagnóstico e estatístico de transtornos mentais* (DSM) ou da *Classificação internacional de doenças e problemas relacionados à saúde* (CID), resultando, assim, em estimativas pouco precisas sobre sua prevalência (no contexto da pesquisa) e potencial dificuldade na tomada de decisão no processo de avaliação/indicação terapêutica (no contexto da prática profissional – especialmente em serviços de saúde). O uso de critérios amplos pode gerar prevalências de depressão elevadas (superestimadas) nos estudos observacionais e de intervenção, ou, ainda, aumentar a possibilidade de indicação de intervenção terapêutica inadequada em casos falsos positivos ou não intervenção em falsos negativos. No contexto da pesquisa, dependendo do instrumento e da faixa etária em estudo, as medidas de ocorrência podem ter ampla variação. O processo de amostragem e a população-alvo do estudo também estão diretamente relacionados com as medidas de ocorrência observadas. Por exemplo, pesquisas em ambientes hospitalares tendem a apresentar prevalência de depressão mais elevada, porque a presença de humor deprimido ou sintomas depressivos são mais frequentes nesses ambientes, devido a uma série de fatores.

Dessa forma, instrumentos baseados em critérios internacionalmente utilizados (DSM e CID), com validação no contexto cultural e população-alvo ao qual se destinam, que utilizam como padrão-ouro entrevista diagnóstica realizada por profissionais treinados e capacitados tendem a dar maior confiabilidade às estimativas dos transtornos depressivos e à decisão clínica. Assim, o Patient Health Questionnaire (PHQ-9) torna-se um instrumento importante no contexto da pesquisa e prática clínica por conter essas características no Brasil.

■ DESCRIÇÃO DO INSTRUMENTO
O PHQ-9 é um instrumento de nove itens, com quatro alternativas de resposta, que avalia o episódio depressivo maior de acordo com os nove critérios do DSM-IV e, atualmente, DSM-5. O instrumento é resultado do estudo *Primary Care Evaluation of Mental Disorders* (PRIME-MD), conduzido nos Estados Unidos na década de 1990, que desenvolveu um instrumento homônimo para avaliação de cinco grupos de transtornos mentais (ansiedade, humor, somatoformes, uso de álcool e alimentares).[1] Devido ao longo tempo necessário para aplicação do PRIME-MD, os pesquisadores optaram por dividi-lo em instrumentos específicos para cada transtorno, resultando em diferentes questionários.[2] Nessa adaptação, o PHQ passou a contar com quatro opções de resposta na forma de uma variável categórica ordinal que avalia a presença dos sintomas nas últimas duas semanas: 0 (nenhum dia), 1 (vários dias), 2 (mais da metade dos dias) e 3 (quase todos os dias). O estudo de validação no Brasil modificou as categorias resposta para 0 (nenhum dia), 1 (menos de uma semana), 2 (uma semana ou mais) e 3 (quase todos os dias).

■ PÚBLICO-ALVO
O público-alvo da versão brasileira validada são pessoas do sexo masculino ou feminino com idade ≥ 20 anos. No entanto, há publicações brasileiras em faixas etárias diferentes (ver seção Experiência de uso).

■ APLICAÇÃO
O PHQ-9 pode ser autoaplicado ou aplicado por entrevistadores treinados seguindo a ordem das questões de acordo com o instrumento. A forma de aplicação por entrevistadores treinados foi utilizada no estudo de validação brasileiro.[3] Sua aplicação tem duração média inferior a 10 minutos.

■ INTERPRETAÇÃO DAS PONTUAÇÕES
O PHQ-9 pode ser interpretado de três formas (Quadro 3.9.1):

- Na forma de algoritmo (diagnóstico), identificando os indivíduos com um episódio depressivo maior (EDM) e prováveis casos do transtorno depressivo maior (TDM). Nessa operacionalização, a especificidade do PHQ-9 é de 95,3% (IC 95%; 92,8-97,2) o que aumenta a probabi-

QUADRO 3.9.1 ■ FORMA DE CLASSIFICAÇÃO E DEFINIÇÃO OPERACIONAL PARA UTILIZAÇÃO DO PHQ-9	
Forma de classificação (referência)	Definição operacional
Algoritmo[3]	≥ 5 sintomas (humor deprimido e/ou anedonia devem estar presentes)
Ponto de corte dimensional[1,2,4]	1-5 pontos (leve) 6-10 pontos (moderada) 15-20 pontos (severa) 21-27 pontos (grave)
Ponto de corte[3]	≥ 9 pontos (população brasileira)

lidade de diagnosticar corretamente pessoas com EDM.

- Na forma de ponto de corte (rastreamento), com base na medida contínua com escores entre 0 e 27 pontos, classificando os indivíduos de maneira dicotômica por meio da utilização de um único ponto de corte ≥ 9 no estudo de validação brasileiro[3] e ≥ 10 na literatura internacional.[4]
- Na forma de ponto de corte dimensional (rastreamento: não validada para a população brasileira), utilizando-se categorização de acordo com a medida contínua (0 a 27 pontos), na qual se pode avaliar os níveis de sintomas: sem sintomas (0 a 4 pontos), sintomas leves (5 a 9 pontos), sintomas moderados (10 a 14 pontos), sintomas moderados/severos (15 a 19 pontos) e sintomas severos (20 a 27 pontos).[1,2] Essa classificação de gravidade não se encontra validada para a população brasileira.

■ PARÂMETROS PSICOMÉTRICOS

O PHQ-9 foi validado em comparação com a entrevista diagnóstica estruturada Mini International Neuropsychiatric Interview (MINI) aplicada por psiquiatras e psicólogos treinados e padronizados em entrevistas domiciliares face a face (n = 447 participantes, sendo 191 do sexo masculino e 256 do sexo feminino). Para o ponto de corte ≥ 9, identificou-se sensibilidade de 77,5% (IC 95%; 61,5-89,2) e especificidade de 86,7% (IC 95%; 83,0-89,9). Para o algoritmo do instrumento, observou-se diminuição da sensibilidade para 42,5% (IC 95%; 27,0-59,1) e aumento na especificidade para 95,3% (IC 95%; 92,8-97,2).[3] Mais detalhes podem ser encontrados em publicação anterior.[3]

Lamela e colaboradores[5] realizaram uma revisão sistemática para avaliar a estrutura fatorial do PHQ-9 em estudos de validação publicados em língua portuguesa. Os resultados indicam que uma estrutura de dois fatores – sendo um fator cognitivo/afetivo (6 itens: humor deprimido, anedonia, sentimento de culpa ou inutilidade, problemas de concentração, sentir-se lento ou inquieto e pensamentos suicidas) e outro de sintomas somáticos (3 itens: problemas com o sono, cansaço e alterações no apetite) – apresentaram melhor ajuste na estrutura fatorial do PHQ-9. É importante destacar potenciais limitações para a generalização desses resultados para a população brasileira: a) as características das amostras dos estudos avaliados não são representativas da população geral e eles não apresentam análise fatorial de amostras com características semelhantes, uma vez que as análises incluem usuários da atenção primária, estudantes de graduação, profissionais da saúde, pacientes com problemas crônicos e outros problemas de saúde, população rural, entre outras; b) não são avaliados estudos com amostras brasileiras.

No Brasil, Osório e colaboradores[6] avaliaram a capacidade discriminativa da versão brasileira traduzida pela Pfizer e sua versão reduzida (PHQ-2) em amostra ambulatorial de 177 mulheres utilizando a Entrevista Clínica Estruturada para os Transtornos do DSM (SCID-IV) como padrão-ouro. Nessa população, o ponto de corte ≥ 10 foi considerado o mais adequado para rastrear EDM. Outro estudo conduzido na cidade de Guarulhos, São Paulo, com população idosa (≥ 60 anos, n = 3.356) atendida na rede de atenção primária avaliou as propriedades psicométricas do PHQ-9.[7] A estrutura fatorial unidimensional foi a solução mais adequada para avaliar os sintomas depressivos nessa população.

■ EXPERIÊNCIA DE USO

O PHQ-9 tem sido utilizado em estudos brasileiros, incluindo estudos de base populacional,[8-15] estudantes universitários,[16-19] profissionais da saúde[20,21] e população idosa.[7]

Por se tratar de um instrumento de livre acesso, com aplicação rápida (< 10 minutos), de acordo com critérios internacionalmente utilizados (DSM e CID) e possível de ser aplicado por pessoas não especialistas em saúde mental, sua utilização tem sido ampliada no Brasil e em diferentes países.[4] Considerando essas características e sua validação para a população geral brasileira (em comparação com entrevista clínica) para pessoas com idade ≥ 20 anos, sua utilização no contexto clínico ou de pesquisa torna-se relevante.

▌ CONSIDERAÇÕES FINAIS

O PHQ-9 tem se mostrado um instrumento de fácil acesso, de rápida aplicação e que pode ser utilizado no contexto da pesquisa e da prática clínica. A indisponibilidade de pontos de corte dimensional validadas na população brasileira, bem como a falta de estudos de validação (sensibilidade e especificidade comparadas ao padrão-ouro de entrevista diagnóstica clínica) em adolescentes e/ou populações específicas (p. ex., pacientes com doenças crônicas, comorbidades) são limitações que devem ser consideradas na sua utilização e extrapolação dos resultados para a população de referência.

▌ FORMAS DE AQUISIÇÃO

A versão original do instrumento é de livre acesso e encontra-se disponível na publicação de validação brasileira.[3]

▌ REFERÊNCIAS

1. Spitzer RL, Williams JB, Kroenke K, Linzer M, deGruy FV 3rd, Hahn SR, et al. Utility of a new procedure for diagnosing mental disorders in primary care: the PRIME-MD 1000 study. JAMA. 1994;272(22):1749-56.
2. Spitzer RL, Kroenke K, Williams JB. Validation and utility of a self-report version of PRIME-MD: the PHQ primary care study: primary care evaluation of mental disorders: patient health questionnaire. JAMA. 1999;282(18):1737-44.
3. Santos IS, Tavares BF, Munhoz TN, Almeida LS, Silva NT, Tams BD, et al. Sensitivity and specificity of the Patient Health Questionnaire-9 (PHQ-9) among adults from the general population. Cad Saúde Pública. 2013;29(8):1533-43.
4. Negeri ZF, Levis B, Sun Y, He C, Krishnan A, Wu Y, et al. Accuracy of the patient health questionnaire-9 for screening to detect major depression: updated systematic review and individual participant data meta-analysis. BMJ. 2021;375:n2183.
5. Lamela D, Soreira C, Matos P, Morais A. Systematic review of the factor structure and measurement invariance of the patient health questionnaire-9 (PHQ-9) and validation of the Portuguese version in community settings. J Affect Disord. 2020;276:220-33.
6. Osório FL, Mendes AV, Crippa JA, Loureiro SR. Study of the discriminative validity of the PHQ-9 and PHQ-2 in a sample of Brazilian women in the context of primary health care. Perspect Psychiatr Care. 2009;45(3):216-27.
7. Moreno-Agostino D, Chua KC, Peters TJ, Scazufca M, Araya R. Psychometric properties of the PHQ-9 measure of depression among Brazilian older adults. Aging Ment Health. 2022;26(11):2285-90.
8. Munhoz TN, Nunes BP, Wehrmeister FC, Santos IS, Matijasevich A. A nationwide population-based study of depression in Brazil. J Affect Disord. 2016;192:226-33.
9. Munhoz TN, Santos IS, Matijasevich A. Major depressive episode among Brazilian adults: a cross-sectional population-based study. J Affect Disord. 2013;150(2):401-7.
10. Werneck AO, Kandola A, Barboza LL, Araujo RHO, Szwarcwald CL, Stubbs B, et al. Does stressful workplace characteristics moderate or confound the association between occupational physical activity and elevated depressive symptoms? A large study including 36,442 adults. J Affect Disord. 2022;303:196-202.
11. Mrejen M, Hone T, Rocha R. Socioeconomic and racial/ethnic inequalities in depression prevalence and the treatment gap in Brazil: a decomposition analysis. SSM Popul Health. 2022;20:101266.
12. Lima MG, Barros MBA, Malta DC, Medina LPB, Szwarcwald CL. Association of self-reported sleep problems with morbidities and multimorbidities according to sex: National Health Survey 2019. Epidemiol Serv Saude. 2022;31 spe 1:e2021386.
13. Lopes CS, Gomes NL, Junger WL, Menezes PR. Trend in the prevalence of depressive symptoms in Brazil: results from the Brazilian National Health Survey 2013 and 2019. Cad Saúde Pública. 2022;38 Suppl 1:e00123421.
14. Barros MBA, Lima MG, Azevedo RCS, Medina LBP, Lopes CS, Menezes PR, et al. Depression and health behaviors in Brazilian adults: PNS 2013. Rev Saúde Pública. 2017;51(suppl 1):8s.
15. Lopes CS, Hellwig N, Silva GA, Menezes PR. Inequities in access to depression treatment: results of the Brazilian National Health Survey – PNS. Int J Equity Health. 2016;15:154.
16. Flesch BD, Houvèssou GM, Munhoz TN, Fassa AG. Major depressive episode among university students in Southern Brazil. Rev Saúde Pública. 2020;54:1-11.
17. Schuch HS, Cademartori MG, Dias VD, Levandowski ML, Munhoz TN, Hallal PRC, et al. Depression and anxiety among the University community during the Covid-19 pandemic: a study in Southern Brazil. medRxiv. 2021:1-23.
18. Sol EGL, Campor Junior A, Abelha L, Lovisi GM, Brasil MAA. Assessment of suicidal behavior in medical students. J Bras Psiquiatr. 2022;71(2):83-91.
19. Demenech LM, Neiva-Silva L, Brignol SMS, Marcon SR, Lemos SM, Tassitano RM, et al. Suicide risk among undergraduate students in Brazil in the periods before and during the COVID-19 pandemic: results of the SABES-Grad national survey. Psychol Med. 2022:1-13.
20. Oliveira MM, Treichel C, Bakolis I, Alves PF, Coimbra VCC, Cavada GP, et al. Mental health of nursing professionals during the COVID-19 pandemic: a cross-sectional study. Rev Saude Publica. 2022;56:8.
21. Carvalho-Alves MO, Petrilli-Mazon VA, Brunoni AR, Malbergier A, Fukuti P, Polanczyk GV, et al. Dimensions of emotional distress among Brazilian workers in a COVID-19 reference hospital: a factor analytical study. World J Psychiatry. 2022;12(6):843-59.

3.10 GENERALIZED ANXIETY DISORDER (GAD-7)

Renan P. Monteiro, Tatiana M. C. Monteiro

A escala Generalized Anxiety Disorder (GAD-7) é uma medida de autorrelato desenvolvida por Spitzer e colaboradores,[1] em 2006, com apoio da Pfizer, usada para o rastreio do transtorno de ansiedade generalizada (TAG). Trata-se de uma medida amplamente utilizada e bem estabelecida que reúne sólidas evidências em relação às suas propriedades psicométricas. Portanto, é uma alternativa para a operacionalização da ansiedade generalizada em pesquisas, bem como para a sua detecção em contextos clínicos.

▌ VERSÕES

Por sua brevidade e fácil administração, a GAD-7 é recomendada em estudos (p. ex., pesquisas com múltiplas medidas, estudos epidemiológicos) e contextos (p. ex., atenção primária, monitorar respostas ao tratamento) em que se demanda uma rápida e eficaz avaliação da ansiedade. Não obstante, versões mais concisas têm sido propostas na literatura, reunindo evidências psicométricas adequadas, sendo alternativas úteis para uma avaliação ainda mais rápida, sem perder a eficácia. Concretamente, é possível encontrar, além da versão original de sete itens, três versões reduzidas: GAD-2,[2] Mini GAD[3] e GAD single-item (GAD-SI).[4] Os itens, assim como as instruções e escala de resposta, podem ser visualizados no Quadro 3.10.1.

A GAD-2 é formada por itens que representam os dois sintomas centrais da ansiedade, selecionados após avaliação de especialistas.[2] Já a Mini GAD foi proposta tendo em conta critérios estatísticos,[3] assim como a GAD-SI, que explicou 80% da variância do escore total da GAD-7.[4]

Por rastrear um dos transtornos de ansiedade mais comuns, prevalentes e estudados, tais versões da GAD foram traduzidas e adaptadas para diferentes idiomas, com estudos em países de todos os continentes. No *site* em que a medida é disponibilizada (https://www.phqscreeners.com), há mais de 70 opções de idiomas (p. ex., árabe, chinês, croata, dinamarquês, grego) em que a GAD-7 foi traduzida, incluindo versões adaptadas e validadas para o português europeu[5] e brasileiro.[6] Ademais, considerando apenas o ano de 2022, encontram-se estudos de validação do instrumento em mais de 20 países, como Coreia do Sul[7] e Peru.[8]

▌ DESCRIÇÃO DO INSTRUMENTO

Os sete itens que compõem a GAD-7 são respondidos em uma escala do tipo ordinal. Os respondentes são orientados a indicar, em uma escala de quatro pontos, a frequência (0 – "nenhuma vez"; 3 – "quase todos os dias") com que foram incomodados nas duas últimas semanas pelos sintomas descritos. Os itens se referem a sintomas como se sentir nervoso e muito tenso, ser incapaz de controlar as preocupações, ter dificuldade para relaxar, agitação e irritabilidade.

Inicialmente, Spitzer e colaboradores[1] consideraram um conjunto de 13 itens, refletindo os critérios diagnósticos para o TAG de acordo com o *Manual diagnóstico e estatístico de transtornos mentais* (DSM-IV), além de terem em conta itens de escalas previamente propostas. Os itens da versão final foram selecionados tendo em vista os sete com as maiores correlações com o escore total dos 13 itens propostos inicialmente. A pontuação total da escala é definida a partir da soma dos sete itens, variando de 0 a 21.

▌ PÚBLICO-ALVO

A GAD-7 é uma medida utilizada em diferentes grupos etários, com amostras clínicas e não clínicas. Estudos têm demonstrado que ela pode ser utilizada adequadamente para o rastreio da intensidade da ansiedade em adolescentes,[9] jovens adultos[6] e idosos.[10] Ademais, tem sido utilizada para a triagem da ansiedade em pacientes com câncer, epilepsia, covid-19, além de ter boa especificidade e sensibilidade para a identificação de transtornos de ansiedade, estresse pós-traumático e pânico.[2]

▌ APLICAÇÃO

Trata-se de uma medida de autorrelato (podendo ser aplicada tanto *on-line* quanto com lápis e papel), na qual o participante lê as instruções e os itens e preenche a escala de resposta. Dependendo das características do avaliando (p. ex., estado de saúde, nível de escolaridade, contexto da avaliação), a GAD-7 pode ser utilizada no formato de entrevista estruturada. Por se tratar de uma medida curta, o seu preenchimento costuma ser rápido, levando em média 2 minutos e 30 segundos,[5,11] podendo variar dependendo das características individuais dos respondentes.

QUADRO 3.10.1 ■ **VERSÕES DA GENERALIZED ANXIETY DISORDER (GAD-7; GAD-2; MINI GAD E GAD-SI)**				
Instruções: Durante as duas últimas semanas, com que frequência você foi incomodado/a pelos problemas abaixo?				
	Nenhuma vez	Vários dias	Mais da metade dos dias	Quase todos os dias
1. Sentir-se nervoso/a, ansioso/a ou muito tenso/a*	0	1	2	3
2. Não ser capaz de impedir ou de controlar as preocupações**	0	1	2	3
3. Preocupar-se muito com diversas coisas***	0	1	2	3
4. Dificuldade para relaxar****	0	1	2	3
5. Ficar tão agitado/a que se torna difícil permanecer sentado/a	0	1	2	3
6. Ficar facilmente aborrecido/a ou irritado/a	0	1	2	3
7. Sentir medo como se algo horrível fosse acontecer	0	1	2	3

*GAD-2; **GAD-2 e Mini GAD; ***Mini GAD; ****GAD-SI.

Em relação aos cuidados durante a aplicação, o avaliador deve se atentar para itens não respondidos (valores omissos), se o indivíduo marcou mais de uma opção para cada item e se está registrando suas respostas de acordo com a escala de resposta. Outro ponto importante é a adequação do instrumento para a amostra e contexto em que será aplicado, garantindo, também, que o avaliando compreenda o instrumento (instruções, itens e escala de resposta). Se for utilizado em formato de entrevista estruturada, o entrevistador deve ser treinado e orientado para evitar possíveis vieses que possam interferir nos resultados.

■ **INTERPRETAÇÃO DAS PONTUAÇÕES**

É importante destacar que a GAD-7 é uma medida de rastreio do TAG, refletindo a magnitude dos sintomas. Ela é facilmente encontrada na internet, assim como os seus pontos de corte, contudo, um diagnóstico só deve ser feito por um profissional especializado que, além da GAD-7, deve utilizar outras fontes para obter informações sobre o paciente e sua demanda.

Na literatura, há pontos de corte sugeridos para a interpretação das pontuações. O escore total da medida varia de 0 a 21, sendo que quanto mais próximo de 21 mais intensa é a ansiedade. Um escore bruto a partir de 10 indica a necessidade de uma avaliação mais aprofundada para um potencial diagnóstico do TAG. Ademais, pontuações entre 0 e 4 indicam pouca ou nenhuma ansiedade; entre 5 e 9, ansiedade leve; entre 10 e 14, ansiedade moderada; e acima de 15, ansiedade grave.[12]

■ **PARÂMETROS PSICOMÉTRICOS DA VERSÃO ORIGINAL E DA VERSÃO EM PORTUGUÊS**

A GAD-7 é um instrumento com sólida base psicométrica, com evidências de confiabilidade (p. ex., alfa, confiabilidade composta, teste-reteste) e validade (p. ex., com base na estrutura interna, com base nas relações com variáveis externas) em diversos países. Em relação à confiabilidade, os autores da medida verificaram excelentes valores – o coeficiente alfa de Cronbach e a correlação intraclasse apresentaram valores de 0,93 e 0,83, respectivamente, assegurando a fidedignidade e a confiabilidade teste-reteste.[1] Estudos posteriores chegaram a resultados similares, com excelentes valores tanto para o coeficiente alfa de Cronbach quanto para o ômega de McDonald (α e $\omega > 0{,}80$),[5,8] além de adequada precisão aferida por meio do teste-reteste ($r > 0{,}70$).[7] As versões reduzidas também têm apresentado indicadores adequados de consistência interna,[8] tanto a GAD-2 ($\omega = 0{,}80$) quanto a Mini GAD ($\omega = 0{,}79$).

No contexto brasileiro, também foram encontrados valores adequados para a confiabilidade da

GAD-7. Pesquisas com jovens adultos verificaram ótimos valores para os coeficientes alfa e rho (α = 0,91 e ρ = 0,91),[13] além de valores adequados de confiabilidade composta e ômega de McDonald (CC = 0,91 e ω = 0,91).[6] Ademais, em recente estudo realizado com adolescentes brasileiros, Leite e Faro[9] verificaram coeficientes que atestam a adequação da confiabilidade (α = 0,86 e ω = 0,86). Portanto, o conjunto de evidências indica que a GAD-7 e suas versões reduzidas avaliam com precisão o nível de ansiedade generalizada.

Em relação à validade, Spitzer e colaboradores[1] reuniram diversas evidências (p. ex., critério, fatorial, construto). Por exemplo, 89% dos pacientes com TAG tiveram escores iguais ou maiores que 10, e 82% daqueles sem TAG obtiveram escores menores que 10, além de a GAD-7 ter se correlacionado com o Inventário de Ansiedade de Beck ($r = 0,72$) e com a subescala de ansiedade do Symptom Checklist-90 ($r = 0,74$). Sobre a validade fatorial, os autores realizaram uma análise de componentes principais com 15 itens, oito itens de depressão do Patient Health Questionnaire (PHQ-8) e sete da GAD-7, verificando a existência de dois componentes, com os respectivos itens de depressão e de ansiedade saturando em cada um. Após o estudo inicial de Spitzer e colaboradores,[1] dezenas de artigos ao longo dos anos acumularam evidências de validade da escala.

Em estudos utilizando análises fatoriais (exploratória e confirmatória), o modelo unifatorial da GAD-7 é o que recebe maior suporte (p. ex., CFI e TLI > 0,95, RMSEA < 0,08).[6,14] Não obstante, cabe destacar que um modelo de dois fatores também tem sido reportado na literatura, composto pelos componentes somático e cognitivo/afetivo.[15,16] Tais fatores podem ser explicados em razão de especificidades culturais, contudo, a interpretação a partir de um fator geral ou dois fatores específicos pode ser realizada concomitantemente. Por sua fácil codificação e interpretação, além das diversas evidências sobre a sensibilidade e a especificidade, o escore total da GAD-7 é recomendado na atenção primária para rastreio do TAG, ao passo que os escores para cada fator podem ter grande utilidade para a obtenção de informações específicas após a triagem, identificando qual deles causa maior prejuízo, a fim de orientar futuras intervenções.[16]

No Brasil, os estudos psicométricos identificaram uma estrutura unifatorial com um ajuste excelente (p. ex., CFI e TLI > 0,95, RMSEA < 0,08).[6,13] Indicadores de unidimensionalidade (UniCo > 0,95, ECV > 0,85 e MIREAL < 0,30) reforçam a estrutura de um fator da GAD-7.[6,9] Dessa forma, os sete itens/sintomas representam adequadamente o traço latente ansiedade generalizada, indicando que a medida reúne evidência de validade baseada na estrutura interna. Tendo em vista que aspectos culturais podem influenciar na estrutura da medida, sugere-se a realização de novos estudos no País testando a estrutura da GAD-7 em diferentes amostras.

No que tange ao padrão de correlações da escala com variáveis externas, estudos têm verificado, por exemplo, correlações positivas com depressão[4,11] e negativas com qualidade de vida.[10] Em relação ao contexto brasileiro, Monteiro e colaboradores[6] verificaram correlações entre o escore total com os fatores da Escala de Depressão e Ansiedade (DASS-21) ansiedade ($r = 0,60$), estresse ($r = 0,73$) e depressão ($r = 0,53$), além de correlação positiva com o traço de personalidade neuroticismo ($r = 0,49$) e com a Escala Groningen de Qualidade do Sono ($r = 0,45$), de modo que pessoas com maiores escores na GAD-7 reportam maior dificuldade para dormir.

Por fim, considerando a capacidade para detectar o TAG, em metanálise, Plummer e colaboradores,[17] em 2016, verificaram que o ponto de corte 8 mostrou sensibilidade de 83% e especificidade de 84%. Para a GAD-2, os autores observaram que um ponto de corte 3 mostrou sensibilidade de 76% e especificidade de 81%. O ponto de corte 3 também é indicado para a Mini GAD[3] e para a GAD-SI.[4]

■ EXPERIÊNCIA DE USO

Por sua boa aceitação, eficácia e propriedades psicométricas consistentes, além da facilidade de aplicação e interpretação dos escores, a GAD-7 é uma medida recomendada para triagem e identificação precoce do TAG, sendo sensível para a detecção de mudanças ao longo do tratamento. Portanto, o acúmulo de evidências respalda seu uso em contextos clínicos.

As quase 20 mil citações ao estudo original que propõe a medida é uma evidência robusta de sua popularidade, sendo um instrumento bem estabelecido. Suas versões reduzidas são alternativas interessantes em estudos com múltiplos questionários, em pesquisas de campo e em estudos epidemiológicos, além de contextos nos quais o tempo para a coleta dos dados é limitado. Outra vantagem da GAD-7 é seu caráter gratuito, o que pode ser um incentivo para a realização de mais pesquisas brasileiras que objetivem testar diferentes parâmetros psicométricos da escala.

■ LIMITAÇÕES

Por se tratar de uma medida de autorrelato, a GAD-7 está sujeita a vieses típicos desse tipo de instrumento, como respostas extremas e aleatórias, além da possível subestimação ou superestimação da intensidade dos sintomas, podendo não refletir o real nível de ansiedade do indivíduo. Ademais, por não conter itens invertidos, pode estar mais suscetível a respostas aquiescentes. Outro ponto importante é o viés da desejabilidade social, em que as pessoas tendem a se mostrar de forma mais positiva em questionários de autorrelato, o que também pode afetar as respostas. Portanto, tais problemas estão associados à natureza da medida, que em pesquisas podem ser minorados com o uso de ferramentas para o controle da desejabilidade social, a inclusão de itens para avaliar a atenção do participante ou a reescrita de itens no sentido inverso, como pode ser observado, por exemplo, no Questionário de Saúde Geral de Goldberg (QSG).

Ressalta-se, também, a escassez de estudos psicométricos com a GAD-7 no Brasil, o que pode ser uma limitação importante dado os efeitos contextuais e culturais no que tange a expressão da ansiedade. Logo, a carência de estudos com amostras clínicas identificando pontos de corte, além da falta de dados normativos que possibilitem uma interpretação dos escores considerando as especificidades do contexto brasileiro, são limitações importantes e que devem ser tidas em conta em pesquisas futuras.

■ FORMAS DE AQUISIÇÃO

A GAD-7 não é um instrumento pago e nem privativo a determinada categoria profissional, sendo gratuito e não havendo necessidade de permissão para a sua reprodução, tradução, exibição ou distribuição.

■ REFERÊNCIAS

1. Spitzer RL, Kroenke K, Williams JBW, Löwe B. A brief measure for assessing generalized anxiety disorder: the GAD-7. Arch Intern Med. 2006;166(10):1092-7.
2. Kroenke K, Spitzer RL, Williams JBW, Monahan PO, Löwe B. Anxiety disorders in primary care: prevalence, impairment, comorbidity, and detection. Ann Int Med. 2007;146(5):317-25.
3. Byrd-Bredbenner C, Eck K, Quick V. GAD-7, GAD-2, and GAD-mini: psychometric properties and norms of university students in the United States. Gen Hosp Psychiatry. 2021;69:61-6.
4. Donker T, van Straten A, Marks I, Cuijpers P. Quick and easy self-rating of generalized anxiety disorder: validity of the Dutch web-based GAD-7, GAD-2 and GAD-SI. Psychiatry Res. 2011;188(1):58-64.
5. Sousa TV, Viveiros V, Chai MV, Vicente FL, Jesus G, Carnot MJ, et al. Reliability and validity of the Portuguese version of the generalized anxiety disorder (GAD-7) scale. Health Qual Life Outcomes. 2015;13:1-8.
6. Monteiro RP, Nascimento BS, Monteiro TMC, Silva PDG, Ferreira AJC. Psychometric evidence of the 7-item generalized anxiety disorder questionnaire in Brazil. Int J Mental Health Addict. 2022;20:1023-34.
7. Lee SH, Shin C, Kim H, Jeon SW, Yoon HK, Ko Y H, et al. Validation of the Korean version of the generalized anxiety disorder 7 self-rating scale. Asia Pac Psychiatry. 2022;14(1):e12421.
8. Franco-Jimenez RA, Nuñez-Magallanes A. Propiedades psicométricas del GAD-7, GAD-2 y GAD-mini en universitarios peruanos. Propós Represent. 2022;10(1):1-12.
9. Leite MF, Faro A. Evidências de validade da GAD-7 em adolescentes brasileiros. Psico-USF. 2022;27(2):345-56.
10. Wild B, Eckl A, Herzog W, Niehoff D, Lechner S, Maatouk I, et al. Assessing generalized anxiety disorder in elderly people using the GAD-7 and GAD-2 scales: results of a validation study. Am J Geriatr Psychiatry. 2014;22(10):1029-38.
11. García-Campayo J, Zamorano E, Ruiz MA, Pardo A, Pérez-Páramo M, López-Gómez V, et al. Cultural adaptation into Spanish of the generalized anxiety disorder-7 (GAD-7) scale as a screening tool. Health Qual Life Outcomes. 2010; 8:1-11.
12. Instruction manual: instructions for Patient Health Questionnaire (PHQ) and GAD-7 measures [Internet]. Pfizer; 2014 [capturado em 16 abr. 2023]. Disponível em: https://www.phqscreeners.com/images/sites/g/files/g10016261/f/201412/instructions.pdf.
13. Moreno AL, Sousa DA, Souza AMFLPD, Manfro GG, Salum GA, Koller SH, et al. Factor structure, reliability, and item parameters of the Brazilian-Portuguese version of the GAD-7 questionnaire. Temas Psicol. 2016;24(1):367-76.
14. Zhong QY, Gelaye B, Zaslavsky AM, Fann JR, Rondon MB, Sánchez SE, et al. Diagnostic validity of the generalized anxiety disorder-7 (GAD-7) among pregnant women. PloS One. 2015;10(4):e0125096.
15. Beard C, Björgvinsson T. Beyond generalized anxiety disorder: psychometric properties of the GAD-7 in a heterogeneous psychiatric sample. J Anxiety Disord. 2014;28(6):547-52.
16. Moreno E, Muñoz-Navarro R, Medrano LA, González-Blanch C, Ruiz-Rodríguez P, Limonero JT, et al. Factorial invariance of a computerized version of the GAD-7 across various demographic groups and over time in primary care patients. J Affect Disord. 2019;252:114-21.
17. Plummer F, Manea L, Trepel D, McMillan D. Screening for anxiety disorders with the GAD-7 and GAD-2: a systematic review and diagnostic metaanalysis. Gen Hosp Psychiatry. 2016;39:24-31.

4
INSTRUMENTOS DE AVALIAÇÃO DE DEPRESSÃO

4.1 ASPECTOS GERAIS DOS INSTRUMENTOS DE AVALIAÇÃO DE DEPRESSÃO
Ricardo Alberto Moreno, Adriana Munhoz Carneiro

■ CONCEITO DE DEPRESSÃO

O transtorno depressivo maior (TDM) compreende uma síndrome, ou seja, o agrupamento de sinais e sintomas das esferas psicológica, física e comportamental. Lidera por anos o *ranking* de uma das principais causas de incapacidade no mundo, tem elevada prevalência, sendo prevista como a maior contribuinte para a carga de doenças em 2030.[1] Apesar dos tratamentos serem efetivos para a redução dos sintomas, observa-se que mais da metade dos pacientes seguem sintomáticos, por grandes períodos da vida.[2]

Neste capítulo, o termo depressão designa-se ao episódio depressivo maior (EDM), que se relaciona ao TDM e ao transtorno bipolar (TB). Segundo o *Manual diagnóstico e estatístico de transtornos mentais* (DSM-5),[3] o EDM é caracterizado por critérios operacionais descritos no Quadro 4.1.1, que exigem a presença de, no mínimo, cinco sintomas da lista durante o período de duas semanas e representam uma alteração a partir do funcionamento prévio. Além disso, pelo menos um dos sintomas principais tem de ser humor deprimido ou perda do interesse ou prazer (Quadro 4.1.1).

Para sua avaliação diagnóstica, considera-se o exame da psicopatologia do episódio atual, a avaliação da história de vida do paciente na perspectiva longitudinal da doença, antecedentes pessoais das comorbidades clínicas e psiquiátricas e história familiar de fatores hereditários e/ou ambientais. O diagnóstico se apoia nos critérios dos sistemas de classificação, como DSM-5[3] e a *Classificação internacional de doenças e problemas relacionados à saúde* (CID-10).[4] Ressalta-se que todos os sintomas listados devem estar presentes quase todos os dias, exceto a alteração de peso e a ideação suicida.

■ ESPECIFICADORES DE DEPRESSÃO

O TDM constitui uma síndrome multidimensional e heterogênea, em que várias esferas do psiquismo estão alteradas. Engloba as dimensões afetiva, cognitiva, ansiosa, psicótica e de sintomas vegetativos e motores observáveis, como alterações psicológicas, comportamentais, físicas e sistêmicas durante o exame do paciente. Muitas dessas manifestações sintomáticas estão incluídas nas principais escalas de avaliação de depressão. Além disso, a depressão engloba várias formas fenomenologicamente distintas em relação à intensidade de sintomas e ao grau de prejuízo funcional (leve, moderado ou grave). Em termos longitudinais, o EDM pode ser único ou recorrente, independentemente de a remissão ser completa, parcial ou não especificada. De acordo com as características clínicas do episódio atual, a depressão pode se apresentar com sofrimento ansioso, com características mistas, melancólicas, atípicas, psicóticas, catatônicas, com início no periparto ou com padrão sazonal.

No TDM, o humor geralmente está deprimido ou irritável, com anedonia, isto é, com prejuízo da capacidade de sentir alegria e prazer, bem como perda da reatividade a estímulos positivos. Na depressão psicótica, as ideias depressivas (pecado, pobreza, culpa, doença, etc.) não são passíveis de argumentação lógica, e alterações de sensopercepção, como alucinações auditivas e visuais, podem estar presentes. As depressões também são acompanhadas de alterações nos biorritmos e sintomas vegetativos. O humor exibe variação circadiana, piorando de manhã e melhorando após algumas horas, ou apresenta piora vespertina. Inapetência ou aumento de apetite, acompanhados de perda ou ganho de peso, são comuns. O sono do deprimido não é reparador, independentemente do tipo de insônia (inicial, intermediária ou terminal com despertar precoce de cerca de duas horas antes do horário habitual) ou hipersonia. Aumento de apetite e hipersonia são característicos da forma atípica da doença. Frequentemente, surgem sintomas físicos (p. ex., perturbações gastrintestinais) ou dolorosos

QUADRO 4.1.1 ■ CRITÉRIOS DIAGNÓSTICOS DO DSM-5 PARA EPISÓDIO DEPRESSIVO MAIOR

A. Cinco (ou mais) dos seguintes sintomas estiveram presentes durante o mesmo período de duas semanas e representam uma mudança em relação ao funcionamento anterior; pelo menos um dos sintomas é (1) humor deprimido ou (2) perda de interesse ou prazer.

Nota: Não incluir sintomas nitidamente devidos a outra condição médica.

1. Humor deprimido na maior parte do dia, quase todos os dias, conforme indicado por relato subjetivo (p. ex., sente-se triste, vazio, sem esperança) ou por observação feita por outras pessoas (p. ex., parece choroso). (**Nota**: Em crianças e adolescentes, pode ser humor irritável.)
2. Acentuada diminuição do interesse ou prazer em todas ou quase todas as atividades na maior parte do dia, quase todos os dias (indicada por relato subjetivo ou observação feita por outras pessoas).
3. Perda ou ganho significativo de peso sem estar fazendo dieta (p. ex., uma alteração de mais de 5% do peso corporal em um mês), ou redução ou aumento do apetite quase todos os dias. (**Nota**: Em crianças, considerar o insucesso em obter o ganho de peso esperado.)
4. Insônia ou hipersonia quase todos os dias.
5. Agitação ou retardo psicomotor quase todos os dias (observáveis por outras pessoas, não meramente sensações subjetivas de inquietação ou de estar mais lento).
6. Fadiga ou perda de energia quase todos os dias.
7. Sentimentos de inutilidade ou culpa excessiva ou inapropriada (que podem ser delirantes) quase todos os dias (não meramente autorrecriminação ou culpa por estar doente).
8. Capacidade diminuída para pensar ou se concentrar, ou indecisão, quase todos os dias (por relato subjetivo ou observação feita por outras pessoas).
9. Pensamentos recorrentes de morte (não somente medo de morrer), ideação suicida recorrente sem um plano específico, uma tentativa de suicídio ou plano específico para cometer suicídio.

B. Os sintomas causam sofrimento clinicamente significativo ou prejuízo no funcionamento social, profissional ou em outras áreas importantes da vida do indivíduo.

C. O episódio não é atribuível aos efeitos fisiológicos de uma substância ou a outra condição médica.

Nota: Os Critérios A-C representam um episódio depressivo maior.

Nota: Respostas a uma perda significativa (p. ex., luto, ruína financeira, perdas por um desastre natural, uma doença médica grave ou incapacidade) podem incluir os sentimentos de tristeza intensos, ruminação acerca da perda, insônia, falta de apetite e perda de peso observados no Critério A, que podem se assemelhar a um episódio depressivo. Embora tais sintomas possam ser entendidos ou considerados apropriados à perda, a presença de um episódio depressivo maior, além da resposta normal a uma perda significativa, também deve ser cuidadosamente considerada. Essa decisão requer inevitavelmente o exercício do julgamento clínico baseado na história do indivíduo e nas normas culturais para a expressão de sofrimento no contexto de uma perda.

D. A ocorrência do episódio depressivo maior não é mais bem explicada por transtorno esquizoafetivo, esquizofrenia, transtorno esquizofreniforme, transtorno delirante, outro transtorno do espectro da esquizofrenia e outro transtorno psicótico especificado ou transtorno da esquizofrenia e outro transtorno psicótico não especificado.

E. Nunca houve um episódio maníaco ou um episódio hipomaníaco.

Nota: Essa exclusão não se aplica se todos os episódios do tipo maníaco ou do tipo hipomaníaco são induzidos por substância ou são atribuíveis aos efeitos psicológicos de outra condição médica.

Fonte: American Psychiatric Association.[3]

inespecíficos, além de diminuição ou perda do desejo sexual, disfunção erétil ou de ejaculação.

No diagnóstico da depressão, levam-se em consideração sintomas psíquicos, fisiológicos e manifestações comportamentais. Nenhum sintoma isolado é patognomônico da doença, e os pacientes podem exibir diferentes formas clínicas, com sintomatologia diversa. Embora os sentimentos de tristeza ou vazio sejam os principais sintomas dos estados depressivos, nem todos os pacientes relatam esses sofrimentos subjetivos. Muitos referem somente a perda da capacidade de experimentar prazer nas atividades em geral, redução do interesse pelo ambiente, ou até mesmo sintomas dolorosos que predominam no quadro clínico.

▮ COMORBIDADE E SOBREPOSIÇÃO DE SINTOMAS

Na avaliação da síndrome depressiva, deve-se ter cuidado com potenciais fatores confundidores, isto é, quando encontram-se sintomas de depressão que se sobrepõem àqueles de comorbidades médicas (p. ex., dor, fadiga, perda de peso ou de sono), condições de vida do paciente (p. ex., perturbação do sono na gravidez e no pós-parto) ou ao uso de substâncias lícitas (medicamentos prescritos) ou ilícitas (drogas de abuso).[3] Ainda, é importante diferenciar os sentimentos de culpa e negativismo recorrentes dos pacientes obsessivo-compulsivos, queixas físicas de hipocondria ou sintomas depressivos de pacientes bipolares. O profissional deve estar atento também para o fato de o luto não fazer mais parte do diagnóstico diferencial da depressão; portanto, mesmo se o sujeito apresentar, durante o período de luto, os sintomas depressivos e preencher os critérios para episódio depressivo, esses devem ser tratados de acordo com as diretrizes de tratamento do TDM.

▮ AVALIAÇÃO DA DEPRESSÃO

A busca pela melhor forma de mensurar a depressão não é uma tarefa nova. Um dos primeiros testes para avaliação da depressão foi publicado em 1918, e, desde então, mais de 280 medidas foram desenvolvidas.[5] Esse aumento se justifica, em grande parte, pelo avanço da pesquisa em psicofarmacologia, que exigia instrumentos para medir a gravidade do EDM e sua evolução em função do tratamento, o que se estende até os dias atuais.

Considerando o caráter multifatorial da depressão na sua definição, sintomas (especificadores de gravidade e subtipos depressivos) e curso (recorrente, não recorrente), diferentes instrumentos têm sido propostos. Entre eles, os mais utilizados continuam sendo o Inventário de Depressão de Beck (BDI), a Center for Epidemiological Studies – Depression (CES-D), a Escala de Depressão de Hamilton (HAM-D) e a Escala de Depressão de Montgomery-Åsberg (MADRS). Outras escalas igualmente importantes, como a Escala de Depressão, Ansiedade e Estresse (DASS-21) e a Escala Hospitalar de Ansiedade e Depressão (HADS), também se mostram amplamente utilizadas, tanto pela facilidade em sua aplicação quanto pela possibilidade em avaliar sintomas ansiosos e depressivos de maneira concomitante.

O uso de ferramentas de avaliação permite melhorar o cuidado de pacientes com problemas psiquiátricos comuns e incapacitantes. O papel desses instrumentos é semelhante ao de testes laboratoriais usados em outras especialidades da medicina, com vantagens e limitações similares: não devem ser usados isoladamente e não substituem a avaliação clínica e diagnóstica, mas podem complementar a observação do profissional e prover um método conveniente para acompanhar a evolução do paciente.

Para os clínicos, a incorporação de escalas nas tomadas de decisão terapêutica se justifica pelo aumento da confiabilidade de informações e a eficiência da sua indicação clínica. Para o paciente, o uso de escalas autoaplicáveis pode fornecer um *feedback* do efeito da intervenção, auxiliando-o em programas autogerenciáveis ou psicoterapias baseadas em evidências, melhorando a aliança terapêutica e promovendo maior adesão ao tratamento.

Há diversas maneiras de classificar as escalas disponíveis: de acordo com o tipo dos sintomas investigados, o número de itens e o método de pontuação. De acordo com a forma de aplicação, os instrumentos podem ser de autoavaliação e de avaliação por um observador. Suas informações se complementam, portanto, ambos os tipos são úteis para o pesquisador e para o clínico. A Tabela 4.1.1 apresenta as escalas disponíveis para avaliação de sintomas depressivos em adultos estudadas no Brasil.

Observamos que são poucas as escalas disponibilizadas em nosso meio, e os estudos para avaliação de seus parâmetros psicométricos são recentes. A Escala Baptista de Depressão (EBADEP)[8] e a Escala de Pensamentos Depressivos (EPD)[10] foram desenvolvidas por autores brasileiros, e o BDI[9] é a única ferramenta traduzida que apresenta instruções específicas na forma de manual sobre a aplicação, bem como evidências de validade e confiabilidade que atestam sua aplicabilidade.

▮ CRÍTICAS E LIMITAÇÕES

Para utilizar um instrumento de avaliação, é necessário ter experiência no fenômeno observado, conhecimento dos conceitos teóricos subjacentes e familiaridade com a ferramenta em questão. É importante que o entrevistador seja habilitado em programas de treinamento que englobem estudos de confiabilidade entre avaliadores, a fim de padronizar os julgamentos. Além disso, ele não deve se deixar levar pela primeira impressão nem permitir

TABELA 4.1.1	ESCALAS DE DEPRESSÃO E SEUS ESTUDOS NO BRASIL				
Instrumento	Autores	Finalidade	Amostra	Validade	Confiabilidade
Center for Epidemiologic Studies-Depression (CES-D)	Silveira e Jorge[6]	Rastreio	Clínica (x) Não clínica (x)	Construto (x) Critério (x) Conteúdo (x)	Alfa de Cronbach
Escala de Depressão Pós-parto de Edimburgo (EPDS)	Santos e colaboradores[7]	Sintomas depressivos em puérperas	Clínica ( ) Não clínica (x)	Construto ( ) Critério (x) Conteúdo (x)	Alfa de Cronbach
Escala Baptista de Depressão (EBADEP)	Baptista[8]	Rastreio	Clínica (x) Não clínica (x)	Construto (x) Critério (x) Conteúdo (x)	Alfa de Cronbach; Rach
Inventário de Depressão de Beck (BDI)	Gorenstein e colaboradores[9]	Gravidade	Clínica (x) Não clínica (x)	Construto (x) Critério (x) Conteúdo (x)	Alfa de Cronbach; Teste-reteste
Escala de Pensamentos Depressivos (EPD)	Carneiro[10]	Identificação de sintomas cognitivos	Clínica (x) Não clínica (x)	Construto (x) Critério (x) Conteúdo (x)	Alfa de Cronbach
Escala de Depressão de Hamilton (HAM-D)	Dratcu e colaboradores[11]	Gravidade	Clínica (x) Não clínica ( )	Construto (x) Critério (x) Conteúdo ( )	
Escala Hospitalar de Ansiedade e Depressão (HADS)	Castro e colaboradores;[12] Pais-Ribeiro e colaboradores[13]	Rastreio, ambulatorial	Clínica (x) Não clínica (x)	Construto (x) Critério (x) Conteúdo (x)	Alfa de Cronbach
Inventário de Depressão Maior	Parcias e colaboradores[14]	Rastreio	Clínica (x) Não clínica (x)	Construto (x) Conteúdo (x)	Alfa de Cronbach
Postpartum Depression Screening Scale (PDSS)	Cantilino e colaboradores[15]	Rastreio	Clínica (x) Não clínica (x)	Construto (x) Critério (x) Conteúdo ( )	Alfa de Cronbach
Escala de Depressão de Montgomery-Åsberg (MADRS)	Dratcu e colanboradores[11]	Gravidade	Clínica (x) Não clínica ( )	Construto (x) Critério (x) Conteúdo ( )	

que o estado geral do paciente influencie a avaliação dos itens individuais (efeito halo). Vale relembrar que a depressão pode ter sintomas sobrepostos com doenças físicas, portanto, a escolha do instrumento também deve ser feita observando o número de itens que avaliam esse fator e o contexto em que o sujeito se encontra.

Das ferramentas mais utilizadas entre as citadas neste capítulo, a HAM-D, a MADRS e o BDI são considerados padrão-ouro, ou seja, têm preferência para uso em estudos clínicos. Entretanto, como veremos ao longo dos capítulos, o BDI-II é o único destes que possui adequados parâmetros para nossa cultura e, diferentemente da HAMD e da MADRS, pode ser aplicado em população não clínica. Entretanto, vale relembrar que nenhuma delas tem o propósito de realizar diagnósticos de depressão, sendo recomendado que o usuário observe sempre antes de seu uso a especificação do instrumento que deseja aplicar.

PROBLEMAS ESPECÍFICOS DA AVALIAÇÃO DA DEPRESSÃO

As escalas de avaliação de depressão são empregadas para quantificar a presença e a gravidade de sintomas, adotando critérios objetivos preestabelecidos. A subjetividade tanto do paciente quanto do entrevistador na atribuição de escores é inerente à aplicação de escalas psicométricas. Portanto, essas "medidas" devem ser consideradas como estimativas aproximadas.

Dependendo do foco da investigação e da forma de aplicação, as ferramentas devem ser escolhidas a partir de critérios bem definidos, como: 1) o que o instrumento está designado a medir; 2) quão efetivo ele é; 3) qual o intervalo de aplicação; 4) se a ferramenta é aplicada por observador ou pode ser autoaplicável; 5) se há necessidade de treinamento ou de conhecimento específico (p. ex., de psicopatologia e clínica da doença); 6) se há direitos autorais sobre o instrumento ou se é de domínio público; e 7) se a versão utilizada é traduzida para a nossa cultura, de forma que os itens contemplem a realidade em questão.

Quando falamos das escalas de observador, os entrevistadores devem se preocupar com a confiabilidade entre avaliadores e se as convenções e regras de utilização são seguidas pelos aplicadores. Entrevistas não estruturadas geralmente apresentam menor confiabilidade entre os avaliadores, enquanto as estruturadas ou semiestruturadas têm melhor confiabilidade devido ao roteiro de perguntas padronizadas a que o paciente deve responder. Pensando em escalas autoaplicáveis, é importante que sejam observadas questões como: 1) o respondente é alfabetizado?; 2) as instruções estão claras?; 3) a pessoa é capaz de entender as questões?; 4) há prejuízo cognitivo na doença que limita seu uso (p. ex., testes muito longos ou com questões muito complexas, as quais uma pessoa em um nível severo de depressão poderia se dispersar ou ter grande dificuldade de responder)?; 5) há algum motivo pelo qual o paciente poderia eventualmente superestimar ou subestimar os sintomas?; 6) são adequadas para o contexto em que estou aplicando (p. ex., aplicar escala de sintomas hospitalares de depressão em um paciente que está ativo)?.

Por fim, cabe mencionar que a avaliação das categorias de sintomas que compõem a síndrome depressiva varia de um instrumento para outro. Essas diferenças podem ser constatadas pela contribuição de cada uma dessas categorias ao escore total da escala. Algumas valorizam mais os sintomas cognitivos, outras, o humor, dependendo de seu referencial teórico subjacente. Os principais construtos de sintomas depressivos avaliados pelas escalas encontram-se no Quadro 4.1.2.

RECOMENDAÇÕES

Os capítulos desta seção apresentam as principais ferramentas usadas para avaliação em adultos de 18 a 59 anos de idade e cujo uso não é recomendável em outras faixas etárias, a não ser que haja estudos que o sustentem. Em qualquer instrumento, quando o respondente indicar a presença de ideação suicida, independentemente do grau, essa questão deve ser mais bem avaliada, de forma a esclarecer o nível dos pensamentos e do planejamento.

Em uma metanálise, observou-se importantes diferenças nas medidas de efeito de tratamento quando comparadas escalas do avaliador com escalas autoaplicáveis.[16] Desse modo, recomenda-se a aplicação combinada das medidas para um entendimento mais fidedigno do estado do paciente. Considerando as especificidades, tanto em termos de resposta quanto de vieses nos instrumentos estruturados e autoaplicáveis, diante de uma busca ativa por um maior entendimento dos sintomas, essa recomendação se torna quase mandatória. Por fim, recomenda-se que, em alguns casos, as avaliações de depressão sejam feitas investigando também a ausência de sintomas de mania e história de TB para evitar os fatores confundidores, uma vez que é frequente a busca dos pacientes com TB por tratamento durante um episódio depressivo.

QUADRO 4.1.2 ■ PRINCIPAIS CONSTRUTOS RELACIONADOS AOS SINTOMAS DE DEPRESSÃO

1. **Humor**: tristeza, perda de interesse e/ou prazer, crises de choro, variação diurna do humor.
2. **Vegetativos ou somáticos**: alterações de sono, apetite, peso, libido, constipação e fadiga.
3. **Motores**: inibição ou retardo, agitação e inquietação.
4. **Sociais**: apatia, isolamento e incapacidade para o desempenho de tarefas cotidianas.
5. **Cognitivos**: desesperança, desamparo, ideias de culpa (podem ser delirantes) e suicídio, indecisão, perda de discernimento (*insight* – reconhecimento de que está doente).
6. **Ansiedade**: psíquica, somática e fóbica.
7. **Irritabilidade**: inclui hostilidade, auto ou heteroagressão (a autoagressão associa-se com o risco de suicídio).

REFERÊNCIAS

1. Institute of Health Metrics and Evaluation. Global Health Data Exchange [Internet]. Seattle: Institute for Health Metrics and Evaluation; 2022 [capturado em 16 abr. 2023]. Disponível em: https://ghdx.healthdata.org/.
2. Casacalenda N, Perry JC, Looper K. Remission in major depressive disorder: a comparison of pharmacotherapy, psychotherapy, and control conditions. Am J Psychiatry. 2002;159(8):1354-60.
3. American Psychiatric Association. Diagnostic and statistical manual of mental disorders: DSM-5. 5th ed. Washington: APA; 2013.
4. Organização Mundial da Saúde. Classificação de transtornos mentais e de comportamento da CID-10: descrições clínicas e diretrizes diagnósticas. Porto Alegre: Artmed; 1993.
5. Santor DA, Gregus M, Welch A. Eight decades of measurement in depression. Meas Interdisciplinary Res Perspec. 2006;4(3):135-55.
6. Silveira DX, Jorge MR. Escala de rastreamento populacional para depressão CES-D em populações clínicas e não clínicas de adolescentes e adultos jovens. In: Gorenstain C, Andrade LHSG, Zuarde AW, organizadores. Escalas de avaliação clínica em psiquiatria e farmacologia. São Paulo: Lemos; 2000.
7. Santos MSF, Martins FC, Pasquali L. Escalas de auto-avaliação de depressão pós-parto: estudo no Brasil. Rev Psiquiatr Clín. 1999;26(2):90-5.
8. Baptista MN. Escala Baptista de depressão: versão adulto: EBADEP-A. São Paulo: Vetor; 2012.
9. Gorenstein C, Wang YP, Argimon IL, Werlang BSG. Manual do inventário de depressão de Beck - BDI-II. adaptação brasileira. São Paulo: Casa do Psicólogo; 2011.
10. Carneiro AM. Escala de pensamentos depressivos: estudos psicométricos preliminares [dissertação]. São Paulo: Universidade São Francisco; 2013.
11. Dratcu L, Ribeiro LC, Calil HM. Depression assessment in Brazil: the first application of the Montgomery Åsberg depression rating scale. Br J Psychiatry. 1987;150:797-800.
12. Castro MMC, Quarantini L, Batista-Neves S, Kraychette DC, Daltro C, Miranda-Scippa AM. Validade da escala hospitalar de ansiedade e depressão em pacientes com dor crônica. Rev Bras Anestesiol. 2008;56(5):470-7.
13. Pais-Ribeiro J, Silva I, Ferreira T, Martins A, Meneses R, Baltar M. Validation study of a Portuguese version of the hospital anxiety and depression scale. 2007;12(2):225-37.
14. Parcias S, Rosario BP, Sakae T, Monte F, Guimarães ACA, Xavier AJ. Validação em português do inventario de depressão maior. J Bras Psiquiatr. 2011;60(3):164-70.
15. Cantilino A, Carvalho JA, Maia A, Albuquerque C, Cantilino G, Sougey EB. Translation, validation and cultural aspects of postpartum depression screening scale in Brazilian Portuguese. Transcultural Psychiatry. 2007;44(4):672-84.
16. Cuijpers P, Li J, Hofmann SG, Andersson G. Self-reported versus clinician-rated symptoms of depression as outcome measures in psychotherapy research on depression: a meta-analysis. Clin Psychol Rev. 2010;30(6):768-78.

4.2 ESCALA DE DEPRESSÃO DE HAMILTON (HAM-D)

Ricardo Alberto Moreno, Adriana Munhoz Carneiro

A Escala de Depressão de Hamilton (HAM-D) é multidimensional, heteroavaliativa do observador, desenvolvida para aplicação em pacientes previamente diagnosticados com um transtorno do humor.[1] A princípio, foi criada para avaliar pacientes hospitalizados e, por isso, apresenta ênfase em sintomas melancólicos e físicos da síndrome depressiva. Considerada padrão-ouro pela psiquiatria, é amplamente utilizada em diversos países.[2] Mostra-se útil para a avaliação na prática clínica e em ensaios clínicos, particularmente em psicofarmacologia de antidepressivos, já que tem como base a avaliação de sintomas somáticos da síndrome depressiva, razão que a torna sensível à detecção de mudanças ao longo das semanas.[2]

■ VERSÕES

A versão inicial da escala, proposta por Max Hamilton, apresentava 17 itens, sendo que, posteriormente, surgiram novas versões, com 21 e 24 itens.[1] Atualmente, conta com mais de 20 versões disponíveis para uso,[3] embora outras versões reduzidas sejam propostas, como as de 7 e 10 itens. A Tabela 4.2.1 apresenta uma descrição detalhada dos itens que compõem as versões mais longas e as abreviadas mais utilizadas.

Apesar de a HAM-D ser uma escala desenvolvida há 62 anos, com diversas propostas de modificações, a versão original de 17 itens ainda é a mais utilizada nos estudos. Há três versões principais de HAM-D em uso, de 17, 21 e 24 itens. A HAM-D-17 foi proposta como forma de complementar o diagnóstico em pacientes deprimidos, quantificando seus sintomas com base na última semana, a partir da definição da intensidade da depressão. A HAM-D-21 é a segunda versão mais utilizada em estudos, devido à facilidade em avaliar casos mais graves (e específicos). Apesar de haver diferentes versões, todas têm em comum o fato de avaliar o paciente diagnosticado questionando seus sintomas em relação à última semana. Por fim, a HAM-D-24 tem como propósito a inclusão de sintomas cognitivos à escala, para aqueles que necessitavam da avaliação mais pormenorizada desses descritores.

■ DESCRIÇÃO DO INSTRUMENTO

A HAM-D-17 é composta por itens que avaliam humor (item 1), cognição (itens 2, 3 e 17), somatização

TABELA 4.2.1 ■ DIFERENTES CONFIGURAÇÕES DA HAM-D		
Autor	**Itens**	**Conteúdo**
Bech e colaboradores	6	Humor deprimido, culpa, trabalho e atividades, retardo psicomotor, ansiedade psíquica e sintomas somáticos gerais.
McIntyre e colaboradores	7	Todos os itens da versão com seis itens, acrescentando ideação suicida.
Hamilton	17	Humor depressivo, sentimento de culpa, suicídio, insônia inicial, insônia intermediária, insônia tardia, trabalho e atividades, retardo, agitação, ansiedade psíquica, ansiedade somática, sintomas somáticos e gastrintestinais, sintomas somáticos gerais, sintomas genitais, hipocondria, alteração de peso, crítica (*insight*).
Hamilton	21	Todos os itens da versão com 17 itens, adicionando variação diurna, despersonalização e desrealização, sintomas paranoides, sintomas obsessivos e compulsivos.
Guy	24	Os mesmos sintomas da versão com 21 itens, adicionando desamparo, desesperança e desvalia.

Fonte: Guy.[3]

(itens 4, 5, 6, 12, 13, 14, 15 e 16), atividade motora (itens 8 e 9), social (item 7) e ansiedade (itens 10 e 11). Assim, os aspectos cognitivos e somáticos representam 50% da pontuação total da escala, enquanto 16% se referem a sintomas ansiosos e 8% à categoria humor. Por enfatizar sintomas somáticos, a HAM-D é particularmente sensível a mudanças vivenciadas por pacientes gravemente deprimidos.

Os itens são pontuados de 0 a 2, 0 a 3 ou 0 a 4, tendo pontuação total de 50 pontos. Sua pontuação total é dividida por intervalos, contudo, não há um critério específico sobre seus pontos de corte. Assim, por consenso, para a versão de 17 itens utiliza-se a pontuação acima de 23 para classificar paciente muito grave; 19 a 22 para depressão grave; 14 a 18 para grau moderado; 8 a 13 para grau leve; e pontuação inferior a 7 para estado eutímico.[4]

■ PÚBLICO-ALVO

Recomenda-se a HAM-D para utilização clínica e para ensaios randomizados em pacientes adultos (entre 18 e 59 anos). Não deve ser utilizada para fins diagnósticos, apenas para complemento.

■ APLICAÇÃO

- **Método de aplicação:** entrevista; baseia-se na presença/ausência dos sintomas considerando a última semana.
- **Instruções de preenchimento:** a pontuação 0 deve ser dada apenas quando o sintoma é ausente, reduzido devido ao tratamento sintomático ou duvidoso. Ocorrendo dúvidas quanto ao grau de intensidade, deve-se pontuar sempre o grau mais intenso. Para avaliadores iniciantes ou que desejam uma versão mais estruturada, sugere-se a verificação de modelos de entrevistas estruturadas[5,6] (Formulário 4.2.II). Inclusive, o uso de entrevistas estruturadas é bem-vindo, já que há evidências de aumento dos índices de confiabilidade.[7]
- **Tempo de aplicação:** de 20 a 30 minutos.
- **Cuidados na aplicação:** deve-se evitar inferir ou interpretar as respostas dadas pelo paciente, considerando apenas o relato dele e, quando aplicável, a observação do avaliador. Os itens devem ser preenchidos à medida que a entrevista é conduzida, respeitando-se sua ordem e exaurindo cada um deles antes de determinar a pontuação. Essa escala não deve ser aplicada na população geral, tampouco com fins diagnósticos. A atenção ao item 3 (ideação suicida) deve ser redobrada. Esses cuidados estão listados na Tabela 4.2.2.

■ INTERPRETAÇÃO DAS PONTUAÇÕES

Como mencionado, os pontos de corte da escala foram estipulados posteriormente, a partir de consensos clínicos, e seu resultado depende da avaliação do observador. A HAM-D demanda treinamento antes de ser aplicada e exige do aplicador conhecimentos mínimos sobre o instrumento e os sintomas da

TABELA 4.2.2 ■ CONVENÇÕES E RECOMENDAÇÕES PARA O AVALIADOR	
Convenções	**Recomendações**
1. Na ausência do sintoma (quando não relatado ou observado), pontuar 0.	1. O paciente deve ser informado do objetivo da entrevista. a. Deve ser solicitado a fornecer informações objetivas e claras. b. Deve ser informado o período da avaliação dos sintomas (última semana/7 dias). c. A entrevista não deve durar mais do que 30 minutos.
2. Se o sintoma desapareceu devido ao tratamento ou intervenção, pontuar 0.	2. Todos os itens devem ser investigados, isto é, confirmar a presença do sintoma, verificar o grau de desconforto que causa no paciente e sua frequência.
3. Quando o sintoma é duvidoso, deve-se pontuar 0.	3. Anotar somente o que se observa ou o que é relatado pelo paciente. Evitar inferências ou interpretações.
4. Sintoma relatado como perturbador pelo paciente deve ser pontuado como importante, mesmo que o avaliador tenha a impressão de que o sujeito o está exagerando, omitindo ou dramatizando.	
5. Na dúvida em relação a dois graus de intensidade, pontuar o mais intenso.	
6. Se houver variação do sintoma ao longo da entrevista, pontuar o de maior valor.	
7. Evitar pontuação dupla. Prestar atenção à diferença entre ansiedade psíquica e somática.	
8. Ao iniciar a entrevista, perguntar se tem trabalhado e, em caso de resposta negativa, indagar o porquê.	
9. Não é necessário preencher todos os exemplos para dar a pontuação máxima. Exemplos: a. Item 7 (trabalho e atividades): neste caso, se o paciente parou de trabalhar devido à depressão, pontuar 4. b. Item 14 (sintomas genitais): no caso de perda de interesse, mesmo sem alterações menstruais, pontuar 2.	
10. Para cada item, o paciente deve responder de acordo com o sintoma vivido durante a semana que precede a entrevista ou dentro do prazo estipulado previamente. Exceções: a. Itens 8 (retardo) e 9 (agitação), que são explorados ao longo da entrevista. b. Item 16 (perda de peso), que é avaliado com relação à referência de peso do paciente antes do episódio depressivo.	

síndrome depressiva para não chegar a conclusões inadequadas. Os resultados elucidarão a quantidade de sintomas depressivos presentes no paciente, bem como sua intensidade/gravidade, lembrando que deve ser sempre aplicada após diagnóstico confirmado de episódio depressivo maior (EDM).[8,9]

▌ PARÂMETROS PSICOMÉTRICOS

VALIDADE

Não há estudo específico de validade desenvolvido por seu autor; entretanto, os estudos realizados demonstram correlações moderadas com alguns instrumentos, como o Inventário de Depressão de Beck (BDI), e altas com outros, como a Escala de Depressão de Montgomery-Åsberg (MADRS). Em estudo de revisão sobre os parâmetros de validade da escala, é possível observar que sua validade de conteúdo não é equivalente aos critérios diagnósticos atuais; o instrumento apresenta validade adequada, baseada na relação com outras variáveis (convergência e discriminante), e sua validade preditiva mostra-se muito variável devido à multidimensionalidade de seu construto.[2]

No primeiro estudo com a HAM-D-17 no Brasil, em 1980,[10] os autores avaliaram a intensidade dos níveis depressivos, correlacionando-a com a MADRS e a Escala Visual Análoga do Humor, encontrando baixa sensibilidade da HAM-D-17 em detectar a intensidade da sintomatologia depressiva. Outros dois estudos importantes sobre a validação foram realizados, os quais observaram a tradução[11] e a estrutura fatorial, e um modelo de seis fatores para a HAM-D foi proposto.[12] Apesar desse resultado interessante, o modelo unifatorial ainda é o mais recomendado.[13]

CONFIABILIDADE

Devido ao tempo de publicação da escala e seu amplo espectro de utilização, diferentes estudos de confiabilidade foram realizados, sendo selecionados para apresentação os dados obtidos por meio da revisão de Bagby e colaboradores[2] e do estudo de generalização de confiabilidade de López-Pina e colaboradores.[14] O primeiro trabalho considerou resultados obtidos pela Medline entre os anos de 1980 e 2003, tendo encontrado 50 estudos que investigaram a confiabilidade da HAM-D. Nestes, os índices de consistência interna variaram de 0,46 a 0,97, e os itens culpa, insônia intermediária, ansiedade psíquica, ansiedade somática, alteração de apetite e sintoma somático geral foram os que mostraram índices de confiabilidade adequados. Referente à concordância, observou-se que o coeficiente interclasse variou de 0,46 a 0,99, e, no teste-reteste, a confiabilidade foi de 0,81 a 0,98.[2] O segundo estudo considerou para análise a heterogeneidade da confiabilidade por meio do coeficiente alfa de Cronbach de 35 estudos, obtidos a partir de artigos publicados entre 1978 e 2004 no Psychinfo.[14] Os resultados indicaram que os coeficientes variaram de 0,41 a 0,89 (DP = 0,14), ou seja, de baixos a altos.

Em relação a estudos de confiabilidade no Brasil, Carneiro e colaboradores[15] investigaram a confiabilidade da versão de 17 itens da HAM-D em 91 pacientes com transtornos do humor (52 com transtorno bipolar tipo I e 39 com transtorno depressivo maior) ao longo de tratamento farmacológico. Os resultados indicaram boa confiabilidade, com coeficientes alfa de Cronbach de 0,83 no momento do recrutamento do paciente para tratamento e de 0,85 na avaliação final. Os coeficientes de correlação intraclasse variaram de bons a excelentes (ICC = 0,70 a 0,85). Por fim, a respeito de estudos sobre o ponto de corte ideal, um deles verificou que o ponto de corte 9 da escala foi capaz de discriminar os indivíduos, conforme o diagnóstico, com sensibilidade de 0,90 e especificidade de 0,91.[16]

Henrique-Araujo e colaboradores[17] revisaram a confiabilidade no estudo de adaptação transcultural da versão estruturada de entrevista para a HAM-D (GRID-HAMD), desenvolvida pelo Depression Rating Scale Standardization Team (DRSST) para as versões de 17 e 21 itens. O diferencial da versão GRID é que, apesar de utilizar a versão de Williams[6] para a realização de entrevista estruturada, ela se baseia em um sistema de pontuação que distingue intensidade e gravidade para os itens. Um ponto importante foi que, ao separar os indivíduos em grupos com e sem experiência na aplicação, o treinamento aumentou de modo significativo a confiabilidade entre avaliadores.

▌ EXPERIÊNCIA DE USO

A HAM-D se mostra uma escala que resiste ao longo dos anos, certamente sendo uma das primeiras opções em muitos estudos clínicos para avaliação de gravidade dos sintomas de depressão. O uso da entrevista semiestruturada é recomendado,[7] e a experiência de uso também indica, na prática, que isso aumenta não apenas a confiabilidade entre avaliadores, mas também torna seu uso muito mais fácil, além de aumentar a segurança do aplicador.

Por ser um instrumento baseado em critérios do *Manual diagnóstico e estatístico de transtornos mentais* (DSM)[8] para a avaliação em adultos, sua aplicação deve ser evitada em outras faixas etárias ou para outros diagnósticos. É possível observar que a HAM-D tem muitas vantagens no que se refere a universalidade dos itens: independentemente da cultura, todos os itens mantiveram-se intactos,[3,13] e seu uso se mostra uma linguagem em comum entre vários estudos clínicos.

▊ LIMITAÇÕES

Diversas são as limitações da HAM-D, as principais referentes à falta de parâmetros psicométricos desenvolvidos pelo autor da escala, o que motivou inúmeras pesquisas a investigarem seus possíveis pontos de corte, dificultando, assim, a padronização dos dados e a comparação dos resultados obtidos de maneira mais uniforme. Outra limitação é que diferentes modelos da escala são propostos, mas poucos estudos avaliaram a validade do teste. No Brasil, ainda há a necessidade de mais estudos sobre seus parâmetros psicométricos, apesar de sua ampla utilização.

No que se refere aos itens da escala, a presença de itens avaliativos de ansiedade pode ser vista tanto como uma vantagem quanto como uma enorme desvantagem, pela dificuldade em distinguir componentes sintomatológicos *versus* traço-estado. Vale considerar que a aplicação é inadequada em pacientes que apresentem sintomas somáticos significativos, já que a presença de doença física comórbida pode distorcer os resultados, pois a melhora dos sintomas relacionados à condição comórbida pode se confundir com a melhora do EDM.

▊ CONSIDERAÇÕES FINAIS

A HAM-D é uma escala de observador, multidimensional, mundialmente utilizada. Apesar de seu autor não ter desenvolvido estudos de evidências de validade, o instrumento se mostra adequado quando comparado a outras medidas de depressão. Estudos de confiabilidade internacionais auxiliam a atestar sua boa qualidade psicométrica para a quantificação de sintomas depressivos; contudo, há carência de investigações psicométricas sobre o instrumento no País. O treinamento prévio no uso da escala é recomendado, assim como experiência de atendimento a pessoas com transtornos do humor, devendo-se sempre evitar sua aplicação em pacientes com queixas somáticas e que estejam fora da faixa etária de 18 a 59 anos.

▊ FORMAS DE AQUISIÇÃO

A HAM-D é um instrumento de domínio público, assim como suas versões reduzidas e a entrevista estruturada (ver Formulário 4.2.I).

FORMULÁRIO 4.2.I ▊ ESCALA DE DEPRESSÃO DE HAMILTON (HAM-D)

Instruções: em cada item, escolha o escore que melhor caracteriza o paciente na última semana; assinale a sua opção no espaço apropriado.

1. **Humor depressivo (tristeza, desesperança, desamparo, inutilidade):**
0 – ausente
1 – sentimentos relatados somente se perguntados
2 – sentimentos relatados espontaneamente, com palavras
3 – comunica os sentimentos não com palavras, mas com expressão facial, postura, voz e tendência ao choro
4 – o paciente comunica quase que exclusivamente esses sentimentos, tanto em seu relato verbal como na comunicação não verbal

2. **Sentimentos de culpa:**
0 – ausente
1 – autorrecriminação, acha que decepcionou outras pessoas
2 – ideias de culpa ou ruminações de erros ou ações pecaminosas (más) no passado
3 – paciente acha que a doença atual é uma punição (castigo). Delírio de culpa
4 – ouve vozes que o acusam ou denunciam e/ou tem alucinações visuais ameaçadoras

3. **Suicídio:**
0 – ausente
1 – acha que não vale a pena viver
2 – deseja estar morto ou pensa em uma possível morte para si

FORMULÁRIO 4.2.I ESCALA DE DEPRESSÃO DE HAMILTON (HAM-D)

3 – ideias ou atitudes suicidas
4 – tentativas de suicídio

4. Insônia inicial:
0 – sem dificuldades para iniciar o sono
1 – queixa de dificuldade ocasional para iniciar o sono, ou seja, mais que meia hora
2 – queixa de dificuldade para iniciar o sono todas as noites

5. Insônia intermediária:
0 – sem dificuldade
1 – queixa de agitação e perturbação durante a noite
2 – acorda durante a noite – qualquer saída da cama (exceto por motivos de necessidade fisiológica)

6. Insônia tardia:
0 – sem dificuldade
1 – acorda durante a madrugada, mas volta a dormir
2 – não consegue voltar a dormir se levantar da cama durante a noite

7. Trabalho e atividades:
0 – sem dificuldades
1 – pensamentos e sentimentos de incapacidade, fadiga ou fraqueza, relacionados a atividades, trabalho ou passatempos
2 – perda de interesse em atividades, passatempos ou trabalho, quer relatado diretamente pelo paciente, quer indiretamente por desatenção, indecisão ou vacilação (sente que precisa se esforçar para o trabalho ou outras atividades)
3 – diminuição no tempo gasto em atividades ou queda de produtividade. No hospital, o paciente ocupa-se por menos de três horas por dia em atividades (trabalho hospitalar ou passatempos) com exceção das tarefas rotineiras da enfermaria
4 – parou de trabalhar devido à doença atual. No hospital, sem atividades, com exceção das tarefas rotineiras da enfermaria, ou se não consegue realizá-las sem ajuda.

8. Retardo (lentidão do pensamento e da fala, dificuldade de concentração, diminuição da atividade motora):
0 – pensamentos e fala normais
1 – lentidão discreta à entrevista
2 – lentidão óbvia durante a entrevista
3 – entrevista difícil
4 – estupor completo

9. Agitação:
0 – nenhuma
1 – inquietação
2 – mexe as mãos, cabelos, etc.
3 – movimenta-se bastante, não consegue permanecer sentado durante a entrevista
4 – retorce as mãos, rói as unhas, puxa os cabelos, morde os lábios

10. Ansiedade psíquica:
0 – sem dificuldade
1 – tensão e irritabilidade subjetivas
2 – preocupa-se com trivialidades
3 – atitude apreensiva aparente no rosto ou na fala
4 – paciente expressa medo sem ser perguntado

11. Ansiedade – somática:
(concomitantes fisiológicos da ansiedade, como: GI: boca seca, flatulência, indigestão, diarreias, cólicas, eructações; CV: palpitação, cefaleias; respiratórios: hiperventilação, suspiros; ter de urinar frequentemente; sudorese)
0 – ausente
1 – duvidoso ou trivial: sintomas menores, relatados quando questionados
2 – leve: paciente descreve espontaneamente os sintomas, que não são acentuados ou incapacitantes

FORMULÁRIO 4.2.I ■ ESCALA DE DEPRESSÃO DE HAMILTON (HAM-D)

3 – moderado: mais do que 2 sintomas e com maior frequência. São acompanhados de estresse subjetivo e prejudicam o funcionamento normal
4 – grave: numerosos sintomas, persistentes e incapacitantes na maior parte do tempo, ou ataques de pânico quase diariamente

12. Sintomas gastrointestinais – somáticos:
0 – nenhum
1 – perda de apetite, mas come sem necessidade de insistência
2 – dificuldade para comer se não insistirem

13. Sintomas somáticos gerais:
0 – nenhum
1 – peso em membros, costas ou cabeça; dor nas costas, na cabeça ou nos músculos. Perda de energia e fadiga
2 – qualquer sintoma bem caracterizado e nítido

14. Sintomas genitais (como perda de libido, distúrbios menstruais):
0 – ausentes
1 – leves ou infrequentes: perda de libido, desempenho sexual prejudicado
2 – óbvios e graves: perda completa do interesse sexual

15. Hipocondria:
0 – ausente
1 – auto-observação aumentada (com relação ao corpo)
2 – preocupação com a saúde
3 – queixas frequentes, pedidos de ajuda, etc.
4 – delírios hipocondríacos

16. Perda de peso (desde o início da doença ou da última avaliação)
0 – sem perda de peso ou perda de peso NÃO causada pela doença atual
1 – perda de peso provavelmente causada pela doença atual. Perda de menos de meio quilo
2 – perda de peso definitivamente causada pela doença atual. Perda de meio quilo ou mais

17. Crítica (consequência da doença):
0 – reconhece estar deprimido e doente OU não estar deprimido no momento
1 – reconhece estar, mas atribui a causa à má alimentação, ao clima, ao excesso de trabalho, a um vírus, à necessidade de descanso, etc.
2 – nega estar doente

FORMULÁRIO 4.2.II ■ GUIA DA ENTREVISTA ESTRUTURADA PARA ESCALA DE AVALIAÇÃO DE DEPRESSÃO DE HAMILTON (SIGH-D, DO INGLÊS STRUCTURED INTERVIEW GUIDE FOR THE HAMILTON DEPRESSION RATING SCALE)

Entrevistador:
A primeira questão para cada item deve ser feita exatamente como está escrita. Frequentemente essa pergunta irá extrair informações sobre a gravidade e a frequência de um sintoma, suficientes para se avaliar o item com segurança. Questões adicionais são fornecidas, todavia, caso seja necessário maior exploração ou clarificação de um sintoma. As questões especificadas devem ser usadas até haver informação suficiente para se avaliar o item com segurança. Em alguns casos, você pode ter de adicionar suas próprias perguntas para obter as informações necessárias.

Notas:

Período de tempo:
Embora as perguntas indiquem que as avaliações devem se basear nas condições do paciente na última semana, alguns investigadores podem desejar, como uma medida de mudança, basear suas avaliações nos últimos dois ou três dias; desse modo, as perguntas devem ser precedidas por "Nos últimos dois dias...".

INSTRUMENTOS DE AVALIAÇÃO DE DEPRESSÃO ▎ 149

FORMULÁRIO 4.2.II ▎ **GUIA DA ENTREVISTA ESTRUTURADA PARA ESCALA DE AVALIAÇÃO DE DEPRESSÃO DE HAMILTON (SIGH-D, DO INGLÊS STRUCTURED INTERVIEW GUIDE FOR THE HAMILTON DEPRESSION RATING SCALE)**

Item perda de peso:
Recomenda-se que este item seja avaliado positivamente sempre que o paciente tenha perdido peso em relação ao seu peso habitual (i.e., antes do episódio depressivo atual), a não ser que ele tenha começado a readquirir o peso perdido. No entanto, uma vez que o paciente comece a ganhar peso, mesmo que ainda esteja abaixo de seu peso habitual, ele não deve ser avaliado positivamente nesse item.

Referente ao funcionamento habitual:
Muitas das perguntas da entrevista referem-se ao funcionamento habitual do paciente. Em alguns casos quando, por exemplo, o paciente apresenta distimia ou transtorno afetivo sazonal, o referencial deve ser a última vez em que esteve bem (ou seja, nem deprimido, nem eufórico) por pelo menos algumas semanas.

Introdução:
Gostaria de lhe fazer algumas perguntas sobre a última semana. Como você tem se sentido desde a última (dia da semana)? Se paciente ambulatorial: você tem trabalhado? Se não: especifique por que não.

1. Como tem estado seu humor na última semana? Você tem se sentido para baixo ou deprimido? Triste? Sem esperança? Na última semana, com que frequência você se sentiu (utilize a palavra referida pelo paciente)? Todos os dias? O dia inteiro? Você tem chorado?

Humor depressivo (tristeza, desesperança, desamparo, inutilidade):
0 – ausente
1 – sentimentos relatados somente se perguntados
2 – sentimentos relatados espontaneamente, com palavras
3 – comunica os sentimentos não com palavras, mas com expressão facial, postura, voz e tendência ao choro
4 – o paciente comunica quase que exclusivamente esses sentimentos, tanto em seu relato verbal como na comunicação não verbal

Se pontuou de 1 a 4, pergunte: **Há quanto tempo você tem se sentido desta maneira?**

2. Você tem se sentido especialmente autocrítico nesta última semana, sentindo que fez coisas erradas ou decepcionou outras pessoas? SE SIM: quais foram esses pensamentos? Você tem se sentido culpado em relação a coisas que fez ou não fez? Você tem pensado que, de alguma forma, você é responsável pela sua depressão? Você sente que está sendo punido ficando doente?

Sentimentos de culpa:
0 – ausente
1 – autorrecriminação, acha que decepcionou outras pessoas
2 – ideias de culpa ou ruminações de erros ou ações pecaminosas (más) no passado
3 – paciente acha que a doença atual é uma punição (castigo). Delírio de culpa
4 – ouve vozes que o acusam ou denunciam e/ou tem alucinações visuais ameaçadoras

3. Nessa última semana, você teve pensamentos de que não vale a pena viver ou que você estaria melhor morto? Ou pensamentos de se machucar ou até de se matar? SE SIM: o que você tem pensado sobre isso? Você já se machucou?

Suicídio:
0 – ausente
1 – acha que não vale a pena viver
2 – deseja estar morto ou pensa em uma possível morte para si
3 – ideias ou atitudes suicidas
4 – tentativas de suicídio

4. Como tem sido seu sono na última semana? Você teve alguma dificuldade em iniciar o sono? Após se deitar, quanto tempo leva para conseguir dormir? Em quantas noites nesta última semana você teve problemas para iniciar o sono?

FORMULÁRIO 4.2.II | GUIA DA ENTREVISTA ESTRUTURADA PARA ESCALA DE AVALIAÇÃO DE DEPRESSÃO DE HAMILTON (SIGH-D, DO INGLÊS STRUCTURED INTERVIEW GUIDE FOR THE HAMILTON DEPRESSION RATING SCALE)

Insônia inicial:
0 – sem dificuldades para iniciar o sono
1 – queixa de dificuldade ocasional para iniciar o sono, ou seja, mais que meia hora
2 – queixa de dificuldade para iniciar o sono todas as noites

5. Durante essa última semana, você tem acordado no meio da noite? SE SIM: você sai da cama? O que você faz? (Somente vai ao banheiro?) Quando volta para a cama, você volta a dormir logo? Você sente que seu sono é agitado ou perturbado em algumas noites?

Insônia intermediária:
0 – sem dificuldade
1 – queixa de agitação e perturbação durante a noite
2 – acorda durante a noite – qualquer saída da cama (exceto por motivos de necessidade fisiológica)

6. A que horas você tem acordado pela manhã na última semana? Se cedo: acorda com despertador ou sozinho? A que horas você normalmente acordava (ou seja, antes de ficar deprimido)?

Insônia tardia:
0 – sem dificuldade
1 – acorda durante a madrugada, mas volta a dormir
2 – não consegue voltar a dormir se levantar da cama durante a noite

7. Como você tem passado seu tempo na última semana (quando não está no trabalho)? Você se sente interessado em fazer (essas atividades) ou você tem de se forçar? Você parou de fazer atividades que costumava fazer? SE SIM: por quê? Há alguma coisa que você aguarda ansiosamente? (No seguimento): Seu interesse voltou ao normal?

Trabalho e atividades:
0 – sem dificuldades
1 – pensamentos e sentimentos de incapacidade, fadiga ou fraqueza, relacionados a atividades, trabalho ou passatempos
2 – perda de interesse em atividades, passatempos ou trabalho, quer relatado diretamente pelo paciente, quer indiretamente por desatenção, indecisão ou vacilação (sente que precisa se esforçar para o trabalho ou outras atividades)
3 – diminuição no tempo gasto em atividades ou queda de produtividade. No hospital, o paciente ocupa-se por menos de três horas por dia em atividades (trabalho hospitalar ou passatempos) com exceção das tarefas rotineiras da enfermaria
4 – parou de trabalhar devido à doença atual. No hospital, sem atividades, com exceção das tarefas rotineiras da enfermaria, ou se não consegue realizá-las sem ajuda

8. Avaliação baseada na observação durante a entrevista:

Retardo (lentificação do pensamento e da fala, dificuldade de concentração, diminuição da atividade motora):
0 – pensamentos e fala normais
1 – lentificação discreta à entrevista
2 – lentificação óbvia durante a entrevista
3 – entrevista difícil
4 – estupor completo

9. Avaliação baseada na observação durante a entrevista:

Agitação:
0 – nenhuma
1 – inquietação
2 – mexe as mãos, cabelos, etc.
3 – movimenta-se bastante, não consegue permanecer sentado durante a entrevista
4 – retorce as mãos, rói as unhas, puxa os cabelos, morde os lábios

INSTRUMENTOS DE AVALIAÇÃO DE DEPRESSÃO ▌ 151

FORMULÁRIO 4.2.II ▌ GUIA DA ENTREVISTA ESTRUTURADA PARA ESCALA DE AVALIAÇÃO DE DEPRESSÃO DE HAMILTON (SIGH-D, DO INGLÊS STRUCTURED INTERVIEW GUIDE FOR THE HAMILTON DEPRESSION RATING SCALE)

10. Você tem se sentido especialmente tenso ou irritado nesta última semana? Você tem estado preocupado com coisas pouco importantes com as quais normalmente não se preocuparia? SE SIM: como com o quê, por exemplo?

Ansiedade psíquica:
0 – sem dificuldade
1 – tensão e irritabilidade subjetivas
2 – preocupa-se com trivialidades
3 – atitude apreensiva aparente no rosto ou na fala
4 – paciente expressa medo sem ser perguntado

11. Na última semana, você sofreu de alguns dos seguintes sintomas físicos?

Leia a lista, parando após cada sintoma para a resposta.

O quanto esses sintomas o incomodaram na última semana? Quão intensos foram? Quanto tempo ou com que frequência os teve?

Nota: *não considerar se claramente relacionados à medicação (por exemplo, boca seca e imipramina)*

Ansiedade – somática:
Concomitantes fisiológicos da ansiedade, como:
GI: boca seca, flatulência, indigestão, diarreias, cólicas, eructações
CV: palpitação, cefaleias
Respiratórios: hiperventilação, suspiros
Ter de urinar frequentemente
Sudorese

0 – ausente
1 – duvidoso ou trivial: sintomas menores, relatados quando questionados
2 – leve: paciente descreve espontaneamente os sintomas, que não são acentuados ou incapacitantes
3 – moderado: mais do que 2 sintomas e com maior frequência. São acompanhados de estresse subjetivo e prejudicam o funcionamento normal
4 – grave: numerosos sintomas, persistentes e incapacitantes na maior parte do tempo, ou ataques de pânico quase diariamente

12. Como tem estado seu apetite nesta última semana? (Como se compara ao seu apetite habitual?) Você tem tido que se forçar a comer? As outras pessoas têm de insistir para você comer?

Sintomas gastrointestinais – somáticos:
0 – nenhum
1 – perda de apetite, mas come sem necessidade de insistência
2 – dificuldade para comer se não insistirem

13. Como tem estado sua "energia" nesta última semana? Você se sente cansado o tempo todo? Nesta última semana, você teve dor nas costas, dor de cabeça ou dor muscular? Nesta última semana, você tem sentido um peso nos membros, nas costas ou na cabeça?

Sintomas somáticos gerais:
0 – nenhum
1 – peso em membros, costas ou cabeça; dor nas costas, na cabeça ou nos músculos. Perda de energia e fatigabilidade
2 – qualquer sintoma bem caracterizado e nítido

14. Como tem estado seu interesse por sexo nesta semana? (Não estou lhe perguntando sobre seu desempenho, mas sobre seu interesse por sexo – o quanto você tem pensado nisso?) Houve alguma mudança em seu interesse por sexo (em

FORMULÁRIO 4.2.II ▌ GUIA DA ENTREVISTA ESTRUTURADA PARA ESCALA DE AVALIAÇÃO DE DEPRESSÃO DE HAMILTON (SIGH-D, DO INGLÊS STRUCTURED INTERVIEW GUIDE FOR THE HAMILTON DEPRESSION RATING SCALE)

relação à época em que você não estava deprimido)? Isso é algo em que você tem pensado muito? SE NÃO: isso é pouco habitual para você?

Sintomas genitais (como perda de libido, distúrbios menstruais):
0 – ausentes
1 – leves ou infrequentes: perda de libido, desempenho sexual prejudicado
2 – óbvios e graves: perda completa do interesse sexual

15. Na última semana, o quanto seus pensamentos têm focalizado na sua saúde física ou no funcionamento de seu corpo (comparado ao seu pensamento habitual)? Você se queixa muito de sintomas físicos? Você tem-se deparado com situações em que você pede ajuda para fazer coisas que poderia fazer sozinho? SE SIM: como o quê, por exemplo? Com que frequência isso tem ocorrido?

Hipocondria:
0 – ausente
1 – auto-observação aumentada (com relação ao corpo)
2 – preocupação com a saúde
3 – queixas frequentes, pedidos de ajuda, etc.
4 – delírios hipocondríacos

16. Você perdeu algum peso desde que essa (DEPRESSÃO) começou? SE SIM: quanto? SE INCERTO: você acha que suas roupas estão mais folgadas? (No seguimento): Você voltou a ganhar peso?

Perda de peso (desde o início da doença ou da última avaliação):
0 – sem perda de peso ou perda de peso NÃO causada pela doença atual
1 – perda de peso provavelmente causada pela doença atual. Perda de menos de meio quilo
2 – perda de peso definitivamente causada pela doença atual. Perda de meio quilo ou mais

17. Avaliação baseada na observação:

Crítica (consequência da doença):
0 – reconhece estar deprimido e doente OU não estar deprimido no momento
1 – reconhece estar, mas atribui a causa à má alimentação, ao clima, ao excesso de trabalho, a um vírus, à necessidade de descanso, etc.
2 – nega estar doente

▌ REFERÊNCIAS

1. Hamilton M. A rating scale for depression. J Neurol Neurosurg Psychiatry. 1960;23(1):56-62.
2. Bagby RM, Ryder AG, Schuller DR, Marshall MB. The Hamilton depression rating scale: has the gold standard become a lead weight? Am J Psychiatry. 2004;161(12):2163-77.
3. Guy W. Assessment manual for psychopharmacology. Rockville: Department of Health, Education and Welfare; 1976.
4. Blacker D. Psychiatric rating scales. In: Sadock B, Sadock V, organizadores. Comprehensive textbook of psychiatry. 7th ed. Philadelphia: Lippincott Williams & Wilkins; 2000. p. 755-83.
5. Henrique-Araujo RS. Adaptação transcultural da GRID Hamilton rating scale for depression: GRID HAMD para o português brasileiro e avaliação do impacto de um treinamento sobe a confiabilidade interavaliadores [dissertação]. Salvador: Universidade Federal da Bahia; 2011.
6. Williams JB. A structured interview guide for the Hamilton depression rating scale. Arch Gen Psychiatry. 1988;45(8):742-7.
7. Carrozzino D, Patierno C, Fava GA, Guidi J. The Hamilton rating scales for depression: a critical review of clinimetric properties of different versions. Psychother Psychosom. 2020;89(3):133-50.
8. American Psychiatric Association. Diagnostic and statistical manual of mental disorders: DSM-5. 5th ed. Washington: APA; 2013.
9. Organização Mundial da Saúde. Classificação de transtornos mentais e de comportamento da CID-10: descrições clínicas e diretrizes diagnósticas. Porto Alegre: Artmed; 1993.
10. Dratcu L, Ribeiro LC, Calil HM. Depression assessment in Brazil. The first application of the Montgomery-Asberg Depression Rating Scale. Br J Psychiatry. 1987;150:797-800.
11. Carvalho FR, Lima MG, Azevedo RCG, Caetano D. Tradução do inglês para o português do Questionário de auto-avaliação da Escala de Hamilton para a depressão. J Bras Psiquiatr. 1993;42(5):255-60.
12. Fleck MP, Chaves ML, Poirier-Littré MF, Bourdel MC, Loo H, Guelfi JD. Depression in France and Brazil: factorial structure of the 17-item Hamilton Depression Scale in inpatients. J Nerv Ment Dis. 2004;192(2):103-10.

13. Vindbjerg E, Makransky G, Mortensen EL, Carlsson J. Cross-cultural psychometric properties of the hamilton depression rating scale. Can J Psychiatry. 2019;64(1):39-46.
14. López-Pina JA, Sánhez-Meca J, Rosa-Alcázar AI. The Hamilton rating scale for depression: a meta-analytic reliability generalization study. Int J Clin Health Psychol. 2009;9(1):143-59.
15. Carneiro AM, Fernandes F, Moreno RA. Hamilton depression rating scale and Montgomery-Åsberg depression rating scale in depressed and bipolar I patients: psychometric properties in a Brazilian sample. Health Qual Life Outcomes. 2015;13:42.
16. Freire MA, Figueiredo VLM, Gomide A, Jansen K, Silva RA, Magalhaes PVS, et al. Escala Hamilton: estudo das características psicométricas em uma amostra do sul do Brasil. J Bras Psiquiatr. 2014;63(4):281-9.
17. Henrique-Araujo R, Osório FL, Ribeiro MG, Monteiro IS, Williams JB, Kalali A, et al. Transcultural adaptation of GRID Hamilton rating scale for depression (GRID-HAMD) to Brazilian Portuguese and evaluation of the impact of training upon inter-rater reliability. Innov Clin Neurosci. 2014;11(7-8):10-8.

4.3 ESCALA DE DEPRESSÃO DE MONTGOMERY-ÅSBERG (MADRS)
Adriana Munhoz Carneiro, Claudia Debora Silberman, Ricardo Alberto Moreno

Desenvolvida com o objetivo de avaliar mudanças clínicas durante o tratamento de pacientes com depressão, a Escala de Depressão de Montgomery-Åsberg (MADRS) é um instrumento heteroavaliativo de aplicação do observador.[1] Muito utilizada na prática clínica e em estudos randomizados, foi traduzida para mais de 24 idiomas, tendo sido desenvolvida como forma alternativa ao uso da Escala de Depressão de Hamilton (HAM-D), o que a tornou amplamente divulgada. Seu principal diferencial é a avaliação da doença por meio de itens de humor e somáticos, o que a torna sensível à detecção de mudanças dos pacientes ao longo das semanas; além disso, avalia aspectos cognitivos, razão pela qual alguns estudos a aplicam em idosos.

▌VERSÕES
A versão inicial denominava-se Comprehensive Psychopatological Rating Scale (CPRS), tendo sido desenvolvida com o objetivo de ser sensível às mudanças de humor decorrentes de tratamentos psiquiátricos. Ao passar por mudanças, foi renomeada Montgomery-Åsberg Depression Rating Scale (MADRS). Apesar de seu desenvolvimento ter ocorrido em 1979, não existem versões com propostas de inclusão de novos itens, mas há a proposta de uma versão para ser respondida pelo paciente, denominada MADRS-S.[2] Visando aumentar a confiabilidade da escala, versões de entrevista estruturada foram criadas e se mostram uma alternativa útil e com parâmetros psicométricos adequados no exterior.[3] Todavia, o profissional deve considerar com cautela essas informações, já que ainda não há estudos sobre a validação das versões estruturadas dessa entrevista no Brasil.

▌DESCRIÇÃO DO INSTRUMENTO
A MADRS inclui 10 itens que avaliam tristeza aparente e relatada, tensão interior, alteração de sono e apetite, dificuldades de concentração, lentidão, incapacidade de sentir e pensamentos pessimistas e suicidas, abarcando, assim, todos os principais sintomas da depressão (à exceção do retardo psicomotor). Destes, nove itens são baseados no relato do paciente e um na observação do aplicador, sendo que, quanto maior a pontuação, maior a presença do sintoma depressivo avaliado. As pontuações variam de 0 a 60, sendo os pontos de corte apresentados na Tabela 4.3.1.

Em relação a esses pontos de corte, vale comentar que, para remissão, pode ser adotado um escore menor ou igual a 10, mostrando-se, inclusive, equiparável ao escore 7 da HAM-D para definir remissão.[5,6] A escala é de domínio público (ver Formulário 4.3.I).

▌PÚBLICO-ALVO
Recomenda-se a MADRS para utilização clínica e ensaios randomizados em pacientes adultos, apesar de ser muito utilizada em população idosa.[4,7] Não deve ser aplicada para fins diagnósticos.

▌APLICAÇÃO
- **Método de aplicação:** por observador, sendo solicitado ao participante que responda à escala segundo

TABELA 4.3.1 ▌ PONTOS DE CORTE DA MADRS

Ponto de corte	Classificação
0-8	Remissão
9-17	Leve
18-34	Moderado
> 35	Grave

Fonte: Müller-Thomsen e colaboradores.[4]

seu comportamento na última semana. O instrumento tem pontuações intermediárias, que devem ser utilizadas sempre que o avaliador tiver dúvidas entre a descrição do item de menor valor para o de maior valor (ver Formulário 4.3.I) – recomenda-se que, em caso de dúvidas na pontuação, seja pontuado o maior escore para aquele item.

- **Instruções de preenchimento:** os itens devem ser preenchidos à medida que a entrevista é conduzida, respeitando-se sua ordem e não deixando nenhum deles em branco. Considerando que a finalidade da escala é uma avaliação do observador, não deve ser aplicada coletivamente, na população geral, tampouco com fins diagnósticos. É esperado que o aplicador tenha treinamento prévio para utilizá-la.
- **Tempo de aplicação:** não há um parâmetro de tempo estipulado, contudo, estima-se cerca de 15 minutos, devendo evitar ultrapassar 20 minutos.
- **Cuidados na aplicação:** para que a aplicação seja adequada, é necessário orientar o paciente a responder às perguntas conforme os últimos 7 dias, e, caso algum item não fique claro ao aplicador, este deve utilizar outras questões que possam esclarecer a gravidade do sintoma. Recomenda-se que, caso o respondente pontue acima de 1 na questão 10 (ideação suicida), isso seja investigado e discutido com cautela com o paciente.

INTERPRETAÇÃO DAS PONTUAÇÕES

Os autores da MADRS não especificaram pontos de corte para gravidade e remissão. No entanto, há várias propostas de pontuar a gravidade da depressão na literatura. Uma delas consta na Tabela 4.3.1. Assim como ocorre com a HAM-D, o avaliador necessita de treino e deve pontuar o relatado pelo paciente. A MADRS é vista como uma escala alternativa à HAM-D-17, sendo designada a mensurar sintomas mais "puros" da depressão. Sua organização, como visto pela descrição anterior, remete às características de humor, vegetativas e cognitivas, havendo um item voltado para a ansiedade. Portanto, acaba sendo mais rápida e simples, constituindo-se em uma opção útil também ao avaliador.

PARÂMETROS PSICOMÉTRICOS

VALIDADE

A MADRS foi desenvolvida a partir dos 65 itens da CPRS. Seu primeiro estudo foi realizado com base em 106 pacientes depressivos diagnosticados, com idades entre 18 e 69 anos, metade da Inglaterra e metade da Suécia. Para selecionar os itens, primeiramente se estipulou um ponto de corte de 70% de ocorrência de item, restando, assim, 17 itens, que foram submetidos a análises de sensibilidade e correlacionados com a HAM-D para mensuração de validade e confiabilidade. Foram selecionados 10 itens a partir do resultado de sensibilidade e alta correlação com HAM-D (> 0,94). A escala resultante foi sensível para identificar respondedores e não respondedores ao tratamento. Em relação à confiabilidade, a concordância com a HAM-D foi muito significativa e acima de 0,89.[8]

No Brasil, o estudo de validade foi realizado por Dratcu e colaboradores,[9] que a compararam à HAM-D e à Escala Visual Analógica de Humor. Participaram do estudo 40 sujeitos diagnosticados com depressão segundo o *Research Diagnostic Criteria* (RDC) – 30 deles do sexo feminino –, com idades variando de 23 a 77 anos. Esses mesmos sujeitos foram avaliados após quatro semanas. Os resultados indicaram alta correlação entre a HAM-D-17 e a MADRS ($r = 0,89$; $p = 0,001$), e que a escala se mostrou sensível às mudanças de humor dos pacientes durante a reavaliação. Sua validade também foi observada em idosos.[7] Ao comparar a MADRS com a Escala Cornell de Depressão em Demência, os resultados indicaram que a escala se mostrou adequada para uso nessa população.

CONFIABILIDADE

O primeiro estudo de confiabilidade indicou que a escala permite discriminar mudanças em tratamento. Para a análise da confiabilidade entre avaliadores, a MADRS foi aplicada por diferentes profissionais, e seus resultados foram comparados aos da HAM-D. O coeficiente de concordância foi de 0,89 entre dois aplicadores norte-americanos, 0,95 entre aplicadores suecos, 0,97 entre um aplicador sueco e um inglês, 0,97 entre um psiquiatra e um clínico geral e 0,93 entre um psiquiatra e um enfermeiro.[8]

No Brasil, o primeiro estudo de confiabilidade foi composto por uma amostra de 91 pacientes diagnosticados com transtorno bipolar tipo I e transtorno depressivo maior, os quais participavam de um programa de tratamento para transtorno do humor, tendo sido confirmada por escala diagnóstica. Entre os resultados, destaca-se que a análise de confiabilidade pelo coeficiente alfa de Cronbach foi de 0,84, que é um bom índice.[10] Recentemente, o estudo de confiabilidade da entrevista estruturada em versão brasileira indicou confiabilidade de pontuação entre avaliadores acima de 90%, o que foi similar ao encontrado em outros países, mostrando a estabilidade da escala e a importância do uso de entrevistas semiestruturadas para garantir a fidedignidade e generalização dos resultados.[11]

FATORES QUE AFETAM A PONTUAÇÃO

Assim como na HAM-D, é essencial que as pontuações sejam feitas imediatamente após a resposta do paciente. Também são recomendadas sessões de treinamento antes de se realizar a aplicação da escala e que, em estudos clínicos, se proceda a análise de confiabilidade entre avaliadores. É importante recordar que, mesmo que o sintoma no paciente seja visível, se o sujeito o relatar como ausente, deve-se pontuar a resposta dada, pontuando-se como "0" apenas aquele sintoma que é duvidoso ou incerto.

■ EXPERIÊNCIA DE USO

A MADRS é uma escala singular devido à avaliação de sintomas centrais da depressão que não se mostram confundidores com outras psicopatologias. Seu uso se mostra muito importante na pesquisa e na prática clínica, não apenas devido a sua validade, mas em especial devido à confiabilidade, sendo mais eficiente e otimizada quando combinada com roteiro da entrevista semiestruturada. A partir da experiência de uso, observa-se que, pela quantidade menor de itens, a MADRS se torna uma saída muito útil para avaliação da gravidade dos sintomas em locais onde o tempo se mostra escasso, mas necessita de parâmetros de importante impacto. Para profissionais que desejam reduzir a subjetividade na clínica dos transtornos do humor, a MADRS é uma interessante solução.

■ LIMITAÇÕES

Essa escala, assim como a HAM-D, apresenta limitações quanto a estudos psicométricos em relação à uniformização de pontos de corte e remissão, bem como no que tange a outros estudos de confiabilidade e validade que possam fornecer melhor embasamento para sua aplicação no País. Desse modo, quem a utiliza deve buscar parâmetros internacionais para realizar sua correção, devendo, assim, ter cautela nesses critérios.

■ CONSIDERAÇÕES FINAIS

A MADRS é uma escala desenvolvida com o propósito de ser uma medida mais "pura" dos sintomas depressivos, de rápida aplicação, e com sintomas centrais (*core symptoms*) do transtorno depressivo. Apesar de ser uma escala desenvolvida há anos, seus resultados continuam a confirmar sua validade e confiabilidade. Ainda, mostra-se como uma opção para identificar sintomas depressivos em população adulta e idosa, o que torna sua aplicabilidade ainda maior.

■ FORMAS DE AQUISIÇÃO

A MADRS é um instrumento de domínio público, sendo que as entrevistas estruturadas podem ser encontradas em inglês.

FORMULÁRIO 4.3.1 ■ ESCALA DE DEPRESSÃO DE MONTGOMERY-ÅSBERG (MADRS)

Instrução para o aplicador: esta escala baseia-se nos sintomas relatados e observados do paciente considerando a última semana. Caso as respostas não possam ser obtidas do paciente devido a sua gravidade, lembre-se de utilizar informações de outras fontes.

1. Tristeza aparente (representando desânimo, tristeza e desespero [mais que um abatimento simples e transitório], refletidos na fala, expressão facial e postura). Avalie pela profundidade e incapacidade de alegrar-se.

0 – Nenhuma tristeza.
1 –
2 – Parece abatido, mas se alegra sem dificuldades.
3 –
4 – Parece triste e infeliz a maior parte do tempo.
5 –
6 – Parece muito triste todo o tempo. Extremamente desanimado.

2. Tristeza relatada (representando relatos de humor depressivo, independentemente de estarem refletidos na aparência. Inclui abatimento, desânimo ou sentimento de desamparo e desesperança). Avalie pela intensidade, duração e grau com que se relata que o humor é influenciado pelos acontecimentos.

FORMULÁRIO 4.3.1 ■ ESCALA DE DEPRESSÃO DE MONTGOMERY-ÅSBERG (MADRS)

0 – Tristeza ocasional compatível com as circunstâncias.
1 –
2 – Triste e abatido, mas se alegra sem dificuldades.
3 –
4 – Sentimentos predominantes de tristeza ou melancolia. O humor é ainda influenciado por circunstâncias externas.
5 –
6 – Tristeza, infelicidade ou desânimo contínuos e invariáveis.

3. Tensão interior (representando sentimentos de desconforto indefinido, inquietação, agitação interior, tensão mental crescente chegando até pânico, pavor ou angústia). Avaliar de acordo com intensidade, frequência, duração do grau de reasseguramento necessário.

0 – Tranquilo, somente tensão interior fugaz.
1 –
2 – Sentimentos ocasionais de inquietação e desconforto indefinido.
3 –
4 – Sentimentos contínuos de tensão interna ou pânico intermitente que o paciente só consegue dominar com alguma dificuldade.
5 –
6 – Apreensão ou angústia persistente. Pânico incontrolável.

4. Sono diminuído (representando a experiência de redução de duração ou profundidade do sono comparadas com o padrão normal próprio do indivíduo quando está bem).

0 – Dorme normalmente.
1 –
2 – Leve dificuldade para adormecer ou sono discretamente reduzido, leve ou interrompido.
3 –
4 – Sono reduzido ou interrompido por, pelo menos, duas horas.
5 –
6 – Menos de duas ou três horas de sono.

5. Diminuição do apetite (representando o sentimento de perda de apetite quando comparado ao seu normal. Avalie pela perda da vontade de comer ou pela necessidade de forçar-se a comer).

0 – Apetite normal ou aumentado.
1 –
2 – Apetite levemente diminuído.
3 –
4 – Sem apetite. A comida não tem sabor.
5 –
6 – É necessário ser sempre persuadido para comer.

6. Dificuldades de concentração (representando dificuldades em concluir ou organizar os pensamentos chegando à falta de concentração incapacitante). Avalie de acordo com a intensidade, a frequência e o grau de incapacidade resultante.

0 – Sem dificuldade para se concentrar.
1 –
2 – Dificuldades ocasionais em concluir ou organizar os pensamentos.
3 –
4 – Dificuldades para se concentrar e sustentar o pensamento, que reduzem a capacidade para ler ou manter uma conversa.
5 –
6 – Incapaz de ler ou conversar, a não ser com grande dificuldade.

FORMULÁRIO 4.3.I ■ ESCALA DE DEPRESSÃO DE MONTGOMERY-ÅSBERG (MADRS)

7. Lassidão (representando a dificuldade ou a lentidão para iniciar e realizar atividades rotineiras).

0 – Dificilmente apresenta qualquer dificuldade para iniciar atividades. Sem preguiça.
1 –
2 – Dificuldades para iniciar atividades.
3 –
4 – Dificuldades para começar atividades rotineiras simples, que são realizadas à custa de esforço.
5 –
6 – Lassidão completa. Incapaz de fazer qualquer coisa sem ajuda.

8. Incapacidade de sentir (representando a experiência subjetiva de interesse reduzido pelo ambiente ou por atividades que são normalmente prazerosas). A capacidade de reagir com emoção apropriada às circunstâncias ou às pessoas está reduzida.

0 – Interesse normal pelo ambiente e pelas outras pessoas.
1 –
2 – Capacidade reduzida de desfrutar interesses rotineiros.
3 –
4 – Perda de interesse pelo ambiente. Perda de sentimentos pelos amigos e conhecidos.
5 –
6 – A experiência de estar emocionalmente paralisado, incapaz de sentir raiva, pesar ou prazer e uma falta de sentimentos completa ou mesmo dolorosa em relação a parentes próximos ou amigos.

9. Pensamentos pessimistas (representando pensamentos de culpa, inferioridade, autorreprovação, pecado, remorso e ruína).

0 – Sem pensamentos pessimistas.
1 –
2 – Ideias flutuantes de falha, autorreprovação ou autodepreciação.
3 –
4 – Autoacusações persistentes ou ideias definidas, mas ainda racionais de culpa ou pecado. Progressivamente pessimista sobre o futuro.
5 –
6 – Delírios de ruína, remorso ou pecado irremediável. Autoacusações que são absurdas e inabaláveis.

10. Pensamentos suicidas (representando o sentimento de que não vale a pena viver, que uma morte natural seria bem-vinda, pensamentos suicidas e preparativos para suicídio). Tentativas de suicídio por si só não devem influenciar a avaliação.

0 – Aprecia a vida ou a aceita como ela é.
1 –
2 – Enfastiado de viver. Pensamentos suicidas transitórios.
3 –
4 – Provavelmente seria melhor morrer. Pensamentos suicidas são frequentes e o suicídio é considerado com uma solução possível, mas sem planos ou intenções específicas.
5 –
6 – Planos explícitos para o suicídio quando houver uma oportunidade. Providência para o suicídio.

■ REFERÊNCIAS

1. Montgomery SA, Åsberg M. A new depression scale designed to be sensitive to change. Br J Psychiatry. 1979;134:382-9.
2. Fantino B, Moore N. The self-reported Montgomery-Åsberg depression rating scale is a useful evaluative tool in major depressive disorder. BMC Psychiatry. 2009;9:26.
3. Iannuzzo RW, Jaeger J, Goldberg JF, Kafantaris V, Sublette ME. Development and reliability of the HAMD/MADRS interview: an integrated depression symptom rating scale. Psychiatry Res. 2006;145(1):21-37.
4. Müller-Thomsen T, Arlt S, Mann U, Mass R, Ganzer S. Detecting depression in Alzheimer's disease: evaluation of four diferent scales. Arch Clin Neuropsychol. 2005;20(2):271-6.

5. Zimmerman M, Posternak MA, Chelminski I. Derivation of a definition of remission on the Montgomery-Åsberg depression rating scale corresponding to the definition of remission on the Hamilton rating scale for depression. J Psychiatr Res. 2004;38(6):577-82.
6. Silberman CD, Laks J, Capitão CF, Rodrigues CS, Moreira I, Engelhardt E. Recognizing depression in patients with Parkinson's disease: accuracy and specificity of two depression rating scale. Arq Neuropsiquiatr. 2006;64(2B):407-11.
7. Portugal MG, Coutinho ES, Almeida C, Barca ML, Knapskog AB, Engedal K, et al. Validation of Montgomery-Åsberg rating scale and Cornell scale for depression in dementia in Brazilian elderly patients. Int Psychogeriatr. 2012;24(8):1291-8.
8. Montgomery SA, Smeyatsky N, Ruiter M, Montgomery DB. Profiles of antidepressant activity with the Montgomery-Åsberg depression rating scale. Acta Psychiatr Scand Suppl. 1985;320: 38-42.
9. Dratcu L, Ribeiro LC, Calil HM. Depression assessment in Brazil: the first application of the Montgomery-Åsberg Depression Rating Scale. Br J Psychiatry. 1987;150:797-800.
10. Carneiro AM, Fernandes F, Moreno RA. Hamilton depression rating scale and Montgomery-Åsberg depression rating scale in depressed and bipolar I patients: psychometric properties in a Brazilian sample. Health Qual Life Outcomes. 2015;13:42.
11. Fernandes F, Carneiro AM, Campos RN, Soeiro-de-Souza MG, Barros VB, Moreno RA. SIGMA-VB: validity and reliability of the Brazilian Portuguese version of the Montgomery-Åsberg depression rating scale using the structured interview guide for the MADRS. Braz J Psychiatry. 2019;41(4):297-302.

4.4 INVENTÁRIO DE DEPRESSÃO DE BECK (BDI)
Clarice Gorenstein, Yuan-Pang Wang

O Inventário de Depressão de Beck (BDI) é um instrumento autoaplicável desenvolvido por Beck e colaboradores, em 1961,[1] para avaliar os efeitos da terapia cognitiva em sua clínica.

A versão atual, BDI-II,[2] é um dos instrumentos mais utilizados para avaliação quantitativa da presença e intensidade dos sintomas depressivos.[3]

■ VERSÕES
Ao longo de sua existência, o BDI recebeu várias revisões para aperfeiçoar necessidades clínicas e de pesquisa. A primeira, em 1978, originou o BDI-I$_A$, que se tornou um dos instrumentos de autoavaliação de depressão mais investigados ao redor do mundo.[3] Essa versão foi traduzida e adaptada para o Brasil e passou por diversos estudos de validação.[4,5]

A versão II do BDI[5] foi criada em 1996 a fim de atualizar a escala para refletir os critérios sintomáticos operacionais para diagnosticar um episódio depressivo maior, conforme o DSM-IV. As principais modificações feitas foram:

A os itens correspondentes às "alterações de apetite" e ao "padrão de sono" passaram a incluir também a opção de aumento, e não apenas diminuição desses aspectos;

B o respondente deve pontuar a presença de alguns sintomas típicos de depressão nos últimos 15 dias – humor depressivo e/ou perda de prazer ou capacidade hedônica – com sintomas acessórios, como sintomas vegetativo-comportamentais, cognições depressivas e cognições e comportamentos suicidas.

O BDI-II foi traduzido para mais de 20 idiomas (línguas anglo-saxônicas, europeias e orientais) e contempla versões traduzidas para o português de Portugal e do Brasil.[6] Existem também versões com menos de 21 itens: a forma abreviada, com 13 itens (*short form*, BDI-SF), para uso em pacientes clínicos, e a versão que a substituiu, com sete itens, para atenção primária (BDI-PC), também chamada BDI-FS (*fast screen for medical patients*).

■ DESCRIÇÃO DO INSTRUMENTO
O BDI-II é um inventário de 21 itens, os quais avaliam os seguintes sintomas: tristeza, pessimismo, fracasso, perda de prazer, culpa, punição, autoestima, autocrítica, ideias suicidas, choro, agitação, perda de interesse, indecisão, desvalorização, falta de energia, alterações no padrão de sono, irritabilidade, alterações de apetite, dificuldade de concentração, cansaço e perda de interesse por sexo. Cada item é composto por quatro opções, com pontuação em escala ordinal de 0 a 3, sendo que os escores mais altos representam a maior intensidade do sintoma. A pontuação final refere-se à soma dos escores individuais; o escore total varia de 0 a 63 (Fig. 4.4.1).

■ PÚBLICO-ALVO
A recomendação para o uso do BDI-II, de acordo com o manual, é que seja usado para avaliar a gravidade

da depressão em pacientes adultos e adolescentes a partir dos 13 anos de idade com diagnóstico psiquiátrico.

▌ APLICAÇÃO

A autoaplicação é a forma padronizada de responder o inventário. No entanto, é admissível que o aplicador leia as instruções ao respondente em situações nas quais há dificuldade de leitura (p. ex., baixa acuidade visual, baixo nível educacional, problemas de concentração). No Brasil, o Conselho Federal de Psicologia (CFP) recomenda que sua aplicação e sua interpretação clínica sejam feitas por psicólogos familiarizados com testes educacionais e psicológicos. Não há recomendação de um treinamento específico para sua administração.

A aplicação do BDI-II leva de 5 a 10 minutos, podendo chegar a 15 minutos em condições de aplicação oral. Idosos e pacientes com depressão grave ou transtorno obsessivo-compulsivo frequentemente tendem a levar mais tempo do que a média estipulada para a população normativa. Em geral, o BDI-II tem boa aceitação por parte dos respondentes.

CUIDADOS NA APLICAÇÃO

É conveniente que o aplicador verifique as respostas fornecidas pelo respondente quanto à completude e a marcações duplicadas. Como o inventário é de autoaplicação, o manual recomenda que o administrador confira de antemão se o paciente pode ler e compreender o conteúdo dos itens do BDI-II.

Quando um respondente assinala o mesmo tipo de resposta para cada um dos 21 itens, recomenda-se que o aplicador explique a ele que raramente todos os sintomas são sentidos com o mesmo grau de intensidade, sugerindo a revisão e reconsideração de suas respostas.

Deve-se estar atento à pontuação correta de alterações no padrão de sono (item 16) e de apetite (item 18). Esses dois itens contêm sete opções ordenadas (0, 1a, 1b, 2a, 2b, 3a e 3b) para diferenciar entre aumento e diminuição do comportamento. Os escores possíveis desses dois itens também variam entre 0 e 3.

▌ INTERPRETAÇÃO DAS PONTUAÇÕES

O aplicador deve sempre considerar que a pontuação do BDI-II reflete a gravidade dos sintomas de depressão, mas não o seu diagnóstico clínico. Por ser um instrumento de autopreenchimento, o diagnóstico do episódio depressivo requer avaliação adicional feita por um clínico.

Embora o BDI-II possa ser facilmente aplicado e pontuado, seu resultado deve ser interpretado por um profissional com experiência clínica para indicar uma intervenção terapêutica apropriada. Nem sempre o escore total do instrumento corresponde à gravidade real do quadro clínico. Alguns itens individuais podem contribuir para a média de forma diferente. Os itens 2 (pessimismo) e 9 (pensamentos ou desejos suicidas), em especial,

---

Instruções: Este questionário consiste de 21 grupos de afirmações. Depois de ler cuidadosamente cada frase, escolha aquela em cada grupo que melhor descreve como você tem se sentido **nas duas últimas semanas, incluindo o dia de hoje**. Faça um círculo em torno do número (0, 1, 2 ou 3) da frase que você escolheu em cada grupo. Se várias afirmações num grupo parecerem se aplicar igualmente bem, faça um círculo no número maior. Tenha certeza de que você não escolheu mais de uma frase para qualquer grupo, incluindo o item 16 (alterações no padrão de sono) e item 18 (alterações de apetite).

1. Tristeza		6. Sentimentos de punição	
0	Não me sinto triste.	0	Não acho que estou sendo punido(a).
1	Eu me sinto triste boa parte do tempo.	1	Acho que posso ser punido(a).
2	Estou triste o tempo todo.	2	Eu acho que serei punido(a)
3	Estou tão triste ou infeliz que não consigo suportar.	3	Eu acho que estou sendo punido(a).

FIGURA 4.4.1 ▌ INSTRUÇÕES E EXEMPLOS DE AFIRMAÇÕES CONTIDAS NO BDI-II.
Fonte: Gorenstein e colaboradores.[6]

merecem atenção por serem indicativos de possível risco de suicídio. O manual recomenda que escores acima de 2 ou 3 nesses itens sejam acompanhados de avaliação clínica.[2]

Alguns fatores podem influenciar a pontuação de um instrumento psicométrico para depressão. O efeito de gênero é consistente entre os estudos: os escores médios de respondentes do sexo feminino são significativamente maiores que os do sexo masculino,[2] possivelmente refletindo uma maior prevalência de depressão em mulheres. Na população brasileira, encontrou-se significativamente uma maior pontuação total nas mulheres e uma maior proporção de mulheres sintomáticas em relação à proporção de homens sintomáticos.[6] Além disso, observou-se também o efeito da idade e do nível socioeconômico.[6]

Os pontos de corte estabelecidos nos estudos de validação estão descritos no Quadro 4.4.1.

PARÂMETROS PSICOMÉTRICOS DA VERSÃO ORIGINAL E DA VERSÃO EM PORTUGUÊS

O BDI-II é, provavelmente, um dos instrumentos com mais evidências de confiabilidade e validade demonstradas em diferentes populações e países. Evidências sobre os fatores que afetam a sua pontuação, como gênero, idade, escolaridade, nível socioeconômico e presença de doenças clínicas e psiquiátricas concomitantes são demonstradas em diferentes contextos.[8,9]

CONFIABILIDADE

O BDI-II original apresentou boa confiabilidade, com uma consistência interna (coeficiente alfa de Cronbach) de 0,93 para estudantes universitários e de 0,92 para pacientes psiquiátricos.[2] Sua consistência interna foi de boa a ótima para as versões traduzidas em diferentes idiomas, com coeficientes alfa variando de 0,83 a 0,95.[9]

A estabilidade do instrumento ao longo do tempo, ou a confiabilidade teste-reteste, foi demonstrada pelo autor por meio do coeficiente de correlação intraclasse (r de Pearson) de 0,93 em estudantes universitários. A reaplicação do instrumento em outros estudos internacionais mostrou valores de confiabilidade teste-reteste variando de adequados a ótimos, entre 0,73 e 0,96.

As propriedades psicométricas da versão em português do BDI-II foram analisadas em amostras brasileiras não clínicas recrutadas de diversas fontes da comunidade: estudantes dos ensinos fundamental e médio (pré-adolescentes e adolescentes), universitários, população adulta e população idosa da comunidade da região metropolitana de São Paulo.[6] Na cidade de Porto Alegre, o instrumento foi aplicado em amostras psiquiátricas clínicas e não clínicas.[6]

A confiabilidade para a população brasileira foi considerada ótima, em torno de 0,90.[6] O coeficiente de correlação intraclasse foi de 0,89, com intervalo médio de 15 dias, mostrando boa estabilidade temporal em uma amostra de estudantes universitários.[7]

A média das correlações item-total do BDI-II foi de 0,59, sendo considerada adequada para 17 dos 21 itens da versão em inglês[5] e para 15 questões da versão em português.[6] Esses resultados indicam que seus itens são relativamente homogêneos para avaliar o mesmo construto subjacente.

VALIDADE

Validade de critério

A validade de critério do BDI-II original foi investigada a partir de pacientes diagnosticados por meio de entrevistas clínicas. Como um instrumento de rastreamento para detectar depressão maior, foram estabelecidos os seguintes pontos de corte obtidos pela análise das curvas *Receiver Operating Characte-*

QUADRO 4.4.1 ■ PONTOS DE CORTE DE ACORDO COM O TIPO DE AMOSTRA		
	Pontuação total	Intensidade
Amostras clínicas[5]	0-13 14-19 20-28 29-63	Mínima Leve Moderada Grave
Amostras não clínicas: rastreamento[7]	0-10 11 ou mais	Sem depressão Provável caso de depressão

ristics (ROC), para classificar a intensidade da depressão em pacientes psiquiátricos diagnosticados: 0 a 13, depressão mínima; 14 a 19, depressão leve; 20 a 28, depressão moderada; 29 a 63, depressão grave.[2]

Considerando como padrão-ouro a Entrevista Clínica Estruturada para os Transtornos do DSM (SCID-I), o desempenho da versão em português do BDI-II foi demonstrado a partir dos indicadores sensibilidade e especificidade em uma amostra de adultos da comunidade de São Paulo. O melhor ponto de corte para detectar casos prováveis de depressão foi 10/11, que mostrou uma sensibilidade de 70% dos casos e uma especificidade de 84,4%.[7] A área sob a curva ROC indicou que o instrumento consegue identificar adequadamente 82,1% dos casos prováveis de depressão. Esse desempenho global evidencia a boa capacidade do BDI-II para a detecção dos casos prováveis de depressão em adultos da comunidade. A análise da função discriminante do instrumento em português, calculada pelo método das funções discriminantes canônicas, também se mostrou adequada para discriminar os diversos graus de intensidade de sintomas depressivos.[7]

O pesquisador deverá considerar o ponto de corte de acordo com o tipo de amostra e o objetivo do estudo. Para amostras clínicas do ponto de vista da saúde mental, são usados os pontos de corte sugeridos por Beck e colaboradores;[2] para aquelas não clínicas, tendo em vista que a sensibilidade do instrumento é o componente mais importante no rastreamento, recomenda-se um limiar mais baixo (Quadro 4.4.1). Já para amostras com doenças médicas, a capacidade do inventário para diferenciar entre pacientes com e sem o diagnóstico de depressão pode variar consideravelmente, dependente da doença, do tipo de paciente (ambulatorial ou hospitalizado) e do critério externo padrão-ouro para depressão.[8,10]

Evidências da validade concorrente (convergente e discriminante) do BDI-II foram relatadas por meio dos coeficientes de correlação de Pearson (*r*) entre as pontuações do inventário e as de outros testes psicométricos validados aplicados simultaneamente,[2] como a Escala de Depressão de Hamilton (*r* = 0,71), a Escala de Desesperança de Beck (*r* = 0,68), a Escala de Ideação Suicida (*r* = 0,37), o Inventário de Ansiedade de Beck (*r* = 0,60) e a Escala de Ansiedade de Hamilton (*r* = 0,47). A validade convergente entre o BDI-I e o BDI-II foi alta (*r* variando entre 0,82 e 0,94).

A versão brasileira apresentou boa validade concorrente entre os escores do BDI-II e os obtidos nos instrumentos selecionados. A correlação com instrumentos de rastreamento de transtornos mentais comuns ficou entre 0,67 e 0,89 para o Self-Reporting Questionnaire (SRQ-20) e entre 0,63 e 0,93 para a Escala Breve K10. Para a Escala de Depressão de Montgomery-Åsberg (MADRS) e a Escala de Avaliação de Ansiedade de Hamilton (HAM-A), os resultados também foram significativos (0,75 e 0,67, respectivamente).

Validade de construto

Em geral, o construto coberto pelo BDI-II descreve uma estrutura bidimensional composta por um primeiro fator dominante cognitivo-afetivo e um somato-vegetativo.[2,6] Uma estrutura semelhante composta por dois fatores foi replicada com os dados brasileiros.[6,11]

A tendência atual em psicometria é a adoção da técnica de análise fatorial confirmatória para demonstrar a validade de construto do instrumento. Embora a maioria dos estudos internacionais tenha reproduzido a mesma estrutura bidimensional, alguns deles não obtiveram a mesma estrutura fatorial (variando em termos de número e importância de fatores e distribuição de itens).

Uma metanálise da validade fatorial do BDI-II também confirma a estrutura de dois fatores. No entanto, a existência de um fator geral de depressão (G) foi apoiada pelo bom ajuste do modelo bifatorial alternativo de um fator.[12]

▌ LIMITAÇÕES

O BDI-II apresenta os mesmos problemas de outros inventários autoaplicáveis, nos quais os escores podem ser facilmente exagerados, minimizados ou até falseados pelos respondentes.

Seu uso generalizado em populações clínicas (p. ex., idosos, obesos, pessoas com doenças pulmonares, etc.) pode ser problemático pela maior probabilidade de excesso de sintomas somáticos associados, como fadiga e alterações de sono. A pontuação do BDI-II nesse grupo pode ser elevada mesmo na ausência de sintomas depressivos. Nessas populações, uma alternativa é adotar instrumentos que avaliam somente sintomas cognitivo-afetivos, como a versão breve do BDI (BDI-PC ou BDI-FS) e a Escala Hospitalar de Ansiedade e Depressão (HADS).

As condições de aplicação do instrumento (p. ex., o preenchimento na frente de outras pessoas e o ambiente clínico) podem gerar respostas com viés. Escores dos itens sobre ideação suicida e libido podem estar distorcidos devido ao efeito do constrangimento.

Algumas vezes, o BDI é utilizado inadvertidamente por profissionais da saúde para "diagnosticar" rapidamente os casos de depressão. Embora Aaron Beck não tenha projetado esse instrumento com a finalidade de rastreamento da depressão, há cada vez mais evidências da sua utilidade em estudos populacionais. Por exemplo, em um estudo nacional com mais de 12 mil estudantes universitários em 27 capitais brasileiras,[13] os resultados podem estar afetados por uma menor variabilidade na distribuição dos escores e efeito chão, ou seja, com grande porcentagem de indivíduos pontuando o menor escore da escala.

Apesar da abundância de evidências que favorecem o uso de BDI-II e o contínuo crescimento anual de publicações relacionadas, esse instrumento não é isento de desvantagens. O seu formato de autoaplicação requer que o usuário tenha escolaridade suficiente para compreender as questões, o fato de ser pago limita a sua ampla utilização em diferentes populações e o seu tamanho de 21 itens é considerado longo para uso em rastreamentos na comunidade.

∎ EXPERIÊNCIA DE USO

Ao ampliar a cobertura de sintomas depressivos e acoplar o conceito de depressão maior do DSM-IV, os especialistas consideram que a utilidade clínica do BDI foi melhorada na versão II. Os pontos de corte do BDI-II podem representar uma boa alternativa para a triagem de casos prováveis de depressão, quando seguidos de uma entrevista clínica ou um instrumento diagnóstico.

Entre suas vantagens destacamos sua fácil aplicação (autoaplicação), sua redação simples, a rapidez de pontuação e a boa aceitação pelos usuários, inclusive em estudos epidemiológicos. A receptividade do BDI-II no Brasil, desde a sua validação,[6] foi bastante expressiva. Considerando os estudos publicados acessíveis pelo PubMed (2011-2022), o número de aplicações do BDI-II foi de aproximadamente 27.200, sendo o nosso grupo de pesquisa responsável por mais de metade dos indivíduos avaliados.[6]

Dessa forma, a experiência acumulada nos confere legitimidade para algumas afirmações. Asseguramos que esse uso elevado do BDI-II permitiu uma avaliação mais ampla das suas propriedades psicométricas em diferentes condições, resultando em evidências que confirmam a confiabilidade e a validade da versão em português.

∎ FORMAS DE AQUISIÇÃO

O BDI-II[6] não é um instrumento de domínio público, sendo protegido por direitos autorais. Pode ser adquirido na Editora Pearson.

∎ REFERÊNCIAS

1. Beck AT, Ward CH, Mendelson M, Mock J, Erbaugh J. An inventory for measuring depression. Arch Gen Psychiatry. 1961;4:561-71.
2. Beck AT, Steer RA, Brown GK. BDI-II: Beck depression inventory manual. 2nd ed. San Antonio: Psychological Corporation; 1996.
3. McDowell I. Measuring health: a guide to rating scales and questionnaires. 3rd ed. New York: Oxford University; 2006.
4. Gorenstein C, Andrade L. Validation of a Portuguese version of the Beck Depression Inventory and state-trait anxiety inventory in Brazilian subjects. Braz J Med Biol Res. 1996;29(4):453-7.
5. Wang YP, Andrade LH, Gorenstein C. Validation of the Beck Depression Inventory for a Portuguese-speaking Chinese community in Brazil. Braz J Med Biol Res. 2005;38(3):399-408.
6. Gorenstein C, Wang YP, Argimon IL, Werlang BSG. Manual do Inventário de Depressão de Beck – BDI-II: adaptação brasileira. São Paulo: Casa do Psicólogo; 2011.
7. Gomes-Oliveira MH, Gorenstein C, Lotufo-Neto F, Andrade LH, Wang YP. Validation of the Brazilian Portuguese version of the Beck Depression Inventory-II in a community sample. Rev Bras Psiquiatr. 2012;34(4):389-94.
8. Wang YP, Gorenstein C. Assessment of depression in medical patients: systematic review of the utility of the Beck Depression Inventory-II. Clinics. 2013;68(9):1274-87.
9. Wang YP, Gorenstein C. Psychometric properties of the Beck Depression Inventory-II: a comprehensive review. Rev Bras Psiquiatr. 2013;35(4):416-31.
10. von Glischinski M, von Brachel R. How depressed is "depressed"? A systematic review and diagnostic meta-analysis of optimal cut points for the Beck Depression Inventory revised (BDI-II). Qual Life Res. 2019;28(5):1111-8.
11. Faro A, Pereira CR. Factor structure and gender invariance of the Beck Depression Inventory: second edition (BDI-II) in a community-dwelling sample of adults. Health Psychol Behav Med. 2020;8(1):16-31.
12. Huang C, Chen JH. Meta-analysis of the factor structures of the Beck Depression Inventory-II. Assessment. 2015;22(4):459-72.
13. Sá Junior AR, Andrade AG, Andrade LH, Gorenstein C, Wang YP. Response pattern of depressive symptoms among college students: what lies behind items of the Beck Depression Inventory-II? J Affect Disord. 2018;234:124-30.

4.5 ESCALA DE DEPRESSÃO, ANSIEDADE E ESTRESSE (DASS-21)

Rose Claudia Batistelli Vignola, Adriana Marcassa Tucci, Marcia Maria Pires Camargo Novelli

A Depression, Anxiety and Stress Scale (DASS-21), de Lovibond e Lovibond,[1] foi desenvolvida com o objetivo de medir o sofrimento emocional por meio da avaliação da presença e da gravidade de sintomas de depressão, ansiedade e estresse, de modo independente, em um único instrumento.

VERSÕES

A Escala de Depressão, Ansiedade e Estresse (DASS) é resultado de pesquisas recorrentes sobre medidas de avaliação de estados emocionais convencionalmente definidos, com o objetivo de discriminar e compreender as condições afetivas negativas da depressão e da ansiedade.

A DASS foi desenvolvida a partir das pesquisas de Costello-Comrey e de Beck[1] com dados de escalas de autorrelato coletados entre 1979 e 1990. Esses autores buscavam obter a discriminação máxima entre itens de depressão e ansiedade de forma independente e tinham como objetivo definir as características centrais de cada um dos estados emocionais e remover a sobreposição de itens que dificultavam a diferenciação sintomática da depressão e da ansiedade. Foi nesse processo que identificaram o fator denominado estresse, concebido como um estado persistente de superexcitação emocional e dificuldade contínua em atender às demandas da vida, demonstrando certa afinidade com a ansiedade. Com base no Modelo Tripartido de Ansiedade e Depressão de Clark & Watson,[2] que contempla fatores como afeto negativo (AN), agrupando características de ansiedade e depressão, afeto positivo reduzido (AP), comum na depressão, e hiperestimulação fisiológica (FH), presente na ansiedade, Lovibond e Lovibond[1] desenvolveram um instrumento único para avaliar os sintomas de depressão, ansiedade e estresse. A versão original da DASS, conhecida como versão longa, continha 42 itens, distribuídos em 14 itens que avaliavam depressão, 12 itens para a avaliação de ansiedade e 16 para estresse, destinada a adultos entre 17 e 69 anos. A primeira versão da escala de 42 itens era denominada de Self-Analysis Questionnaire (SAQ).[1]

A DASS-21 – versão curta da DASS – foi derivada da escala original e proporciona uma avaliação mais rápida, usando metade do tempo para ser administrada. Os critérios para selecionar os itens da DASS-42 que compõem a DASS-21 basearam-se nas boas cargas fatoriais, cobertura de todas as escalas dentro de cada subescala e média dos itens. Espera-se que as pontuações da DASS-21 para cada escala sejam próximas da metade exata da pontuação da escala completa.

A versão original da DASS-21 já foi traduzida para aproximadamente 45 idiomas, incluindo português de Portugal, alemão, espanhol, chinês, italiano e japonês. Todas as versões, nos diferentes idiomas, podem ser consultadas no *site* oficial da DASS (http://www2.psy.unsw.edu.au/dass/), além de estudos publicados que demonstram que a DASS-21 possui a mesma estrutura fatorial e resultados semelhantes aos da DASS-42.

No Brasil, até o momento, as versões disponíveis da DASS-21 em português são: a de Vignola e Tucci,[3] validada para adultos a partir da versão original; a de Martins e colaboradores,[4] que é uma versão adaptada da de Vignola e Tucci[3] para adultos acima de 18 anos; a de Patias e colaboradores,[5] que é uma versão para adolescentes; e a de Silva e colaboradores,[6] um estudo para o uso da versão de Vignola e Tucci[3] em adolescentes.

DESCRIÇÃO DO INSTRUMENTO

A DASS-21 é uma escala de autorrelato (Formulário 4.5.I), com 21 itens divididos em três subescalas (depressão, ansiedade e estresse), com sete itens cada, qualificadas em uma escala tipo Likert de quatro pontos (0 a 3). O resultado é obtido pela soma dos escores dos itens de cada subescala e multiplicado por dois. O indivíduo assinala qual afirmação mais se aplicou a ele durante a última semana. A escala de depressão avalia inércia, anedonia, disforia, falta de interesse ou participação, autodepreciação, desvalorização da vida e falta de ânimo. A escala de ansiedade avalia excitação do sistema nervoso autônomo, efeitos músculo-esqueléticos, ansiedade situacional e experiências subjetivas de ansiedade. E a escala de estresse avalia dificuldade para relaxar, excitação nervosa, fácil perturbação, agitação, irritabilidade, reações exageradas, impaciência, tensão persistente e baixa tolerância à frustração.

PÚBLICO-ALVO

A DASS-21[3] não apresenta condição e população específicas às quais se destina, podendo ser usada em amostras e pessoas com condições clínicas e não clínicas com idade igual ou superior a 18 anos.

APLICAÇÃO

O aplicador deve ser um profissional da área da saúde e não requer treinamento especializado. A instrução consta na folha de aplicação – o indivíduo deve assinalar qual afirmação se aplicou a ele durante a última semana. A escala também pode ser apresentada em versão *on-line* e permite que a apuração dos itens seja automatizada. Além disso, ela pode ser lida para que o sujeito a responda oralmente. Nesse caso, deve-se informar ao indivíduo que será lida uma afirmação sobre como ele se sentiu durante a última semana e que ele deverá atribuir uma nota de 0 a 3 para frequência e intensidade, conforme presente na folha de aplicação. O tempo estimado para aplicação é de 8 a 10 minutos.

CUIDADOS NA APLICAÇÃO

Certificar-se de que as instruções e afirmações sejam compreendidas pelo respondente e que a escala seja respondida completamente, sem omissões ou duplicidades. Para fins individuais clínicos, um item faltante não compromete o resultado – calcula-se a média das respostas da subescala em questão e se reavalia as contingências do indivíduo. Para fins de pesquisa, o participante com item faltante deve ser excluído.

O resultado é obtido pela soma dos escores dos itens para cada uma das três subescalas (um modelo de correção simplifica a soma da pontuação[7]). Os escores obtidos na DASS-21 devem ser obrigatoriamente multiplicados por dois para o cálculo do escore final.

▪ INTERPRETAÇÃO DAS PONTUAÇÕES

Considerando a natureza intrinsecamente dimensional da ansiedade e da depressão, que varia em um *continuum* de gravidade, qualquer escore, bem como sua classificação, supõe a necessidade de se avaliar detalhadamente as implicações dos sintomas levantados e o nível de sofrimento relatado pelo indivíduo (pessoal e subjetivo).[1] De acordo com o manual da DASS,[1] uma pessoa que apresente um nível leve de ansiedade, por exemplo, já está acima daqueles indivíduos da população geral que referem sintomas semelhantes, mas abaixo de um nível mais grave de sofrimento emocional que comprometa relativamente seu funcionamento. Entende-se que, para fins de pesquisa, elencar sintomas em leve, moderado, grave ou extremamente grave facilita a classificação, tanto quanto dividir as amostras em "normal" e "clínica". É de fundamental importância cuidar da rotulação de estados emocionais e possíveis "diagnósticos" feitos de forma leviana, de modo que a entrevista clínica, quando possível, enriquece e contextualiza tal classificação. Vale destacar que a DASS-21 é um instrumento de rastreio de sintomas.

Na Tabela 4.5.1 constam os pontos de corte dos escores da classificação da escala. Ressaltamos, contudo, que os escores obtidos devem ser obrigatoriamente multiplicados por dois para o cálculo do escore final e aplicação do corte.

Os pontos de corte a partir dos percentis da escala DASS-21 seguem aqueles obtidos por Lovibond e Lovibond.[1] Ainda não há normatização brasileira para pontos de corte da escala.

▪ PARÂMETROS PSICOMÉTRICOS

CONFIABILIDADE E VALIDADE DA VERSÃO ORIGINAL

A DASS-21 apresenta boas propriedades psicométricas, conforme mostram sua excelente confiabilidade e validade. A Tabela 4.5.2 ilustra a comparação dos valores de alfa de Cronbach entre as versões longa e curta da DASS no estudo original, os quais atestam sua consistência interna com três fatores fixos, garantindo a discriminação dos três estados emocionais medidos em uma única escala.

No estudo comparativo da DASS-21 com o Inventário de Depressão de Beck (BDI) e o Inventário de Ansiedade de Beck (BAI), com 717 estudantes, pôde-se observar correlações altamente consistentes, especialmente entre a subescala ansiedade e o BAI ($r = 0,81$ – com variância de 66%) e entre a subescala depressão e o BDI ($r = 0,74$ – com variância de 55%).[8] Nota-se que as menores correlações entre a DASS e o BDI ($r = 0,58$ e $r = 0,54$) mostram maior grau de validade convergente do que comumente se observa em escalas de autorrelato, conforme apresentado na Tabela 4.5.3.

TABELA 4.5.1 ▪ FAIXAS DE GRAVIDADE E CLASSIFICAÇÃO DE ESCORES DE CORTE DA DASS-21					
	Escore	Percentual	Depressão	Ansiedade	Estresse
Normal/Leve	< 0,5	0-78	0-9	0-7	0-14
Mínimo	0,5-1	78-87	10-13	8-9	15-18
Moderado	1-2	87-95	14-20	10-14	19-25
Grave	2-3	95-98	21-27	15-19	26-33
Muito grave	> 3	98-100	28+	20+	34+

Fonte: Lovibond e Lovibond.[1]

TABELA 4.5.2 ■ **VALORES DE ALFA DE CRONBACH DAS VERSÕES LONGA E CURTA DA DASS**

	Lovibond e Lovibond[7]	Lovibond e Lovibond[1]
	N = 1044 42 itens	N = 717 21 itens
Depressão	0,91	0,81
Ansiedade	0,84	0,83
Estresse	0,90	0,81

Fonte: Lovibond e Lovibond.[1,7]

TABELA 4.5.3 ■ **CORRELAÇÕES ENTRE AS SUBESCALAS DA DASS E O BDI E O BAI – ESTUDO ORIGINAL (N = 717)**

	DASS depressão	DASS ansiedade	DASS estresse	BDI
DASS ansiedade	0,54	–		
DASS estresse	0,56	0,65	–	
BDI	0,74	0,58	0,60	–
BAI	0,54	0,81	0,64	0,59

Fonte: Lovibond e Lovibond.[1]

CONFIABILIDADE E VALIDADE DAS VERSÕES BRASILEIRAS

A versão brasileira da DASS-21[3] foi traduzida e retrotraduzida do original em inglês, adaptada a partir de um grupo-piloto para posterior aplicação em uma amostra não clínica a fim de realizar testes de confiabilidade e de validade.

A confiabilidade da versão brasileira foi atestada por meio de consistência interna, e os valores de alfa de Cronbach obtidos indicam excelente consistência interna para a escala e suas subescalas, como aponta a Tabela 4.5.4.

Quanto à estrutura do construto, considerando três fatores fixos, como a escala original, obteve-se uma distribuição dos itens por subescala bastante pertinente ao modelo original. As cargas fatoriais obtidas por item, por meio da análise fatorial exploratória, garantiram a distribuição dos itens nas subescalas de maneira bastante semelhante ao da escala original, o que legitima a natureza do instrumento, que é a de avaliar três diferentes estados emocionais. O teste KMO, cujo resultado foi 0,95, atesta a alta adequação do modelo.

VALIDADE

Critério, concorrente e de construto

Para validar a DASS-21 para o português do Brasil, foram usados instrumentos também validados no País: o BDI, o BAI[9] e o Inventário de Sintomas de Estresse para Adultos de Lipp (ISSL), para avaliação de estresse.[10] Como não existem escalas estritamente comparáveis à subescala DASS de estresse, optou-se

TABELA 4.5.4 ■ **RESULTADOS DA CORRELAÇÃO DA DASS-21 COM O BDI, O BAI E A LIPP**

	r	p
BDI/Depressão	0,86	<0,001
BAI/Ansiedade	0,80	<0,001
LIPP/Estresse	0,74	<0,001

BDI: Inventário de Depressão de Beck; BAI: Inventário de Ansiedade de Beck; LIPP: Escala de Estresse Marilda Lipp.

por compará-la com um instrumento nacional, construído e validado para a população brasileira e amplamente utilizado em pesquisas.

A correlação da DASS-21 com as demais escalas também foi alta, conforme apresentado na Tabela 4.5.4.

Na análise das correlações da DASS-21 com as escalas padrão-ouro, é importante destacar que os valores obtidos são excelentes e atestam em favor da sua validade. Outro aspecto que merece destaque é que o estudo brasileiro incluiu a análise de validação do domínio de estresse (ISSL), o qual não foi explorado no estudo original.

Na Tabela 4.5.5 constam os valores dos alfas de Cronbach para cada subescala da DASS-21 encontrados nos estudos mais relevantes de Brasil e Portugal, corroborando os encontrados no estudo de validação da DASS-21 no Brasil por Vignola e Tucci.[3]

De modo geral, os valores de alfa obtidos pelo estudo brasileiro[3] são superiores àqueles das versões da DASS-21 tanto no Brasil quanto em Portugal.

A versão de Martins e colaboradores,[4] que adaptou a versão de Vignola e Tucci,[3] conciliando-a à versão de Portugal,[11] usou modelo de regressão e análise fatorial confirmatória, e obteve resultados que corroboram o modelo de três fatores e validam seu uso para a população brasileira. O Comparative Fit Index (CFI) encontrado foi de 0,96, e o Tucker Lewis Index (TLI), de 0,97.

É difícil mensurar a validade discriminante entre depressão, ansiedade e estresse, justamente pela já discutida sobreposição clínica dos sintomas de cada um desses estados, especialmente quando estudados do ponto de vista dimensional. Portanto, é esperada alta correlação entre os itens das subescalas (entendidos aqui como estados emocionais), que de maneira coerente justifica e explica a base teórica do construto, o modelo tripartido. Discussões a respeito de um construto de fator único ou mesmo dois fatores já não fazem sentido e foram esgotadas, tanto em estudos no Brasil quanto em outros países.

A DASS-21 versão português do Brasil é a única escala validada no País que avalia três estados emocionais diferentes em um único instrumento.

■ EXPERIÊNCIA DE USO

A DASS-21 é uma escala única, curta, bastante útil na detecção e avaliação de sintomas de depressão, ansiedade e estresse, de rápida aplicação e aferição fácil. Desde a validação brasileira, inúmeros estudos têm sido conduzidos para avaliar sintomas emocionais, intervenções e prevalência desses sintomas na população brasileira, com cerca de 490 citações da escala ou de seu estudo no PubMed, o que demonstra seu grande uso em pesquisa. É um instrumento de fácil manejo, especialmente para avaliação em intervenções cognitivo-comportamentais, serviços de triagem e ambulatorial. Até o momento, mais de 200 artigos científicos já foram publicados (PubMed), tendo por base a avaliação da saúde mental na pandemia de covid-19, no Brasil e no mundo, com o uso da DASS-21.

■ LIMITAÇÕES

Há que se ter cautela no uso dos escores da DASS-21 como critério único para se detectar a presença ou ausência de quadros de depressão, ansiedade e estresse, ou na tomada de decisões clínicas.[1] Altas pontuações indicam possível nível de sofrimento

TABELA 4.5.5 ■ VALORES DE ALFA DE CRONBACH DE ESTUDOS DE VALIDAÇÃO DA DASS-21 EM LÍNGUA PORTUGUESA

	Estudos do Brasil			Estudos de Portugal		
	Vignola e Tucci[3] N = 242	Silva e colaboradores[6] N = 310	Patias e colaboradores[5] N = 422	Apóstolo e colaboradores[11] N = 101	Pinto e colaboradores[12] N = 280	Pais e colaboradores[13] N = 200
Depressão	0,92	0,88	0,90	0,90	0,88	0,85
Ansiedade	0,85	0,80	0,83	0,86	0,83	0,74
Estresse	0,90	0,77	0,86	0,88	0,86	0,82
Total	0,95	0,88	–	0,95	–	–

($x^2 = 3542,253$; $p < 0,01$)

do paciente, ao mesmo tempo, baixos escores não devem ser subestimados, exigindo uma abrangente entrevista clínica ou o uso de instrumentos de diagnóstico. Embora a escala possa ajudar no diagnóstico dos estados emocionais de depressão, ansiedade e estresse, ela não foi concebida para esse fim, já que não contempla a gama de sintomas típicos da depressão, como dificuldades de sono, ideação suicida ou dificuldades sexuais, que precisam ser avaliados de forma independente. Para diagnóstico, é indispensável a realização de entrevista clínica completa.

■ FORMAS DE AQUISIÇÃO

A DASS-21 é de domínio público, dispensa a autorização de uso pelos autores desde que eles sejam citados.

FORMULÁRIO 4.5.I ■ ESCALA DE DEPRESSÃO, ANSIEDADE E ESTRESSE (DASS-21)

Por favor, leia cuidadosamente cada uma das afirmações abaixo e circule o número apropriado 0, 1, 2, ou 3 que indique o quanto ela se aplicou a você durante a última semana, conforme indicação a seguir:

0 Não se aplicou de maneira alguma
1 Aplicou-se em algum grau, ou por pouco tempo
2 Aplicou-se em algum grau considerável, ou por uma boa parte do tempo
3 Aplicou-se muito, ou na maioria do tempo

1. Achei difícil me acalmar	0	1	2	3
2. Senti minha boca seca	0	1	2	3
3. Não consegui vivenciar nenhum sentimento positivo	0	1	2	3
4. Tive dificuldade em respirar em alguns momentos (ex. respiração ofegante, falta de ar, sem ter feito esforço físico)	0	1	2	3
5. Achei difícil ter iniciativa para fazer as coisas	0	1	2	3
6. Tive a tendência de reagir de forma exagerada às situações	0	1	2	3
7. Senti tremores (ex. nas mãos)	0	1	2	3
8. Senti que estava sempre nervoso	0	1	2	3
9. Preocupei-me com situações em que eu pudesse entrar em pânico e parecesse ridículo(a)	0	1	2	3
10. Senti que não tinha nada a desejar	0	1	2	3
11. Senti-me agitado	0	1	2	3
12. Achei difícil relaxar	0	1	2	3
13. Senti-me depressivo(a) e sem ânimo	0	1	2	3
14. Fui intolerante com as coisas que me impediam de continuar o que eu estava fazendo	0	1	2	3
15. Senti que ia entrar em pânico	0	1	2	3
16. Não consegui me entusiasmar com nada	0	1	2	3
17. Senti que não tinha valor como pessoa	0	1	2	3
18. Senti que estava um pouco emotivo/sensível demais	0	1	2	3
19. Sabia que meu coração estava alterado mesmo não tendo feito nenhum esforço físico (ex. aumento de frequência cardíaca, disritmia cardíaca)	0	1	2	3
20. Senti medo sem ter motivo	0	1	2	3
21. Senti que a vida não tinha sentido	0	1	2	3

Versão traduzida e validada para o português do Brasil por Vignola e Tucci.[3]

REFERÊNCIAS

1. Lovibond SH, Lovibond PF. Manual for the depression anxiety stress scales. 4th ed. Sydney: Psychology Foundation of Australia; 2004.
2. Clark LA, Watson D. Tripartite model of anxiety and depression: psychometric evidence and taxonomic implications. J Abnorm Psychol. 1991;100(3):316-36.
3. Vignola RCB, Tucci AM. Adaptation and validation of the Depression, Anxiety and Stress Scale (DASS) to Brazilian Portuguese. J Affect Disord. 2014;155:104-9.
4. Martins BG, Silva WR, Maroco J, Campos JADB. Escala de depressão, ansiedade e estresse: propriedades psicométricas e prevalência das afetividades. J Bras Psiquiatr. 2019;68(1):32-41.
5. Patias ND, Machado WL, Bandeira DR, Dell'Aglio DD. Depression Anxiety and Stress Scale (DASS-21) – short form: adaptação e validação para adolescentes brasileiros. Psico-USF. 2016;21(3):459-69.
6. Silva HA, Passos MHP, Oliveira VMA, Palmeira AC, Pitangui ACR, Araújo RC. Short version of the Depression Anxiety Stress Scale-21: is it valid for Brazilian adolescents? Einstein. 2016;14(4):486-93.
7. Lovibond SH, Lovibond PF. Depression Anxiety Stress Scales (DASS) [Internet]. Sydney: University of New South Wales; 2022 [capturado em 21 abr. 2023]. Disponível em: http://www2.psy.unsw.edu.au/dass/.
8. Lovibond PF, Lovibond SH. The structure of negative emotional states: comparison of the Depression Anxiety Stress Scales (DASS) with the Beck Depression and Anxiety Inventories. Behav Res Ther. 1995;33(3):335-43.
9. Cunha JA. Manual da versão em português das Escalas de Beck. São Paulo: Casa do Psicólogo; 2011.
10. Lipp M. Manual de inventário de sintomas de stress para adultos de Lipp (ISSL). 3. ed. São Paulo: Casa do Psicólogo; 2005.
11. Apóstolo JLA, Mendes AC, Azeredo ZA. Adaptação para a língua portuguesa da Depression, Anxiety and Stress Scale (DASS). Rev Latino-Am Enfermagem. 2006;14(06):863-71.
12. Pinto JC, Martins P, Pinheiro TB, Oliveira AC. Ansiedade, depressão e stresse: um estudo com jovens adultos e adultos portugueses. Psicol Saúde Doenças. 2015;16(2):148-63.
13. Pais JLR, Honrado A, Leal I. Contribuição para o estudo da adaptação portuguesa das escalas de Ansiedade, Depressão e Stress (EADS) de 21 itens de Lovibond e Lovibond. Psicol Saúde Doenças. 2004;5(2):229-39.

4.6 ESCALA HOSPITALAR DE ANSIEDADE E DEPRESSÃO (HADS)

Flávia de Lima Osorio, Ana Paula Casagrande Silva-Rodrigues, Maira Morena Borges

A Escala Hospitalar de Ansiedade e Depressão (HADS) é um instrumento breve e autoaplicável proposto por Zigmond e Snaith,[1] que rastreia de maneira quantitativa a presença de sintomas de ansiedade e depressão. Tem como objetivo identificar alterações leves da afetividade em ambientes não psiquiátricos, sendo uma das escalas mais utilizadas, mundialmente, em hospital geral. Destaca-se por não avaliar sintomas vegetativos, os quais podem ocorrer em doenças físicas, evitando a presença de confundidores no rastreamento. Além disso, a parcimônia no número de itens favorece a praticidade na sua aplicação.

VERSÕES

Desde a sua publicação, em 1983, na língua inglesa, a versão original da HADS não passou por modificações que produzissem novas versões. No entanto, foi traduzida e adaptada transculturalmente para inúmeros idiomas de países de todos os continentes, inclusive para árabe, hebraico, chinês, japonês e urdu. No Brasil, foi traduzida e adaptada para o português por Botega e colaboradores.[2]

DESCRIÇÃO DO INSTRUMENTO

A HADS é composta por 14 itens, divididos em duas subescalas: HADS-Ansiedade (HADS-A), com sete itens referentes à avaliação da ansiedade, e HADS-Depressão (HADS-D), com sete itens relativos à avaliação da depressão. A HADS-A tem como foco sintomas de ansiedade generalizada, e a HADS-D, sintomas de anedonia. Os itens são respondidos com base em uma escala Likert de quatro pontos (0-3), graduados de "ausente" a "muito frequente". A Figura 4.6.1 apresenta os itens que compõem cada subescala da HADS.

PÚBLICO-ALVO

A HADS foi desenvolvida originalmente para aplicação em pacientes adultos com doenças físicas em acompanhamento em hospital geral. Entretanto, diversos estudos têm demonstrado a sua aplicabilidade também com amostras da comunidade e de pacientes psiquiátricos e da atenção primária.[3] Na Inglaterra, um estudo avaliou as qualidades psicométricas da escala para uso em adolescentes, que se mostrou adequada para discriminação de transtornos ansiosos ou depressivos nessa população.[4]

APLICAÇÃO

Trata-se de uma escala breve, autoaplicável, cujo preenchimento se dá em aproximadamente 4 minutos.[2] Solicita-se ao paciente que responda aos itens com base em como tem se sentindo na última semana (últimos sete dias). Em cada questão, o indivíduo deve responder sobre a presença e a frequência dos sintomas, escolhendo uma das quatro possibilidades de resposta.

Como em todo instrumento autoaplicado, é necessário que o administrador certifique-se sobre a capacidade de leitura e compreensão do paciente em relação ao conteúdo das questões antes de iniciar seu uso. Embora a autoaplicação seja a forma padronizada de responder à HADS, é possível realizar a aplicação de forma assistida, de maneira a contornar problemas de compreensão por parte do respondente, por exemplo, em situações nas quais haja dificuldade de leitura, baixa escolaridade e baixa acuidade visual. Nessas circunstâncias, as questões podem ser lidas em voz alta pelo administrador.

Mesmo sendo facilmente aplicada e pontuada, a HADS deve ser utilizada por um profissional com experiência clínica, familiarizado com o uso de instrumentos e escalas de avaliação, de forma que esteja treinado para a aplicação do instrumento, correção e sua correta interpretação. Recomenda-se, ainda, que ao final da aplicação, o administrador verifique as respostas fornecidas pelo respondente, a fim de evitar que itens fiquem sem resposta ou com marcações duplicadas. Além disso, quando identificado que foi assinalado o mesmo tipo de resposta em todos os itens da escala, é conveniente que o respondente seja orientado a realizar a revisão e reconsideração de suas respostas, uma vez que raramente todos os sintomas são sentidos com as mesmas intensidade e frequência.

■ INTERPRETAÇÃO DAS PONTUAÇÕES

O escore total para cada subescala varia entre 0 e 21 pontos. De acordo com o estudo psicométrico do instrumento para a população brasileira,[2] para cada subescala, adota-se o ponto de corte 8/9. Assim, o escore de 0 a 8 caracteriza ausência de sintomas de ansiedade, e escore maior ou igual a 9, a presença de sintomas na HADS-A. O mesmo se aplica à HADS-D: escore de 0 a 8 indica ausência de sintomas de depressão, e escore de 9 ou mais, a presença de sintomas. O administrador deve considerar que essa pontuação reflete a intensidade/frequência dos sintomas de ansiedade e depressão, mas não o seu diagnóstico clínico.

Botega e colaboradores[2] propõem a possibilidade de as escalas terem validades convergentes, deixando de discriminar ansiedade de depressão, o que levou alguns autores a defenderem a soma de todos os 14 itens da HADS, produzindo uma medida única de morbidade. Para essa condição, o escore total varia de 0 a 42 pontos e, embora o estudo não

---

HADS-A
Eu me sinto tenso ou contraído.
Eu sinto uma espécie de medo, como se alguma coisa ruim fosse acontecer.
Estou com a cabeça cheia de preocupações.
Consigo ficar sentado à vontade e me sentir relaxado.
Eu tenho uma sensação ruim de medo, como um frio na barriga ou um aperto no estômago.
Eu me sinto inquieto, como eu se não pudesse ficar parado em lugar nenhum.
De repente, tenho a sensação de entrar em pânico.

HADS-D
Eu ainda sinto gosto pelas mesmas coisas de antes.
Dou risada e me divirto quando vejo coisas engraçadas.
Eu me sinto alegre.
Eu estou lento para pensar e fazer as coisas.
Eu perdi o interesse em cuidar da minha aparência.
Fico esperando animado as coisas boas que estão por vir.
Consigo sentir prazer quando assisto a um bom programa de televisão, de rádio ou quando leio alguma coisa.

FIGURA 4.6.1 ■ ITENS QUE COMPÕEM AS SUBESCALAS DA HADS.

estabeleça um ponto de corte para a interpretação dessa medida, reforça que, na interpretação dos dados por subescalas, o escore deve ser interpretado com cautela, podendo, assim, ser preferível o uso do instrumento como uma medida geral de sofrimento.[2]

Por se tratar de um instrumento de rastreio, sugere-se uma avaliação adicional por um especialista para melhor definição de um possível diagnóstico.

■ PARÂMETROS PSICOMÉTRICOS DA VERSÃO ORIGINAL E DA VERSÃO EM PORTUGUÊS

O estudo original de proposição do instrumento[1] foi conduzido com uma amostra de 100 participantes, cujos dados sugeriram uma estrutura bifatorial (fatores ansiedade e depressão). Além disso, uma pontuação igual ou superior a 8 na subescala específica indicaria a presença de um possível quadro de ansiedade/depressão, e uma pontuação igual ou superior a 11, a presença de um provável diagnóstico desses transtornos.

A aceitabilidade do instrumento por parte dos pacientes se mostrou excelente, e a escala passou a ser amplamente utilizada em diferentes contextos de pesquisa em serviços de atenção à saúde (clínico, cirúrgico, psiquiátrico e de atenção básica). Até o momento, o estudo original foi citado mais de 46 mil vezes e, em uma rápida busca em registros de base de dados, mais de 6 mil artigos foram encontrados associados ao instrumento, seja avaliando suas qualidades psicométricas ou demonstrando a sua aplicabilidade.

No Brasil, a escala foi traduzida e adaptada para o português por Botega e colaboradores,[2] tendo por referência uma amostra de 78 pacientes internados em enfermarias de clínica médica, especialmente com doenças cardíacas, hematológicas e infecciosas e neoplasias. Nesse estudo, a HADS-A apresentou consistência interna de 0,68, e a HADS-D, de 0,77. A validade convergente foi aferida tendo por referência uma escala de gravidade de sintomas e os valores encontrados foram de 0,44 e 0,67 para a HADS-A e HADS-D, respectivamente. O estudo referente ao ponto de corte apontou que, para o ponto de corte 7/8, a sensibilidade e a especificidade da HADS-A foram de 93,7% e 54,8%, enquanto para a HADS-D foram de 84,6% e 86,5%. Para o ponto de corte 8/9, observou-se um aumento mais expressivo da especificidade, sobretudo para a subescala de ansiedade (HADS-A: sensibilidade de 93,7% e especificidade de 84,6%; HADS-D: sensibilidade de 72,6% e especificidade de 90,3%). O estudo mostrou ainda que as subescalas são convergentes e não discriminantes entre si.

Posteriormente, Botega e colaboradores[5] avaliaram as qualidades psicométricas da escala em uma amostra de 56 pacientes em tratamento ambulatorial para epilepsia e 56 acompanhantes, que compuseram o grupo-controle. No estudo, o ponto de corte 7/8 foi o que melhor equilibrou os parâmetros de sensibilidade e especificidade: HADS-A – sensibilidade de 74,0% e especificidade de 74,2%; HADS-D – sensibilidade de 85,7% e especificidade de 72,4%. As variáveis sexo, escolaridade, situação conjugal e ocupação não mostraram influência em relação à pontuação.

Ainda em relação aos estudos brasileiros, pode-se destacar o conduzido por Castro e colaboradores,[6] no qual 91 pacientes com dor crônica foram avaliados. Para esse contexto, o ponto de corte 8 para a HADS-A mostrou sensibilidade de 91,7% e especificidade de 41,8%, enquanto o ponto de corte 9 para a HADS-D mostrou sensibilidade de 73,3% e especificidade de 67,2%. No estudo de Faro,[7] com amostra da população geral (N = 690), a análise fatorial confirmatória da estrutura interna evidenciou que tanto a estrutura de dois fatores correlacionados (ansiedade e depressão) quanto a de um fator de segunda ordem foram apropriadas. Contudo, o instrumento mostrou boa sensibilidade (> 68%), mas inadequada especificidade (< 27%), o que aumenta a chance da identificação de falsos positivos. Mais recentemente, Andrade[8] avaliou 71 pacientes sobreviventes de cuidados intensivos (internados em centros de terapia intensiva [CTIs] por motivos clínicos por cerca de seis dias), após quatro meses da alta. A taxa de acurácia diagnóstica, tendo por referência uma entrevista estruturada aplicada por um médico, foi de 85% para a HADS-A e de 76% para a HADS-D.

Em nível mundial, várias revisões sistemáticas da literatura e metanálises agruparam os principais indicadores psicométricos da escala. Na revisão conduzida por Herrmann,[9] bons indicadores de consistência interna e de confiabilidade teste-reteste (> 0,80) já haviam sido retratados, além de capacidade preditiva, uma vez que a escala foi sensível para captar as mudanças nos sintomas relacionadas às intervenções farmacológicas e psicossociais. Na revisão de atualização conduzida por Bjelland e colaboradores,[10] 71 artigos psicométricos foram analisados, e os resultados apontaram para adequação da consistência interna (alfa de Cronbach de 0,67 a 0,93) e validade convergente com outros instrumentos de rastreio de ansiedade e depressão

(0,49 a 0,83). O melhor balanço entre a sensibilidade e a especificidade foi alcançado com o ponto de corte 8 (em média 80%), levando à conclusão de que a HADS era apropriada para avaliar a severidade e a presença de indicadores de ansiedade e depressão em pacientes somáticos, psiquiátricos, de cuidados primários e até mesmo da população geral.

Na metanálise conduzida por Norton e colaboradores,[11] a estrutura latente da HADS foi avaliada a partir de amostras de 28 estudos, sendo que o modelo bifatorial composto por um fator geral de sofrimento/angústia e dois fatores ortogonais (ansiedade e depressão) foi o mais apropriado, os quais explicaram, respectivamente, 73%, 11% e 16% da variância dos dados. Diante desses achados, foi recomendado pelos autores o uso do instrumento como uma medida geral de sofrimento.

Mais recentemente, o ponto de corte mais apropriado para a HADS-D foi alvo de uma nova revisão sistemática com metanálise (57 estudos),[12] a qual sugeriu que o ponto de corte maior ou igual a 7 é aquele que melhor favorece a sensibilidade (82%) e a especificidade (78%).

Destaca-se, por fim, que em estudos específicos com a população oncológica, a HADS, apesar de ter sido a escala mais utilizada, apresenta limitações em relação à variabilidade do ponto de corte, o que prejudica a sua utilidade como instrumento de rastreio. A escala é pouco recomendada para pacientes em estádio avançado ou em cuidados paliativos.[13]

▪ EXPERIÊNCIA DE USO

A aplicabilidade da HADS se dá em contextos clínicos, da comunidade e psiquiátricos. No contexto clínico, encontra-se o maior número de publicações, nas quais a escala é utilizada como medida de rastreio de sintomas nos mais diversos cenários. No ambiente hospitalar, pode-se citar o seu uso em pacientes com condições clínicas de alta complexidade, como casos oncológicos,[13] de pós-internação em CTIs,[14] de doenças autoimunes,[15] entre outras patologias. Na atenção primária e secundária, entretanto, ainda são poucos os estudos que fazem o uso da HADS como instrumento de medida, tendo papel secundário em pesquisas que objetivam avaliar, por exemplo, a eficácia de programas de cuidado e melhora da qualidade de vida de pacientes com doenças crônicas ou em reabilitação.[16]

No contexto comunitário, pode-se observar estudos que utilizaram a HADS para avaliar sintomas de ansiedade e depressão durante a pandemia de covid-19 em diversas populações, como cuidadores de idosos[17] e universitários.[18] Com amostra de adolescentes, a escala foi utilizada para investigação da associação entre sintomas ansiosos e depressivos com imagem corporal e autoestima.[19] Pode-se citar, ainda, estudos no contexto esportivo, no qual a HADS foi utilizada para investigar as correlações entre aspectos sociodemográficos, atléticos e de saúde de jogadores de futebol das categorias de base sub-20.[20]

Experiências em contextos psiquiátricos são mais escassas. Em nível internacional, podem-se destacar estudos que utilizaram a HADS para avaliar, por exemplo, as associações entre sintomas gastrintestinais e sintomas depressivos em pacientes com transtorno bipolar,[21] ou entre sintomas de ansiedade e o uso problemático de *smartphones* em pacientes com esquizofrenia.[22]

▪ LIMITAÇÕES

Como limitações para seu uso no contexto brasileiro, pode-se destacar o restrito número de estudos psicométricos, os quais foram conduzidos com amostras pequenas e com pouca variabilidade em relação ao cenário clínico de recrutamento. São necessários estudos mais amplos e com amostras diversificadas para que, por exemplo, indicadores normativos possam ser estabelecidos, o que ampliaria o seu uso no contexto clínico. Estudos com amostras comunitárias também são desejáveis em nossa realidade.

Ademais, o uso dos pontos de corte estabelecidos deve ser feito com cautela para a avaliação de sintomas específicos de ansiedade e depressão, ponderando, em alguns cenários, o melhor uso do instrumento como uma medida geral de sofrimento.

▪ CONSIDERAÇÕES FINAIS

A HADS é um instrumento com ampla aceitação nos contextos nacional e internacional, destacando-se como uma das principais escalas para avaliação de sintomas afetivos. Tem sua indicação referendada para o contexto clínico hospitalar, por suas características de brevidade, facilidade de aplicação e interpretação. Seu uso pode ser estendido para diversos contextos comunitários e até mesmo psiquiátricos. Pode ser uma medida útil para rastreio de sintomas depressivos e de ansiedade e também como um indicador de sofrimento psíquico.

▪ FORMAS DE AQUISIÇÃO

A HADS é um instrumento de domínio público e sua versão adaptada para o português do Brasil pode ser acessada no estudo de Botega e colaboradores,[2] publicado na *Revista de Saúde Pública*.

REFERÊNCIAS

1. Zigmond AS, Snaith RP. The hospital anxiety and depression scale. Acta Psychiatr Scand. 1983;67(6):361-70.
2. Botega NJ, Bio MR, Zomignani MA, Garcia Jr C, Pereira WAB. Transtornos do humor em enfermaria de clínica médica e validação de escala de medida (HAD) de ansiedade e depressão. Rev Saúde Pública. 1995;29(5):359-63.
3. Snaith RP. The Hospital Anxiety and Depression Scale. Health Qual Life Outcomes. 2003;1:29.
4. White D, Leach C, Sims R, Atkinson M, Cottrell D. Validation of the Hospital Anxiety and Depression Scale for use with adolescents. Br J Psychiatry. 1999;175:452-4.
5. Botega NJ, Pondé MP, Medeiros P, Lima MG, Guerreiro CAM. Validação da Escala Hospitalar de Ansiedade e Depressão (HAD) em pacientes epiléticos ambulatoriais. J Bras Psiquiatr. 1998;47(6):285-9.
6. Castro MMC, Quarantini L, Batista-Neves S, Kraychete DC, Daltro C, Miranda-Scippa A. Validade da Escala Hospitalar de Ansiedade e Depressão em pacientes com dor crônica. Rev Bras Anestesiol. 2006;56(5):470-7.
7. Faro A. Análise fatorial confirmatória e normatização da Hospital Anxiety and Depression Scale (HADS). Psic Teor Pesq. 2015;31(3):349-53.
8. Andrade JMS. Escala HADS: é útil para o rastreamento de ansiedade e de depressão em ambulatório pós-unidade de terapia intensiva? [dissertação]. Porto Alegre: Universidade Federal de Ciências da Saúde; 2019.
9. Herrmann C. International experiences with the Hospital Anxiety and Depression Scale: a review of validation data and clinical results. J Psychosom Res. 1997;42(1):17-41.
10. Bjelland I, Dahl AA, Haug TT, Neckelmann D. The validity of the Hospital Anxiety and Depression Scale: an updated literature review. J Psychosom Res. 2002;52(2):69-77.
11. Norton S, Cosco T, Doyle F, Done J, Sacker A. The Hospital Anxiety and Depression Scale: a meta confirmatory factor analysis. J Psychosom Res. 2013;74(1):74-81.
12. Wu Y, Levis B, Sun Y, He C, Krishnan A, Neupane D, et al. Accuracy of the Hospital Anxiety and Depression Scale Depression subscale (HADS-D) to screen for major depression: systematic review and individual participant data meta-analysis. BMJ. 2021;373:n972.
13. Wakefield CE, Butow PN, Aaronson NA, Hack TF, Hulbert-Williams NJ, Jacobsen PB. Patient-reported depression measures in cancer: a meta-review. Lancet Psychiatry. 2015;2(7):635-47.
14. Nikayin S, Rabiee A, Hashem MD, Huang M, Bienvenu OJ, Turnbull AE, et al. Anxiety symptoms in survivors of critical illness: a systematic review and meta-analysis. Gen Hosp Psychiatry. 2016;43:23-9.
15. Moustafa AT, Moazzami M, Engel L, Bangert E, Hassanein M, Marzouk S, et al. Prevalence and metric of depression and anxiety in systemic lupus erythematosus: a systematic review and meta-analysis. Semin Arthritis Rheum. 2020;50(1):84-94.
16. Cheng KKF, Lim YTE, Koh ZM, Tam WWS. Home-based multidimensional survivorship programmes for breast cancer survivors. Cochrane Database Syst Rev. 2017;8(8):CD011152.
17. Carrillo-Cervantes AL, Medina-Fernández IA, Carreño-Moreno S, Chaparro-Díaz L, Cortéz-González LC, Medina-Fernández JA. Loneliness, anxiety, depression, and adoption of the role of caregiver of older adults with chronic diseases during COVID-19. Aquichan. 2022; 22(3):e2234.
18. Perissotto T, Silva TCRP, Miskulin FPC, Pereira MB, Neves BA, Almeida BC, et al. Mental health in medical students during COVID-19 quarantine: a comprehensive analysis across year-classes. Clinics. 2021;76:e3007.
19. Silva BFP, Vitti LS, Enumo SRF, Faro A. Do self-esteem and gender help explain depressive and/or anxiety symptoms in adolescents? Rev Psicol. 2022;40(1):579-601.
20. Rodrigues AFA, Barbosa LNF, Gomes PCS, Nóbrega FAF. Evaluation of anxiety and depression symptoms among u-20 soccer athletes in Recife-PE: a cross-sectional study. Rev Bras Med Esporte. 2023;29:e2021_0385.
21. Karling P, Maripuu M, Wikgren M, Adolfsson R, Norrback KF. Association between gastrointestinal symptoms and affectivity in patients with bipolar disorder. World J Gastroenterol. 2016;22(38):8540-48.
22. Lee JY, Chung YC, Kim SY, Kim JM, Shin IS, Yoon JS, et al. Problematic smartphone use and related factors in young patients with schizophrenia. Asia Pac Psychiatry. 2019;11(3):e12357.

4.7 INSTRUMENTOS DE AVALIAÇÃO DE DEPRESSÃO PÓS-PARTO

António Alvim Soares, Mayra Brancaglion, Humberto Corrêa

O pós-parto é um período em que muitas mulheres apresentam queixas de alguma perturbação emocional ou cognitiva. Estudos mostraram um aumento significativo no número de internações psiquiátricas nos três meses subsequentes ao parto,[1] e os transtornos psiquiátricos e o suicídio, em particular, foram as principais causas de morte materna no Reino Unido, 28% desses óbitos decorrentes de suicídio ocorrendo no período perinatal.[2]

Tradicionalmente, a depressão pós-parto (DPP) é conceituada como um subtipo do transtorno depressivo maior (TDM), apesar de estudos mostrarem que ambas as condições diferem por a primeira estar associada à idade de início dos sintomas mais precoce e a maior prejuízo social.[3] Mulheres com DPP, quando comparadas a mulheres deprimidas fora do período puerperal, tendem a apresentar-se com maiores queixas ansiosas e medo de ferir o bebê, bem como demoram mais para responder às intervenções farmacológicas, necessitando, por vezes, de doses mais altas de medicamentos.[4]

A DPP costuma ser negligenciada tanto por pacientes quanto por profissionais da área da saúde. Em alguns estudos, a taxa de não detecção desses quadros pode chegar a 50%.[5]

A *Classificação internacional de doenças e outros problemas relacionados à saúde* (CID-11)[6] considera a DPP uma síndrome comportamental associada a um transtorno fisiológico ou fator físico, codificando-a como F53.0, sob a denominação "transtornos mentais e de comportamento, leves, associados ao puerpério, não classificados em outros locais", devendo ser empregada quando os sintomas tiverem início nas seis primeiras semanas após o parto.

O *Manual diagnóstico e estatístico de transtornos mentais* (DSM-5)[7] não reconhece a DPP como um diagnóstico separado; em vez disso, as pacientes devem satisfazer os critérios para um episódio depressivo maior e os critérios para o especificador "com início no periparto", aplicados quando o início dos sintomas se dá durante a gravidez ou no período de quatro semanas subsequentes ao parto (Quadro 4.7.1). A intensidade dos sintomas e a prevalência de pacientes acometidas por transtornos psiquiátricos após a gestação ainda vêm sendo estudadas e amplamente discutidas.

Cantilino[8] realizou uma revisão sistemática da literatura sobre a DPP no Brasil, incluindo 10 estudos nos quais a taxa de prevalência de DPP variou entre 7,2 e 43%. Segundo esses autores, a variação observada pode ser explicada por fatores culturais e, principalmente, pelos variados instrumentos utilizados para o diagnóstico. De modo geral, baixas condições socioeconômicas podem contribuir para o desenvolvimento de DPP. Falta de planejamento familiar, baixa renda, história pregressa de depressão, história de depressão na família e falta de suporte social são características apontadas como fatores de risco para a condição. Apesar de ser uma enfermidade subdiagnosticada, os números encontrados revelam alto percentual de puérperas suscetíveis a desenvolver sintomas depressivos após o parto.

Além do diagnóstico, para fins de compreensão do quadro e tratamento, a caracterização dos sintomas pode ser realizada principalmente com a utilização de escalas que avaliam e quantificam as alterações físicas e de humor mais comuns ao quadro de depressão. Entretanto, diversos autores fazem restrições ao uso de instrumentos de rastreio do TDM para investigar a DPP, por incluírem em seus itens sintomas como fadiga e alterações do sono, considerados fisiológicos do período pós-parto, resultando, dessa forma, em baixos níveis de valor preditivo.

QUADRO 4.7.1 | ESPECIFICADOR: TRANSTORNO DEPRESSIVO MAIOR "COM INÍCIO NO PERIPARTO" – DSM-5

A. Cinco (ou mais) dos seguintes sintomas estiveram presentes durante o mesmo período de duas semanas e representam uma mudança em relação ao funcionamento anterior; pelo menos um dos sintomas é (1) humor deprimido ou (2) perda de interesse ou prazer.

1. Humor deprimido na maior parte do dia, quase todos os dias, conforme indicado por relato subjetivo ou por observação feita por outras pessoas.
2. Acentuada diminuição de interesse ou prazer em todas, ou quase todas, as atividades na maior parte do dia, quase todos os dias.
3. Perda ou ganho significativo de peso sem estar fazendo dieta.
4. Insônia ou hipersonia quase todos os dias.
5. Agitação ou retardo psicomotor quase todos os dias (observáveis por outras pessoas).
6. Fadiga ou perda de energia quase todos os dias.
7. Sentimentos de inutilidade ou culpa excessiva ou inapropriada quase todos os dias.
8. Capacidade diminuída para pensar ou se concentrar, indecisão quase todos os dias.
9. Pensamentos recorrentes de morte, ideação suicida, tentativa ou plano específico para cometer suicídio.

B. Os sintomas causam sofrimento clinicamente significativo ou prejuízo no funcionamento social, profissional ou em outras áreas importantes da vida do indivíduo.

C. O episódio não é atribuível aos efeitos fisiológicos de uma substância ou a outra condição médica.

Com início no periparto: este especificador pode ser aplicado ao episódio atual ou, se atualmente não são satisfeitos todos os critérios para um episódio depressivo maior, ao episódio mais recente de depressão maior se o início dos sintomas de humor ocorre durante a gravidez ou nas quatro semanas seguintes ao parto.

Fonte: American Psychiatric Association.[7]

ESCALA DE DEPRESSÃO PÓS-PARTO DE EDIMBURGO (EPDS)

DESCRIÇÃO DO INSTRUMENTO

A Escala de Depressão Pós-parto de Edimburgo (EPDS) foi o primeiro instrumento construído e validado especificamente para rastreio da DPP.[9] Sua primeira versão continha 21 itens, que foram posteriormente reduzidos a 13 e finalmente a 10 itens. É uma escala autoaplicável e seus 10 itens são divididos em quatro graduações (0 a 3), em que são avaliadas a presença e a intensidade de sintomas depressivos nos últimos sete dias. Sua aplicação é rápida e simples, podendo ser utilizada por profissionais da saúde não médicos. A somatória dos pontos perfaz escore de 30 pontos.

Os resultados na EPDS foram comparados ao diagnóstico de depressão segundo o *Research Diagnostic Criteria* (RDC). De acordo com os autores, uma pontuação de 12/13 resultou em sensibilidade, especificidade e validade preditiva positiva (VPP) de 86, 78 e 73%, respectivamente.[10]

O poder preditivo da EPDS já foi confirmado em diversos estudos, sendo utilizada não apenas no período do pós-parto, mas validada também para rastreio de depressão no período gestacional.

PARÂMETROS PSICOMÉTRICOS

Entre as principais vantagens da EPDS, ressalta-se, além de sua fácil aplicação, o elevado número de estudos de tradução e validação em diversos países. No estudo de validação conduzido por Santos e colaboradores,[11] o instrumento foi aplicado a 69 mulheres de Brasília (DF) e cidades próximas, entre a 6ª e a 24ª semanas pós-parto. De acordo com os autores,[11] o melhor ponto de corte para a escala foi 11, com 84% de sensibilidade e 82% de especificidade. Por sua vez, no trabalho desenvolvido em Pelotas (RS), envolvendo 378 mulheres no 3º mês após o parto, o escore 10 foi tido como o mais adequado para triagem da DPP, com 82,6% de sensibilidade e 65,4% de especificidade.[11]

Brancaglion e colaboradores[12] avaliaram a utilização da EPDS como instrumento de rastreio para depressão gestacional, sugerindo sua utilização no sistema público de saúde. A escala foi aplicada a 90 gestantes do Hospital das Clínicas da Universidade Federal de Minas Gerais (UFMG), avaliadas entre a 18ª e a 31ª semanas de pré-natal. O melhor ponto de corte foi o de 9 pontos, que apresentou 80% de sensibilidade e 70% de especificidade.

Com base na mesma amostra, Malloy-Diniz e colaboradores[13] submeteram os itens do instrumento a uma análise fatorial. A fim de elaborar uma escala reduzida a partir da EPDS, foram escolhidos os itens com maior carga fatorial, sendo selecionados os itens 1, 2 e 7 (correspondentes ao fator depressão) e 3, 4 e 5 (para o fator ansiedade), os quais são sugeridos como componentes da EPDS-6. O melhor ponto de corte na versão reduzida foi o de 6 pontos, com sensibilidade de 81% e especificidade de 86%. Todavia, ainda são necessários estudos comparativos entre a EPDS e a EPDS-6 para justificar seu emprego rotineiro.

LIMITAÇÕES

A escala tem sido alvo de críticas pelo fato de o conteúdo dos seus itens não fazer referência às experiências específicas da maternidade. Além disso, segundo alguns autores, não considerar os sintomas somáticos da depressão é algo, no mínimo, questionável, já que, em determinadas culturas, tais sintomas são os principais indicadores do transtorno.

FORMAS DE AQUISIÇÃO

A EPDS é de domínio público, sendo disponibilizada no Formulário 4.7.I.

POSTPARTUM DEPRESSION SCREENING SCALE (PDSS)

DESCRIÇÃO DO INSTRUMENTO

A Postpartum Depression Screening Scale (PDSS)[14] é um instrumento autoaplicável composto por 35 itens referentes a sete dimensões: alterações de apetite/sono, ansiedade/insegurança, labilidade emocional, queixas cognitivas, perda do eu (*self*), culpa/vergonha e pensamentos suicidas. Cada dimensão é composta por cinco itens que descrevem como uma mãe pode se sentir após o nascimento de seu bebê, indicando seu grau de discordância ou concordância com cada questão em uma escala de 1 (discordo plenamente) a 5 (concordo plenamente). A pontuação total da escala varia entre 35 e 175 pontos, e quanto mais elevada a pontuação, maior é a gravidade da sintomatologia.

PARÂMETROS PSICOMÉTRICOS

No estudo de validação da PDSS, realizado com 150 mulheres norte-americanas, ao se considerar uma nota de corte de 80 pontos, observou-se sensibilidade de 94%, especificidade de 98%, valor preditivo positivo de 90% e valor preditivo negativo de 99%.[15]

Para a validação no Brasil, foram selecionadas 120 mulheres de Recife (PE) que se encontravam entre a 2ª e a 26ª semanas de pós-parto. Como padrão-ouro, utilizou-se a versão em português da Entrevista Clínica Estruturada para Transtorno do Eixo I do DSM-IV (SCID-I). De acordo com Cantilino e colaboradores,[16] um ponto de corte de 102 foi considerado o melhor a ser aplicado na amostra, apresentando sensibilidade de 93,8% e especificidade de 95,2%. Em outro estudo, realizado com 101 puérperas de Caxias do Sul (RS), avaliadas entre a 2ª e 20ª semanas de pós-parto, o melhor ponto de corte foi de 81, possibilitando sensibilidade de 89% e especificidade de 72% nessa amostra.[17] Possivelmente, além da diferença linguística e cultural existente entre o Nordeste e o Sul do Brasil, a presença, no primeiro trabalho, de mulheres com maior escolaridade, advindas da rede privada de saúde, justifique a diferença no ponto de corte entre as duas versões.

Há também uma versão reduzida da escala, a PDSS-SF, composta apenas por sete itens (um de cada dimensão), a qual permite identificar mulheres que podem beneficiar-se de um encaminhamento para avaliação psiquiátrica.[14] Sua pontuação varia de 7 a 35 pontos. No estudo de desenvolvimento da escala, a PDSS-SF apresentou correlação elevada (0,94) com os demais 28 itens da versão completa. Uma pontuação entre 7 e 13 é consistente com ajustamento normal ao período pós-parto, enquanto um escore de 14 a 35 sugere a presença de sintomas significativos de DPP. Se uma mulher pontua nesse segundo intervalo de valores, recomenda-se a administração da versão completa. Os sete itens que constituem a versão original, em inglês, da PDSS-SF correspondem às questões 1, 11, 14, 17, 19, 23 e 34 da PDSS de 35 itens.

No Brasil, a PDSS-SF foi validada por Zubaran e colaboradores.[17] O melhor ponto de corte foi 17, tendo sido encontradas sensibilidade de 89% e especificidade de 77%, em comparação à SCID.

A PDSS vem sendo amplamente utilizada e estudada. Pereira[18] realizou um estudo na Universidade de Coimbra e propôs a validação da versão portuguesa do instrumento para o rastreio de depressão perinatal, analisando suas características psicométricas no pós-parto e na gravidez. Nesse estudo, 504 mulheres foram avaliadas no 3º trimestre gestacional, apresentando valores de sensibilidade e especificidade maiores que 80%. Ainda não há estudos com a aplicação da PDSS durante a gestação para a população brasileira.

FORMAS DE AQUISIÇÃO

A PDSS não é de domínio público. A empresa norte-americana Western Psychological Services (WPS) detém seus direitos autorais.

■ CONSIDERAÇÕES FINAIS

A DPP é um quadro que atinge uma parcela significativa das mulheres, causando prejuízos para as pacientes, que apresentam diminuição da energia diária, fadiga contínua, excesso ou falta de sono, dificuldade de concentração, alteração no apetite, sintomas de ansiedade e irritabilidade. Consequentemente, a doença atinge a relação da mãe com o bebê, gerando dificuldades no cuidado básico, assim como o desenvolvimento de uma relação na qual pode haver pouco afeto, sendo a criança pouco ou não estimulada.

A depressão pode gerar distorções cognitivas que afetam a capacidade de decisão da mãe, a qual passa a ter pouca motivação para seguir tratamentos e, principalmente, as orientações médicas do pré-natal. Não é incomum o quadro de humor deprimido estar associado a abuso de substâncias.

A DPP é vista como um problema de saúde pública, pois o não diagnóstico do quadro gera consequências graves. Os instrumentos de rastreio auxiliam tanto profissionais ligados à saúde mental quanto outros profissionais da saúde que atendem mulheres no período pós-parto.

A literatura sugere a depressão gestacional como preditor de DPP, justificando a denominação feita no DSM-5 da depressão "com início no periparto", ressaltando a necessidade de acompanhar mulheres em período fértil, com especial atenção ao pré-natal e ao pós-parto.

As escalas de sintomas de depressão vêm sendo desenvolvidas especificamente para rastrear as alterações psicopatológicas desses dois períodos. Essas ferramentas são tanto de rastreio quanto de acompanhamento do desenvolvimento dos sintomas, uma vez que a pontuação obtida evidencia o agravamento do quadro.

■ REFERÊNCIAS

1. Kendell RE, Chalmers JC, Platz C. Epidemiology of puerperal psychoses. Br J Psychiatry. 1987;150:662-73.
2. Oates M. Suicide: the leading cause of maternal death. Br J Psychiatry. 2003;183:279-81.
3. O'Hara MW, Zekoski EM, Philipps LH, Wright EJ. Controlled prospective study of postpartum mood disorders: comparison of childbearing and nonchildbearing women. J Abnorm Psychol. 1990;99(1):3-15.
4. Hendrick V, Altshuler L, Strouse T, Grosser S. Postpartum and nonpostpartum depression: differences in presentation and response to pharmacologic treatment. Depress Anxiety. 2000;11(2):66-72.
5. Peindl KS, Wisner KL, Hanusa BH. Identifying depression in the first postpartum year: guidelines for office-based screening and referral. J Affect Disord. 2004;80(1):37-44.
6. World Health Organization. International classification of diseases: ICD-11 [Internet]. 11th ed. Geneva: WHO; 2022 [capturado em 21 abr. 2023]. Disponível em: https://icd.who.int/en.

FORMULÁRIO 4.7.I ▪ ESCALA DE DEPRESSÃO PÓS-PARTO DE EDIMBURGO

Você teve há pouco tempo um bebê, e nós gostaríamos de saber como você está se sentindo. Por favor, marque a resposta que mais se aproxima do que você tem sentido NOS ÚLTIMOS SETE DIAS, não apenas como você está se sentindo hoje.

Aqui está um exemplo já preenchido:

Eu tenho me sentido feliz:
( ) Sim, todo o tempo.
(x) Sim, na maior parte do tempo.
( ) Não, nem sempre.
( ) Não, em nenhum momento.

Esta resposta quer dizer: "Eu me senti feliz na maior parte do tempo", na última semana.

Por favor, assinale as questões seguintes do mesmo modo.
Nos últimos sete dias...
1. Eu tenho sido capaz de rir e achar graça das coisas:
( ) Como eu sempre fiz.
( ) Não tanto quanto antes.
( ) Sem dúvida menos que antes.
( ) De jeito nenhum.

2. Eu sinto prazer quando penso no que está por acontecer em meu dia a dia:
( ) Como sempre senti.
( ) Talvez menos do que antes.
( ) Com certeza menos.
( ) De jeito nenhum.

3. Eu tenho me culpado sem necessidade quando as coisas saem erradas:
( ) Sim, na maioria das vezes.
( ) Sim, algumas vezes.
( ) Não muitas vezes.
( ) Não, nenhuma vez.

4. Eu tenho me sentido ansiosa ou preocupada sem uma boa razão:
( ) Não, de maneira alguma.
( ) Pouquíssimas vezes.
( ) Sim, algumas vezes.
( ) Sim, muitas vezes.

* **5.** Eu tenho me sentido assustada ou em pânico sem um bom motivo:
( ) Sim, muitas vezes.
( ) Sim, algumas vezes.
( ) Não muitas vezes.
( ) Não, nenhuma vez.

* **6.** Eu tenho me sentido esmagada pelas tarefas e acontecimentos do meu dia a dia:
( ) Sim. Na maioria das vezes eu não consigo lidar bem com eles.
( ) Sim. Algumas vezes não consigo lidar bem como antes.
( ) Não. Na maioria das vezes consigo lidar bem com eles.
( ) Não. Eu consigo lidar com eles tão bem quanto antes.

* **7.** Eu tenho me sentido tão infeliz que tenho tido dificuldade de dormir:
( ) Sim, na maioria das vezes.
( ) Sim, algumas vezes.
( ) Não muitas vezes.
( ) Não, nenhuma vez.

FORMULÁRIO 4.7.I ■ ESCALA DE DEPRESSÃO PÓS-PARTO DE EDIMBURGO

* **8.** Eu tenho me sentido triste ou arrasada:
( ) Sim, na maioria das vezes.
( ) Sim, muitas vezes.
( ) Não muitas vezes.
( ) Não, de jeito nenhum.

* **9.** Eu tenho me sentido tão infeliz que tenho chorado:
( ) Sim, quase todo o tempo.
( ) Sim, muitas vezes.
( ) De vez em quando.
( ) Não, nenhuma vez.

* **10.** A ideia de fazer mal a mim mesma passou por minha cabeça:
( ) Sim, muitas vezes, ultimamente.
( ) Algumas vezes nos últimos dias.
( ) Pouquíssimas vezes, ultimamente.
( ) Nenhuma vez.

As respostas são pontuadas 0, 1, 2 e 3, de acordo com o aumento da gravidade do sintoma.
Os campos marcados com um asterisco são de marcação inversa (ou seja, 3, 2, 1 e 0).
A pontuação total é calculada pela soma dos escores de cada um dos 10 itens.

---

7. American Psychiatry Association. Manual diagnóstico e estatístico de transtornos mentais: DSM-5. 5. ed. Porto Alegre: Artmed; 2014.
8. Cantilino A. Tradução para o português e estudo de validação da Postpartum Depression Scale na população brasileira [dissertação]. Recife: Universidade Federal de Pernambuco; 2003.
9. Cox JL, Holden JM, Sagovsky R. Detection of postnatal depression: development of the 10-item Edinburgh Postnatal Depression Scale. Br J Psychiatry. 1987;150:782-6.
10. Kim YK, Hur JW, Kim KH, Oh KS, Shin YC. Prediction of postpartum depression by sociodemographic, obstetric and psychological factors: a prospective study. Psychiatry Clin Neurosci. 2008;62(3):331-40.
11. Santos IS, Matijasevich A, Tavares BF, Barros AJD, Botelho IP, Lapolli C, et al. Validation of the Edinburgh Postnatal Depression Scale (EPDS) in a sample of mothers from the 2004 Pelotas Birth Cohort Study. Cad Saúde Pública. 2007;23(11):2577-88.
12. Brancaglion MY, Couto TC, Vasconcellos AG, Malloy-Diniz LF, Nicolato R, Corrêa H. Edinburgh postnatal depression scale for screening antepartum depression in the Brazilian public health system. Clin Neuropsychiatry. 2013;10(2):102-6.
13. Malloy-Diniz LF, Schlottfeldt CGM, Figueira P, Neves FS, Corrêa H. Edimburg Postpartum Depression Scale: factorial analyses and development of six items version. Braz J Psychiatry. 2010;32(3):316-8.
14. Beck CT, Gable RK. Postpartum Depression Screening Scale: development and psychometric testing. Nurs Res. 2000;49(5):272-82.
15. Beck CT, Gable RK. Comparative analysis of the performance of the Postpartum Depression Screening Scale with two other depression instruments. Nurs Res. 2001;50(4):242-50.
16. Cantilino A, Carvalho JA, Maia A, Albuquerque C, Cantilino G, Sougey EB. Translation, validation and cultural aspects of postpartum depression screening scale in Brazilian Portuguese. Transcult Psychiatry. 2007;44(4):672-84.
17. Zubaran C, Foresti K, Schumacher MV, Amoretti AL, Müller LC, Thorell MR, et al. Validation of a screening instrument for postpartum depression in Southern Brazil. J Psychosom Obstet Gynaecol. 2009;30(4):244-54.
18. Pereira A. Postpartum Depression Screening Scale: validação para a população portuguesa [tese]. Lisboa: Universidade de Coimbra; 2008.

4.8 ESCALAS DE *BURNOUT*: MASLACH BURNOUT INVENTORY (MBI)
Maria do Socorro da Silva Valente

"*Burnout*" foi o termo introduzido por Freudenberg, em meados da década de 1970, para descrever o processo de exaustão, perda da motivação e comprometimento resultante de relações profissionais que não produziam as recompensas esperadas. Posteriormente, Maslach definiu *burnout* como uma síndrome psicológica em resposta à exposição crônica a estressores emocionais e interpessoais no trabalho, englobando três dimensões: exaustão emocional, despersonalização e reduzida realização profissional. Tal definição é a mais aceita em estudos sobre *burnout*. Exaustão emocional

(EE) refere-se a sentimentos de estar emocionalmente sobrecarregado e esgotado de seus recursos emocionais. Despersonalização (DP) envolve sentimentos negativos, cinismo, atitudes impessoais e de distanciamento emocional em relação às pessoas. A reduzida realização pessoal (RP) ou ineficácia refere-se à tendência do trabalhador a se autoavaliar negativamente, ao declínio de sentimentos de competência e sucesso na realização em seu trabalho.[1,2]

De forma geral, *burnout* tem sido observado especialmente entre profissionais que trabalham com pessoas, ou cujo trabalho envolve pessoas, mas também pode ser observado em outros grupos ocupacionais.[3]

Vários instrumentos (Tab. 4.8.1) têm sido desenvolvidos para avaliar *burnout*, contudo, alguns trazem um conceito unidimensional do construto (exaustão), como o Burnout Measure (BM) (bpspsychub.onlinelibrary.wiley.com/), o Shirom-Melamed Burnout Measure (SMBM) (pubmed.ncbi.nlm.nih.gov/) e o Copenhagen Burnout Inventory (CBI) (tandfonline.com). Outros compreendem o construto em um processo bidimensional (exaustão e desengajamento), a exemplo do Oldenburg Burnout Inventory (OLBI) (isonderhouden.nl/). Alguns ainda admitem *burnout* envolvendo quatro dimensões, como é o caso do Spanish Burnout Inventory (SBI) (pubmed.ncbi.nlm.nih.gov/) e, mais recentemente, o Burnout Assessment Tool (BAT), o qual inclui elementos principais (*core* BAT-C), envolvendo quatro dimensões, e elementos secundários (*secondary* BAT-S), com duas dimensões.[4]

O instrumento mais comumente utilizado para avaliação de *burnout* é o Maslach Burnout Inventory (MBI) e seus sucessores,[2] construído por Maslach e colaboradores,[3] que envolve as três dimensões: EE, DP e RP. O inventário já foi traduzido para cerca de 50 idiomas, de acordo com *site* oficial.[11] Trata-se de uma situação vantajosa para os pesquisadores do tema no que diz respeito à comparação de resultados, visto que o instrumento tem sido aplicado

TABELA 4.8.1	EXEMPLOS DE INSTRUMENTOS DE AVALIAÇÃO DE *BURNOUT*		
Instrumentos	Dimensões (nº de itens)	Confiabilidade (alfa de Cronbach)	Tradução/validação no Brasil
BM	Exaustão física (7) Exaustão emocional (7) Exaustão mental (7)	0,91 a 0,93	Não disponível
SMBM	Fadiga física (6) Cansaço cognitivo (5) Exaustão emocional (3)	0,91	Não disponível
CBI	Exaustão pessoal (6) Exaustão relacionada ao trabalho (7) Exaustão relacionada ao cliente (6)	0,85 a 0,87	CBI-*Student Version*[5] CBI-Br[6]
OLBI	Exaustão (8) Distanciamento do trabalho (8)	0,85	Sinval e colaboradores[7] Schuster e Dias[8]
SBI	Ilusão pelo trabalho (5) Desgaste psíquico (4) Indolência (6) Culpa (5)	> 0,70 (todas as subescalas)	Gil-Monte e colaboradores[9]
BAT-C	Exaustão emocional (8) Distanciamento mental (5) Incapacidade cognitiva (5) Incapacidade emocional (5)	0,90 a 0,92	Sinval e colaboradores[10]
BAT-S	Queixas psicológicas (5) Queixas psicossomáticas (5)	0,81 0,85	

em variados contextos profissionais e diferentes populações.[2,12,13]

O MBI tem sido tão influente que levou a Organização Mundial da Saúde (OMS) a inserir *burnout* na nova versão da *Classificação internacional de doenças e problemas relacionados à saúde* (CID-11), no capítulo "Fatores que influenciam o estado de saúde ou o contato com os serviços de saúde", sob o código QD85.[14]

■ VERSÕES

Originalmente, o MBI foi desenvolvido para mensurar o *burnout* em profissionais de prestações de cuidados de saúde, entretanto, foi aplicado a outros grupos profissionais, incluindo professores, trabalhadores do setor social e policiais.[3] Análises subsequentes indicaram que a estrutura fatorial não foi mantida em outros grupos ocupacionais. Consequentemente, a versão original foi adaptada de forma a garantir a sua aplicabilidade em outras atividades profissionais.[3,15] Assim, a medida original passou a ser designada MBI-Human Service Survey (MBI-HSS), voltada para profissionais prestadores de serviços humanos; outra versão foi adequada a educadores, o MBI-Educators' Survey (MBI-ES), e o MBI-General Survey (MBI-GS), uma versão indicada para as demais categorias profissionais. Existe ainda a versão MBI-Human Services Survey for Medical Personnel (MBI-HSS [MP]), uma variante do instrumento original (MBI-HSS), que mantém as perguntas, mas se refere a "destinatários de cuidados" como "pacientes", direcionada a profissionais de ambiente médico que trabalham com pacientes; e uma outra destinada a pesquisas com estudantes, a versão MBI-Student Survey (MBI-SS).[11] Consulte a Tabela 4.8.2 para comparar as versões do MBI.

No Brasil, o MBI-HSS foi traduzido e validado por diferentes autores, como Lautert,[16] Tamayo,[17] Benevides-Pereira e Moreno-Jiménez[18] e Trigo.[19]

■ DESCRIÇÃO DO INSTRUMENTO

O MBI-HSS[3] é composto por 22 questões autoaplicáveis, desenvolvidas em torno de três eixos: EE, com nove itens (1, 2, 3, 6, 8, 13, 14, 16 e 20); DP ou cinismo, com cinco itens (5, 10, 11, 15 e 22); e reduzida RP ou ineficácia (escala invertida), com oito itens (4, 7, 9, 12, 17, 18, 19 e 21). As respostas são representadas pela frequência com que o entrevistado percebe ou vivencia o sentimento ou atitude, em escala tipo Likert de sete pontos, com os seguintes escores: nunca (0), algumas vezes ao ano (1), no máximo uma vez ao mês (2), algumas vezes ao mês (3), uma vez por semana (4), poucas vezes por semana (5) até todos os dias (6). Os escores variam de 0 a 54 para EE, 0 a 48 para RP e de 0 a 30 para DP. Um exemplo de item com respostas pode ser observado no Quadro 4.8.1.

■ APLICAÇÃO

O inventário é autoadministrado e pode levar de 10 a 15 minutos para ser preenchido. O respondente é orientado a ler cuidadosamente as instruções e, sequencialmente, pontuar todos os itens do instrumento.

■ INTERPRETAÇÃO DAS PONTUAÇÕES

A pontuação total do MBI-HSS é o resultado da soma de todos os pontos das frequências respondidas nos três eixos ou dimensões do construto. Pontos de corte são utilizados para classificar presença de esgotamento em níveis alto, médio e baixo. Nesse sentido, a severidade do *burnout* é estabelecida conforme os escores de cada subescala, como segue: nível elevado se escore de EE for ≥ 27, RP for ≤ 31 e DP for ≥ 13; nível moderado se EE for de 17-26, RP de 32-38 e DP de 7-12; baixo nível se EE for ≤ 16, RP for ≥ 39 e DP for ≤ 6. Elevados escores em EE e DP e baixos escores em RP indicam elevado grau de *burnout*.[3] Os autores advertem que mesmo se o instrumento apontar níveis elevados de *burnout*, o questionário não deve ser usado para diagnóstico de um problema individual de saúde.

■ PARÂMETROS PSICOMÉTRICOS

CONFIABILIDADE

O MBI-HSS, em sua versão original, evidenciou boa consistência interna das subescalas, com valores alfa de Cronbach de 0,90 para EE, 0,79 para DP e 0,71 para RP na amostra estudada.[3] Diversos estudos têm demonstrado confiabilidade satisfatória, por exemplo, entre enfermeiras de diversos países,[2] bem como entre diversos profissionais na Espanha.[12]

No Brasil, estudos realizados com profissionais da saúde[16,17] evidenciaram coeficientes alfa variando de 0,82 a 0,86 para subescala EE; 0,69 para a subescala DP; e de 0,67 a 0,76 para a subescala RP. Lautert[16] mudou a denominação de dois fatores do MBI: desgaste emocional em lugar de EE e incompetência em vez de RP.

Em amostra multifuncional[26] e com bancários,[27] foram identificados valores alfa de Cronbach de 0,85 a 0,88 para a dimensão EE, de 0,77 a 0,94 para a dimensão RP e de 0,65 a 0,82 para a dimensão DP. Esses estudos evidenciam resultados compatíveis com os identificados na escala original.[3]

TABELA 4.8.2	VERSÕES DO MASLACH BURNOUT INVENTORY (MBI)					
Versões	Dimensões (nº de itens)	Confiabilidade (alfa de Cronbach)	Tradução/adaptação (T/A) no Brasil Confiabilidade (alfa de Cronbach)			
MBI-HSS		Maslach e colaboradores[3]	Lautert[16]	Tamayo[17]	Benevides-Pereira e Moreno-Jiménez[18]	Trigo[19]
	EE (9)	0,90	0,86 (DE)	0,82	0,84	0,86
	DP (5)	0,79	0,69	0,69	0,57	0,55
	rRP (8)	0,71	0,76 (INC)[16]	0,67	0,76	0,58
MBI-ES		Maslach e colaboradores[3]	Benevides-Pereira e Moreno-Jiménez[18]			
	EE (9)	0,88 a 0,90	0,85			
	DP (5)	0,74 a 0,76	0,56			
	rRP (8)	0,72 a 0,76	0,74			
MBI-GS		Leiter e Schaufeli[15]	Papp[20] (T/A) Freitas[21]		Tamayo[17] (T/A) Schuster e colaboradores[22]	
	EE (5)	0,84 a 0,90	0,74		0,84	
	CI (5)	0,74 a 0,84	0,71		0,84	
	rEP (6)	0,70 a 0,78	0,60		0,82	
MBI-SS		Schaufeli e colaboradores[23]	Campos e colaboradores (2011)[24]			
	EE (5)	0,74 a 0,80	0,86			
	CI (4)	0,79 a 0,86	0,88			
	rEP (6)	0,67 a 0,76	0,71			
MBI-HSS (MP)		Lin e colaboradores[25]				
	EE (9)	0,84				
	DP (5)	0,73				
	rRP (8)	0,78				

Nota: CI = cinismo; DE = desgaste emocional; DP = despersonalização; EE = exaustão emocional; INC = incompetência; rEP = reduzida eficácia profissional; rRP = reduzida realização pessoal.

QUADRO 4.8.1	EXEMPLO DE ITEM DO MBI-HSS E RESPOSTAS DE ACORDO COM A FREQUÊNCIA COM QUE O ENTREVISTADO PERCEBE OU VIVENCIA SENTIMENTOS OU ATITUDES, VARIANDO DE 0 A 6						
Item 1	Eu me sinto emocionalmente exausto pelo meu trabalho						
Frequência	0	1	2	3	4	5	6
	Nunca	Algumas vezes ao ano	No máximo uma vez ao mês	Algumas vezes ao mês	Uma vez por semana	Poucas vezes por semana	Todos os dias
Pontuação							

Fonte: Baseado em Tamayo.[17]

Validade de construto

O MBI é um instrumento composto por três dimensões: EE, DP e RP. Cada uma delas é constituída por itens com carga fatorial importante (≥ 0,40).[3] O construto do MBI tem sido investigado por meio de análise fatorial exploratória (AFE) e análise fatorial confirmatória (AFC). Um estudo transversal de larga escala incluindo 54.738 enfermeiros de oito países confirmaram a estrutura trifatorial do inventário por meio de AFE e AFC.[2] Metanálise conduzida por Worley e colaboradores,[13] com identificação de 45 estudos que utilizaram AFE e AFC, apoia o modelo trifatorial do instrumento.

O principal sintoma do esgotamento – exaustão emocional – é a escala mais robusta do MBI, fortemente relacionada com outras medidas de *burnout*. A exemplo, em estudo com o BM, suas três escalas apresentaram substantiva correlação (0,60 < r < 0,76) com a escala de EE do MBI.[1]

Demerouti e colaboradores[28] examinaram a validade convergente do MBI-GS e do OLBI, e resultados de AFC sustentaram a estrutura fatorial proposta para ambos os instrumentos. A validade convergente dos dois instrumentos foi sustentada com correlação de 0,74 (p < 0,001) por método multitraço-multimétodo.

No Brasil, estudos psicométricos com profissionais da saúde[17] e com amostras multifuncionais,[19] por meio de análises fatoriais com método de componentes principais, rotação ortogonal Varimax, também identificaram a tridimensionalidade do MBI.

Validade de critério

Schaufeli e colaboradores[1] investigaram a validade do MBI e do BM aplicados para mensurar *burnout*, juntamente à Symptom Checklist 90 Revised (SCL-90R) – versão holandesa, um questionário para avaliar sintomas psicopatológicos, em amostra de 139 pacientes de um centro especializado em problemas psicológicos relacionados ao trabalho. Critérios de neurastenia relacionada ao trabalho, conforme a CID-10, foram utilizados como medida de *burnout*. Com relação ao MBI, os resultados evidenciaram validade da estrutura trifatorial do instrumento, sensibilidade satisfatória (0,70) e especificidade de 0,57, e que *burnout* pode ser parcialmente diferenciado de outras condições mentais como ansiedade e depressão.

A validade de critério também foi investigada por Pisanti e colaboradores[29] em amostra de 1.613 enfermeiros na Itália utilizando MBI-HSS e SCL-90R. Os resultados indicaram que a dimensão EE exibiu forte correlação com depressão, ansiedade, queixas somáticas e transtornos do sono; a dimensão DP mostrou associações positivas com todas as variáveis de estresse psicológico (porém valores menores que a dimensão EE); e a dimensão DP mostrou relação negativa com as medidas de estresse psicológico.

▍ LIMITAÇÕES

Algumas limitações vêm sendo apontadas no uso do MBI. Uma delas diz respeito ao número de fatores do instrumento. Embora a maioria dos estudos tenha reproduzido estrutura trifatorial, similar ao encontrado originalmente por Maslach, alguns autores têm demonstrado debilidade desse construto, tendo sido identificado dois, quatro e seis fatores.[12] O número de itens também tem sido questionado. Pesquisas realizadas com AFC demonstraram melhor adequação do modelo quando removidos os itens 12 e 16, por exemplo.[1,29]

Outra dificuldade refere-se às normas de diagnóstico para estabelecer níveis de *burnout*. Os critérios de corte estabelecidos no manual para este fim são baseados em normas estatísticas arbitrárias adequadas à amostra pesquisada.[1] Ademais, o MBI foi desenvolvido como um instrumento de pesquisa multidimensional, e não como instrumento de avaliação individual.[4]

Outra crítica está relacionada à sua validade discriminante, considerando-se que o inventário pode não ser facilmente distinto de outros conceitos relacionados, como depressão.[4] Pesquisadores identificaram alta correlação entre *burnout* e depressão com sobreposição, particularmente entre a escala de EE e sintomas depressivos.[27]

A baixa consistência interna no fator DP tem sido apontada sobretudo em estudos realizados fora dos Estados Unidos.[12]

▍ FORMAS DE AQUISIÇÃO

O acesso ao MBI original e a todas as suas versões, bem como ao manual e suporte necessário para sua aplicação, pode ser obtido junto ao editor *Mind Garden*, que detém seus direitos autorais e fornece a licença para reproduzir o instrumento (www.mindgarden.com).

▍ REFERÊNCIAS

1. Schaufeli WB, Bakker AB, Hoognuin K, Schaap C, Kladler A. On the clinical validity of the Maslach burnout inventory and the burnout measure. Psychol Health. 2001;16(5):565-82.
2. Poghosyan L, Aiken LH, Sloane DM. Factor structure of the Maslach burnout inventory: an analysis of data from large scale cross-sectional surveys of nurses from eight countries. Int J Nurs Stud. 2009;46(7):894-902.

3. Maslach C, Jackson SE, Leiter MP. Maslach burnout inventory manual. 3rd ed. Palo Alto: Consulting Psychologists; 1996.
4. Schaufeli WB, Desart S, De Witte H. Burnout Assessment Tool (BAT): development, validity, and reliability. Int J Environ Res Public Health. 2020;17(24):9495.
5. Campos JADB, Carlotto MS, Marôco J. Copenhagen Burnout Inventory: student version: adaptation and transcultural validation for Portugal and Brazil. Psicol Reflex Crít. 2013;26(1):87-97.
6. Rocha FLR, Jesus LC, Marziale MHP, Henriques SH, Marôco J, Campos JADB. Burnout syndrome in university professors and academic staff members: psychometric properties of the Copenhagen Burnout Inventory-Brazilian version. Psicol Reflex Crit. 2020;33:1-11.
7. Sinval J, Queirós C, Pasian S, Marôco J. Transcultural adaptation of the oldenburg burnout inventory (OLBI) for Brazil and Portugal. Front Psychol. 2019;10:1-28.
8. Schuster MS, Dias VV. Oldenburg Burnout Inventory: validação de uma nova forma de mensurar Burnout no Brasil. Ciênc Saúde Coletiva. 2018;23(2):553-62.
9. Gil-Monte PR, Carlotto MS, Câmara SG. Validação da versão brasileira do "Cuestionario para la Evaluación del Síndrome de Quemarse por el Trabajo" em professores. Rev Saúde Pública. 2010;44(1):140-7.
10. Sinval J, Vazquez ACS, Hutz CS, Schaufeli WB, Silva S. Burnout Assessment Tool (BAT): validity evidence from Brazil and Portugal. Int J Environ Res Public Health. 2022;19(3):1344.
11. Mind Garden. Maslach Burnout Inventory™ (MBI) [Internet]. Menlo Park: Mind Garden; 2023 [capturado em 21 abr. 2023]. Disponível em: https://www.mindgarden.com/117-maslach-burnout-inventory-mbi.
12. Gil-Monte PR. Factorial validity of the Maslach Burnout Inventory (MBI-HSS) among Spanish professionals. Rev Saúde Publica. 2005;39(1):1-8.
13. Worley JA, Vassar M, Wheeler DL, Barnes LLB. Factor structure of scores from the Maslach Burnout Inventory: a review and meta-analysis of 45 exploratory and confirmatory factor-analytic studies. Educ Psychol Meas. 2008;68(5):797-823.
14. World Health Organization. QD85 Burnout. In: World Health Organization. International classification of diseases: ICD-11 [Internet]. 11th ed. Geneva: WHO; 2022 [capturado em 21 abr. 2023]. Disponível em: https://icd.who.int/browse11/l-m/en#/http://id.who.int/icd/entity/129180281.
15. Leiter MP, Schaufeli WB. Consistency of the burnout construct across occupations. Anxiety Stress Coping. 1996;9(3):229-43.
16. Lautert L. O desgaste profissional do enfermeiro [tese]. Salamanca: Universidad Pontifica Salamanca; 1995.
17. Tamayo MR. Burnout: relações com a afetividade negativa, o coping no trabalho e a percepção e suporte organizacional [tese]. Brasília: Universidade de Brasília; 2002.
18. Benevides-Pereira AMT, Moreno-Jiménez BO. O burnout e o profissional de psicologia. Rev Eletrônica InterAção Psy. 2003;1(1):68-75.
19. Trigo TR. Validade fatorial do Maslach Burnout Inventory-Human Services Survey (MBI-HSS) em uma amostra brasileira de auxiliares de enfermagem de um hospital universitário: influência da depressão [dissertação]. São Paulo: Universidade de São Paulo; 2011.
20. Papp H. Adaptação para o português do Maslach Burnout Inventory: general survey (inventário Maslach Burnout: população geral) [Internet] [projeto]. Itajaí: Universidade do Vale do Itajaí; 2007 [capturado em 21 abr. 2023]. Disponível em: http://siaibib01.univali.br/pdf/Heloisa%20Papp.pdf.
21. Freitas AKB. Estresse, coping e síndrome de burnout em policiais rodoviários federais [Internet] [dissertação]. Santa Maria: Universidade Federal de Santa Maria; 2013 [capturado em 21 abr. 2023]. Disponível em: chrome-extension://efaidnbmnnnibpcajpcglclefindmkaj/https://repositorio.ufsm.br/bitstream/handle/1/8309/FREITAS%2C%20ANDREA%20KARLA%20BREUNIG%20DE.pdf?sequence=1&isAllowed=y.
22. Schuster MS, Dias VV, Battistella L, Grohmann MZ. Validação da escala mbi-gs: uma investigação general survey sobre a percepção de saúde dos colaboradores. Rev Gestão. 2015;22(3):403-16.
23. Schaufeli WB, Martínez IM, Pinto AM, Salanova M, Bakker AB. Burnout and engagement in university studentsa: cross-national study. J Cross-Cultural PSYCHOL. 2022;33(5):464-81.
24. Campos JADB, Zucoloto ML, Bonafé FSS, Jordani PC, Maroco J. Reliability and validity of self-reported burnout in college students: A cross randomized comparison of paper-and-pencil vs. online administration. Comp Human Behav. 2011;27(5):1875-83.
25. Lin CY, Alimoradi Z, Griffiths MD, Pakpour AH. Psychometric properties of the Maslach Burnout Inventory for Medical Personnel (MBI-HSS-MP). Heliyon. 2022;8(2):e08868.
26. Carlotto MS, Câmara SG. Propriedades psicométricas do Maslach Burnout Inventory em uma amostra multifuncional. Estud Psicol. 2007;24(3):325-32.
27. Valente MSS, Wang YP, Menezes PR. Structural validity of the Maslach Burnout Inventory and influence of depressive symptoms in banking workplace: unfastening the occupational conundrum. Psychiatry Res. 2018;267:168-74.
28. Demerouti E, Bakker AB, Vardakou I, Kantas A. The convergent validity of two burnout instruments: a multitrait-multimethod analysis. Eur J Psychol Assess. 2003;19(1):12-23.
29. Pisanti R, Lombardo C, Lucidi F, Violani C, Lazzari D. Psychometric properties of the Maslach Burnout Inventory for Human Services among Italian nurses: a test of alternative models. J Adv Nurs. 2013;69(3):697-707.

INSTRUMENTOS DE AVALIAÇÃO DE MANIA

5.1 ASPECTOS GERAIS DOS INSTRUMENTOS DE AVALIAÇÃO DE MANIA
Sheila Caetano, Beny Lafer

■ CONCEITO DE MANIA

Nosso breve histórico sobre a conceituação de mania inicia-se com a tradição clínica dos escritos de Hipócrates (460-370 a.C.), em que encontramos descrições de um estado de excitação irracional. Kraepelin (1856-1926) nomeou transtornos psiquiátricos periódicos, recorrentes e marcados pela alteração no sistema de excitação e inibição como insanidade maníaco-depressiva (IMD). A mania foi definida como estado de excitação do humor, pensamento e comportamento, apresentando cinco características básicas: 1) distração maníaca; 2) fuga de ideias; 3) grandiosidade; 4) excitação ou hiperatividade; e 5) humor eufórico. Kraepelin também propôs que percepção, memória, elaboração mental e julgamento poderiam ser afetados em pessoas com IMD. Essa definição foi o primeiro passo para que se pudesse estudar esse transtorno com base em critérios sistematizados e, posteriormente, incluí-lo nas classificações com a denominação de psicose maníaco-depressiva (PMD). Dessa forma, foi possível observar seu curso e encontrar que apenas 30 a 60% dos pacientes apresentavam sintomas psicóticos, sendo a condição, então, renomeada para transtorno bipolar (TB). Desde a década de 1960, o TB (episódios de mania, depressão e estados mistos) é classificado como diagnóstico de transtorno do humor distinto do transtorno depressivo maior (que não apresenta mania e é, por isso, denominado unipolar).[1]

Atualmente, para se estabelecer o diagnóstico de TB, são adotados os critérios de um dos dois grandes sistemas classificatórios, o *Manual diagnóstico e estatístico de transtornos mentais* (DSM) e a *Classificação internacional de doenças e problemas relacionados à saúde* (CID). Tanto a CID-11[2] quanto o DSM-5[3] determinam que ocorra pelo menos um episódio de mania para o diagnóstico de TB tipo I, mas na CID-11 também pode ser episódio misto.

Em amostras representativas das populações norte-americana[4] e australiana,[5] foram feitas avaliações psicométricas dos critérios do DSM-IV para mania, sendo verificada evidência de um traço latente unidimensional subjacente a ela. Também foi relatado que aumento de atividades orientadas para um objetivo era o sintoma mais endossado, e o de grandiosidade, o menos. No entanto, nesse modelo dimensional da mania, o sintoma de aumento de atividades orientadas para um objetivo ficava na ponta da intensidade leve, enquanto o de grandiosidade, na oposta, de intensidade grave. Dessa forma, a grandiosidade foi o sintoma com maior poder de discriminação.

Possivelmente baseado nesses estudos, o DSM-5, lançado em 2013, modificou o critério A dos episódios de mania e hipomania.[3] O novo critério de entrada A requer não apenas a presença de humor eufórico ou irritável, mas também a associação desses sintomas com maior energia e aumento nas atividades. Isso também foi adotado na CID-11. Outra importante mudança se deu no diagnóstico de episódio misto, que deixou de ser um episódio específico e passou a ser um novo especificador: "com características mistas", que pode ser aplicado a episódios de mania/hipomania, quando características depressivas estão presentes, e a episódios de depressão, tanto no contexto de transtorno depressivo maior quanto no TB, quando há sintomas de mania/hipomania. Destaca-se que o DSM-5 define episódios maníacos e episódios hipomaníacos de maneira mais restrita, uma vez que, para casos com irritabilidade (sem euforia), requer quatro em vez de três dos sete sintomas para diagnóstico de TB; enquanto na CID-11, para a irritabilidade, não é exigido acréscimo de sintoma. Da mesma forma, a duração mínima de um episódio hipomaníaco é de pelo menos quatro dias no DSM-5 e "vários dias" na CID-11. Uma restrição adicional na definição de um episódio hipomaníaco no DSM-5 refere-se a mudanças no funcionamento, descritas nos critérios C e D; enquanto na CID-11, isso é menos expresso, pois a mudança significativa na faixa usual de humor e comportamento seria aparente para as pessoas que conhecem bem o indivíduo. Assim, os episódios hipomaníacos parecem ser muito mais frequentemente identificados pela CID-11 do que pelo DSM-5.[6,7] A seguir, os especificadores de mania segundo o DSM-5 serão detalhados (Quadro 5.1.1).

ESPECIFICADORES DE MANIA

De acordo com o DSM-5, o TB pode ser descrito por meio dos seguintes especificadores: com sintomas ansiosos, com características mistas, com ciclagem rápida, com características melancólicas, com características atípicas, com características psicóticas ou congruentes ou incongruentes com o humor, com catatonia, com início no periparto e com padrão sazonal.[3]

Para episódio atual ou mais recente do TB, são usados especificadores para classificar gravidade (leve, moderado, grave), presença de sintomas psicóticos e estado de remissão. A gravidade e os sintomas psicóticos são especificadores para episódio maníaco ou depressivo, enquanto o especificador de remissão é indicado apenas se todos os critérios para um episódio atual ou mais recente não forem mais preenchidos.

O especificador mais usado é o de gravidade, e foi observado que seu aumento na mania está diretamente associado a definições mais restritas do TB. Merikangas e colaboradores[8] relataram que a gravidade dos episódios de mania/hipomania aumentou consecutivamente de 31,5% no espectro bipolar (com sintomas subsindrômicos) para 55,4% no TB tipo II e para 70,2% no TB tipo I.

A presença de sintomas psicóticos tem sido descrita em até 60% dos pacientes bipolares e está associada a pior gravidade da mania. Em uma amostra clínica de 515 indivíduos com o transtorno, 264 apresentavam sintomas psicóticos. Foi aplicada nesses sujeitos a Escala das Síndromes Positiva e Negativa (Positive and Negative Syndrome Scale – PANSS), e, em seis itens, as médias de escores foram de leves a graves: grandiosidade, delírios, falta de julgamento/crítica, excitação, suspeita/persecutoriedade e hostilidade.[9]

QUADRO 5.1.1 | CRITÉRIOS PARA EPISÓDIO MANÍACO SEGUNDO O DSM-5

A. Um período distinto de humor anormal e persistentemente elevado, expansivo ou irritável e aumento anormal e persistente da atividade dirigida a objetivos ou da energia, com duração mínima de uma semana e presente na maior parte do dia, quase todos os dias (ou qualquer duração, se a hospitalização se fizer necessária).

B. Durante o período de alteração do humor e aumento da energia ou atividade, três (ou mais) dos seguintes sintomas (quatro se o humor é apenas irritável) estão presentes em grau significativo e representam uma mudança notável do comportamento habitual:

1. Autoestima inflada ou grandiosidade.
2. Redução da necessidade de sono (p. ex., sente-se descansado após somente três horas de sono).
3. Mais loquaz que o habitual ou pressão para continuar falando.
4. Fuga de ideias ou experiência subjetiva de que os pensamentos estão acelerados.
5. Distratibilidade (i. e., a atenção é desviada muito facilmente por estímulos externos insignificantes ou irrelevantes), conforme relatado ou observado.
6. Aumento da atividade dirigida a objetivos (seja socialmente, no trabalho ou escola, ou sexualmente) ou agitação psicomotora (i. e., atividade sem propósito não dirigida a objetivos).
7. Envolvimento excessivo em atividades com elevado potencial para consequências dolorosas (p. ex., envolvimento em surtos desenfreados de compras, indiscrições sexuais ou investimentos financeiros insensatos).

C. A alteração do humor é suficientemente grave a ponto de causar prejuízo acentuado no funcionamento social ou profissional ou para necessitar de hospitalização para prevenir dano a si mesmo ou a terceiros, ou existem características psicóticas.

D. O episódio não é atribuível aos efeitos fisiológicos de uma substância (p. ex., droga de abuso, medicamento, outro tratamento) ou a outra condição médica.

Nota: Um episódio maníaco completo que surge durante tratamento antidepressivo (p. ex., medicamento, eletroconvulsoterapia), mas que persiste em um nível de sinais e sintomas além do efeito fisiológico daquele tratamento, é evidência suficiente para um episódio maníaco e, portanto, para um diagnóstico de transtorno bipolar tipo I.
Nota: Os Critérios A-D constituem um episódio maníaco. Pelo menos um episódio maníaco na vida é necessário para o diagnóstico de transtorno bipolar tipo I.
Fonte: American Psychiatric Association.[3]

SOBREPOSIÇÃO DE SINTOMAS, COMORBIDADE E DIAGNÓSTICO DIFERENCIAL

Os sintomas de mania que se sobrepõem aos de outros transtornos são irritabilidade, distração, falta de concentração e impulsividade. Eles podem ser considerados critérios diagnósticos para mais de um transtorno, o que poderia elevar as taxas de comorbidade e dificultar o diagnóstico diferencial.

Em crianças com TB, o transtorno de déficit de atenção/hiperatividade (TDAH) apresenta alta sobreposição de sintomas com mania, assim como alta taxa de comorbidade com TB (até 70%), sendo o principal diagnóstico diferencial. Destaca-se que os sintomas específicos ao episódio maníaco que poderiam auxiliar nesse diagnóstico diferencial são elação do humor, grandiosidade, fuga de ideias e diminuição da necessidade de sono.[10]

Em adultos jovens com TB, a comorbidade com transtornos de ansiedade é de cerca de 75% ao longo da vida, estando associada a pior prognóstico para o transtorno do humor. Em pacientes bipolares em comorbidade com transtorno de pânico, foi relatado maior número de episódios de hipomania. Esses indivíduos apresentam pior resposta a estabilizadores do humor e maior risco de mania induzida por medicamento.

Em adolescentes e adultos jovens com TB, o principal diagnóstico diferencial é a esquizofrenia, mas abuso/dependência de substâncias e transtornos da personalidade também são relevantes.

Em episódio maníaco com a presença de sintomas psicóticos, no qual o paciente esteja em agitação psicomotora e com ideias delirantes, o diagnóstico diferencial com esquizofrenia torna-se um desafio. Isso é particularmente importante em um primeiro episódio, quando não há história prévia da doença referente à ciclagem de humor (TB) ou cronicidade dos sintomas psicóticos (esquizofrenia).

AVALIAÇÃO DA MANIA

Um instrumento cujo objetivo é avaliar os sintomas de mania deve abranger sintomas afetivos (euforia, irritabilidade), cognitivos (autoestima inflada ou grandiosidade, distratibilidade, estar mais loquaz do que o habitual ou pressão por falar, fuga de ideias, envolvimento excessivo em atividades prazerosas com um alto potencial para consequências danosas) e somáticos (diminuição da necessidade de sono, aumento de energia, aumento da atividade dirigida a objetivos ou agitação psicomotora, apetite).

A escala mais utilizada para caracterizar a gravidade do episódio de mania em amostras clínicas e a mudança da gravidade em ensaios clínicos é a Escala de Avaliação de Mania de Young (Young Mania Rating Scale – YMRS), que foi validada no Brasil por Vilela e colaboradores.[11] Para triagem em amostras clínicas e epidemiológicas, o Questionário de Transtornos do Humor (Mood Disorder Questionnaire – MDQ) tem sido a escolha, e foi validado por Castelo e colaboradores.[12] Ainda pouco usado é o Questionário de Autoavaliação de Hipomania (Hypomania Checklist – HCL), validado por Soares e colaboradores.[13] Os instrumentos traduzidos e/ou validados no Brasil para mania são descritos no Quadro 5.1.2.

CRÍTICAS E LIMITAÇÕES

A escala mais utilizada em ensaios clínicos e em pesquisa para caracterização da amostra quanto à gravidade de sintomas é a YMRS, com a vantagem de ter seu ponto de corte definido. Entretanto, para sua aplicação, são necessários treinamento e confiabilidade.

O instrumento de autoaplicação que tem sido amplamente utilizado como instrumento de triagem, por ser fácil e rápido de preencher, é o MDQ, porém, ele não mensura a gravidade dos sintomas de mania.

Já a proposta do HCL é o rastreamento de sintomas hipomaníacos ao longo da vida, principalmente em pacientes com transtorno depressivo, para detecção precoce do TB tipo II; mas também tem sido usado na população geral. Apesar de apresentar bons resultados de valores preditivos em vários países, no Brasil, o questionário foi validado em estudos transversais sem seguimento de amostra, sendo necessárias mais pesquisas sobre seu valor preditivo da versão brasileira.

As medidas de autoaplicação não devem ser utilizadas na mania para avaliar intensidade dos sintomas, uma vez que, em pacientes em mania moderada e grave, a grandiosidade e a falta de crítica não permitem uma pontuação condizente com o estado clínico observado. No entanto, estudos nacionais e internacionais demonstraram que a autopercepção do humor em indivíduos hipomaníacos não levou a uma pontuação do HCL discordante da observação clínica.

Na pesquisa atual, não há instrumentos específicos para os sintomas psicóticos e para o estado misto ou características mistas. Perspectivas futuras dessa área estão no melhor entendimento dos estados mistos e características mistas, e dos traços latentes dessa dimensão. Outro aspecto que não deve se restringir ao estudo na depressão é a

QUADRO 5.1.2	INSTRUMENTOS TRADUZIDOS E/OU VALIDADOS PARA MANIA NO BRASIL		
INSTRUMENTO	CONSTRUTO AVALIADO	FORMATO	VERSÃO NO BRASIL
YMRS	Gravidade dos sintomas de mania nos 7 dias precedentes	Avaliação de observador; *checklist*; 11 itens	Vilela e colaboradores[11]
MDQ	Triagem para TB tipo I, tipo II e sem outras especificações (SOE)	Autoaplicável, rápido, dividido em três seções: 1. 13 perguntas de sim/não dos critérios do DSM-IV 2. pergunta se vários sintomas ocorreram no mesmo período 3. análise do prejuízo psicossocial	Castelo e colaboradores[12]
HCL-32	Rastreamento de hipomania em pacientes em episódios depressivos e maior detecção de TB tipo II Avaliação das consequências pessoais e sociais dos sintomas de hipomania	Autoaplicável, com boa sensibilidade e especificidade, semelhante ao MDQ em estudos comparativos[13,14]	Soares e colaboradores[13]

irritabilidade, cuja literatura em relação a crianças e adolescentes com mania vem aumentando, mas é pouco estudada em adultos, apesar de ser um sintoma do critério A de mania. Não há medidas que avaliem o construto de irritabilidade como humor.

PROBLEMAS ESPECÍFICOS DA AVALIAÇÃO DA MANIA

Fatores que podem confundir a interpretação das pontuações são a presença de sintomas físicos de doenças clínicas semelhantes aos sintomas somáticos de mania (como hipertireoidismo), uso de psicofármacos (como os psicoestimulantes) e, principalmente, uso atual de drogas ilícitas (como cocaína e *ecstasy*).

RECOMENDAÇÕES

A YMRS tem sido usada em estudos em ambientes ambulatoriais e enfermarias em pacientes de todas as faixas etárias, mas uma nova versão foi desenvolvida para que os pais respondessem sobre seus filhos menores de 18 anos: a Parent Young Mania Rating Scale (P-YMRS). A YMRS é recomendada para documentar a gravidade, acompanhar a mudança sintomática e o efeito terapêutico.

Para triagens, sem a necessidade de treinamento, o MDQ deve ser usado. Dessa forma, em pesquisa, esse instrumento é utilizado logo na entrada, como primeira medida que o participante deve responder.

Caso o sujeito seja triado como positivo, então pode ser encaminhado para uma avaliação clínica mais detalhada. O MDQ também tem sido utilizado em estudos epidemiológicos.

O HCL-32, por sua vez, é recomendado para triagem de sintomas de hipomania em pacientes diagnosticados com depressão para detecção de TB.

REFERÊNCIAS

1. Trede K, Salvatore P, Baethge C, Gerhard A, Maggini C, Baldessarini RJ. Manic-depressive illness: evolution in Kraepelin's textbook, 1883-1926. Harv Rev Psychiatry. 2005;13(3):155-78.
2. Almeida MSC, Sousa- Filho LF, Rabelo PM, Santiago BM. Classificação Internacional das Doenças: 11ª revisão: da concepção à implementação. Rev Saude Publica. 2020;54:104.
3. American Psychiatric Association. Diagnostic and statistical manual of mental disorders: DSM-5. 5th ed. Washington: APA; 2013.
4. Agrawal A, Nurnberger JI Jr, Lynskey MT. Item response modeling of DSM-IV mania symptoms in two representative US epidemiological samples. Psychol Med. 2010;40(9):1549-58.
5. Carragher N, Weinstock LM, Strong D. Psychometric evaluation of the DSM-IV criterion B mania symptoms in an Australian national sample. Psychol Med. 2013;43(2):433-43.
6. Parker G, Tavella G, Macqueen G, Berk M, Grunze H, Deckersbach T, et al. Revising diagnostic and statistical manual of mental disorders, fifth edition, criteria for the bipolar disorders: phase I of the AREDOC project. Aust N Z J Psychiatry. 2018;52(12):1173-82.
7. Angst J, Ajdacic-Gross V, Rössler W. Bipolar disorders in ICD-11: current status and strengths. Int J Bipolar Disord. 2020;8(1):3.
8. Merikangas KR, Akiskal HS, Angst J, Greenberg PE, Hirschfeld RMA, Petukhova M, et al. Lifetime and 12-month prevalence of bipolar spectrum disorder in the National Comorbidity Survey Replication. Arch Gen Psychiatry. 2007;64(5):543-52.

9. Canuso CM, Bossie CA, Zhu Y, Youssef E, Dunner DL. Psychotic symptoms in patients with bipolar mania. J Affect Disord. 2008;111(2-3):164-9.
10. Geller B, Zimerman B, Williams M, Delbello MP, Bolhofner K, Craney JL, et al. DSM-IV mania symptoms in a prepubertal and early adolescent bipolar disorder phenotype compared to attention-deficit hyperactive and normal controls. J Child Adolesc Psychopharmacol. 2002;12(1):11-25.
11. Vilela JAA, Crippa JAS, Del-Ben CM, Loureiro SR. Reliability and validity of a Portuguese version of the young mania rating scale. Braz J Med Biol Res. 2005;38(9):1429-39.
12. Castelo MS, Carvalho ER, Gerhard ES, Costa CM, Ferreira ED, Carvalho AF. Validity of the mood disorder questionnaire in a Brazilian psychiatric population. Rev Bras Psiquiatr. 2010;32(4):424-8.
13. Soares OT, Moreno DH, Moura EC, Angst J, Moreno RA. Reliability and validity of a Brazilian version of the Hypomania Check-list (HCL-32) compared to Mood Disorder Questionnaire (MDQ). Braz J Psychiatry. 2010;32(4):416-8.
14. Leão IA, Del Porto JA. Cross validation with the mood disorder questionnaire (MDQ) of an instrument for the detection of hypomania in Brazil: the 32 item hypomania symptom check-list, first Revision (HCI-32-R1). J Affect Disord. 2012;140(3):215-21.

5.2 ESCALA DE AVALIAÇÃO DE MANIA DE YOUNG (YMRS)
José Antonio Alves Vilela, Sheila Caetano

Publicada em 1978, a Young Mania Rating Scale (YMRS)[1] é um dos instrumentos de avaliação de gravidade de sintomas maníacos mais utilizados, tanto em contexto clínico quanto em pesquisa. Visa à detecção de sintomas específicos, à quantificação de sua gravidade e à ponderação de mudanças dessa gravidade ao longo do tempo. Assim, é um instrumento capaz de caracterizar e quantificar a intensidade variável de sintomas presentes em um episódio maníaco, podendo ser utilizado tanto como medida complementar na avaliação clínica desse transtorno como no controle metodológico em estudos clínicos controlados. Por apresentar bons indicadores psicométricos em seu estudo original, ser de rápida e simples aplicação e abranger os principais sintomas de um episódio maníaco, a escala é considerada o padrão-ouro entre as escalas de avaliação de mania.[2] Além disso, é referência para validação concorrente de novos instrumentos de avaliação de sintomas maníacos.[3]

A YMRS foi traduzida, adaptada, modificada e validada para o português; suas qualidades psicométricas foram aferidas, apresentando índices semelhantes àqueles observados no instrumento original.[4] No Brasil, foi denominada como Escala de Avaliação de Mania de Young modificada (EAM-m), mantendo-se a estrutura de pontuação da escala original; contudo, foram acrescentados um rol de perguntas-guia, a definição operacional dos itens e um detalhamento mais aprofundado nos pontos de ancoragem, de modo a facilitar sua aplicação sistemática.

▮ VERSÕES
Na língua inglesa original, a YMRS permanece em uso sem nenhuma modificação em sua estrutura, forma de aplicação ou escores, havendo, portanto, uma versão única do instrumento destinada a adultos. Em 2002, uma versão destinada à avaliação de crianças e adolescentes na faixa etária de 5 a 17 anos foi publicada. Esta, denominada Parent Young Mania Rating Scale (P-YMRS), é aplicada junto aos pais dos jovens com sintomas maníacos e demonstra bons índices de consistência interna.[5] As versões da YMRS nas línguas espanhola, turca, francesa, tailandesa e alemã demonstraram bons índices de confiabilidade e validade, semelhantes aos do instrumento original.

Sua versão brasileira foi traduzida do original em inglês, submetida à retrotradução e avaliada por profissionais com experiência na utilização de instrumentos de avaliação psiquiátrica. Visando sanar algumas limitações observadas no original, foram realizadas modificações na versão traduzida, a fim de garantir maior precisão nas observações e homogeneidade na aplicação e na avaliação da gravidade. Essas modificações não afetaram a estrutura original da escala e se constituíram de: 1) criação de um catálogo de definições de sintomas; 2) criação de um roteiro de entrevista semiestruturada com perguntas-guia; 3) inclusão de uma sexta chave na escala, para itens em que o sintoma não tivesse sido avaliado adequadamente; e 4) detalhamento do guia de pontuação e maior detalhamento quanto à especificação de gravidade.

▮ DESCRIÇÃO DO INSTRUMENTO
A YMRS foi construída de acordo com o modelo da Escala de Depressão de Hamilton (HAM-D) e apresenta 11 itens de avaliação referentes aos sintomas centrais de um episódio maníaco. Em sua versão brasileira, cada item é explicitamente estabelecido

de acordo com definições e conceitos de sintomas psiquiátricos utilizados nos sistemas atuais de classificação. Todos os itens são graduados em níveis de gravidade crescente com pontuação em escala ordinal, em que o valor 0 significa a ausência de alterações na característica avaliada e o valor 4 indica a presença de sintomas mais graves. Os itens irritabilidade, velocidade e quantidade da fala e conteúdo do pensamento têm peso dobrado, sendo pontuados de 0 a 8, em múltiplos de 2. O mesmo ocorre com o item comportamento disruptivo, mas em uma variação de escore de 0 a 6. Esses itens específicos apresentam essa diferença de peso com o objetivo de compensar avaliações prejudicadas pela ausência de cooperação de pacientes mais graves quanto ao relato de sintomas apresentados. O escore total da escala varia de 0 a 58 e é obtido pela soma dos escores de cada item individual.

■ PÚBLICO-ALVO

A YMRS foi validada na língua portuguesa (Brasil) para aplicação em pacientes adultos (18 a 60 anos) com diagnóstico firmado de transtorno bipolar (TB), ao longo de um episódio maníaco. Não se trata de instrumento diagnóstico, mas de avaliação da gravidade de sintomas, abrangendo todos os níveis de intensidade de um episódio maníaco, tanto em pacientes ambulatoriais quanto naqueles internados.

■ APLICAÇÃO

A EAM-m é preenchida a partir de uma entrevista semiestruturada de cerca de 30 minutos de duração, que deve ser conduzida por profissional da saúde mental previamente treinado e com experiência no correto reconhecimento de sinais e sintomas psiquiátricos, de acordo com os sistemas atuais de classificação. Quanto ao treinamento de avaliadores, sugerem-se os seguintes passos: a) leitura prévia do instrumento, das perguntas-guia e da forma de pontuação, atentando-se para as definições dos sintomas de acordo com os critérios utilizados na escala; b) testagem da codificação da escala em pelo menos duas entrevistas gravadas em vídeo com indivíduos em episódio maníaco; e c) aplicação conjunta da escala com outro profissional em alguns pacientes (pelo menos três), discutindo-se as concordâncias e discordâncias e estabelecendo-se um consenso. Considera-se como indicador positivo de bom treinamento a concordância entre as avaliações de ao menos 70% dos escores individuais.

As perguntas-guia que compõem a entrevista semiestruturada constituem apenas um roteiro, para que, ao longo da avaliação, nenhum dos itens da escala deixe de ser avaliado. Assim, o avaliador tem liberdade para realizar perguntas extras que julgar necessárias, bem como omitir aquelas que considere desnecessárias para a adequada pontuação de determinado item. Os escores são obtidos a partir do relato do paciente sobre a presença ou ausência, nas últimas 48 horas, dos sintomas avaliados, mas deve-se enfatizar a apresentação do sujeito no momento da entrevista, privilegiando-se a observação direta. O preenchimento da escala deve ser feito após o término da entrevista, e não ao longo dela. Não é necessário que o paciente apresente todas as características descritas em determinada chave de gradação para marcá-la, mas apenas uma. Orienta-se escolher a alteração sintomatológica que permeia a maior parte da entrevista para pontuar determinado grau de gravidade. Para níveis mais leves de sintomas, pode-se contar com informações fornecidas por pessoas que convivam com o indivíduo, desde que consideradas confiáveis, incluindo familiares, no caso de pacientes ambulatoriais, e equipe de enfermagem, no caso daqueles internados.

■ INTERPRETAÇÃO DAS PONTUAÇÕES

O grau de gravidade de sintomas maníacos individuais no momento da avaliação é registrado a partir dos escores fornecidos pela escala. A soma desses escores individuais representa um indicador clínico da gravidade do episódio maníaco, sendo interpretado da seguinte forma: escore total até 19 – mínimo; escore total de 20 a 25 – leve; escore total de 26 a 37 – moderado; escore total a partir de 38 – grave.[6] Contudo, esses valores são arbitrários e não haviam sido formalmente validados. Em um estudo posterior,[7] o autor da YMRS demonstrou que pacientes com escore total abaixo de 14 apresentavam boas condições para alta hospitalar, com sucesso no tratamento ambulatorial de seguimento.

Em 2013, um estudo de análise das curvas *Receiver Operating Characteristic* (ROC) determinou como ponto de corte o valor de escore total da escala de 25, com valor preditivo positivo de 83% e negativo de 66%.[8] Assim, pacientes avaliados com a YMRS que apresentam escore total maior ou igual a 25 são considerados graves. No mesmo estudo, a análise regressiva dos escores totais demonstrou que mudanças de 6,6 pontos representam a diferença mínima clinicamente significativa na avaliação de alterações consistentes na evolução do quadro clínico.

Por fim, a International Society for Bipolar Disorders definiu que escores totais da YMRS menores que 8 representariam a remissão sintomática de um episódio maníaco.[9]

■ PARÂMETROS PSICOMÉTRICOS DA VERSÃO ORIGINAL E DA VERSÃO EM PORTUGUÊS

CONFIABILIDADE

Em seu estudo original,[1] a confiabilidade foi aferida mediante a comparação dos escores preenchidos por dois psiquiatras que pontuaram de forma independente duas escalas diferentes de avaliação de mania (a YMRS e a Escala de Petterson), após uma entrevista conjunta. Os mesmos pacientes foram avaliados por meio da Escala de Mania de Beigel, aplicada de forma independente por duas enfermeiras previamente treinadas, e por meio da Escala de Avaliação Global, aplicada de forma independente por outros dois psiquiatras. Comparativamente, a YMRS apresentou índice de confiabilidade para o escore total ($r_s = 0,93$) (coeficiente de correlação de Spearman) superior àqueles apresentados pelas escalas de avaliação de mania de Petterson ($r_s = 0,88$) e de Beigel ($r_s = 0,60$) e pela Escala de Avaliação Global ($r_s = 0,77$).

Para o estudo das qualidades psicométricas da EAM-m,[10] 55 pacientes adultos (18 a 60 anos), de ambos os sexos, com diagnóstico de TB tipo I – episódio maníaco atual, foram avaliados. Os pacientes foram submetidos a duas avaliações distintas, no intervalo de 7 a 10 dias, resultando em 186 escalas preenchidas. A confiabilidade interavaliadores da EAM-m foi avaliada a partir da comparação e da análise de escores obtidos em 93 avaliações conjuntas realizadas por dois psiquiatras previamente treinados, que pontuaram a escala de forma independente. Tal análise revelou índices de concordância de *kappa* (κ) que variaram de 0,32 a 0,91, sendo que apenas um item (atividade e energia aumentadas) obteve nível de concordância baixo ($\kappa < 0,4$). Os coeficientes de correlação de Spearman obtidos, considerados de satisfatórios a excelentes, foram compatíveis com os descritos na versão original do instrumento, sendo apresentados na Tabela 5.2.1. Considerando o coeficiente de correlação intraclasses – o tratamento estatístico mais adequado para aferimento dos níveis de confiabilidade interavaliadores –, foram obtidos índices de concordância excelentes, acima de 0,80 ($p < 0,001$), para todos os itens individuais e para os escores totais nas duas avaliações (Tab. 5.2.2). Esses resultados indicam que a versão brasileira da YMRS é um instrumento com bons índices de confiabilidade.

VALIDADE

A validade concorrente do instrumento original foi obtida por seu autor, correlacionando-se os escores médios da YMRS com os escores médios das escalas de Petterson e Beigel e da Escala de Avaliação Global. Todas as correlações obtidas foram estatisticamente significantes e superiores àquelas dos demais instrumentos entre si (Tab. 5.2.3).

A YMRS foi, ainda, testada na avaliação de crianças e adolescentes, demonstrando boa capacidade de diferenciar quadros maníacos do transtorno de déficit de atenção/hiperatividade (TDAH), além de apresentar bons índices de validade concorrente com a Escala de Impressão Clínica Global ($r = 0,84$, $p < 0,0001$) e consistência interna ($\alpha = 0,80$).[10]

Para o estudo da validade da EAM-m, inicialmente foi realizada a análise fatorial, seguida da avaliação de sua consistência interna por meio do alfa de Cronbach. Além disso, foi aferida a validade concorrente da EAM-m com a versão portuguesa modificada da Brief Psychiatric Rating Scale (BPRS). Por fim, avaliou-se a sensibilidade da escala em detectar alterações no nível de sintomatologia do paciente sob tratamento farmacológico, em curto espaço de tempo, por meio do Teste de Wilcoxon.

Para a análise fatorial da EAM-m, foi construída uma matriz com os escores individuais do instrumento; a princípio, foram extraídos quatro fatores, que representavam, juntos, 59,8% da variância dos dados. Esses fatores foram relacionados com os itens individuais da escala, observando-se uma distribuição irregular destes últimos, havendo maior concentração de itens no Fator 1 (6 dos 11 itens). Extraindo-se os dois fatores de maior carga (Fator 1, com carga igual a 3,35, responsável por 30,5% da variância dos dados, e Fator 2, com carga igual a 1,99, responsável por 18,1% da variância), obteve-se a matriz fatorial final da EAM-m, apresentada na Tabela 5.2.4. Ao se analisar os dados obtidos, observa-se que o Fator 1 reúne sintomas maníacos tipicamente afetivos e de aceleração – elevação do humor, aumento de atividades e sensação subjetiva de energia aumentada, interesse sexual aumentado (hipersexualidade), aceleração e aumento da quantidade da fala, alterações da forma do pensamento (incluindo fuga de ideias), comportamento disruptivo agressivo e descuido ou exageros na aparência. Já o Fator 2 reúne sintomas mais inespecíficos, que podem ser enquadrados mais facilmente em outros quadros psicóticos, como diminuição do sono,

TABELA 5.2.1 ■ CONFIABILIDADE INTERAVALIADORES DA EAM-m E DA YMRS: COEFICIENTES DE CORRELAÇÃO DE SPEARMAN (r_s)* ENTRE DOIS AVALIADORES PARA ESCORES INDIVIDUAIS E TOTAIS

ITENS	EAM-m		YMRS* (N = 35)
	1ª AVALIAÇÃO* (N = 53)	2ª AVALIAÇÃO* (N = 40)	
1. Humor elevado	0,91	0,90	0,80
2. Atividade e energia aumentadas	0,68	0,90	0,72
3. Interesse sexual	0,93	0,94	0,92
4. Sono	0,96	0,98	0,95
5. Irritabilidade	0,84	0,91	0,75
6. Fala (velocidade e quantidade)	0,85	0,78	0,83
7. Linguagem – distúrbio do pensamento	0,73	0,91	0,72
8. Conteúdo do pensamento	0,72	0,93	0,92
9. Comportamento disruptivo agressivo	0,97	1,00	0,66
10. Aparência	0,91	0,88	0,67
11. *Insight* (discernimento)	0,83	0,96	0,92
Escore total	0,92	0,96	0,93

* Todas as correlações com p < 0,001.
Níveis de aceitação: r_s > 0,85 – correlação excelente; r_s = 0,60 a 0,84 – correlação satisfatória.

TABELA 5.2.2 ■ CONFIABILIDADE INTERAVALIADORES: COEFICIENTES DE CORRELAÇÃO INTRACLASSES PARA ESCORES INDIVIDUAIS E TOTAIS DA EAM-m

ITENS	1ª AVALIAÇÃO* (N = 53)	2ª AVALIAÇÃO* (N = 40)
1. Humor elevado	0,95	0,93
2. Atividade e energia aumentadas	0,81	0,94
3. Interesse sexual	0,96	0,96
4. Sono	0,98	0,99
5. Irritabilidade	0,92	0,93
6. Fala (velocidade e quantidade)	0,91	0,87
7. Linguagem – distúrbio do pensamento	0,84	0,95
8. Conteúdo do pensamento	0,83	0,95
9. Comportamento disruptivo agressivo	0,99	1,00
10. Aparência	0,94	0,90
11. *Insight* (discernimento)	0,90	0,98
Escore total	0,95	0,97

* Níveis de aceitação: Coeficiente de correlação intraclasse (CIC) > 0,75 – concordância excelente.

TABELA 5.2.3 ■ COEFICIENTES DE CORRELAÇÃO DE SPEARMAN ENTRE VÁRIAS ESCALAS DE AVALIAÇÃO

ESCALA	FUNCIONAMENTO GLOBAL	BEIGEL	PETTERSON
YMRS	0,88	0,71	0,89
Petterson	0,80	0,65	—
Beigel	0,66	—	—

$p < 0,001$

TABELA 5.2.4 ■ MATRIZ FATORIAL PARA OS ITENS INDIVIDUAIS DA EAM-m

ITEM	FATOR 1	FATOR 2
1. Humor elevado	0,80968	- 0,18895
2. Atividade e energia aumentadas	0,62642	0,03419
3. Interesse sexual	0,63460	0,18687
4. Sono	0,23768	0,53145
5. Irritabilidade	0,23859	0,77834
6. Fala (velocidade e quantidade)	0,70683	- 0,20279
7. Linguagem – distúrbio do pensamento	0,82226	- 0,31376
8. Conteúdo do pensamento	0,27453	- 0,65476
9. Comportamento disruptivo agressivo	0,38667	0,33132
10. Aparência	0,59139	0,40429
11. *Insight* (discernimento)	0,19589	- 0,43472

aumento da irritabilidade, conteúdo ilógico do pensamento e prejuízo do *insight*. Esses dados são compatíveis com outros estudos, que, utilizando a YMRS, sugerem uma estrutura multidimensional para o episódio maníaco.[11]

Para análise da consistência interna, aplicou-se o alfa de Cronbach, utilizando-se a análise de variância entre os 11 itens da escala aplicados em 55 sujeitos. Construída a matriz de covariância, obteve-se α = 0,6663 para a escala como um todo e α = 0,7249 para cada item padronizado, considerados índices satisfatórios de consistência interna. Analisando-se cada um dos itens de acordo com sua correlação individual e total, observou-se que quase todos correlacionaram-se bem entre si e com o escore total da escala e, caso fossem retirados do instrumento, diminuiriam sua consistência interna. Isso, contudo, não ocorreu para três itens – conteúdo do pensamento, irritabilidade e *insight* –, que, nessa ordem, foram responsáveis pela diminuição progressiva da consistência interna da ferramenta. Se apenas o item "conteúdo do pensamento" fosse retirado da escala, o alfa de Cronbach para o instrumento seria de 0,7203 (alfa para itens padronizados igual a 0,7406); se dois itens – conteúdo do pensamento e irritabilidade – fossem omitidos, teríamos α = 0,7316 para a escala e α = 0,7414 para itens padronizados; por fim, sem os três itens – conteúdo do pensamento, irritabilidade e *insight* –, teríamos α = 0,7553 para a escala e α = 0,7645 para itens padronizados.[11]

Analisando-se a correlação dos itens individuais e o escore total da EAM-m com os itens individuais e o escore total da BPRS, observou-se que todos os itens individuais da EAM-m tiveram correlação significativa, ao nível de $p \leq 0,05$, com ao menos um item da BPRS. O item "fala (velocidade e quantidade)" foi aquele que mais frequentemente se correlacionou com itens da BPRS (11 no total), enquanto "interesse sexual" e "sono" correlacionaram-se apenas com três itens da BPRS. Quanto aos escores totais, houve correlação excelente entre as duas escalas (r = 0,78; p = 0,0001), sugerindo que ambos os instrumentos foram capazes de mensurar os mesmos fenômenos.[11]

Quanto à validade preditiva do instrumento, observou-se que a escala como um todo é sensível para diferenciar as alterações na sintomatologia em um curto espaço de tempo (7 a 10 dias) (p = 0,0011). Contudo, entre os itens individuais, apenas os itens 1 (humor elevado), 4 (sono), 10 (aparência) e 11 (*insight*) demonstraram diferenciar significativamente a mudança de sintomas no espaço de 10 dias. No estudo de validação da versão brasileira, não foi possível realizar um acompanhamento mais longo dos pacientes a fim de estabelecer um ponto de corte que pudesse diferenciar os indivíduos aptos a realizar tratamento ambulatorial daqueles que deveriam permanecer em regime de internação. Contudo, como essa versão da escala apresenta a mesma estrutura e características psicométricas semelhantes às do instrumento original, presume-se que o mesmo ponto de corte (escore total ≤ 14) deva ser usado.[11]

Considerando-se os sintomas centrais do episódio maníaco, conforme descritos pela *Classificação internacional de doenças e problemas relacionados à saúde* (CID-10)[12] e pelo *Manual diagnóstico e estatístico de transtornos mentais* (DSM-5),[13] identificaram-se os itens da EAM-m referentes a essas características, os quais, em seguida, foram submetidos à análise de correlação com os escores das respectivas escalas. Os dados obtidos são apresentados na Tabela 5.2.5. Observa-se que todos os itens da EAM-m se correlacionam com os conceitos de sintomas centrais de mania de acordo com a CID-10[12] e o DSM-5,[13] com exceção dos itens 10 (aparência) e 11 (*insight*). Ademais, a escala não avalia o critério diagnóstico distratibilidade, sintoma frequentemente observado em pacientes maníacos. Em que pese isso, todos os itens obtiveram, do ponto de vista quantitativo, boas correlações com a escala como um todo. Do ponto de vista qualitativo, foram observados bons índices de correlação para a maioria dos itens, exceto para 4 (sono), 5 (irritabilidade) e 9 (comportamento disruptivo agressivo). Considera-se, assim, que a escala apresenta validade de construto adequada.

Contudo, estudos mais recentes sugerem que os dados psicométricos não são tão robustos. Avaliando 3.716 participantes do *Systematic Treatment Enhancement Program for BD* (STEP-BD), com o Modelo de Resposta Graduada (GRM), a YMRS apresentou vários itens que forneceram pratica-

TABELA 5.2.5 ▮ VALIDADE DE CONSTRUTO: COEFICIENTE DE CORRELAÇÃO DE SPEARMAN ENTRE OS ESCORES TOTAIS EAM-m E SEUS ITENS INDIVIDUAIS, IDENTIFICADOS ENTRE OS CRITÉRIOS DIAGNÓSTICOS DESCRITOS PELA CID-10 E PELO DSM-5 PARA EPISÓDIO MANÍACO

CRITÉRIO DIAGNÓSTICO DA CID-10 E/OU DSM-5	ITEM DA EAM-m	rho
Humor elevado ou expansivo	1. Humor elevado	0,68*
Humor irritável	5. Irritabilidade	0,30***
Agressividade	9. Comportamento disruptivo agressivo	0,39**
Delírios de grandeza/grandiosidade	8. Conteúdo do pensamento	0,43*
Necessidade de sono diminuída	4. Sono	0,38**
Pressão para falar/loquacidade	6. Fala (velocidade e quantidade)	0,63*
Fuga de ideias	7. Linguagem – Distúrbio do pensamento	0,70*
Distratibilidade	2. Atividade e energia aumentadas	0,59*
Envolvimento em atividades prazerosas e prejudiciais/desinibição	3. Interesse sexual	0,50*

* $p \leq 0,001$; ** $p \leq 0,01$; *** $p \leq 0,05$
Fonte: Organização Mundial da Saúde[12] e American Psychiatric Association.[13]

mente nenhuma (p. ex., aparência, *insight)* ou muito pouca (p. ex., interesse sexual, sono, irritabilidade) informação psicométrica ao teste.[14]

■ EXPERIÊNCIA DE USO

A EAM-m é um instrumento de fácil aplicação, que demanda um treinamento simples de seus avaliadores (com experiência em transtornos psiquiátricos) para sua correta utilização. A escala apresenta bons índices psicométricos, o que a torna adequada para o controle metodológico em estudos clínicos controlados. Ademais, o uso da entrevista semiestruturada aliada às definições operacionais detalhadas garante bons níveis de confiabilidade. Contudo, o estudo das qualidades psicométricas da EAM-m apresenta algumas limitações; entre elas, as mais importantes são: 1) a ausência de um seguimento longitudinal dos pacientes avaliados e, com isso, a impossibilidade de determinar um ponto de corte testado de modo objetivo; 2) como o instrumento foi sistematicamente avaliado apenas em pacientes adultos, não se pode afirmar que suas qualidades psicométricas são mantidas para crianças e adolescentes, e, portanto, a escala não está habilitada para ser aplicada nessas populações; 3) por fim, foram avaliados apenas pacientes com diagnóstico de TB – episódio maníaco atual, não estudando-se a capacidade discriminatória da EAM-m na caracterização de sintomas maníacos em episódios mistos, transtorno esquizoafetivo, esquizofrenia e TDAH.

■ FORMAS DE AQUISIÇÃO

O direito autoral da YMRS pertence ao *British Journal of Psychiatry*, no qual a escala foi publicada originalmente; entretanto, ela pode ser copiada por pesquisadores individuais e clínicos sem a solicitação de permissão do editor.[6] Quanto à versão brasileira, a EAM-m (Formulário 5.2.I) foi publicada sob a Creative Commons Attribution License (CC BY-NC). Os autores retêm o direito autoral e permitem o seu uso livre desde que sejam citados.

FORMULÁRIO 5.2.I ■ ROTEIRO DE ENTREVISTA PARA PREENCHIMENTO DA EAM-m

INSTRUÇÕES

A entrevista de avaliação para preenchimento da EAM-m é, *a priori,* não estruturada. As perguntas descritas aqui são APENAS um roteiro para que, na avaliação do paciente maníaco, nenhum dos itens da EAM-m deixe de ser avaliado. Portanto, o avaliador tem liberdade de realizar outras perguntas que julgar necessárias para avaliação de um determinado item ou, então, omitir algumas das perguntas listadas aqui, se o paciente (ou a observação direta) já tiver oferecido informações sobre o item a que elas se referem.

A escala deve ser pontuada somente após o término da entrevista, e não no decorrer dela. Não é necessário que o paciente tenha todos os itens descritos numa determinada chave de gradação, mas apenas um, o que basta para que essa chave seja marcada. Considerar a alteração que permeia a maior parte da entrevista.

ITEM	PERGUNTAS-GUIA
	Qual o seu nome completo? E sua idade? Onde você mora? Com quem você mora? Está trabalhando atualmente? (Já trabalhou anteriormente? Em quê?)
11. Insight	Quanto tempo faz que você está aqui? Conte-me por que motivo você foi internado. Quando isso começou? O que aconteceu depois? O seu comportamento [jeito de agir ou de ser] tem sido diferente ultimamente? (Como?) (Você está doente? Quais são os sintomas da sua doença? Tem algum problema na cabeça? Você precisa de tratamento? Precisa tomar remédios?) [*Confrontar se necessário*]
4. Sono	Ultimamente, você tem sentido dificuldade para dormir? Quantas horas à noite você tem dormido? Quantas horas você normalmente costuma dormir? (Quantas horas a menos você tem dormido?) Ultimamente, você precisa de menos horas de sono para se sentir descansado e bem disposto? [*Confrontar se necessário*]

FORMULÁRIO 5.2.1 ROTEIRO DE ENTREVISTA PARA PREENCHIMENTO DA EAM-m

5. Irritabilidade	Nos últimos dias você está impaciente ou irritável com as outras pessoas? (As pessoas têm deixado você nervoso?) Você está tão irritado [ou nervoso] que começa a brigar com as pessoas ou a gritar com elas? (Conseguiu manter o controle? Tolerou as provocações? Chegou a agredir alguém ou a quebrar objetos?) [OBSERVAR e confrontar se necessário]
2. Atividade psicomotora	Ultimamente, você tem-se sentido mais disposto ou animado que o habitual? Você está se sentindo com muita energia? Sente-se inquieto ou agitado? Você sente vontade de fazer várias coisas ao mesmo tempo? [OBSERVAR e confrontar se necessário]
3. Interesse sexual	Você tem pensado muito em sexo? Tem tido algum tipo de comportamento sexual que não era habitual antes, ou que tem causado problemas com as outras pessoas? (Você tem estado muito "paquerador"? Alguém reclamou de algo que você tenha feito nesse sentido? Alguém reclamou do seu comportamento sexual?) [OBSERVAR e confrontar se necessário]
6. Fala	Ultimamente, você está mais falante que o normal? As pessoas falam que você está muito falante ou mais falante que o habitual? (As pessoas têm dificuldade de entender ou interromper você? As pessoas têm dificuldades em conversar com você?) [OBSERVAR]
8. Conteúdo do pensamento	Ultimamente, você tem tido pensamentos diferentes ou estranhos, ou ideias ou planos que antes não passavam pela sua cabeça? Quais os seus planos para o futuro? (O que você tem vontade de fazer?) Nos últimos dias, você tem-se sentido com algum talento ou habilidade que a maioria das pessoas não tem? (Como você sabe disso?) Você acha que as pessoas têm inveja de você? Você acredita que tem alguma coisa importante para fazer no mundo? Você se considera famoso? Você tem alguma relação especial com alguém importante ou famoso?
1. Humor elevado	Ultimamente, como você se sente? Como tem estado o seu humor (alegre, triste, irritável)? (*Se deprimido:* você acredita que pode melhorar?) Como esse sentimento tem afetado o seu dia a dia? (Você está mais alegre [confiante ou otimista] que o habitual? Ultimamente, você está tão bem ou alegre que as outras pessoas acham que você não está no seu normal? Você está tão alegre que isso lhe trouxe problemas?) [OBSERVAR]

Encerramento: essas eram as perguntas que eu precisava fazer. Tem alguma que você acha importante dizer, que eu não perguntei ou alguma coisa que gostaria de perguntar?

OBS.: os itens 7, 9 e 10 da EAM-m são preenchidos exclusivamente a partir da observação direta.

FORMULÁRIO 5.2.I ROTEIRO DE ENTREVISTA PARA PREENCHIMENTO DA EAM-m

ITEM – DEFINIÇÃO	GRAUS
1. Humor e afeto elevados *Este item compreende uma sensação difusa e prolongada, subjetivamente experimentada e relatada pelo indivíduo, caracterizada por sensação de bem-estar, alegria, otimismo, confiança e ânimo. Pode haver um afeto expansivo, ou seja, uma expressão dos sentimentos exagerada ou sem limites, associada à intensa relação com sentimentos de grandeza (euforia). O humor pode ou não ser congruente ao conteúdo do pensamento.*	(0) Ausência de elevação do humor ou afeto (1) Humor ou afeto discreta ou possivelmente aumentados, quando questionado (2) Relato subjetivo de elevação clara do humor; mostra-se otimista, autoconfiante, alegre; afeto apropriado ao conteúdo do pensamento (3) Afeto elevado ou inapropriado ao conteúdo do pensamento; jocoso (4) Eufórico; risos inadequados, cantando (X) Não avaliado
2. Atividade motora e energia aumentadas *Este item compreende a psicomotricidade – e expressão corporal – apresentada pelo paciente, incluindo a sua capacidade em controlá-la, variando desde um grau de normalidade até um estado de agitação, com atividade motora sem finalidade, não influenciada por estímulos externos. O item compreende, ainda, o relato subjetivo do paciente quanto à sensação de energia, ou seja, capacidade de produzir e agir.*	(0) Ausente (1) Relato subjetivo de aumento da energia ou atividade motora (2) Apresenta-se animado ou com gestos aumentados (3) Energia excessiva; às vezes hiperativo; inquieto (mas pode ser acalmado) (4) Excitação motora; hiperatividade contínua (não pode ser acalmado) (X) Não avaliado
3. Interesse sexual *Este item compreende ideias e/ou impulsos persistentes relacionados a questões sexuais, incluindo a capacidade do paciente em controlá-los. O interesse sexual pode restringir-se a pensamentos e desejos não concretizados, em geral verbalizados apenas após solicitação, podendo chegar até a um comportamento sexual frenético e desenfreado, sem qualquer controle ou crítica quanto a riscos e normas morais.*	(0) Normal; sem aumento (1) Discreta ou possivelmente aumentado (2) Descreve aumento subjetivo, quando questionado (3) Conteúdo sexual espontâneo; discurso centrado em questões sexuais; autoavaliação de hipersexualidade (4) Relato confirmado ou observação direta de comportamento explicitamente sexualizado, pelo entrevistador ou outras pessoas (X) Não avaliado
4. Sono *Este item inclui a redução ou falta da capacidade de dormir e/ou a redução ou falta de necessidade de dormir para sentir-se bem disposto e ativo.*	(0) Não relata diminuição do sono (1) Dorme menos que a quantidade normal, cerca de 1 hora a menos do que o seu habitual (2) Dorme menos que a quantidade normal, mais que 1 hora a menos do que o seu habitual (3) Relata diminuição da necessidade de sono (4) Nega necessidade de sono (X) Não avaliado
5. Irritabilidade *Este item revela a predisposição afetiva para sentimentos/emoções como raiva ou mau humor apresentados pelo paciente ante estímulos externos. Inclui baixo limiar à frustração, com reações*	(0) Ausente (2) Subjetivamente aumentada (4) Irritável em alguns momentos durante a entrevista; episódios recentes (nas últimas 24 horas) de ira ou irritação na enfermaria (6) Irritável durante a maior parte da entrevista; ríspido e lacônico o tempo todo

FORMULÁRIO 5.2.I ROTEIRO DE ENTREVISTA PARA PREENCHIMENTO DA EAM m

de ira exagerada, podendo chegar a um estado constante de comportamento desafiador, querelante e hostil.	(8) Hostil; não cooperativo; entrevista impossível (X) Não avaliado
6. Fala (velocidade e quantidade) *Este item compreende a velocidade e quantidade do discurso verbal apresentado pelo paciente. Inclui sua capacidade de percebê-lo e controlá-lo, por exemplo, diante de solicitações para que permaneça em silêncio ou permita que o entrevistador fale.*	(0) Sem aumento (2) Percebe-se mais falante do que o seu habitual (4) Aumento da velocidade ou quantidade da fala em alguns momentos; verborreico, às vezes (com solicitação, consegue-se interromper a fala) (6) Quantidade e velocidade constantemente aumentadas; dificuldade para ser interrompido (não atende a solicitações; fala junto com o entrevistador) (8) Fala pressionada, ininterruptível, contínua (ignora a solicitação do entrevistador) (X) Não avaliado
7. Linguagem – distúrbio do pensamento *Este item refere-se a alterações da forma do pensamento, avaliada pelas construções verbais emitidas pelo paciente. O pensamento pode estar mais ou menos desorganizado, de acordo com a gravidade das alterações formais do pensamento, descritas a seguir.* *– Circunstancialidade: fala indireta que demora a atingir o ponto desejado, mas eventualmente vai desde o ponto de origem até o objetivo final, a despeito da superinclusão de detalhes e observações irrelevantes.* *– Tangencialidade: incapacidade para manter associações do pensamento dirigidas ao objetivo – o paciente nunca chega do ponto inicial ao objetivo final desejado.* *– Fuga de ideias: verbalizações rápidas e contínuas, ou jogos de palavras que produzem uma constante mudança de uma ideia para outra. As ideias tendem a estar conectadas e, mesmo em formas menos graves, podem ser difíceis de ser acompanhadas pelo ouvinte.* *– Ecolalia consonante: repetição automática de palavras ou frases, com entonação e forma que produzem efeito sonoro de rima.* *– Incoerência: fala ou pensamento essencialmente incompreensíveis aos outros, porque as palavras ou frases são reunidas sem uma conexão com lógica e significado, podendo chegar a incoerência gramatical e salada de palavras.*	(0) Sem alterações (1) Circunstancial; pensamentos rápidos (2) Perde objetivos do pensamento; muda de assuntos frequentemente; pensamentos muito acelerados (3) Fuga de ideias; tangencialidade; dificuldade para acompanhar o pensamento; ecolalia consonante (4) Incoerência; comunicação impossível (X) Não avaliado
8. Conteúdo *Este item compreende ideias e crenças apresentadas pelo paciente, variando, de acordo com a intensidade, de ideias novas e/ou incomuns ao paciente, ideação supervalorizada (ou seja, crença falsa, intensamente arraigada, porém suscetível a argumentação racional), a delírios (crenças falsas, baseadas em inferências incorretas sobre a realidade, inconsistentes com a inteligência e*	(0) Normal (2) Novos interesses e planos compatíveis com a condição sociocultural do paciente, mas questionáveis

FORMULÁRIO 5.2.I ROTEIRO DE ENTREVISTA PARA PREENCHIMENTO DA EAM-m

antecedentes culturais do paciente e que não podem ser corrigidas pela argumentação). Conteúdos comumente encontrados no paciente maníaco incluem: 1) ideias místicas, de conteúdo religioso, referindo-se à atuação de entidades sobre o paciente, outras pessoas ou fatos; 2) ideias paranoides, ou seja, crença de estar sendo molestado, enganado ou perseguido; 3) ideias de grandeza, isto é, concepção exagerada da própria importância, poder ou identidade, incluindo posses materiais, qualidades incomuns e relacionamentos especiais com personalidades famosas ou entidades místicas; 4) ideias de referência, ou seja, crença de que o comportamento dos outros tem relação consigo próprio ou de que eventos, objetos ou outras pessoas têm um significado particular e incomum para si – por exemplo, frequentemente acredita que os outros estão falando de si.

(4) Projetos especiais totalmente incompatíveis com a condição socioeconômica do paciente; hiper-religioso
(6) Ideias supervalorizadas
(8) Delírios
(X) Não avaliado

9. Comportamento disruptivo agressivo

Este item compreende a atitude e as respostas do paciente ao entrevistador e à situação da entrevista. O paciente pode apresentar-se desconfiado ou irônico e sarcástico, mas ainda assim respondendo aos questionamentos, ou então não cooperativo e francamente agressivo, inviabilizando a entrevista.

(0) Ausente, cooperativo
(2) Sarcástico; barulhento, às vezes, desconfiado
(4) Ameaça o entrevistador; gritando; entrevista dificultada
(6) Agressivo; destrutivo; entrevista impossível
(X) Não avaliado

10. Aparência

Este item compreende a apresentação física do paciente, incluindo aspectos de higiene, asseio e modo de vestir-se.

(0) Arrumado e vestido apropriadamente
(1) Descuidado minimamente; adornos ou roupas minimamente inadequados ou exagerados
(2) Precariamente asseado; despenteado moderadamente; vestido com exagero
(3) Desgrenhado; vestido parcialmente; maquiagem extravagante
(4) Completamente descuidado; com muitos adornos e adereços; roupas bizarras
(X) Não avaliado

11. Insight (discernimento)

Este item refere-se ao grau de consciência e compreensão do paciente quanto ao fato de estar doente. Varia de um entendimento adequado (afetivo e intelectual) quanto à presença da doença, passando por concordância apenas ante argumentação, chegando a uma negação total de sua enfermidade, referindo estar em seu comportamento normal e não necessitando de nenhum tratamento.

(0) *Insight* presente: espontaneamente refere estar doente e concorda com a necessidade de tratamento
(1) *Insight* duvidoso: com argumentação, admite possível doença e necessidade de tratamento
(2) *Insight* prejudicado: espontaneamente admite alteração comportamental, mas não a relaciona com a doença, ou discorda da necessidade de tratamento
(3) *Insight* ausente: com argumentação, admite de forma vaga alteração comportamental, mas não a relaciona com a doença e discorda da necessidade de tratamento
(4) *Insight* ausente: nega a doença, qualquer alteração comportamental e necessidade de tratamento
(X) Não avaliado

FOLHA DE RESPOSTAS

NOME			REG SUJ.# AV.#
DATA E HORA DA AVALIAÇÃO	LOCAL DA AVALIAÇÃO	ENTREVISTADOR	AVALIADOR

EAM-m – FOLHA DE RESPOSTAS

ITEM	ESCORE
1. Humor elevado	
2. Atividade e energia aumentadas	
3. Interesse sexual	
4. Sono	
5. Irritabilidade	
6. Fala (velocidade e quantidade)	
7. Linguagem – distúrbio do pensamento	
8. Conteúdo do pensamento	
9. Comportamento disruptivo agressivo	
10. Aparência	
11. *Insight* (discernimento)	
12. Escore final	

REFERÊNCIAS

1. Young RC, Biggs JT, Ziegler VE, Meyer DA. A rating scale for mania: reliability, validity and sensitivity. Br J Psychiatry. 1978;133:429-35.
2. Lam RW, Michalak EE, Swinson RP. Assessment scales in depression, mania and anxiety. Abingdon: Taylor & Francis; 2005.
3. Altman E. Differential diagnosis and assessment of adult bipolar disorder. In: Johnson SL, Leahy RL, editors. Psychological treatment of bipolar disorder. New York: Guilford; 2005. p. 35-57.
4. Vilela JA, Crippa JA, Del-Ben CM, Loureiro SR. Reliability and validity of a Portuguese version of the Young Mania Rating Scale. Braz J Med Biol Res. 2005;38(9):1429-39.
5. Gracious BL, Youngstrom EA, Findling RL, Calabrese JR. Discriminative validity of a parent version of the young mania rating scale. J Am Acad Child Adolesc Psychiatry. 2002;41(11):1350-9.
6. Furukawa TA. Assessment of mood: guides for clinicians. J Psychosom Res. 2010;68(6):581-9.
7. Young RC, Nysewander RW, Schreiber MT. Mania ratings at discharge from hospital: a follow-up. J Nerv Ment Dis. 1982;170(10):638-9.
8. Lukasiewicz M, Gerard S, Besnard A, Falissard B, Perrin E, Sapin H, et al. Young mania rating scale: how to interpret the numbers? Determination of a severity threshold and of the minimal clinically significant difference in the EMBLEM cohort. Int J Methods Psychiatr Res. 2013;22(1):46-58.

9. Tohen M, Frank E, Bowden CL, Colom F, Ghaemi SN, Yatham LN, et al. The International Society for Bipolar Disorder (ISBD) task force report on the nomenclature of course and outcome in bipolar disorders. Bipolar Disord. 2009;11(5):453-73.
10. Fristad MA, Weller RA, Weller EB. The mania rating scale (MRS): further reliability and validity studies with children. Ann Clin Psychiatry. 1995;7(3):127-32.
11. Hanwella R, Silva VA. Signs and symptoms of acute mania: a factor analysis. BMC Psychiatry. 2011;11:137.
12. Organização Mundial da Saúde. Classificação de transtornos mentais e de comportamento da CID-10: descrições clínicas e diretrizes diagnósticas. Porto Alegre: Artmed; 1993.
13. American Psychiatric Association. Diagnostic and statistical manual of mental disorders: DSM-5. 5th ed. Washington: APA; 2013.
14. Prisciandaro JJ, Tolliver BK. An item response theory evaluation of the young mania rating scale and the Montgomery-Åsberg depression rating scale in the systematic treatment enhancement program for bipolar disorder (STEP-BD). J Affect Disord. 2016;205:73-80.

5.3 QUESTIONÁRIO DE TRANSTORNOS DO HUMOR (MDQ)
Roberto Ratzke

Uma das grandes dificuldades diagnósticas em psiquiatria é, ao receber um paciente com sintomas depressivos, saber se é uma depressão unipolar ou bipolar. A maioria dos pacientes com transtorno bipolar (TB) procura atendimento médico quando está em episódio depressivo. O Questionário de Transtornos do Humor (Mood Disorder Questionnaire – MDQ) é um instrumento curto, de autopreenchimento, desenvolvido por Hirschfeld e colaboradores[1] que visa auxiliar no rastreio ou *screening* do espectro bipolar.

▪ VERSÕES
O MDQ é o questionário para rastreio de TB mais estudado e utilizado no mundo. Há versões disponíveis em diferentes idiomas, além do inglês: português brasileiro,[2-5] chinês, coreano, espanhol, francês, italiano, entre outros.[6] Há uma versão para adolescentes (MDQ-A) e seus pais (MDQ-P).[7]

▪ DESCRIÇÃO DO INSTRUMENTO
O instrumento tem três partes. A primeira é composta por 13 itens, de resposta sim ou não, que correspondem a sintomas maníacos baseados na experiência clínica dos autores e nos critérios de episódio maníaco do *Manual diagnóstico e estatístico de transtornos mentais* (DSM-IV) durante a vida. Os sintomas referem-se a um período na vida em que o jeito de ser da pessoa mudou e englobam: euforia, irritabilidade, autoconfiança aumentada, diminuição do sono, falar mais ou mais rápido, pensamentos correndo, distratibilidade, aumento de energia, querer estar mais próximo de pessoas, aumento de libido, envolvimento em atividades arriscadas e aumento de gastos. A segunda parte se trata de uma pergunta: se os sintomas da primeira parte ocorreram no mesmo período, correspondendo ao mesmo episódio, sem especificar a sua duração. A terceira parte é uma questão correspondente à disfunção ("problema") ligada aos sintomas, se os sintomas tornaram a pessoa incapaz de trabalhar, a ter dificuldades com a família, com dinheiro ou problemas com a justiça, envolver-se em discussões ou brigas, e é avaliada como nenhum problema, problema pouco grave, problema mais ou menos grave ou problema muito grave. Veja exemplos da primeira parte na Figura 5.3.1.

▪ PÚBLICO-ALVO
Recomenda-se aplicar o instrumento em adolescentes e adultos em tratamento para depressão ou outros transtornos mentais. O MDQ foi validado principalmente em ambulatórios de transtornos do humor ou psiquiátricos, em população adulta,[6] mas também há estudos na população geral[8] e em população ambulatorial de adolescentes cujo preenchimento da medida foi feito pelos seus pais.[7] Ela também foi validada em pacientes psiquiátricos internados[9] e população pós-parto.[10]

▪ APLICAÇÃO
O MDQ é um questionário de autopreenchimento, que costuma ser fornecido aos pacientes na sala de espera de serviços de saúde mental, e demora 5 minutos para ser completado. Não é necessário treinamento para sua aplicação e não há um manual de instruções. Em pacientes com dificuldade de leitura ou compreensão, o profissional da saúde pode auxiliar na aplicação do questionário. Porém, como há a possibilidade de falsos positivos,[11] recomenda-se uma avaliação mais criteriosa do quadro clínico do paciente, seu histórico clínico, assim como de sua história familiar, inclusive conversa com amigos ou familiares próximos, se disponíveis.

1	Já ocorreu algum período na sua vida em que seu jeito de ser mudou? E que...	SIM	NÃO
	...você se sentia tão bem ou tão para cima a ponto das outras pessoas pensarem que você não estava no seu jeito normal, ou você estava tão para cima a ponto de se envolver em problemas?		
	...você ficava tão irritado a ponto de gritar com as pessoas ou começava brigas ou discussões?		
	...você se sentia muito mais confiante em você mesmo do que o normal?		

FIGURA 5.3.1 ▪ ITENS EXTRAÍDOS DO QUESTIONÁRIO DE TRANSTORNOS DO HUMOR.
Fonte: Castelo e colaboradores.[2]

CUIDADOS NA APLICAÇÃO

O aplicador deve verificar se o paciente compreendeu o objetivo do questionário e se teve alguma dúvida nas perguntas assinaladas. Além disso, deve se certificar que o paciente preencheu a segunda e a terceira partes do questionário, pois é frequente a pessoa assinalar somente as respostas de "sim e "não" das primeiras 13 perguntas e não responder se os sintomas ocorreram ao mesmo tempo ou provocaram problemas.

▪ INTERPRETAÇÃO DAS PONTUAÇÕES

O rastreio para espectro bipolar (TB tipo I, tipo II ou sem outra especificação) é considerado positivo se a pontuação for maior ou igual a 7 na primeira parte do MDQ, se os sintomas ocorreram ao mesmo tempo na segunda parte e causaram pelo menos problemas mais ou menos graves na terceira parte do questionário.[1]

▪ PARÂMETROS PSICOMÉTRICOS DA VERSÃO ORIGINAL E DA VERSÃO EM PORTUGUÊS

O MDQ é o questionário mais utilizado no mundo para o rastreio rápido de transtornos do espectro bipolar. Sua confiabilidade e validade foram estudadas em dezenas de populações de diversos países, principalmente em serviços psiquiátricos ambulatoriais.

CONFIABILIDADE

A maioria dos estudos demonstrou que o MDQ apresenta boa confiabilidade, medida pela consistência interna (alfa de Cronbach). No estudo original, ela foi 0,90.[1] No estudo de validação de Castelo e colaboradores,[2] ela foi 0,76. Outros estudos brasileiros demonstraram consistência interna de 0,761[5] e 0,87.[3] Leão e Del Porto[5] também avaliaram a confiabilidade teste-reteste, ou estabilidade ao longo do tempo, por meio do coeficiente de correlação intraclasse (r de Pearson), que foi de 0,69.

VALIDADE

Validade de critério

A validade de critério foi realizada por meio da Entrevista Clínica Estruturada para o DSM-IV-TR (SCID-I TR), considerada o padrão-ouro para o diagnóstico de transtorno e espectro bipolar à época.[1-4] Leão e Del Porto[5] utilizaram uma versão modificada da SCID-I TR por Benazzi e Akiskal em 2003 (com dois dias de hipomania e sem pular em caso de resposta negativa à primeira questão de mania) para aumentar a sensibilidade em detectar TB tipo II.

A área sob a curva *Receiver Operating Characteristics* (ROC) foi calculada para detectar o melhor ponto de corte para detecção de espectro bipolar com uma boa relação entre sensibilidade e especificidade. No estudo de Castelo e colaboradores,[2] ela foi 0,87. Os autores aplicaram o MDQ a 114 pacientes ambulatoriais psiquiátricos, com 60,5% destes com espectro bipolar. Uma pontuação maior ou igual a 8 teve uma sensibilidade de 0,91, especificidade de 0,7, valor preditivo positivo de 0,82 e preditivo negativo de 0,84.[2] No estudo de Gurgel e colaboradores,[3] o MDQ foi aplicado a 153 pacientes ambulatoriais ou de um centro de atenção primárias à saúde (CAPS), sendo 33,3% deles com espectro bipolar. A área sob a curva ROC foi de 0,82, sendo 7 a melhor pontuação de corte. A sensibilidade nesta pontuação foi 0,72 e a especificidade, 0,95.[3] Outros dois estudos brasileiros usaram esse mesmo ponto de corte. Soares e colaboradores[4] avaliaram 123 pacientes ambulatoriais com TB tipo I, TB tipo II e depressão maior, e as pessoas com TB totalizaram 65,8% da amostra. A sensibilidade foi 0,7 e especificidade, 0,58.[4] Leão e Del Porto[5] avaliaram 200 pacientes ambulatoriais encaminhados por depressão, sendo 59,6% indivíduos com espectro bipolar; a sensibilidade foi 0,68 e especificidade, 0,63.

Validade concorrente
Recentemente, o MDQ tem sido comparado com outros instrumentos para rastreio do TB e seu espectro. Os estudos de Soares e colaboradores[4] e Leão e Del Porto,[5] por exemplo, avaliaram a validade concorrente da Questionário de Autoavaliação de Hipomania 32 Revisado (Hypomania Checklist – HCL-32 R) com o MDQ, com bons resultados.

Validade de construto
O MDQ apresenta dois fatores, semelhantes a estudos de análises fatoriais da mania.[12] Uma análise de componentes principais do estudo de validação de Castelo e colaboradores[2] indicou fator de "irritabilidade-pensamentos acelerados" (ativação negativa) e outro de "energia-atividade" (ativação positiva).

▌ EXPERIÊNCIA DE USO
O MDQ é um questionário de fácil utilização e compreensão por parte dos pacientes. Não se observa resistência ou grande dificuldade no preenchimento das questões, apesar de frequentemente as partes 2 ou 3 serem esquecidas pelos pacientes. O rastreamento de sintomas maníacos ainda é pouco estudado, se comparado com instrumentos de rastreio para sintomas de depressão ou ansiedade. Há um questionamento em mania a respeito do uso de medidas de autopreenchimento, dadas as características clínicas, como baixo *insight*, que podem comprometer a acurácia. Na prática, não foram observados grandes problemas com falsos negativos do MDQ.

O MDQ positivo não implica um diagnóstico de TB. Como já descrito, há a possibilidade de falsos positivos. O MDQ é apenas "o primeiro passo" em uma avaliação diagnóstica completa, que envolve várias entrevistas com o paciente e seus familiares, especialmente quando se leva em consideração o diagnóstico de TB tipo II e espectro bipolar.

▌ LIMITAÇÕES
Recentemente, metanálises questionaram a acurácia do MDQ para pacientes com TB tipo II e em populações diversas da originalmente estudada.[6,13] Os pacientes com MDQ positivo, por exemplo, podem ser indivíduos com história de trauma na infância, com transtorno da personalidade *borderline* (TPB), com transtorno por uso de substâncias ou transtorno de estresse pós-traumático (TEPT).[14] Porém, Palmer e colaboradores[15] demonstraram que é possível distinguir pacientes com TPB de pacientes com TB pelo uso do McLean Screening Instrument for Borderline Personality Disorder (MSI) associado ao MDQ.

A sensibilidade do MDQ na população geral foi baixa, de 0,28.[8] Isso ocorre devido à baixa prevalência do TB na população geral. Outra possibilidade é que há um grupo considerável de pacientes do espectro bipolar na comunidade, mas que não são diagnosticados de forma adequada pela SCID-I TR, o padrão-ouro. Em todo caso, mais estudos do MDQ na população geral e no atendimento primário são necessários.

▌ FORMAS DE AQUISIÇÃO
O MDQ foi criado e registrado por Robert A. Hirschfield em 2000, que autorizava o uso, sem custos, do questionário mediante contato. Recentemente, em fevereiro de 2023, o Dr. Hirschfield faleceu. Mais informações sobre autorização do uso atual do MDQ podem ser obtidas pelo *e-mail* rohirsch@utmb.edu ou telefone +001 (409) 747-9791.

▌ REFERÊNCIAS
1. Hirschfeld RM, Williams JB, Spitzer RL, Calabrese JR, Flynn L, Keck PE Jr, et al. Development and validation of a screening instrument for bipolar spectrum disorder: the mood disorder questionnaire. Am J Psychiatry. 2000;157(11):1873-5.
2. Castelo MS, Carvalho ER, Gerhard ES, Costa CM, Ferreira ED, Carvalho AF. Validity of the mood disorder questionnaire in a Brazilian psychiatric population. Braz J Psychiatry. 2010;32(4):424-8.
3. Gurgel WS, Rebouças DB, Matos KJN, Carneiro AH, Souza FGM. Brazilian Portuguese validation of mood disorder questionnaire. Compr Psychiatry. 2012;53(3):308-12.
4. Soares OT, Moreno DH, Moura EC, Angst J, Moreno RA. Reliability and validity of a Brazilian version of the Hypomania Checklist (HCL-32) compared to the mood disorder questionnaire (MDQ). Braz J Psychiatry. 2010;32(4):416-23.
5. Leão IA, Del Porto JA. Cross validation with the mood disorder questionnaire (MDQ) of an instrument for the detection of hypomania in Brazil: the 32 item hypomania symptom check-list, first Revision (HCl-32-R1). J Affect Disord. 2012;140(3):215-21.
6. Wang HR, Woo YS, Ahn HS, Ahn IM, Kim HJ, Bahk WM. The validity of the mood disorder questionnaire for screening bipolar disorder: a meta-analysis. Depress Anxiety. 2015;32(7):527-38.
7. Wagner KD, Hirschfeld RM, Emslie GJ, Findling RL, Gracious BL, Reed ML. Validation of the mood disorder questionnaire for bipolar disorders in adolescents. J Clin Psychiatry. 2006;67(5):827-30.
8. Hirschfeld RM, Holzer C, Calabrese JR, Weissman M, Reed M, Davies M, et al. Validity of the mood disorder questionnaire: a general population study. Am J Psychiatry. 2003;160(1):178-80.
9. Kung S, Palmer BA, Lapid MI, Poppe KA, Alarcon RD, Frye MA. Screening for bipolar disorders: clinical utilization of the mood

disorders questionnaire on an inpatient mood disorders unit. J Affect Disord. 2015;188:97-100.
10. Sharma V, Xie B. Screening for postpartum bipolar disorder: validation of the mood disorder questionnaire. J Affect Disord. 2011;131(1-3):408-11.
11. Zimmerman M, Galione JN, Ruggero CJ, Chelminski I, Young D, Dalrymple K, et al. Screening for bipolar disorder and finding borderline personality disorder. J Clin Psychiatry. 2010;71(9):1212-7.
12. Stanton K, Watson D. Explicating the structure and relations of the mood disorder questionnaire: implications for screening for bipolar and related disorders. J Affect Disord. 2017;220:72-8.
13. Carvalho AF, Takwoingi Y, Sales PM, Soczynska JK, Köhler CA, Freitas TH, et al. Screening for bipolar spectrum disorders: a comprehensive meta-analysis of accuracy studies. J Affect Disord. 2015;172:337-46.
14. Paterniti S, Bisserbe JC. Factors associated with false positives in MDQ screening for bipolar disorder: Insight into the construct validity of the scale. J Affect Disord. 2018;238:79-86.
15. Palmer BA, Pahwa M, Geske JR, Kung S, Nassan M, Schak KM, et al. Self-report screening instruments differentiate bipolar disorder and borderline personality disorder. Brain Behav. 2021;11(7):e02201.

5.4 QUESTIONÁRIO DE AUTOAVALIAÇÃO DE HIPOMANIA (HCL)

Ricardo Alberto Moreno, Adriana Munhoz Carneiro, Odeilton Tadeu Soares

O Questionário de Autoavaliação de Hipomania (HCL – Hypomania Checklist) é um instrumento autoaplicável para rastreamento de sintomas de hipomania. Atualmente, o HCL também está disponível para aplicação por pessoa próxima ao paciente. Essa ferramenta mostra-se vantajosa ao clínico devido aos seus resultados consistentes e é utilizada em diversos países, sendo possível recuperar versões em diversos idiomas.[1-3]

▌ VERSÕES

O HCL foi desenvolvido a partir da necessidade de aumentar a sensibilidade do clínico aos sintomas de hipomania, já que o transtorno bipolar (TB) muitas vezes não é reconhecido e deixa de ser adequadamente tratado. Inicialmente, o questionário continha 20 itens, e foi aprimorado para a versão com 32 itens, o HCL-32.[1-3]

Além desta, há uma versão revisada, o HCL-32-R1, com uma questão a menos (Q4), sem prejuízos em termos de acurácia.[4] Em 2010, essa versão foi utilizada em um estudo transcultural, com 2.606 pacientes de 12 países em cinco regiões geográficas (Norte, Sul e Leste da Europa, América do Sul e Leste Asiático), demonstrando a estabilidade transregional de suas propriedades psicométricas, dando suporte à sua aplicabilidade internacional.[2,5] Foi revisado com acréscimo de dois itens: "eu aposto mais" e "eu como mais" (HCL-32-R2). As propriedades psicométricas do HCL-32-R2 também mostraram-se estáveis quando estudadas no *Bridge Study*.[5]

A aplicabilidade da versão *on-line* do HCL-32 também foi estudada[6] e demonstrou propriedades psicométricas semelhantes à versão em papel e lápis. Posteriormente, dois itens relativos à sexualidade no HCL-32-R2 foram fundidos, e o número de itens foi reduzido para 33, fornecendo a base para o HCL-33.[7] Juntamente ao HCL-33, para autoadministração, foi desenvolvido um novo instrumento de avaliação externa (HCL-EA),[8] para preenchimento por uma pessoa próxima ao paciente (p. ex., cônjuge, familiar).

▌ DESCRIÇÃO DO INSTRUMENTO

Em sua versão mais recente, o HCL é um questionário de 33 itens, autoaplicável, para avaliação da presença de hipomania ao longo da vida, no qual os sintomas devem ser assinalados como "sim" (presente/típico em mim) ou "não" (sintoma não está presente/não é típico).[1] Não houve diferenças significativas em relação à versão com 32 itens, que tem uma versão brasileira.[9] Em ambas, a primeira questão avalia o estado atual do humor, ou seja, como a pessoa se sente no momento da aplicação do instrumento comparada ao seu estado de humor considerado normal (basal). O objetivo dessa pergunta é descobrir se o estado emocional ao responder o questionário tem algum impacto nas respostas aos itens.

A segunda questão avalia a autopercepção em relação aos níveis de atividade, energia e humor quando comparados àqueles percebidos por outras pessoas. Aqui, o objetivo é descobrir o temperamento afetivo do indivíduo – por exemplo, se é persistentemente hipertímico, deprimido ou ciclotímico. A terceira questão é considerada o núcleo do instrumento. Nela, são enfatizados os sintomas da condição, e deve-se sugerir que o respondente foque em um período no qual se sentia "para cima" (considerados como "altos, elações ou elevados") e indique se pensamentos específicos ou emoções estavam presentes durante esse estado (incluindo sintomas subliminares, como fazer piadas ou trocadilhos, sentir-se menos tímido ou inibido, paquerar mais ou ficar sexualmente mais ativo).

A quarta questão avalia a gravidade e o impacto funcional na vida familiar, social, trabalho e/ou em relação ao lazer. Por fim, a quinta pergunta avalia como as pessoas próximas ao respondente reagiram ou comentaram: se de maneira positiva (encorajando ou apoiando), se foram neutras, se negativamente (preocupadas, aborrecidas, irritadas ou críticas), se de modo positivo e negativo ao mesmo tempo ou se não tiveram nenhuma reação. As questões 6, 7 e 8 referem-se à duração e ao período da ocorrência desses episódios ditos "altos" ou "para cima". Os respondentes são solicitados a pontuar o impacto em diversas esferas como "positivo" (sem impacto) ou "negativo". O avaliador também deve considerar os comentários de outras pessoas (positivo, neutro ou negativo) acerca dos episódios de hipomania.

No HCL-33, houve a inclusão das questões 9 (que avalia se, por natureza, a pessoa é para cima ou para baixo) e 10 (que investiga alterações emocionais). No HCL-EA, a expressão "ele" ou "ela" aparece antes de cada uma das 33 questões. A pontuação total do HCL é obtida pela soma das respostas afirmativas aos 32 ou 33 itens listados na questão 3; quanto maior a pontuação, maior a possibilidade de diagnóstico de TB.

▌ PÚBLICO-ALVO

O questionário pode ser aplicado em populações não clínicas[1,8,10] e clínicas[9,11] desde que o objetivo seja rastrear os sintomas da hipomania. Sua aplicação é possível em pacientes com transtorno depressivo maior (TDM).

▌ APLICAÇÃO

- **Método de aplicação:** o questionário é autoaplicável ou, na versão para aplicação externa (HCL-EA), é realizada por pessoa próxima ao paciente, e é dicotômica em relação às respostas obtidas na questão 3.
- **Instruções de preenchimento:** apesar de fácil compreensão, deve-se observar que os itens levam em consideração diferentes etapas da vida; portanto, deve-se enfatizar a leitura atenta das instruções de cada item.
- **Tempo de aplicação:** aproximadamente 10 minutos.
- **Cuidados na aplicação:** como é uma medida de natureza autoaplicável, é importante que o clínico se certifique de que o paciente entendeu e respondeu todos os itens.

▌ INTERPRETAÇÃO DAS PONTUAÇÕES

A maioria dos estudos foi realizada com a versão de 32 itens. A versão brasileira (HCL-32 VB) mostrou boas sensibilidade (0,75) e especificidade (0,58), e a linha de corte de 18,[9] diferentemente de outros estudos, que acharam pontos de corte de 14 e 15. Fatores que podem interferir nessa estimativa são a amostra e a cronicidade, e, nesse caso, a amostra brasileira era mais crônica.

O critério de corte de 18 é sensível para alertar profissionais da saúde acerca da presença de TB, permitindo proceder uma investigação mais aprofundada a fim de confirmar ou não o diagnóstico.

Vale comentar que os itens da questão 3 resultaram em dois fatores: 1) ativação/elação, que une sintomas considerados positivos, ou com consequências positivas, da hipomania; e 2) irritabilidade/comportamento de risco, que agrupa sintomas ditos negativos, ou com consequências negativas, da hipomania. A versão com 33 itens (Formulário 5.4.II) apresentou corte de 15 respostas afirmativas,[7] semelhante ao encontrado usando a versão com 32 itens. A versão em português será apresentada no final do capítulo, mas ainda não foi validada para o português do Brasil (Formulário 5.4.I).

FATORES QUE AFETAM A PONTUAÇÃO

Diferentemente do que poderia ser pensado, as respostas ao questionário não foram afetadas pela autopercepção do humor.[1,9] Alterações do temperamento, que poderiam causar falsos positivos, por exemplo, em pessoas hipertímicas, não foram determinadas nos diversos estudos. Em contrapartida, deve-se sempre relembrar ao respondente que considere seu estado de humor conforme o solicitado no enunciado de cada uma das questões.

▌ PARÂMETROS PSICOMÉTRICOS

CONFIABILIDADE

A consistência interna do HCL-32 foi avaliada em diversos estudos, variando entre 0,82[12] e 0,93,[3] o que indica alto nível de homogeneidade entre os itens. A consistência interna da versão brasileira é boa, com alfa de Cronbach de 0,86. A versão chinesa do HCL-33 mostrou alfa de Cronbach de 0,92.[7] O estudo de tradução e adaptação do instrumento para o Brasil apresentou um coeficiente alfa de Cronbach de 0,793 para a população não clínica, de 0,82 para aqueles com TB tipo I, de 0,79 para TB tipo II e de 0,89 para TDM. Já para os fatores, o fator ativação/elação obteve alfa de Cronbach de 0,76, sendo α =

0,73 para o fator irritabilidade e comportamento de risco.[9]

VALIDADE

Os primeiros estudos foram realizados na Itália e na Suécia.[1] Angst e colaboradores[1] encontraram sensibilidade de 80% e especificidade de 51% para pacientes bipolares. No estudo com o HCL-33, a sensibilidade foi de 0,72 e a especificidade foi de 0,66.[8] Mesmo com uma especificidade baixa, parece ser vantajoso para um instrumento de rastreio ter sensibilidade maior que a especificidade, com o objetivo de reconhecer potenciais casos para uma melhor averiguação diagnóstica posterior. Esses estudos demonstraram um valor preditivo positivo (VPP) de 73% e um valor preditivo negativo (VPN) de 61%. Isso significa que 73% dos pacientes identificados como potenciais bipolares são verdadeiramente bipolares e que 61% daqueles reconhecidos como não bipolares são, de fato, não bipolares. A validação do HCL em pacientes psiquiátricos e população geral é encontrada em estudos de diferentes países, como Rússia,[3] Brasil,[12] China,[11] Espanha,[13] entre outros.

A tradução e a adaptação brasileira da versão original do HCL-32 seguiu as normas da Organização Mundial da Saúde para a World Mental Health Survey.[13] O processo foi realizado por médicos especialistas em transtornos do humor do Programa de Transtornos Afetivos (GRUDA) do Instituto de Psiquiatria do Hospital das Clínicas da Faculdade de Medicina da Universidade de São Paulo (IPq/HCFMUSP), em colaboração com um tradutor independente cuja língua materna era o inglês norte-americano, sem conhecimento prévio sobre psicopatologia ou sobre o questionário traduzido. Considerando que o HCL-32 é um instrumento que visa rastrear sintomas hipomaníacos em amplitude mundial, houve a necessidade de modificar algumas questões para assegurar respostas sem ambiguidade. No estudo de confiabilidade e validade, foram selecionados pacientes ambulatoriais adultos com TB tipo I (n = 37), TB tipo II (n = 44) e TDM (n = 42), de acordo com o *Manual diagnóstico e estatístico de transtornos mentais* (DSM-IV-TR), utilizando-se uma versão modificada da Entrevista Clínica Estruturada para os Transtornos do Eixo I do DSM-IV TR (SCID-I TR).

A pontuação igual ou superior a 18 foi adequada para discriminar TB de TDM, com sensibilidade de 0,75 e especificidade de 0,58. Em comparação ao Questionário de Transtornos do Humor (MDQ), com 13 itens, muito utilizado para identificar pacientes bipolares, para uma pontuação de 7 ou mais, observou-se sensibilidade de 0,70 e especificidade de 0,58. A versão brasileira do HCL-32 pode ser usada para identificar hipomania em estudos epidemiológicos e no cenário clínico, facilitando a detecção rápida de pacientes dentro do espectro bipolar.

■ EXPERIÊNCIA DE USO

O uso do HCL-32 ainda é pouco difundido em nosso país, contudo, mostra-se de grande utilidade, em especial para o clínico que busca investigar de forma mais direcionada sintomas do TB. Por sua aplicação rápida, não demanda do avaliando atenção demasiada, e é fácil de corrigir, uma vez que é considerado o resultado do ponto de corte. Espera-se que as versões atualizadas estejam disponíveis em breve, em especial para fins de comparação da percepção do paciente com a dos familiares.

■ LIMITAÇÕES

O instrumento não é capaz de discriminar entre diferentes subtipos do TB, como os tipos I e II, e isso decorre de sua estrutura de autoaplicação, e não de um poder estatístico inadequado. Os estudos realizados em populações psiquiátricas, com pequenas amostras, tornam difícil a generalização dos resultados para a prática clínica. Entretanto, como o objetivo é realizar um rastreamento que indique a necessidade de uma investigação mais aprofundada, trata-se de uma ferramenta bastante útil para o clínico.

■ CONSIDERAÇÕES FINAIS

O HCL é o primeiro instrumento desenvolvido para autoavaliação de sintomas de hipomania em pacientes diagnosticados com depressão. Apesar de seus estudos não serem tão recentes, no Brasil, ainda há escassez de pesquisas com o HCL, verificando-se, assim, a necessidade de constantes investigações. A detecção retrospectiva da hipomania é crucial para um diagnóstico correto e, portanto, para um tratamento adequado do TB. Além disso, os parâmetros psicométricos da versão em português sugerem que o instrumento é útil na detecção da hipomania em pacientes com transtornos do humor.

■ FORMAS DE AQUISIÇÃO

O HCL é um instrumento de domínio público e está disponibilizado no Formulário 5.4.I.

FORMULÁRIO 5.4.I ▮ QUESTIONÁRIO DE AUTOAVALIAÇÃO DE HIPOMANIA – VERSÃO BRASILEIRA (HCL-32 VB)

Energia, atividade e humor

Em diferentes períodos durante a vida, todos sentem mudanças ou oscilações em energia, atividade e humor ("altos e baixos", ou "para cima e para baixo"). O objetivo deste questionário é avaliar as características dos períodos "altos" ou "para cima".

1. Antes de tudo, como você está se sentindo hoje em comparação ao seu estado normal?

1.1 Muito pior que o normal
1.2 Pior que o normal
1.3 Um pouco pior que o normal
1.4 Nem pior, nem melhor que o normal
1.5 Um pouco melhor que o normal
1.6 Melhor que o normal
1.7 Muito melhor que o normal

2. Como você é normalmente, comparado com outras pessoas?

Independentemente de como você se sente hoje, por favor, conte-nos como você é normalmente comparado com outras pessoas, marcando qual dos seguintes itens melhor o descreve.

Comparando com outras pessoas, **meus níveis de atividade, energia e humor...**
2.1 ... sempre são mais para estáveis e equilibrados
2.2 ... geralmente são maiores
2.3 ... geralmente são menores
2.4 ... frequentemente passo por períodos de altos e baixos

3. Por favor, tente lembrar de um período em que você esteve num estado "para cima". Como você se sentia na época?

Por favor, responda a todas estas questões, **independentemente de seu estado atual.**

Em tal estado:

1. Preciso de menos sono.	[ ] Sim	[ ] Não
2. Eu me sinto com mais energia e mais ativo(a).	[ ] Sim	[ ] Não
3. Fico mais autoconfiante.	[ ] Sim	[ ] Não
4. Me entusiasmo mais com meu trabalho.	[ ] Sim	[ ] Não
5. Fico mais sociável (faço mais ligações telefônicas, saio mais).	[ ] Sim	[ ] Não
6. Quero viajar ou viajo mais.	[ ] Sim	[ ] Não
7. Tenho tendência a dirigir mais rápido ou a me arriscar mais enquanto dirijo.	[ ] Sim	[ ] Não
8. Gasto mais ou gasto dinheiro demais.	[ ] Sim	[ ] Não
9. Me arrisco mais em minha vida diária (no meu trabalho e/ou em outras atividades).	[ ] Sim	[ ] Não
10. Fico mais ativo(a) fisicamente (esporte, etc.).	[ ] Sim	[ ] Não
11. Planejo mais atividades e projetos.	[ ] Sim	[ ] Não
12. Tenho mais ideias, fico mais criativo(a).	[ ] Sim	[ ] Não
13. Fico menos tímido(a) ou inibido(a).	[ ] Sim	[ ] Não
14. Uso roupas/maquiagem mais coloridas e extravagantes.	[ ] Sim	[ ] Não
15. Quero me encontrar ou de fato me encontro com mais pessoas.	[ ] Sim	[ ] Não
16. Fico mais interessado(a) em sexo e/ou tenho desejo sexual aumentado.	[ ] Sim	[ ] Não

FORMULÁRIO 5.4.I ▪ QUESTIONÁRIO DE AUTOAVALIAÇÃO DE HIPOMANIA – VERSÃO BRASILEIRA (HCL-32 VB)

17. Paquero mais e/ou fico mais ativo(a) sexualmente.	[ ] Sim [ ] Não
18. Falo mais.	[ ] Sim [ ] Não
19. Penso mais rápido.	[ ] Sim [ ] Não
20. Faço mais piadas ou trocadilhos quando falo.	[ ] Sim [ ] Não
21. Eu me distraio com mais facilidade.	[ ] Sim [ ] Não
22. Eu me envolvo em muitas coisas novas.	[ ] Sim [ ] Não
23. Meus pensamentos pulam de assunto rapidamente.	[ ] Sim [ ] Não
24. Faço coisas mais rapidamente e/ou com maior facilidade.	[ ] Sim [ ] Não
25. Fico mais impaciente e/ou fico irritado(a) mais facilmente.	[ ] Sim [ ] Não
26. Posso ser cansativo(a) ou irritante para os outros.	[ ] Sim [ ] Não
27. Eu me envolvo em mais discussões e disputas.	[ ] Sim [ ] Não
28. Meu humor fica melhor, mais otimista.	[ ] Sim [ ] Não
29. Bebo mais café.	[ ] Sim [ ] Não
30. Fumo mais cigarros.	[ ] Sim [ ] Não
31. Bebo mais álcool.	[ ] Sim [ ] Não
32. Uso mais drogas (sedativos, tranquilizantes, estimulantes, entre outras).	[ ] Sim [ ] Não

4. Impacto dos seus "altos" em vários aspectos de sua vida:

4A – Vida familiar	1 positivo e negativo 2 positivo 3 negativo 4 nenhum impacto
4B – Vida social	1 positivo e negativo 2 positivo 3 negativo 4 nenhum impacto
4C – Trabalho	1 positivo e negativo 2 positivo 3 negativo 4 nenhum impacto
4D – Recreação	1 positivo e negativo 2 positivo 3 negativo 4 nenhum impacto

5. Reação e comentários das pessoas sobre seus "altos":

Como as pessoas próximas a você reagiram ou comentaram seus "altos"?

5.1 Positivamente (encorajando ou apoiando) 5.2 Neutras 5.3 Negativamente (preocupadas, aborrecidas, irritadas, críticas)	5.4 Positivamente e negativamente 5.5 Nenhuma reação

6. Via de regra, qual foi a duração de seus "altos" (em média):

6.1 1 dia 6.2 2-3 dias 6.3 4-7 dias	6.4 maior que 1 semana 6.5 maior que 1 mês 6.6 não posso julgar/não sei

7. Você sentiu tais "altos" durante o último ano?

[ ] Sim   [ ] Não

8. Se sim, por favor, calcule quantos dias você passou nesses "altos" durante os últimos 12 meses.

Levando todos dias em conta, foram cerca de [ ] dias.

FORMULÁRIO 5.4.II ■ VERSÃO EM PORTUGUÊS DE PORTUGAL COM 33 ITENS (HCL-33)

Em diferentes períodos de vida todos sentem alterações ou oscilações de energia, atividade e humor ("altos e baixos" ou "para cima" e "para baixo"). O objetivo deste questionário é avaliar as características dos períodos "altos" ou "elevados".

1) Em primeiro lugar, como se sente hoje em comparação ao seu estado habitual?
(Por favor, marque apenas UMA das seguintes opções)

Muito pior que o habitual	Pior que o habitual	Um pouco pior que o habitual	Nem pior nem melhor que o habitual	Um pouco melhor que o habitual	Melhor que o habitual	Muito melhor que o habitual
☐	☐	☐	☐	☐	☐	☐

2) Como é habitualmente em comparação com as outras pessoas?

Independentemente de como se sente hoje, diga-nos por favor como é habitualmente em comparação com as outras pessoas, assinalando o item que melhor o descreve:

Em comparação com as outras pessoas, o meu nível de atividade, energia e humor...
(Por favor, marque apenas UMA das seguintes opções)

... é quase sempre estável e regular	... é geralmente mais elevado	... é geralmente mais baixo	... tem repetidamente períodos de altos e baixos
☐	☐	☐	☐

3) Por favor, tente lembrar de um período durante o qual esteve num estado "elevado".

Como se sentiu nessa altura? Responda por favor a todos os itens independentemente do seu estado atual.

Em tal estado:	SIM	NÃO
1. Eu precisava de dormir menos	☐	☐
2. Eu sentia-me mais energético(a) e ativo(a)	☐	☐
3. Eu sentia-me mais autoconfiante	☐	☐
4. Eu apreciava mais o meu trabalho	☐	☐
5. Estava mais sociável (fazia mais telefonemas, saía mais)	☐	☐
6. Eu queria viajar e/ou viajava mais	☐	☐
7. Eu tinha tendência para conduzir mais depressa ou para correr mais riscos enquanto conduzia	☐	☐
8. Eu gastava mais dinheiro ou demasiado dinheiro	☐	☐
9. Eu corria mais riscos na minha vida diária (no meu trabalho e/ou em outras atividades)	☐	☐
10. Estava fisicamente mais ativo(a) (desporto, etc.)	☐	☐
11. Eu planeava mais as atividades ou projetos	☐	☐
12. Eu tinha mais ideias, era mais criativo(a)	☐	☐
13. Eu estava menos tímido(a) ou inibido(a)	☐	☐
14. Eu usava roupas/maquilhagem mais coloridas e extravagantes	☐	☐
15. Eu queria encontrar-me ou realmente encontrava-me com mais pessoas	☐	☐
16. Estava mais interessado(a) em atividade sexual e/ou tinha maior atividade sexual	☐	☐
17. Eu falava mais	☐	☐

FORMULÁRIO 5.4.II **VERSÃO EM PORTUGUÊS DE PORTUGAL COM 33 ITENS (HCI-33)**		
18. Eu pensava mais depressa	☐	☐
19. Eu dizia mais piadas ou trocadilhos quando falava	☐	☐
20. Eu distraia-me com mais facilidade	☐	☐
21. Eu envolvia-me em muitas coisas novas	☐	☐
22. Os meus pensamentos saltavam de assunto para assunto	☐	☐
23. Eu fazia coisas mais rapidamente e/ou facilmente	☐	☐
24. Eu estava mais impaciente e/ou irritava-me mais facilmente	☐	☐
25. Eu podia ser cansativo(a) ou irritante para os outros	☐	☐
26. Eu envolvia-me mais em discussões ou disputas	☐	☐
27. O meu humor estava mais elevado, mais otimista	☐	☐
28. Eu bebia mais café	☐	☐
29. Eu fumava mais cigarros	☐	☐
30. Eu bebia mais álcool	☐	☐
31. Eu consumia mais medicamentos (sedativos, ansiolíticos, estimulantes…)	☐	☐
32. Eu jogava ou apostava mais	☐	☐
33. Eu comia mais ou empanturrava-me	☐	☐

4) O impacto dos seus "períodos elevados" nos diversos aspetos da sua vida foi:
(Por favor, marque apenas UMA opção para cada linha)

	Positivo e negativo	Positivo	Negativo	Nenhum impacto
Vida familiar	☐	☐	☐	☐
Vida social	☐	☐	☐	☐
Trabalho	☐	☐	☐	☐
Lazer	☐	☐	☐	☐

5) Reações e comentários de outros no que respeita aos seus "períodos elevados".

Como é que as pessoas próximas a si reagiram ou comentaram os seus "períodos elevados"?
(Por favor, escolha apenas UMA das seguintes opções)

Positivamente (encorajando e apoiando)	Neutros	Negativamente (preocupados, aborrecidos, irritados, críticos)	Positivamente e negativamente	Nenhuma reação
☐	☐	☐	☐	☐

6a) Quanto tempo durou os seus "períodos elevados" mais longos?
(Por favor, escolha apenas UMA das seguintes opções)

☐ 1 dia
☐ 2-3 dias
☐ 4-6 dias
☐ 1-3 semanas
☐ 1 mês ou mais
☐ não consigo avaliar/não sei

FORMULÁRIO 5.4.II ■ VERSÃO EM PORTUGUÊS DE PORTUGAL COM 33 ITENS (HCL-33)

6b) Regra geral, qual foi a duração dos seus "períodos elevados" (em média)?
(Por favor, escolha apenas UMA das seguintes opções)

☐ 1 dia
☐ 2-3 dias
☐ 4-6 dias

☐ 1-3 semanas
☐ 1 mês ou mais
☐ não consigo avaliar/não sei

7) Sentiu estes "períodos elevados" durante os últimos 12 meses? ☐ Sim ☐ Não

8) Se sim, faça, por favor, uma estimativa dos dias que passou em "períodos elevados" durante os últimos 12 meses. Tendo todos em conta foram cerca de _____ dias

Duas últimas questões sobre o seu temperamento:

9) Descrever-se-ia como alguém que por natureza tem "altos" e "baixos", umas vezes na lua, outras no "fundo do poço"? ☐ Sim ☐ Não

10) As suas emoções mudam repentinamente às vezes? ☐ Sim ☐ Não

■ REFERÊNCIAS

1. Angst J, Adolfsson R, Benazzi F, Gamma A, Hantouche E, Meyer TD, et al. The HCL-32: towards a self-assessment tool for hypomanic symptoms in outpatients. J Affect Disord. 2005;88(2):217-33.
2. Gamma A, Angst J, Azorin JM, Bowden CL, Perugi G, Vieta E, et al. Transcultural validity of the Hypomania Checklist-32 (HCL-32) in patients with major depressive episodes. Bipolar Disord. 2013;15(6):701-12.
3. Mosolov SN, Ushkalova AV, Kostukova EG, Shafarenko AA, Alfimov PV, Kostyukova AB, et al. Validation of the Russian version of the Hypomania Checklist (HCL-32) for the detection of Bipolar II disorder in patients with a current diagnosis of recurrent depression. J Affect Disord. 2014;155:90-5.
4. Allilaire JF, Hantouche EG, Sechter D, Bourgeois ML, Azorin JM, Lancrenon S, et al. Frequence et aspects cliniques du trouble bipolaire II dans une étude multicentrique française: EPIDEP. Encephale. 2001;27(2):149-58.
5. Angst H, Azorin JM, Bowden CL, Perugi G, Vieta E, Gamma A, et al. Prevalence and characteristics of undiagnosed bipolar disorders in patients with a major depressive episode. the BRIDGE study. Arch Gen Psychiatry. 2011;68(8):791-9.
6. Hidalgo-Mazzei D, Mateu A, Undurraga J, Rosa AR, Pacchiarotti I, Cdel MB, et al. e-HCL-32: a useful, valid and user friendly tool in the screening of bipolar II disorder. Compr Psychiatry. 2015;56:283-8.
7. Feng Y, Xiang YT, Huang W, Wang G, Feng L, Tian TF, et al. The 33-item Hypomania Checklist (HCL-33): a new self-completed screening instrument for bipolar disorder. J Affect Disord. 2016;190:214-20.
8. Lojko D, Dudek D, Angst J, Siwek M, Michalak M, Rybakowski J. The 33-item Hypomania Checklist (HCL-33): a study of the consistency between self and external assessments in Polish bipolar patients. Psychiatr Pol. 2016;50(6):1085-92.
9. Soares OT, Moreno DH, Moura EC, Angst J, Moreno RA. Reliability and validity of a Brazilian version of the Hypomania Checklist (HCL-32) compared to Mood Disorder Questionnaire (MDQ). Rev Bras Psiquiatr. 2010;32(4):416-23.
10. Angst J, Meyer TD, Adolfsson R, Skeppa P, Carta M, Benazzi F, et al. Hypomania: a transcultural perspective. World Psychiatry. 2010;9(1):41-9.
11. Vieta E, Sánchez-Moreno J, Bulbena A, Chamorro L, Ramos JL, Artal J, et al. Cross validation with the mood disorder questionnaires (MDQ) of an instrument for the detection of hypomania in Spanish: the 32 item hypomania symptom check-list (HCL-32). J Affect Disord. 2007;101(1-3):43-55.
12. Wu YS, Angst J, Ou CS, Chen HC, Lu RB. Validation of the Chinese version of the Hypomania Checklist (HCL-32) as an instrument for detecting hypo(mania) in patients with mood disorders. J Affect Disord. 2008;106(1-2):133-43.
13. World Health Organization. Process of translation and adaptation of instruments. Geneva: WHO; 2015.

6 INSTRUMENTOS DE AVALIAÇÃO DE ANSIEDADE

6.1 ASPECTOS GERAIS DOS INSTRUMENTOS DE AVALIAÇÃO DE ANSIEDADE

Márcio Antonini Bernik, Felipe Corchs, Thiago Pacheco de Almeida Sampaio, Francisco Lotufo Neto

■ CONCEITOS DE ANSIEDADE

Dois aspectos separam a avaliação da ansiedade e da gravidade dos sintomas de transtornos de ansiedade de outras condições mentais, como, por exemplo, mania ou demência. Em primeiro lugar, a ansiedade é a mais "fisiológica" das alterações psicopatológicas mensuráveis. De fato, essa alteração, junto a estados emocionais proximamente relacionados, como medo e pânico, tem a função específica de modular, em bloco, todo o funcionamento do cérebro, aumentando a chance de sucesso do organismo em situações de risco. Do ponto de vista filogenético, as estruturas cerebrais e algumas respostas comportamentais associadas a esse estado emocional são antigas e estáveis, estando presentes em animais com diferentes graus de complexidade, incluindo o *Carassius auratus*, ou seja, o peixinho dourado dos aquários infantis. Os autores clássicos da psiquiatria dedicaram poucos estudos ao que chamamos hoje de transtornos de ansiedade (com exceção do transtorno obsessivo-compulsivo [TOC]). De fato, sintomas individuais, geralmente físicos, eram abordados por especialistas em medicina interna – devido à pressuposição de alguma alteração fisiopatológica específica.

O conceito atual de ansiedade como um construto teórico que engloba as manifestações objetivas de ansiedade com sua vivência subjetiva foi utilizado pela primeira vez por Freud e, depois, por diversas correntes psiquiátricas. Já a definição do que seria ansiedade patológica, aquela dos transtornos de ansiedade, é um pouco mais difícil. Dentro de uma tradição psiquiátrica e fenomenológica, a descrição mais precisa do termo "ansiedade" é de Aubrey Lewis, importante psiquiatra do Instituto de Psiquiatria da University of London, que privilegia a desproporcionalidade das manifestações da ansiedade em relação às ameaças reais: "um estado emocional vivenciado com a qualidade subjetiva do medo ou de emoção a ela relacionada [...] desagradável [...] dirigida para o futuro [...] desproporcional [a uma ameaça reconhecível ... com] desconforto somático subjetivo [...] e alterações somáticas manifestas".[1] Entretanto, em uma descrição mais comportamental e funcionalista, a ansiedade patológica pode ser descrita como uma saliência de comportamentos associados à busca e à garantia de segurança em relação a perigos próximos ou distantes, em detrimento do restante do repertório comportamental do indivíduo.

Considerando esses conceitos, tentando mover-se para além do método puramente descritivo, o *Manual diagnóstico e estatístico de transtornos mentais*, da American Psychiatric Association, em sua quinta versão (DSM-5),[2] propôs-se a definir os transtornos mentais a partir de informações sobre fisiopatologia. Define os transtornos de ansiedade como transtornos médico-mentais que têm o medo e a ansiedade, bem como seus correlatos comportamentais, como suas principais características clínicas.

Uma questão fundamental é que o termo "ansiedade" não se refere a uma dimensão diagnóstica única. Pode-se medir, por exemplo, ansiedade tônica (generalizada) *versus* ansiedade ictal, bem como ansiedade situacional (p. ex., ansiedade social) *versus* espontânea. Outra distinção importante, postulada por Spielberger e colaboradores,[3] é a subdivisão do padrão habitual de resposta emocional do indivíduo (ansiedade-traço) *versus* o estado ansioso do sujeito no momento. A intensidade e a gravidade de sintomas de ansiedade são difíceis de mensurar, seja pela heterogeneidade de sua apresentação clínica, seja pela dificuldade de estabelecer as fronteiras conceituais sobre o que pode ser considerado uma ansiedade normal ou patológica. A seguir, discutiremos sobre os instrumentos específicos de acordo com as dimensões psicopatológicas de ansiedade.

ASPECTOS GERAIS

TIPOS DE AVALIAÇÃO DE ANSIEDADE

Embora as manifestações fisiológicas características de estados de ansiedade sejam passíveis de mensurações objetivas e diretas, as escalas de avaliação da gravidade de ansiedade são os instrumentos mais comumente usados na prática clínica e em pesquisa no campo dos transtornos de ansiedade. A maioria dos instrumentos apresenta uma boa tradição de uso, tendo-se mostrado robustos, mantendo sua validade, sensibilidade e especificidade em condições diversas de utilização.

As escalas de avaliação da gravidade de ansiedade incluem dois grandes grupos de instrumentos: 1) para avaliação de transtornos de ansiedade específicos (p. ex., transtorno de pânico, agorafobia, transtorno de ansiedade social [TAS], fobias específicas, transtorno de ansiedade generalizada [TAG], TOC e transtorno de estresse pós-traumático [TEPT]; e 2) para avaliação de sintomas ansiosos de forma mais global, que podem incluir avaliações de "estado", ou seja, no momento, e "traço", características mais estáveis.

Outra divisão importante entre as escalas de avaliação são aquelas realizadas por um observador (entrevistador) e aquelas de autoavaliação. As primeiras são construídas para responder perguntas específicas sobre a ansiedade e envolvem um julgamento clínico de psicopatologia. Todavia, seu uso requer treinamento e calibração dos avaliadores, o que pode ser considerado muito trabalhoso em estudos com frequentes reavaliações. Assim, o maior problema desse tipo de instrumento é o seu alto custo e o tempo necessário para finalizar a coleta. Escalas preenchidas por observador devem ser utilizadas quando o construto a ser avaliado requer conhecimento clínico em psicopatologia, para ajuizar sobre a presença de anedonia (na Escala Hospitalar de Ansiedade e Depressão [HADS]) ou medo de avaliação negativa (na Escala de Medo de Avaliação Negativa).

Instrumentos de autoavaliação, por sua vez, são essenciais em situações em que se almeja avaliar a opinião do sujeito, como ocorre em muitas investigações de saúde mental. Questionários e inventários de autoavaliação proporcionam informações úteis quando a variável a ser medida tem a característica de ser uma experiência facilmente entendida e relatável pelo paciente em termos leigos (p. ex., sintomas físicos de ansiedade), sem a necessidade de interpretação psicopatológica. Geralmente, esses instrumentos costumam ser de fácil aplicação e economizam o tempo do paciente, do pesquisador e de sua equipe. A maioria dos estudos tem enfatizado a utilização de ferramentas de autoavaliação ou, nos casos em que isso não é possível, avaliações por cuidadores. Os resultados de medidas de autoavaliação e de avaliação por observador, apesar de não se correlacionarem integralmente, complementam-se com informações diferentes, porém úteis.

Entre os transtornos de ansiedade, o pior desempenho de confiabilidade interjuízes é o TAG. Aparentemente, essa menor confiabilidade se deve mais à dificuldade no julgamento de gravidade do que à sua formulação diagnóstica. Isso reflete a instabilidade do diagnóstico de TAG ao longo dos diversos sistemas de critérios diagnósticos. Nesse caso, é justificável aplicar um conjunto amplo de instrumentos de avaliação, o que permite identificar um grupo maior de sujeitos, evitando potenciais restrições devido a mudanças dos critérios diagnósticos.

Em razão do grande número de escalas de avaliação visando a aspectos mais específicos do espectro da ansiedade, este capítulo descreve os principais instrumentos que apresentam estudo de validade da versão em português, por exemplo, aqueles que abordam ansiedade generalizada e ansiedade ictal, além daqueles não descritos em capítulos específicos. Apresentamos, aqui, uma breve descrição sobre instrumentos que cobrem: a) ansiedade generalizada, livre flutuante e com sintomas inespecíficos; b) ansiedade ictal, com transtorno de pânico, agorafobia e do espectro de pânico; e c) transtornos específicos de ansiedade.

ANSIEDADE GENERALIZADA (LIVRE FLUTUANTE) E SINTOMAS INESPECÍFICOS

As escalas de avaliação de sintomas de ansiedade ainda são muito importantes e usadas, por exemplo, em populações não clínicas (voluntários sadios, pacientes com quadros subsindrômicos ou, ainda, com diagnóstico de transtorno de ansiedade não classificada em outro lugar) ou em indivíduos com sintomatologia que se enquadraria em diversas categorias diagnósticas. Nesse grupo de instrumentos, a intensidade dos sintomas gerais de ansiedade é considerada a partir das pontuações obtidas. Entre as mais amplas estão a Escala de Ansiedade de Hamilton (HAM-A),[4] o Inventário de Ansiedade de Beck (BAI),[5] ambas descritas em mais detalhes adiante, e o Inventário de Ansiedade Traço-Estado (IDATE; Cap. 6.2).[3]

ESCALA DE ANSIEDADE DE HAMILTON

A HAM-A é a primeira escala específica para avaliar ansiedade e diferencia-se dos instrumentos em uso até então (basicamente inventários de personalidade) por basear seus itens unicamente em variáveis clínicas (avaliação sintomatológica *versus* funcionamento psicológico).[4] O princípio que norteou sua construção (e de outras posteriores de mesma metodologia) é a ideia de que, quanto mais grave a manifestação de uma patologia, maior o número de sintomas característicos que se apresentam. Se o número de sintomas (itens) for relativamente grande, a contagem dos sintomas (*checklist*) torna-se um instrumento quantificador útil, confiável e de boa validade. Mais ainda, como clínicos estão acostumados a comparar pacientes a suas condições prévias, ou ainda pacientes entre si, os gradientes de gravidade costumam ser também de fácil registro e apresentam alta confiabilidade.

A HAM-A (Formulário 6.1.I) é semiestruturada, contendo 14 itens e instruções de avaliação explícitas, devendo ser aplicada por um profissional com treinamento em psicopatologia (em geral, um psiquiatra). Foca igualmente sintomas psíquicos e sintomas somáticos. Os escores – ausente, leve, moderado ou grave – podem ser substituídos por números (0, 1, 2 ou 3), o que aumenta muito sua sensibilidade e utilidade. Uma escala de 0 a 4 (ausente a muito grave) também pode ser usada. Escores menores que 17 sugerem sintomatologia leve; de 18 a 24, leve a moderada; e de 25 a 30, moderada a grave. Os itens podem ser questionados de forma individual, pedindo-se ao paciente uma descrição do sintoma, ou a escala pode ser preenchida depois de entrevista clínica cuidadosa e completa. Essa avaliação normalmente demora de 10 a 15 minutos. A interpretação dos escores tem como premissa o sujeito já ter um diagnóstico de uma patologia psiquiátrica (originalmente neurose ansiosa).

Em relação às propriedades psicométricas, a confiabilidade e a validade foram testadas em pacientes ansiosos e depressivos. O instrumento apresenta boa confiabilidade e validade concorrente. A validade interna não foi tão boa, pois não foi demonstrada a capacidade de discriminar os efeitos do tratamento com ansiolíticos e antidepressivos, além disso, os sintomas somáticos podem estar relacionados aos efeitos colaterais dos medicamentos.[6]

Em pacientes brasileiros com ansiedade generalizada e doença de Parkinson, a análise da curva *Receiver Operating Characteristics* (ROC) recomendou um ponto de corte de 10/11 para obter as melhores sensibilidade (87,5%) e especificidade (63,5%). A escala apresenta boa consistência interna (alfa de Cronbach de 0,893) e todos os itens correlacionaram-se positivamente com o escore total.[7]

A HAM-A já foi traduzida para o cantonês, o francês, o espanhol e o português. É de domínio público e pode ser usada em adultos, adolescentes e crianças.

INVENTÁRIO DE ANSIEDADE DE BECK

O BAI é um instrumento de autoavaliação com 21 itens, em uma escala Likert de 4 pontos (0 a 3; total 0-63). A intensidade do sintoma é avaliada em relação à última semana. Trata-se de um inventário de ampla utilização e cujas características psicométricas foram extensivamente estudadas. Apresenta um foco maior em sintomas somáticos de ansiedade. Foi traduzido e validado para o português[8] e é comercializado pela Casa do Psicólogo.

ESCALA HOSPITALAR DE ANSIEDADE E DEPRESSÃO

A HADS é uma escala de 14 itens (Formulário 6.1.II), pontuados de 0 a 3, desenvolvida por Zigmond e Snaith[9] para a avaliação de sintomas ansiosos e depressivos em pacientes internados por condições médicas diversas. Desse modo, foca em alterações subjetivas, e não em sintomas físicos que poderiam ser decorrentes da condição médica. A subescala de ansiedade (HADS-A) mensura sintomas inespecíficos de ansiedade em sete itens, e os outros sete avaliam a depressão (HADS-D).

Como a escala não aborda sintomas muito graves, típicos de pacientes psiquiátricos internados, não é indicada para essa população. Em contrapartida, é muito útil como instrumento de avaliação de populações não clínicas, como amostras populacionais e pacientes de outras especialidades médicas. Essa escala é de domínio público.

❚ ANSIEDADE ICTAL, TRANSTORNO DE PÂNICO E AGORAFOBIA

De modo geral, há poucos instrumentos de avaliação com dados psicométricos publicados para suas versões em português. Os mais utilizados são o Índice de Sensibilidade à Ansiedade,[10] o Inventário de Mobilidade para Agorafobia,[11,12] a Escala de Gravidade do Transtorno de Pânico[13] e a Escala de Pânico e Agorafobia,[14] todos descritas mais adiante.

ÍNDICE DE SENSIBILIDADE À ANSIEDADE

Trata-se de um questionário de autoavaliação, desenvolvido por Reiss e colaboradores,[10] com 16 itens que abordam medo de sensações corporais e psicológicas associadas à ansiedade e medo de seu significado e consequências (p. ex., ser o sinal de uma doença mais grave). Em nosso conhecimento, não há tradução aprovada para o português devido a restrições de direitos autorais estabelecidas pelos autores, mesmo para uso em pesquisa. Existe uma versão para uso em crianças.

INVENTÁRIO DE MOBILIDADE PARA AGORAFOBIA

O Inventário de Mobilidade para Agorafobia, de Chambless e colaboradores,[11] é um questionário de autoavaliação que objetiva avaliar a frequência e a gravidade das crises de pânico, bem como a gravidade da esquiva agorafóbica em situações em que o paciente está acompanhado de alguém confiável e quando sozinho.

Apresenta ótimas características psicométricas e é considerada a melhor medida de avaliação de gravidade de esquiva agorafóbica. O ponto negativo para pesquisas em que há necessidade de medidas repetidas é o tempo necessário para o instrumento ser respondido, maior que 20 minutos. Há uma tradução para o português.[12] Não há restrições de direitos autorais para seu uso.

ESCALA DE GRAVIDADE DO TRANSTORNO DE PÂNICO

Escala de Gravidade do Transtorno de Pânico (PDSS, do inglês Panic Disorder Severity Scale) foi desenvolvida por Shear e colaboradores[13] como uma forma simples de quantificar a gravidade do transtorno de pânico, em suas várias dimensões, dentro da estrutura nosográfica do DSM, mais especificamente do DSM-IV. Assim, seu uso parece menos anacrônico que o de escalas como o HAM-A, que foi construído antes que o conceito diagnóstico de pânico existisse.

ESCALA DE PÂNICO E AGORAFOBIA

A Escala de Pânico e Agorafobia (PAS, do inglês Panic and Agoraphobia Scale) foi publicada por Bandelow[14] em 1995 tendo em vista a ausência de medidas eficazes para desenlaces no transtorno de pânico com os instrumentos em uso, como a HAM-A ou o BAI. Trata-se de uma escala de 13 itens que está disponível em uma versão para avaliador e outra de autoavaliação. São avaliados todos os *"clusters"* de sintomas relevantes para o transtorno de pânico/agorafobia: ataques de pânico, esquiva agorafóbica, ansiedade antecipatória, preocupações excessivas com saúde, incapacitação e prejuízo funcional. A versão usada nos estudos do Ambulatório de Ansiedade (AMBAN) do Instituto de Psiquiatria do Hospital das Clínicas da Faculdade de Medicina da Universidade de São Paulo (IPq/HCFMUSP) foi realizada pelo Prof. Francisco Lotufo Neto a pedido do autor nos anos de 1990.

■ INSTRUMENTOS ESPECÍFICOS

Há, ainda, instrumentos que foram desenvolvidos para a avaliação de dimensões psicopatológicas características. Muitos deles são de especial interesse por permitir avaliação de condições específicas de ansiedade. As medidas para avaliação de sintomas de TAG, como a escala Generalized Anxiety Disorder (GAD-7)[15,16] e o Questionário de Preocupação do Estado da Pensilvânia (PSWQ), com foco na dimensão de preocupações, são detalhadas nos Capítulos 3.10 e 6.3. As escalas para avaliação de fobia e ansiedade social ganham o respectivo destaque em: Escala de Ansiedade Social de Liebowitz (LSAS; Cap. 6.4), Inventário de Ansiedade e Fobia Social (SPAI; Cap. 6.5), Escala Breve de Fobia Social (BSPS; Cap. 6.5), Inventário de Fobia Social (SPIN) e Mini SPIN (Cap. 6.5 para as duas versões), e Inventário de Ansiedade e Fobia Social – versão para crianças (SPAI-C; Cap. 6.5).

Além disso, pode-se ler mais sobre as ferramentas para avaliação de sintomas do TOC em: Escala Dimensional de Sintomas Obsessivo-Compulsivos (DY-BOCS; Cap. 6.6); Obsessive Beliefs Questionnaire (OBQ-44); Obsessive-Compulsive Inventory – Revised (OCI-R). Igualmente, as medidas para avaliação de ansiedade pós-traumática e TEPT são descritas em Clinician-Administered PTSD Scale-5 (CAPS-5)[17] e Posttraumatic Stress Disorder Checklist (PCL; Cap. 6.7).

GENERALIZED ANXIETY DISORDER (GAD-7)

A GAD-7[15,16] é uma escala unifatorial utilizada para identificar os casos prováveis de TAG e medir a gravidade dos sintomas. É autoaplicável, com sete itens. O entrevistado pontua cada item em uma escala Likert de 0 a 3 pontos com base na frequência dos sintomas nas últimas duas semanas (nenhuma vez = 0; vários dias = 1; mais da metade dos dias = 2, quase todos os dias = 3). O escore total varia de 0 a 21, com escores mais altos representando maior gravidade. Enquanto escores a partir de 10 podem identificar casos de TAG, os sintomas são considerados graves a partir de 15 pontos.[15,16] O curto tempo necessário para sua aplicação e a objetividade dos itens a tornam uma medida alternativa de fácil administração dos sintomas de TAG em contextos clínicos e de pesquisa, sendo considerada por alguns autores como a melhor escala de avaliação para o transtorno.[18]

CLINICIAN-ADMINISTERED PTSD SCALE-5 (CAPS-5)

A CAPS é a escala mais usada para mensuração de gravidade do TEPT em contextos clínicos, com padrão focado na última semana. Também serve para diagnóstico do transtorno de acordo com os critérios do DSM, nesse caso investigando os sintomas no último mês. É considerada por alguns teóricos o padrão-ouro para ambos os fins. A versão adaptada para o DSM-5, a CAPS-5,[17] tem uma versão validada para o Brasil[19] que, apesar de uma análise fatorial confirmatória sugerir que um modelo com 15 itens poderia ser mais adequado que o modelo original com 20 itens, a versão validada apresentou, de forma geral, boas propriedades psicométricas e consistência com a versão original, em inglês. A CAPS-5 tem 20 itens relacionados aos sintomas, organizados nos quatro grupos de sintomas do DSM-5, além de perguntas relacionadas ao tempo decorrido desde o trauma, o impacto do evento, a impressão do avaliador e a presença de sintomas dissociativos. Para cada item, frequência e severidade são avaliadas independentemente.

▋ LIMITAÇÕES

Alguns pesquisadores interpretam os dados das medidas de avaliação da gravidade de sintomas como "retratos" da realidade. Isso vale tanto para a avaliação de condições específicas, para a avaliação da gravidade do medo da avaliação negativa em fobia social e como para avaliação de sintomas mais inespecíficos, como na HAM-A. No entanto, diferentemente de áreas clínicas que dispõem de avaliações objetivas, é difícil mensurar a remissão de transtornos específicos em saúde mental. Da mesma forma, é difícil distinguir entre alterações emocionais normais associadas à ansiedade daquelas da psicopatologia dos transtornos de ansiedade, associadas a prejuízo funcional ou mesmo incapacitação. Por exemplo, ficar emocionalmente abalado após um evento traumático é quase a norma, mas tornar-se incapacitado não é a regra. Nem sempre uma avaliação baseada em escalas sintomáticas considera o funcionamento global do respondente.

A popularidade do termo "ansiedade" atrapalha a homogeneidade da sua conceituação e comunicação entre as pessoas. Muitos acreditam que construtos teóricos como ansiedade são culturalmente compartilháveis e, portanto, de fácil mensuração. O parecer de Stewart,[20] juiz da suprema corte dos Estados Unidos, ao tentar criar regras sobre o que seria ou não seria considerado pornografia, reflete essa postura. Ele desistiu de fazer a conceitualização e apenas afirmou, em 1965, que: "eu sei que é [pornografia] quando eu a vejo".[20] Esta afirmação ilustra como o entendimento sobre o termo "ansiedade" pode ser surpreendentemente diverso para diferentes indivíduos. Mesmo profissionais da saúde mental apresentam grande variação em sua conceitualização de ansiedade, talvez bem maior do que para mania ou obsessões e compulsões, por exemplo. Isso também se aplica para a falta de concordância sobre o significado e a interpretação dos itens de um questionário de auto ou heteroavaliação. Portanto, uma clara descrição dos conceitos adotados para classificar uma pessoa com transtorno de ansiedade e a metodologia de avaliação são sempre recomendadas em contextos de pesquisa.

▋ CONSIDERAÇÕES FINAIS

Na área de mensuração de transtornos de ansiedade, o principal problema não é a falta de instrumentos específicos. Provavelmente, é o oposto. Quanto mais ferramentas existem, menos estudos compartilham os mesmos instrumentos, dificultando comparações e síntese metanalítica. Outro problema é a crescente complexidade das avaliações, muito diferentes daquela avaliação usada na prática clínica e, portanto, cada vez menos significantes. O ideal seria usar medidas simples, sem vieses teóricos, que levassem em conta a vivência subjetiva do paciente e sua funcionalidade.

Em resumo, o treinamento cuidadoso nessa área é essencial. De acordo com Fleiss:[21] "o mais elegante desenho de um estudo clínico não vai sobrepor o estrago causado por medidas imprecisas ou não confiáveis [...] Tamanhos amostrais maiores se tornam necessários [...] Conclusões com viés podem ser resultado de medidas não confiáveis".

▋ REFERÊNCIAS

1. Lewis A. Problems presented by the ambiguous word "anxiety" as used in psychopathology. Isr Ann Psychiatr Relat Discip. 1967;5(2):105-21.
2. American Psychiatric Association. Manual diagnóstico e estatístico de transtornos mentais: DSM-5. 5. ed. Porto Alegre: Artmed; 2014.
3. Spielberger CD, Gorsuch RL, Lushene RE. Manual for the state-trait anxiety inventory. Palo Alto: Consulting Psychologists; 1970.
4. Hamilton M. The assessment of anxiety scales by rating. Br J Med Psychol. 1959;32(1):50-5.
5. Beck AT, Epstein N, Brown G, Steer RA. An inventory for measuring clinical anxiety: psychometric properties. J Consult Clin Psychol. 1988;56(6):893-7.
6. Maier W, Buller R, Philipp M, Heuser I. The Hamilton Anxiety Scale: reliability, validity and sensitivity to change in anxiety and depressive disorders. J Affect Disord. 1988;14(1):61-8.

FORMULÁRIO 6.1.1 ■ ESCALA DE ANSIEDADE DE HAMILTON (HAM-A)

Instruções: esta lista de sintomas é para auxiliar o clínico ou psiquiatra na avaliação do seu grau de ansiedade. Preencha com o escore apropriado, na casa correspondente ao lado de cada item, na coluna à direita.

Nº	ITEM	COMPORTAMENTO	ESCORE
1	Humor ansioso	Preocupações, previsão do pior, antecipação temerosa, irritabilidade, etc.	
2	Tensão	Sensações de tensão, fadiga, reação de sobressalto, comove-se facilmente, tremores, incapacidade para relaxar e agitação.	
3	Medos	De escuro, de estranhos, de ficar sozinho, de animais, de trânsito, de multidões, etc. (Avaliar qualquer um por intensidade e frequência de exposição.)	
4	Insônia	Dificuldade em adormecer, sono interrompido, insatisfeito e fadiga ao despertar, sonhos penosos, pesadelos, terrores noturnos, etc.	
5	Intelectual (cognitivo)	Dificuldade de concentração, falhas de memória, etc.	
6	Humor deprimido	Perda de interesse, falta de prazer nos passatempos, depressão, despertar precoce, oscilação do humor, etc.	
7	Somatizações motoras	Dores musculares, rigidez muscular, contrações espásticas, contrações involuntárias, ranger de dentes, voz insegura, etc.	
8	Somatizações sensoriais	Ondas de frio ou calor, sensações de fraqueza, visão turva, sensação de picadas, formigamento, cãibras, dormências, sensações auditivas de tinidos, zumbidos, etc.	
9	Sintomas cardiovasculares	Taquicardia, palpitações, dores torácicas, sensação de desmaio, sensação de extrassístoles, latejar dos vasos sanguíneos, vertigens, batimentos irregulares, etc.	
10	Sintomas respiratórios	Sensações de opressão ou constrição no tórax, sensações de sufocamento ou asfixia, suspiros, dispneia, etc.	
11	Sintomas gastrintestinais	Deglutição difícil, aerofagia, dispepsia, dores abdominais, ardência ou azia, dor pré ou pós-prandial, sensações de plenitude ou de vazio gástrico, náuseas, vômitos, diarreia ou constipação, pirose, meteorismo, náusea, vômitos, etc.	
12	Sintomas geniturinários	Polaciúria, urgência da micção, amenorreia, menorragia, frigidez, ereção incompleta, ejaculação precoce, impotência, diminuição da libido, etc.	
13	Sintomas autonômicos	Boca seca, rubor, palidez, tendência a sudorese, mãos molhadas, inquietação, tensão, dor de cabeça, pelos eriçados, tonteiras, etc.	
14	Comportamento na entrevista	Tenso, pouco à vontade, inquieto, a andar a esmo, agitação das mãos (tremores, remexer, cacoetes), franzir a testa e face tensa, engolir seco, arrotos, dilatação pupilar, sudação, respiração suspirosa, palidez facial, pupilas dilatadas, etc.	
		ESCORE TOTAL:	

Escores: Nenhum = 0; Leve = 1; Médio = 2; Forte = 3; Máximo = 4.

FORMULÁRIO 6.1.II ■ ESCALA HOSPITALAR DE ANSIEDADE E DEPRESSÃO (HADS)

Este questionário ajudará o seu médico a saber como você está se sentindo. Leia todas as frases. Marque com um "X" a resposta que melhor corresponder a como você tem se sentindo na ÚLTIMA SEMANA. Não é preciso ficar pensando muito em cada questão. Neste questionário, as respostas espontâneas têm mais valor do que aquelas em que se pensa muito. Marque apenas uma resposta para cada pergunta.

A (1) Eu me sinto tenso ou contraído:
3 ( ) A maior parte do tempo
2 ( ) Boa parte do tempo
1 ( ) De vez em quando
0 ( ) Nunca

D (2) Eu ainda sinto gosto pelas mesmas coisas de antes:
0 ( ) Sim, do mesmo jeito que antes
1 ( ) Não tanto quanto antes
2 ( ) Só um pouco
3 ( ) Já não sinto mais prazer em nada

A (3) Eu sinto uma espécie de medo, como se alguma coisa ruim fosse acontecer:
3 ( ) Sim, e de um jeito muito forte
2 ( ) Sim, mas não tão forte
1 ( ) Um pouco, mas isso não me preocupa
0 ( ) Não sinto nada disso

D (4) Dou risada e me divirto quando vejo coisas engraçadas:
0 ( ) Do mesmo jeito que antes
1 ( ) Atualmente um pouco menos
2 ( ) Atualmente bem menos
3 ( ) Não consigo mais

A (5) Estou com a cabeça cheia de preocupações:
3 ( ) A maior parte do tempo
2 ( ) Boa parte do tempo
1 ( ) De vez em quando
0 ( ) Raramente

D (6) Eu me sinto alegre:
0 ( ) A maior parte do tempo
1 ( ) Muitas vezes
2 ( ) Poucas vezes
3 ( ) Nunca

A (7) Consigo ficar sentado à vontade e me sentir relaxado:
0 ( ) Quase sempre
1 ( ) Várias vezes
2 ( ) Poucas vezes
3 ( ) Quase nunca

D (8) Eu estou lento para pensar e fazer as coisas:
3 ( ) Quase sempre
2 ( ) Muitas vezes
1 ( ) De vez em quando
0 ( ) Nunca

A (9) Eu tenho uma sensação ruim de medo, como um frio na barriga ou um aperto no estômago:
0 ( ) Nunca
1 ( ) De vez em quando
2 ( ) Muitas vezes
3 ( ) Quase sempre

D (10) Eu perdi o interesse em cuidar da minha aparência:
3 ( ) Completamente
2 ( ) Não estou mais me cuidando como deveria
1 ( ) Talvez não tanto quanto antes
0 ( ) Me cuido do mesmo jeito que antes

A (11) Eu me sinto inquieto, como se eu não pudesse ficar parado em lugar nenhum:
3 ( ) Sim, demais
2 ( ) Bastante
1 ( ) Um pouco
0 ( ) Não me sinto assim

D (12) Fico esperando animado as coisas boas que estão por vir:
0 ( ) Do mesmo jeito que antes
1 ( ) Um pouco menos do que antes
2 ( ) Bem menos do que antes
3 ( ) Quase nunca

A (13) De repente, tenho a sensação de entrar em pânico:
3 ( ) A quase todo momento
2 ( ) Várias vezes
1 ( ) De vez em quando
0 ( ) Não sinto isso

D (14) Consigo sentir prazer quando assisto a um bom programa de televisão, de rádio ou quando leio alguma coisa:
0 ( ) Quase sempre
1 ( ) Várias vezes
2 ( ) Poucas vezes
3 ( ) Quase nunca

7. Kummer A, Cardoso F, Teixeira AL. Generalized anxiety disorder and the Hamilton Anxiety Rating Scale in Parkinson's disease. Arq Neuro-Psiquiatr. 2010;68(4):495-501.
8. Cunha JA. Manual da versão em português das escalas Beck. São Paulo: Casa do Psicólogo; 2001.
9. Zigmond AS, Snaith RP. The hospital anxiety and depression scale. Acta Psychiatr Scand. 1983;67(6):361-70.
10. Reiss S, Peterson RA, Gursky DM, McNally RJ. Anxiety sensitivity, anxiety frequency and the prediction of fearfulness. Behav Res Ther. 1986;24(1):1-8.
11. Chambless DL, Caputo GC, Jasin SE, Gracely EJ, Williams C. The mobility inventory for agoraphobia. Behav Res Ther. 1985;23(1):35-44.
12. Gouveia VV, Duarte LRS, Seminotti RP. Inventário de mobilidade para avaliar agorafobia, IM: adaptação brasileira. Psico. 1999;30(1):141-59.
13. Shear MK, Brown TA, Barlow DH, Money R, Sholomskas DE, Woods SW, et al. Multicenter collaborative panic disorder severity scale. Am J Psychiatry. 1997;154(11):1571-5
14. Bandelow B. Assessing the efficacy of treatments for panic disorder and agoraphobia. II. The Panic and Agoraphobia Scale. Int Clin Psychopharmacol. 1995;10(2):73–81.
15. Spitzer RL, Kroenke K, Williams JB, Löwe B. A brief measure for assessing generalized anxiety disorder: the GAD-7. Arch Intern Med. 2006;166(10):1092-7.
16. Moreno AL, DeSousa DA, Souza AMFLP, Manfro GG, Salum GA, Koller SH, et al. Factor structure, reliability, and item parameters of the Brazilian-Portuguese version of the GAD-7 questionnaire. Temas Psicol. 2016;24(1):367-76.
17. Weathers FW, Bovin MJ, Lee DJ, Sloan DM, Schnurr PP, Kaloupek DG, et al. The clinician-administered PTSD scale for DSM-5 (CAPS-5): development and initial psychometric evaluation in military veterans. Psychol Assess. 2018;30(3):383-95.
18. Herr NR, Williams JW Jr, Benjamin S, McDuffie J. Does this patient have generalized anxiety or panic disorder? The rational clinical examination systematic review. JAMA. 2014;312(1):78-84.
19. Oliveira-Watanabe TT, Ramos-Lima LF, Zylberstajn C, Calsavara V, Coimbra BM, Maciel MR, et al. Validation of the Brazilian-Portuguese version of the clinician administered post traumatic stress disorder scale-5. Front Psychiatry. 2021;12:614735.
20. U.S. Supreme Court. Jacobellis, v. Ohio, 378 U.S. 184, nº 11; 1964.
21. Fleiss JL. The design and analysis of clinical experiments. New York: Wiley; 1986.

6.2 INVENTÁRIO DE ANSIEDADE TRAÇO-ESTADO (IDATE)

Wolnei Caumo, Prisla Ücker Calvetti, Alexandre Annes Henriques

O Inventário de Ansiedade Traço-Estado (IDATE) (State-Trait Anxiety Inventory – STAI) é um instrumento de autoaplicação, validado e adaptado para o português brasileiro desde 1990,[1] que fornece uma avaliação quantitativa de sinais e sintomas relacionados à ansiedade-traço e à ansiedade-estado. Foi criado por Spielberger em 1970, sendo denominado STAI-Form X (ou somente STAI-X).[2] As versões mais atuais do IDATE são consideradas para avaliação e mensuração de ansiedade em diferentes contextos de pesquisa, bem como para diversas situações clínicas em estudos internacionais, como álcool,[3] personalidade,[4,5] dor e pandemia,[6] e insônia.[7]

Novos métodos de análises psicométricas com proposta de mais de dois fatores na estrutura interna, incluindo fator geral, são apresentados em estudo realizado na Espanha.[8] Pesquisas promissoras de aprimoramento do desenvolvimento das propriedades psicométricas podem ser realizadas no Brasil. Atualmente, o IDATE tem parecer desfavorável no Sistema de Avaliação de Testes Psicológicos (SATEPSI) do Conselho Federal de Psicologia (CFP). Resultados de estudos internacionais mostram que o inventário é referência em contextos clínicos e não clínicos.

■ VERSÕES

O IDATE apresenta estudo de uma versão abreviada brasileira,[9] constituída de 25 itens, subdivididos também em duas escalas: estado e traço. Essa versão foi proposta a partir de análises sob o modelo de Rasch, que indicou redundância em algumas das questões da versão de 40 itens, sustentando que a opção abreviada apresenta maior capacidade discriminatória. A confiabilidade das versões abreviadas do IDATE em diferentes idiomas, em relação à forma Y do IDATE, é igual ou maior a 0,85.5 Contudo, por terem sido desenvolvidas de maneira independente, nem sempre os mesmos itens foram removidos da escala não abreviada (há outras versões abreviadas constituídas de até seis itens por subescala).

Há uma versão específica para crianças (entre 9 e 12 anos), mas que pode ser aplicada em indivíduos ainda mais jovens alfabetizados, o IDATE-C, que apresenta o mesmo número de itens (40) e as mesmas duas subescalas. Contudo, em vez das quatro alternativas de pontuação, no IDATE-C, há pontuação com três alternativas de resposta. Além dos estudos com crianças e adolescentes, o inventário tem apresentado adequada qualidade psicométrica na população de idosos.[10]

■ DESCRIÇÃO DO INSTRUMENTO

Ao longo de seu desenvolvimento, o IDATE esteve sob revisões de aperfeiçoamento para diferentes necessidades clínicas e de pesquisa. O IDATE foi publicado em 1970[2] na forma X, e sua primeira revisão ocorreu em 1979. A primeira versão brasileira, de Biaggio,[1] foi traduzida do original em inglês para o português como Inventário de Ansiedade Traço-Estado (IDATE). Sua atual versão[9] foi refinada por meio da exclusão de alguns itens.

Trata-se de um inventário de autorrelato dividido em duas subescalas que mensuram o *estado-ansiedade* (condição temporária de ansiedade referida em situações agudas e específicas, em um passado recente, com um enfoque mais contextual) e o *traço-ansiedade* (um padrão mais estável e usual de ansiedade do indivíduo ao longo da vida),[2] bem como distingue uma situação da outra.[11] O estado refere-se a percepções transitórias desagradáveis de apreensão, tensão, nervosismo e/ou preocupação, frequentemente acompanhadas por ativação do sistema nervoso autônomo, refletindo como o sujeito percebe os estímulos internos ou externos em determinado momento. Já o traço é considerado uma característica da personalidade, sendo uma tendência no modo de perceber as situações, em geral, como ameaçadoras. Ele não costuma ser observado diretamente, a não ser quando o sujeito se depara com situações estressantes, e está presente em indivíduos "mais reativos" ou hipersensíveis. Em teoria, o estado-ansiedade e o traço-ansiedade são independentes.

A subescala IDATE-E (ou STAIS-Anxiety ou S-STAI) é composta por 20 afirmações que avaliam como o entrevistado se sente "neste momento/agora" (estado) em que está respondendo às questões. A subescala IDATE-T (ou STAIT-Anxiety ou T-STAI) consiste em outras 20 afirmações que avaliam como ele se sente frequentemente (traço). A revisão refinada do IDATE-X mudou cerca de 12 dos 40 itens e foi denominado STAI Form Y (em 1983) (ou simplesmente IDATE-Y),[11,12] com o objetivo de melhorar a discriminação entre depressão, mania e ansiedade, bem como as propriedades psicométricas do instrumento. Os itens modificados também facilitaram a aplicação a respondentes com menor nível educacional.

O IDATE-Y permanece com o mesmo número de questões: 1 a 20 (IDATE-Y-1) de múltipla escolha para ansiedade-estado, e 21 a 40 (IDATE-Y-2) para ansiedade-traço, sendo que sua estrutura foi baseada nos parâmetros clássicos de psicometria. O IDATE-Y[13] apresenta um modelo estrutural de quatro fatores: presença de estado-ansiedade (10 dos 20 itens), ausência de estado-ansiedade (10 dos 20 itens), presença de traço-ansiedade (11 dos 20 itens) e ausência de traço-ansiedade (9 dos 20 itens). Os itens que se referem à ausência de ansiedade (polaridade negativa) são escritos em forma oposta ao que a escala quer medir (p. ex., "Eu me sinto seguro"). O IDATE-Y já é o instrumento mais utilizado para avaliar a ansiedade-traço.[11]

A pontuação é dada por meio de uma escala tipo Likert, com respostas ordinais, com escores para item individual variando de 1 ("quase nunca") a 4 ("quase sempre"). Na primeira subescala (IDATE-E), o requerente responde de 1 a 4, sendo 1 = absolutamente não, 2 = um pouco, 3 = bastante e 4 = muitíssimo. As perguntas nessa primeira parte referem-se ao modo como a pessoa se avalia "agora", ou seja, no momento do preenchimento do instrumento. Na segunda parte (IDATE-T), o requerente também responde de 1 a 4, sendo 1 = quase nunca, 2 = às vezes, 3 = frequentemente e 4 = quase sempre. Nessa etapa, as perguntas tratam de como a pessoa usualmente se avalia.

▌ PÚBLICO-ALVO

O instrumento foi originalmente desenvolvido para estudar ansiedade em amostras populacionais de adultos em contexto não clínico, mas, hoje, a sua recomendação de uso é abrangente, incluindo populações diversas e pacientes com doenças clínicas (câncer, dor crônica, doenças reumatológicas, doenças cardíacas), em período perioperatório, com transtornos psiquiátricos (ambulatorial e hospitalar), entre outros.

▌ APLICAÇÃO

A autoaplicação é a forma padronizada de aplicação do instrumento. Por ser breve, em geral o sujeito preenche todos os itens em cerca de 10 minutos.[2] O IDATE-C tem tempo de aplicação entre 8 e 20 minutos. Para cada uma das subescalas (IDATE-E e IDATE-T), há instruções específicas antes de cada grupo de 20 questões. O aplicador deve esclarecer que "não há respostas certas ou erradas" e que elas devem ser dadas entre as alternativas expostas.

É aceitável que as instruções sejam lidas ao respondente em situações nas quais há dificuldades de leitura (baixa acuidade visual e/ou baixo nível de escolaridade). Nesse caso, o aplicador não pode acrescentar comentários, interpretações e/ou analogias à leitura das questões; ele somente poderá ler as frases de modo mais pausado.

Em relação a cuidados de aplicação, é recomendado examinar as respostas fornecidas pelo respondente quanto ao preenchimento de todos os itens, bem como se não houve marcação dupla de respostas em uma mesma questão. Caso o respondente marque todos os itens com a mesma alternativa, o aplicador deve explicar novamente sobre a importância da veracidade nas respostas e que raramente elas serão iguais para todos os itens. Solicita-se que o indivíduo revise suas respostas antes de finalizar a aplicação.

▌ INTERPRETAÇÃO DAS PONTUAÇÕES

Para cada item do instrumento é dada uma pontuação ponderada de 1 a 4, sendo que alguns itens (referentes aos fatores "ausência de estado-ansiedade" e "ausência de traço-ansiedade") são pontuados de maneira invertida. A pontuação total de cada uma das duas subescalas varia de 20 a 80 pontos, com pontuação total do IDATE entre 40 e 160 pontos.[4]

Em algumas adaptações, em vez de a pontuação para cada pergunta variar de 1 a 4, ela varia de 0 a 3. Nesses casos, deverá haver um acréscimo de 20 pontos à soma da pontuação, a fim de possibilitar comparações entre diferentes versões.[4,7] Quanto mais alta a pontuação, maior será o nível de ansiedade da pessoa.

Na escala entre 40 e 160 pontos (igual à soma de cada uma das duas subescalas de 20 a 80), um ponto de corte entre 39 e 40 pontos para cada subescala já sugere a presença significativa de sintomas clínicos de ansiedade. Em pacientes em período perioperatório, o ponto de corte sobe para 44 ou 45 pontos; e para aqueles com transtornos do humor, é ao redor de 53 pontos. Somas totais entre 47 e 61 na subescala IDATE-E são características de pessoas com transtornos de ansiedade.

▌ PARÂMETROS PSICOMÉTRICOS DA VERSÃO ORIGINAL E DA VERSÃO EM PORTUGUÊS

O estudo sobre a expressão da ansiedade entre diferentes culturas implica estabelecer a equivalência transcultural de instrumentos. O IDATE já foi traduzido e validado em mais de 60 adaptações culturais e de idiomas (incluindo mandarim, tailandês, grego, espanhol e português), em diferentes grupos étnicos, com mais de 14 mil citações de suas versões para adultos.[4] As propriedades psicométricas da versão brasileira do IDATE[9] foram submetidas a diversas abordagens estatísticas, como a análise de Rasch ("teoria de resposta ao item"), para investigar sua estrutura interna. O modelo de Rasch é uma abordagem psicométrica moderna, voltada para o desenvolvimento e a validação de instrumentos e empregada na análise do desempenho de uma escala específica em profundidade, permitindo que tanto o instrumento como os seus itens individuais sejam avaliados e ponderados.

CONFIABILIDADE

Os coeficientes de confiabilidade teste-reteste (CTR) desde o início de sua aplicação variaram entre 0,31 e 0,86, com intervalos de aplicação entre 1 e 104 dias,[2,12] sendo considerados baixos. Como era esperado pela formulação conceitual do IDATE, a subescala de estado-ansiedade apresenta CTRs menores do que a subescala de traço-ansiedade. Os escores de CTR são menores nos respondentes do sexo feminino em comparação aos do sexo masculino.

Os coeficientes de consistência interna[5] são altos, com valores de 0,86 a 0,95 para estado-ansiedade e de 0,89 a 0,92 para traço-ansiedade. A consistência interna tende a ser maior em situações de estresse (emocional e/ou físico), e é maior no IDATE-Y do que no IDATE-X.

VALIDADE

Durante o desenvolvimento do inventário, milhares de adultos e adolescentes preencheram o IDATE. Para a validade de conteúdo, diversos itens do instrumento são provenientes de outras medidas aplicadas na detecção de ansiedade. A validade de construto é de baixa discriminação entre ansiedade e depressão, havendo forte correlação entre escores elevados no IDATE (em especial no IDATE-T) e a presença de sintomas depressivos.

O IDATE aborda cinco dos oito domínios do diagnóstico de transtorno de ansiedade generalizada (TAG) do *Manual diagnóstico e estatístico de transtornos mentais* (DSM-IV-TR). A validade de critério entre o IDATE-Y e o Inventário de Ansiedade de Beck (BAI) é r = 0,52 para estado-ansiedade e r = 44 para traço-ansiedade. Entre o IDATE-X e o BAI, as diferenças são ainda maiores (ou seja, com níveis menores de r). Um estudo sustenta que a correlação do IDATE-Y é maior com o Inventário de Depressão de Beck (BDI) (r = 0,66) do que com o BAI.[14]

Quanto à validade fatorial entre os constructos estado e traço, a correlação entre eles varia de 0,7 a 0,8, porém depende da população em estudo. Em homens, o traço-ansiedade tende a predizer com maior correlação o estado-ansiedade, se comparados às mulheres.

▌ EXPERIÊNCIA DE USO

O inventário pode ser aplicado para avaliar mudanças com o decorrer do tempo (e/ou por intervenções terapêuticas), porém a subescala IDATE-T é menos responsiva a mudanças do que a IDATE-E.

Em diversos estudos, as duas subescalas do IDATE já foram empregadas como medidas da eficácia de tratamentos psicofarmacológicos e/ou psicoterápicos.[7,8]

Alguns fatores podem influenciar a pontuação de instrumentos psicométricos no contexto da ansiedade. O efeito do gênero é consistente em diferentes estudos. Os escores mais elevados no sexo feminino são significativamente maiores do que no masculino, o que está relacionado a um conjunto de fatores, como perfil hormonal, aspectos emocionais e sociais, expressão de pensamentos e sentimentos, entre outros. Outros aspectos a se considerar na pontuação são idade, nível socioeconômico, presença de doenças clínicas e transtornos psiquiátricos.

Uma vantagem bem estabelecida da aplicação do IDATE em populações de idosos e/ou pacientes clínicos é a ênfase de suas questões no componente cognitivo da ansiedade, eliminando perguntas relacionadas a sintomas fisiológicos, as quais podem ser de difícil interpretação no contexto do uso de múltiplos medicamentos e/ou doenças clínicas. Além disso, os escores em determinada população podem ser facilmente comparados aos de outras populações e contextos culturais (não clínica, clínica com doença física e/ou psiquiátrica).

▪ LIMITAÇÕES

O IDATE apresenta limitações semelhantes às de outros inventários de autoaplicação, nos quais os escores podem ser facilmente manipulados pelos respondentes. Na presença de outras pessoas no ambiente onde está sendo realizada a aplicação do instrumento, a influência de aspectos sociais e culturais pode interferir tanto para uma maior pontuação (p. ex., pessoas com fobia social) quanto para uma menor pontuação (p. ex. transtornos da personalidade).

Pacientes com dor física tendem a apresentar escores elevados. Outro aspecto que chama atenção, em um instrumento que se dedica a mensurar ansiedade, é a ausência de itens relacionados aos aspectos somáticos da ansiedade, como sudorese e taquicardia.[8] Alguns autores sugerem a retirada dos itens de polaridade negativa (ausência de ansiedade traço-estado) e inclusão de itens para mensurar sintomas de excitabilidade fisiológica, o que tornaria a ferramenta mais específica para mensurar ansiedade.

Ressalta-se também que o IDATE é um instrumento sensível de rastreamento de sinais e sintomas de ansiedade traço-estado, mas não foi especificamente desenvolvido para estabelecer diagnóstico de psicopatologias relacionadas à ansiedade. Apresenta adequadas propriedades psicométricas, porém, por não apresentar estudos de validade atualizados para as normas brasileiras, no momento encontra-se desfavorável no SATEPSI. Destaca-se que o IDATE é referência internacional em diversos contextos clínicos e não clínicos.

▪ CONSIDERAÇÕES FINAIS

O IDATE é um instrumento de fácil aplicação, interpretação e aceitação pelo respondente. É um inventário versátil a diferentes contextos de ansiedade e estresse. Sua validade foi adequadamente investigada e estabelecida em diferentes populações e países, com bons níveis de confiabilidade. As versões brasileiras do instrumento demandam atualizações de normatização conforme preconizado pelo SATEPSI.

▪ FORMAS DE AQUISIÇÃO

O IDATE é um instrumento livre, que pode ser facilmente adquirido com os autores[9] que validaram sua versão mais recente abreviada.

O acesso ao STAI original, seu manual e todo o suporte necessário podem ser adquiridos com o editor Mind Garden (https://www.mindgarden.com).

▪ REFERÊNCIAS

1. Biaggio AMB. A decade of research on state-trait in Brazil. In: Spielberger C, Diaz-Guerreiro R, editors. Cross-cultural anxiety. New York: Hemisphere; 1990. p. 157-67.
2. Spielberg CD, Gorsuch RL, Lushene RE. Manual for the State-Trait Anxiety Inventory (Self-Evaluation Questionnaire). Palo Alto: Consulting Psychologists; 1970.
3. Shah NN, Schwandt ML, Hobden B, Baldwin DS, Sinclair J, Agabio R, et al. The validity of the state-trait anxiety inventory and the brief scale for anxiety in an inpatient sample with alcohol use disorder. Addiction. 2021;116(11):3055-68.
4. Donzuso G, Cerasa A, Gioia MC, Caracciolo M, Quattrone A. The neuroanatomical correlates of anxiety in a healthy population: differences between the State-Trait Anxiety Inventory and the Hamilton Anxiety Rating Scale. Brain Behav. 2014;4(4):504-14.
5. Guillén-Riquelme A, Buela-Casal G. Metaanálisis de comparación de grupos y metaanálisis de generalización de la fiabilidad del cuestionario State-Trait Anxiety Inventory (STAI). Rev Esp Salud Publica. 2014;88(1):101-12.
6. Lavedán Santamaría A, Masot O, Canet Velez O, Botigué T, Cemeli Sánchez T, Roca J. Diagnostic concordance between the Visual Analogue Anxiety Scale (VAS-A) and the State-Trait Anxiety Inventory (STAI) in nursing students during the COVID-19 pandemic. Int J Environ Res Public Health. 2022;19(12):7053.
7. Kim SY, Yoo DM, Kwon MJ, Hee Kim J, Kim JH, Bang WJ, et al. Comparison of the differences in state-trait anxiety inventory scores and insomnia histories between monozygotic and dizygotic twins: a cross--sectional study using KoGES HTS data. J Clin Med. 2022;11(14):4011.

8. Ortuño-Sierra J, García-Velasco L, Inchausti F, Debbané M, Fonseca-Pedrero E. New approaches on the study of the psychometric properties of the STAI. Actas Esp Psiquiatr. 2016;44(3):83-92.
9. Kaipper MB, Chachamovich E, Hidalgo MPL, Torres IL, Caumo W. Evaluation of the structure of Brazilian State-Trait Anxiety Inventory using a Rash psychometric approach. J Psychosom Res. 2010;68(3):223-33.
10. Fernández-Blázquez MA, Ávila-Villanueva M, López-Pina JA, Zea-Sevilla MA, Frades-Payo B. Psychometric properties of a new short version of the State-Trait Anxiety Inventory (STAI) for the assessment of anxiety in the elderly. Neurologia. 2015;30(6): 352-8.
11. Julian LJ. Measures of anxiety: State-Trait Anxiety Inventory (STAI), Beck Anxiety Inventory (BAI), and Hospital Anxiety and Depression Scale-Anxiety (HADS-A). Arthritis Care Res. 2011;63 Suppl 11:S467-72.
12. Spielberger CD. Manual for the State-Trait Anxiety Inventory (STAI: Form Y): self-evaluation questionnaire. Palo Alto: Consulting Psychologists; 1983.
13. Fioravanti ACM, Santos LF, Maissonette S, Cruz APM, Landeira-Fernandez J. Avaliação da estrutura fatorial da escala de ansiedade-traço do IDATE. Aval Psicol. 2006;5(2):217-24.
14. Bados A, Gómez-Benito J, Balaguer G. The state-trait anxiety inventory, trait version: does it really measure anxiety? J Pers Assess. 2010;92(6):560-7.

6.3 QUESTIONÁRIO DE PREOCUPAÇÃO DO ESTADO DA PENSILVÂNIA (PSWQ)

Daniel C. Mograbi, J. Landeira-Fernandez

A preocupação pode ser definida como um componente cognitivo da ansiedade, relacionada com pensamentos e imagens vinculados à antecipação de um risco futuro. Ainda que esteja associada com um sentimento desagradável e seja experimentada de maneira negativa, diferentes autores discutiram seu potencial papel adaptativo. Por exemplo, a preocupação pode evitar comportamentos de risco, estimular a tomada de precauções e melhorar o desempenho em tarefas.[1] No entanto, quando vivenciada de maneira excessiva e não controlada, pode assumir um caráter patológico, acarretando considerável prejuízo ao sujeito.

Com efeito, preocupações sobre eventos futuros negativos estão presentes em todos os transtornos de ansiedade.[2] Em particular, a preocupação é o principal aspecto do transtorno de ansiedade generalizada (TAG).[3] O TAG caracteriza-se por uma preocupação excessiva e global, de caráter intrusivo e difícil de controlar, a qual está vinculada a um intenso desconforto e prejuízo nas esferas pessoal, social ou acadêmica, afetando diversas atividades. Para fins diagnósticos, é necessário que esse estado persista por pelo menos seis meses, com a ansiedade presente na maior parte dos dias. O TAG é acompanhado de diversas alterações que podem ser enquadradas nas seguintes categorias: tensão muscular (p. ex., dores musculares, tremor, fadiga, cefaleia tensional, inquietação); hiperatividade autonômica (p. ex., palpitação, falta de ar, sudorese, boca seca, náuseas, tontura, diarreia, aumento da frequência urinária, dificuldade de deglutição); e apreensão (p. ex., preocupação, insônia, dificuldade de concentração, irritabilidade e sensibilidade a sustos). Por fim, a preocupação associada ao TAG deve ter caráter geral e não estar vinculada a um objeto específico, como acontece, por exemplo, na hipocondria.

Considerando a importância clínica de medir de maneira precisa e confiável a preocupação, diferentes técnicas e questionários foram sugeridos.[4] Este capítulo descreve o Questionário de Preocupação do Estado da Pensilvânia (PSWQ),[5] um dos instrumentos mais utilizados para aferição da intensidade da preocupação.

■ DESCRIÇÃO DO INSTRUMENTO

Desenvolvido inicialmente por Meyer e colaboradores,[5] da Penn State University, o instrumento conta hoje com diferentes traduções (p. ex., espanhol, italiano, alemão e hebraico), incluindo uma versão brasileira validada por Castillo e colaboradores.[6] O questionário tem 16 itens, cada um contendo uma afirmativa em relação à qual o respondente deve indicar seu grau de concordância. Para cada item, é utilizada uma escala Likert de 1 a 5, com 1 indicando "Não me adequo" e 5 "Extremamente adequado". Do total, 11 itens são escritos de forma positiva (p. ex., "Quando me encontro sob pressão fico muito preocupado"; "Estou sempre preocupado com algo"), ao passo que cinco itens são fraseados de forma negativa (p. ex., "Nunca me preocupo com nada"; "Desligo-me facilmente das minhas preocupações"). Os escores desses cinco itens são computados de maneira reversa, de modo que os 16 itens sejam somados para indicar um escore geral de preocupação. Escores totais variam entre 16 e 80, com escores mais elevados indicando maior intensidade e frequência da preocupação.

O PSWQ tem sido usado de maneira frequente no diagnóstico do TAG e na sua discriminação em relação a outros transtornos de ansiedade. Em termos de faixa etária, o questionário tem grande alcance, podendo ser aplicado em crianças, adolescentes, adultos e idosos. Estudos demonstraram sua adequação em diferentes culturas e grupos étnicos, incluindo a coleta de dados em países com diferentes níveis de desenvolvimento. Além de estudos clínicos, o questionário é usado, em função de sua brevidade e facilidade de preenchimento, em amostras comunitárias. Ademais, também é empregado em estudos experimentais interessados em explorar a preocupação como uma variável de interesse.

O PSWQ é um instrumento de autoaplicação, tendo, em função disso, as vantagens e desvantagens relacionadas a esse tipo de medida. Por um lado, é de fácil aplicação, sem necessidade de treinamento prévio para seu preenchimento ou de um entrevistador formal, sendo bastante breve (entre 5 e 10 minutos). Por outro lado, os resultados podem sofrer vieses, como efeitos de demanda e desejabilidade social.

A interpretação das pontuações é simples, com os itens fraseados de forma negativa sendo pontuados de maneira inversa e escores maiores indicando maior preocupação. Índices excelentes de sensibilidade e especificidade foram reportados para o diagnóstico do TAG utilizando um ponto de corte de 45,[7] com capacidade discriminativa mais modesta na distinção do TAG de outros transtornos de ansiedade utilizando um ponto de corte de 65.[8]

PARÂMETROS PSICOMÉTRICOS

O artigo descrevendo o desenvolvimento e a validação do questionário é um exemplo de trabalho criterioso, avaliando as propriedades psicométricas do instrumento de maneira ampla.[5] Em termos de validade de conteúdo, os autores selecionaram 161 itens considerados relevantes para o construto de preocupação, tomando como base diários de pacientes em terapia, itens de um inventário de ansiedade cognitiva/somática e sua experiência clínica profissional nesse campo. Tais itens foram incluídos em um questionário-piloto, respondido por 337 universitários, e, após uma análise fatorial, aqueles compondo o fator que explicava a maior parte da variância foram selecionados. As questões foram, então, paulatinamente excluídas em função de uma pequena contribuição para consistência interna, baixa carga fatorial, linguagem ambígua ou redundância com outras, levando ao questionário final de 16 itens.

Após seu desenvolvimento, a versão final do questionário foi avaliada em sete estudos sequenciais. De maneira geral, as análises indicam excelente consistência interna, com valores de alfa de Cronbach entre 0,91 e 0,95 e correlações teste-reteste fortes ($0,75 \leq r \leq 0,93$, em intervalos de duas e quatro semanas), sugerindo boa confiabilidade.

No que se refere à validade de construto, o questionário demonstra validade convergente com outras medidas, apresentando correlações robustas com outros testes de ansiedade e testes de personalidade medindo autoconsciência, em particular com itens referentes à preocupação. Ao mesmo tempo, demonstra validade discriminativa, não apresentando correlações fortes com testes que medem outros construtos, como depressão. Apesar de suas propriedades psicométricas sólidas, sua estrutura latente ainda é motivo de debate. Estudos iniciais sugeriram uma estrutura unidimensional, ao passo que estudos mais recentes identificaram dois fatores – o primeiro vinculado aos 11 itens fraseados de maneira positiva, e o segundo, associado aos cinco negativos. Essa bidimensionalidade pode estar relacionada com a existência de um fator medindo a presença de preocupação e outro mensurando sua ausência, mas também é possível que seja um artefato metodológico. Versões traduzidas do PSWQ dividem-se em relação à estrutura fatorial – por exemplo, com a versão em espanhol tendo um único fator[9] e a versão em francês apresentando dois,[10] divididos em função de as sentenças estarem na forma positiva ou negativa.

No que tange à validade de critério, observou-se que o questionário tem boa capacidade preditiva. Por exemplo, há uma relação entre o número de critérios preenchidos para o diagnóstico do TAG e escores no PSWQ, com escores mais altos em pessoas que cumpriam mais critérios. Além disso, escores no instrumento correlacionam-se com a quantidade de tempo que as pessoas passam se preocupando ao longo do dia e estão vinculados a padrões de enfrentamento e respostas afetivas a resultados de provas. O questionário também foi usado de maneira bem-sucedida na medição da resposta ao tratamento do TAG, com pacientes expostos à psicoterapia apresentando redução de escores maior do que aqueles em um grupo de controle.

A versão brasileira do PSWQ foi desenvolvida por Castillo e colaboradores[6] e demonstrou propriedades psicométricas similares às da original. O questionário foi traduzido por revisores que desconheciam o original, tendo, em seguida, passado pela tradução reversa para garantir a equivalência semântica entre as versões. O instrumento foi, ainda, analisado por um psicólogo e um psiquiatra bilíngues até chegar à versão final em português.

Para validação, o questionário foi aplicado em uma amostra universitária (n = 871). As análises indicaram boa consistência interna, com alfa de Cronbach de 0,84 (0,80 para homens e 0,86 para mulheres). Correlações item-total passaram do critério de 0,30, com exceção dos itens 1 e 11, e a remoção de qualquer um desses itens aumentaria o alfa de Cronbach para 0,85. Uma análise fatorial exploratória indicou uma solução com dois fatores, agrupando, a exemplo de outros estudos, os itens relacionados à presença de preocupação (fraseados de maneira positiva) e aqueles vinculados à ausência dela (na forma negativa). A consistência interna foi mais alta para o fator 1 (α = 0,87) do que para o 2 (α = 0,67). O fator 1 também apresentou correlação mais forte com o escore total (r = 0,94) do que o fator 2 (r = 0,56), com ambos apresentando correlação fraca entre si (r = 0,21). O PSWQ teve correlação moderada com o formulário de traço de ansiedade do Inventário de Ansiedade Traço-Estado (r = 0,43), e foi encontrada uma correlação moderada entre esse questionário e o fator 1 (r = 0,56), mas não com o fator 2 (r = 0,15).

Para investigar mais a fundo a estrutura fatorial, uma segunda aplicação foi feita em outra amostra de universitários (n = 978). Novamente, o instrumento apresentou boa consistência interna (α = 0,85) e correlações item-total acima do critério de 0,30, com exceção dos itens 1 e 11. Uma análise fatorial confirmatória indicou que nem o modelo unidimensional nem o bidimensional foram os mais adequados para os dados. Na realidade, o melhor modelo incluía um fator geral relacionado à preocupação e dois fatores metodológicos relacionados à maneira como os itens são apresentados (forma positiva ou negativa).

■ EXPERIÊNCIA DE USO

Como indicado, a aplicação do PSWQ é bastante simples e rápida, tendo o questionário sido usado em diferentes grupos de participantes, clínicos e não clínicos. Suas sólidas propriedades psicométricas sugerem que ele mede de maneira adequada o construto da preocupação. A exemplo de qualquer outro questionário, recomenda-se o esclarecimento dos itens junto ao participante sempre que possível. Como afirmado anteriormente, as limitações do instrumento referem-se ao fato de ser um questionário de autoavaliação, sujeito a diferentes vieses. No entanto, observou-se que o PSWQ não parece ser muito afetado por efeitos de desejabilidade social,[5] o que minora algumas dessas limitações.

■ CONSIDERAÇÕES FINAIS

Em função de sua fácil aplicação e de sua relevância clínica, aliadas a propriedades psicométricas sólidas, sua aplicação é recomendada em contextos nos quais a medição da preocupação é pertinente.

■ FORMAS DE AQUISIÇÃO

O PSWQ, conforme o artigo de Meyer e colaboradores,[5] é um instrumento de livre acesso e pode ser encontrado no Formulário 6.3.I ou obtido a partir do contato com os autores.

FORMULÁRIO 6.3.I ■ QUESTIONÁRIO DE PREOCUPAÇÃO DO ESTADO DA PENSILVÂNIA (PSWQ)

Por favor, escreva o número que melhor representa o quanto cada afirmativa se adequa à sua forma de ser.

NÃO ME ADEQUO	ADEQUO-ME POUCO	ADEQUADO	MUITO ADEQUADO	EXTREMAMENTE ADEQUADO
1	2	3	4	5

[ ] 1. A falta de tempo para fazer todas as minhas coisas não me preocupa.
[ ] 2. Minhas preocupações me angustiam.
[ ] 3. Não costumo me preocupar com as coisas.
[ ] 4. Muitas situações me causam preocupação.
[ ] 5. Eu sei que não deveria me preocupar com as coisas, mas não consigo me controlar.
[ ] 6. Quando me encontro sob pressão fico muito preocupado(a).

FORMULÁRIO 6.3.I | QUESTIONÁRIO DE PREOCUPAÇÃO DO ESTADO DA PENSILVÂNIA (PSWQ)

[ ] 7. Estou sempre preocupado(a) com algo.

[ ] 8. Desligo-me facilmente das minhas preocupações.

[ ] 9. Ao terminar uma tarefa, começo a me preocupar com as outras coisas que tenho para fazer.

[ ] 10. Nunca me preocupo com nada.

[ ] 11. Não me preocupo com algo, quando já não há mais nada a fazer.

[ ] 12. Tenho tido preocupações durante toda a minha vida.

[ ] 13. Noto que ando preocupado com as coisas.

[ ] 14. Uma vez que começo a me preocupar, não consigo parar.

[ ] 15. Fico preocupado o tempo todo.

[ ] 16. Preocupo-me com as coisas até que elas estejam concluídas.

REFERÊNCIAS

1. Borkovec TD. The nature, functions, and origins of worry. In: Davey GCL, Tallis F, editors. Worrying: perspectives on theory, assessment and treatment. Chichester: Wiley; 1994. p. 5-33.
2. Barlow DH. Anxiety and its disorders: the nature and treatment of anxiety and panic. New York: Guilford; 2002.
3. American Psychiatric Association. Diagnostic and statistical manual of mental disorders: DSM-5. 5th ed. Washington: APA; 2013.
4. Davey GC. A comparison of three worry questionnaires. Behav Res Ther. 1993;31(1):51-6.
5. Meyer TJ, Miller ML, Metzger RL, Borkovec TD. Development and validation of the Penn State Worry Questionnaire. Behav Res Ther. 1990;28(6):487-95.
6. Castillo C, Macrini L, Cheniaux E, Landeira-Fernandez J. Psychometric properties and latent structure of the Portuguese version of the Penn State Worry Questionnaire. Span J Psychol. 2010;13(1):431-43.
7. Behar E, Alcaine O, Zuellig AR, Borkovec TD. Screening for generalized anxiety disorder using the Penn State Worry Questionnaire: a receiver operating characteristic analysis. J Behav Ther Exp Psychiatry. 2003;34(1):25-43.
8. Fresco DM, Mennin DS, Heimberg RG, Turk CL. Using the Penn State Worry Questionnaire to identify individuals with generalized anxiety disorder: a receiver operating characteristic analysis. J BehavTher Exp Psychiatry. 2003;34(3-4):283-91.
9. Chorot P, Santed Germán MA, Sandín B. Ansiedad cognitiva y somática: relación con otras variables de ansiedad y psicosomáticas. Rev Psicol Gen Aplic. 1994;47(3):313-20.
10. Ladouceur R, Freeston MH, Rhéaume J, Letarte H, Dumont J. Translation and validation of a French version of the Penn State Worry Questionnaire. Can Psychol. 1992;33:241.

6.4 ESCALA DE ANSIEDADE SOCIAL DE LIEBOWITZ (LSAS)

Flávia de Lima Osorio, Mauro Barbosa Terra

A Escala de Ansiedade Social de Liebowitz (Liebowitz Social Anxiety Scale – LSAS) foi a primeira escala desenvolvida para avaliação da ansiedade/fobia social como resposta à escassez de instrumentos disponíveis, até então, para avaliar as dificuldades de interação social comumente relatadas por indivíduos acometidos pelo transtorno. Foi criada por Michel Liebowitz, em 1987, nos Estados Unidos, e objetiva avaliar os sentimentos de medo e ansiedade experimentados em situações sociais e de *performance* pública. Seu primeiro estudo psicométrico foi realizado apenas em 1999, por Heimberg e colaboradores.[1] Posteriormente, vários estudos foram realizados com a LSAS, envolvendo aferições psicométricas da versão original e validações transculturais. Segundo estudo de revisão realizado por Osório,[2] a escala é considerada padrão-ouro para avaliação do transtorno de ansiedade social (TAS), sendo também a mais utilizada em estudos clínicos.[3]

VERSÕES

A princípio, a LSAS foi criada para ser heteroadministrada, porém, foi adaptada posteriormente para ser utilizada por meio de autoavaliação. Ambas as versões são constituídas pelos mesmos itens e formas de pontuação, diferindo apenas quanto às instruções de preenchimento. Elas têm sido amplamente estudadas em relação às suas qualidades psicométricas, apresentando excelentes indicadores, o que tem estimulado o estudo de versões para outros idiomas, como hebraico, espanhol, francês, português (Brasil), turco, italiano, polonês, amárico e japonês.

DESCRIÇÃO DO INSTRUMENTO

A LSAS é composta por 24 itens, divididos em duas subescalas: interação social (11 itens) e situações de *performance* (13 itens). Seus itens são pontuados em uma escala Likert de 4 pontos (0 = nenhum/nunca; 1 = pouco/ocasionalmente; 2 = moderado/frequentemente; 3 = profundo/geralmente), e o escore total é calculado por meio da soma da pontuação obtida em cada um dos itens, sendo o escore máximo de 144 pontos. Paralelamente, é possível obter escores parciais: medo de interação social, medo de *performance*, medo total, evitação de interação social, evitação de *performance* e evitação total.

Na versão heteroadministrável, o clínico questiona e avalia junto ao paciente a intensidade de seus medos/evitações diante de diferentes situações ao longo da última semana, pontuando os itens na sequência. Na versão autoaplicável, o sujeito se autoavalia de acordo com as instruções adaptadas e propostas por Santos e colaboradores.[4]

PÚBLICO-ALVO

A LSAS foi proposta para ser utilizada com adultos maiores de 18 anos, incluindo indivíduos da comunidade e pacientes com transtornos psiquiátricos. Uma versão específica para uso em crianças e adolescentes (Liebowitz Social Anxiety Scale for Children and Adolescents – LSAS-CA) foi desenvolvida por Masia-Warner e colaboradores.[5]

APLICAÇÃO

A versão autoadministrável da LSAS leva cerca de 5 a 10 minutos para ser preenchida. Idealmente, o sujeito deve ler as instruções e, em seguida, pontuar os itens. Para pessoas com dificuldades de leitura e/ou baixa escolaridade, a aplicação pode ser assistida, com o aplicador lendo as perguntas e fazendo a ancoragem de pontuação de forma neutra.

A versão heteroaplicável é baseada em uma entrevista, em que é perguntado se o indivíduo sente medo ou ansiedade e se evita as várias situações descritas na escala, bem como qual a intensidade do seu medo/ansiedade e a frequência da evitação.

CUIDADOS NA APLICAÇÃO

Não são necessários cuidados especiais para a aplicação da escala.

INTERPRETAÇÃO DAS PONTUAÇÕES

Na interpretação do escore, a pontuação obtida não reflete a presença ou ausência do TAS, pois, para esse diagnóstico, além da presença do medo e da evitação, é essencial que haja prejuízo funcional ou sofrimento clinicamente significativo. Assim, a LSAS aponta a presença e o grau de sintomas fóbicos sociais, mas não define o diagnóstico clínico de TAS, devendo seu resultado ser interpretado por um profissional com experiência clínica.

PARÂMETROS PSICOMÉTRICOS

VERSÃO ORIGINAL PARA ADULTOS

O primeiro estudo psicométrico desenvolvido com a LSAS foi realizado por Heimberg e colaboradores.[1] Posteriormente, diversos outros estudos foram sendo realizados, avaliando aspectos relativos a validade, estrutura fatorial, confiabilidade, invariância da medida e adaptações transculturais. Um breve resumo desses estudos é apresentado no Quadro 6.4.1.

Validades concorrente e divergente

A validade concorrente foi estudada em relação à Escala de Ansiedade de Interação Social (SIAS), à Escala de Fobia Social (SPS), à Escala Breve de Fobia Social (BSPS), ao Inventário de Fobia Social (SPIN), ao Questionário de Ansiedade Social para adultos (SAQ) e à Escala de Medo de Avaliação Negativa (FNE), que avaliam diferentes aspectos relacionados ao TAS: comportamentos, cognições, respostas afetivas, ansiedade antecipatória e de *performance*, e avaliação negativa. Os valores de correlação encontrados foram satisfatórios (SIAS: r = 0,33-0,80; SPS: r = 0,47-0,80; BSPS: r = 0,49-0,84; SPIN: r = 0,51-0,81; SAQ: r>0,64; FNE: r=0,26), considerando as especificidades de cada instrumento.

A validade divergente foi estudada em relação a diferentes escalas de rastreamento de depressão. Considerando a alta associação entre o TAS e a depressão (comorbidade), os valores encontrados (r = 0,25-0,48) apresentam-se em um intervalo mediano, o que confere, ainda assim, a adequação dessa medida. Outros estudos procuraram avaliar as especificidades da LSAS em relação a medidas gerais de ansiedade, como o Inventário de Ansiedade de Beck (BAI), evidenciando correlações que variaram entre

INSTRUMENTOS DE AVALIAÇÃO DE ANSIEDADE | 227

QUADRO 6.4.1 | PRINCIPAIS ESTUDOS PSICOMÉTRICOS REALIZADOS COM A ESCALA DE ANSIEDADE SOCIAL DE LIEBOWITZ (LSAS) EM ADULTOS

AUTOR (ANO)/VERSÃO (PAÍS)	AMOSTRA	PROPRIEDADES PSICOMÉTRICAS							
		CI	VC	VDiv	VDis	VP	EF	C	Inv
Bobes e colaboradores (1999)/ H (Espanha)	n = 57 TAS e NC	•	•	•	•			•	
Heimberg e colaboradores (1999)/ H (Estados Unidos)	n = 382 TAS	•	•		•	•			
Safren e colaboradores (1999)/ H (Estados Unidos)	n = 382 TAS		•		•		•		
Yao e colaboradores (1999)/AH (França)	n = 160 TAS e NC		•	•	•		•		
Fresco e colaboradores (2001)/ H (Estados Unidos)	n = 152 TAS e NC	•	•	•					
Levin e colaboradores (2002)/ A (Israel)	n = 207 TAS e OTA	•	•	•					
Baker e colaboradores (2002)/ A (Estados Unidos)	n = 175 TAS	•	•	•		•	•	•	
Mennin e colaboradores (2002)/ H (Estados Unidos)	n = 389 TAS e NC				•				
Oakman e colaboradores (2003)/ A (Canadá)	n = 188 TAS e OTA	•			•	•			
Soykan e colaboradores (2003)/ H (Turquia)	n = 168 TAS, OTA e NC	•		•		•	•	•	
Terra e colaboradores (2006)/H (Brasil)	n = 300 alcoolistas hospitalizados	•				•			
Heimberg e Holaway (2007)/ H (Estados Unidos)	n = 107 TAS, OTA e NC	•			•				
Kummer e colaboradores (2008)/ H (Brasil)	n = 90 pacientes com Parkinson	•							
Rytwinski e colaboradores (2009)/ A (Estados Unidos)	n = 344 TAS e NC				•				
Beard e colaboradores (2011)/ A (Estados Unidos)	n = 97 TAS e OTA	•					•	•	
Forni-Santos (2011)/A (Brasil)	n = 665 PG, TAS e NC	•	•		•		•		
Romm e colaboradores (2011)/ A (Noruega)	n = 144 TAS e NC em 1º episódio psicótico	•					•		
Sugawara e colaboradores (2012)/ A (Japão)	n = 929 PG	•					•		

QUADRO 6.4.1 ■ PRINCIPAIS ESTUDOS PSICOMÉTRICOS REALIZADOS COM A ESCALA DE ANSIEDADE SOCIAL DE LIEBOWITZ (LSAS) EM ADULTOS

AUTOR (ANO)/VERSÃO (PAÍS)	AMOSTRA	PROPRIEDADES PSICOMÉTRICAS							
		CI	VC	VDiv	VDis	VP	EF	C	Inv
Beard e colaboradores (2012)/A (Estados Unidos)	n = 73 TAS	•						•	
Heeren e colaboradores (2012)/A (França)	n = 428 PG	•	•	•				•	•
Santos e colaboradores (2013)/A (Brasil)	n = 667 PG e TAS	•	•					•	•
Tyrala e colaboradores (2015)/A (Polônia)	n = 85 TAS e NC				•	•			
Von Glischinski e colaboradores (2018)/A e H (Alemanha)	n = 311 TAS					•			
Caballo e colaboradores (2019)/A (Portugal, Espanha e outros 16 países latinos, entre eles o Brasil)	n = 31.772 PG e TAS	•	•		•		•	•	•
Elemo e Türküm (2021)/A (Etiópia)	n = 429	•					•	•	
Barroni e colaboradores (2022)/A (Itália)	n = 613 TAS e NC								•

A: autoaplicada; C: confiabilidade; CI: consistência interna; EF: estrutura fatorial; H: heteroaplicada; Inv: invariância da medida; NC: não casos; OTA: outros transtornos de ansiedade; PG: população geral; TAS: transtorno de ansiedade social; VC: validade concorrente; VDis: validade discriminativa; VDiv: validade divergente; VP: validade preditiva.
Fonte: Baseado em Osório.[2]

0,21 e 0,58, sinalizando a validade tanto convergente como divergente da escala, dada a sobreposição dos construtos, e apontando para a necessidade de escalas específicas para avaliação do TAS.

Validade discriminativa
Todos os estudos que avaliaram a capacidade discriminativa da LSAS evidenciaram que os sujeitos com TAS pontuaram de forma significativamente maior do que aqueles sem a doença ou com outros transtornos de ansiedade. Como exemplo, pode-se citar o estudo de Heimberg e Holaway,[6] no qual o grupo de pacientes com TAS obteve média de pontuação 56% superior à daqueles com ansiedade generalizada e 82% maior em relação à dos indivíduos saudáveis.

Em relação aos estudos que avaliaram as notas de corte mais adequadas para o possível diagnóstico de TAS, foram encontrados alguns resultados contrastantes que se justificam pelas diversidades amostrais e culturais. Especialmente em relação aos estudos brasileiros, Santos e colaboradores[7] sugeriram que a nota de corte 32 é a mais adequada para discriminar os casos de TAS dos não casos, com 92% de acurácia. Em contrapartida, Kummer e colaboradores[8] apontaram que, em sujeitos com doença de Parkinson, as notas 41 e 42 foram as que melhor equilibraram a especificidade e a sensibilidade da escala nessa população específica.

Estrutura fatorial
O primeiro estudo de análise fatorial apontou que a LSAS é composta por dois fatores: medo e evitação. Contudo, investigações subsequentes encontraram diferentes soluções fatoriais, em função do uso de outras amostras e técnicas estatísticas. Para o contexto brasileiro, pode-se destacar o estudo de Terra e colaboradores,[9] que utilizou uma amostra de alcoolistas hospitalizados e propôs uma solução de cinco fatores: falar em público (α = 0,91), atividades públicas (α = 0,87), interação social com estranhos (α = 0,87), atitudes de confrontação e desacordo (α = 0,86) e interação social em atividades de lazer

(α = 0,83). Destaca-se também o estudo de Santos e colaboradores,[7] o qual apontou, por meio de análise fatorial confirmatória, que o modelo de cinco fatores, previamente proposto por Baker e colaboradores,[10] apresentava a melhor solução. Esse modelo é composto pelos seguintes fatores: ansiedade de interação social, ansiedade de *performance* não verbal, ansiedade de ingesta/alimentação, ansiedade de *performance* pública e ansiedade de assertividade.

Confiabilidade e consistência interna

A confiabilidade teste-reteste da escala foi avaliada em nove estudos, com intervalos de tempo variados (uma a duas semanas, um ano). Os indicadores encontrados foram excelentes (r = 0,65-0,97), especialmente nos estudos brasileiros, apontando para sua adequada estabilidade temporal. Quanto à consistência interna, os índices encontrados foram excelentes, com valores entre 0,61 e 0,98. Nos estudos brasileiros, esse indicador psicométrico variou entre 0,90 e 0,96.

Invariância da medida

A invariância da LSAS foi evidenciada em relação ao sexo, cultura e espectro de sintomas, o que permite concluir que a escala mede o construto da mesma maneira em grupos diferentes em relação às variáveis listadas.

VERSÃO PARA CRIANÇAS E ADOLESCENTES

Os estudos conduzidos com a LSAS-CA são mais escassos e nenhum deles foi desenvolvido com amostras brasileiras. No estudo de Masia-Warner e colaboradores,[5] 154 crianças e adolescentes norte-americanos foram avaliados e a escala mostrou bons indicadores de consistência interna (α > 0,83), confiabilidade teste-reteste (CCI > 0,89), validade convergente com outras medidas de ansiedade social e capacidade de discriminar grupos clínicos e não clínicos. Pode-se citar como exemplo de estudo posteriormente conduzido, o de Shachar e colaboradores,[11] em Israel, que avaliou a estrutura interna do instrumento (dois fatores: interação social e *performance* escolar) e propôs uma versão breve de 14 itens, e o de Leighs e Clark,[12] conduzido na Inglaterra, que além de evidenciar bons parâmetros de consistência interna e confiabilidade teste-reteste, constatou a invariância da medida para sexo e idade.

▎ LIMITAÇÕES E FATORES QUE AFETAM A PONTUAÇÃO

Uma limitação da LSAS é que ela rastreia os medos e as evitações em situações de interação social e de desempenho, mas não quantifica os sintomas fisiológicos que são característicos no TAS. Além disso, determinadas condições de aplicação da escala, como o preenchimento na frente de outras pessoas, poderiam ocasionar alterações no resultado. Assim, os escores poderiam ser minimizados ou exagerados pelos respondentes.

É importante ressaltar que a LSAS é utilizada para rastreamento de sintomas fóbicos sociais, não sendo, portanto, um instrumento que visa diagnosticar TAS. No Brasil, o uso da LSAS-CA deve ser cauteloso, já que estudos psicométricos em nosso meio não foram conduzidos.

▎ CONSIDERAÇÕES FINAIS

A LSAS foi a primeira escala criada para avaliação de sintomas fóbicos sociais e continua sendo uma das mais utilizadas para esse fim em vários países, tendo sido traduzida para vários idiomas, como o português.

Diferentes estudos apontam suas boas propriedades psicométricas, apresentando validades concorrente e divergente satisfatórias, validade discriminativa significativa e excelente consistência interna e confiabilidade teste-reteste, as quais apoiam seu uso para rastreio do TAS, podendo ser utilizada em diversos contextos clínicos e em suas versões auto e heteroadministráveis.

O uso de instrumentos de rastreio, como a LSAS, é fundamental, já que o TAS permanece sendo um transtorno subdiagnosticado, e sua identificação precoce pode levar a um melhor prognóstico, evitando o desenvolvimento de possíveis comorbidades.

▎ FORMAS DE AQUISIÇÃO

A LSAS é um instrumento de acesso livre, devendo, no entanto, ser citada sua autoria. A versão autoaplicável, adaptada por Santos e colaboradores,[3] pode ser visualizada no Formulário 6.4.I. A versão LSAS-CA, de nosso conhecimento, não está disponível para uso no Brasil.

▎ REFERÊNCIAS

1. Heimberg RG, Horner KJ, Juster HR, Safren SA, Brown EJ, Schneier FR, et al. Psychometric properties of the Liebowitz Social Anxiety Scale. Psychol Med. 1999;29(1):199-212.
2. Osório FL. Social anxiety disorder: from research to practice. New York: Nova Science; 2013.
3. Santos LF, Osório FL, Loureiro SR, Hallak JEC, Crippa JAS. Pharmacological treatments for social anxiety disorder: are there new parameters today? Rev Psiq Clin. 2011;38(6):238-46.
4. Santos LF, Loureiro SR, Crippa JAS, Osório FL. Adaptation and initial psychometric study of the self-report version of Liebowitz Social Anxiety Scale (LSAS-SR). Int J Psychiatry Clin. 2013;17(2):139-43.

FORMULÁRIO 6.4.1 | VERSÃO AUTOAPLICÁVEL DA ESCALA DE ANSIEDADE SOCIAL DE LIEBOWITZ (LSAS)

Instruções:
1. Este instrumento avalia o papel que a ansiedade social desempenha na sua vida em várias situações;
2. Leia cada situação cuidadosamente e responda duas questões sobre a mesma;
3. A primeira questão pergunta o quanto você SENTE MEDO OU ANSIEDADE na situação;
4. A segunda questão pergunta com que frequência você EVITA a situação;
5. Caso você encontre uma situação na qual você normalmente não se depara (p. ex., "tentar namorar alguém", sendo casado); solicitamos que você imagine "o que faria caso você se encontrasse nesta situação", e então avalie o quanto você temeria esta situação hipotética e com que frequência você tenderia a evitá-la. Por favor, baseie sua avaliação na maneira que as situações afetaram você na ÚLTIMA SEMANA.

	Sente medo ou ansiedade: 0 Nenhum(a) 1 Pouco(a) 2 Moderado(a) 3 Profundo(a)	Evita: 0 Nunca (0%) 1 Ocasionalmente (10%) 2 Frequentemente (33 a 67%) 3 Geralmente (67 a 100%)
SITUAÇÃO	**SENTE MEDO OU ANSIEDADE**	**EVITA**
1. Telefonar em público		
2. Participar de grupos pequenos		
3. Comer em lugares públicos		
4. Beber com outras pessoas em lugares públicos		
5. Falar com autoridades		
6. Representar, agir ou falar diante de um grupo grande de pessoas		
7. Ir a uma festa		
8. Trabalhar com alguém observando		
9. Escrever com alguém observando		
10. Chamar alguém que você não conhece bem		
11. Falar com alguém que você não conhece bem		
12. Encontrar-se com desconhecidos		
13. Ir a banheiro público		
14. Entrar em uma sala quando outras pessoas já estão sentadas		
15. Ser o centro das atenções		
16. Falar em reunião		
17. Submeter-se a algum tipo de exame		
18. Expressar desacordo ou desaprovação em relação a outras pessoas que você conhece bem		
19. Encarar pessas que você não conhece bem		
20. Fazer um discurso		

FORMULÁRIO 6.4.I ❙ VERSÃO AUTOAPLICÁVEL DA ESCALA DE ANSIEDADE SOCIAL DE LIEBOWITZ (LSAS)			
21. Tentar namorar alguém			
22. Devolver mercadorias a uma loja			
23. Dar uma festa			
24. Resistir à pressão de um vendedor			

Fonte: Santos e colaboradores.[4]

5. Masia-Warner C, Storch EA, Pincus DB, Klein RG, Heimberg RG, Liebowitz MR. The Liebowitz Social Anxiety Scale for children and adolescents: an initial psychometric investigation. J Am Acad Child Adolesc Psychiatry. 2003;42(9):1076-84.
6. Heimberg RG, Holaway RM. Examination of the known-groups validity of the Liebowitz Social Anxiety Scale. Depress Anxiety. 2000;24(7):447-54.
7. Santos Lf, Loureiro SR, Crippa JAS, Osório FL. Psychometric validation study of Liebowitz Social Anxiety Scale: self-reported version for Brazilian Portuguese. PloS One. 2013;8(7):e70235.
8. Kummer A, Cardoso F, Teixeira AL. Frequency of social phobia and psychometric properties of the Liebowitz Social Anxiety Scale in Parkinson's disease. Mov Disord. 2008;23(12):1739-43.
9. Terra MB, Barros HM, Stein AT, Figueira I, Athayde LD, Mide SG, et al. Internal consistency and factor structure of the Portuguese version of the Liebowitz Social Anxiety Scale among alcoholic patients. Rev Bras Psiquiatr. 2006;28(4):265-69.
10. Baker SL, Heinrichs N, Kim HJ, Hofmann SG. The Liebowitz Social Anxiety Scale as a self-report instrument: a preliminary psychometric analysis. Behav Res Ther. 2002;40(6):701-15.
11. Shachar I, Aderka IM, Gilboa-Schechtman E. The factor structure of the Liebowitz Social Anxiety Scale for children and adolescents: development of a brief version. Child Psychiatry Hum Dev. 2014;45(3):285-93.
12. Leigh E, Clark DM. Establishing the psychometric properties of the self-report Liebowitz Social Anxiety Scale for children and adolescents in a general population adolescent sample. Eur J Psychol Assess. 2022;38(4):243-50.

6.5 INSTRUMENTOS PARA AVALIAÇÃO DE FOBIA E ANSIEDADE SOCIAL
Flávia de Lima Osorio, Patrícia Picon, Gabriel J. Chittó Gauer

A fobia social, ou transtorno de ansiedade social (TAS), é uma categoria diagnóstica prevalente, de curso crônico e limitante, com altas taxas de comorbidade. É definida como o medo acentuado e persistente de uma ou mais situações sociais em que o indivíduo se sente exposto a um possível escrutínio e teme agir de forma a ser humilhado, acompanhado de marcada ansiedade e evitação.[1]

Vários instrumentos estão disponíveis para rastreamento e quantificação do TAS, seja para a população adulta, adolescente ou infantil. Os mais usados na clínica e na pesquisa serão descritos a seguir.

❙ INVENTÁRIO DE ANSIEDADE E FOBIA SOCIAL (SPAI)

VERSÕES
O Inventário de Ansiedade e Fobia Social (SPAI) foi desenvolvido por Turner e colaboradores[2,3] para rastreamento de prováveis casos de TAS, avaliação da gravidade de sintomas e aferição de melhora clínica em estudos de intervenção terapêutica. Seu diferencial em relação aos demais instrumentos está no fato de discriminar indivíduos com TAS daqueles que experimentam ansiedade em situações sociais por motivos diversos, como a agorafobia. Inicialmente proposto em língua inglesa, já foi traduzido para mais de 10 idiomas, com diversos estudos psicométricos atestando sua adequação transcultural.[2,3] A versão em português do Brasil foi realizada por Picon e colaboradores,[4-6] em conjunto com estudos de validade e confiabilidade. Uma versão abreviada (23 itens), com base na teoria de resposta ao item, de rastreamento rápido, com forte correlação com o SPAI 45 itens foi proposta,[7] bem como uma versão de 18 itens, relacionada apenas à subescala de fobia social.[8] A adaptação transcultural para o português foi autorizada por seus autores por meio da Multi--Health Systems Incorporation.

DESCRIÇÃO DO INSTRUMENTO E INTERPRETAÇÃO DAS PONTUAÇÕES
O SPAI é um inventário de autoavaliação com 45 itens e duas subescalas: fobia social (itens 1 a 32) e

agorafobia (itens 33 a 45), pontuados em uma escala Likert de 7 pontos (nunca – sempre). A subescala de agorafobia avalia sintomas de ansiedade diante de algumas situações agorafóbicas, favorecendo a distinção entre os diagnósticos de TAS e transtorno de pânico (TP) com agorafobia. Subtraindo o escore de agorafobia do escore de fobia social obtém-se o escore diferencial SPAI, que é reconhecido empiricamente como um "escore puro" do TAS, mas sua aplicação isolada não deve ser usada para confirmação de diagnóstico. Após o cálculo dos escores, o indivíduo é classificado – escore agorafobia: possível TP (escore ≥ 39); escore diferencial SPAI: provável TAS (escore ≥ 80), possível TAS (escore entre 79 e 60).[2]

PÚBLICO-ALVO
O SPAI pode ser aplicado em adultos e adolescentes com 14 anos ou mais, em amostras populacionais ou clínicas.

APLICAÇÃO
Recomenda-se aplicação sob supervisão de profissionais das áreas de psicologia, medicina, serviço social e demais áreas da saúde. O tempo de administração é de 20 a 30 minutos e exige seis anos de escolaridade.

PARÂMETROS PSICOMÉTRICOS DA VERSÃO ORIGINAL E DA VERSÃO EM PORTUGUÊS
O SPAI apresenta propriedades psicométricas adequadamente investigadas em vários estudos e em diferentes culturas, bem documentadas em seu manual e na literatura.[2-4] Entre elas, pode-se destacar confiabilidade teste-reteste, validades de construto, discriminante e preditiva.[3]

O SPAI foi adaptado à cultura brasileira por tradução e retrotradução, avaliação de validade de face e de conteúdo, equivalência linguística com confiabilidade teste-reteste das versões em português e inglês em bilíngues (r = 0,87) e estudo de praticidade e utilidade por taxas de adesão (95,7%) e de preenchimento inadequado (4,0%) em amostra populacional (n = 365). A taxa de concordância entre peritos na análise de conteúdo de itens por matriz de dupla entrada foi de 100%. As validades de conteúdo e de face foram perfeitamente aceitáveis. Um estudo com amostra de 213 universitários demonstrou estabilidade temporal (14 dias) do escore diferencial (correlação intraclasse = 0,83) sem diferença entre gêneros. O SPAI versão em português evidenciou na amostra universitária (n = 1014) alfa de Cronbach de 0,85-0,95.[4]

A validade fatorial em análises de componentes principais com rotação varimax e confirmatórias por mínimos quadrados não ponderados reproduziu achados de outros estudos. Os dados obtiveram melhor ajuste em modelo oblíquo de dois fatores: fobia social e agorafobia. A subescala fobia social teve melhor ajuste em modelo oblíquo de quatro fatores, que explicaram 57,8% da variância: interações sociais, cognitivo e somático, foco de atenção e evitação.[5] Na amostra clínica (96 indivíduos com TAS, TP e transtorno obsessivo-compulsivo [TOC]), a área sob a curva *Receiver Operating Characteristics* (ROC) foi de 0,98. O ponto de corte > 79 apresentou o melhor desempenho, com sensibilidade de 97,8% e especificidade de 98,0%. Os achados revelaram validade divergente com escalas que avaliavam tipos distintos de ansiedade e de depressão. A acurácia total do SPAI na discriminação dos três grupos foi de 82,3%,[4,6] utilizando-se avaliação clínica com a Mini International Neuropsychiatric Interview como padrão-ouro (Tab. 6.5.1).

Estudos psicométricos relativos às versões breves do SPAI, até o momento, não foram conduzidos com amostras brasileiras.

EXPERIÊNCIA DE USO E CONSIDERAÇÕES FINAIS
O SPAI versão em português apresenta equivalências linguística, semântica e conceitual, com validades de face e conteúdo, consistência interna, estabilidade temporal e validade de construto fatorial, validades de critério, convergente, divergente e discriminativa demonstradas, reproduzindo resultados de amostras norte-americana, espanhola, holandesa e australiana. O inventário tem um número elevado de itens, mas se trata de medida de autoavaliação de fácil aplicação e excelente perfil psicométrico. Foi validado em amostras populacionais e clínicas de adultos e adolescentes, não necessita de treinamento especial de técnicos e apresenta subescala de agorafobia, um diagnóstico diferencial importante.

FORMAS DE AQUISIÇÃO
O SPAI versão em português pode ser adquirido na editora Multi-Health Systems Incorporation, tendo sido publicado como SPAI – Social Phobia and Anxiety Inventory, de autoria de Samuel M. Turner, Constance V. Dancu e Deborah C. Beidel, traduzido para o português por Patrícia Picon e Gabriel Gauer. A editora não autoriza sua reprodução.

■ ESCALA BREVE DE FOBIA SOCIAL (BSPS)
A Escala Breve de Fobia Social (BSPS) é um instrumento aplicado pelo clínico, proposto por Davidson

TABELA 6.5.1 ■ MÉDIAS DOS ESCORES DE FOBIA SOCIAL E AGORAFOBIA E ESCORE DIFERENCIAL DO SPAI VERSÃO EM PORTUGUÊS EM AMOSTRAS BRASILEIRAS POPULACIONAIS DE ESTUDANTES UNIVERSITÁRIOS E AMOSTRA CLÍNICA DE ANSIEDADE SOCIAL (TAS) E OUTROS TRANSTORNOS DE ANSIEDADE (TP/TOC)							
	AMOSTRA POPULACIONAL (N = 213)				AMOSTRA CLÍNICA (N = 96)		
	♀ N = 110	♂ N = 103	TOTAL N = 213	P*	FOBIA SOCIAL N = 45	TP/TOC N = 51	P*
Escores	Média (DP)	Média (DP)	Média (DP)		Média (DP)	Média (DP)	
Fobia social	69,3 (28,6)	64,2 (28,7)	66,8 (28,7)	0,202			
Agorafobia	18,7 (12,2)	15,7 (11,8)	17,3 (12,1)	0,070			
Diferencial SPAI**	50,5 (24,1)	48,5 (24,2)	49,6 (24,1)	0,542	144,2 (29,6)	54,1 (31,5)	<0,001

* Test *t* de Student; p bicaudado.
** Escore diferencial SPAI: calculado por meio da subtração do escore agorafobia do escore fobia social obtidos com o SPAI versão em português.
Fonte: Baseada em Picon.[4]

e colaboradores,[9] com o objetivo de rastrear e quantificar os diferentes sintomas característicos do TAS, sendo muito utilizado em estudos farmacológicos.

VERSÕES
A BSPS foi originalmente proposta em língua inglesa e depois foi adaptada para o português do Brasil por Osório e colaboradores.[10] Uma versão em chinês também está disponível.

DESCRIÇÃO DO INSTRUMENTO
É composta por 18 itens divididos em três subescalas (medo, evitação e sintomas fisiológicos) pontuados em uma escala Likert de 5 pontos (0 = nenhum; 4 = extremo) que, somados, produzem um escore máximo de 76 pontos.

PÚBLICO-ALVO
Foi desenvolvida para ser utilizada em indivíduos adultos. Por ser uma escala heteroaplicável, seu uso pode ser estendido para a população de adolescentes, embora não existam estudos psicométricos com essa faixa etária.

APLICAÇÃO
A administração da BSPS deve ser feita por um clínico experiente e treinado. A escala deve ser pontuada após a realização de uma entrevista clínica, com foco nos principais sinais e sintomas do TAS. De forma a padronizar a aplicação, Osório e colaboradores[11] propuseram um roteiro de perguntas-guia para a realização dessa entrevista, consistindo em um grupo de perguntas agrupadas em seis categorias de investigação: reuniões sociais, sintomas fisiológicos, ser observado, falar/conversar, ficar envergonhado e sentir-se criticado. O tempo médio para aplicação da escala com o uso do roteiro varia em torno de 5 a 30 minutos, dependendo da sintomatologia apresentada pelo sujeito.

PARÂMETROS PSICOMÉTRICOS DA VERSÃO ORIGINAL E DA VERSÃO EM PORTUGUÊS
O estudo das qualidades psicométricas da BSPS foi realizado por Davidson e colaboradores,[12] com uma amostra de casos de TAS (n = 275), e, posteriormente, por Osório e colaboradores,[10] com amostras de casos e não casos de TAS (n = 178). A consistência interna avaliada pelo alfa de Cronbach, no estudo original, variou para a escala total e subescalas de 0,60 a 0,91.[12] No estudo brasileiro, os índices encontrados foram compatíveis, 0,48 a 0,88.[10]

A confiabilidade da escala foi aferida no estudo da versão em inglês por meio da técnica teste-reteste, com intervalo de uma semana, evidenciando valor de 0,91.[12] A versão brasileira foi estudada quanto à confiabilidade interavaliadores, tendo-se como parâmetro o coeficiente de correlação intraclasse, cujos índices variaram de 0,92 a 1,00.[10]

O estudo original da validade concorrente foi realizado tendo-se como parâmetros a Escala de Ansiedade Social de Liebowitz (LSAS), a Escala de Medo de Avaliação Negativa (FNE) e a Escala de Ansiedade de Hamilton (HAM-A) e mostrou-se adequada.[12] No estudo do Brasil, a BSPS foi correlacionada com o Inventário de Fobia Social (SPIN) e com o Inventário de Ansiedade de Beck (BAI) e os valores encontrados foram de 0,82 e 0,62, respectivamente.[10]

A BSPS mostrou-se capaz de discriminar os efeitos associados a tratamentos farmacológicos do TAS, evidenciando sua validade preditiva. No que diz respeito à validade discriminativa, o estudo de Osório e colaboradores[10] apontou a excelência desse indicador, com sensibilidade de 0,88, especificidade de 0,83 e eficácia diagnóstica de 85% para a nota de corte entre 18 e 19.

A análise fatorial exploratória do estudo original apontou a presença de seis fatores: medos e evitações gerais, sintomas fisiológicos, medo e evitação de fazer algo sendo observado, medo e evitação de falar em público, medo e evitação de eventos sociais e medo de falar com estranhos.[12] No estudo brasileiro, a solução mais adequada também foi composta por seis fatores. Até o momento, análises fatoriais confirmatórias não foram realizadas.[10]

FATORES QUE AFETAM A PONTUAÇÃO

As mulheres tendem a apresentar maior média de pontuação na escala, em acordo com dados prévios da literatura de que tanto a prevalência como a sintomatologia do TAS são mais expressivas no grupo feminino.

Por se tratar de uma escala heteroaplicável, que requer conhecimento clínico e treinamento prévio, a pontuação também pode ser afetada de forma negativa, por profissionais pouco experientes, sendo necessário cautela ao utilizá-la.

CONSIDERAÇÕES FINAIS

A BSPS mostra-se um excelente instrumento para avaliação do TAS, podendo ser utilizada tanto no contexto clínico, sobretudo no de pesquisa, quanto em ensaios clínicos e estudos de seguimento longitudinal. Seu uso para rastreamento é restrito, dada a necessidade de familiarização com a escala e conhecimento clínico prévio, bem como os limites relativos à forma de aplicação, que não permitem o uso em ampla escala em um período restrito. Acredita-se que esse instrumento possa ser mais bem explorado em novos estudos, envolvendo diferentes culturas.

FORMAS DE AQUISIÇÃO

A BSPS, em sua versão para o português do Brasil (Formulário 6.5.I), é de uso livre, devendo apenas ser citada a fonte.

INVENTÁRIO DE FOBIA SOCIAL (SPIN)

O Inventário de Fobia Social (SPIN) é um instrumento de autoavaliação, desenvolvido pelo mesmo grupo de pesquisadores que propuseram a BSPS, em função da ausência de ferramentas que também avaliassem os aspectos fisiológicos do TAS e que fossem de aplicação rápida e fácil, implicando pouco custo e tempo.

VERSÕES

O SPIN foi publicado originalmente em língua inglesa.[13] Mais tarde, uma versão reduzida, denominada Mini-SPIN, foi proposta pelos mesmos autores.[14] Nos últimos anos, várias traduções transculturais de ambos os instrumentos foram realizadas e, atualmente, encontram-se disponíveis nos seguintes idiomas: português (Brasil), finlandês, francês, alemão, espanhol, italiano, sueco, árabe, mandarim e japonês.

DESCRIÇÃO DO INSTRUMENTO

É composto por 17 itens avaliados em uma escala Likert de 5 pontos (0 = nada; 4 = extremamente), sendo 68 o escore total máximo. Os itens são divididos em três subescalas: medo (itens 1, 3, 5, 10, 14, 15), evitação (itens 4, 6, 8, 9, 11, 12, 16) e sintomas fisiológicos (itens 2, 7, 13, 17). Já o Mini-SPIN é composto por três itens do SPIN, os quais, em um estudo psicométrico, se mostraram mais discriminativos (itens 6, 9 e 15). Sua pontuação é feita de forma idêntica à do SPIN, sendo 12 o escore máximo.

PÚBLICO-ALVO

Ambos os instrumentos foram desenvolvidos para uso na população adulta e, posteriormente, passaram a ser muito utilizados na avaliação de adolescentes, incluindo indivíduos da população geral, em que o foco é o rastreamento, bem como naqueles com demandas clínicas já conhecidas, cujo objetivo principal é a quantificação de sintomas.

APLICAÇÃO

As escalas são autoaplicáveis. O sujeito, após a leitura das instruções, pontua os itens em função de suas percepções. Para indivíduos com baixa escolaridade e dificuldades de leitura, a aplicação pode ser assistida: o aplicador lê, de forma neutra, cada um dos itens e respectivas possibilidades de escore. O tempo médio de aplicação é de cerca de 3 a 4 minutos para o SPIN e de 1 minuto para o Mini-SPIN.

PARÂMETROS PSICOMÉTRICOS DA VERSÃO ORIGINAL E DA VERSÃO EM PORTUGUÊS

O SPIN e o Mini-SPIN vêm sendo amplamente estudados quanto às suas qualidades psicométricas. O Quadro 6.5.1 apresenta informações relativas aos principais estudos realizados.

No que diz respeito ao SPIN, seu estudo psicométrico original envolveu uma amostra de casos e não casos de TAS e sujeitos da população geral (n = 353). Já os estudos brasileiros foram conduzidos com amostras clínicas e da população geral, compostas por universitários e adolescentes.[24,36,37] Em relação ao escore total e às subescalas, evidenciaram-se, no estudo original, confiabilidade teste-reteste adequada (r = 0,78-0,89) e consistência interna variando de 0,57 a 0,94.

Quanto à validade concorrente, o instrumento demonstrou significativa correlação com a BSPS (r = 0,47-0,82), a LSAS (r = 0,55) e o Fear Questionnaire (FQ; r = 0,42-0,78) no estudo de Connor e colaboradores.[13] Já nos estudos de Osório e colaboradores,[37] as correlações encontradas foram: 0,59 a 0,82 com a BSPS; 0,25 a 0,66 com o BAI; e -0,60 com a Self Statement of Public Speaking (SSPS). Esses indicadores sinalizam a adequação desse parâmetro.

No estudo original, tendo-se como padrão-ouro a entrevista clínica, a validade discriminativa evidenciou áreas sob a curva ROC com valores de 0,83 a 0,86, estimando-se sensibilidade de 0,72 e especificidade de 0,84 para a nota de corte 19.[13] Para o Brasil, a nota de corte sugerida encontra-se no intervalo de 19 a 21 pontos, cuja sensibilidade é de 86%, a especificidade é de 87% e a taxa de acerto diagnóstico é de 85%.[37]

A análise fatorial do instrumento para a amostra de casos apontou cinco fatores: falar com estranhos e situações sociais; crítica e embaraçamento; alterações fisiológicas; pessoas de autoridade; e evitar ser o centro das atenções e falar em público.[13] No Brasil, os estudos exploratórios dos fatores sinalizaram composições diferentes, em função da especificidade da amostra utilizada.[37]

QUADRO 6.5.1 | PRINCIPAIS ESTUDOS PSICOMÉTRICOS REALIZADOS COM O SPIN E O MINI-SPIN

AUTOR//PAÍS/INSTRUMENTO	AMOSTRA	PROPRIEDADES PSICOMÉTRICAS					
		CI	VC	VDiv	VDis	EF	C
Connor e colaboradores[13] (Estados Unidos) SPIN	n = 353 (adultos) TAS, NC	•	•	•	•	•	•
Connor e colaboradores[14] (Estados Unidos) Mini-SPIN	n = 7.165 (adultos) PG				•		
Vilete e colaboradores[15] (Brasil) SPIN	n = 190 (adolescentes) PG	•			•		•
Johnson e colaboradores[16] (Estados Unidos) SPIN	n = 74 (adolescentes) PG	•	•	•			
Antony e colaboradores[17] (Canadá) SPIN	n = 251 (adultos) OTA				•		
Radomsky e colaboradores[18] (Canadá) SPIN	n = 202 (universitários) PG	•	•		•		•
Ranta e colaboradores[19] (Finlândia) SPIN	n = 752 (adolescentes) PG				•		
Osório e colaboradores[20] (Brasil) Mini-SPIN	n = 2.320 (universitários) PG				•		
Weeks e colaboradores[21] (Austrália) Mini-SPIN	n = 291 (adultos) TAS	•	•	•			

QUADRO 6.5.1 | PRINCIPAIS ESTUDOS PSICOMÉTRICOS REALIZADOS COM O SPIN E O MINI-SPIN

AUTOR//PAÍS/INSTRUMENTO	AMOSTRA	PROPRIEDADES PSICOMÉTRICAS					
		CI	VC	VDiv	VDis	EF	C
Sosic e colaboradores[22] (Alemanha) SPIN	n = 2.043 (adolescentes e adultos) TAS, NC, OTA	•	•	•	•		
Tsai e colaboradores[23] (China) SPIN	n = 3.393 (adolescentes) PG	•		•			•
Osório e colaboradores[24] (Brasil) SPIN	n = 2.314 (universitários) PG	•					
Seeley-Wait e colaboradores[25] (Austrália) Mini-SPIN	n = 242 (adultos) TAS, NC	•		•		•	•
Osório e colaboradores[26] (Brasil) SPIN	n = 2.492 (universitários) TAS, NC, PG	•	•			•	•
Garcia-Lopez e colaboradores[27] (Espanha) SPIN	n = 192 (adolescentes) TAS, NC	•	•			•	•
Osório e colaboradores[26] (Brasil) Mini-SPIN	n = 2.314 (universitários) TAS, NC, PG	•	•	•			
Ranta e colaboradores[28] (Finlândia) Mini-SPIN	n = 315 (adolescentes) PG					•	
Nagata e colaboradores[29] (Japão) SPIN	n = 172 (adultos) TAS, NC	•	•		•		
Gori e colaboradores[30] (Itália) SPIN	n = 410 (adultos) TAS, PG						•
Campbell-Sills e colaboradores[31] (Estados Unidos) SPIN	n = 397 (adultos) PG					•	
Fogliati e colaboradores[32] (Austrália) Mini-SPIN	n = 993 (adultos) em busca de tratamento psicoterápico *on-line*	•		•			•
Wiltink e colaboradores[33] (Alemanha) Mini-SPIN	n = 2.528 (adultos) TAS, PG	•	•	•	•		
Mörtberg e colaboradores[34] (Suécia) SPIN/Mini-SPIN	n = 161 (universitários) PG	•	•	•		•	•
Sfeir e colaboradores[35] (Líbano) SPIN	n = 683 (adultos) PG						•

C: confiabilidade; CI: consistência interna; EF: estrutura fatorial; NC: não casos; OTA: outros transtornos de ansiedade; PG: população geral; TAS: transtorno de ansiedade social; VC: validade concorrente; VDiv: validade divergente; VDis: validade discriminativa.

Em relação ao Mini-SPIN, a maior parte dos estudos focou-se na nota de corte, dada a principal característica desse instrumento ser o rastreamento. No estudo de Connor e colaboradores,[14] a nota de corte 6, sugerida como a mais adequada, apresentou sensibilidade de 88,7%, especificidade de 90% e eficiência diagnóstica de 90%. No Brasil, a nota de corte sugerida pelo estudo de Osório e colaboradores[20] é 7, que apresentou sensibilidade de 78%, especificidade de 68% e acurácia diagnóstica de 72%. Foram evidenciadas, ainda, adequadas consistência interna (0,73) e validade concorrente do Mini-SPIN com o SPIN (r = 0,64-0,88), a BSPS (r = 0,40-0,67) e o BAI (r = 0,20-0,52).[20]

LIMITAÇÕES
Uma importante limitação do SPIN e do Mini-SPIN, no que diz respeito ao diagnóstico do TAS, refere-se às suas características de rastreamento. É importante lembrar que o diagnóstico desse transtorno é clínico e que não pode ser realizado apenas pela aplicação do inventário. Destaca-se, ainda, que nenhum dos instrumentos avalia aspectos relativos ao prejuízo e ao sofrimento associados ao TAS, essenciais para o diagnóstico.

CONSIDERAÇÕES FINAIS
Em geral, o SPIN mostrou-se muito adequado para avaliar diferentes aspectos do TAS em diferentes culturas. Por sua adequação, composição envolvendo sintomas fisiológicos, de medo e evitação, bem como sua forma prática e de fácil aplicação, parece ter conseguido grande destaque entre os instrumentos disponíveis no contexto atual de pesquisas. Vem sendo amplamente utilizado desde sua proposição em diferentes estudos empíricos.

Quanto ao Mini-SPIN, suas qualidades psicométricas foram bastante próximas às encontradas para o SPIN, referendando seu uso como instrumento de triagem e favorecendo sua utilização em larga escala, especialmente em contextos de atenção primária à saúde.

FORMAS DE AQUISIÇÃO
O SPIN e o Mini-SPIN são de uso livre. A versão para o português do Brasil do SPIN foi publicada originalmente na *Revista Brasileira de Psiquiatria*,[24] e a do Mini-SPIN, na *European Psychiatry*.[20] Pesquisadores e clínicos podem utilizá-las, bastando apenas citar a fonte.

▮ INVENTÁRIO DE ANSIEDADE E FOBIA SOCIAL – VERSÃO PARA CRIANÇAS (SPAI-C)
Apesar de a idade média de início do TAS ser em meados da adolescência, estudos mostram que crianças a partir de 8 anos já atendem aos critérios diagnósticos para o transtorno. Diante disso, o Inventário de Ansiedade e Fobia Social – versão para crianças (SPAI-C) foi desenvolvido por Beidel e colaboradores[38] para avaliar o TAS nesse público específico, favorecendo o rastreio e intervenções precoces. Trata-se de um instrumento de autorrelato, a ser preenchido pela própria criança/adolescente. A possibilidade de o instrumento ser pontuado por um observador externo ou pelos pais foi retratada por Beidel e colaboradores,[39] confirmada posteriormente por um estudo de Higa e colaboradores.[40]

Proposto originalmente na língua inglesa, versões para outros idiomas, incluindo o português do Brasil, estão disponíveis.

DESCRIÇÃO DO INSTRUMENTO
O SPAI-C é um instrumento de autorrelato, constituído por 26 itens que investigam uma série de situações favorecedoras de ansiedade social, como ler em voz alta, lanchar no refeitório da escola, além de características físicas, cognitivas e comportamentais de evitação associadas com o TAS. Para pontuação, utiliza uma escala Likert de 3 pontos, em que 0 = nunca e 2 = na maioria das vezes/sempre.

PÚBLICO-ALVO
Foi desenvolvido para ser utilizado em crianças e adolescentes de 8 a 14 anos cursando ao menos o 3º ano do ensino fundamental.

APLICAÇÃO E INTERPRETAÇÃO DAS PONTUAÇÕES
O instrumento é preenchido pela própria criança/adolescente, após receber as devidas instruções. A pontuação máxima é de 52 pontos, e quanto maior, maiores os indicadores de vivência de ansiedade em diversos ambientes sociais. Além da pontuação quantitativa, uma análise qualitativa pode ser feita por meio da análise de cada um dos itens, permitindo ao clínico determinar os aspectos mais expressivos do medo da criança/adolescente, favorecendo um plano de tratamento personalizado.[41-43]

PARÂMETROS PSICOMÉTRICOS DA VERSÃO ORIGINAL E EM PORTUGUÊS
Nos estudos em língua inglesa, o SPAI-C apresentou consistência interna alta (alfa de Cronbach de 0,95) e boa confiabilidade teste-reteste ($r = 0,86$), bem como adequada confiabilidade após 10 meses ($r = 0,63$).[38,39]

O processo de adaptação transcultural foi autorizado por seus autores por meio da Multi-Health Systems Incorporation e incluiu a tradução, a retrotradução e a revisão final do material original do inglês para o português por Gauer e colaboradores.[41-43] O instrumento foi aplicado em uma amostra de 1.952 crianças brasileiras (3º ao 8º ano escolar). Os indicadores psicométricos apontaram adequada consistência interna (alfa de Cronbach de 0,98), além de capacidade discriminativa entre crianças/adolescentes com TAS, com transtorno da conduta e saudáveis.[43]

Para verificar a sensibilidade do instrumento para mudanças clínicas, um grupo de 20 adolescentes com TAS foi submetido a uma intervenção farmacológica por um período de 12 semanas. Foi encontrada redução significativa do escore total do SPAI-C nas semanas 8 e 12 em comparação ao pré-tratamento e às semanas 2 e 4, evidenciando-se que o inventário é apropriado para esse propósito.[43]

A estrutura fatorial encontrada no estudo com a amostra comunitária de crianças brasileiras foi similar, porém não idêntica àquelas relatadas nos dois estudos prévios realizados nos Estados Unidos (assertividade, conversação geral, *performance* pública e sintomas físicos e cognitivos). O ponto de divergência relaciona-se ao fator conversação geral, que na amostra brasileira ficou mais bem representado por um fator denominado de evitação/encontros sociais.[41,43]

CONSIDERAÇÕES FINAIS

De forma geral, em acordo com um estudo de metanálise realizado por Scaini e colaboradores,[44] envolvendo 21 artigos, o SPAI-C apresenta qualidades psicométricas aceitáveis. Destaca-se um escore maior de pontuação para o sexo feminino em relação ao masculino, tendo os aspectos geográficos um papel moderador nesses achados. Padrões normativos de pontuação estão disponíveis para amostras dos Estados Unidos e da Alemanha, mas não para o Brasil. O SPAI-C tem utilidade nos contextos clínico e de pesquisa.

FORMAS DE AQUISIÇÃO

O SPAI-C versão em língua portuguesa pode ser adquirido na editora Multi-Health Systems Incorporation, tendo sido publicado como SPAI-C: Social Phobia and Anxiety Inventory for Children. A editora não autoriza sua reprodução.

■ REFERÊNCIAS

1. American Psychiatric Association. Diagnostic and statistical manual of mental disorders: DSM-5. 5th ed. Washington: APA; 2013
2. Turner SM, Beidel DC, Dancu CV. SPAI: social phobia and anxiety inventory: manual. New York: Multi-Health Systems; 1996.
3. Turner SM, Beidel DC, Dancu CV, Stanley MA. An empirically derived inventory to measure social fears and anxiety: the social phobia and anxiety inventory. Psychol Assess. 1989;1(1):35-40
4. Picon P. Desenvolvimento da versão em português do Social Phobia and Anxiety Inventory (SPAI) e estudos de fidedignidade e validade em amostras populacional e clínica brasileiras [tese]. Porto Alegre: Universidade Federal do Rio Grande do Sul; 2006.
5. Picon P, Gauer GJ, Hirakata VN, Haggström LM, Beidel DC, Turner SM, et al. Reliability of Social Phobia and Anxiety Inventory (SPAI) Portuguese version in a heterogeneous sample of Brazilian university students. Braz J Psychiatry. 2005;27(2):124-30.
6. Picon P, Gauer GJC, Cosner AFC, Hirakata VN, Beidel DC, Manfro GG. Validade discriminante da versão em português brasileiro do Inventário de Ansiedade e Fobia Social (SPAI Português) em amostra clínica de portadores de transtorno de ansiedade. In: 22º Congresso Brasileiro de Psiquiatria; 2005; Belo Horizonte, Brasil.
7. Roberson-Nay R, Strong DR, Nay WT, Beidel DC, Turner SM. Development of an abbreviated Social Phobia and Anxiety Inventory (SPAI) using item response theory: the SPAI-23. Psychol Assess. 2007;19(1):133-45.
8. Vente W, Majdandžić M, Voncken MJ, Beidel DC, Bögels SM. The SPAI-18, a brief version of the social phobia and anxiety inventory: reliability and validity in clinically referred and non-referred samples. J Anxiety Disord. 2014;28(2):140-7.
9. Davidson JR, Potts NL, Richichi EA, Ford SM, Krishnan KR, Smith RD, et al. The brief social phobia scale. J Clin Psychiatry. 1991;52 Suppl:48-51.
10. Osório FL, Crippa JAS, Loureiro SR. Study of the psychometric qualities of the Brief Social Phobia Scale (BSPS) in Brazilian university students. Eur Psychiatr. 2010;25(3):178-88.
11. Osório FL, Crippa JAS, Loureiro SR. Cross-cultural validation of the Brief Social Phobia Scale for use in Portuguese and the development of a structured interview guide. Rev Bras Psiquiatr. 2006;28(3):212-7.
12. Davidson JR, Miner CM, Veaugh-Geiss J, Tupler LA, Colket JT, Potts NL. The brief Social Phobia Scale: a psychometric evaluation. Psychol Med. 1997;27(1):161-6.
13. Connor KM, Davidson JR, Churchill LE, Sherwood A, Foa E, Weisler RH. Psychometric properties of Social Phobia Inventory (SPIN): new self-rating scale. Br J Psychiatry. 2000;176:379-86.
14. Connor KM, Kobak KA, Churchill LE, Katzelnick D, Davidson JR. Mini-Spin: a brief screening assessment for generalized social anxiety disorder. Depress Anxiety. 2001;14(2):137-40.
15. Vilete L, Figueira I, Coutinho E. Portuguese-language cross-cultural adaptation of the Social Phobia Inventory (SPIN) to be used with adolescent students. Rev Psiquiatr Rio Gd Sul. 2006;28(1):40-8.
16. Johnson HS, Inderbitzen-Nolan HM, Anderson ER. The social phobia inventory: validity and reliability in an adolescent community sample. Psychol Assess. 2006;18(3):269-77.
17. Antony MM, Coons MJ, McCabe RE, Ashbaugh A, Swinson RP. Psychometric properties of the social phobia inventory: further evaluation. Behav Res Ther. 2006;44(8):1177-85.
18. Radomsky AS, Ashbaugh AR, Saxe ML, Ouimet AJ, Golden ER, Lavoie SL, et al. Psychometric properties of the French and English versions of the Social Phobia Inventory. Can J Behav Sci. 2006;38(4):354-60.
19. Ranta K, Kaltiala-Heino R, Koivisto AM, Tuomisto MT, Pelkonen M, Marttunen M. Age and gender differences in social anxiety symptoms during adolescence: the Social Phobia Inventory (SPIN) as a measure. Psychiatry Res. 2007;153(3):261-70.
20. Osório FL, Crippa JAS, Loureiro SR. A study of the discriminative validity of a screening tool (MINI-SPIN) for social anxiety disorder applied to Brazilian university students. Eur Psychiatry. 2007;22(4):239-43.
21. Weeks JW, Spokas ME, Heimberg RG. Psychometric evaluation of the mini-social phobia inventory (Mini-SPIN) in a treatment-seeking sample. Depress Anxiety. 2007;24(6):382-91.
22. Sosic Z, Gieler U, Stangier U. Screening for social phobia in medical in- and outpatients with the German version of the Social Phobia Inventory (SPIN). J Anxiety Disord. 2008;22(5):849-59.
23. Tsai CF, Wang SJ, Juang KD, Fuh JL. Use of the Chinese (Taiwan) version of the Social Phobia Inventory (SPIN) among early adolescents in rural areas: reliability and validity study. J Chin Med Assoc. 2009;72(8):422-9.
24. Osório FL, Crippa JAS, Loureiro SR. Cross-cultural validation of the Brazilian Portuguese version of the Social Phobia Inventory (SPIN): study of the items and internal consistency. Rev Br Psiquiatr. 2009;31(1):25-9.

FORMULÁRIO 6.5.I ■ ESCALA BREVE DE FOBIA SOCIAL (BSPS)

Escala Breve de Fobia Social (BSPS)

Tradução e adaptação para o português: Crippa JAS, Graef FG, Zuardi AW, Hetem LA, Busatto GF, Loureiro SR (2003)

INSTRUÇÕES — A avaliação deve ser feita levando em conta os últimos 7 dias. Se o paciente não tiver sido exposto às situações temidas na última semana avalie o medo, o comportamento de esquiva e os sintomas fisiológicos de acordo com como o paciente se sentiria se confrontado com cada situação.

Parte 1 (Medo/Esquiva) — O entrevistador deve aplicar separadamente a intensidade do medo e da esquiva anotando para cada item abaixo o escore correspondente, de acordo com os seguintes pontos de ancoragem.

Quanto você teme e evita as seguintes situações?

	Medo	Esquiva
1) Falar em público ou na frente de outras pessoas		
2) Conversar com autoridades		
3) Conversar com estranhos		
4) Ficar envergonhado ou sentir-se humilhado		
5) Ser criticado		
6) Reuniões sociais		
7) Fazer coisas enquanto está sendo observado (não inclui falar em público)		

Pontos de Ancoragem

Medo
0 Nenhum
1 Leve (infrequente e/ou não angustiante)
2 Moderado (frequente e/ou alguma angústia)
3 Grave (constante, dominando a vida da pessoa e/ou claramente angustiante)
4 Extremo (incapacitante e/ou muito dolorosamente angustiante)

Esquiva
0 Nunca
1 Raro (1-33%)
2 Algumas vezes (34-66%)
3 Frequente (67-99%)
4 Sempre (100%)

Parte 2 — Quando você está numa situação que envolve contato com outras pessoas, ou quando se imagina em tal situação, você sente os seguintes sintomas? Assinale para cada item abaixo o escore correspondente aos seguintes pontos de ancoragem.

1. Rubor	
2. Palpitações	
3. Tremores ou estremecimento	
4. Transpiração	

Pontos de Ancoragem

Fisiológicos
0 Nenhum
1 Leve (infrequente e/ou não angustiante)
2 Moderado (frequente e/ou alguma angústia)
3 Grave (constante, dominando a vida da pessoa e/ou claramente angustiante)
4 Extremo (incapacitante e/ou muito dolorosamente angustiante)

Escores totais	Parte 1	Medo itens 1-7	total =	(M)
		Esquiva itens 1-7	total =	(E)
	Parte 2	Fisiológicos itens 1-4	total =	(F)

Total = _____
(M+E+F)

Copyright © JONATHAN DAVIDSON 1995

Fonte: Osório e colaboradores.[11]

25. Seeley-Wait E, Abbott MJ, Rapee RM. Psychometric properties of the mini social phobia inventory. Prim Care Companion J Clin Psychiatry. 2009;11(5):231-6.
26. Osório FL, Crippa JA, Loureiro SR. Further study of the psychometric qualities of a brief screening tool for social phobia (MINI-SPIN) applied to clinical and nonclinical samples. Perspect Psychiatr Care. 2010;46(4):266-78.
27. Garcia-Lopez LJ, Bermejo RM, Hidalgo MD. The social phobia inventory: screening and cross-cultural validation in Spanish adolescents. Span J Psychol. 2010;13(2):970-80.
28. Ranta K, Kaltiala-Heino R, Rantanen P, Marttunen M. The mini-social phobia inventory: psychometric properties in an adolescent general population sample. Compr Psychiatry. 2012; 53(5):630-7.
29. Nagata T, Nakajima T, Teo AR, Yamada H, Yoshimura C. Psychometric properties of the Japanese version of the social phobia inventory. Psychiatry Clin Neurosci. 2013;67(3):160-6.
30. Gori A, Giannini M, Socci S, Luca M, Dewey D, Schuldberg D, et al. Assessing social anxiety disorder: psychometric properties of the Italian Social Phobia Inventory (I-SPIN). Clin Neuropsychiatry. 2013;10(1):37-42.
31. Campbell-Sills L, Espejo E, Ayers CR, Roy-Byrne P, Stein MB. Latent dimensions of social anxiety disorder: a re-evaluation of the Social Phobia Inventory (SPIN). J Anxiety Disord. 2015;36:84-91.
32. Fogliati VJ, Terides MD, Gandy M, Staples LG, Johnston L, Karin E, et al. Psychometric properties of the mini-social phobia inventory (Mini-SPIN) in a large online treatment-seeking sample. Cogn Behav Ther. 2016;45(3):236-57.
33. Wiltink J, Kliem S, Michal M, Subic-Wrana C, Reiner I, Beutel ME, et al. Mini-social phobia inventory (mini-SPIN): psychometric properties and population based norms of the German version. BMC Psychiatry. 2017;17(1):377.
34. Mörtberg E, Fröjmark MJ. Psychometric evaluation of the social phobia inventory and the mini-social phobia inventory in a Swedish university student sample. Psychol Rep. 2019;122(1):323-39.
35. Sfeir M, Saliba G, Akel M, Hallit S, Obeid S. Association between perfectionism and life satisfaction among a sample of the Lebanese population: the indirect role of social phobia and validation of the Arabic version of the social phobia inventory. Perspect Psychiatr Care. 2022;58(4):2513-23.
36. Vilete LMP, Coutinho ESF, Figueira ILV. Confiabilidade da versão em português do Inventário de Fobia Social (SPIN) entre adolescentes estudantes do município do Rio de Janeiro. Cad Saúde Pública. 2004;20(1):89-99.
37. Osório FL, Crippa JA, Loureiro SR. Evaluation of the psychometric properties of the Social Phobia Inventory in university students. Compr Psychiatry. 2010;51(6):630-40.
38. Beidel DC, Turner SM, Morris TL. A new inventory to assess childhood social anxiety and phobia: the Social Phobia and Anxiety Inventory for Children. Psycholl Assess, 1995;7(1):73-9.
39. Beidel DC, Turner SM, Hamlin K, Morris TL. The Social Phobia and Anxiety Inventory for Children (SPAI-C): external and discriminative validity. Behav Ther. 2000;31(1):75-87.
40. Higa CK, Fernandez SN, Nakamura BJ, Chorpita BF, Daleiden EL. Parental assessment of childhood social phobia: psychometric properties of the social phobia and anxiety inventory for children-parent report. J Clin Child Adolesc Psychol. 2006;35(4):590-7.
41. Gauer GJC, Picon P, Vasconcellos SJL, Turner SM, Beidel DC. Validation of the Social Phobia and Anxiety Inventory for Children (SPAI-C) in a sample of Brazilian children. Braz J Med Biol Res. 2005;38(5):795-800.
42. Gauer GJC, Boaz C, Calvetti PU, Silva LM. Instruments for assessing social phobia in infants and adolescents in the Portuguese language. Estud Psicol. 2010;27(1):93-7.
43. Gauer GJC, Picon P, Davoglio TR, Silva LM, Beidel DC. Psychometric characteristics of the Brazilian Portuguese version of Social Phobia and Anxiety Inventory for Children (SPAI-C). Psico. 2009;40(3):354-8.
44. Scaini S, Battaglia M, Beidel DC, Ogliari A. A meta-analysis of the cross-cultural psychometric properties of the Social Phobia and Anxiety Inventory for Children (SPAI-C). J Anxiety Disord. 2012;26(1):182-8.

6.6 ESCALA DIMENSIONAL PARA AVALIAÇÃO DE PRESENÇA E GRAVIDADE DE SINTOMAS OBSESSIVO-COMPULSIVOS (DY-BOCS)

Maria Conceição do Rosário, Patricia Velloso, Ana G. Hounie, Cinthia de A. Piccinato

Apesar de o transtorno obsessivo-compulsivo (TOC) ser definido como uma entidade nosológica única pelo *Manual diagnóstico e estatístico de transtornos mentais* (DSM-5),[1] caracterizada pela presença de obsessões e/ou compulsões, sua apresentação clínica pode ser bastante heterogênea. Por exemplo, como produtos mentais, as obsessões podem se apresentar como qualquer substrato da mente, como palavras, pensamentos, medos, preocupações ou imagens. As compulsões também podem variar bastante. Essa enorme heterogeneidade na apresentação do TOC dificulta a generalização dos achados de estudos clínicos, limita a investigação de fatores preditivos de evolução e resposta ao tratamento e interfere no avanço de estudos clínicos, genéticos, de neuroimagem e de resposta ao tratamento.[2]

Assim, estudos mais recentes têm tentado simplificar as diversas apresentações de sintomas e identificar subgrupos mais homogêneos de pacientes. Agrupam-se, por exemplo, pacientes de acordo com a idade de início dos sintomas obsessivo-compulsivos (SOC) ou de acordo com a presença de comorbidades, como os transtornos de tiques, incluindo a síndrome de Tourette.

Além dessas estratégias categoriais de identificação de subgrupos mais homogêneos de pacientes, o uso de abordagens dimensionais tem se mostrado ainda mais promissor. Desse modo, alguns autores têm proposto uma nova maneira de investigação clínica e psicopatológica, baseada na avaliação dimensional dos SOC, com dimensões de sintomas geradas por meio de análises fatoriais desses sintomas.

Em 1997, Leckman e colaboradores[3,4] realizaram o segundo estudo de análise fatorial dos SOC (o primeiro foi realizado por Baer[5] e encontrou quatro fatores ou dimensões sintomatológicas: 1) obsessões de agressão, sexuais, somáticas e religiosas, bem como compulsões relacionadas; 2) obsessões de simetria e ordenação, e compulsões de contagem e ordenação/arranjo; 3) obsessões de contaminação e compulsões de limpeza e lavagem; 4) obsessões e compulsões de colecionismo.

Desde então, mais de 30 estudos de análise fatorial dos SOC já foram publicados, envolvendo milhares de pacientes com TOC, com resultados surpreendentemente semelhantes aos encontrados por Leckman e colaboradores[3,4] e consistentemente identificando de três a cinco dimensões ou fatores de SOC.[2,6]

É interessante observar que tem sido relatado que essas dimensões são temporalmente estáveis – ou seja, apesar de os SOC variarem ao longo do tempo, essa variação geralmente ocorre dentro das mesmas dimensões sintomatológicas –, e que o melhor fator preditivo do paciente ter sintomas em uma determinada dimensão em uma idade específica era ter apresentado sintomas na mesma dimensão em idades anteriores.[7,8]

Os estudos de análises fatoriais realizados com crianças e adolescentes com TOC apresentaram poucas diferenças em relação aos resultados em adultos, e também encontraram de quatro a cinco dimensões de SOC em pacientes com TOC.[6,9,10]

Estudos clínicos demonstraram que pacientes com altos escores em algumas dimensões, especialmente "colecionismo" e "sexuais/religiosos", apresentavam pior resposta ao tratamento com os inibidores seletivos da recaptação de serotonina (ISRSs).[2,11,12]

Estudos que utilizaram a Escala Dimensional para Avaliação de Presença e Gravidade dos Sintomas Obsessivo-compulsivos (DY-BOCS) demonstraram que pacientes com TOC de início precoce (até os 10 anos) e com tiques tinham escores mais altos nas dimensões "agressão/violência" e "diversos" e nos escores totais da do instrumento. Já os pacientes com TOC de início precoce sem tiques tinham escores mais altos na dimensão "contaminação/limpeza".[13] Outro estudo utilizando a DY-BOCS para investigar associações entre os escores da escala e a presença de comorbidades em pacientes com TOC encontrou que escores mais altos em dimensões específicas tinham associações com diferentes transtornos comórbidos.[14]

Estudos genéticos têm confirmado a importância dessa abordagem dimensional em pacientes com TOC. Por exemplo, Alsobrook e colaboradores[15] e, posteriormente, Hanna e colaboradores[16] relataram que 45% dos familiares de primeiro grau (FPG) de pacientes com altos escores na dimensão "simetria/ordenação" apresentavam TOC clínico ou subclínico. Um estudo recente analisou associações entre as dimensões da DY-BOCS e os marcadores genéticos, a ontologia genética e os processos biológicos de 399 pacientes com TOC. Os autores relataram que, apesar de nenhum SNP (polimorfismo de nucleotídeo único) estar associado com qualquer dimensão de SOC, as análises baseadas em genes demonstraram que o gene SETD3 estava associado com a dimensão "colecionismo", enquanto a dimensão "agressão" estava associada ao gene CPE. Os autores também encontraram que diferentes processos biológicos estavam associados com diferentes dimensões de SOC.[17]

Estudos de neuroimagem também têm relatado diferentes áreas de ativação dependendo da gravidade de dimensões específicas desde 1998, quando Rauch e colaboradores[18] indicaram que escores de gravidade da dimensão "agressão e compulsões relacionadas" correlacionavam-se positivamente com o fluxo sanguíneo no estriado e não com outras regiões do cérebro. van den Heuvel e colaboradores[19] demonstraram alterações específicas nas substâncias branca e cinzenta dependendo da gravidade de SOC nas diferentes dimensões. Vários outros estudos de neuroimagem que utilizaram a DY-BOCS encontraram resultados semelhantes.[2,6,20,21]

Em resumo, os resultados desses estudos sugerem as seguintes conclusões:

1 Existem vantagens em abordar o TOC como um transtorno dimensional em vez de categorial.
2 A abordagem dimensional dos SOC pode ser útil em estudos clínicos, genéticos, de neuroimagem e de resposta ao tratamento.
3 A avaliação da gravidade dos SOC de acordo com as diferentes dimensões pode trazer resultados mais precisos, pois os sintomas são analisados de forma contínua, incluindo pessoas que não preenchem critérios diagnósticos para TOC.

A partir desses resultados, ficou claro que a Escala Yale-Brown para Sintomas Obsessivo-compulsivos (Y-BOCS), apesar de ser considerada o padrão-ouro no estudo de pacientes com TOC, não abrangia as vantagens dessa proposta dimensional.

Assim, os professores James Leckman (do Yale Child Study Center) e Maria Conceição do Rosário (da Universidade Federal de São Paulo [UNIFESP]), desenvolveram a Escala Dimensional para Avaliação de Presença e Gravidade dos Sintomas Obsessivo-compulsivos (Dimensional Yale-Brown Obsessive-Compulsive Scale – DY-BOCS). Os estudos iniciais da DY-BOCS foram conduzidos com a participação de diversos profissionais do Consórcio Brasileiro de Pesquisa em Transtornos do Espectro Obsessivo-compulsivo (CTOC).

■ VERSÕES

A DY-BOCS foi desenvolvida e validada ao mesmo tempo em português e inglês e demonstrou ter excelente validade e confiabilidade no Brasil e nos Estados Unidos.[22] A escala foi criada para avaliação de crianças, adolescentes e adultos, bem como para autoavaliação e avaliação por clínicos.

Atualmente, está disponível em inglês, português,[22] espanhol,[23,24] japonês,[25] chinês,[26] húngaro,[27,28] e turco.[29] Já foi traduzida também para o francês, o alemão[30] e o holandês, e está sendo utilizada em diversos países.

Existem outras duas versões da DY-BOCS, reduzidas, desenvolvidas tanto em português quanto em inglês, que já foram utilizadas em estudos clínicos e epidemiológicos. Uma delas é a versão clínica, já validada em inglês.[31] Essa versão não tem a lista de sintomas detalhada e deve ser preenchida apenas por avaliador treinado, que faz um *"screening"* dos SOC de cada dimensão e avalia sua gravidade.[31] A outra versão é a DY-BOCS – versão breve, desenvolvida para rastreamento da presença e gravidade dos SOC de acordo com as dimensões propostas. Apesar de ainda não estar validada, essa versão tem sido utilizada em estudos epidemiológicos no Brasil e na Dinamarca, com resultados promissores.[32] Por exemplo, Blanco-Vieira e colaboradores[32] encontraram que 40% das 2.511 mães avaliadas no estudo epidemiológico realizado pelo Instituto Nacional de Psiquiatria do Desenvolvimento (INPD) tinham ao menos um SOC, sendo a dimensão "agressão/violência" a mais frequente (relatada por 32,2% das participantes), seguida pela dimensão "simetria/ordenação" e "sexual/religioso" (relatadas por 16,4 e 13,8% das mães, respectivamente). Os autores também relataram que a presença e a gravidade dos SOC estavam correlacionadas com aumento de risco de sintomas internalizantes e externalizantes em seus filhos.

■ DESCRIÇÃO DO INSTRUMENTO

A DY-BOCS é composta por duas partes: a primeira corresponde a 88 itens que descrevem detalhadamente as obsessões e compulsões mais frequentes. A escala oferece exemplos após a descrição de cada sintoma. Isso torna o instrumento mais "amigável" (*"patient-friendly"*) e provavelmente contribuiu para as elevadas correlações entre a autoavaliação e as medidas clínicas de gravidade. Os 88 itens estão divididos em seis dimensões dos SOC: 1) obsessões sobre agressão/violência/desastres naturais e compulsões relacionadas; 2) obsessões com temas de religião/moralidade/sexuais e compulsões relacionadas; 3) obsessões sobre simetria/ordenação/arranjo e compulsões relacionadas; 4) obsessões de contaminação e compulsões de limpeza; 5) obsessões e compulsões relacionadas com a acumulação (colecionismo); e 6) obsessões e compulsões diversas que se relacionam com preocupações somáticas e superstições, entre outros sintomas.

A segunda parte da DY-BOCS inclui itens para avaliar a gravidade parcial de cada uma das dimensões de SOC (de 0 a 15) e a gravidade total dos SOC de todas as dimensões em conjunto. Mais especificamente, a gravidade para cada dimensão é avaliada em três escalas ordinais com seis pontos-âncora que investigam: o tempo gasto com os sintomas (variação de 0 a 5); o incômodo e/ou ansiedade e/ou desconforto causado pelos SOC (variação de 0 a 5); e a interferência que esses sintomas causam para o paciente (variação de 0 a 5).

Após a investigação da gravidade parcial dos SOC de cada dimensão específica, a DY-BOCS tem uma avaliação da gravidade global de todos esses sintomas (abrangendo todas as dimensões). A gravidade de todos eles também tem variação de 0 a 5 para tempo, incômodo e interferência (com escore total que varia de 0 a 15). Esse escore é somado ao escore do comprometimento causado pelo TOC à autoestima e ao funcionamento profissional, familiar e social do paciente (variação de 0 a 15). Assim, o instrumento tem um escore total global máximo de 30 pontos (variação de 0 a 30).

É importante ressaltar que as dimensões de SOC não são excludentes, e o paciente pode apresentar escores em todas elas. Outra vantagem da DY-BOCS é que, ao dividir os SOC de acordo com as possíveis dimensões, pode-se questionar sobre tipos de sintomas que em geral são considerados ambíguos. Por exemplo, compulsões de verificação são investigadas nas diversas dimensões, ou seja, pergunta-se tanto sobre rituais de verificação relacionados com obsessões religiosas quanto sobre compulsões de verificação associadas com preocupações de contaminação. Comportamentos de evitação, rituais mentais e rituais de repetição também são investigados para cada uma das dimensões. Diferenças adicionais em relação a outras medidas de avaliação de SOC são: inclusão de comportamentos de evitação como parte integrante das avaliações de gravidade de cada dimensão; ampliação dos escores totais de frequência, interferência e angústia de cinco para seis pontos-âncora; e retirada das avaliações de gravidade baseadas no esforço do paciente para resistir e/ou controlar as obsessões.

▌ PÚBLICO-ALVO

A DY-BOCS pode ser utilizada para avaliar crianças, adolescentes e adultos, incluindo indivíduos da comunidade e pacientes psiquiátricos e clínicos. É importante ressaltar que, em crianças menores de 14 anos, recomenda-se que não seja utilizada como autoaplicável e que o entrevistador explique melhor os itens de investigação dos SOC, caso a criança não compreenda as perguntas.

▌ APLICAÇÃO

É uma escala para ser aplicada preferencialmente por entrevistadores clínicos com conhecimento sobre TOC. Entretanto, pode ser usada como autoavaliação em pessoas com conhecimento sobre SOC e TOC.

Seu tempo de aplicação depende do número de SOC apresentado em cada dimensão. Em geral, leva-se de 20 a 30 minutos para o preenchimento total da DY-BOCS, podendo-se chegar a 45 minutos.

CUIDADOS NA APLICAÇÃO

Para a lista de SOC, o avaliador deve verificar se o paciente marcou todos os itens nas colunas referentes a "nunca teve aquele sintoma", "teve o sintoma no passado" e "tem o sintoma atualmente". O avaliador pode interagir com o paciente durante a aplicação a fim de esclarecer dúvidas relacionadas aos SOC e aos exemplos de cada item, obtendo, assim, maior acurácia nas respostas.

Para a avaliação da gravidade parcial de cada dimensão, o avaliador deve ter certeza de que o paciente está considerando apenas os sintomas daquela dimensão específica. Para a avaliação da gravidade total, o avaliador deve checar se o paciente está somando a gravidade de todos os seus SOC em todas as dimensões.

▌ INTERPRETAÇÃO DAS PONTUAÇÕES

Embora os escores da DY-BOCS sejam bons indicadores da gravidade dos SOC, ainda não existem dados normativos da escala e, portanto, não existem pontos de corte para definir níveis de gravidade.

Além disso, o aplicador deve sempre considerar que a pontuação do instrumento não substitui o diagnóstico do TOC, que deve ser feito por meio de uma avaliação adicional e mais detalhada por um clínico.

FATORES QUE AFETAM A PONTUAÇÃO

Um dos fatores que afetam a pontuação da DY-BOCS é o nível de conhecimento da pessoa sobre SOC e TOC. Quanto menor o conhecimento sobre TOC, ou quanto menor o nível de escolaridade, maior a necessidade de a escala ser aplicada por um avaliador em vez de autoavaliação. Não houve diferença entre gêneros na pontuação do instrumento.

▌ PARÂMETROS PSICOMÉTRICOS DA VERSÃO ORIGINAL E DA VERSÃO EM PORTUGUÊS

CONFIABILIDADE

A confiabilidade entre avaliadores foi excelente, com coeficientes de correlação intraclasses (ICCs) iguais ou maiores que 0,98 para todas as dimensões de SOC.

A correlação entre os escores obtidos por autoavaliação e por avaliação clínica de gravidade foi excelente, com escores variando entre 0,75 e 0,87 nas dimensões de SOC, o que reforça a ideia de que a DY-BOCS pode ser autoaplicável, sobretudo em pacientes que já tenham recebido psicoeducação sobre SOC e TOC. Mais especificamente, os coeficientes de correlação de Pearson foram de 0,87 para a dimensão de "agressão"; 0,86 para a dimensão "sexual/religioso"; 0,78 para "simetria"; 0,83 para "contaminação/lavagem"; 0,86 para "colecionismo"; e 0,75 para "diversos", com $p < 0,0001$ para todas as dimensões.

A análise da consistência interna apresentou coeficientes alfa de Cronbach de 0,94 para "agressão" e "diversos", 0,95 para "sexual/religioso", "simetria" e "colecionismo", e 0,96 para "contaminação".

VALIDADE

Validade convergente

A validade convergente foi testada comparando os escores da DY-BOCS com os da Y-BOCS. A correlação entre os escores totais dos instrumentos foi excelente (Pearson $r = 0,82$, $p < 0,0001$). Para os grupos de adultos e crianças, separadamente, as correlações também foram altamente significativas

(Pearson r para adultos = 0,84, p < 0,0001; Pearson r para crianças = 0,79, p < 0,0001).

Da mesma forma, a correlação entre escores de prejuízo da DY-BOCS e os escores da Y-BOCS total (Pearson r = 0,71, p < 0,0001) também foi excelente em todos os pacientes.

Validade discriminante

A validade discriminante foi testada comparando a DY-BOCS com os seguintes instrumentos:

- Yale Global Tic Severity Scale (YGTSS) – para avaliar presença e gravidade de tiques. A YGTSS[33] é uma entrevista semiestruturada, desenvolvida para avaliação da natureza e da gravidade dos tiques motores e vocais, avaliados de acordo com seu número, frequência, intensidade, complexidade e interferência, com escore máximo para tiques de 50, e escore máximo para comprometimento causado por eles de 50. Portanto, o escore total máximo da YGTSS é de 100 (25 para tiques motores, 25 para tiques vocais e 50 para comprometimento).
- Escala de Depressão de Hamilton (HAM-D) – para avaliar presença e gravidade de sintomas depressivos.
- Escala de Ansiedade de Hamilton (HAM-A) – para avaliar presença e gravidade de sintomas de ansiedade.

Os coeficientes de correlação entre a DY-BOCS e a YGTSS, a HAM-D e HAM-A variaram de acordo com as dimensões específicas dos SOC, com as relações mais robustas entre a gravidade dos sintomas de ansiedade e humor e a gravidade dos SOC na dimensão "agressão", por um lado, e a gravidade de tiques e a gravidade da dimensão "simetria", por outro (Tab. 6.6.1).

Validade de construto

Os construtos centrais da DY-BOCS são as classificações de gravidade para cada dimensão de SOC e correspondem a uma estrutura multidimensional composta por seis dimensões desses sintomas. Evidências da validade discriminante dos construtos dimensionais incluem o fator ortogonal das classificações de gravidade dimensional, bem como as relações diferenciais entre os escores de gravidade das dimensões de SOC e as medidas de gravidade dos outros instrumentos.

Mais recentemente, Batistuzzo e colaboradores[34] investigaram dois modelos de análise confirmatória em 955 pacientes com TOC, utilizando tanto a lista de sintomas quanto a escala de gravidade da DY-BOCS e encontraram que a escala apresentou excelentes índices, indicando que ela conseguiu avaliar adequadamente toda a variedade sintomatológica dos pacientes.[23]

■ SENSIBILIDADE DE RESPOSTA AO TRATAMENTO

A sensibilidade ao tratamento da DY-BOCS foi calculada a partir da comparação entre escores da DY-BOCS e os da Y-BOCS antes e após tratamentos medicamentosos e/ou com terapia cognitivo-comportamental (TCC). Após 12 semanas de tratamento, os escores da DY-BOCS apresentaram diminuição significativa (Test t [156] = 9,5 [p < 0,0001]). A correlação entre os escores dos dois instrumentos após três meses de tratamento foi altamente significativa e superior à da avaliação inicial antes do tratamento (Pearson r = 0,84, p < 0,0001). Esses dados demonstram que a DY-BOCS é sensível para avaliar resposta ao tratamento[35] e extremamente útil tanto para a prática clínica quanto para estudos de pesquisa.

TABELA 6.6.1 ■ CORRELAÇÕES ENTRE CADA DIMENSÃO DE SOC DA DY-BOCS E ESCORES NAS ESCALAS HAM-A, HAM-D E YGTSS

DIMENSÕES	HAM-A	HAM-D	YGTSS
Agressão	0,45 (p = 0,0001)	0,45 (p = 0,0001)	0,14
Sexual/religioso	0,09	-0,02	-0,18
Simetria	0,08	0,17	0,19
Contaminação	0,11	0,11	-0,21
Colecionismo	0,17	0,13	0,64 (p = 0,005)
Diversos	0,22	0,15	0,31

LIMITAÇÕES

Uma das maiores limitações da DY-BOCS é o tempo para administração, especialmente para estudos de rastreamento e/ou epidemiológicos. Para suprir essas limitações, foram desenvolvidas duas versões mais breves, que estão em processo de validação.

CONSIDERAÇÕES FINAIS

A avaliação dimensional dos SOC apresenta-se como uma alternativa bastante promissora para o avanço de estudos clínicos, genéticos, de neuroimagem e de resposta ao tratamento de pacientes com TOC.

Uma das funções mais importantes de uma escala que se propõe a avaliar gravidade de sintomas é ser capaz de capturar o grau de melhora ou piora destes. Em pacientes com TOC, tem sido demonstrado que a resposta ao tratamento não é uniforme, mas varia de acordo com a presença e/ou gravidade das dimensões de SOC. A DY-BOCS demonstrou ser um instrumento sensível para avaliar a resposta ao tratamento de pacientes com TOC, sendo a primeira escala a avaliar gravidade de dimensões específicas de SOC.

FORMAS DE AQUISIÇÃO

A DY-BOCS é totalmente gratuita. Entretanto, é necessário que as pessoas interessadas em usá-la entrem em contato com a primeira autora para esclarecer dúvidas sobre o instrumento antes de utilizá-lo (*e-mail*: mariaceica.rosario@gmail.com).

REFERÊNCIAS

1. American Psychiatric Association. Diagnostic and Statistical Manual of Mental Disorders: DSM-5. 5th ed. Washington: APA; 2013.
2. Mataix-Cols D, Rosário-Campos MC, Leckman JF. A multidimensional model of obsessive-compulsive disorder. Am J Psychiatry. 2005;162(2):228-38.
3. Leckman JF, Grice DE, Boardman J, Zhang H, Vitale A, Bondi C, et al. Symptoms of obsessive-compulsive disorder. Am J Psychiatry. 1997;154(7):911-7.
4. Leckman JF, Pauls DL, Zhang H, Rosario-Campos MC, Katsovich L, Kidd KK, et al. Obsessive-compulsive symptom dimensions in affected sibling pairs diagnosed with Gilles de la Tourette syndrome. Am J Med Genet B Neuropsychiatric Genet. 2003;116B(1):60-8.
5. Baer L. Factor analysis of symptom subtypes of obsessive compulsive disorder and their relation to personality and tic disorders. J Clin Psychiatry. 1994;55(Suppl):18-23.
6. Bloch MH, Landeros-Weisenberger A, Rosario MC, Pittenger C, Leckman J. Meta-analysis of the symptom structure of obsessive-compulsive disorder. Am J Psychiatry. 2008;165(12):1532-42.
7. Mataix-Cols D, Rauch SL, Baer L, Eisen JL, Shera DM, Goodman WK, et al. Symptom stability in adult obsessive-compulsive disorder: data from a naturalistic two-year follow-up study. Am J Psychiatry. 2002;159(2):263-8.
8. Rufer M, Grothusen A, Mass R, Peter H, Hand I. Temporal stability of symptom dimensions in adult patients with obsessive-compulsive disorder. J Affect Disord. 2005;88(1):99-102.
9. Stewart ES, Rosario MC, Brown TA, Carter AS, Leckman JF, Sukhodolsky D, et al. Principal components analysis of obsessive-compulsive disorder symptoms in children and adolescents. Biol Psychiatry. 2007;61(3):285-91.
10. Stewart SE, Rosario MC, Baer L, Carter AS, Brown TA, Scharf JM, et al. Four-factor structure of obsessive-compulsive disorder symptoms in children, adolescents, and adults. J Am Acad Child Adolesc Psychiatry. 2008;47(7):763-72.
11. Saxena S, Maidment KM, Vapnik T, Golden G, Rishwain T, Rosen RM, et al. Obsessive-compulsive hoarding: symptom severity and response to multimodal treatment. J Clin Psychiatry. 2002;63(1):21-7.
12. Bloch MH, Bartley CA, Zipperer L, Jakubovski E, Landeros-Weisenberger A, Pittenger C, et al. Meta-analysis: hoarding symptoms associated with poor treatment outcome in obsessive-compulsive disorder. Mol Psychiatry. 2014;19(9):1025-30.
13. Mathis MA, Diniz JB, Shavitt RG, Torres AR, Ferrão YA, Fossaluza V, et al. Early onset obsessive-compulsive disorder with and without tics. CNS Spectr. 2009;14(7):362-70.
14. Torres AR, Fontenelle LF, Shavitt RG, Ferrão YA, Rosário MC, Storch EA, et al. Comorbidity variation in patients with obsessive-compulsive disorder according to symptom dimensions: Results from a large multicentre clinical sample. J Affect Disord. 2016;190:508-16.
15. Alsobrook II JP, Leckman JF, Goodman WK, Rasmussen SA, Pauls DL. Segregation analysis of obsessive-compulsive disorder using symptom-based factor scores. Am J Med Genet. 1999;88(6):669-75.
16. Hanna GL, Hilme JA, Curtis GC, Gillespie BW. A family study of obsessive-compulsive disorder with pediatric probands. Am J Med Genet B Neuropsychiatr. 2005;134(1):13-9.
17. Alemany-Navarro M, Cruz R, Real E, Segalàs C, Bertolín S, Rabionet R, et al. Looking into the genetic bases of OCD dimensions: a pilot genome-wide association study. Transl Psychiatry. 2020;10(1):151.
18. Rauch SL, Dougherty DD, Shin LM, Alpert NM, Manzo P, Leahy L, et al. Neural correlates of factor-analyzed OCD symptom dimension: A PET study. CNS Spectrums. 1998;3(7)37-43.
19. van den Heuvel OA, Remijnse PL, Mataix-Cols D, Vrenken H, Groenewegen HJ, Uylings HB, et al. The major symptom dimensions of obsessive-compulsive disorder are mediated by partially distinct neural systems. Brain. 2009;132(Pt 4):853-68.
20. Hoexter MQ, Miguel EC, Diniz JB, Shavitt RG, Bussato GF, Sato JR. Predicting obsessive compulsive disoreder severity combining neuroimaging and machine learning methods. J Affect Disord. 2013;150(3):1213-6.
21. Alvarenga PG, Rosário MC, Batistuzzo MC, Diniz JB, Shavitt RG, Duran FL, et al. Obsessive-compulsive symptom dimensions correlate to specific gray matter volumes in treatment-naïve patients. J Psychiatr Res. 2012;46(12):1635-42.
22. Rosario-Campos MC, Miguel EC, Quatrano S, Chacon P, Ferrao Y, Findley D, et al. The Dimensional Yale-Brown Obsessive-Compulsive Scale (DY-BOCS): an instrument for assessing obsessive-compulsive symptom dimensions. Mol Psychiatry. 2006;11(5):495-504.
23. Pertusa A, Fernández de la Cruz L, Alonso P, Menchón JM, Mataix-Cols D. Independent validation of the dimensional Yale-Brown obsessive-compulsive scale (DY-BOCS). Eur Psychiatry. 2012;27(8):598-604.
24. Garcia-Delgar B, Ortiz AE, Morer A, Alonso P, Rosário MC, Lázaro L. Validation of the Spanish version of the Dimensional Yale-Brown Obsessive-Compulsive Scale (DY-BOCS) in children and adolescents. Compr Psychiatry. 2016;68:156-64.
25. Okada K, Nakao T, Sanematsu H, Murayama K, Honda S, Tomita M, et al. Biological heterogeneity of obsessive-compulsive disorder: a voxel-based morphometric study based on dimensional assessment. Psychiatry Clin Neurosci. 2015;69(7):411-21.

26. Li Y, Marques L, Hinton DE, Wang Y, Xiao ZP. Symptom dimensions in Chinese patients with obsessive-compulsive disorder. CNS Neurosci Ther. 2009;15(3):276-82.
27. Harsányi A, Csigó K, Demeter G, Rajnai C, Németh A, Racsmány M. Hungarian translation of the Dimensional Yale-Brown Obsessive-Compulsive Scale and our first experiences with the test. Psychiatr Hung. 2009;24(1):18-59.
28. Harsányi A, Csigó K, Rajkai C, Döme L, Demeter G, Racsmány M. The validation of the Hungarian version of the Dimensional Yale-Brown obsessive-compulsive scale. Ideggyogy Sz. 2012;65(1-2):25-33.
29. Güler AS, Rosário MC, Ayaz AB, Gökçe S, Yulaf Y, Başgül S, et al. Psychometric properties of the DY-BOCS in a Turkish sample of children and adolescents. Compr Psychiatry. 2016;65:15-23.
30. Jakubovski E, Pittenger C, Torres AR, Fontenelle LF, Rosario MC, Ferrão YA, et al. Dimensional correlates of poor insight in obsessive-compulsive disorder. Prog Neuropsychopharmacol Biol Psychiatry. 2011;35(7):1677-81.
31. Cervin M, Perrin S, Olsson E, Claesdotter-Knutsson E, Lindvall M. Validation of an interview-only version of the Dimensional Yale-Brown Obsessive-Compulsive Scale (DY-BOCS) in treatment-seeking youth with obsessive-compulsive disorder. Psychiatry Res. 2019;271:171-7.
32. Blanco-Vieira T, Hoexter MQ, Batistuzzo MC, Alvarenga P, Szejko N, Fumo AMT, et al. Association between OCS dimensions in mothers and psychopathology in their children. Front Psychiatry. 2021;12:674261.
33. Leckman JF, Riddle MA, Hardin MT, Ort SI, Swartz KL, Stevenson J, et al. The Yale Global Tic Severity Scale: initial testing of a clinician-rated scale of tic severity. J Am Acad Child Adolesc Psychiatry. 1989;28(4):566-73.
34. Batistuzzo MC, Fontenelle L, Ferrão YA, Rosário MC, Miguel EC, Fatori D. Factor structure of the Dimensional Yale-Brown Obsessive-Compulsive Scale in a large sample of adults with obsessive-compulsive disorder. Braz J Psychiatry. 2022;44(1):57-60.
35. Rosario MC, Blanco-Vieira T, Velloso P, Piccinato C, Hounie F, Miguel EC, et al. Further validation and sensitivity to change of the dimensional yale-brown obsessive compulsive scale (DY-BOCS): an instrument for assessing obsessive-compulsive symptom dimensions. No prelo.

LEITURA RECOMENDADA

Rosario-Campos MC, Leckman JF, Mercadante MT, Shavitt RG, Prado HS, Sada P, et al. Adults with early-onset obsessive-compulsive disorder. Am J Psychiatry. 2001;158(11):1899-903.

6.7 POSTTRAUMATIC STRESS DISORDER CHECKLIST 5 (PCL-5)

Alina Gomide Vasconcelos, Eduardo de Paula Lima

A Posttraumatic Stress Disorder Checklist 5 (PCL-5) é um instrumento de autorrelato para mensuração de sintomas do transtorno de estresse pós-traumático (TEPT), desenvolvido de acordo com os critérios diagnósticos descritos na 5ª edição do Manual diagnóstico e estatístico de transtornos mentais (DSM-5).[1,2] A PCL-5 oferece informações sobre a presença e intensidade de cada sintoma do transtorno e pode ser utilizada para triagem de casos de TEPT, auxílio no diagnóstico e monitoramento de sintomas após intervenção. Recomenda-se sua aplicação em investigações clínicas e epidemiológicas.

■ VERSÕES

As primeiras versões da PCL foram desenvolvidas por Weathers e colaboradores,[3] com base no DSM-III-R, em 1993. O estudo original apresentou três versões do instrumento: PCL – Military Version (PCL-M) e PCL – Civilian Version (PCL-C). A diferença entre elas reside no tipo de população avaliada quanto à presença de sintomas. A PCL-M relaciona os sintomas de TEPT que podem ser vivenciados após experiências traumáticas em contextos militares e a PCL-C se aplica a eventos traumáticos em contextos civis na vida cotidiana. Há, ainda, uma versão construída para abordar os sintomas da doença relacionados a um evento específico, a PCL – Specific Version (PCL-S). Em 2013, os itens do instrumento foram revisados e ampliados em acordo com os novos critérios diagnósticos para TEPT apresentados no DSM-5, resultando na PCL-5. O Quadro 6.7.1 resume as principais características das versões mencionadas.

As diferentes versões foram adaptadas para diversos idiomas, incluindo português, espanhol, chinês e grego. Algumas traduções estão disponíveis no site da International Society for Traumatic Stress Studies. No Brasil, a PCL-5 foi adaptada para o português em 2016.[4]

DESCRIÇÃO DO INSTRUMENTO

A PCL-5 é composta por 20 itens que avaliam sintomas de TEPT e cujas respostas estão dispostas em uma escala ordinal de intensidade crescente de 5 pontos que varia de 0 (absolutamente nada) a 4 (extremamente). A ordenação dos itens corresponde aos quatro grupos de sintomas (ou critérios diagnósticos) de TEPT conforme o DSM-5:[1,2] itens 1 a 5 correspondem aos sintomas de revivência do evento traumático (critério B); itens 6 e 7 aos sintomas de evitação (critério C); itens 8 a 14 às alterações negativas na cognição e humor (critério D); e itens 15 a 20 às alterações no sono e na excitabilidade (critério E). O respondente deve indicar o quanto tem sido incomodado pelos sintomas no último mês (Formulário 6.7.I).

QUADRO 6.7.1 ■ CARACTERÍSTICAS DAS VERSÕES DISPONÍVEIS DA POSTTRAUMATIC STRESS DISORDER CHECKLIST (PCL)			
VERSÃO	CRITÉRIOS DIAGNÓSTICOS	NÚMERO DE ITENS	TIPO DE EVENTO
PCL-M	DSM-III-R	17	Militar
PCL-C	DSM-III-R	17	Inespecífico
PCL-S	DSM-III-R	17	Específico
PCL – Short Form	DSM-III-R	6	Inespecífico
PCL-5	DSM-5	20	Inespecífico

Fonte: Baseado em Weathers e colaboradores.[3]

■ PÚBLICO-ALVO

A PCL-5 pode ser utilizada em avaliações clínicas ou como triagem para diferentes grupos da população geral, abrangendo adolescentes, adultos ou idosos. A avaliação dos sintomas de TEPT em crianças não é recomendado, pois sua forma de apresentação requer outras abordagens de avaliação.

■ APLICAÇÃO

O instrumento foi desenvolvido para autopreenchimento e apresenta instruções padronizadas. Vale lembrar que pode ser aplicado de três formas:[1] 1) após uma avaliação detalhada da exposição do respondente a um evento traumático (critério diagnóstico A de TEPT conforme o DSM-5), que pode ser realizada por meio da Life Events Checklist [LEC-5],[5] voltada para a mensuração da exposição a eventos traumáticos; 2) após uma avaliação abreviada do critério A; ou 3) sem avaliação do critério A, recomendada quando a exposição traumática é investigada por meio de outra técnica.

A aplicação da PCL-5 é uma tarefa simples, por isso, na literatura, não há recomendação de treinamento específico para o aplicador.[1] Entretanto, como em qualquer contexto de avaliação de sintomas psicopatológicos, recomenda-se um ambiente com iluminação e nível de ruído adequados, a fim de oferecer conforto ao avaliado. Ao final, o avaliador deve verificar a presença de respostas em branco ou itens com mais de uma opção assinalada. O preenchimento dura entre 5 e 10 minutos.[1]

■ INTERPRETAÇÃO DAS PONTUAÇÕES

A correção e interpretação dos resultados deve ser feita por um profissional da saúde mental.[1] Há duas possibilidades de interpretação da pontuação final e identificação de casos prováveis de TEPT.

A primeira é baseada no escore total do instrumento, que corresponde ao somatório das respostas aos 20 itens da PCL-5. A pontuação pode variar entre 0 e 80, sendo que quanto mais alto o escore, mais intensos os sintomas. Os autores da versão original sugerem que o ponto de corte adequado para indicar casos prováveis de TEPT na população estadunidense situa-se entre 31 e 33 pontos.[1] Para a população brasileira, o ponto de corte recomendado é 36.[6] A segunda possibilidade para correção da PCL-5 corresponde aos critérios indicados pelo DSM-5, ou seja, o avaliado é considerado um caso provável de TEPT caso apresente pelo menos um sintoma do critério B (itens 1 a 5), um sintoma do critério C (itens 6 a 7), dois sintomas do critério D (itens 8 a 14) e dois sintomas do critério E (itens 15 a 20). Vale notar que, nesse caso, o aplicador deve considerar como presença de sintomas apenas itens assinalados em intensidade moderada ou extrema (escore em cada item ≥ 2).[1]

Os autores do instrumento original sugerem que o objetivo da avaliação por meio da PCL-5 seja considerado para definir o valor do ponto de corte que será utilizado.[1] Sugere-se um critério mais amplo (maior sensibilidade) quando se prioriza a identificação de todos os possíveis casos da doença em determinada amostra. Um critério mais estrito (maior especificidade) é desejável quando busca-se garantir que os indivíduos identificados como casos de TEPT estejam realmente doentes.

■ PARÂMETROS PSICOMÉTRICOS DA VERSÃO EM INGLÊS

VALIDADE DE CONSTRUTO

Os estudos fatoriais confirmatórios iniciais foram desenvolvidos pelos autores da PCL-5 com base em duas amostras de estudantes universitários norte-

-americanos expostos a situações traumáticas.[7] Em ambas as amostras, o modelo composto por seis dimensões (revivescência, evitação, afeto negativo, anedonia, ansiedade e disforia), denominado anedonia,[8] e o modelo composto por sete dimensões (revivescência, evitação, afeto negativo, anedonia, comportamento externalizante, ansiedade e disforia), denominado como híbrido,[9] apresentaram melhor ajuste do que a configuração quadridimensional de TEPT proposta pelo DSM-5. Tais resultados, contudo, não foram corroborados por Bovin e colaboradores,[10] que obtiveram melhores ajustes para estrutura fatorial em modelos com seis e sete dimensões. Desde então, vários estudos fatoriais confirmatórios têm sido realizados para a investigação da validade de construto da PCL-5, principalmente relacionados a sua estrutura dimensional. Os resultados são heterogêneos e, em geral, não são coerentes com as dimensões do DSM-5.[11-13] Diante dos resultados divergentes, recomenda-se fortemente o uso do escore total do instrumento para o rastreio de sintomas.

VALIDADE DE CRITÉRIO

Alguns estudos de validade de critério da PCL-5 utilizaram entrevistas psiquiátricas como padrão-ouro. A partir de uma amostra de veteranos de guerra dos Estados Unidos, Bovin e colaboradores[10] utilizaram a análise de detecção de sinais (curva *Receiver Operating Characteristics* [ROC]) para avaliar diferentes pontos de corte do instrumento em comparação à entrevista psiquiátrica Clinician-Administered PTSD Scale para o DSM-5 (CAPS-5). Os resultados obtidos sugerem que os escores entre 31 e 33 na PCL-5 seriam adequados para a definição de casos prováveis de TEPT. Wortmann e colaboradores[14] também estudaram as características psicométricas da PCL-5 entre veteranos de guerra, mas adotaram uma estratégia de análise estatística distinta para a investigação (correlações bivariadas). Os resultados de validade convergente entre os escores da PCL-5 e da entrevista diagnóstica PTSD Symptom Scale – Interview Version (PSS-I) foram considerados satisfatórios. Os autores observaram, ainda, índices satisfatórios de acurácia diagnóstica da PCL-5 em relação a PSS-I para dois pontos de corte: 1) escore total > 23 (sensibilidade = 0,95; especificidade = 0,48; eficácia diagnóstica = 0,88) e 2) escore total > 42 (sensibilidade = 0,77; especificidade = 0,68; eficácia diagnóstica = 0,55) para a amostra utilizada.

Evidências de validade convergente também foram demonstradas por meio de estudos que utilizaram outros instrumentos de autorrelato como critério. Blevins e colaboradores[7] observaram altas correlações entre os escores da PCL-5 e da Escala de Estresse Pós-traumático (r = 0,85), a subescala de TEPT do instrumento Detailed Assessment of Posttraumatic Symptoms (r = 0,84) e o Personality Assessment Inventory (r = 0,74). Resultados similares foram obtidos por Bovin e colaboradores,[10] que identificaram correlações entre a PCL-5 e a PCL-C (r = 0,87) e as escalas de depressão (r = 0,74) e ansiedade generalizada (r = 0,67) do Patient Health Questionnaire (PHQ).

De acordo com os autores do instrumento original, novos estudos sobre o ponto de corte devem ser realizados no intuito de adequá-lo a diferentes populações ou objetivos de identificação de casos prováveis de TEPT.[1]

CONFIABILIDADE

Os estudos iniciais identificaram altos índices de confiabilidade temporal da PCL-5 em estudantes universitários traumatizados (r = 0,82)[7] e veteranos de guerra (r = 0,84).[10] Correlações intraclasses também demonstraram boa estabilidade temporal entre universitários canadenses (coeficiente de correlação intraclasse = 0,89, IC 95% = 0,78-0,94).[15] Os valores de consistência interna do escore total foram satisfatórios (alfa de Cronbach = 0,94 e 0,96, respectivamente) am ambos os estudos. Investigações com diferentes populações também demonstraram valores similares de consistência interna da medida, variando de 0,90 a 0,98.[14,16]

▌ PARÂMETROS PSICOMÉTRICOS DA VERSÃO EM PORTUGUÊS

ADAPTAÇÃO E USO NO CONTEXTO BRASILEIRO

A versão da PCL-5 para o contexto brasileiro contou com cinco etapas de adaptação: tradução, tradução reversa, apreciação formal de equivalência e interlocução com especialistas e representantes da população-alvo.[4]

VALIDADE

Para o estudo de identificação da utilidade diagnóstica da versão brasileira da PCL-5, Pereira-Lima e colaboradores[6] aplicaram a Entrevista Clínica Estruturada para os Transtornos do DSM-5 (SCID-5-CV) como padrão-ouro em uma amostra de 85 adultos, entre os quais 34 foram diagnosticados com TEPT. A análise de detecção de sinais (curva ROC) indicou que o escore total > 36 demonstrou qualidades satisfatórias (sensibilidade = 0,94; especificidade = 0,71; eficácia diagnóstica = 0,80).

CONFIABILIDADE
Evidências de confiabilidade da versão brasileira também foram investigadas pelos autores. Os resultados indicaram índices satisfatórios de confiabilidade temporal para diferentes pontos de corte (coeficiente de correlação intraclasse = 0,87; IC 95% = 0,65-0,95) e consistência interna (alfa de Cronbach = 0,96).[6]

▌ LIMITAÇÕES
Instrumentos de autorrelato estão sujeitos a distorções, com destaque para viés de memória e desejabilidade social. Portanto, a saúde geral do avaliado e o contexto de aplicação da PCL-5 podem influenciar os resultados. Ressalta-se, ainda, as limitações relativas à mensuração da exposição a eventos traumáticos e à ausência de itens sobre a duração dos sintomas de TEPT e comprometimento psicossocial associado. Sugere-se também a utilização de outros instrumentos para a investigação de aspectos relacionados ao adoecimento.

▌ CONSIDERAÇÕES FINAIS
A PCL é um instrumento de autorrelato amplamente utilizado ao redor do mundo. Tanto suas versões iniciais, baseadas no DSM-III-R e no DSM-IV, quanto sua versão atual baseada no DSM-5 são de uso livre e se destacam pela fácil aplicação e correção. A versão original atual (PCL-5) foi apresentada em conjunto com um instrumento de avaliação da exposição a eventos traumáticos (LEC-5) e conta com evidências psicométricas robustas, incluindo validade, confiabilidade e acurácia diagnóstica. Não obstante, sua estrutura dimensional ainda é controversa na literatura. Outra limitação importante é a ausência de itens relativos a eventuais comprometimentos psicossociais decorrentes dos sintomas. A versão brasileira da PCL-5 foi traduzida e adaptada por meio de um estudo multicêntrico realizado em diferentes regiões do País. Investigações sobre ponto de corte e confiabilidade também foram conduzidas mais recentemente, também com resultados satisfatórios.

▌ FORMAS DE AQUISIÇÃO
A PCL é de domínio público. A versão brasileira está disponível no artigo de adaptação do instrumento para o Brasil.[4]

FORMULÁRIO 6.7.I ▌ POSTTRAUMATIC STRESS DISORDER CHECKLIST 5 (PCL-5)

A seguir é apresentada uma lista de dificuldades que as pessoas podem enfrentar após vivenciar uma experiência muito traumatizante. Mantendo o seu pior evento em mente, por favor, leia cuidadosamente cada uma das dificuldades e então circule um dos números à direita para indicar o quanto você tem se sentido incomodado por essa dificuldade no último mês.

NO ÚLTIMO MÊS, QUANTO VOCÊ SE SENTIU INCOMODADO POR:	ABSOLUTAMENTE NADA	UM POUCO	MODERADAMENTE	MUITO	EXTREMAMENTE
1. Lembranças repetidas, perturbadoras e involuntárias da experiência traumatizante.	0	1	2	3	4
2. Sonhos repetidos e perturbadores referentes à experiência traumatizante.	0	1	2	3	4
3. De repente, se sentir ou agir como se a experiência traumatizante estivesse realmente acontecendo de novo (como se você estivesse lá de volta revivendo a situação).	0	1	2	3	4
4. Sentir-se muito perturbado quando algo lhe faz lembrar da experiência traumatizante.	0	1	2	3	4
5. Apresentar reações físicas intensas quando algo lhe faz lembrar da experiência traumatizante (p. ex., coração bater forte, dificuldades para respirar, suor excessivo).	0	1	2	3	4

FORMULÁRIO 6.7.I — POSTTRAUMATIC STRESS DISORDER CHECKLIST 5 (PCL-5)

6. Evitar lembranças, pensamentos ou sentimentos relacionados à experiência traumatizante.	0	1	2	3	4
7. Evitar algo ou alguém que lembre você da experiência traumatizante (p. ex., pessoas, lugares, conversas, atividades, objetos ou situações).	0	1	2	3	4
8. Dificuldades de se lembrar de partes importantes da experiência traumatizante.	0	1	2	3	4
9. Ter fortes crenças negativas sobre si mesmo, sobre outras pessoas ou sobre o mundo (p. ex., ter pensamentos como: eu sou ruim, há algo muito errado comigo, não se pode confiar em ninguém, o mundo é um lugar muito perigoso).	0	1	2	3	4
10. Culpar a si mesmo ou a outra pessoa pela experiência traumatizante ou pelo que aconteceu depois de tal experiência.	0	1	2	3	4
11. Ter fortes sentimentos negativos, tais como medo, horror, raiva, culpa ou vergonha.	0	1	2	3	4
12. Perder o interesse em atividades que você costumava gostar.	0	1	2	3	4
13. Sentir-se distante ou isolado das outras pessoas.	0	1	2	3	4
14. Dificuldades para experimentar sentimentos positivos (p. ex., ser incapaz de sentir felicidade ou de ter sentimentos afetuosos pelas pessoas próximas a você).	0	1	2	3	4
15. Comportamento irritável, explosões de raiva, ou agir de forma agressiva.	0	1	2	3	4
16. Arriscar-se muito ou fazer coisas que podem causar algum mal a você.	0	1	2	3	4
17. Estar "superalerta" ou hipervigilante.	0	1	2	3	4
18. Sentir-se sobressaltado ou assustar-se facilmente.	0	1	2	3	4
19. Ter dificuldades para se concentrar.	0	1	2	3	4
20. Dificuldades para "pegar no sono" ou para permanecer dormindo.	0	1	2	3	4

REFERÊNCIAS

1. Weathers FW, Litz BT, Keane TM, Palmieri PA, Marx BP, Schnurr PP. PTSD checklist for DSM-5 (PCL-5) [Internet]. Washington: U.S. Department of Veterans Affairs; 2013 [capturado em 22 abr. 2023]. Disponível em: https://www.ptsd.va.gov/professional/assessment/adult-sr/ptsd-checklist.asp.
2. American Psychiatric Association. Diagnostic and statistical manual of mental disorders: DSM-5. 5th ed. Washington: APA; 2013.

3. Weathers FW, Litz BT, Herman D, Huska JA, Keane TM. The PTSD checklist (PCL): reliability, validity, and diagnostic utility. In: Annual Meeting of International Society for Traumatic Stress Studies; 1993 Oct; San Antonio, United State of America.
4. Lima EP, Vasconcelos AG, Berger W, Kristensen CH, Nascimento E, Figueira I, et al. Adaptação transcultural da Posttraumatic Stress Disorder Checklist 5 (PCL-5) e da Life Events Checklist 5 (LEC-5) para o contexto brasileiro. Trends Psychiatry Psychother. 2016;38(4):207-15.
5. Weathers FW, Blake DD Schnurr PP, Kaloupek DG, Marx BP, Keane TM. Life events checklist for DSM-5 (LEC-5) [Internet]. Washington: U.S. Department of Veterans Affairs; 2013 [capturado em 22 abr. 2023]. Disponível em: https://www.ptsd.va.gov/professional/assessment/te-measures/life_events_checklist.asp.
6. Pereira-Lima K, Loureiro SR, Bolsoni LM, Silva TDA, Osório FL. Psychometric properties and diagnostic utility of a Brazilian version of the PCL-5 (complete and abbreviated versions). Eur J Psychotraumatol. 2019;10(1):1581020.
7. Blevins CA, Weathers FW, Davis MT, Witte TK, Domino JL. The posttraumatic stress disorder checklist for DSM-5 (PCL-5): development and initial psychometric evaluation. J Trauma Stress. 2015;28(6):489-98.
8. Liu P, Wang L, Cao C, Wang R, Zhang J, Zhang B, et al. The underlying dimensions of DSM-5 posttraumatic stress disorder symptoms in an epidemiological sample of Chinese earthquake survivors. J. Anxiety Disord. 2014;(28):345-51.
9. Armour C, Tsai J, Durham TA, Charak R, Biehn TL, Elhai J, et al. Dimensional structure of DSM-5 posttraumatic stress symptoms: support for a hybrid anhedonia and externalizing behaviors model. J Psychiatr Res. 2015(61):106-13.
10. Bovin MJ, Marx BP, Weathers FW, Gallagher MW, Rodriguez P, Schnurr PP, et al. Psychometric properties of the PTSD checklist for diagnostic and statistical manual of mental disorders-Fifth Edition (PCL-5) in veterans. J Psychol Assess. 2016;28(11):1379-91.
11. Biehn TL, Elhai JD, Seligman LD, Tamburrino M, Armour C, Forbes D. Underlying dimensions of DSM-5 posttraumatic stress disorder and major depressive disorder symptoms. Psychol Inj Law. 2013;6(4):290-8.
12. Miller MW, Wolf EJ, Kilpatrick D, Resnick H, Marx BP, Holowka DW, et al. The prevalence and latent structure of proposed DSM-5 posttraumatic stress disorder symptoms in U.S. national and veteran samples. Psychol Trauma. 2013;5(6):501-12.
13. Liu L, Wang L, Cao C, Qing Y, Armour C. Testing the dimensional structure of DSM-5 posttraumatic stress disorder symptoms in a nonclinical trauma-exposed adolescent sample. J Child Psychol Psychiatry. 2016;57(2):204-12.
14. Wortmann JH, Jordan AH, Weathers FW, Resick PA, Dondanville KA, Hall-Clark B, et al. Psychometric analysis of the PTSD Checklist-5 (PCL-5) among treatment-seeking military service members. Psychol Assess. 2016;28(11):1392-403.
15. Ashbaugh AR, Houle-Johnson S, Herbert C, El-Hage W, Brunet A. Psychometric validation of the English and French versions of the Posttraumatic Stress Disorder Checklist for DSM-5 (PCL-5). PLoS One. 2016;11(10):e0161645.
16. Frankfurt SB, Armour C, Contractor AA, Elhai JD. Do gender and directness of trauma exposure moderate PTSD's latent structure? Psychiatry Res. 2016;245:365-70.

INSTRUMENTOS DE AVALIAÇÃO DAS DIMENSÕES SINTOMATOLÓGICAS DOS TRANSTORNOS PSICÓTICOS

7.1 ASPECTOS GERAIS DOS INSTRUMENTOS DE AVALIAÇÃO DE SINTOMAS PSICÓTICOS

Jorge Henna Neto, Helio Elkis

■ TRANSTORNOS PSICÓTICOS: SINTOMAS, DIMENSÕES E CRITÉRIOS DIAGNÓSTICOS

O termo psicose, criado por Canstatt e Feuchtersleben por volta de 1845, sofreu várias transformações ao longo da história da psiquiatria. Naquela época, qualquer distúrbio do sistema nervoso poderia ser considerado uma "psicose", e, de fato, o termo acabou se tornando sinônimo de transtorno mental em geral.[1] Posteriormente, passou a ser entendido em oposição ao termo "neurose", criado em 1769 pelo médico escocês William Cullen, e que também designava algum tipo de alteração do sistema nervoso central (SNC), mas foi adotado pela psicanálise como sinônimo de uma condição mental de origem exclusivamente psicogênica.[1]

Esses termos antagônicos – "neurose" e "psicose" – existiam nas classificações dos transtornos psiquiátricos até 1980, mas, por ocasião da publicação da terceira edição do *Manual diagnóstico e estatístico de transtornos mentais* (DSM-III), da American Psychiatric Association (APA), o termo neurose foi abolido, assim como os chamados "transtornos neuróticos" incluídos entre os transtornos afetivos, ansiosos, somatoformes, dissociativos e psicossexuais. Já os "transtornos psicóticos não classificados" definiam quadros clínicos como "transtorno esquizofreniforme", "psicótico breve" e "esquizoafetivo", ao lado dos transtornos esquizofrênicos e delirantes.[2]

Uma grande transformação ocorreu na edição seguinte (DSM-IV), quando a esquizofrenia, os transtornos esquizofreniforme, esquizoafetivo, delirante, psicótico breve, psicóticos devido a uso de substâncias ou condição médica geral foram incluídos em uma mesma categoria diagnóstica, a dos transtornos psicóticos, uma vez que apresentam sintomas em comum: delírios e alucinações.[3] Além disso, nos critérios diagnósticos para esquizofrenia, foi introduzida a distinção entre sintomas positivos ou psicóticos (ou seja, os próprios delírios e alucinações) e os negativos (embotamento afetivo), devido à influência dos trabalhos publicados na década de 1980 que passaram a concebê-la como sendo resultante das síndromes positiva e negativa[4] ou de três dimensões (positiva, negativa e de desorganização).[5,6]

Em contrapartida, o desenvolvimento de instrumentos válidos e confiáveis para avaliação dos transtornos psicóticos em geral, como Escala de Avaliação dos Sintomas Positivos (SAPS) e Escala de Avaliação dos Sintomas Negativos (SANS)[5] e a Escala das Síndromes Positiva e Negativa (PANSS),[7] contribuíram para o avanço do conceito de dimensões dos quadros psicóticos.

Tais avanços refletem-se no DSM-5, que introduz novas dimensões psicopatológicas (p. ex., sintomas negativos) na categoria diagnóstica da esquizofrenia. Além disso, o DSM-5 inclui na Seção III (Instrumentos de Avaliação e Modelos Emergentes) a Escala de Gravidade de Sintomas de Psicose Avaliada pelo Clínico.[8] Os sintomas que compõem as dimensões psicopatológicas da esquizofrenia, de acordo com o DSM-5, estão apresentados no Quadro 7.1.1.

Portanto, os transtornos psicóticos em geral e a esquizofrenia em particular não se caracterizam somente pela presença de sintomas positivos, mas também de outras dimensões psicopatológicas – o que influenciou não apenas a concepção do DSM-5, como também a 11ª edição da *Classificação internacional de doenças e problemas relacionados à saúde* (CID-11).[9]

■ CRITÉRIOS DIAGNÓSTICOS PARA ESQUIZOFRENIA (DSM-5 E CID-11) E SUAS DIMENSÕES SINTOMATOLÓGICAS

No DSM-5, a esquizofrenia pertence a uma ampla categoria denominada "Espectro da esquizofrenia e outros transtornos psicóticos", que inclui também

QUADRO 7.1.1 ■ DIMENSÕES PSICOPATOLÓGICAS DA ESQUIZOFRENIA

DIMENSÕES	SINTOMAS
Psicótica (sintomas positivos)	Alucinações e delírios.
Desorganização do pensamento	Desorganização conceitual do pensamento, perda das associações, incoerência, descarrilhamento, tangencialidade, circunstancialidade.
Desorganização da conduta	Comportamento motor anormal.
Sintomas negativos	Restrição da expressão emocional ou da volição.
Comprometimento cognitivo	Perda da capacidade de abstração, de memória e de *insight*.
Sintomas do humor	Depressão e mania.

Fonte: American Psychiatric Association.[8]

os seguintes transtornos: personalidade esquizotípica, delirante, psicótico breve, esquizofreniforme, esquizoafetivo, psicótico induzido por substância/medicamento, catatonia associada a outro transtorno mental ou devido a outra condição médica, e outros transtornos psicóticos ou do espectro da esquizofrenia não especificados.[8]

Os principais sintomas da esquizofrenia descritos no DSM-5[8] são os seguintes:

1 Delírios: persecutórios, de grandeza, bizarros e não bizarros, de sensação de controle da mente, de que os pensamentos estão sendo removidos ou de que estão sendo inseridos na mente da pessoa.

2 Alucinações: auditivas, visuais, táteis, olfativas e gustativas.
3 Desorganização do pensamento: tangencialidade, incoerência, salada de palavras.
4 Conduta motora desorganizada ou anormal (incluindo sintomas da catatonia): negativismo, mutismo, estupor, excitação, ecolalia, ecopraxia.
5 Sintomas negativos: diminuição da expressão emocional, avolição, alogia, anedonia.

Já os critérios diagnósticos incluem, além dos sintomas (Critério A), o comprometimento da funcionalidade (Critério B), o período de tempo dos

QUADRO 7.1.2 ■ CRITÉRIOS DIAGNÓSTICOS PARA ESQUIZOFRENIA DE ACORDO COM O DSM-5

A. Dois (ou mais) dos itens a seguir, cada um presente por uma quantidade significativa de tempo durante um período de um mês (ou menos, se tratados com sucesso). Pelo menos um deles deve ser (1), (2) ou (3):
1. Delírios.
2. Alucinações.
3. Discurso desorganizado.
4. Comportamento grosseiramente desorganizado ou catatônico.
5. Sintomas negativos (i.e., expressão emocional diminuída ou avolia).

B. Por período significativo de tempo desde o aparecimento da perturbação, o nível de funcionamento em uma ou mais áreas importantes do funcionamento, como trabalho, relações interpessoais ou autocuidado, está acentuadamente abaixo do nível alcançado antes do início (ou, quando o início se dá na infância ou na adolescência, incapacidade de atingir o nível esperado de funcionamento interpessoal, acadêmico ou profissional).

C. Sinais contínuos de perturbação persistem durante, pelo menos, seis meses. Esse período de seis meses deve incluir no mínimo um mês de sintomas (ou menos, se tratados com sucesso) que precisam satisfazer ao Critério A (i.e., sintomas da fase ativa) e pode incluir períodos de sintomas prodrômicos ou residuais. Durante esses períodos prodrômicos ou residuais, os sinais da perturbação podem ser manifestados apenas por sintomas negativos ou por dois ou mais sintomas listados no Critério A presentes em uma forma atenuada (p. ex., crenças esquisitas, experiências perceptivas incomuns).

QUADRO 7.1.2 ■ CRITÉRIOS DIAGNÓSTICOS PARA ESQUIZOFRENIA DE ACORDO COM O DSM-5
D. Transtorno esquizoafetivo e transtorno depressivo ou transtorno bipolar com características psicóticas são descartados porque 1) não ocorreram episódios depressivos maiores ou maníacos concomitantemente com os sintomas da fase ativa, ou 2) se episódios de humor ocorreram durante os sintomas da fase ativa, sua duração total foi breve em relação aos períodos ativo e residual da doença.
E. A perturbação não pode ser atribuída aos efeitos fisiológicos de uma substância (p. ex., droga de abuso, medicamento) ou a outra condição médica.
F. Se há história de transtorno do espectro autista ou de um transtorno da comunicação iniciado na infância, o diagnóstico adicional de esquizofrenia é realizado somente se delírios ou alucinações proeminentes, além dos demais sintomas exigidos de esquizofrenia, estão também presentes por pelo menos um mês (ou menos, se tratados com sucesso).

Fonte: American Psychiatric Association.[8]

sintomas (Critério C) e os critérios para o diagnóstico diferencial (itens D, E, F) (Quadro 7.1.2).

No Brasil, ainda estão em vigor os critérios diagnósticos dos transtornos psiquiátricos de acordo com a CID-10.[10] Na CID-11, a esquizofrenia e os seguintes transtornos são considerados *psicóticos primários*: esquizoafetivo, esquizotípico, psicótico agudo e transitório, delirante e sintomáticos (6A20 a 6A25).[11]

A seguir, no Quadro 7.1.3, são apresentamos os atuais critérios diagnósticos da CID-11 para esquizofrenia.

QUADRO 7.1.3 ■ CRITÉRIOS DIAGNÓSTICOS PARA ESQUIZOFRENIA DE ACORDO COM A CID-11	
Pelo menos dois dos seguintes sintomas devem estar presentes (pelo relato do indivíduo ou por meio da observação do clínico ou de outros informantes) na maior parte do tempo por um período de um mês ou mais. Pelo menos um dos sintomas deve estar no grupo compreendido entre os itens a-d.	
a	Delírios persistentes (p. ex., delírios de grandeza, de autorreferência, persecutórios).
b	Alucinações persistentes (mais comumente auditivas, embora possam ser de qualquer modalidade sensorial).
c	Pensamento desorganizado (distúrbio do pensamento formal) (p. ex., tangencialidade e associações frouxas, circunstancialidade, neologismos). Quando grave, o discurso da pessoa pode ser tão incoerente que chega a ser incompreensível ("salada de palavras").
d	Experiências de influência, passividade ou controle (ou seja, a experiência de que os sentimentos, impulsos, ações ou pensamentos de alguém não são gerados por si mesmo, estão sendo colocados em sua mente ou retirados de sua mente por outros, ou que seus pensamentos estão sendo transmitidos para outros).
e	Sintomas negativos, como embotamento afetivo, alogia ou diminuição da fala, avolição, associalidade e anedonia.
f	Comportamento grosseiramente desorganizado que impede a atividade direcionada a um objetivo (p. ex., comportamento que parece bizarro ou sem propósito, respostas emocionais imprevisíveis ou inapropriadas que interferem na capacidade de organizar o comportamento).
g	Distúrbios psicomotores, como inquietação ou agitação catatônica, postura, flexibilidade cerosa, negativismo, mutismo ou estupor. *Nota:* se a síndrome completa de catatonia estiver presente no contexto de esquizofrenia, o diagnóstico de catatonia associada a outro transtorno mental também deve ser atribuído.
Os sintomas não são uma manifestação de outra condição médica (p. ex., um tumor cerebral) e não se devem aos efeitos de uma substância ou medicamento (p. ex., corticosteroides) no sistema nervoso central, incluindo efeitos de abstinência (p. ex., do álcool).	

Fonte: Adaptado de Elkis e Shirakawa[9] e World Health Organization.[11]

PRINCIPAIS ESCALAS DE AVALIAÇÃO DAS DIMENSÕES SINTOMATOLÓGICAS DAS PSICOSES E DA ESQUIZOFRENIA

As escalas mais comumente usadas para avaliação das principais dimensões sintomatológicas de esquizofrenia são a Brief Psychiatric Rating Scale (BPRS),[12] a PANSS,[7] a SAPS e a SANS[5] e a Impressão Clínica Global – Esquizofrenia (CGI-SCH).[13] Com exceção da SANS e da SAPS, as demais, algumas em diferentes versões, foram traduzidas e validadas para o português.

Assim, no Brasil, temos duas versões da BPRS traduzidas e validadas: a de Bech[14] e a ancorada (BPRS-A),[15,16] o mesmo acontecendo com as versões em português da PANSS.[17,18] Escalas que avaliam dimensões específicas, como a Escala Calgary de Depressão na Esquizofrenia (ECDE), também foram traduzidas e validadas em nosso meio,[19] assim como a Brief Negative Symptom Scale (BNSS) para sintomas negativos[20] e a Schizophrenia Cognition Rating Scale (SCoRS) para avaliação da cognição na esquizofrenia.[21]

Nesta edição, os capítulos referentes às escalas PANSS, CDRS e BPRS-A foram atualizados. Além disso, incluímos novos capítulos referentes às versões brasileiras das escalas CGI-SCH.[22] Um resumo dos instrumentos traduzidos e validados no Brasil consta no Quadro 7.1.4.

REFERÊNCIAS

1. Bürgy M. The concept of psychosis: historical and phenomenological aspects. Schizophr Bull. 2008;34(6):1200-10.
2. American Psychiatric Association. Diagnostic and statistical manual of mental disorders: DSM-III. 3rd ed. Washington: APA; 1980.
3. American Psychiatric Association. Manual diagnóstico e estatístico dos transtornos mentais: DSM-IV-TR. 4. ed. Porto Alegre: Artmed; 2002.
4. Crow TJ. The two-syndrome concept: origins and current status. Schizophr Bull. 1985;11(3):471-86.
5. Andreasen NC. Methods for assessing positive and negative symptoms. Mod Probl Pharmacopsychiatry. 1990;24:73-88.

QUADRO 7.1.4 | **CARACTERÍSTICAS DAS PRINCIPAIS ESCALAS DE AVALIAÇÃO DE SINTOMAS DAS DIMENSÕES SINTOMATOLÓGICAS DOS TRANSTORNOS PSICÓTICOS**

TIPO	NOME DA ESCALA	DIMENSÕES/ SINTOMAS	CONSTRUTO AVALIADO/FORMA DE AVALIAÇÃO	FORMATO	VERSÕES TRADUZIDAS/ VALIDADAS NO BRASIL
Avaliação global	Brief Psychiatric Rating Scale (BPRS)	• Positiva • Negativa/desorganização • Excitação • Depressiva	Gravidade dos sintomas nos 7 dias precedentes Forma: objetiva (âncoras)	18 itens, sem subescalas Gravidade: 1-5 (Bech); 0-6 (BPRS-A)	Versão de Bech[14] Versão ancorada (BPRS-A)[15,16]
	Positive and Negative Syndrome Scale (PANSS)	• Positiva • Negativa • Desorganização • Ansiedade/depressão • Cognitiva	Gravidade dos sintomas das psicoses/esquizofrenia na última semana Forma: objetiva (âncoras)	30 itens Subescalas: positiva, negativa e psicopatologia geral Gravidade: 1-7	Traduzida e validada[17,18]
	Clinical Global Impression-Schizophrenia (CGI-SCH)	• Positivos • Negativos • Depressivos • Cognitivos	Gravidade dos sintomas na semana precedente Forma: impressão clínica (subjetiva)	4 categorias de sintomas Gravidade: 1-7	Traduzida e validada[22]

QUADRO 7.1.4 ■ CARACTERÍSTICAS DAS PRINCIPAIS ESCALAS DE AVALIAÇÃO DE SINTOMAS DAS DIMENSÕES SINTOMATOLÓGICAS DOS TRANSTORNOS PSICÓTICOS

TIPO	NOME DA ESCALA	DIMENSÕES/ SINTOMAS	CONSTRUTO AVALIADO/FORMA DE AVALIAÇÃO	FORMATO	VERSÕES TRADUZIDAS/ VALIDADAS NO BRASIL
Avaliação específica	Calgary Depression Rating Scale (CDRS)	• Sintomas depressivos	Gravidade dos sintomas de depressão nas últimas duas semanas. Forma: semiestruturada/ objetiva	9 itens, sem subescalas Gravidade: 0-3	Traduzida e validada[19]
	Brief Negative Symptom Scale (BNSS)	• Sintomas negativos	Gravidade dos sintomas negativos na última semana Forma: objetiva (com âncoras)	13 itens, 6 subescalas Gravidade: 0-6	Traduzida e validada[20]
	Schizophrenia Cognition Rating Scale (SCoRS)	• Sintomas cognitivos	Gravidade do comprometimento de várias áreas da cognição Forma: estruturada, com âncoras Pontuações: paciente, informante e entrevistador	20 itens Gravidade: 1-4	Traduzida e validada[21] (SCoRS-BR)

6. Liddle PF, Barnes TR, Morris D, Haque S. Three syndromes in chronic schizophrenia. Br J Psychiatry Suppl. 1989;(7):119-22.
7. Kay SR, Opler LA, Fiszbein A. Positive and negative syndrome scale rating manual. Toronto: Multi Health Systems; 1991.
8. American Psychiatric Association. Manual diagnóstico e estatístico de transtornos mentais: DSM-5. 5. ed. Porto Alegre: Artmed; 2014.
9. Elkis H, Shirakawa I. O diagnóstico da esquizofrenia no presente (CID-10 e DSM-5) e no futuro (CID-11). In: Silva AG, Nardi A, Diaz A, organizadores. Programa de educação continuada em psiquiatria (PEC-ABP): temas fundamentais. Porto Alegre: Artmed; 2021. p. 173-7.
10. Organização Mundial de Saúde. Classificação de transtorno mentais e do comportamento da CID-10. Porto Alegre: Artmed; 1993.
11. World Health Organization. ICD-11 for Mortality and Morbidity Statistics [Internet]. Geneva: WHO; 2023 [capturado em 7 maio 2023]. Disponível em: https://icd.who.int/browse11/l-m/en.
12. Overall JEJ, Gorham DRD. The brief psychiatric rating scale. Psychol Rep. 1962;10(3):799-811.
13. Haro JM, Kamath SA, Ochoa S, Novick D, Rele K, Fargas A, et al. The clinical global impression-schizophrenia scale: a simple instrument to measure the diversity of symptoms present in schizophrenia. Acta Psychiatr Scand Suppl. 2003;(416):16-23.
14. Zuardi A, Loureiro S, Rodrigues C, Correa A, Glock S. Estudo da estrutura fatorial, fidedignidade e validade da tradução e adaptação para o português da escala de avaliação psiquiátrica breve (BPRS) modificada. Rev ABP-APAL. 1994;16(2):63-8.
15. Romano F, Elkis H. Tradução e adaptação da brief psychiatric rating scale: versão ancorada (BPRS-A). J Bras Psiquiatr. 1996; 45(1):43-9.
16. Alves TM, Pereira JCR, Elkis H. The psychopathological factors of refractory schizophrenia. Rev Bras Psiquiatr. 2005;27(2): 108-12.
17. Chaves A, Shirakawa I. Escalas das síndromes negativa e positiva e seu uso no Brasil. In: Gorenstein C, Andrade L, Zuardi A, organizadores. Escalas de avaliação clínica em psiquiatria e psicofarmacologia. São Paulo: Lemos; 2000. p. 219-25.
18. Higuchi CH, Ortiz B, Berberian AA, Noto C, Cordeiro Q, Belangero SI, et al. Factor structure of the positive and negative syndrome scale (PANSS) in Brazil: convergent validation of the Brazilian version. Rev Bras Psiquiatr. 2014;36(4):336-9.
19. Bressan RA, Chaves AC, Shirakawa I, Mari JDJ. Validity study of the Brazilian version of the Calgary depression scale for schizophrenia. Schizophr Res. 1998;32(1):41-9.
20. Medeiros HLV, Vasconcelos SC, Elkis H, Martins DR, Leite RMA, Albuquerque ACL, et al. The brief negative symptom scale: validation in a multicenter Brazilian study. Compr Psychiatry. 2018;85:42-7.

21. Ferreira B, Barbosa M, Barbosa I, Borges A, Hara C, Rocha F. Versão brasileira da escala de avaliação da cognição em esquizofrenia (SCoRS-Br): validação em contextos clínicos sem informantes. J Bras Psiquiatr. 2010;59(4):271-8.

22. Lima MS, Soares BGDO, Paoliello G, Vieira RM, Martins CM, Mota Neto JID, et al. The Portuguese version of the clinical global impression – schizophrenia scale: validation study. Rev Bras Psiquiatr. 2007;29(3):246-9.

7.2 ESCALA BREVE DE AVALIAÇÃO PSIQUIÁTRICA – ANCORADA (BPRS-A)
Tânia Maria Alves, Rosana R. Freitas, Helio Elkis

A Escala Breve de Avaliação Psiquiátrica (Brief Psychiatric Rating Scale – BPRS)[1] foi desenvolvida como um instrumento de medida para avaliar a mudança, ou seja, melhora ou deterioração na psicopatologia em uma ampla variedade de transtornos psiquiátricos graves, nomeadamente depressão com sintomas psicóticos, transtorno bipolar e esquizofrenia. A escala original, com 16 itens, é uma ferramenta de segunda geração, derivada da análise fatorial (média de fatores) de um amplo e sortido conjunto de sintomas de escalas mais amplas, a Multidimencional Scale for Rating Psychiatric Patients (MSRPP)[2] e a Inpatient Multidimencional Psychiatric Scale (IMPSA),[3] daí no seu nome a palavra "brief". Posteriormente, em 1965, foram acrescidos mais dois itens ("excitação" e "desorientação") aos 16 originais, a fim de cobrir outros estados psicopatológicos, o que permitiu seu uso em pacientes geriátricos e psicóticos de modo geral. Em 1988, Overall e Gorham[4] reeditaram a escala com os 18 itens e notaram que ela já era de domínio público desde 1965 e tinha ganhado extenso uso na avaliação da evolução de pacientes com diagnóstico primário de esquizofrenia.

Nas versões BPRS-16 e BPRS-18 itens, cada avaliador definia os níveis de gravidade tomando como referência a sua experiência prévia com a psicopatologia, o que seguramente variava muito e prejudicava a confiabilidade entre avaliadores. Woerner e colaboradores[5] propuseram definições operacionais ou "âncoras" (BPRS-A) à pontuação dos 18 itens, em que cada item é avaliado em uma escala tipo Likert de sete pontos, variando de "1" (ausente) a "7" (extremamente grave), proporcionando aumento na confiabilidade do instrumento.

Desde a sua primeira publicação, a escala tem experimentado um maior desenvolvimento e hoje há várias versões da BPRS. A versão de Bech e colaboradores,[6] com âncoras reduzidas de 7 para 5, a versão expandida (BPRS-E)[7] com 24 itens, a versão com entrevista estruturada para uso pela enfermagem[8] e a versão para uso na infância.[9]

Há duas versões traduzidas para o português: a de Bech e colaboradores[6] e a Ancorada.[5] Esta, devido às suas excelentes propriedades psicométricas e ao uso generalizado, foi traduzida para o português[10] usando a pontuação dos escores de 0 (ausência de sintoma) a 6 (extremamente grave), em vez de 1 a 7, para evitar erro de superestimação da psicopatologia, e será apresentada neste capítulo. A BPRS-A vem sendo extensamente usada em estudos desenvolvidos no Brasil e publicados em periódicos nacionais e internacionais, bem como na avaliação de pacientes brasileiros em tratamento com antipsicóticos de segunda geração, de acordo com a última versão dos *Protocolos clínicos e diretrizes terapêuticas* (PCDT) para o tratamento da esquizofrenia, do Ministério da Saúde,[11] e encontra-se disponível em alguns *sites* governamentais, como é o caso da página *web* da Secretaria de Saúde de Goiás.[12]

Leucht e colaboradores[13] correlacionaram a Escala de Impressão Clínica Global (CGI),[14] muito utilizada em ensaios clínicos, e cujas âncoras variam de 1 (normal) a 7 (extremamente doente), com a gravidade da BPRS, em vários ensaios clínicos nos quais utilizaram ambos os instrumentos ao longo de quatro semanas. De acordo com o estudo, uma pessoa pouco doente (CGI = 3) corresponde a um escore de cerca de 30 na BPRS original, enquanto alguém extremamente doente (CGI = 7) corresponde a uma gravidade de mais de 80 nessa mesma escala.

A Escala das Síndromes Positiva e Negativa (PANSS),[15] escala para avaliação dos sintomas da esquizofrenia mais usada atualmente, é composta pelos 18 itens da BPRS, acrescidos a 12 dos 65 itens da Comprehensive Psychiatric Rating Scale (CPRS)[16] (ver Cap. 7.3).

Hofmann e colaboradores[17] analisaram a utilidade e validade da BPRS em uma amostra diagnóstica heterogênea de 600 pacientes psiquiátricos internados. Como comparador, usaram a The Mini-ICf-Rating for Mental Disorders (Mini-ICF-P),[18] uma escala que mede a funcionalidade e o comprometimento em todo o espectro diagnóstico. Ambas as escalas apresentaram boa consistência interna e correlação moderada, com bons níveis de concordância. Conseguiram identificar sintomas gerais presentes em todo o espectro diagnóstico, influenciando a gravidade e um conjunto de sintomas específicos para cada diagnóstico, mostrando a utilidade e validade da BPRS como uma ferramenta de avaliação transdiagnóstica que pode ser facilmente introduzida no trabalho clínico de rotina.

ENTREVISTA E APLICAÇÃO

A BPRS é utilizada a partir do exame psíquico geral, abrangendo todos os itens da escala, e seus autores[1,4] sugerem a aplicação de uma entrevista semiestruturada de pelo menos 20-30 minutos com estrutura geral padronizada que permita individualidade e assegure uniformidade básica da entrevista. Para tanto, foram criadas questões-guia que podem ser usadas para garantir que cada área relevante da BPRS seja avaliada. Além dessa estrutura, os autores recomendam que os clínicos entrevistadores usem suas próprias habilidades de comunicação interpessoal para obter achados suficientes e avaliar a gravidade dos sintomas.

De modo geral, o avaliador deve usar seus conhecimentos prévios de psicopatologia e de entrevista psiquiátrica e pontuar de acordo com as definições da escala, evitando reparações a partir de seus conhecimentos, o que se constituiria na construção de novo instrumento. É muito importante deixar o paciente à vontade durante a entrevista e realizar cada pergunta de modo natural, como em uma conversa, e não de forma mecânica.

Cada um dos 18 itens da BPRS representa um construto psicopatológico familiar ao profissional da saúde mental e possui definição conceitual do sintoma, seguido pela descrição das âncoras. Os 12 itens (desorganização do pensamento, delírio, ansiedade, sentimento de culpa, grandiosidade, humor depressivo, hostilidade, preocupação somática, alucinações, desconfiança, afeto embotado e desorientação) devem ser avaliados a partir do relato verbal do paciente durante a entrevista (itens subjetivos), enquanto os outros 6 itens (tensão, retraimento afetivo, maneirismo e postura, retardo motor, falta de cooperação e excitação) devem ser avaliados com base em observações feitas durante a entrevista (itens objetivos).

Cada item da escala (1 – preocupação somática, 2 – ansiedade, 3 – retraimento afetivo, 4 – desorganização conceitual, 5 – sentimento de culpa, 6 – tensão, 7 – maneirismos e postura, 8 – ideias de grandeza, 9 – humor depressivo, 10 – hostilidade, 11 – desconfiança, 12 – comportamento alucinatório, 13 – retardo motor, 14 – falta de cooperação com a entrevista, 15 – alteração do conteúdo do pensamento/delírios, 16 – afeto embotado, 17 – excitação e 18 – desorientação) é precedido por uma definição conceitual do sintoma avaliado, seguida pela descrição das âncoras. A avaliação se divide em dois tipos: subjetiva (a partir do relato do paciente) e objetiva (a partir da observação do entrevistador). Assim, os itens 3, 4, 6, 7, 13, 14, 16, 17 e 18 são avaliados com base em observações feitas durante a entrevista (itens objetivos), enquanto os demais partem do relato verbal do paciente (itens subjetivos).

A marcação do tempo ao qual os sintomas medidos se referem deve ser informada na consigna dada ao paciente e depende do desenho de pesquisa ao qual a evolução é avaliada. Assim, recomenda-se que cada questão seja precedida do tempo específico a que se refere. Por exemplo, "Na última semana, você apresentou..."; "Desde nosso último encontro há um mês, você tem apresentado...".

INTERPRETAÇÃO DAS PONTUAÇÕES

Na versão em português da BPRS-A,[10] as âncoras têm escores de 0 a 6 de gravidade, evitando-se o aumento na frequência de falsos positivos. Esses graus de gravidade são avaliados de acordo com a frequência e a intensidade do sintoma, como pode ser visualizado no Quadro 7.2.1. O escore total da escala é resultado da soma dos valores das pontuações dos 18 itens, podendo variar entre 0 e 108.

PARÂMETROS PSICOMÉTRICOS DA VERSÃO ORIGINAL E DA VERSÃO EM PORTUGUÊS

CONFIABILIDADE

Em trabalho anterior,[19] constatou-se que a confiabilidade da BPRS-A é alta na avaliação de certos itens, como alterações do pensamento (coeficiente de correlação intraclasse [CCI] = 0,85), hostilidade e desconfiança (CCI = 0,87) ou ansiedade e depressão (CCI = 0,91), porém menor para retraimento afetivo ou retardo motor (CCI = 0,62).

VALIDADE

Não existem estudos de validade de critério e convergente da BPRS-A. Em termos de validade de construto, diversas análises fatoriais exploratórias realizadas inicialmente por Overall e Gorham,[1] com a versão de 16 itens, identificaram quatro fatores

QUADRO 7.2.1 | **GRAUS DE GRAVIDADE DA BPRS-A, VERSÃO EM PORTUGUÊS, E SEUS RESPECTIVOS SIGNIFICADOS EM TERMOS DE FREQUÊNCIA E GRAVIDADE**

Pontuação	0	1	2	3	4	5	6
Grau de gravidade	Não relatado	Muito leve	Leve	Moderado	Moderadamente grave	Grave	Muito grave
Frequência	0	*	*/**	*/**	**	***	****
Intensidade	0	+	+/++	++/++	+++	+++	++++

Frequência: *ocasionalmente, **frequentemente, ***a maior parte do tempo, ****todo o tempo.
Intensidade (gravidade): + fraca, ++ moderada, +++ com impacto moderado, ++++ com impacto intenso.
Os graus extremos de gravidade menores e maiores (ou seja, 0, 1, 5, 6) são de identificação relativamente simples, porém certa dificuldade reside em distinguir os graus *leve, moderado* e *moderadamente grave*. Por convenção, assume-se grau 4 para a menor presença do atributo avaliado em nível psicótico.

em pacientes com esquizofrenia: distúrbio de pensamento (formado por desorganização conceitual, conduta alucinatória e alteração do conteúdo do pensamento), retraimento/retardo psicomotor (retraimento emocional, retardo motor e afeto embotado), hostilidade/desconfiança (hostilidade, desconfiança e falta de cooperação com a entrevista) e ansiedade/depressão (ansiedade, sentimento de culpa e humor depressivo). Análises fatoriais subsequentes, tanto com a BPRS-16 quanto com a BPRS-A-18, e com várias técnicas de extração e rotação de fatores (componente principal, varimax, oblíqua), continuaram a identificar os mesmos quatro fatores, exceto a análise da Early Clinical Drug Evaluation Unit (ECDEU),[20] que identificou um quinto fator, "de ativação", formado por tensão, excitação, maneirismos e postura. Uma metanálise recente[21] englobou 26 análises fatoriais que continham dados de mais de 17 mil pessoas e encontrou que a BPRS contém cinco fatores, ou dimensões:

- afetiva: ansiedade, sentimento de culpa, depressão, preocupação somática;
- sintomas positivos: delírios, desorganização conceitual, conduta alucinatória, grandiosidade;
- sintomas negativos: afeto embotado, retraimento emocional;
- resistência: hostilidade, falta de cooperação e desconfiança;
- ativação: excitação, tensão, maneirismos e postura.

No entanto, nessa metanálise, não foram mencionados aspectos como gravidade ou tipo da BPRS utilizada, o que pode ter influenciado na formação dos fatores obtidos. Em termos de gravidade, somente duas análises fatoriais foram realizadas com pacientes com esquizofrenia refratária: a de McMahon e colaboradores,[22] que utilizou a BPRS tradicional, e a de Alves e colaboradores,[23] que utilizou a BPRS-A. No estudo feito por McMahon e colaboradores,[22] por meio de análise fatorial confirmatória, o modelo dimensional da BPRS que melhor se ajustou aos dados foi o de quatro dimensões, formado pelos seguintes sintomas:

- negativa: retraimento emocional, afeto embotado e retardo motor;
- desorganização: desorientação, maneirismos e postura, desorganização conceitual;
- distorção da realidade: grandiosidade, delírios, desconfiança e conduta alucinatória;
- ansiedade e depressão: ansiedade, humor depressivo e sentimento de culpa.

Já a análise fatorial realizada por Alves e colaboradores[23] incluiu cerca de 100 pacientes do Programa de Esquizofrenia (Projesq) do Instituto de Psiquiatria da Faculdade de Medicina da Universidade de São Paulo (IPq-HCFMUSP) diagnosticados com esquizofrenia refratária, utilizando os critérios de Kane e colaboradores.[24] Essa análise fatorial exploratória evidenciou quatro dimensões psicopatológicas:

- negativa/desorganização: retraimento emocional, embotamento afetivo, desorganização conceitual, desorientação, maneirismos e postura;
- positiva: delírios, desconfiança e conduta alucinatória;
- excitação: excitação, hostilidade, tensão, grandiosidade, falta de cooperação;

- depressiva: humor depressivo, sentimento de culpa e retardo motor.

Como se pode observar nesse estudo de Alves e colaboradores,[23] que utilizou a BPRS-A, não foi possível separar as dimensões negativa e desorganização, como ocorreu com McMahon e colaboradores,[22] que utilizaram a BPRS tradicional. Isso se deve, provavelmente, ao menor tamanho da amostra, mas também a outros fatores, como diferença entre os instrumentos utilizados (BPRS tradicional *versus* BPRS-A) e, sobretudo, diferença de métodos de análise fatorial (exploratória *versus* confirmatória).

■ LIMITAÇÕES E CONSIDERAÇÕES FINAIS

A BPRS, que contém 18 itens, foi suplantada pela PANSS, com 30 itens, em termos de uso em pesquisas que envolvem pacientes com esquizofrenia, provavelmente devido à maior abrangência sintomatológica desta última. No entanto, chama atenção que a BPRS continua sendo utilizada, mesmo em pesquisas de ponta, nos estudos de eficácia de tratamentos,[25] para avaliar a evolução psicopatológica, o que é um indicativo de sua utilidade.

A versão em português da BPRS-A é de aplicação relativamente simples, podendo ser usada na avaliação clínica de vários tipos de quadros psicóticos, principalmente na esquizofrenia. Apesar de não haver uma entrevista estruturada para sua aplicação, entrevistas com perguntas padronizadas, como a versão validada para o português do Roteiro de Entrevista Estruturada para a Escala Breve de Avaliação Psiquiátrica (SIG-BPRS),[26] podem acrescentar mais precisão ao instrumento. Tudo indica que a tradução da BPRS-A tem se mostrado útil para pesquisas realizadas no Brasil, motivo pelo qual incluímos a versão completa da escala (Formulário 7.2.I), publicada originalmente no *Jornal Brasileiro de Psiquiatria*,[10] que gentilmente autorizou sua publicação nesta edição.

■ FORMAS DE AQUISIÇÃO

A BPRS é um instrumento de domínio público, nas versões em inglês (original) e em português.

FORMULÁRIO 7.2.I ■ ESCALA BREVE PARA AVALIAÇÃO PSIQUIÁTRICA – VERSÃO ANCORADA (BPRS-A)

Brief Psychiatric Rating Scale – Anchored (BPRS-A)
LONG ISLAND JEWISH – HILLSIDE MEDICAL CENTER
Hillside Division, Department of Research

Paciente:	Número:
Entrevistado por:	Data:
Fase:	Semana:

Cada questão deve ser precedida pela frase "Na última semana você apresentou..."

1. PREOCUPAÇÃO SOMÁTICA: Grau de preocupação com a saúde física. Avaliar o grau no qual a saúde física é percebida como um problema pelo paciente, quer as queixas sejam baseadas na realidade ou não. Não pontuar simples relato de sintomas físicos. Avaliar apenas apreensão (ou preocupação) sobre problemas físicos (reais ou imaginários). Pontuar a partir de informação relatada (isto é, *subjetiva*).	0 Não relatado 1 Muito leve: Ocasionalmente fica levemente preocupado com o corpo, com sintomas ou doenças físicas. 2 Leve: Ocasionalmente fica preocupado com o corpo de forma moderada, ou frequentemente fica levemente apreensivo. 3 Moderado: Ocasionalmente muito preocupado ou fica com frequência preocupado de forma moderada. 4 Moderadamente grave: Frequentemente muito preocupado. 5 Grave: Fica muito preocupado a maior parte do tempo. 6 Muito grave: Fica muito preocupado praticamente o tempo todo.

FORMULÁRIO 7.2.1 ■ ESCALA BREVE PARA AVALIAÇÃO PSIQUIÁTRICA – VERSÃO ANCORADA (BPRS-A)

2. ANSIEDADE: Medo ou preocupação excessiva acerca do presente ou futuro. Pontuar somente a partir de relato verbal das experiências subjetivas do paciente. Não inferir ansiedade a partir de sinais físicos ou mecanismos de defesa neuróticos. Não pontuar se restrita à preocupação somática.	0 Não relatado 1 Muito leve: Ocasionalmente sente-se levemente ansioso. 2 Leve: Ocasionalmente sente-se ansioso de forma moderada ou frequentemente sente-se um pouco ansioso. 3 Moderado: Ocasionalmente sente-se muito ansioso ou frequentemente sente-se ansioso de forma moderada. 4 Moderadamente grave: Frequentemente sente-se muito ansioso. 5 Grave: Sente-se muito ansioso a maior parte do tempo. 6 Muito grave: Sente-se ansioso praticamente todo o tempo.
3. RETRAIMENTO AFETIVO: Deficiência no relacionamento com o entrevistador e na situação da entrevista. Manifestações evidentes desta deficiência incluem: falta de contato visual (troca de olhares); o paciente não se aproxima do entrevistador; e apresenta uma falta de envolvimento e compromisso com a entrevista. Diferenciar de AFETO EMBOTADO, no qual são pontuadas deficiências na expressão facial, gestualidade e tom de voz. Pontuar a partir de observações feitas durante a entrevista.	0 Não observado 1 Muito leve: Ex.: ocasionalmente deixa de encarar o entrevistador. 2 Leve: Ex.: como acima, porém mais frequente. 3 Moderado: Ex.: demonstra dificuldade em encarar o entrevistador, mas ainda parece engajado na entrevista e responde apropriadamente a todas as questões. 4 Moderadamente grave: Ex.: olha fixamente o chão e afasta-se do entrevistador mas ainda parece moderadamente engajado na entrevista. 5 Grave: Ex.: como acima, porém mais persistente ou disseminado. 6 Muito grave: Ex.: parece estar "aéreo", "nas nuvens" ou "viajando" (total ausência de vínculo emocional) e desproporcionalmente não envolvido ou não comprometido com a situação da entrevista (NÃO PONTUAR SE EXPLICADO POR DESORIENTAÇÃO).
4. DESORGANIZAÇÃO CONCEITUAL: Grau de incompreensibilidade da fala. Incluir qualquer tipo de desordem formal de pensamento (ex.: associações frouxas, incoerência, fuga de ideias, neologismos). NÃO incluir mera circunstancialidade ou fala maníaca, mesmo que acentuada. NÃO pontuar a partir de impressões subjetivas do paciente (ex.: "Meus pensamentos estão voando", "Não consigo manter o pensamento", "Meus pensamentos se misturam todos"). Pontuar SOMENTE a partir de observações feitas durante a entrevista.	0 Não observado 1 Muito leve: Ex.: levemente vago, todavia de significação clínica duvidosa. 2 Leve: Ex.: frequentemente vago, mas é possível prosseguir a entrevista. 3 Moderado: Ex.: ocasionalmente faz afirmações irrelevantes; uso infrequente de neologismos; ou associações algo frouxas. 4 Moderadamente grave: Como acima, porém mais frequente. 5 Grave: Desordem formal de pensamento presente durante a maior parte da entrevista, tornando-a muito difícil. 6 Muito grave: Poucas informações coerentes podem ser obtidas.

FORMULÁRIO 7.2.I ■ ESCALA BREVE PARA AVALIAÇÃO PSIQUIÁTRICA – VERSÃO ANCORADA (BPRS-A)	
5. SENTIMENTOS DE CULPA: Preocupação ou remorso desproporcional pelo passado. Pontuar a partir das experiências subjetivas de culpa e evidenciadas através de relato verbal. Não inferir sentimentos de culpa a partir de depressão, ansiedade ou defesas neuróticas.	0 Não relatado 1 Muito leve: Ocasionalmente sente-se um pouco culpado. 2 Leve: Ocasionalmente sente-se culpado de forma moderada; ou frequentemente sente-se um pouco culpado. 3 Moderado: Ocasionalmente sente-se muito culpado; ou frequentemente sente-se culpado de forma moderada. 4 Moderadamente grave: Frequentemente sente-se muito culpado. 5 Grave: Sente-se muito culpado a maior parte do tempo ou apresenta delírio de culpa encapsulado. 6 Muito grave: Sentimento de culpa angustiante e constante; ou delírios de culpa disseminados.
6. TENSÃO: Avaliar inquietação motora (agitação) observada durante a entrevista. NÃO pontuar a partir de experiências subjetivas relatadas pelo paciente. Desconsiderar patogênese presumida (ex.: discinesia tardia).	0 Não observado 1 Muito leve: Ex.: ocasionalmente agitado. 2 Leve: Ex.: frequentemente agitado. 3 Moderado: Ex.: agita-se constantemente ou frequentemente. Torce as mãos e puxa a roupa. 4 Moderadamente grave: Ex.: agita-se constantemente. Torce as mãos e puxa a roupa. 5 Grave: Ex.: não consegue ficar sentado, isto é, precisa andar. 6 Muito grave: Anda de maneira frenética.
7. MANEIRISMOS E POSTURA: Comportamento motor incomum ou não natural. Pontuar apenas anormalidades de movimento; não pontuar aqui simples aumento da atividade motora. Considerar frequência, duração e grau do caráter bizarro. Desconsiderar patogênese presumida.	0 Não observado 1 Muito leve: Comportamento estranho, mas de significação clínica duvidosa, por exemplo, um riso imotivado ocasional, movimentos de lábio infrequentes. 2 Leve: Comportamento estranho mas não totalmente bizarro, por exemplo, às vezes balança a cabeça ritmadamente de um lado para o outro, movimenta os dedos de maneira anormal de forma intermitente. 3 Moderado: Ex.: adota posição de yoga por um breve período, às vezes põe a língua para fora, balança o corpo. 4 Moderadamente grave: Ex.: adota e mantém posição de yoga durante toda a entrevista, movimentos incomuns em várias áreas do corpo. 5 Grave: Como acima, porém mais frequente, intenso ou disseminado. 6 Muito grave: Ex.: postura bizarra durante maior parte da entrevista, movimentos anormais constantes em várias áreas do corpo.

FORMULÁRIO 7.2.I ESCALA BREVE PARA AVALIAÇÃO PSIQUIÁTRICA – VERSÃO ANCORADA (BPRS-A)

8. IDEIAS DE GRANDEZA: Autoestima (autoconfiança) exagerada, ou apreciação desmedida dos próprios talentos, poderes, habilidades, conquistas, conhecimento, importância ou identidade. Não pontuar mera qualidade grandiosa das alegações (ex.: "Sou o pior pecador do mundo", "Todo o país está tentando me matar") a menos que a culpa/persecutoriedade esteja relacionada a algum atributo especial exagerado do indivíduo. O *paciente* deve declarar atributos exagerados; se o paciente nega talentos, poderes, etc... mesmo que ele afirme que outros digam que ele possui estas qualidades, este item não deve ser pontuado. Pontuar a partir de informação relatada, ou seja, subjetiva.	0 Não relatado 1 Muito leve: Ex.: é mais confiante que a maioria, mas isto é apenas de eventual significância clínica. 2 Leve: Autoestima definitivamente aumentada ou refere talentos exagerados de modo um tanto desproporcional às circunstâncias. 3 Moderado: Autoestima aumentada de modo claramente desproporcional às circunstâncias, ou suspeita-se de delírio de grandeza. 4 Moderadamente grave: Ex.: um único (e claramente definido) delírio de grandeza ou múltiplos delírios de grandeza fragmentários (claramente definidos). 5 Grave: Ex.: um único e claro delírio/sistema delirante ou múltiplos e claros delírios de grandeza com os quais o paciente parece preocupado. 6 Muito grave: Ex.: como acima, mas a quase totalidade da conversa é dirigida aos delírios de grandeza do paciente.
9. HUMOR DEPRESSIVO: Relato subjetivo de sentimento de depressão, tristeza, "estar na fossa", etc. Pontuar apenas o grau de depressão relatada. Não pontuar inferências de depressão feitas a partir de retardo geral e queixas somáticas. Pontuar a partir de informação relatada, ou seja, subjetiva.	0 Não relatado 1 Muito leve: Ocasionalmente sente-se um pouco deprimido. 2 Leve: Ocasionalmente sente-se deprimido de forma moderada; ou frequentemente sente-se um pouco deprimido. 3 Moderado: Ocasionalmente se sente muito deprimido; ou frequentemente se sente deprimido de forma moderada. 4 Moderadamente grave: Frequentemente se sente muito deprimido. 5 Grave: Sente-se muito deprimido a maior parte do tempo. 6 Muito grave: Sente-se muito deprimido quase que o tempo todo.
10. HOSTILIDADE: Animosidade, desprezo, agressividade, desdenho por outras pessoas fora da situação de entrevista. Pontuar somente a partir de relato verbal de sentimentos e atos do paciente em relação aos outros. Não inferir hostilidade a partir de defesas neuróticas, ansiedade ou queixas somáticas.	0 Não relatado 1 Muito leve: Ocasionalmente sente um pouco de raiva. 2 Leve: Frequentemente sente um pouco de raiva; ou ocasionalmente sente raiva de forma moderada. 3 Moderado: Ocasionalmente sente muita raiva; ou frequentemente sente raiva moderada. 4 Moderadamente grave: Frequentemente sente muita raiva. 5 Grave: Agiu em função de sua raiva tornando-se verbal ou fisicamente agressivo em uma ou duas ocasiões. 6 Muito grave: Agiu em função de sua raiva em várias ocasiões.

FORMULÁRIO 7.2.I ESCALA BREVE PARA AVALIAÇÃO PSIQUIÁTRICA – VERSÃO ANCORADA (BPRS-A)	
11. DESCONFIANÇA: Crença (delirante ou não) de que outros têm agora ou tiveram no passado intenções discriminatórias ou maldosas em relação ao paciente. Pontuar apenas se o paciente relatar verbalmente desconfianças atuais, quer elas se refiram a circunstâncias presentes ou passadas. Pontuar a partir de informação relatada, ou seja, subjetiva.	0 Não relatado 1 Muito leve: Raras circunstâncias de desconfiança que podem ou não corresponder à realidade. 2 Leve: Situações de desconfiança ocasionais que definitivamente não correspondem à realidade. 3 Moderado: Desconfiança mais frequente; ou ideias de referência passageiras. 4 Moderadamente grave: Desconfiança disseminada; ou ideias de referência frequentes. 5 Grave: Claros delírios de perseguição ou referência não totalmente disseminados (ex.: um delírio encapsulado). 6 Muito grave: Como acima porém mais abrangente, frequente ou intenso.
12. COMPORTAMENTO ALUCINATÓRIO (ALUCINAÇÕES): Percepções (em qualquer modalidade dos sentidos) na ausência de um estímulo externo identificável. Pontuar apenas as experiências que ocorreram na última semana. NÃO pontuar "vozes na minha cabeça" ou "visões em minha mente" a menos que o paciente saiba diferenciar entre estas experiências e seus pensamentos.	0 Não relatado 1 Muito leve: Apenas suspeita-se de alucinação. 2 Leve: Alucinações definidas, porém insignificantes, infrequentes ou transitórias (ex.: ocasionais alucinações visuais sem forma; uma voz chamando o nome do paciente). 3 Moderado: Como acima, porém mais frequentes (ex.: frequentemente vê a cara do diabo; duas vozes conversam entre si). 4 Moderadamente grave: As alucinações são experenciadas quase todo dia, ou são fonte de incômodo extremo. 5 Grave: Como acima e exerceu impacto moderado no comportamento do paciente (ex.: dificuldades de concentração que levam a um comprometimento do trabalho). 6 Muito grave: Como acima com grave impacto (ex.: tentativas de suicídio como resposta a ordens alucinatórias).
13. RETARDAMENTO MOTOR: Redução do nível de energia evidenciado por movimentos mais lentos. Pontuar apenas a partir de comportamento observado no paciente. Não pontuar a partir de impressões subjetivas do paciente sobre seu próprio nível de energia.	0 Não observado 1 Muito leve: Significação clínica duvidosa. 2 Leve: Ex.: conversa um pouco mais lentamente, movimentos levemente mais lentos. 3 Moderado: Ex.: conversa notavelmente mais lenta, mas não arrastada. 4 Moderadamente grave: Ex.: conversa é arrastada, movimenta-se muito lentamente. 5 Grave: Ex.: é difícil manter a conversa, quase não se movimenta. 6 Muito grave: Ex.: conversa é quase impossível, não se move durante toda a entrevista.

FORMULÁRIO 7.2.I **ESCALA BREVE PARA AVALIAÇÃO PSIQUIÁTRICA – VERSÃO ANCORADA (BPRS-A)**	
14. FALTA DE COOPERAÇÃO COM A ENTREVISTA: Evidências de resistência, indelicadeza, ressentimento e falta de prontidão para cooperar com o entrevistador. Pontuar exclusivamente a partir das atitudes do paciente e reações ao entrevistador e à situação da entrevista. Não pontuar a partir de relato de ressentimento e recusa à cooperação fora da situação de entrevista.	0 Não observado 1 Muito leve: Ex.: não parece motivado. 2 Leve: Ex.: parece evasivo em certos assuntos. 3 Moderado: Ex.: monossilábico, fracassa em cooperar espontaneamente. 4 Moderadamente grave: Ex.: expressa ressentimento e é indelicado durante a entrevista. 5 Grave: Ex.: recusa-se a responder a algumas questões. 6 Muito grave: Ex.: recusa-se a responder a maior parte das questões.
15. ALTERAÇÃO DE CONTEÚDO DO PENSAMENTO/ DELÍRIOS: Gravidade de qualquer tipo de delírio – considerar convicção e seu efeito em ações. Pressupor convicção total se o paciente agiu baseado em suas crenças. Pontuar a partir de informação relatada, ou seja, subjetiva.	0 Não relatado 1 Muito leve: Suspeita-se ou há probabilidade de delírio. 2 Leve: às vezes o paciente questiona suas crenças (delírios parciais). 3 Moderado: Plena convicção delirante, porém delírios têm pouca ou nenhuma influência sobre o comportamento. 4 Moderadamente grave: Plena convicção delirante, porém os delírios têm impacto apenas ocasional sobre o comportamento. 5 Grave: Delírios têm efeito significativo, por exemplo, negligencia responsabilidades por causa de preocupações com a crença de que é Deus. 6 Muito grave: Delírio(s) tem impacto marcante, por exemplo, para de comer porque acredita que a comida está envenenada.
16. AFETO EMBOTADO: Responsividade afetiva diminuída, caracterizada por déficits na expressão facial, gestualidade e tom de voz. Diferenciar de RETRAIMENTO AFETIVO, no qual o foco está no comprometimento interpessoal mais do que no afetivo. Considerar grau e consistência do comprometimento. Pontuar a partir de observações feitas durante a entrevista.	0 Não observado 1 Muito leve: Ex.: ocasionalmente parece indiferente a assuntos que são normalmente acompanhados por demonstração de emoção. 2 Leve: Ex.: expressão facial levemente diminuída, ou voz levemente monótona, ou gestualidade levemente limitada. 3 Moderado: Ex.: como acima porém mais intenso, prolongado ou frequente. 4 Moderadamente grave: Ex.: achatamento de afeto, incluindo pelo menos duas de três características: falta acentuada de expressão facial, voz monótona ou gestualidade limitada. 5 Grave: Ex.: profundo achatamento de afeto. 6 Muito grave: Ex.: voz totalmente monótona e total falta de gestualidade expressiva durante toda a avaliação.

FORMULÁRIO 7.2.I ■ ESCALA BREVE PARA AVALIAÇÃO PSIQUIÁTRICA – VERSÃO ANCORADA (BPRS-A)

17. EXCITAÇÃO: Tom emocional aumentado, incluindo irritabilidade e expansividade (afeto hipomaníaco). Não inferir afeto de afirmações a partir de delírios de grandeza. Pontuar a partir de observações feitas durante a entrevista.	0 Não observado 1 Muito leve: Significação clínica duvidosa. 2 Leve: Ex.: às vezes irritadiço ou expansivo. 3 Moderado: Ex.: frequentemente irritadiço ou expansivo. 4 Moderadamente grave: Ex.: constantemente irritadiço ou expansivo, ou às vezes enfurecido ou eufórico. 5 Grave: Ex.: enfurecido ou eufórico durante maior parte da entrevista. 6 Muito grave: Ex.: como acima, porém de tal modo que a entrevista precisa ser encerrada prematuramente.
18. DESORIENTAÇÃO: Confusão ou falta de orientação adequada em relação a pessoas, lugares e tempo. Pontuar a partir de observações feitas durante a entrevista.	0 Não observado 1 Muito leve: Ex.: parece um pouco confuso. 2 Leve: Ex.: indica 1994 quando na verdade é 1995. 3 Moderado: Ex.: Indica 1982. 4 Moderadamente grave: Ex.: não sabe ao certo onde está. 5 Grave: Ex.: não faz ideia de onde está. 6 Muito grave: Ex.: não sabe quem é.

BPRS-A. PONTUAÇÃO

1. Preocupação somática	0	1	2	3	4	5	6
2. Ansiedade	0	1	2	3	4	5	6
3. Distanciamento afetivo	0	1	2	3	4	5	6
4. Desorganização conceitual	0	1	2	3	4	5	6
5. Sentimento de culpa	0	1	2	3	4	5	6
6. Tensão	0	1	2	3	4	5	6
7. Maneirismos e postura	0	1	2	3	4	5	6
8. Ideias de grandeza	0	1	2	3	4	5	6
9. Humor depressivo	0	1	2	3	4	5	6
10. Hostilidade	0	1	2	3	4	5	6
11. Desconfiança	0	1	2	3	4	5	6
12. Comportamento alucinatório	0	1	2	3	4	5	6
13. Retardamento motor	0	1	2	3	4	5	6
14. Falta de cooperação	0	1	2	3	4	5	6
15. Alt. cont. pens. (delírios)	0	1	2	3	4	5	6
16. Afeto embotado	0	1	2	3	4	5	6

BPRS-A. PONTUAÇÃO							
17. Excitação	0	1	2	3	4	5	6
18. Desorientação	0	1	2	3	4	5	6
Total de pontos							

Fonte: Romano e Elkis.[10]

REFERÊNCIAS

1. Overall JE, Gorham DR. The brief psychiatric rating scale. Psychol Rep. 1962;10:799-812.
2. Lorr M, Jenkins RL, Holsopple JQ. Multidimencional scale for rating psychiatric patients. Veterans Admin Tech Bull. 1953;43(10-507):1-44.
3. Lorr M, Klett CJ, McNair DM, Laski JJ. Inpatient multidimensional psychiatric scale, manual. Palo Alto: Consulting Psychologist; 1962.
4. Overall JE, Gorham DR. The brief psychiatric rating scale (BPRS): recent developments in ascertainment and scaling. Psychopharmacol Bull. 1988;24:97-9.
5. Woerner MG, Mannuzza S, Kane JM. Anchoring the BPRS: an aid to improved reliability. Psychopharmacol Bull. 1988;24(1):112-7.
6. Bech P, Kastrup M, Rafaelsen OJ. Mini-compendium of rating scales for states of anxiety, depression, mania, and schizophrenia with corresponding DSM-III syndromes. Acta Psychiatr Scand Suppl. 1986;326:1-37.
7. Velligan D, Prihoda T, Dennehy E, Biggs M, Shores-Wilson K, Crismon ML, et al. Brief psychiatric rating scale expanded version: how do new items affect factor structure? Psychiatry Res. 2005;135(3):217-28.
8. Dingemans PM. The Brief Psychiatric Rating Scale (BPRS) and the Nurses' Observation Scale for Inpatient Evaluation (NOSIE) in the evaluation of positive and negative symptoms. J Clin Psychol. 1990;46(2):168-74.
9. Overall JE, Pfefferbaum B. The brief psychiatric rating scale for children. Psychopharmacol Bull. 1982;18(2):10-6.
10. Romano F, Elkis H. Tradução e adaptação de um instrumento para avaliação psicopatológica das psicoses: a escala breve de avaliação psiquiátrica: versão ancorada (BPRS-A). J Bras Psiquiatr. 1996;45(1):43-9.
11. Brasil. Ministério da Saúde. Portaria nº 364, de 9 de abril de 2013. Aprova o protocolo clínico e diretrizes terapêuticas – esquizofrenia. Brasília: MS; 2013.
12. Goiás. Secretaria de Saúde Goiás. Escala breve de avaliação psiquiátrica: BPRS: ancorada com sugestão de perguntas. Goiânia: SSG; 2013.
13. Leucht S, Kane JM, Kissling W, Hamann J, Etschel E, Engel R. Clinical implications of brief psychiatric rating scale scores. Br J Psychiatry. 2005;187:366-71.
14. Guy W. Clinical Global Impressions, ECDEU Assessment Manual for Psychopharmacology, revised (DHEW Publ. No. ADM 76-338). Rockville: National Institute of Mental Health; 1976.
15. Kay SR, Fiszbein A, Opler LA. The positive and negative syndrome scale (PANSS) for schizophrenia. Schizophr Bull. 1987;13(2):261-76.
16. Asberg M, Schalling D. Construction of a new psychiatric rating instrument, the Comprehensive Psychopathological Rating Scale (CPRS). Prog Neuropsychopharmacol. 1979;3(4):405-12.
17. Hofmann AB, Schmid HM, Jabat M, Brackmann N, Noboa V, Bobes J, et al. Utility and validity of the Brief Psychiatric Rating Scale (BPRS) as a transdiagnostic scale. Psychiatry Res. 2022;314:114659.
18. Linden M, Baron S. The mini-ICf-rating for mental disorders (Mini-ICF-P): a short instrument for the assessment of disabilities in mental disorders. Rehabilitation. 2005;44(3):144-51.
19. Elkis H, Alves T, Eizenman I. Reliability of the Brazilian version of the BPRS anchored. Schizophrenia Research. 1999;36(1-3):7-8.
20. Hedlund J, Vieweg B. The brief psychiatric rating scale: a comprehensive review. J Oper Psychiatry. 1980;11(1):48-65.
21. Shafer A. Meta-analysis of the brief psychiatric rating scale factor structure. Psychol Assess. 2005;17(3):324-35.
22. McMahon RP, Kelly DL, Kreyenbuhl J, Kirkpatrick B, Love RC, Conley RR. Novel factor-based symptom scores in treatment resistant schizophrenia: implications for clinical trials. Neuropsychopharmacology. 2002;26(4):537-45.
23. Alves TM, Pereira JC, Elkis H. The psychopathological factors of refractory schizophrenia. Rev Bras Psiquiatr. 2005;27(2):108-12.
24. Kane J, Honigfeld G, Singer J, Meltzer H. Clozapine for the treatmentresistant schizophrenic. A double-blind comparison with chlorpromazine. Arch Gen Psychiatry. 1988;45(9):789-96.
25. Hallak JE, Maia-de-Oliveira JP, Abrão J, Evora PR, Zuardi AW, Crippa JA, et al. Rapid improvement of acute schizophrenia symptoms after intravenous sodium nitroprusside: a randomized, double-blind, placebo-controlled trial. JAMA Psychiatry. 2013;70(7):668-76.
26. Crippa J, Hallak J, Sanches R, Loureiro S, Zuardi A. Roteiro de entrevista estruturada para a Escala Breve de Avaliação Psiquiátrica (SIG- BPRS). In: Gorenstein C, Andrade L, Zuardi A, organizadores. Escalas de avaliação clínica em psiquiatria e psicofarmacologia. São Paulo: Lemos; 2000. p. 207-17.

7.3 ESCALA DAS SÍNDROMES POSITIVA E NEGATIVA (PANSS)

Rosana R. Freitas, Helio Elkis

A Escala das Síndromes Positiva e Negativa (Positive and Negative Syndrome Scale – PANSS) é um instrumento que permite mensurar a gravidade dos sintomas da esquizofrenia. Foi criada em 1987, por Kay e colaboradores,[1] a partir da fusão dos 18 itens da Brief Psychiatric Rating Scale (BPRS) e dos 12 itens adicionais da Psychopathology Rating Schedule (PRS). Os 30 sintomas da PANSS são subdivididos em três subescalas: positiva, com 7 itens, negativa, também com 7 itens, e de psicopatologia geral, com 16 itens.[1]

Embora apresente 30 sintomas mais comuns da esquizofrenia e seja dividida em três subescalas, seus autores a conceberam como um instrumento para avaliar uma síndrome, e seu nome deriva das duas principais dimensões sintomatológicas da esquizofrenia: positiva, ou dos sintomas positivos, definidos como excesso ou distorções das funções mentais normais, e negativa, ou dos sintomas negativos, definidos como uma diminuição ou perda das funções mentais normais.[2]

▌ VERSÕES

A PANSS manteve sua versão original desde sua primeira publicação, em 1987. Nos anos subsequentes, foram publicados manuais que operacionalizaram sua aplicação. Posteriormente, foram lançados o manual de avaliação dos sintomas (PANSS Rating Manual)[3] e a entrevista clínica estruturada (Structured Clinical Interview for the Positive and Negative Syndrome Scale [SCI-PANSS]),[4] de duração de 30 a 50 minutos com o paciente e dados obtidos junto a seus cuidadores (familiares, profissionais da saúde ou outros). Além disso, foi publicado também o Questionário do Informante (Informant Questionnaire [IQ-PANSS]), com o objetivo de garantir uma avaliação válida e confiável das informações obtidas durante entrevistas com os cuidadores.[5]

A PANSS foi traduzida para mais de 40 idiomas, e sua validação foi publicada em sueco, espanhol, francês, tailandês e polonês. Há duas versões para o português, uma de Portugal e outra do Brasil,[6] porém, apesar de sua grande utilização em nosso meio, sua validade convergente só foi publicada recentemente.[7]

Com o objetivo de facilitar sua aplicação, pesquisadores vêm desenvolvendo versões mais curtas, havendo, atualmente, quatro versões que oferecem um número reduzido de itens: duas incluindo somente 6 itens (Brief PANSS e PANSS-6) e outras duas com 14 e 19 itens (PANSS-14 e PANSS-19), respectivamente.[8]

Dentre elas, destaca-se a PANSS-6, composta pelos seguintes sintomas: delírios, desorganização conceitual, comportamento alucinatório, afeto embotado, passivo/apático, retraimento social e falta de espontaneidade. Utilizando a teoria de resposta ao item, essa versão mostrou-se particularmente sensível e válida para discriminação de pacientes com esquizofrenia resistente ao tratamento,[9] bem como avaliação da resposta ao tratamento com clozapina, antipsicótico especificamente indicado para essa condição clínica.[10]

▌ DESCRIÇÃO DO INSTRUMENTO

A PANSS é composta por 30 itens distribuídos em três subescalas (Quadro 7.3.1).

QUADRO 7.3.1 ▌ SINTOMAS E SUBESCALAS DA PANSS

Sintomas positivos (ou subescala positiva)	P1 – Delírios P2 – Desorganização conceitual P3 – Comportamento alucinatório P4 – Excitação P5 – Grandiosidade P6 – Desconfiança P7 – Hostilidade
	Subtotal da subescala positiva =
Sintomas negativos (ou subescala negativa)	N1 – Afeto embotado N2 – Retraimento emocional N3 – Contato pobre N4 – Retraimento social passivo/apático N5 – Dificuldade no pensamento abstrato N6 – Falta de espontaneidade e fluência verbal N7 – Pensamento estereotipado
	Subtotal da subescala negativa =
Psicopatologia geral	G1 – Preocupação somática G2 – Ansiedade G3 – Sentimento de culpa G4 – Tensão G5 – Maneirismo e postura G6 – Depressão G7 – Retardo motor G8 – Falta de cooperação G9 – Conteúdo incomum do pensamento G10 – Desorientação G11 – Atenção pobre G12 – Perda do julgamento e *insight* G13 – Distúrbio de volição G14 – Mau controle de impulsos G15 – Preocupação G16 – Esquiva social ativa
	Subtotal da subescala de psicopatologia geral =

PANSS total = totais das subescalas positiva + negativa + psicopatologia geral

Cada um dos itens apresenta a seguinte estrutura:

1 Definição: descrição psicopatológica aproximada do sintoma.
2 Base para avaliação: modo pelo qual o sintoma é avaliado – somente durante a entrevista, somente por meio de informações dos familiares ou por ambas as fontes.
3 Avaliação da gravidade: cada nível (1-7) apresenta uma definição, ou "âncora", que avalia a gravidade do sintoma em termos de frequência, intensidade e impacto sobre o comportamento do paciente.

O Quadro 7.3.2 apresenta um exemplo utilizando o item desorganização conceitual.

■ PÚBLICO-ALVO

Indivíduos maiores de 18 anos com quadros psicóticos, de modo geral, e pacientes com diagnóstico de esquizofrenia, em particular. Também pode ser usada para avaliar sintomas psicóticos em pacientes com transtornos bipolar e esquizoafetivo.

■ APLICAÇÃO

A aplicação e a pontuação do instrumento devem ser realizadas por um entrevistador adequadamente treinado, e toda informação obtida é referente aos últimos sete dias. Ela deriva tanto de uma entrevista clínica semiestruturada (SCI-PANSS)[4] quanto dos relatos de um profissional da saúde (no caso de paciente institucionalizado ou internado) ou familiar. O relato do parente deve ser conduzido pelo IQ-PANSS[5] e é essencial para acessar comprometimentos sociais, como controle de impulsos, hostilidade, retraimento social passivo/apático e esquiva social ativa.

Desde seu surgimento, a PANSS tornou-se uma escala mundialmente conhecida, com traduções e validações para inúmeros idiomas, sendo amplamente utilizada em estudos clínicos para ava-

QUADRO 7.3.2 ■ EXEMPLO DE COMO SE APRESENTA O ITEM DESORGANIZAÇÃO CONCEITUAL (P2)

P2. Desorganização conceitual – Existe um processo de desorganização do pensamento caracterizado por uma ruptura no sequenciamento dirigido para metas (p. ex., circunstancialidade, tangencialidade, associações pobres, *non-sequiturs*, ilogicidade grosseira ou pensamento bloqueado). **Base para avaliação:** processos cognitivos e comportamentais observados durante o curso da entrevista.

	AVALIAÇÃO	CRITÉRIOS
1	Ausente	A definição não se aplica.
2	Mínimo	A patologia é questionável; pode estar no extremo mais elevado dos limites normais.
3	Fraco	O pensamento é circunstancial, tangencial ou paralógico. Há dificuldades em dirigir os pensamentos na direção de metas, e algumas associações se mostram enfraquecidas, o que fica evidente sob pressão.
4	Moderado	Há capacidade de focalizar pensamentos quando as comunicações são breves e estruturadas, mas tornam-se frágeis ou irrelevantes quando há que se lidar com comunicações complexas ou sob mínima pressão.
5	Moderadamente grave	Geralmente tem dificuldades em organizar pensamentos, como evidenciado por irrelevâncias frequentes, falta de conexões ou enfraquecimento das associações mesmo quando sem pressão.
6	Grave	O pensamento está gravemente desorganizado e internamente inconsistente, resultando em irrelevâncias grosseiras e perturbações dos processos de pensamento, que ocorrem quase constantemente.
7	Extremo	Os pensamentos estão perturbados a ponto de o paciente ficar incoerente. Há enfraquecimento marcante das associações, que resulta em falência total das comunicações (p. ex., "salada de palavras" ou mutismo).

liação de eficácia da terapia antipsicótica. Faz-se necessário que o entrevistador seja adequadamente treinado na sua aplicação, bem como no preenchimento da escala.

A entrevista tem duração de 30 a 40 minutos e permite observação direta da afetividade, da cognição, da atenção, da sensopercepção e das funções interativas. Foi concebida envolvendo quatro fases, resumidas no Quadro 7.3.3. Na primeira fase, com duração de 5 a 10 minutos, é sugerido que o entrevistador encoraje o paciente a falar sobre sua história, sua situação de vida e seus sintomas. É não diretiva e tem como objetivo estabelecer *rapport* e observar de maneira neutra o processamento, o conteúdo e a forma do pensamento, bem como a comunicação, a afetividade e a motricidade do indivíduo.

A segunda fase, com duração de 10 a 15 minutos, visa progredir de perguntas não provocativas e inespecíficas aos sintomas psicopatológicos mais diretos. O objetivo dessa etapa é acessar sintomas produtivos, como alucinações e delírios, desconfiança e grandiosidade. É necessário estabelecer primeiro a presença ou ausência de sintomas, para só então avaliar a gravidade dependendo da intensidade, da frequência e do impacto no funcionamento diário.

A terceira fase é a mais focada, com duração de 5 a 10 minutos, e envolve uma série de questões específicas referentes a humor, ansiedade, orientação e pensamento abstrato.

Na última fase, com duração de 5 a 10 minutos, o entrevistador é orientado a adotar uma postura mais diretiva e provocativa, bem como a esclarecer melhor as áreas em que o paciente foi defensivo, ambivalente ou não cooperativo (vide Quadro 7.3.3).

Os itens da PANSS referem-se à investigação de sintomas que ocorreram somente na *última semana*,

QUADRO 7.3.3 ∎ FASES DA ENTREVISTA CLÍNICA DA PANSS POR MEIO DA SCI-PANSS				
		OBJETIVO	ESTRATÉGIA DA ENTREVISTA	ÁREAS PARA INVESTIGAÇÃO
Pré-entrevista	5 min	Obter dados específicos do funcionamento fora da situação de entrevista.	Entrevista com pessoas que cuidam do paciente.	Comportamento social, envolvimento emocional, funções motoras, hostilidade e problemas de manejo.
Fase I	5-10 min	Estabelecer *rapport*; observar organização das ideias, comportamento anormal e temas patológicos.	Não estruturada; não diretiva.	História, início da doença, eventos que levaram à internação e preocupações especiais.
Fase II	15 min	Abordar sistematicamente áreas de psicopatologia para avaliar a presença e a gravidade dos sintomas.	Semiestruturada; uso de questões abrangentes que se tornam progressivamente mais focalizadas.	*Insight* prejudicado, delírios, alucinações, suspeitas e sentimento de culpa.
Fase III	5-10 min	Avaliar objetivamente sentimentos subjetivos, orientação e raciocínio abstrato.	Estruturada: uso de conjuntos específicos de questões.	Estado de humor, ansiedade, orientação nas três esferas e capacidade de raciocínio abstrato.
Fase IV	5-10 min	Clarificar informações; avaliar toda a psicopatologia; observar respostas ao estresse e vulnerabilidade para desorganização.	Diretiva; testar limites.	Examinar melhor respostas que foram ambivalentes, ilógicas ou evitadoras.

Fonte: Kay e colaboradores.[4]

devendo o entrevistador explicar com clareza esse aspecto ao entrevistado e cuidadores, podendo repetir a pergunta durante a entrevista para certificar-se: "isto aconteceu na última semana?". As observações ao longo da entrevista, bem como as informações fornecidas por cuidadores, são de extrema importância e devem ser anotadas. No entanto, recomenda-se avaliar a gravidade dos sintomas utilizando as âncoras somente após o término da entrevista com o paciente e com os cuidadores.

INTERPRETAÇÃO DAS PONTUAÇÕES

Os critérios de gravidade de um paciente avaliado pela PANSS não são subjetivos, como é o caso da Escala de Impressão Clínica Global (CGI) e da BPRS, mas sim operacionalizados por meio de âncoras que definem a gravidade de cada um dos sintomas.

Em geral, a pontuação de nível 1 corresponde à ausência de sintomas. A de nível 2 significa gravidade "muito leve", que denota patologia suspeita ou questionável e pode fazer alusão ao extremo final da variação normal. A pontuação de nível 3 (leve) corresponde à presença de sintoma claro, mas não pronunciado, que interfere pouco no funcionamento diário. Já o nível 4 (moderado) está associado a um sintoma que ocorre ocasionalmente e interfere no cotidiano em uma extensão moderada. Um escore 5 (moderadamente grave) indica uma manifestação sintomática marcada que impacta no funcionamento diário, mas que pode ser suprimida em alguns momentos. A pontuação de nível 6 (grave) representa uma patologia grave, presente de modo muito frequente, altamente disruptiva, que pode necessitar de supervisão direta. Por último, a pontuação 7, considerada "muito grave", refere-se ao mais grave nível de psicopatologia, em que as manifestações interferem em muitas, ou na maioria, das funções diárias, sendo necessária supervisão próxima ou assistência direta em várias áreas.

Os graus de gravidade dessas pontuações, que valem para todos os sintomas da PANSS, encontram-se no Quadro 7.3.4 e um exemplo de um dos itens (desorganização conceitual – P2) já foi apresentado no Quadro 7.3.2.

A PANSS é o instrumento padrão para avaliação da eficácia terapêutica em ensaios clínicos dos tratamentos da esquizofrenia disponíveis (farmacológicos, biológicos ou com intervenções psicossociais). No entanto, para cada um deles é necessário definir a porcentagem de redução da escala que corresponda à chamada "resposta terapêutica", traduzida pela redução da gravidade do total dos pontos da escala (20, 30 ou 40%).

Para estabelecer o significado clínico dessas porcentagens, Leucht e colaboradores[11] utilizaram uma correspondência entre a redução da PANSS e da CGI,[12] que avalia subjetivamente a gravidade antes do início de um tratamento e a sua melhora após, e constataram que um paciente "pouco doente" corresponde a menos de 60 pontos totais da PANSS; um paciente "moderadamente doente" corresponde a 75 pontos; e um paciente "gravemente doente" corresponde a um total de 116 pontos. Por sua vez, uma redução de 25% no total da PANSS corresponde, na CGI, a "discretamente melhor", sendo que, para atingir o nível de "muito melhor" na CGI, é necessária uma redução de 50% no escore total da PANSS.[11]

PARÂMETROS PSICOMÉTRICOS DA VERSÃO ORIGINAL E DA VERSÃO EM PORTUGUÊS

CONFIABILIDADE

A publicação original que avaliou a confiabilidade tanto dos itens quanto das subescalas encontrou índices bastante razoáveis para os itens, variando entre 0,69 (no item esquiva social ativa) e 0,90 (no item preocupação). A correlação média intraclasse entre subescalas variou de 0,83 a 0,87 (p < 0,001).[13]

VALIDADE

De acordo com a classificação de Portney e Watkins,[14] existem três tipos de validade: de conteúdo (abrange o universo do conteúdo que define o construto a ser medido), de critério (estabelece a

QUADRO 7.3.4	PONTUAÇÃO DA PANSS						
PONTUAÇÃO	1	2	3	4	5	6	7
Grau de gravidade	Ausência de sintomas	Muito leve	Leve	Moderado	Moderadamente grave	Grave	Muito grave

correspondência entre o novo instrumento e o de referência, ou padrão-ouro, que se propõe a medir o mesmo construto) e de construto (capacidade do novo instrumento para avaliar as dimensões e os fundamentos teóricos do construto a ser medido).[14]

A validade de critério, por sua vez, pode ser subdividida em convergente (o grau de correlação do novo instrumento com o padrão-ouro) e preditiva (a capacidade de o novo instrumento predizer da mesma forma que o padrão-ouro). A validade de construto também tem dois subtipos: convergente (o grau de correlação positiva do novo instrumento com outros cujos construtos são semelhantes) e discriminante (o grau de correlação negativa com testes cujos construtos são dissemelhantes).[14]

A PANSS tornou-se o padrão-ouro das escalas para avaliação dos sintomas positivos e negativos da esquizofrenia. Na época em que foi publicada (1987), o padrão-ouro era representado pela Scale for Assessing Negative Symptoms (SAPS) e pela Scale for Assessing Positive Symptoms (SANS), desenvolvidas por Andreasen.[15] Para avaliar a importância da PANSS, basta colocar esses acrônimos no PubMed e observar que, entre os anos 1987 e 2022, há cerca de 155 publicações com o título "PANSS", mas somente 14 a 20 com o título "SAPS" ou "SANS".

Validade de critério convergente
A validade convergente da PANSS foi realizada por meio da comparação com a SAPS, a SANS e a CGI. O resultado da aplicação desses instrumentos em 51 pacientes crônicos internados mostrou que a subescala positiva da PANSS apresentou correlação elevada e significativa com a SAPS ($r = 0,77$, $p < 0,001$), o mesmo ocorrendo com a SANS ($r = 0,77$, $p < 0,001$). Já o grau de correlação entre a subescala de psicopatologia geral e a CGI foi menor, porém significativo ($r = 0,52$, $p < 0,001$).[16]

Validade de construto
Embora contenha três subescalas, a primeira análise fatorial exploratória (AFE) da PANSS revelou a existência de quatro fatores, cada um deles com autovalores (*eigenvalues*) maiores que 2: negativo, positivo, excitação e depressivo, tendo sido encontrado um quinto fator (cognitivo), porém com autovalor menor que 2. Esse modelo foi chamado piramidal.[17]

Análises fatoriais subsequentes identificaram, em sua maioria, soluções formadas por cinco fatores: negativo, positivo, excitação, depressivo e cognitivo, conhecido como "modelo pentagonal", ou "de cinco fatores",[18] com pequenas variações entre eles. É importante salientar a qualidade consistente das várias traduções da PANSS, uma vez que a mesma estrutura com cinco fatores foi reproduzida e confirmada, utilizando-se AFE e análise fatorial confirmatória (AFC) em duas amostras de diferentes regiões da China, uma dos Estados Unidos e uma brasileira, proveniente no nosso grupo de pesquisas.[19] A versão brasileira da PANSS foi objeto de AFE, na qual a análise de componente principal gerou um modelo que representou 58,44% da variância total, composto pelos fatores negativo, desorganização/cognição, excitação, positivo e depressão/ansiedade.[7]

No entanto, uma metanálise de várias AFE da PANSS, e que também utilizou AFC, não conseguiu reproduzir o modelo de cinco fatores, propondo, inclusive, um modelo de seis fatores.[18] Tais modelos estão resumidos no Quadro 7.3.5, traduzido a partir de nossa publicação original na qual realizamos AFE e AFC em uma amostra transnacional, da qual participaram 1.429 pacientes com diagnóstico de esquizofrenia de oito países (Alemanha, Argentina, Brasil, Canadá, Espanha, França, Itália e Reino Unido).[20]

Esse trabalho foi feito com uma grande amostra de pacientes com diagnóstico de esquizofrenia, crônicos, participantes do estudo PATTERN, cujo objetivo original era o de avaliar o impacto dos sintomas negativos na sobrecarga e na funcionalidade. Por meio de AFE e AFC, foi investigada a hipótese de que a estrutura fatorial da PANSS pudesse diferir entre 409 pacientes considerados resistentes (em uso de clozapina) e 1.020 pacientes considerados não resistentes (em uso de antipsicóticos que não a clozapina). Como resultado, evidenciou-se que, com ligeiras diferenças, as estruturas fatoriais de ambos os grupos revelaram-se muito semelhantes àquelas encontradas em AFE anteriores, compostas pelos seguintes fatores: negativo, positivo, ansiedade/depressão, cognitivo e de excitação[20] (vide Tab. 7.3.1).

▌ EXPERIÊNCIA DE USO

Como mencionado, a PANSS tornou-se o padrão-ouro para avaliação da gravidade dos sintomas da esquizofrenia, equivalente à Escala de Depressão de Hamilton, Escala de Avaliação de Mania de Young ou Inventário de Ansiedade de Beck. A PANSS tem sido amplamente utilizada para avaliar a eficácia terapêutica de intervenções farmacológicas, biológicas e psicossociais na esquizofrenia. Outras aplicações incluem a avaliação dos sintomas que definem a condição de remissão na esquizofrenia,[21] estadiamento clínico[22] e resistência ao tratamento, na sua versão com 6 itens.[9]

QUADRO 7.3.5 ■ SUBESCALAS DA PANSS

MODELOS DE FATORES	MODELO DE CINCO FATORES PARA ESQUIZOFRENIA RESISTENTE AO TRATAMENTO	MODELO DA PANSS ORIGINAL	MODELO DE CINCO FATORES			
AUTORES	LINDENMAYER (LINDENMAYER ET AL., 2004)	PANSS ORIGINAL (KAY ET AL., 1987)	PIRAMIDAL (KAY ET AL., 1990)	PENTAGONAL (WHITE ET AL., 1997)	VDAAG (VAN DE GAAG ET AL., 2006B)	NIMH (WALLWORK ET AL., 2012)
ITENS DA PANSS						
P1 – Delírios	Positivo	Positivo	Positivo	Positivo	Positivo	Positivo
P2 – Desorganização conceitual	Cognitivo				Desorganização	Desorganização
P3 – Comportamento alucinatório	Positivo		Positivo	Positivo	Positivo	Positivo
P4 – Excitação	Excitação		Excitação	Ativação	Excitação	Excitação
P5 – Grandiosidade	Positivo		Positivo	Positivo	Positivo	Positivo
P6 – Desconfiança/persecutoriedade	Positivo				Positivo	
P7 – Hostilidade	Excitação		Excitação	Ativação	Excitação	Excitação
N1 – Afeto embotado	Negativo		Negativo	Negativo	Negativo	Negativo
N2 – Retraimento emocional	Negativo	Negativo	Negativo	Negativo	Negativo	Negativo
N3 – Contato pobre	Negativo		Negativo	Negativo	Negativo	Negativo
N4 – Retraimento social passivo/apático	Negativo			Negativo	Negativo	Negativo
N5 – Dificuldade no pensamento abstrato	Cognitivo			Preocupação autística	Desorganização	Desorganização
N6 – Falta de espontaneidade e fluência	Negativo		Negativo	Negativo	Negativo	Negativo
N7 – Pensamento estereotipado				Preocupação autística	Desorganização	

QUADRO 7.3.5 ■ SUBESCALAS DA PANSS

G1 – Preocupação somática		Depressivo	Humor disfórico	Positivo	Depressivo
G2 – Ansiedade	Depressivo	Depressivo	Humor disfórico	Estresse emocional	Depressivo
G3 – Sentimentos de culpa	Depressivo	Depressivo	Humor disfórico	Estresse emocional	
G4 – Tensão	Depressivo	Excitação	Humor disfórico	Estresse emocional	
G5 – Maneirismo e postura		Negativo	Preocupação autística	Desorganização	Depressivo
G6 – Depressão	Depressivo	Depressivo	Humor disfórico	Estresse emocional	Depressivo
G7 – Retardo motor	Psicopatologia geral	Negativo	Negativo	Negativo	Negativo
G8 – Falta de cooperação	Excitação	Excitação	Ativação	Excitação	Excitação
G9 – Conteúdo incomum do pensamento	Positivo	Positivo	Positivo	Positivo	Positivo
G10 – Desorientação				Desorganização	Desorganização
G11 – Atenção pobre	Cognitivo	Negativo	Preocupação autística	Desorganização	Desorganização
G12 – Perda do julgamento e *insight*	Cognitivo	Positivo		Desorganização	
G13 – Distúrbio de volição		Negativo	Negativo	Desorganização	
G14 – Mau controle de impulso	Excitação	Excitação	Ativação	Excitação	Excitação
G15 – Preocupação	Cognitivo	Depressivo	Preocupação autística	Desorganização	Positivo
G16 – Esquiva social ativa	Positivo	Negativo	Negativo	Negativo	Desorganização

TABELA 7.3.1 ▪ ESTRUTURA FATORIAL DA PANSS: COMPARAÇÃO ENTRE PACIENTES COM ESQUIZOFRENIA RESISTENTE (TRT) E NÃO RESISTENTE (NRT)

		FATOR 1 NEGATIVO		FATOR 2 POSITIVO		FATOR 3 HUMOR		FATOR 4 COGNITIVO		FATOR 5 EXCITAÇÃO	
		NRT	TRT	NRT	TRT	NRT	TRT	NRT	TRT	NRT	TRT
	Resistência ao tratamento										
	Autovalor (Eigenvalue)	17,41		17,74		12,53		11,31		11,77	
Negativo	N1. Afeto embotado	0,789	0,788								
	N2. Retraimento emocional	0,805	0,850								
	N3. Contato pobre	0,749	0,813								
	N4. Retraimento emocional passivo/apático	0,737	0,814								
	N5. Dificuldade no pensamento abstrato										
	N6. Falta de espontaneidade e fluência na conversação	0,740	0,754								
Positivo	P1. Delírios			0,827							
	P2. Desorganização conceitual				0,837						
	P3. Comportamento alucinatório			0,735					0,538		
	P5. Grandiosidade			0,584	0,728						
	P6. Desconfiança			0,644	0,627						
	P7. Hostilidade				0,586					0,744	
Psicopatologia geral	G1. Preocupação somática					0,549					
	G2. Ansiedade					0,755	0,743				
	G3. Sentimentos de culpa					0,673	0,653	0,530	0,624		
	G4. Tensão					0,659	0,634	0,650	0,530		
	G5. Maneirismo e postura							0,664	0,592		0,714

Fatores originais da PANSS

INSTRUMENTOS DE AVALIAÇÃO DAS DIMENSÕES SINTOMATOLÓGICAS... ▌ 277

TABELA 7.3.1 ▌ ESTRUTURA FATORIAL DA PANSS: COMPARAÇÃO ENTRE PACIENTES COM ESQUIZOFRENIA RESISTENTE (TRT) E NÃO RESISTENTE (NRT)

		FATOR 1	FATOR 2	FATOR 3	FATOR 4	FATOR 5
		NEGATIVO	POSITIVO	HUMOR	COGNITIVO	EXCITAÇÃO
Fatores originais da PANSS — Psicopatologia geral	G6. Depressão			0,721		
	G7. Retardo motor	0,676		0,719		0,705
	G8. Falta de cooperação	0,651				0,755
	G9. Conteúdo incomum do pensamento		0,776			
	G11. Atenção pobre		0,743		0,610	
	G14. Mau controle de impulsos	0,683				0,637
	G16. Esquiva social ativa	0,637				0,643

Fonte: Adaptada de Freitas e colaboradores.[20]

PONTOS FORTES E LIMITAÇÕES

O fator que mais limita a pontuação da PANSS refere-se ao entrevistador. É necessário que ele tenha bom conhecimento sobre psicopatologia, experiência clínica e que seja adequadamente treinado. Além disso, é importante que existam, em seu idioma, traduções com equivalências semânticas de todos os materiais da PANSS, desde a escala em si até o manual, a entrevista semiestruturada e o questionário do informante.

Os pontos fortes do instrumento incluem a entrevista estruturada (SCI-PANSS), suas âncoras detalhadas que descrevem cada item e os critérios de gravidade, as dimensões fatoriais, sua confiabilidade e validade.

FORMAS DE AQUISIÇÃO

Os direitos autorais pertencem ao The PANSS Institute (TPI), localizado em Nova York e idealizado pelos criadores da escala, que é responsável por conceder autorização para traduções, difusão, treinamentos, certificações e recertificações. São utilizados vídeos de treinamento presencial e *on-line* para os interessados em sua aplicação, permitindo que a escala possa ser utilizada de forma válida e confiável, no âmbito clínico e na pesquisa.

REFERÊNCIAS

1. Kay SR, Fiszbein A, Opler LA. The positive and negative syndrome scale (PANSS) for schizophrenia. Schizophr Bull. 1987;13(2):261-76.
2. American Psychiatric Association. Manual diagnóstico e estatístico de transtornos mentais: DSM-5. 5. ed. Porte Alegre: Artmed; 2014.
3. Kay SR, Opler LA, Fiszbein A. Positive and negative syndrome scale rating manual. Toronto: Multi Health Systems; 1991.
4. Kay SR, Oppler L, Fiszbein A. The structured clinical interview for the positive and negative syndrome of schizophrenia. Toronto: Multi Health Systems; 1992.
5. Kay SR, Opler LA, Fiszbein A. Positive and negative syndrome scale: users's manual. Toronto: Multi Health Systems; 2000.
6. Vessoni A. Adaptação e estudo da confiabilidade da escala de avaliação das síndromes positiva e negativa para esquizofrenia no Brasil [dissertação]. São Paulo: Unifesp; 1993.
7. Higuchi CH, Ortiz B, Berberian AA, Noto C, Cordeiro Q, Belangero SI, et al. Factor structure of the positive and negative syndrome scale (PANSS) in Brazil: convergent validation of the Brazilian version. Rev Bras Psiquiatr. 2014;36(4):336-9.
8. Lindenmayer J-P. Are shorter versions of the positive and negative syndrome scale (PANSS) Doable? A critical review. Innov Clin Neurosci. 2017;14(11-12):73-6.
9. Østergaard SD, Foldager L, Mors O, Bech P, Correll CU. The validity and sensitivity of PANSS-6 in treatment-resistant schizophrenia. Acta Psychiatr Scand. 2018;138(5):420-31.
10. Correll CU, Agid O, Crespo-Facorro B, Bartolomeis A, Fagiolini A, Seppälä N, et al. A guideline and checklist for initiating and managing clozapine treatment in patients with treatment-resistant schizophrenia. CNS Drugs. 2022;36(7):659-79.
11. Leucht S, Kane JM, Kissling W, Hamann J, Etschel E, Engel RR. What does the PANSS mean? Schizophr Res. 2005;79(2-3):231-8.
12. Guy W. Clinical Global Impressions, ECDEU Assessment Manual for Psychopharmacology, revised (DHEW Publ. No. ADM 76-338). Rockville: National Institute of Mental Health; 1976.
13. Kay SR, Opler LA, Lindenmayer JP. The positive and negative syndrome scale (PANSS): rationale and standardisation. Br J Psychiatry Suppl. 1989;(7):59-67.
14. Portney L, Watkins M. Foundations of clinical research: applications to practice. 3rd ed. New Jersey: Pearson; 2009.
15. Andreasen NC. Methods for assessing positive and negative symptoms. Mod Probl Pharmacopsychiatry. 1990;24:73-88.
16. Kay SR, Opler LA, Lindenmayer JP. Reliability and validity of the positive and negative syndrome scale for schizophrenics. Psychiatry Res. 1988;23(1):99-110.
17. Kay SR, Sevy S. Pyramidical model of schizophrenia. Schizophr Bull. 1990;16(3):537-45.
18. van der Gaag M, Cuijpers A, Hoffman T, Remijsen M, Hijman R, Haan L, et al. The five-factor model of the positive and negative syndrome scale I: confirmatory factor analysis fails to confirm 25 published five-factor solutions. Schizophr Res. 2006;85(1-3):273-9.
19. Stefanovics EA, Elkis H, Zhening L, Zhang XY, Rosenheck RA. A cross-national factor analytic comparison of three models of PANSS symptoms in schizophrenia. Psychiatry Res. 2014;219(2):283-9.
20. Freitas R, Santos B, Altamura C, Bernasconi C, Corral R, Evans J, et al. Can the positive and negative syndrome scale (PANSS) differentiate treatment-resistant from non-treatment-resistant schizophrenia? A factor analytic investigation based on data from the Pattern cohort study. Psychiatry Res. 2019;276:210-7.
21. Andreasen NC, Carpenter WT, Kane JM, Lasser RA, Marder SR, Weinberger DR. Remission in schizophrenia: Proposed criteria and rationale for consensus. Am J Psychiatry. 2005;162(3):441-9.
22. Higuchi CH, Cogo-Moreira H, Fonseca L, Ortiz BB, Correll CU, Noto C, et al. Identifying strategies to improve PANSS based dimensional models in schizophrenia: accounting for multilevel structure, Bayesian model and clinical staging. Schizophr Res. 2022;243:424-30.

7.4 ESCALA CALGARY DE DEPRESSÃO PARA ESQUIZOFRENIA (ECDE)

Cristiano Noto, Rodrigo Affonseca Bressan

Sintomas depressivos têm sido descritos no curso da esquizofrenia desde a sistematização desse diagnóstico. Mais recentemente, análises fatoriais indicaram a depressão como uma dimensão psicopatológica distinta da esquizofrenia, assim como os sintomas positivos e negativos.[1] A presença de síndromes depressivas no curso da esquizofrenia relaciona-se com diversos fatores de mau prognóstico, como maior número de internações, períodos de hospitalização mais longos, pior resposta ao tratamento, abuso de substâncias, pior desempenho cognitivo e social, maiores taxas de recaídas, piora na qualidade de vida e suicídio.[2] Sua prevalência ainda é bastante controversa, com estudos indicando que pode estar presente em até 80% dos pacientes ao longo de suas vidas.[3]

Uma metanálise recente analisou estudos com mais de 6 mil pacientes com esquizofrenia. A estimativa combinada da prevalência entre esquizofrenia e transtorno depressivo maior foi de 32,6% (95% IC: 27,9-37,6).[4] No entanto, apesar da alta prevalência, boa parte dos indivíduos com esquizofrenia não tem sintomas depressivos diagnosticados corretamente. Menos da metade deles recebem antidepressivos, sendo que, destes, apenas metade atinge a remissão.[5]

A identificação de quadros depressivos na esquizofrenia exige a correta distinção entre esses sintomas e as outras dimensões da doença, notadamente a negativa. Características como anedonia, baixa motivação, falta de interesse e dificuldade em se concentrar são critérios diagnósticos para o transtorno depressivo, porém também são considerados sintomas negativos, muitas vezes presentes em pacientes com esquizofrenia que não apresentam quadro depressivo. A presença de sintomas extrapiramidais decorrentes do uso de antipsicóticos e a discrepância entre a sintomatologia observada e aquela relatada pelos pacientes também contribuem para dificultar a identificação correta de quadros depressivos na esquizofrenia.

▋ ESCALA CALGARY DE DEPRESSÃO PARA ESQUIZOFRENIA (ECDE)

A fim de aprimorar a identificação desses casos, Addington e colaboradores[6] desenvolveram a Escala Calgary de Depressão para Esquizofrenia (ECDE), em 1990. Atualmente, esse é o instrumento mais utilizado para a avaliação de sintomas depressivos na esquizofrenia e está disponível em 36 idiomas. Na metanálise publicada em 2020, que avaliou a comorbidade entre depressão e esquizofrenia, 10 artigos utilizaram a ECDE entre os 18 artigos incluídos.[7] Desde 2010, quase 400 artigos foram publicados com este instrumento.

Em uma revisão sistemática envolvendo 48 artigos publicados com seis diferentes instrumentos, a ECDE surgiu como a escala de maior validade e confiabilidade, recomendando seu uso para a avaliação de sintomas depressivos na esquizofrenia.[8] A escala está validada para o uso no Brasil desde 1998.[9]

▋ DESCRIÇÃO DO INSTRUMENTO

A ECDE é um instrumento de pesquisa simples, derivado, por meio de análise fatorial, do Exame do Estado Psíquico (PSE)[10] e da Escala de Depressão de Hamilton (HAM-D).[11] Foi projetada para mensurar sintomas depressivos independentemente de outras dimensões psicopatológicas da esquizofrenia. O período avaliado corresponde às duas semanas anteriores à entrevista.

Trata-se de uma escala semiestruturada, composta por nove itens, com escores em escala ordinal de 0 a 3, sendo 0 a ausência do sintoma e 3 a presença em sua maior gravidade. Os primeiros oito itens são perguntas diretas ao paciente, que devem ser aplicadas exatamente conforme as instruções (Fig. 7.4.1). O último item refere-se à observação do examinador durante a entrevista. As características avaliadas em cada item estão descritas no Quadro 7.4.1.

▋ PÚBLICO-ALVO

Esse instrumento deve ser utilizado em pacientes com esquizofrenia, tanto na fase aguda como na residual. Recentemente, foi demonstrada sua

---

Faça a primeira pergunta como está escrita. Use as frases que seguem e os qualificadores a seu critério. O período examinado refere-se às duas últimas semanas, a não ser que esteja estipulado.

1 – DEPRESSÃO
Como você descreveria o seu humor nas últimas duas semanas: você tem estado razoavelmente alegre, ou tem-se sentido muito deprimido ou desanimado recentemente? Nas últimas duas semanas, com que frequência você tem-se sentido (palavras utilizadas pelo entrevistado)? Todos os dias? O dia inteiro?

0. Ausente
1. Leve Expressa alguma tristeza ou desânimo ao responder.
2. Moderado Humor deprimido evidente, persistindo até metade do período das duas últimas semanas: presente diariamente.
3. Grave Humor marcadamente deprimido, diariamente, por mais da metade do período.
Interfere no funcionamento motor e social habitual.

FIGURA 7.4.1 ▋ INSTRUÇÃO E EXEMPLO DE ITEM DA ECDE.

QUADRO 7.4.1 ■ FATORES AVALIADOS NA ECDE

ESCALA CALGARY DE DEPRESSÃO PARA ESQUIZOFRENIA

1. Depressão
2. Desesperança
3. Autodepreciação
4. Ideias de referência e de culpabilidade
5. Culpa patológica
6. Depressão matutina
7. Despertar precoce
8. Suicídio
9. Depressão observada

confiabilidade e validade, inclusive em estágios pré-mórbidos, em indivíduos com alto risco de desenvolver psicose.[12]

■ APLICAÇÃO

A aplicação requer que o examinador tenha experiência com pessoas com esquizofrenia e que desenvolva confiabilidade junto a outros profissionais experientes em avaliação com instrumentos estruturados. Uma confiabilidade adequada deve ser desenvolvida com ao menos 5 a 10 entrevistas práticas.

Composta por apenas oito questões, a ECDE é uma escala rápida, de fácil aplicação. O tempo médio para a execução do instrumento é de cerca de 5 a 10 minutos.

CUIDADOS NA APLICAÇÃO

O entrevistador deve atentar para o período avaliado pela escala, que compreende as duas semanas anteriores à entrevista. Também é importante seguir as instruções, lendo as perguntas fielmente, sem modificá-las. O último item da escala deve ser pontuado com base apenas na observação atenta do paciente durante a entrevista.

■ INTERPRETAÇÃO DAS PONTUAÇÕES

De acordo com a versão brasileira, um ponto de corte de 4/5 é suficiente para discriminar um episódio depressivo menor, enquanto o escore 6/7 apresenta o melhor equilíbrio entre sensibilidade, especificidade e valor preditivo positivo para um episódio depressivo maior.[9]

■ PARÂMETROS PSICOMÉTRICOS

CONFIABILIDADE

A confiabilidade da ECDE foi descrita como boa, com consistência interna (coeficiente alfa de Cronbach) de 0,82 (0,76-0,88),[8] sendo de 0,80 na versão brasileira.[9]

A confiabilidade da escala, medida pelo coeficiente de correlação intraclasse (CCI), foi de 0,895, com concordância de 86% entre os avaliadores para os itens individuais; em comparação à HAM-D, encontrou-se um CCI de 0,933 e 81% de concordância.[13] A confiabilidade teste-reteste também foi boa, de 0,83 (0,69-0,93).[8]

Em 2022, foi publicada uma metanálise com dados extraídos de 40 estudos sobre a confiabilidade da ECDE. O efeito metanalítico da consistência interna foi de 0,83 (95% IC: 0,82-0,84) e a confiabilidade entre avaliadores foi de 0,88 (95% IC: 0,86-0,91), indicando boa consistência interna e excelente confiabilidade entre avaliadores.[14]

VALIDADE

Validade de critério

A análise das curvas *Receiver Operating Characteristics* (ROC) dos diferentes estudos de validação da ECDE levou a valores de corte distintos na interpretação dos resultados obtidos com a escala. No estudo de Addingtong e colaboradores,[15] valores acima de 6 apresentam especificidade de 82% e sensibilidade de 85% para o diagnóstico de episódio depressivo maior. Na versão brasileira, resultados semelhantes foram encontrados com o escore de 5 (especificidade e sensibilidade = 85%).[9]

Validade convergente

A validade convergente da ECDE foi demonstrada por meio da correlação entre as pontuações dessa escala e aquelas de outros instrumentos validados para a avaliação de sintomas depressivos, como a HAM-D ($r = 0,822$) e o Inventário de Depressão de Beck (BDI) ($r = 0,792$). A ECDE também se relacionou ao diagnóstico de episódio depressivo maior, de acordo com o *Manual diagnóstico e estatístico de transtornos mentais* (DSM-III) ($r = 0,644$).[13]

Validade de construto

A elevada confiabilidade interna e o coeficiente de discriminação (0,956), combinado com o valor baixo da raiz quadrada da média residual (0,039), indicam forte validade de construto.[13] Isso sugere a existência de uma única dimensão, o que torna essa escala menos sensível à sobreposição com outros fatores da esquizofrenia, como os sintomas positivos, negativos e extrapiramidais.

■ CONSIDERAÇÕES FINAIS

Apesar da importância largamente descrita dos sintomas depressivos na esquizofrenia, essa condição é ainda negligenciada com frequência. A ECDE é um instrumento simples, de fácil aplicação, que não leva mais de 10 minutos para ser concluída. Sua utilização na prática clínica pode contribuir para a identificação mais ampla de sintomas depressivos, prevenindo situações graves, como o suicídio. Atualmente, é o instrumento mais indicado para esse fim, tendo sido traduzido e validado para diversos países e idiomas.

■ FORMAS DE AQUISIÇÃO

O uso da ECDE é gratuito para estudantes e entidades sem fins lucrativos.

■ REFERÊNCIAS

1. Lindenmayer JP, Bernstein-Hyman R, Grochowski S. Five-factor model of schizophrenia. Initial validation. J Nerv Ment Dis. 1994;182(11):631-8.
2. Siris SG. Depression in schizophrenia: perspective in the era of "atypical" antipsychotic agents. Am J Psychiatry. 2000;157(9):1379-89.
3. Zisook S, Nyer M, Kasckow J, Golshan S, Lehman D, Montross L. Depressive symptom patterns in patients with chronic schizophrenia and subsyndromal depression. Schizophr Res. 2006;86(1-3):226-33.
4. Etchecopar-Etchart D, Korchia T, Loundou A, Llorca PM, Auquier P, Lançon C, et al. Comorbid major depressive disorder in schizophrenia: a systematic review and meta-analysis. Schizophr Bull. 2021;47(2):298-308.
5. Fond G, Boyer L, Berna F, Godin O, Bulzacka E, Andrianarisoa M, et al. Remission of depression in patients with schizophrenia and comorbid major depressive disorder: results from the FACE-SZ cohort. Br J Psychiatry. 2018;213(2):464-70.
6. Addington D, Addington J, Schissel B. A depression rating scale for schizophrenics. Schizophr Res. 1990;3(4):247-51.
7. Etchecopar-Etchart D, Korchia T, Loundou A, Llorca PM, Auquier P, Lançon C, et al. Comorbid major depressive disorder in schizophrenia: a systematic review and meta-analysis. Schizophr Bull. 2021;47(2):298-308.
8. Lako IM, Bruggeman R, Knegtering H, Wiersma D, Schoevers RA, Slooff CJ, et al. A systematic review of instruments to measure depressive symptoms in patients with schizophrenia. J Affect Disord. 2012;140(1):38-47.
9. Bressan RA, Chaves AC, Shirakawa I, Mari J. Validity study of the Brazilian version of the Calgary depression scale for schizophrenia. Schizophr Res. 1998;32(1):41-9.
10. Wing JK, Cooper JE, Sartorius N. The measurement and classification of psychiatric symptoms: an instruction manual for the PSE and Catego program. London: Cambridge University; 1974.
11. Hamilton M. A rating scale for depression. J Neurol Neurosurg Psychiatry. 1960;23(1):56-62.
12. Addington J, Shah H, Liu L, Addington D. Reliability and validity of the Calgary depression scale for schizophrenia (CDSS) in youth at clinical high risk for psychosis. Schizophr Res. 2014;153(1-3):64-7.
13. Addington D, Addington J, Maticka-Tyndale E, Joyce J. Reliability and validity of a depression rating scale for schizophrenics. Schizophr Res. 1992;6(3):201-8.
14. Porter L, Jones C, Fox A. Reliability of the Calgary depression scale for schizophrenia: a meta-analysis. Schizophr Res. 2022;240:32-45.
15. Addington D, Addington J, Maticka-Tyndale E. Assessing depression in schizophrenia: the Calgary depression scale. Br J Psychiatry. 1993;163(S22):39-44.

7.5 INSTRUMENTOS PARA AVALIAÇÃO DE SINTOMAS NEGATIVOS DOS TRANSTORNOS PSICÓTICOS

Heydrich Lopes Virgulino de Medeiro, Antonio Peregrino

Desde a conceituação inicial de "demência precoce", no início do século XX, Emil Kraepelin já identificava que, para além dos clássicos sintomas alucinatórios e delirantes, havia o que denominou de "enfraquecimento das atividades emocionais que foram as molas propulsoras da vontade" e "perda da unidade interna das atividades do intelecto, das emoções e da volição". Trata-se da primeira descrição do que seriam denominados posteriormente de sintomas negativos[1] – podendo ser definidos como a ausência ou a diminuição de comportamentos e experiências subjetivas que estão normalmente presentes em uma pessoa da mesma cultura e faixa etária.[1]

Em 2005, o National Institute of Mental Health (NIMH), nos Estados Unidos, organizou uma conferência sobre sintomas negativos. O consenso delimitou e conceituou os seguintes sintomas como pertencentes ao domínio negativo: anedonia, falta de sociabilidade, avolição, afeto embotado e alogia.[2] Foi evidenciado que as principais escalas utilizadas para avaliação de sintomas negativos até aquele momento eram relevantes, mas tinham limitações quanto à mensuração desse agrupamento de sintomas, visto que a Scale for the Assessment of Negative Symptoms (SANS) inclui no domínio negativo sintomas que seriam predominantemente do domínio desorganizado, como prejuízos na atenção, afeto inapropriado e pobreza no conteúdo da fala.[2] A Escala das Síndromes Positiva e Negativa (PANSS) tem uma subescala negativa, mas contempla sintomas que não são desse domínio, e sim do cognitivo, como: pensamento estereotipado, déficit no pensamento abstrato e pobreza da fala.[1] A SANS passou por tradução e adaptação para o português,[3] no entanto, até o momento, não houve publicação de estudo de validação. Deliberou-se também que novas escalas precisariam ser desenvolvidas, surgindo, assim, a Brief Negative Symptom Scale (BNSS)[4] e a Clinical Assessment Interview for Negative Symptoms (CAINS).[5] A CAINS se encontra em processo de tradução e validação, com dados ainda não publicados.

Desse modo, a única escala de sintomas negativos validada para uso no Brasil até a finalização deste capítulo é a BNSS,[6,7] desenvolvida em 2011 por Kirkpatrick e colaboradores[4] e 2012 por Strauss e colaboradores.[8] É um instrumento que permite a avaliação da presença e da intensidade dos sintomas negativos na esquizofrenia, sendo validada em diversos idiomas e apresentando boa confiabilidade e excelentes padrões psicométricos.[9]

VERSÕES

Desde a publicação da primeira versão, a BNSS se mantém como na versão original. A escala já foi validada em diversos países, para os seguintes idiomas: português do Brasil, português da Europa, espanhol, turco, alemão, japonês, polonês, italiano, francês, coreano, dinamarquês, chinês, russo e holandês.[10]

DESCRIÇÃO DO INSTRUMENTO

A BNSS é uma escala concisa constituída por 13 itens organizados em seis subescalas. Os itens seguem a seguinte ordem: 1, 2 e 3 para subescala anedonia, 4 para ausência de emoções desagradáveis normais, 5 e 6 para subescala falta de sociabilidade, 7 e 8 para subescala avolição, 9, 10 e 11 para subescala afeto embotado, e 12 e 13 para subescala alogia. Do item 1 ao 8, a pontuação é feita de acordo com uma série de perguntas dirigidas aos pacientes, enquanto os itens 9 a 13 são pontuados de acordo com a observação do examinador ao longo de toda a entrevista. A pontuação total varia de 0 a 78, e as perguntas são direcionadas em avaliar como os sintomas se apresentaram na última semana. A aplicação dura em torno de 15 minutos, com itens passíveis de avaliação nas mais diversas culturas, podendo ser usada tanto em grandes ensaios clínicos quanto no atendimento cotidiano.[4]

Em comparação com outras escalas destinadas a avaliar os sintomas negativos, a BNSS destaca-se por incluir a avaliação dos sintomas falta de sociabilidade e avolição de acordo com dois diferentes parâmetros: comportamento externo observável e experiência interna. Tal distinção pode ser importante na avaliação da eficácia de alguma intervenção psicossocial ou farmacológica, pois o paciente pode, por exemplo, melhorar inicialmente a maneira como vivencia intimamente o sintoma (experiência interna), sem necessariamente melhorar seu comportamento, ficando a avaliação desses sintomas (falta de sociabilidade e avolição) não apenas a cabo do comportamento externo observado pelo pesquisador. No que se refere ao sintoma anedonia, há avanços importantes, como investigar a intensidade do prazer e a frequência com que realiza atividades prazerosas, além de avaliar a intensidade do prazer esperado para atividades futuras.[8]

O item ausência de emoções desagradáveis normais analisa a capacidade do indivíduo de experimentar sofrimento diante de qualquer situação desagradável ou perturbadora, como tristeza, raiva, ansiedade e aflição. Esse subitem mostrou eficiente capacidade na separação entre sintomas negativos primários e secundários.[8]

O afeto embotado é verificado segundo a avaliação da expressão facial, da expressão vocal (velocidade, volume e entonação da voz) e pela quantidade de gestos expressivos (braços, mãos, ombros, cabeça). A alogia é mensurada segundo a quantidade de palavras faladas e pela quantidade de informações fornecidas pelo paciente além do que foi perguntado (elaboração espontânea).[8]

PÚBLICO-ALVO

Indivíduos acometidos por quadros psicóticos, particularmente esquizofrenia e transtorno esquizoafetivo, maiores de 18 anos.

APLICAÇÃO

A BNSS conta com manual, livro de trabalho e folha de pontuação. O manual define os termos usados na escala, provendo pontuação para cada item e fornecendo sugestões de perguntas para uma entrevista semiestruturada. O livro de trabalho contém as questões sugeridas e a pontuação indicada para a utilização dos pesquisadores durante a administração da escala. Não é um instrumento autoaplicável. Apesar da relevância da presença de um acompanhante para investigar alguns dos sintomas, sua presença não é obrigatória. É recomendado que os pesquisadores recebam treinamento para aplicação da escala. Caso haja dúvidas entre dois itens durante a entrevista, deve ser pontuado o de menor gravidade. Durante os estudos de validação, ficou evidenciado que a BNSS pode ser aplicada com a mesma confiabilidade por pesquisadores com diferentes graus de formação acadêmica, desde professores doutores a estudantes de medicina.[4]

INTERPRETAÇÃO DAS PONTUAÇÕES

Até o fechamento deste capítulo não havia qualquer artigo que definisse ou sugerisse definir algum ponto de corte na pontuação da BNSS visando estabelecer escores para estipular a intensidade dos sintomas negativos (p. ex., leve, moderado e grave). Contudo, ao avaliar o instrumento, observa-se um padrão de pontuação diferente entre a subescala anedonia e as demais subescalas (falta de sociabilidade, avolição, afeto embotado e alogia), o que sugere estratificações entre leve, moderado e grave. A subescala anedonia pontua: 0 – ausência do sintoma; 1 – presença do sintoma, mas com prejuízo questionável, 2 – prejuízo leve, 3-4 – prejuízo moderado e 5-6 – prejuízo grave. As demais subescalas pontuam: 0 – ausência do sintoma, 1-2 – prejuízo leve, 3-4 – prejuízo moderado, 5-6 – prejuízo grave (Figs. 7.5.1 e 7.5.2).

PARÂMETROS PSICOMÉTRICOS DA VERSÃO ORIGINAL E DA VERSÃO EM PORTUGUÊS

CONFIABILIDADE

A BNSS passou por diversas traduções e validações. Desse modo, focaremos nos dois primeiros estudos originais de validação e na validação para uso no Brasil.

A confiabilidade entre avaliadores no primeiro estudo de validação (calculada pelo coeficiente de correlação intraclasse [CCI]) foi de 0,96 para todo o instrumento, oscilando por subescala entre 0,89 para o item ausência de emoções desagradáveis normais e 0,95 para anedonia.[4]

Um importante parâmetro para confiabilidade é a consistência interna do instrumento, calculado pelo alfa de Cronbach. No estudo original, o valor foi 0,93, variando entre $r = 0,53$ ($p < 0,0001$) para o item "sofrimento" e $r = 0,85$ ($p < 0,001$) para "elaboração espontânea", o que atesta excelente consistência interna.[4]

Na validação brasileira, o CCI foi de 0,92 para toda a escala, o que indica excelente confiabilidade. Para cada subescala, os valores foram: anedonia – 0,89, ausência de emoções desagradáveis normais – 0,92, falta de sociabilidade – 0,85, avolição – 0,93, afeto embotado – 0,92 e alogia – 0,96.[7]

ITEM 2 – FREQUÊNCIA DE ATIVIDADES PRAZEROSAS		
	AVALIAÇÃO	DESCRIÇÃO
0	Normal	Capaz de desfrutar de atividades frequentemente; nenhum prejuízo.
1	Questionável	Engaja-se em atividades prazerosas com menos frequência do que muitas pessoas, mas pode ainda estar dentro da faixa de normalidade.
2	Leve	Uma ligeira diminuição na frequência com que realiza algumas das atividades prazerosas, que esteja fora da faixa de normalidade.
3	Moderado	Uma ligeira diminuição na frequência com que realiza a maioria das atividades prazerosas, ou uma redução moderada em algumas.
4	Moderadamente grave	Pelo menos um decréscimo moderado na frequência com que realiza a maioria das atividades prazerosas; pode ter uma diminuição grave em uma das áreas.
5	Grave	Uma diminuição grave na frequência com que realiza a maioria das atividades prazerosas; raramente experimenta prazer e quase nunca procura atividades externas que poderiam trazer divertimento.
6	Extremamente grave	Nenhuma atividade prazerosa durante a semana anterior.

FIGURA 7.5.1 ■ SUBESCALA ANEDONIA.
Fonte: Elaborada com base em Medeiros e colaboradores.[6]

ITEM 9 – **EXPRESSÃO FACIAL**		
	AVALIAÇÃO	DESCRIÇÃO
0	Normal	Dentro dos limites normais; animado ao falar das experiências emocionais, com muitas mudanças adequadas nas expressões faciais.
1	Déficit muito leve	Diminuição muito leve de relevância clínica questionável na frequência e intensidade das expressões faciais ao relatar as experiências emocionais.
2	Déficit leve	Ligeira diminuição na frequência ou intensidade das expressões faciais; mostra pelo menos duas mudanças no rosto enquanto relata cada experiência emocional.
3	Déficit moderado	Notável diminuição na frequência e intensidade das expressões faciais, tais como mostrar apenas uma mudança na expressão facial em resposta a cada pergunta.
4	Déficit moderadamente grave	Significativa falta de expressões faciais ao relatar as experiências emocionais, mostrando expressões faciais para apenas uma ou duas perguntas; podendo mostrar apenas três ou quatro mudanças na expressão em toda a conversação.
5	Déficit acentuado	Óbvia falta de expressões faciais positivas e negativas em resposta a todas as perguntas; podendo mostrar apenas uma ou duas pequenas alterações na expressão facial durante toda a conversa.
6	Déficit grave	Falta total ou quase total de expressões faciais ao longo da conversa.

FIGURA 7.5.2 ■ SUBESCALA AFETO EMBOTADO.
Fonte: Elaborada com base em Medeiros e colaboradores.[6]

O alfa de Cronbach da versão brasileira foi de 0,93 (variando entre 0,931 e 0,939 entre seus itens), indicando que os itens medem um único construto latente de sintomas negativos. Apenas a ausência de emoções desagradáveis normais, quando excluído, aumentou a consistência interna do instrumento, sugerindo haver benefícios para a consistência se for retirado.[7]

VALIDADE

Validade de conteúdo
A simples tradução do instrumento não é suficiente para considerá-lo pronto para validação. Há indicação que também seja submetido ao processo de adaptação transcultural, o que engloba a tradução e a validade de conteúdo.[11] A validade de conteúdo da BNSS foi mensurada por meio de um comitê de especialistas, que a avaliou conforme os seguintes parâmetros e respectivos índices de concordância (IC): equivalência semântica (0,922), idiomática (0,910), experiencial (0,961) e conceitual (0,974), clareza da linguagem (0,935), pertinência prática (0,974) e relevância teórica (0,948). Escores maiores que 0,8 para IC sugerem satisfatória validade de conteúdo.[6]

Validade convergente
No primeiro estudo original, o escore total da BNSS mostrou significativa correlação com o escore total da SANS ($r = 0,8$, $p < 0,001$) e com a subescala negativa da BPRS ($r = 0,68$, $p < 0,001$), sugerindo boa validade convergente em relação aos sintomas mensurados.[4]

O escore total da versão brasileira teve forte correlação com a subescala negativa da PANSS ($r = 0,866$, $p < 0,001$). Entre as subescalas da BNSS, afeto embotado ($r = 790$, $p < 0,001$) e alogia ($r = 763$, $p < 0,001$) também mostraram forte correlação com a PANSS negativa. Anedonia ($r = 601$, $p < 0,001$), falta de sociabilidade ($r = 697$, $p < 0,001$) e avolição ($r = 680$, $p < 0,001$) tiveram correlação moderada, e ausência de emoções desagradáveis normais apresentou correlação fraca com a PANSS negativa ($r = 0,450$, $p < 0,001$).[7]

Validade discriminante
A validade discriminante da BNSS no segundo estudo original foi feita comparando-se os escores totais desta com os escores totais da BPRS, além das subescalas positivas e desorganizadas, com fraca associação entre estas escalas/subescalas e o escore total da BNSS. A subescala de depressão

da BPRS evidenciou ausência de associação com o escore total da BNSS (r = 0,02, p = 0,82), bem como com a subescala anedonia (r = 0,15, p = 0,13), o que sugere que os sintomas negativos mensurados pela BNSS não são sintomas depressivos.[8]

Ao se analisar a versão brasileira da BNSS, houve fraca correlação entre seu escore total e a subescala positiva da PANSS (r = 0,292, p = 0,001), com correlação também fraca entre as subescalas ausência de emoções desagradáveis normais (r = 0,094, p = 0,326), falta de sociabilidade (r = 0,282, p = 0,003), afeto embotado (r = 0,182, p = 0,056), alogia (r = 0,049, p = 0,607) e a PANSS positiva, e fraca correlação entre esta subescala e as subescalas anedonia (r = 0,306, p = 0,001) e avolição (r = 0,378, p = 0,001).[7]

Validade de construto

Estudos de análise fatorial exploratória (AFE) mostraram que os sintomas negativos captados pela BNSS poderiam ser divididos em duas dimensões/fatores: 1) domínio da motivação/prazer, representados pelas subescalas de anedonia, falta de sociabilidade e avolição; e 2) domínio da expressividade emocional, representado pelas subescalas do afeto embotado e alogia.[7,12] Apenas a validação para o espanhol propôs um modelo com três fatores. Os autores partiram do princípio de que a alogia seria pertencente ao componente cognitivo, e não negativo, e propuseram que a BNSS seria formada por três fatores: mundo exterior (anedonia, falta de sociabilidade), mundo interior (avolição e afeto embotado) e alogia.[13] Esse modelo não foi replicado por nenhum outro estudo de análise fatorial.

Apesar da aceitação inicial de a BNSS medir duas dimensões psicopatológicas distintas, foi levantada a hipótese de que a AFE é um método estatístico que se propõe a gerar hipóteses sobre a estrutura latente dos sintomas negativos, mas não é capaz de testar modelos satisfatórios quanto ao número de dimensões que existem dentro do construto de sintomas negativos. Desse modo, as dimensões psicopatológicas da BNSS foram investigadas por meio de análise fatorial confirmatória (AFC), que é o método estatístico mais recomendado para se chegar a conclusões definitivas sobre a estrutura latente de um instrumento.[14]

A AFC identificou a divisão da BNSS em cinco dimensões psicopatológicas distintas, uma para cada subescala, chancelando a divisão inicial dos sintomas negativos em anedonia, falta de sociabilidade, avolição, afeto embotado e alogia.[14] Esse achado pode ter repercussões para o tratamento e diagnóstico, pois levanta a hipótese de que cada uma dessas dimensões podem ter distinto substrato fisiopatológico.

▮ FATORES QUE AFETAM A PONTUAÇÃO

Em que pese a BNSS ser de rápida aplicação, recomenda-se que os pesquisadores recebam adequado treinamento antes de aplicá-la, seja em pesquisa ou em avaliação clínica de rotina. Ao longo da aplicação, o entrevistador deve evitar "transitar" de um item para o outro dentro de uma mesma subescala, ou de uma subescala para a outra. Por exemplo, reduzida expressividade vocal (na subescala afeto embotado) não deve influenciar a pontuação de fluência verbal reduzida (pobreza da fala). Quanto às três primeiras subescalas (anedonia, falta de sociabilidade e avolição), a avaliação deve ser feita dentro do que está disponível para o indivíduo. A investigação desses itens em uma entrevista com paciente em internação hospitalar deve ser guiada – direcionando para o que é disponível naquele ambiente – de maneira diferente do que com o paciente em acompanhamento ambulatorial.

▮ LIMITAÇÕES E CONSIDERAÇÕES FINAIS

A principal limitação da BNSS advém do fato de ser um instrumento relativamente novo. Portanto, ajustes e reavaliações no que tange à mudança da composição inicial das dimensões psicopatológicas da escala, passando de duas para cinco dimensões, ainda são cabíveis.

De todo modo, trata-se de uma escala de fácil e rápida aplicação, podendo ser usada tanto em pesquisa (seja em ambiente hospitalar ou ambulatorial) como no seguimento clínico, com a possibilidade de – com o devido treinamento – ser aplicada por pesquisadores dos mais diversos níveis de escolaridade e formação.

▮ FORMAS DE AQUISIÇÃO

A BNSS pode ser adquirida diretamente com o pesquisador responsável pela validação para o português do Brasil no e-mail hlvm@academico.ufpb.br.

▮ REFERÊNCIAS

1. Buchanan RW. Persistent negative symptoms in schizophrenia: an overview. Schizophr Bull. 2007;33(4):1013-22.
2. Kirkpatrick B, Fenton WS, Carpenter WT, Marder SR. The NIMH-MATRICS consensus statement on negative symptoms. Schizophr Bull. 2006;32(2):214-9.
3. Paloski LH, Bastos AG, Alminhana LO, Rossi T, Irigaray TQ. Tradução e adaptação da scale for the assessment of negative symptoms. Diaphora. 2022;11(1):66-72.

4. Kirkpatrick B, Strauss GP, Nguyen L, Fischer BA, Daniel DG, Cienfuegos A, et al. The brief negative symptom scale: psychometric properties. Schizophr Bull. 2011;37(2):300-5.
5. Horan WP, Kring AM, Gur RE, Reise SP, Blanchard JJ. Development and psychometric validation of the Clinical Assessment Interview for Negative Symptoms (CAINS). Schizophr Res. 2011;132(2):140-5.
6. Medeiros HLVD, Silva AMPD, Rodig RME, Souza SLD, Sougey EB, Vasconcelos SC, et al. Cross-cultural adaptation, reliability, and content validity of the Brief Negative Symptom Scale (BNSS) for use in Brazil. Arch Clin Psychiat. 2019;46(5):132-6.
7. Medeiros HLV, Vasconcelos SC, Elkis H, Martins DR, Leite RMA, Albuquerque ACL, et al. The brief negative symptom scale: validation in a multicenter Brazilian study. Compr Psychiatry. 2018;85:42-7.
8. Strauss GP, Keller WR, Buchanan RW, Gold JM, Fischer BA, McMahon RP, et al. Next-generation negative symptom assessment for clinical trials: validation of the brief negative symptom scale. Schizophr Res. 2012;142(1-3):88-92.
9. Galderisi S, Mucci A, Dollfus S, Nordentoft M, Falkai P, Kaiser S, et al. EPA guidance on assessment of negative symptoms in schizophrenia. Eur Psychiatry. 2021;64(1):e23.
10. Mucci A, Vignapiano A, Bitter I, Austin SF, Delouche C, Dollfus S, et al. A large European, multicenter, multinational validation study of the brief negative symptom scale. Eur Neuropsychopharmacol. 2019;29(8):947-59.
11. Beaton D, Bombardier C, Guillemin F, Ferraz M. Recommendations for the cross-cultural adaptation of the DASH & QuickDASH outcome measures. Toronto: Institute for Work & Health; 2007.
12. Strauss GP, Hong LE, Gold JM, Buchanan RW, McMahon RP, Keller WR, et al. Factor structure of the brief negative symptom scale. Schizophr Res. 2012;142(1-3):96-8.
13. Mané A, García-Rizo C, Garcia-Portilla MP, Bergé D, Sugranyes G, Garcia-Alvarez L, et al. Spanish adaptation and validation of the brief negative symptoms scale. Compr Psychiatry. 2014;55(7):1726-9.
14. Strauss GP, Ahmed AO, Young JW, Kirkpatrick B. Reconsidering the latent structure of negative symptoms in schizophrenia: a review of evidence supporting the 5 consensus domains. Schizophr Bull. 2019;45(4):725-9.

7.6 IMPRESSÃO CLÍNICA GLOBAL – ESQUIZOFRENIA (CGI-SCH)

Fernando Madalena Volpe, Maurício Silva de Lima

O instrumento Impressão Clínica Global – Esquizofrenia (CGI-SCH) foi desenvolvido para avaliar os desfechos da esquizofrenia em um grande estudo internacional, o *Schizophrenia Outpatient Health Outcomes* (SOHO). O estudo SOHO objetivava avaliar a efetividade dos antipsicóticos na prática clínica diária, em um contexto naturalístico e observacional. Por envolver mais de mil psiquiatras avaliadores em situações clínicas rotineiras – ou seja, não restritos ao contexto de um ensaio clínico –, foi necessário desenvolver um instrumento confiável, de rápida aplicação e simples compreensão que permitisse avaliar os resultados dos tratamentos antipsicóticos.[1,2]

▮ VERSÕES

A CGI-SCH foi desenvolvida a partir da Escala Impressão Clínica Global (CGI). A CGI original é um instrumento simples e inespecífico para avaliação da gravidade geral dos transtornos mentais.[3] É largamente utilizada, inclusive na esquizofrenia, tendo demonstrado correlação com outros instrumentos em diversos estudos clínicos. Apesar de a CGI ser amplamente utilizada em nosso meio, a sua tradução ainda não foi validada para o uso no Brasil.

Com vistas a superar as limitações evidenciadas a partir da larga experiência internacional com a CGI, principalmente devido à falta de especificidade para a esquizofrenia, o psiquiatra catalão Josep Maria Haro liderou uma equipe internacional que desenvolveu a CGI-SCH.[4] Inicialmente, a escala foi validada para uso em inglês e espanhol. Mais adiante, foi traduzida para o português e validada para uso no Brasil em um estudo multicêntrico envolvendo 140 pacientes internados e ambulatoriais.[5]

▮ DESCRIÇÃO DO INSTRUMENTO

A CGI-SCH possui dois componentes, que podem ser utilizados separadamente:

1 Clinical Global Impression-Schizophrenia-Severity of Illness (CGI-SCH-SI), dedicada a avaliar a gravidade da doença na última semana que antecede a sua aplicação;
2 Clinical Global Impression-Schizophrenia--Degree of Change (CGI-SCH-DC), destinada a avaliar a magnitude da melhora apresentada em um período de tempo – por exemplo, desde a última avaliação.

Ambos são compostos por quatro elementos de avaliação referentes aos sintomas positivos, negativos, depressivos, cognitivos e, por fim, um elemento de avaliação global (Gravidade total), totalizando cinco itens. O instrumento contém uma breve descrição para cada um deles.

De forma geral, a estrutura da CGI-SCH-SI corresponde à Escala das Síndromes Positiva e Negativa (PANSS), exceto pela dimensão de "sintomas cognitivos", que substitui o título de "sintomas cognitivos/desorganização" da PANSS. Para cada item de avaliação, o avaliador atribui uma pontuação em uma escala ordinal de 1 a 7, no sentido maior-pior/menor-melhor (Quadro 7.6.1).

■ **PÚBLICO-ALVO**

A CGI-SCH se destina especificamente à avaliação de pacientes com esquizofrenia. Embora não tenha sido validada para esses fins, seu uso já foi estendido em amostras de primeiro surto psicótico, "depressão psicótica", transtorno esquizoafetivo e dermatotilexomania (skin picking).

■ **APLICAÇÃO**

A escala se baseia na avaliação de um entrevistador. Embora tenha sido desenvolvida e validada para aplicação por médicos psiquiatras, seu uso por profissionais da saúde não psiquiatras é plausível. A aplicação pode ser auxiliada por um manual de instruções, disponibilizado pelos autores. Não é exigido treinamento específico, dado que os itens de avaliação são de entendimento simples e as pontuações se baseiam no julgamento clínico dos entrevistadores.

Cada item da CGI-SCH-SI deve ser pontuado tomando como base a resposta à seguinte pergunta norteadora: "Considerando toda sua experiência clínica com pacientes esquizofrênicos, qual a gravidade da doença do paciente na última semana?". Portanto, a pontuação de cada item deve se referir ao conjunto dos últimos sete dias, sem levar em conta outros períodos. A pontuação varia de "Normal, não

QUADRO 7.6.1 ■ **IMPRESSÃO CLÍNICA GLOBAL – ESQUIZOFRENIA – GRAVIDADE DA DOENÇA (CGI-SCH-SI)**

Considerando toda sua experiência clínica com pacientes esquizofrênicos, qual a gravidade da doença do paciente durante a última semana?

	NORMAL, NÃO DOENTE	MINIMA-MENTE DOENTE	LEVE-MENTE DOENTE	MODERA-DAMENTE DOENTE	MARCA-DAMENTE DOENTE	GRAVE-MENTE DOENTE	ENTRE OS DOENTES MAIS GRAVES
Sintomas positivos (p. ex., alucinações, delírios ou comportamento bizarro)	1	2	3	4	5	6	7
Sintomas negativos (p. ex., embotamento afetivo, avolia e anedonia)	1	2	3	4	5	6	7
Sintomas depressivos (p. ex., tristeza, humor deprimido ou desesperança)	1	2	3	4	5	6	7
Sintomas cognitivos (p. ex., prejuízo da atenção, concentração ou memória)	1	2	3	4	5	6	7
Gravidade total	1	2	3	4	5	6	7

Nota: A subescala CGI-SCH-DC apresentou propriedades psicométricas inferiores à subescala SI, portanto, recomenda-se o uso seriado desta em detrimento daquela para fins de acompanhamento.
Fonte: Lima e colboradores.[5]

doente" até "Entre os doentes mais graves", e apenas um escore deve ser selecionado para cada item.

Para as quatro primeiras pontuações (sintomas positivos, negativos, depressivos e cognitivos), o entrevistador deve considerar apenas a gravidade dos sintomas. Já para pontuar a "Gravidade total", o avaliador deve considerar a gravidade dos sintomas de maneira conjunta ao impacto funcional da doença no período de interesse (Quadro 7.6.2).

Já a CGI-SCH-DC será pontuada tomando como referência a pergunta norteadora: "Comparado à última avaliação, o quanto o paciente mudou?". Aqui, o julgamento clínico se baseará na alteração do quadro psiquiátrico, para melhor ou para pior, variando de "Muitíssimo melhor" a "Muitíssimo pior". Existe também a possibilidade de registrar "Não se aplica" em cada item da escala. Ao pontuar a subescala DC, o foco deve se dar sobre o estado mais próximo da avaliação, de forma a enfatizar a magnitude total da melhora.

A aplicação da CGI-SCH é extremamente rápida, em geral levando-se de 1 a 2 minutos para seu preenchimento. Evidentemente, o julgamento clínico que embasa os escores depende da entrevista psiquiátrica usual, que leva o tempo da consulta regular de avaliação psiquiátrica. Por conseguinte, a qualidade do preenchimento da escala depende da abrangência da consulta psiquiátrica que lhe deu origem.

As pontuações devem ser baseadas não apenas na entrevista clínica, mas também em todas as informações coletadas pelo avaliador referentes ao período de interesse.

▪ INTERPRETAÇÃO DAS PONTUAÇÕES

Para cada item da escala, tanto da SI quanto da DC, a pontuação pode variar de 1 a 7, sendo que 1 representa o menos grave/melhor desfecho e 7 o mais grave/pior desfecho (vide Quadro 7.6.1). Conforme comentado anteriormente, a estrutura da CGI-SCH corresponde à da PANSS, englobando as dimensões Sintomas positivos, Sintomas negativos, Sintomas depressivos e Sintomas cognitivos, além de um item Gravidade total.

Assim como na PANSS, a estrutura da escala possibilita quantificar a gravidade e a evolução clínica de cada uma das dimensões separadamente, além da avaliação global. Isso permite, por exemplo, individualizar os efeitos dos tratamentos em cada uma das dimensões, evidenciando de forma diferencial a gravidade inicial de cada conjunto de sintomas (*baseline*), bem como os pontos fortes e fracos das intervenções em cada uma delas.

▪ PARÂMETROS PSICOMÉTRICOS

CONFIABILIDADE

Em relação à confiabilidade entre entrevistadores, o estudo original de validação da CGI-SCH em língua inglesa encontrou coeficientes de correlação intra-

QUADRO 7.6.2 ▪ **ÂNCORAS PARA A PONTUAÇÃO DA IMPRESSÃO CLÍNICA GLOBAL – ESQUIZOFRENIA – GRAVIDADE DA DOENÇA (CGI-SCH-SI)**

1	Normal, não doente	Normal, sem doença alguma
2	Minimamente doente	Poucos ou leves sintomas de doença, com funcionamento efetivo ou muito pouca interferência nos papéis usuais e profissionais do paciente
3	Levemente doente	Níveis baixos de sintomas de doença com pouco prejuízo nos papéis sociais e ocupacionais usuais do paciente
4	Moderadamente doente	Alguns sintomas proeminentes com algum grau de interferência no nível de funcionamento diário
5	Marcadamente doente	Sintomas importantes da doença com interferência muito substancial nos papéis habituais do paciente
6	Gravemente doente	Sintomas de doença muito marcantes. O paciente é incapaz de funcionar na maioria das áreas das atividades de vida diária
7	Entre os doentes mais graves	Sintomas extremos da doença. O paciente encontra-se completamente incapacitado e requer extremo cuidado e supervisão

Fonte: Elaborado com base em Haro e colaboradores.[4]

classe (ICC) variando de 0,64 a 0,82, dependendo do item pontuado, enquanto a pontuação da PANSS nessa mesma amostra gerou ICC de 0,77 a 0,88.[4] Em outro estudo de avalição de critérios de remissão da esquizofrenia, a confiabilidade entre entrevistadores do escore de Gravidade total da CGI-SCH foi de moderada a excelente (ICC entre 0,69 e 0,96).[6]

No estudo de validação da versão brasileira da CGI-SCH, os ICC variaram de 0,64 a 0,81 dependendo do item comparado, enquanto o uso da PANSS apresentou ICC de 0,77 a 0,89.[5] Portanto, a versão brasileira atingiu uma confiabilidade entre entrevistadores de moderada a boa, muito semelhante à versão original. De forma geral, a confiabilidade entre entrevistadores da CGI-SCH resultou em coeficientes de correlação mais baixos do que aqueles da PANSS nos mesmos sujeitos.

VALIDADE

Validade de critério

A CGI-SCH não tem pontos de corte predefinidos para uso diagnóstico.

Em um estudo italiano, foi escolhido um ponto de corte de escores globais menor ou igual a 3 (levemente doente) para indicar remissão clínica em pacientes com esquizofrenia e transtorno esquizoafetivo, e esse critério foi comparado com um padrão-ouro clínico baseado na PANSS.[6] Com esses critérios, a PANSS e a CGI-SCH encontraram o mesmo percentual de remissões, sendo que classificações concordantes ocorreram em 76% dos sujeitos (Phi = 0,518; p < 0,0001). Nesse mesmo estudo, os sujeitos considerados em remissão pela CGI-SCH apresentavam escores significativamente menores do que os não remitidos em todos os subescores das escalas CGI-SCH e PANSS, bem como da Escala de Performance Pessoal e Social (PSP). Portanto, o uso da CGI-SCH como critério de remissão é válido para uso em pacientes esquizofrênicos e esquizoafetivos.

Além da remissão clínica, a questão da remissão funcional também é muito relevante, pois indica a capacidade de reinserção na vida social. Nesse quesito, a avaliação da gravidade total pela CGI-SCH também demonstrou capacidade discriminante.[7]

Validade convergente

Em relação à PANSS, tanto a escala original quanto a traduzida para o português brasileiro da SCI-CGH-SI apresentaram forte correlação quando comparados item a item com seus correspondentes na PANSS. A única exceção foi quanto à dimensão sintomas depressivos, que apresentou correlação moderada[4,5] (Tab. 7.6.1).

A SCI-CGH-SI também se assemelha com a PANSS quando se considera a sensibilidade à mudança, ou seja, os tamanhos dos efeitos observados com as duas medidas foram equiparáveis e moderadamente correlacionados (r = 0,62-0,70 na versão original; 0,55-0,79 na versão brasileira).[4,5] As menores correlações correspondem aos itens sintomas depressivos e cognitivos, e as maiores, aos sintomas positivos e negativos.

Os coeficientes de correlação entre a CGI-SCH-DC e a variação da CGI-SCH-SI em entrevistas subsequentes foram de 0,63-0,75 na versão original, e de 0,5-0,7 na versão brasileira.[4,5]

Já em relação à Escala de Avaliação Global de Funcionamento (Global Assessment of Functioning – GAF), o item Gravidade total da versão original da CGI-SCH-SI apresentou correlação moderada com os seu escores (r = 0,67)[4] (Tab. 7.6.1).

Considerando a Escala Breve de Avaliação Psiquiátrica (Brief Psychiatric Rating Scale – BPRS), em um estudo retrospectivo conduzido no Japão, baseado em avaliações efetuadas em registros de 150 prontuários de pacientes esquizofrênicos, o escore da BPRS e a pontuação da gravidade total da CGI-SCH apresentaram forte correlação (r = 0,79).[8] Esses mesmos autores japoneses determinaram que sete itens da BPRS se correlacionaram mais fortemente com a CGI-SCH: desorganização conceitual, falta de cooperação com a entrevista, retardamento motor, ansiedade, alucinações, hostilidade e alteração do conteúdo do pensamento.

A subescala CGI-SCH-DC apresenta menor confiabilidade e validade convergente do que a CGI-SCH-SI, portanto, provavelmente seja mais vantajoso utilizar a SI de forma seriada em avaliações subsequentes do que a DC.[5]

Validade de construto

Os construtos dos itens da CGI-SCH-SI são correspondentes aos da PANSS, explorando as mais tradicionais dimensões da esquizofrenia. Os sintomas positivos – delírios, alucinações, grandiosidade e comportamento bizarro – e os sintomas negativos – embotamento afetivo, avolia e anedonia – correspondem aos construtos originais elaborados por Andreasen e Olsen.[9]

A dimensão dos sintomas depressivos da CGI-SCH é definida pelos sintomas de tristeza, humor deprimido e/ou desesperança. Embora essa descrição esteja fundamentalmente alinhada (e moderadamente correlacionada) com os itens que

TABELA 7.6.1	VALIDADE CONVERGENTE ENTRE A CGI-SCH E OUTROS INSTRUMENTOS DE AVALIAÇÃO DA ESQUIZOFRENIA*							
CGI-SCH	PANSS POSITIVOS	PANSS NEGATIVOS	PANSS DEPRESSIVOS	PANSS COGNITIVOS	PANSS GLOBAL	GAF	BPRS[3]
Versão original[1]							
Sintomas positivos	0,86	0,25	0,26	0,37	0,64	-0,55	*
Sintomas negativos	0,3	0,8	*0,04*	0,51	0,61	-0,51	*
Sintomas depressivos	*0,02*	0,16	0,61	*0,05*	0,14	*-0,108*	*
Sintomas cognitivos	0,34	0,52	*0,02*	0,78	0,62	-0,51	*
Gravidade total	0,73	0,54	0,22	0,54	0,75	-0,67	0,79
Versão brasileira[2]							
Sintomas positivos	0,86	0,32	0,28	0,51	0,72	*	*
Sintomas negativos	0,38	0,8	0,15	0,53	0,69	*	*
Sintomas depressivos	0,18	0,26	0,66	0,01	0,27	*	*
Sintomas cognitivos	0,42	0,54	*0,01*	0,75	0,64	*	*
Gravidade total	0,69	0,57	0,22	0,64	0,79	*	*

* Coeficientes de correlação de Pearson; aqueles em itálico não foram significativos.
[1] Haro et al., 2003[4]
[2] Lima et al., 2007[5]
[3] Sawamura et al., 2010[8]

avaliam depressão na PANSS (que incluem também ansiedade e sentimento de culpa), não houve validação dessa dimensão da CGI-SCH tendo como padrão-ouro um instrumento específico para diagnóstico ou avaliação de intensidade da depressão.

Já a dimensão cognitiva da CGI-SCH envolve a avaliação de prejuízos na atenção, concentração, memória e pensamento concreto, muito próximos aos sintomas cognitivos que a PANSS avalia. Esse construto da CGI-SCH foi utilizado para a validação de outros instrumentos específicos para a mensuração dos sintomas cognitivos em pacientes esquizofrênicos,[10] sendo observada correlação moderada e significativa ($r = -0,44$; $p < 0,001$) entre a gravidade dos sintomas cognitivos apontada pela CGI-SCH e aquela observada por uma bateria de testes cognitivos combinados.

É importante considerar que o escore de Gravidade total da SCI-CGI-SI não avalia exatamente os mesmos construtos que os da PANSS global e da GAF. A GAF tem duas pontuações, uma para gravidade de sintomas e outra para funcionamento, sendo que a menor nota entre as duas será utilizada para pontuar. Por sua vez, a subescala PANSS global não leva em conta o funcionamento geral do paciente, apenas a gravidade dos sintomas. Já a Gravidade total da CGI-SCH-SI é pontuada com base tanto na gravidade dos sintomas quanto em seu impacto no funcionamento global do paciente.

■ EXPERIÊNCIA DE USO

A CGI-SCH tem sido largamente utilizada internacionalmente. Já foi aplicada a mais de 17 mil pacientes em pelo menos 37 países (Estudo W-SOHO),[2] além do Brasil. A sua versão em língua inglesa foi citada em mais de 660 publicações científicas. A versão brasileira, por sua vez, conta com mais de 50 publicações que a citam.

Como todo instrumento de avaliação, existe um grau de subjetividade envolvido. O manual de aplicação da CGI-SCH fornece algumas instruções para ancorar as pontuações, mas, ainda assim, podem ocorrer tendências de pontuação mais para cima ou mais para baixo, em alguns itens ou mesmo em todos, de acordo com a percepção de cada avaliador. Portanto, para o uso no contexto da pesquisa clínica, pode ser interessante realizar sessões de calibração para minimizar o viés dos entrevistadores.

Ainda, é preciso relembrar que não é possível pontuar um item que não tenha sido explorado devidamente ao longo da entrevista psiquiátrica que embasou o preenchimento da escala. Portanto, é essencial que a avaliação englobe todas as dimensões sintomáticas compreendidas pelo instrumento.

A CGI-SCH tem a vantagem de ser intuitiva e baseada na experiência clínica do entrevistador, além de seu preenchimento ser fácil e rápido. Pode ser utilizada tanto em estudos observacionais quanto em ensaios clínicos, pois tem sensibilidade às mudanças no estado dos pacientes. Sua aplicação pode ser precedida por um treinamento simples para melhorar a calibragem dos entrevistadores, proporcional à simplicidade da escala. Suas propriedades psicométricas são superiores nas dimensões de sintomas positivos e negativos, quando comparados às dos sintomas depressivos e cognitivos. No entanto, quando o interesse da pesquisa for aprofundar alguma dimensão sintomática específica, pode ser vantajoso valer-se de outros instrumentos a ela direcionados, permitindo uma avaliação mais detalhada e específica dos sintomas de interesse.

■ LIMITAÇÕES

A CGI-SCH não estabelece o diagnóstico de esquizofrenia, devendo ser utilizada apenas para avaliar a sua gravidade.

■ CONSIDERAÇÕES FINAIS

A CGI-SCH é um instrumento simples, de rápido preenchimento e com demonstradas validade e confiabilidade. Sua aplicabilidade em contextos de pesquisa de intervenção e observacionais foi amplamente estabelecida e o instrumento está validado para uso no Brasil.

■ FORMAS DE AQUISIÇÃO

Este instrumento não exige autorização prévia para uso.

■ REFERÊNCIAS

1. Haro JM, Edgell ET, Jones PB, Alonso J, Gavart S, Gregor KJ, et al. The European schizophrenia outpatient health outcomes (SOHO) study: rationale, methods and recruitment. Acta Psychiatr Scand. 2003;107(3):222-32.
2. Karagianis J, Novick D, Pecenak J, Haro JM, Dossenbach M, Treuer T, et al. Worldwide-schizophrenia outpatient health outcomes (W-SOHO): baseline characteristics of pan-regional observational data from more than 17,000 patients. Int J Clin Pract. 2009;63(11):1578-88.
3. Guy W. Clinical Global Impressions, ECDEU Assessment Manual for Psychopharmacology, revised (DHEW Publ. No. ADM 76-338). Rockville: National Institute of Mental Health; 1976.
4. Haro JM, Kamath SA, Ochoa S, Novick D, Rele K, Fargas A, et al. The clinical global impression-schizophrenia scale: a simple instrument to measure the diversity of symptoms present in schizophrenia. Acta Psychiatr Scand Suppl. 2003;(416):16-23.
5. Lima MS, Soares BG, Paoliello G, Vieira RM, Martins CM, Mota Neto JI, et al. The Portuguese version of the clinical global impression-schizophrenia scale: validation study. Braz J Psychiatry. 2007;29(3):246-9.
6. Pinna F, Deriu L, Diana E, Perra V, Randaccio RP, Sanna L, et al. Clinical global impression-severity score as a reliable measure for routine evaluation of remission in schizophrenia and schizoaffective disorders. Ann Gen Psychiatry. 2015;14:6.
7. Domingo SZ, Bobes J, García-Portilla MP, Morralla C. Cognitive performance associated to functional outcomes in stable outpatients with schizophrenia. Schizophr Res Cogn. 2015;2(3):146-58.
8. Sawamura J, Morishita S, Ishigooka J. Is there a linear relationship between the brief psychiatric rating scale and the clinical global impression-schizophrenia scale? A retrospective analysis. BMC Psychiatry. 2010;10:105.
9. Andreasen NC, Olsen S. Negative v positive schizophrenia: definition and validation. Arch Gen Psychiatry. 1982;39(7):789-94.
10. Zaragoza Domingo S, Bobes J, García-Portilla MP, Morralla C. EPI-COG-SCH: a brief battery to screen cognitive impact of schizophrenia in stable outpatients. Schizophr Res Cogn. 2017;8:7-20.

7.7 AVALIAÇÃO DE DÉFICITS COGNITIVOS EM ESQUIZOFRENIA
Elaine Di Sarno, Mario Louzã

■ COGNIÇÃO NA ESQUIZOFRENIA

A cognição tem sido um dos principais alvos de pesquisa na esquizofrenia,[1] pois os prejuízos cognitivos são uma característica consistente em pacientes com a doença. Tal comprometimento pode estar presente antes do início dos sintomas positivos[2] e persistir durante os períodos de remissão, mesmo quando os sintomas psicóticos são temporariamente controlados.[3] Apesar da consistência de pesquisas sobre déficits cognitivos pré-mórbidos na esquizofrenia, há menos consenso sobre sua natureza exata (ou seja, quais domínios cognitivos mostram deficiências pré-mórbidas específicas da esquizofrenia e ao longo do seu curso). Aproximadamente 75 a 80% das pessoas diagnosticadas com esquizofrenia têm comprometimento cognitivo, com desempenho em diferentes domínios das funções cognitivas entre 1,5 e 2,0 desvios padrão abaixo da média da população saudável – observado em testes de atenção, velocidade de processamento, aprendizagens visual e verbal, memória de trabalho e função executiva – o que torna difícil para os pacientes perceberem, processarem e lembrarem com precisão as informações.[4] Essas deficiências estão correlacionadas com importantes aspectos nos funcionamentos ocupacional, social e econômico de pacientes, contribuindo para a natureza incapacitante da esquizofrenia. Todavia, a disposição progressiva dessas dificuldades está associada ao aparente curso neurodegenerativo da doença.[5] A avaliação da cognição, da capacidade funcional e do funcionamento diário apresentam desafios especiais em pessoas com esquizofrenia.[6] Diante disso, há necessidade de métodos específicos e padronizados para avaliar o comprometimento cognitivo, os resultados da intervenção terapêutica e o risco de recaídas desses pacientes.

▌ INSTRUMENTOS DE AVALIAÇÃO DA COGNIÇÃO EM ESQUIZOFRENIA

BATERIAS NEUROPSICOLÓGICAS DE AVALIAÇÃO DA COGNIÇÃO NA ESQUIZOFRENIA

A avaliação padrão da neurocognição na esquizofrenia é composta por testes baseados em desempenho.[6] Com o intuito de proporcionar uma bateria de testes neuropsicológicos padronizada que permitisse a avaliação confiável e adequada da cognição em ensaios clínicos farmacológicos para melhora da cognição na esquizofrenia, um grupo de especialistas do National Institute of Mental Health (NIMH) instituiu o projeto *Measurement and Treatment Research to Improve Cognition in Schizophrenia* (MATRICS).[7]

Esse consenso de especialistas selecionou uma bateria de testes neuropsicológicos com características específicas, como confiança em teste-reteste, utilidade como medida repetida, relação com estado funcional, mudanças de resposta a fármacos, maior praticidade e tolerabilidade pelos pacientes. A versão brasileira da MATRICS apresenta as mesmas propriedades psicométricas que a original norte-americana.[8]

A MATRICS é uma bateria de testes que avalia sete domínios cognitivos: velocidade de processamento, atenção/vigilância, memória de trabalho, aprendizagem verbal, aprendizagem visual, e raciocínio e resolução de problemas (funções executivas).

O sétimo domínio (a cognição social) foi incluído porque era visto como ecologicamente importante do déficit cognitivo na esquizofrenia, mostrando-se promissor como mediador de efeitos neurocognitivos no resultado funcional.[7] Por ser multidimensional, a cognição social compreende domínios como: processamento de emoções, percepção e conhecimento social, e teoria da mente (TOM). O processamento de informações socialmente relevantes também depende da neurocognição (p. ex., atenção ou memória), mas não aborda aspectos mais específicos do desempenho cognitivo.[3,7] A aplicação da MATRICS geralmente é concluída em 1h30 e requer um programa de computador específico, cuja licença de uso pode ser adquirida no *site* https://www.parinc.com/Products/Pkey/225.

Outro instrumento importante é a Brief Assessment of Cognition in Schizophrenia (BACS).[9] A BACS avalia quatro dos sete domínios cognitivos incluídos na MATRICS: funções executivas (raciocínio e resolução de problemas), velocidade de processamento, memória verbal e memória de trabalho. Sua aplicação geralmente é concluída em 45 minutos. Ambas as baterias, MATRICS e BACS, têm o potencial de avaliar se os tratamentos melhoram aspectos clinicamente relevantes do comprometimento cognitivo em pacientes com esquizofrenia.[8,9]

Existem outras baterias utilizadas para avaliações cognitivas na esquizofrenia, mas sem validação no Brasil. Alguns exemplos são: Repeatable Battery for the Assessment of Neuropsychological Status (RBANS), que avalia cinco domínios cognitivos (memória imediata, visuoespacial/construcional, linguagem, atenção e memória remota);[10] Reality Functional Capacity Assessment Tool (VRFCAT), desenvolvida para avaliar quatro habilidades funcionais diferentes (preparação de refeições, uso de transporte, compras e gerenciamento de dinheiro), cuja aplicação é feita por meio de um *tablet* que exige que os examinandos concluam uma série de tarefas do mundo real em um ambiente de realidade virtual;[5,11] Cambridge Automated Neuropsychological Test Automated Battery (CANTAB™), desenvolvida na University of Cambridge, que consiste em uma bateria de 22 testes computadorizados que avaliam atenção, memórias visual, verbal e de trabalho, e funções executivas, aplicada em um *laptop*.[12]

ESCALAS PARA AVALIAÇÃO DA COGNIÇÃO NA ESQUIZOFRENIA

As escalas psicométricas têm como objetivo estabelecer relação de função entre estímulos ambientais (físicos, sociais) e o comportamento do paciente, porém a falta de validade das autoavaliações das capacidades cognitiva e funcional aumentou a necessidade da criação de medidas confiáveis e clinicamente viáveis para examinar as habilidades cognitivas.[4]

Existem escalas que avaliam a cognição em esquizofrenia: Cognitive Assessment Interview (CAI),[13] que inclui itens baseados em domínios cognitivos da MATRICS,[7] como velocidade de processamento, atenção, memória de trabalho, aprendizagem verbal, resolução de problemas e cognição social, porém, ela não tem validação no Brasil.[13] A Schizophrenia Cognition Rating Scale (SCoRS)[14] foi desenvolvida para avaliar aspectos do funcionamento cognitivo encontrados nos domínios cognitivos da BACS,[9] bem como a capacidade funcional do paciente com esquizofrenia no cotidiano.[14]

A SCoRS é a primeira escala validada no Brasil (SCoRS-Br) que enfoca prejuízo da cognição e o quanto ele compromete o funcionamento do dia a dia do paciente, ou seja, o seu funcionamento no mundo real.[15] Existem várias vantagens dos métodos baseados em entrevistas, incluindo tempo curto de administração, boa correlação com medidas da cognição baseadas em desempenho,[16] percepção mais precisa das dificuldades encontradas pelo indivíduo na vida diária, aumento da motivação dos médicos para gerenciar os déficits cognitivos de forma mais eficaz, menor sobrecarga para pacientes, entrevistadores e informantes. Além disso, facilita uma melhor apreciação da eventual melhora da função cognitiva pelos pacientes e seus familiares.[6]

■ DESCRIÇÃO DO INSTRUMENTO

Trata-se de um instrumento de avaliação primária baseada nas atividades cotidianas do paciente com diagnóstico de esquizofrenia. A SCoRS é uma escala de avaliação breve, subjetiva, de fácil aplicação, composta por três escalas realizadas em três entrevistas (paciente, informante e entrevistador). Cada entrevista tem duração de 20 a 25 minutos.

A escala do paciente é avaliada com base em uma entrevista com o paciente e reflete dificuldades subjetivas causadas por déficits cognitivos; a entrevista do informante tem como base as respostas de um informante a partir de sua interação com o paciente e no que conhece sobre ele; a avaliação do entrevistador leva em consideração as avaliações do paciente e do informante para cada um dos 20 itens da escala nas últimas duas semanas.

■ PÚBLICO-ALVO

A SCoRS destina-se a pacientes adultos com diagnóstico de esquizofrenia.

■ APLICAÇÃO

Cada escala é composta por 20 itens que avaliam atenção, memória, raciocínio e capacidade de resolver problemas, memória de trabalho, linguagem e habilidades motoras e o quanto o prejuízo nessas funções compromete o funcionamento do dia a dia. Cada item tem pontos âncoras para a graduação de cinco pontos que podem ser pontuados entre 0 (ausência de alterações) e 4 (comprometimento máximo) ou seja, "N/A" (não se aplica), "Nenhum", "Leve", "Moderado" e "Grave". Pontuações mais elevadas refletem maior grau de prejuízo. O entrevistador deve considerar apenas os déficits cognitivos e fazer o máximo para excluir outras fontes de déficits (p. ex., o paciente pode ter uma dificuldade grave de lidar com suas finanças porque é incapaz de contar dinheiro, o que poderia ser uma limitação relacionada com o seu nível educacional, e não prejuízo cognitivo).

Nas visitas de seguimento, há também uma escala global para representar as mudanças ocorridas em relação ao início do tratamento do paciente. Essa é uma escala Likert de 1-7, com cada pontuação designando uma mudança específica, sendo 1 denotando piora acentuada ou mudança negativa e 7 melhora ou estabilidade.

CUIDADOS NA APLICAÇÃO

A entrevista deve ser realizada por profissionais adequadamente capacitados em uma sala silenciosa e sem distração. Todo esforço deve ser feito para o estabelecimento de um bom vínculo que facilite o melhor desempenho do paciente e do informante. Interrupções devem ser reduzidas ao máximo, com desligamento de telefones e indicação de que um teste está sendo realizado na sala. O entrevistador deve sentar-se em frente ao paciente e informante. Instruções devem ser formuladas de forma clara e objetiva e podem ser repetidas quando necessário.

■ INTERPRETAÇÃO DAS PONTUAÇÕES

Uma vez que a escala do paciente e a do informante tenham sido administradas, há uma escala de funcionamento global com pontuações de 1 a 10 (sendo 1 "sem comprometimento" e 10 "comprometimento extremo") e a escala de avaliação da mudança, que devem ser completadas pelo entrevistador, as quais representam sua impressão geral sobre o nível de dificuldade encontrado pelo sujeito na realização das atividades do dia a dia, resultando em um escore de 20 a 80 pontos.

PARÂMEROS PSICOMÉTRICOS DA VERSÃO ORIGINAL E DA VERSÃO EM PORTUGUÊS

O processo de adaptação e tradução da SCoRS-Br foi baseada no método padrão de tradução e retrotradução. Participaram do estudo 49 indivíduos com esquizofrenia segundo os critérios diagnósticos do *Manual diagnóstico e estatístico de transtornos mentais* (DSM-IV), todos utilizando medicação antipsicótica. A tradução para o português foi realizada por um dos autores e a retrotradução foi realizada por professor de inglês nativo e bilíngue. Posteriormente, foi comparada e aprovada pelo próprio autor da escala. A versão brasileira teve como diferencial a ausência de informantes no momento da entrevista, diferentemente do estudo original que contou com informantes qualificados. O Miniexame do Estado Mental (MEEM) e o Teste R1 foram utilizados como instrumentos para validação da SCoRS-Br.[15]

VALIDADE

A SCoRs foi traduzida para mais de 20 idiomas. Ela mede conceitos globais, o que a torna adequada para uso comparativo em diversos contextos culturais.

A validade de construto foi evidenciada por meio de validade convergente entre a SCoRS-Br e o Teste R1 e o MEEM. A correlação da SCoRS-Br entrevistador com o R1 foi significativa ($r = -0,287$, $p = 0,046$), mas não para a SCoRS-Br paciente ($p = 0,591$). As correlações da SCoRS-Br entrevistador e SCoRS-Br paciente com o MEEM foram significativas ($r = -0,506$, $p = 0,001$ e $r = -0,471$, $p = 0,001$, respectivamente). A correlação entre a SCoRS-Br paciente e a SCoRS-Br entrevistador foi altamente significativa ($r = 0,885$, $p < 0,001$). Contudo, essa validação foi realizada com 49 pacientes diagnosticados com esquizofrenia, sendo necessários estudos adicionais com uma amostra maior de participantes.

CONFIABILIDADE

A SCoRS-Br apresentou consistência interna relacionada à soma total dos escores dos pacientes e do examinador com alfas de Cronbach de 0,8468 e 0,8829, e os resultados evidenciaram sua validade convergente e fidedignidade, mesmo sem a utilização de informantes.

Os coeficientes de Spearman-Brown para pacientes e examinador foram de 0,8072 e 0,8162. A comparação entre as duas metades da escala (*split-half*) para pacientes e examinador foram de 0,8061 e 0,8114.

As correlações da SCoRS-Br entrevistador e SCoRS-Br paciente com o MEEM foram moderadas, negativas e significativas. A correlação entre os resultados da SCoRS-Br paciente e os resultados da SCoRS-Br entrevistador foi alta, positiva e significativa.

Já a correlação da SCoRS-Br entrevistador com os resultados do R1 foi inversa, baixa, porém significativa, indicando que a percepção do entrevistador está associada à medida objetiva feita pelo instrumento de validação. No entanto, a correlação SCoRS-Br paciente com o R1 foi baixa e não significante, mostrando que a percepção do paciente sobre sua funcionalidade não se relaciona com a medida objetiva do instrumento de validação.

FATORES QUE PODEM AFETAR A PONTUAÇÃO

É importante realizar a entrevista em ambiente que garanta privacidade, livre da influência de outras pessoas e de estímulos distratores.

LIMITAÇÕES

A administração completa da SCoRS deve envolver uma entrevista com um informante. No entanto, na SCoRS-Br, como os cuidadores não estavam disponíveis para todos os pacientes com esquizofrenia, os dados dos informantes não foram obtidos no estudo.[15]

Em geral, indivíduos com esquizofrenia também mostram pobres *insights* cognitivo e clínico, por vezes expressando a crença de não ter qualquer transtorno ou atribuindo erroneamente reconhecidos sintomas a outras causas, o que pode contribuir para discrepâncias entre as avaliações do paciente e as avaliações de informante e entrevistador.

CONSIDERAÇÕES FINAIS

Estudos mostram que neurocognição e cognição social predizem diferentes domínios de resultados do mundo real em pessoas com esquizofrenia. A literatura na área sugere que a relação entre cognição e funcionamento é complexa, com múltiplos fatores mediadores e moderadores que podem afetar a capacidade de melhorias cognitivas que se traduziriam em melhor funcionamento no dia a dia. A SCoRS-Br apresenta evidências de confiabilidade e validade convergente com instrumentos que avaliam a cognição.

FORMAS DE AQUISIÇÃO

O artigo "Versão brasileira da Escala de Avaliação da Cognição em Esquizofrenia (SCoRS-Br): validação em contextos clínicos sem informantes"[15] foi publicado no *Jornal Brasileiro de Psiquiatria*, bem como o formulário de aplicação (ver Formulário 7.7.I). A versão original é licenciada pela empresa WCG e pode ser solicitada diretamente em https://www.wcgclinical.com/services/endpoints-assessments/#scors.

FORMULÁRIO 7.7.I | ESCALA DE AVALIAÇÃO DA COGNIÇÃO EM ESQUIZOFRENIA VERSÃO BRASILEIRA (SCoRS-Br)

FORMULÁRIO DE AVALIAÇÃO INICIAL

Iniciais do paciente:
Data da entrevista com paciente:
Relação do informante com o paciente:
Escolaridade do pai:

Número de randomização do paciente:
Data da entrevista com informante:
de horas com o paciente por semana:
Escolaridade da mãe:

O propósito deste questionário é avaliar problemas na atenção, memória, habilidades motoras, fala e solução de problemas. As questões projetadas para medir a gravidade da dificuldade cognitiva nas últimas duas semanas. Há um total de 20 questões para serem feitas para o paciente e, em seguida, para o informante em entrevistas separadas. Como entrevistador, você determinará a pontuação baseando-se nas entrevistas de ambos, do paciente e do informante. Por favor, circule o número apropriado para cada questão.

Grau de gravidade

N/A Pontuação não aplicável	1 Nenhum	2 Leve	3 Moderado	4 Grave

Você/O paciente tem dificuldade...

1. Em lembrar-se de nomes das pessoas que você conhece ou de pessoas que encontra?
Exemplo: Colega de quarto, enfermeira, médico, familiares e amigos
   Leve: Lembra-se da maioria dos nomes das pessoas que ele/ela conhece, mas não de todas as pessoas que ele/ela acabou de conhecer
   Moderado: Esquece-se de muitos nomes de pessoas que ele/ela conhece e de todas as pessoas que ele/ela acabou de conhecer
   Grave: Esquece-se de todos ou quase todos os nomes das pessoas que ele/ela conhece e que encontra

Paciente					Informante					Entrevistador				
N/A	1	2	3	4	N/A	1	2	3	4	N/A	1	2	3	4

2. Em lembrar-se de como chegar a lugares?
Exemplo: Banheiro, próprio quarto, casa de amigo
   Leve: Esquece-se raramente
   Moderado: Só é capaz de ir a locais frequentados comumente
   Grave: Incapaz de ir a qualquer lugar sem assistência devido dificuldades com a memória

Paciente					Informante					Entrevistador				
N/A	1	2	3	4	N/A	1	2	3	4	N/A	1	2	3	4

3. Acompanhar um programa de televisão?
Exemplo: Show favorito, noticiário
   Leve: Consegue acompanhar apenas a um filme curto ou noticiário
   Moderado: Consegue acompanhar apenas um programa leve de 30 minutos (por exemplo, um seriado cômico)
   Grave: Incapaz de acompanhar um programa de TV por qualquer período de tempo

Paciente					Informante					Entrevistador				
N/A	1	2	3	4	N/A	1	2	3	4	N/A	1	2	3	4

FORMULÁRIO 7.7.I ESCALA DE AVALIAÇÃO DA COGNIÇÃO EM ESQUIZOFRENIA VERSÃO BRASILEIRA (SCORS-BR)

4. Em lembrar-se de onde colocou as coisas?
Exemplo: Roupas, jornal, cigarros
   Leve: Raras situações de esquecimento
   Moderado: Frequentes situações de esquecimento
   Grave: Situações muito frequentes de esquecimentos ou esquecimento de itens de grande importância

Paciente					Informante					Entrevistador				
N/A	1	2	3	4	N/A	1	2	3	4	N/A	1	2	3	4

5. Em lembrar-se de suas tarefas habituais e obrigações?
Exemplo: Tarefas domésticas, compromissos
   Leve: Esquecimentos raros
   Moderado: Esquece-se apenas das coisas que não ocorrem diariamente
   Grave: Esquece-se de todas ou quase todas suas responsabilidades

Paciente					Informante					Entrevistador				
N/A	1	2	3	4	N/A	1	2	3	4	N/A	1	2	3	4

6. Em aprender como usar novos aparelhos e equipamentos?
Exemplo: Computadores, lavadora, micro-ondas, telefone, controle remoto, videocassete
   Leve: Demora mais para aprender que a maioria, mas normalmente consegue
   Moderado: Demora mais e precisa que ensinem, não consegue aprender algumas coisas
   Grave: Incapaz de aprender como utilizar novos aparelhos e equlpamentos

Paciente					Informante					Entrevistador				
N/A	1	2	3	4	N/A	1	2	3	4	N/A	1	2	3	4

7. Em lembrar-se de informações e/ou instruções dadas recentemente para você?
Exemplo: Números de telefone, trajetos, nomes
   Leve: Raramente tem dificuldades em lembrar-se de informações
   Moderado: Frequentemente se esquece de informações dadas
   Grave: Quase sempre se esquece de informações

Paciente					Informante					Entrevistador				
N/A	1	2	3	4	N/A	1	2	3	4	N/A	1	2	3	4

8. Em lembrar-se do que você ia falar?
Exemplo: Esquecer-se de palavras, parar no meio da frase
   Leve: Raras situações de esquecimento enquanto fala
   Moderado: Frequentes situações de esquecimento enquanto fala
   Grave: A frequência dos esquecimentos torna a comunicação muito difícil

Paciente					Informante					Entrevistador				
N/A	1	2	3	4	N/A	1	2	3	4	N/A	1	2	3	4

9. Em manusear o seu dinheiro?
Exempl: Pagar as contas, conferir o troco
   Leve: Alguma dificuldade, mas normalmente consegue
   Moderado: Dificuldade significativa seja para conferir o troco ou para pagar contas
   Grave: Incapaz de manusear seu dinheiro em virtude de dificuldades cognitivas

Paciente					Informante					Entrevistador				
N/A	1	2	3	4	N/A	1	2	3	4	N/A	1	2	3	4

FORMULÁRIO 7.7.I ▌ ESCALA DE AVALIAÇÃO DA COGNIÇÃO EM ESQUIZOFRENIA VERSÃO BRASILEIRA (SCORS-BR)

10. Em falar sem embolar as palavras?
Exemplo: Palavras misturam ou saem emendadas
   Leve: Às vezes embola as palavras, mas é raro
   Moderado: É capaz de conversar, mas embola as palavras frequentemente
   Grave: Incapaz de conversar em virtude da fala embolada

Paciente					Informante					Entrevistador				
N/A	1	2	3	4	N/A	1	2	3	4	N/A	1	2	3	4

11. Em concentrar-se bem o suficiente para ler um jornal ou um livro?
Exemplo: Ler a mesma sentença ou página repetidamente
   Leve: Pode concentrar-se, exceto em raras ocasiões
   Moderado: Pode concentrar-se em textos pequenos e fáceis de entender
   Grave: Incapaz de ler mesmo os textos mais simples devido a problemas de concentração

Paciente					Informante					Entrevistador				
N/A	1	2	3	4	N/A	1	2	3	4	N/A	1	2	3	4

12. Com tarefas conhecidas?
Exemplo: Cozinhar, dirigir, tomar banho, vestir-se
   Leve: Raramente tem dificuldade em completar a tarefa
   Moderado: Frequentemente precisa de auxílio verbal para completar a tarefa
   Grave: Precisa de auxílio físico para fazer essas tarefas devido a dificuldades cognitivas

Paciente					Informante					Entrevistador				
N/A	1	2	3	4	N/A	1	2	3	4	N/A	1	2	3	4

13. Em permanecer atento?
Exemplo: Sonhar acordado, dificuldade em permanecer atento em alguém falando
   Leve: Às vezes incapaz de permanecer atento
   Moderado: Frequentemente incapaz de permanecer atento
   Grave: Quase sempre incapaz de permanecer atento

Paciente					Informante					Entrevistador				
N/A	1	2	3	4	N/A	1	2	3	4	N/A	1	2	3	4

14. Em aprender coisas novas?
Exemplo: Novas palavras, novas maneiras de fazer as coisas, novos horários
   Leve: Demora mais que a maioria para aprender, mas normalmente consegue
   Moderado: Demora mais e precisa atenção especial
   Grave: Incapaz de aprender quase todas as coisas novas

Paciente					Informante					Entrevistador				
N/A	1	2	3	4	N/A	1	2	3	4	N/A	1	2	3	4

15. Em falar tão rápido como gostaria?
Exemplo: Fala lenta, pausas
   Leve: Raramente fala lentamente em virtude de dificuldades cognitivas
   Moderado: Com frequência fala lentamente em virtude de dificuldades cognitivas
   Grave: Habilidade de conversar é prejudicada em virtude de dificuldades cognitivas

Paciente					Informante					Entrevistador				
N/A	1	2	3	4	N/A	1	2	3	4	N/A	1	2	3	4

FORMULÁRIO 7.7.I ■ ESCALA DE AVALIAÇÃO DA COGNIÇÃO EM ESQUIZOFRENIA VERSÃO BRASILEIRA (SCORS-BR)

16. Em fazer as coisas rapidamente?
Exemplo: Escrever, acender um cigarro
    Leve: Leve lentificação em relação ao ritmo usual
    Moderado: Significativamente mais lento, pode necessitar ser incentivado para fazer as coisas rapidamente
    Grave: Incapaz de terminar as coisas porque o tempo se esgota

Paciente					Informante					Entrevistador				
N/A	1	2	3	4	N/A	1	2	3	4	N/A	1	2	3	4

17. Em lidar com mudanças em sua rotina diária?
Exemplo: Compromissos, visitas especiais, terapia de grupo
    Leve: Adapta-se com esforço considerável
    Moderado: Poderá adaptar-se com assistência
    Grave: Mudanças na rotina diária são impossíveis

Paciente					Informante					Entrevistador				
N/A	1	2	3	4	N/A	1	2	3	4	N/A	1	2	3	4

18. Em entender o que as pessoas querem dizer quando estão falando com você?
Exemplo: Sentir-se confuso em relação ao que a pessoa diz
    Leve: Alguma dificuldade em entender o que as pessoas querem dizer
    Moderado: Com frequência tem dificuldade em entender o que as pessoas querem dizer
    Grave: Frequentemente incapaz de entender o que as pessoas querem dizer

Paciente					Informante					Entrevistador				
N/A	1	2	3	4	N/A	1	2	3	4	N/A	1	2	3	4

19. Em entender como outras pessoas se sentem sobre elas?
Exemplo: Compreender mal as emoções das pessoas pela expressão facial delas, ou tom de suas vozes
    Leve: Raramente tem dificuldade em entender como as pessoas se sentem
    Moderado: Com frequência tem dificuldade em entender como as pessoas se sentem
    Grave: Ocasiões muito frequentes de dificuldade em entender como as pessoas se sentem

Paciente					Informante					Entrevistador				
N/A	1	2	3	4	N/A	1	2	3	4	N/A	1	2	3	4

20. Em seguir uma conversa em um grupo?
Exemplo: Participação, capacidade de seguir a conversa
    Leve: Poucas dificuldades em seguir conversas em um grupo
    Moderado: Frequentemente incapaz de seguir conversas em um grupo
    Grave: Frequentemente incapaz de seguir conversas em um grupo e comunicação nessa situação é difícil ou impossível

PONTUAÇÃO GERAL – APENAS O ENTREVISTADOR

Qual a sua impressão global do nível de dificuldade do paciente nessas áreas

(nenhuma) 1 ------ 2 ------ 3 ------ 4 ------ 5 ------ 6 ------ 7 ------ 8 ------ 9 ------ 10 (extrema)

O entrevistador deve circular o número apropriado

Sobrenome do entrevistador:

Assinatura do entrevistador:

O questionário de seguimento está disponível com o autor correspondente.

Fonte: Ferreira e colaboradores.[15]

REFERÊNCIAS

1. Kharawala S, Hastedt C, Podhorna J, Shukla H, Kappelhoff B, Harvey PD. The relationship between cognition and functioning in schizophrenia: A semi-systematic review. Schizophr Res Cogn. 2021;27:100217.
2. Mohamed S, Rosenheck R, Swartz M, Stroup S, Lieberman JA, Keefe RSE. Relationship of cognition and psychopathology to functional impairment in schizophrenia. Am J Psychiatry. 2008;165(8):978-87.
3. Sheffield JM, Karcher NR, Barch DM. Cognitive deficits in psychotic disorders: a lifespan perspective. Neuropsychol Rev. 2018;28(4):509-33.
4. Silberstein J, Harvey PD. Cognition, social cognition, and Self-assessment in schizophrenia: prediction of different elements of everyday functional outcomes. CNS Spectr. 2019;24(1):88-93.
5. Harvey PD, Khan A, Atkins A, Keefe RS. Virtual reality assessment of functional capacity in people with Schizophrenia: associations with reduced emotional experience and prediction of functional outcomes. Psychiatry Res. 2019;277:58-63.
6. Harvey PD, Khan A, Atkins A, Walker TM, Keefe RSE. Comprehensive review of the research employing the schizophrenia cognition rating scale (SCoRS). Schizophr Res. 2019;210:30-8.
7. Nuechterlein KH, Green MF, Kern RS, Baade LE, Barch DM, Cohen JD, et al. The MATRICS consensus cognitive battery, part 1: test selection, reliability, and validity. Am J Psychiatry. 2008;165(2):203-13.
8. Fonseca AO, Berberian AA, Meneses-Gaya C, Gadelha A, Vicente MO, Nuechterlein KH, et al. The Brazilian standardization of the MATRICS consensus cognitive battery (MCCB): psychometric study. Schizophr Res. 2017;185:148-53.
9. Araújo GE, Resende CB, Cardoso ACA, Teixeira AL, Keefe RSE, Salgado JV. Validity and reliability of the Brazilian Portuguese version of the BACS (Brief Assessment of Cognition in Schizophrenia). Clinics. 2015;70(4):278-82.
10. Hobart MP, Goldberg R, Bartko JJ, Gold JM. Repeatable battery for the assessment of neuropsychological status as a screening test in schizophrenia, II: convergent/discriminant validity and diagnostic group comparisons. Am J Psychiatry. 1999;156(12):1951-7.
11. Ruse SA, Harvey PD, Davis VG, Atkins AS, Fox KH, Keefe RSE. Virtual reality functional capacity assessment in schizophrenia: preliminary data regarding feasibility and correlations with cognitive and functional capacity performance. Schizophr Res Cogn. 2014;1(1):e21-e26.
12. Ritsner MS, Blumenkrantz H, Dubinsky T, Dwolatzky T. The detection of neurocognitive decline in schizophrenia using the mindstreams computerized cognitive test battery. Schizophr Res. 2006;82(1):39-49.
13. Ventura J, Subotnik KL, Ered A, Hellemann GS, Nuechterlein KH. Cognitive Assessment Interview (CAI): validity as a co-primary measure of cognition across phases of schizophrenia. Schizophr Res. 2016;172(1-3):137-42.
14. Keefe RS, Poe M, Walker MMT, Kang RWJ, Harvey MDP. The schizophrenia cognition rating scale: an interview-based assessment and its relationship to cognition, real-world functioning, and functional capacity. Am J Psychiatry. 2006;163(3):426-32.
15. Ferreira BDC, Barbosa MDA, Barbosa IG, Borges A, Hara C, Rocha FL. Versão brasileira da escala de avaliação da cognição em esquizofrenia (SCoRS-Br): validação em contextos clínicos sem informantes. J Bras Psiquiatr. 2010;59(4):271-8.
16. Keefe RSE, Davis VG, Spagnola NB, Hilt D, Dgetluck N, Ruse S, et al. Reliability, validity and treatment sensitivity of the schizophrenia cognition rating scale. Eur Neuropsychopharmacol. 2015;25(2):176-84.

INSTRUMENTOS DE AVALIAÇÃO DE USO DE ÁLCOOL E DROGAS

8.1 ASPECTOS GERAIS DOS INSTRUMENTOS DE AVALIAÇÃO DE USO DE ÁLCOOL E DROGAS

Thiago Marques Fidalgo, Maria Lucia Oliveira de Souza Formigoni

■ CONCEITO DE TRANSTORNOS DEVIDOS AO USO DE SUBSTÂNCIAS

A Organização Mundial da Saúde (OMS) define dependência de substâncias como:[1]

> [...] estado psíquico e algumas vezes físico resultante da interação entre um organismo vivo e um medicamento, caracterizado por modificações de comportamento e outras reações que sempre incluem o impulso a utilizar a substância de modo contínuo ou periódico com a finalidade de experimentar seus efeitos psíquicos e, algumas vezes, de evitar o desconforto da privação. Esse estado pode ou não ser acompanhado de tolerância. Um mesmo indivíduo pode ser dependente de várias substâncias.

Essa definição, embora antiga, traz uma série de conceitos fundamentais para a compreensão adequada desse fenômeno. Em primeiro lugar, cabe destacar que toda dependência se dá a partir da busca por alterações de sensações, percepções ou comportamento. Algumas substâncias promovem alterações mais importantes e evidentes, enquanto outras geram modificações sutis, como o aumento do tempo de vigília, por exemplo. Além disso, cada vez mais, a dependência vem sendo compreendida como um transtorno do controle de impulsos.[2] Nesse sentido, os possíveis efeitos das substâncias de abuso sobre o sistema de recompensa e no córtex pré-frontal levam ao uso repetido do fármaco, em busca de prazer, sem adequada ponderação acerca das consequências desse uso. As substâncias de abuso podem originar quadros de abstinência, no caso da interrupção de seu consumo. Algumas, como o álcool e os opioides, podem desencadear síndromes de abstinência bem descritas e com quadro clínico bem definido; outras geram sintomas inespecíficos quando há a interrupção de seu uso.[3]

■ CLASSIFICAÇÕES DIAGNÓSTICAS E TRANSTORNOS RELACIONADOS AO USO DE SUBSTÂNCIAS

DSM-5-TR

Considerando esses conceitos, o *Manual diagnóstico e estatístico de transtornos mentais*, da American Psychiatric Association, em sua 5ª edição com texto revisado (DSM-5-TR),[4] define dependência de substâncias como um padrão mal-adaptativo do uso de substâncias, levando a prejuízo ou sofrimento clinicamente significativo, caracterizado pela presença de dois ou mais dos critérios a seguir, no período de um ano:

- uso em quantidades maiores ou por mais tempo que o planejado;
- desejo persistente do uso ou incapacidade de controlar esse desejo;
- gasto importante de tempo em atividades para obter, utilizar ou para se recuperar dos efeitos da substância;
- presença de forte desejo (também chamado de fissura), caracterizado pela urgência em consumir a substância;
- restrição do repertório de atividades em função do uso da substância;
- abandono de atividades sociais, ocupacionais ou familiares devido ao uso;
- uso contínuo apesar da presença de problemas sociais ou interpessoais;
- manutenção do uso apesar de prejuízos físicos;
- uso em situações de exposição a risco;
- tolerância, caracterizada pelo uso em quantidades cada vez maiores para obter o mesmo efeito ou pela ausência do efeito esperado com a dose habitual;

- abstinência, caracterizada por um conjunto de sinais ou sintomas decorrentes da falta da substância e que são reduzidos ou desaparecem com seu consumo.

O DSM-5 trouxe importantes modificações no conceito de dependência. Até sua publicação, abuso e dependência consistiam em categorias diferentes, com distinção hierárquica, sendo a dependência mais grave que o abuso. Essa separação baseava-se no fato de ambas as condições serem compreendidas como dimensões diferentes dos problemas relacionados ao uso de substâncias. No entanto, um estudo detalhado dos critérios diagnósticos utilizados, por meio da teoria de resposta ao item, mostrou que abuso e dependência compunham uma única dimensão. Esse achado mostrou-se consistente, após análises específicas para gênero, idade ou contexto cultural.[5]

O DSM-5-TR propõe alguns especificadores, a fim de ampliar a compreensão diagnóstica. O especificador mais comumente utilizado diz respeito à gravidade do quadro, associada ao número de critérios preenchidos. Assim, a presença de dois ou três critérios caracteriza a dependência leve; quatro ou cinco, a dependência moderada; e seis ou mais critérios indicam dependência grave.[4,5] Outro especificador está relacionado ao curso do transtorno, permitindo classificar a remissão dos problemas relacionados ao uso de substâncias como inicial (*early remission*) ou sustentada (*sustained remission*). Considera-se remissão inicial quando o paciente deixa de apresentar qualquer critério diagnóstico, exceto a fissura, por um período mínimo de três meses, mas menor que um ano. A remissão é classificada como sustentada quando o paciente deixa de preencher qualquer critério diagnóstico, exceto a fissura, por um período de um ano ou mais. Em ambos os casos, a fissura é uma exceção, pois estudos clínicos mostram que ela pode permanecer presente mesmo após muitos anos de abstinência.[4,5]

Por fim, podem ser usados os especificadores "em ambiente protegido" e "em terapia de manutenção". O primeiro deve ser utilizado quando o paciente se encontra em um ambiente com acesso restrito à substância, enquanto o segundo é aplicado quando o indivíduo faz uso de algum tratamento medicamentoso, como terapia com agonistas (metadona ou buprenorfina), terapia com antagonistas (naltrexone) e medicações para substituição do tabaco (vareniclina ou bupropiona).[4,5] O DSM-5-TR apresenta outras categorias diagnósticas específicas para intoxicação aguda e síndrome de abstinência que não são tema deste capítulo.

CID-11

Na 11ª revisão da *Classificação internacional de doenças e outros problemas relacionados à saúde* (CID-11), que entrou em vigência em 2022, a OMS, em seu capítulo 6 (Transtornos mentais, comportamentais e do neurodesenvolvimento), inclui a categoria "transtornos devidos ao uso de substâncias", definindo-os como:[6]

> transtornos que resultam de uma única ocasião ou uso repetido de substâncias com propriedades psicoativas, incluindo certos medicamentos. Estão incluídos os transtornos relacionados a 14 classes ou grupos de substâncias psicoativas. Normalmente, o uso inicial dessas substâncias produz efeitos psicoativos agradáveis ou atraentes que são recompensadores e reforçados com o uso repetido. Com o uso continuado, muitas das substâncias incluídas têm a capacidade de produzir dependência. Eles também têm o potencial de causar inúmeras formas de danos, tanto à saúde física quanto mental. Os transtornos decorrentes do uso nocivo não medicinal de substâncias não psicoativas também estão incluídos neste grupo.

Em relação à CID-10, a CID-11 apresenta uma lista de classes de substâncias expandida e atualizada, maior especificação de padrões nocivos de uso, que pode ser contínuo ou episódico e recorrente, uma nova categoria para episódios únicos de uso nocivo, uma categoria descrevendo uso de risco e uma simplificação das diretrizes diagnósticas.

A CID-11 lista 14 classes ou grupos de substâncias psicoativas que têm importantes consequências clínicas e de saúde pública e que têm o potencial de gerar transtornos devido ao seu uso. São eles: álcool; maconha; canabinoides sintéticos; opioides; sedativos, ansiolíticos ou hipnóticos; cocaína; psicoestimulantes, incluindo metanfetaminas, anfetaminas e metacatinonas; catinonas sintéticas; cafeína; alucinógenos; nicotina; inalantes voláteis; MDMA ou drogas relacionadas; drogas dissociativas, incluindo cetamina e fenciclidina; outras substâncias psicoativas, incluindo medicamentos. Também são incluídos os transtornos devido ao uso de substâncias não psicoativas, como laxantes, hormônio do crescimento, eritropoetina e anti-inflamatórios não esteroides.

Ainda, a CID-11 ressalta que o uso de substâncias psicoativas é sempre permeado por significados culturais que devem ser levados em consideração antes que esse uso seja considerado um transtorno. Por exemplo, substâncias podem ser usadas regularmente como parte de rituais religiosos, celebrações, experiências místicas culturalmente sancionadas, eventos específicos ou atividades de cura, sem resultar em um transtorno devido ao uso de substâncias. Além disso, é importante saber que os valores e interpretações culturais relacionados ao uso de substâncias psicoativas em comunidades específicas e os termos culturais usados para descrever a substância e seus efeitos variam muito entre as culturas. O conhecimento de termos e interpretações específicos melhora a comunicação com os pacientes e a determinação de possíveis distúrbios. Isso reforça a importância de que instrumentos para rastrear problemas relacionados ao uso de substâncias sejam adaptados em termos linguísticos e culturais antes de serem utilizados.

▌ COMORBIDADE E SOBREPOSIÇÃO DE SINTOMAS

O correto diagnóstico de outras condições associadas aos transtornos decorrentes do uso de substâncias é fundamental, uma vez que tem implicações no prognóstico do paciente e no tratamento a ser instituído. Entre os quadros mais frequentes, destacam-se a depressão, o transtorno bipolar e transtornos relacionados, os transtornos de ansiedade, o transtorno de déficit de atenção/hiperatividade (TDAH) e os transtornos da personalidade.

Cerca de 70 a 90% dos pacientes dependentes de substâncias apresentam outro transtorno mental associado. Não existe consenso na literatura quanto ao potencial que as substâncias apresentam para desencadear quadros psiquiátricos mais graves, como transtornos do espectro bipolar e psicóticos, que também são encontrados em associação ao abuso de substâncias.[3]

A complexidade dos fatores envolvidos no abuso ou na dependência de substâncias justifica a importância de uma investigação diagnóstica abrangente e detalhada ante um paciente dependente usuário. Esse processo deve incluir não só o minucioso exame do estado mental como também uma abrangente avaliação do estado clínico. O conhecimento de tais dados é fundamental para a construção de um plano terapêutico, uma vez que diversas modalidades de intervenção podem ter sua eficácia comprometida devido à presença de outros transtornos não diagnosticados.[7] Diante disso, condutas mais adequadas podem ser adotadas, visando à estabilização dos quadros associados, o que propicia a interrupção do comportamento dependente e acarreta a diminuição das taxas de recaídas, culminando em melhora clínica global. Tal fato se reveste de particular importância na medida em que os baixos índices de eficácia observados no tratamento desses pacientes poderiam, ao menos parcialmente, ser atribuídos à pouca atenção dispensada a aspectos relativos às comorbidades.[8,9] Além disso, sua presença, em geral, está relacionada a pior prognóstico e a maiores dificuldades no manejo farmacológico.

▌ AVALIAÇÃO DA DEPENDÊNCIA

Diante de um paciente que faz uso de substâncias, é importante a caracterização detalhada do consumo, questionando-o a respeito de todas as drogas consumidas, assim como sobre:

- motivações do uso;
- quantidade utilizada;
- aspectos circunstanciais do uso;
- padrão de uso;
- efeitos obtidos;
- sentimentos que antecedem e sucedem o uso;
- intensidade e situações associadas à fissura.

Diversos instrumentos abordam esses aspectos, em conjunto ou separadamente, sendo os principais: Teste de Triagem do Envolvimento com Álcool, Tabaco e Outras Substâncias (ASSIST), Teste de Identificação de Transtornos Relacionados ao Uso de Álcool (AUDIT), Escala de Gravidade de Dependência (ASI) e Teste de Fagerström para Dependência de Nicotina (FTND).

A dependência de álcool, tabaco e/ou outras drogas é um problema que afeta não somente as pessoas com esse transtorno, mas também todo o sistema social e familiar. A avaliação do funcionamento familiar é fundamental, pois pode influenciar de modo decisivo, positiva ou negativamente, a evolução do tratamento. Essa avaliação pode ser feita por meio de entrevistas clínicas, mas o uso de instrumentos padronizados permite realizar uma avaliação objetiva, assim como facilita a comunicação entre terapeutas, pacientes e seus familiares. Além disso, possibilita a sistematização das intervenções e a comparabilidade de dados em diferentes ocasiões ou entre grupos de pacientes, contribuindo para o estudo de fatores que afetam o desenvolvimento das dependências e para a avaliação da efetividade das intervenções.

Vários instrumentos foram desenvolvidos para avaliar o ambiente familiar ou alguns de seus componentes, destacando-se, entre eles, a Dyadic Adjustment Scale (DAS), o Family Tree Questionnaire (FTQ), a Family Assessment Measure (FAM), a McMaster Family Assessment Device (FAD), as Family Adaptability and Cohesion Evaluation Scales (FACES I, II, III), o Family Functioning Index (FFI), o The Self-Report Family Inventory (SFI), o The Family Apgar (FAPGAR), o Family Functioning Questionnaire (FFQ), a Global Assessment of Relational Functioning (GARF) e a Family Environment Scale (FES). Entre esses instrumentos, já foram traduzidas e validadas para o português a GARF[10,11] e a FAM.[12] A GARF é um anexo da entrevista semiestruturada do DSM-IV e permite realizar uma avaliação geral do funcionamento global da família. A FAM e a FES são instrumentos bastante abrangentes, focados no funcionamento familiar, mas exigem certa disponibilidade de tempo para sua aplicação.

Os aspectos sociais relacionados ao uso abusivo de substâncias também devem ser criteriosamente explorados, entre eles problemas legais ou no trabalho. Para isso, algumas áreas do ASI podem ser utilizadas. No caso de adolescentes, a avaliação deve incluir também o funcionamento escolar, bem como a adequação da socialização para a faixa etária.

As principais medidas traduzidas e/ou validadas no Brasil para avaliação da dependência e dos aspectos a ela relacionados estão descritas na Tabela 8.1.1.[13-28]

■ CRÍTICAS E LIMITAÇÕES

Alguns instrumentos foram especificamente desenvolvidos para triagem do uso de substâncias. Entre eles, os mais utilizados são o AUDIT, para uso de álcool, e o ASSIST, que abrange todas as classes de drogas. No entanto, eles não fornecem diagnóstico. Outros instrumentos e entrevistas padronizadas são indicados para diagnóstico, destacando-se a Seção J da entrevista padronizada Composite International Diagnostic Interview 2.1 (CIDI), traduzida e avaliada quanto às propriedades psicométricas por Quintana e colaboradores,[29] ou a Mini International Neuropsychiatric Interview (MINI), validada por Amorim.[30] De forma alternativa, pode-se também usar entrevistas clínicas padronizadas utilizando-se os critérios do DSM-5[4] ou da CID-11.[6] A entrevista clínica padronizada do DSM-IV foi validada por Del-ben e colaboradores.[31]

■ PROBLEMAS ESPECÍFICOS DA AVALIAÇÃO DA DEPENDÊNCIA

Para a adequada utilização de instrumentos para avaliação do uso de substâncias, alguns cuidados devem ser observados. O estigma relacionado ao uso de substâncias ainda é relevante, especialmente considerando o julgamento moral que continua perpassando a visão social acerca dessa condição. Assim, a aplicação dos instrumentos deve se dar em ambiente seguro, no qual o paciente se sinta à vontade para responder, tendo assegurado o sigilo das informações fornecidas. É importante, ainda, que o indivíduo tenha privacidade para responder aos instrumentos.

Além disso, é fundamental que o profissional que conduz o preenchimento dos questionários certifique-se de que o paciente não esteja sob efeito agudo de substâncias ou em estado de síndrome de abstinência com sintomatologia relevante. Ambos os estados podem gerar flutuações no nível de consciência capazes de comprometer a confiabilidade das respostas fornecidas.

■ RECOMENDAÇÕES

Visando ao uso clínico, para avaliação completa de um paciente com problemas relacionados ao uso de substâncias, o ASI é o instrumento que fornece o melhor panorama, além de viabilizar dados sobre a evolução clínica do indivíduo, embora tenha algumas limitações para fins de pesquisa. Como instrumento de triagem, o ASSIST parece ser o mais indicado, por ser de aplicação rápida, mas abrangente.

■ REFERÊNCIAS

1. Organisation Mondiale de la Santé. Comité OMS d'experts de la pharmacodépendance. Genève: OMS; 1969.
2. Brewer JA, Potenza MN. The neurobiology and genetics of impulse control disorders: relationships to drug addictions. Biochem Pharmacol. 2008;75(1):63-75.
3. Fidalgo TM, Silveira DX. Manual de psiquiatria. São Paulo: Roca; 2011.
4. American Psychiatric Association. Manual diagnóstico e estatístico de transtornos mentais: DSM-5. 5. ed. Porto Alegre: Artmed; 2014.
5. Hasin DS, O'Brien CP, Auriacombe M, Borges G, Bucholz K, Budney A, et al. DSM-5 criteria for substance use disorders: recommendations and rationale. Am J Psychiatry. 2013;170(8):834-51.
6. World Health Organization. ICD-11: international classification of diseases [Internet]. 11th rev. Geneva: WHO; 2022 [capturado em 7 maio 2023]. Disponível em: https://icd.who.int/en.
7. Silveira DX, Moreira FG, organizadores. Panorama atual de drogas e dependências. São Paulo: Atheneu; 2005.
8. Fireman M, Indest DW, Blackwell A, Whitehead AJ, Hauser P. Addressing tri-morbidity (hepatitis C, psychiatry disorders, and substance use): the importance of routine mental health screening as a component of a comanagement model of care. Clin Infect Dis. 2005;40(Suppl 5):S286-91.
9. Testa A, Giannuzzi R, Sollazzo F, Petrongolo L, Bernardini L, Dain S. Psychiatric emergencies (part II): psychiatric disorders coexisting with organic diseases. Eur Rev Med Pharmacol Sci. 2013;17(Suppl 1):65-85.
10. Yingling LC, Miller WE JR, McDonald AL, Galewaler ST. GARF assessment sourcebook: using the DSM-IV global assessment of relational functioning. New York: Psychology Press; 1998.

TABELA 8.1.1 ■ PROPRIEDADES PSICOMÉTRICAS DOS INSTRUMENTOS UTILIZADOS PARA AVALIAÇÃO DOS TRANSTORNOS DECORRENTES DO USO DE SUBSTÂNCIAS

ESTUDO	N	AMOSTRA	INSTRUMENTO	ASPECTOS AVALIADOS	SENSIBILIDADE	ESPECIFICIDADE	TESTE--RETESTE	ALFA	ANÁLISE FATORIAL
Pedroso e colaboradores[13]	400	Populacional e clínica	Marijuana Expectancy Questionnaire (MEQ)	Expectativas relacionadas ao uso de maconha	–	–	0,36	0,89	Não
Araújo e colaboradores[14]	201	Clínica	Questionnaire of Smoking Urges (QSU)	Fissura pelo cigarro	–	–	–	–	Sim
Dinis e colaboradores[15]	210	Clínica	Escala de Desfecho Esperado (EDET)	Adesão ao tratamento entre usuários de cocaína	O instrumento não se mostrou sensível	–	–	–	Não
Silveira e colaboradores[16]	205	Clínica	Cocaine Craving Questionnaire (CCQ)	Fissura por cocaína	0,70	0,61	–	0,80	Sim
Fabbri e colaboradores[17]	450	Populacional	Tolerance, Annoyed, Cut down, Eye opener (T-ACE)	Rastreamento de problemas com álcool durante a gestação	1	0,85	0,95	–	Não
Sartes e colaboradores[18]	208	Populacional e clínica	Teen Addiction Severity Index (T-ASI)	Dependência	–	–	–	0,89-0,80	Não
Masur e Monteiro[19]	114	Clínica	Cut down, Annoyed, Guilty, Eye opener (CAGE)	Transtornos relacionados ao uso de álcool	0,88	0,83	–	–	Não
Amaral e Malbergier[20]	203	Populacional	CAGE	Transtornos relacionados ao uso de álcool entre funcionários da USP	0,84	0,93	–	–	Não
Castells e Furlanetto[21]	747	Clínica	CAGE	Transtornos relacionados ao uso de álcool entre pacientes internados	0,94	0,85	–	–	Não

TABELA 8.1.1 ■ PROPRIEDADES PSICOMÉTRICAS DOS INSTRUMENTOS UTILIZADOS PARA AVALIAÇÃO DOS TRANSTORNOS DECORRENTES DO USO DE SUBSTÂNCIAS

ESTUDO	N	AMOSTRA	INSTRUMENTO	ASPECTOS AVALIADOS	SENSIBILIDADE	ESPECIFICIDADE	TESTE-RETESTE	ALFA	ANÁLISE FATORIAL
Jorge e Masur[22]	105	Populacional e clínica	Short-Form Alcohol Dependence Data Questionnaire (SADD)	Transtornos relacionados ao uso de álcool	–	–	–	–	Não
De Micheli e Formigoni[23]	213	Populacional	Drug Use Screening Inventory (DUSI)	Transtornos relacionados ao uso de drogas entre adolescentes	0,8	0,9	–	0,96	Sim
Fidalgo e colaboradores[24]	84	Populacional e clínica	DUSI – versão curta	Transtornos relacionados ao uso de drogas entre adolescentes	0,85	0,7	–	–	Não
Henrique e colaboradores[25]	147	Clínica	Alcohol, Smoking and Substance Involvement Screening Test (ASSIST)	Transtornos relacionados ao álcool e a outras drogas	0,84-0,91 (#)	0,79-0,98 (#)	–	–	Não
Carminatti[26]	183	Populacional e clínica (adolescentes)	ASSIST	Transtornos relacionados ao álcool e a outras drogas	0,61-1,00 (#)	0,76-0,99 (#)	–	0,77-0,83 (#)	Não
Vianna[27]	154	Clínica	Family Environment Scale (FES)	Avaliação do ambiente real, idealizado ou esperado	–	–	0,52-0,89	0,61-0,78	Não
Silva[28]	262	Populacional	Family Assessment Measure (FAM-III)	Avaliação da dinâmica familiar nas suas dimensões básicas	–	–	–	0,77-0,78	Sim

USP: Universidade de São Paulo; (#) variando de acordo com a substância.

11. Falceto OG, Busnello ED, Bozzetti MC. Validação de escalas diagnósticas do funcionamento familiar para utilização em serviços de atenção primária à saúde. Rev Panam Salud Publica. 2000;7(4):255-63.
12. Skinner HA, Steinhawer PD, Santa-Barbara J. The family assessment measure. Can J Community Ment Health. 1983;2(2):91-105.
13. Pedroso RS, Oliveira MS, Moraes JF. Translation, adaptation, and validation of the Brazilian version of the marijuana expectancy questionnaire. Cad Saude Publica. 2007;23(1):63-73.
14. Araujo RB, Oliveira MS, Mansur MA. Brazilian validation of the questionnaire of smoking urges. Cad Saude Publica. 2006;22(10):2157-67.
15. Dinis MM, Passos SR, Camacho LA. Predictive validity of the Brazilian version of the Expected Treatment Outcome Scale in cocaine-dependent outpatients at a drug treatment referral center. Rev Bras Psiquiatr. 2005;27(3):225-7.
16. Silveira DX, Fernandes M, Silveira ED, Jorge MR. Cocaine craving questionnaire: assessing craving among cocaine users in Brazil. Psychiatry Res. 2006;142(2-3):257-9.
17. Fabbri CE, Furtado EF, Laprega MR. Alcohol consumption in pregnancy: performance of the Brazilian version of the questionnaire T-ACE. Rev Saude Publica. 2007;41(6):979-84.
18. Sartes LM, Micheli D, Souza-Formigoni ML. Psychometric and discriminative properties of the teen addiction severity index (Brazilian Portuguese version). Eur Child Adolesc Psychiatry. 2009;18(11):653-61.
19. Masur J, Monteiro MG. Validation of the "CAGE" alcoholism screening test in a Brazilian psychiatric inpatient hospital setting. Braz J Med Biol Res. 1983;16(3):215-8.
20. Amaral RA, Malbergiera A. Evaluation of a screening test for alcohol-related problems (CAGE) among employees of the Campus of the University of São Paulo. Rev Bras Psiquiatr. 2004;26(3):156-63.
21. Castells MA, Furlanetto LM. Validity of the CAGE questionnaire for screening alcohol-dependent inpatients on hospital wards. Rev Bras Psiquiatr. 2005;27(1):54-7.
22. Jorge MR, Masur J. The use of the short-form alcohol dependence data questionnaire (SADD) in Brazilian alcoholic patients. Br J Addict. 1985;80(3):301-5.
23. Micheli D, Formigoni ML. Psychometric properties of the Brazilian version of the drug use screening inventory. Alcohol Clin Exp Res. 2002;26(10):1523-8.
24. Fidalgo TM, Tarter R, Silveira ED, Kirisci L, Silveira DX. Validation of a short version of the revised drug use screening inventory in a Brazilian sample of adolescents. Am J Addict. 2010;19(4):364-7.
25. Henrique IF, Micheli D, Lacerda RB, Lacerda LA, Formigoni ML. Validation of the Brazilian version of alcohol, smoking and substance involvement screening test (ASSIST). Rev Assoc Med Bras. 2004;50(2):199-206.
26. Carminatti VJP. Validação concorrente e confiabilidade da versão brasileira do ASSIST-WHO para adolescentes [dissertação]. São Paulo: Universidade Federal de São Paulo; 2010.
27. Vianna VP, Silva EA, Souza-Formigoni ML. Portuguese version of the family environment scale: application and validation. Rev Saude Publica. 2007;41(3):419-26.
28. Silva EA. Avaliação do funcionamento de famílias com dependentes de drogas por meio da Family Assessment Measure-III (FAM-III) [tese]. São Paulo: Universidade Federal de São Paulo; 2011.
29. Quintana MI, Andreoli SB, Jorge MR, Gastal FL, Miranda CT. The reliability of the Brazilian version of the Composite International Diagnostic Interview (CIDI 2.1). Braz J Med Biol Res. 2004;37(11):1739-45.
30. Amorim P. Mini international neuropsychiatric interview (MINI): validação de entrevista breve para diagnóstico de transtornos mentais. Rev Bras Psiquiatr. 2000;22(3):106-15.
31. Del-Ben CM, Vilela JAA, Crippa JAS, Hallak JEC, Labate CM, Zuardi AW. Confiabilidade da "entrevista clínica estruturada para o DSM-IV: versão clínica" traduzida para o português. Rev Bras Psiquiatr. 2001;23(3):156-9.

8.2 TESTE DE IDENTIFICAÇÃO DE TRANSTORNOS RELACIONADOS AO USO DE ÁLCOOL (AUDIT)

Maria Lucia Oliveira de Souza Formigoni, Thiago Marques Fidalgo

Com base na necessidade de um instrumento que fosse um método simples para detectar pessoas que fazem uso excessivo de álcool, uma equipe de pesquisadores apoiados pela Organização Mundial da Saúde (OMS), liderada por John Saunders e Thomas Babor, desenvolveu, em 1993, o Teste de Identificação de Transtornos Relacionados ao Uso de Álcool (AUDIT), uma ferramenta para investigar de forma sistemática, mas rápida, problemas associados ao uso de álcool.[1] Seu nome foi escolhido com base no acrônimo que gerava – AUDIT –, que, em inglês, significa "auditar, examinar, investigar" e tem origem no latim *audire* (ouvir). Na primeira fase do projeto, que envolveu pesquisadores de seis centros colaboradores representando diversos grupos culturais vindos de países desenvolvidos ou em desenvolvimento, foi gerado um instrumento para rastrear usuários de álcool com alto risco de problemas médicos e psicossociais. Na segunda fase, foi desenvolvido um manual para aplicação do instrumento[2] e realizado um estudo clínico controlado para testar sua utilidade como método de triagem associado a uma intervenção breve.[3] Na terceira fase, sua aplicação seguida de uma intervenção breve de sessão única foi testada em 14 países. Na quarta fase, foram desenvolvidas estratégias para sua ampla disseminação.

O uso do AUDIT facilita e padroniza a abordagem dos usuários, sendo aplicável em diversos tipos de serviços de saúde – de unidades básicas de saúde a hospitais, o que o torna consistente com os critérios da 11ª edição da *Classificação internacional de doenças e outros problemas relacionados à saúde* (CID-11), permitindo classificar o padrão de uso de álcool e de problemas associados ao seu consumo. O uso de álcool é considerado de baixo risco quando em baixa frequência e quantidade, não estando associado a comportamentos de risco; *de risco ou nocivo* quando a pessoa apresenta um padrão de consumo que aumenta o risco de consequências prejudiciais tanto para si (problemas de saúde, psicológicos e sociais) quanto para outras pessoas (p. ex., beber e dirigir), tendo um impacto social mesmo na ausência de transtornos naquele usuário individual; e *prejudicial* quando já existem consequências físicas, mentais ou sociais relacionadas ao uso. A *dependência* é caracterizada pela presença de pelo menos dois dos três critérios a seguir: controle prejudicado sobre o uso de substâncias; priorização do consumo, em detrimento de outras atividades de vida; alterações fisiológicas, como tolerância ou abstinência. Esses critérios devem estar presentes por um período de 12 meses ou, em caso de uso contínuo diário ou quase diário, por três meses.[2]

Com base no resultado do AUDIT, pode-se iniciar uma intervenção breve. Nos casos mais graves, a intervenção pode ser complementada por um encaminhamento para serviços especializados no tratamento de dependentes de álcool. Esse instrumento foi desenvolvido inicialmente para ser utilizado por profissionais da saúde. Com instruções adequadas, no entanto, pode ser aplicado por profissionais de outras áreas, como assistentes sociais. Utilizado há quase três décadas, o AUDIT apresenta boas propriedades psicométricas e tem sido considerado de grande utilidade para a saúde pública.

■ VERSÕES

O AUDIT foi desenvolvido em inglês e traduzido e validado para diversas línguas (turco, grego, hindu, alemão, holandês, polonês, japonês, francês, esloveno, espanhol, dinamarquês, flamengo, búlgaro, chinês, italiano e nigeriano), além do português falado em Portugal e no Brasil.[2] Ele pode ser aplicado por um entrevistador ou ser autopreenchido pelo respondente, seja em papel ou por meio eletrônico.

O entrevistador pode ser um profissional das áreas da saúde, assistência social ou até mesmo um assistente administrativo que recebeu treinamento prévio para aplicação. Dada a estigmatização associada ao uso excessivo de álcool, é importante que o aplicador mantenha uma postura neutra, com atitude de não julgamento, evitando a indução de respostas. As vantagens da versão aplicada por um entrevistador incluem a possibilidade de esclarecer respostas ambíguas e a aplicação do instrumento a pessoas com dificuldade de compreensão ou de leitura. Além disso, o aplicador pode fornecer um retorno imediato e personalizado do resultado para o entrevistado, criando um ótimo ponto de partida para oferecer uma intervenção breve ou motivacional que vise diminuir ou interromper o consumo.

As vantagens da versão de autoaplicação incluem menor custo, maior rapidez no preenchimento e obtenção de respostas não influenciadas pela presença do entrevistador.

■ DESCRIÇÃO DO INSTRUMENTO

A versão completa do AUDIT é composta por 10 questões de múltipla escolha, que correspondem aos principais critérios diagnósticos da CID-10, conforme o manual do instrumento[2] (Quadro 8.2.1).

As três primeiras questões sobre consumo constituem o AUDIT-C (de consumo)[4] e servem como uma triagem rápida para identificar usuários com uso nocivo ou sugestivo de problemas relacionados ao uso de álcool. A terceira questão pode ser aplicada isoladamente (conhecido como AUDIT-3) e indica padrão de uso pesado ou *binge* (6 ou mais doses em uma ocasião, sendo que uma dose equivale a 10 g de álcool puro, portanto, 60 g). Na comparação entre as três versões (completa, AUDIT-C e AUDIT-3) para triagem em uma amostra da população geral, a versão completa e o AUDIT-C produziram parâmetros psicométricos similares (especificidade e sensibilidade), sendo o AUDIT-3 menos adequado para uso em população feminina.[5]

O tempo de aplicação do questionário completo, sob a forma de entrevista, varia de 2 a 4 minutos. A aplicação com apoio do computador pode ser ainda mais rápida. Há cinco possíveis alternativas de respostas a cada questão, com pontuações de 0 a 4. A pontuação geral é obtida a partir da soma de pontos, podendo variar de 0 a 40 no caso do questionário completo. Quatro zonas de pontuação estão associadas a, respectivamente: abstêmios/usuários de baixo risco; usuários de risco; usuários com uso nocivo; e usuários com provável dependência de álcool (Quadro 8.2.2).

Embora esses pontos de corte tenham sido usados indistintamente para homens e mulheres, alguns autores sugerem que pontos de corte menores seriam mais adequados para a população feminina e idosa.

No caso do AUDIT-C, a pontuação varia de 0 a 12. Quando a soma das pontuações é igual ou superior a 3 (para mulheres) ou 4 (para homens), considera-se o respondente como positivo para o teste, ou seja, é indicativo de uso de risco ou sugestivo de dependência. Se a pontuação total for obtida somente a partir da questão 1, pode-se assumir que o paciente beba

QUADRO 8.2.1 ■ QUESTÕES E DOMÍNIOS DO AUDIT

QUESTÕES	DOMÍNIO
1. Frequência de consumo (*)	Indicativos de uso de risco ou nocivo (*hazardous*)
2. Quantidade típica (*)	
3. Frequência de beber pesado (*)	
4. Perda de controle sobre o consumo	Sintomas de dependência
5. Saliência do comportamento de beber	
6. Consumo de álcool pela manhã	
7. Sensação de culpa após beber	Indicativos de uso prejudicial (*harmful*)
8. Episódios de perda de memória	
9. Doenças e problemas relacionados ao uso de álcool	
10. Preocupação de outras pessoas sobre o consumo do respondente	

(*) constituem o AUDIT C

QUADRO 8.2.2 ■ ZONA DE RISCO DE ACORDO COM O ESCORE DO AUDIT

ZONA DE PONTUAÇÃO	ESCORES	PADRÃO DE USO
I	0 a 7	Abstêmios ou uso de álcool de baixo risco, uso de < 2 doses padrão/dia e nunca bebem mais do que 5 doses na mesma ocasião.
II	8 a 15	Usuários de risco, uso de > 2 doses padrão/dia ou bebem mais do que 5 doses padrão/ocasião, sem problemas atuais significativos.
III	16 a 19	Uso nocivo, consumo de álcool em quantidade e frequência acima dos padrões de baixo risco, com problemas associados ao uso, mas provavelmente sem sintomas de dependência.
IV	20 a 40	Sugestivo de dependência.

abaixo dos limites. Nesse caso, sugere-se que seja pesquisado o uso nos últimos meses para confirmar a acurácia do teste. Escores altos indicam que o consumo esteja afetando a saúde e a segurança do indivíduo.

■ PÚBLICO-ALVO

Seu uso em diferentes subpopulações foi investigado em pacientes em unidades de cuidados primários de saúde, pacientes em serviços de emergência, usuários de drogas, desempregados, estudantes universitários, idosos hospitalizados e pessoas com baixo nível socioeconômico. No Brasil, suas propriedades também foram avaliadas em populações ribeirinhas, pacientes hospitalizados e adolescentes. Em uma revisão sistemática,[6] considerou-se o AUDIT como o melhor instrumento de rastreamento para toda a variedade de padrões de uso de álcool na atenção básica, com desempenho psicométrico superior ao do Cut down, Annoyed, Guilty, Eye opener (CAGE), voltado à triagem de pessoas dependentes de álcool, e ao do Michigan Alcoholism Screening Test (MAST).

■ APLICAÇÃO

A aplicação do instrumento na forma de entrevista deve ser realizada em ambientes reservados onde o respondente se sinta seguro e à vontade, para evitar a potencial influência do ambiente de aplicação e presença de outras pessoas nas suas respostas. Deve-se sempre esclarecer e explicar os objetivos da avaliação, assim como fornecer garantias sobre o sigilo das informações obtidas. Essas medidas, além de aumentarem a confiabilidade das informações, diminuem o constrangimento do entrevistado ao ser inquirido sobre assuntos estigmatizados.

Antes de aplicar o teste, é importante explicar o conceito de dose padrão. O AUDIT assume como uma dose padrão o equivalente a 10 g de etanol puro – considerando que a densidade da substância é 0,795 g/mL, isso equivale a 13 mL de etanol puro. Em algumas versões do instrumento, como a apresentada neste capítulo, há no rodapé um quadro ilustrativo da equivalência de doses entre diferentes tipos de bebidas alcoólicas para facilitar o entendimento desse conceito (Quadro 8.2.3 e Fig. 8.2.1).[7]

O AUDIT pode ser aplicado por um entrevistador ou por autoaplicações em papel ou com o auxílio de computador ou celular. Há versões computadorizadas disponíveis que calculam a pontuação e emitem um relatório com a interpretação do resultado.[7]

▪ PARÂMETROS PSICOMÉTRICOS DA VERSÃO ORIGINAL E DA VERSÃO EM PORTUGUÊS

O ponto de corte originalmente proposto para o AUDIT é de 8 em ambientes de atenção primária.[2] Nesse caso, os autores encontraram a sensibilidade variando de 91 a 100% para identificação de pessoas com uso problemático do álcool no último ano. Na validação da versão brasileira,[8] com o mesmo ponto de corte, foram demonstrados sensibilidade de 91,8%, especificidade de 62,3%, valor preditivo positivo de 34,9% e valor preditivo negativo de 97,2%. A confiabilidade foi considerada boa, com um índice *kappa* que variou de 0,75 a 0,94.

Em outro estudo brasileiro[9] utilizando o mesmo ponto de corte, foram encontrados sensibilidade de 100%, especificidade de 76%, valor preditivo positivo de 24% e valor preditivo negativo de 100%. Nesse estudo, o *kappa* foi de 0,30, indicando baixa confiabilidade.

No estudo com populações ribeirinhas no Brasil,[10] foi utilizado o ponto de corte 7. Nesse caso, foram encontradas sensibilidade de 76,4% e especificidade de 75%. O coeficiente de correlação intraclasse (CCI) foi de 0,93 e o alfa de Cronbach foi de 0,87.

Martins e colaboradores,[11] usando o ponto de corte 7 em uma amostra de 1.227 estudantes brasileiros do ensino médio, demonstraram um alfa de Cronbach de 0,93.

Em relação ao construto coberto pelo AUDIT, estudos realizados em outros países[12] têm encontrado estruturas compostas por um, dois ou três fatores. Vale ressaltar que a estrutura unifatorial é rara, sendo mais comuns aquelas com dois ou três fatores. Em amostras com alta prevalência de pessoas com dependência, os resultados corroboram o modelo unidimensional, enquanto naquelas com baixa prevalência de transtornos relacionados ao consumo de álcool, os resultados descrevem uma estrutura de dois ou três fatores.[9,13] Foram encontrados dois fatores na análise com dados coletados em uma amostra de 547 estudantes universitários brasileiros: o primeiro explicou 47,5% da variância total (alfa de Cronbach de 0,84), e o segundo, 11,6% da variância total (alfa de Cronbach de 0,69). O alfa de Cronbach global para o instrumento completo foi de 0,86. Em relação à estabilidade do construto, os resultados de confiabilidade teste-reteste indicaram alta correlação entre os dados obtidos na primeira e na segunda aplicações, sem diferença significativa entre as médias obtidas nas duas ocasiões e com coeficiente de correlação intraclasse de 0,96.[13] Em revisão[14] incluindo 431 estudos sobre o AUDIT, a estrutura fatorial dos itens permaneceu obscura, mas o peso da evidência suporta um modelo de dois fatores. Embora numerosas pesquisas tenham apoiado os limites de corte recomendados para um possível transtorno por uso de álcool, apenas três delas avaliaram a precisão da classificação do sistema de gravidade graduada do AUDIT. Apesar de amplamente utilizado em muitos países, não têm sido feitas as adaptações quanto à equivalência da dose padrão de álcool nas três primeiras questões de consumo recomendadas pelo manual do usuário do AUDIT.[15] Como consequência, a versão original da OMS não é compatível com as diretrizes dos Estados Unidos e os escores não são comparáveis aos obtidos em países com diferentes tamanhos de

QUADRO 8.2.3 ▪ EQUIVALÊNCIA DE DIFERENTES TIPOS DE BEBIDAS ALCOÓLICAS A DOSES PADRÃO APROXIMADAS DE ÁLCOOL

Cerveja (3,5 a 8%):
1 copo (de chope – 350 mL), 1 lata = 1 dose ou 1 garrafa = 2 doses

Vinho (8 a 12%):
1 copo comum (250 mL) = 2 doses ou 1 garrafa = 8 doses

Cachaça, vodca, uísque ou conhaque (35 a 40%):
meio copo americano (60 mL) = 1,5 doses ou 1 garrafa de 1 litro = 25 doses; 1 dose de dosador (40 mL) = 1 dose

Uma dose padrão de álcool equivale a:

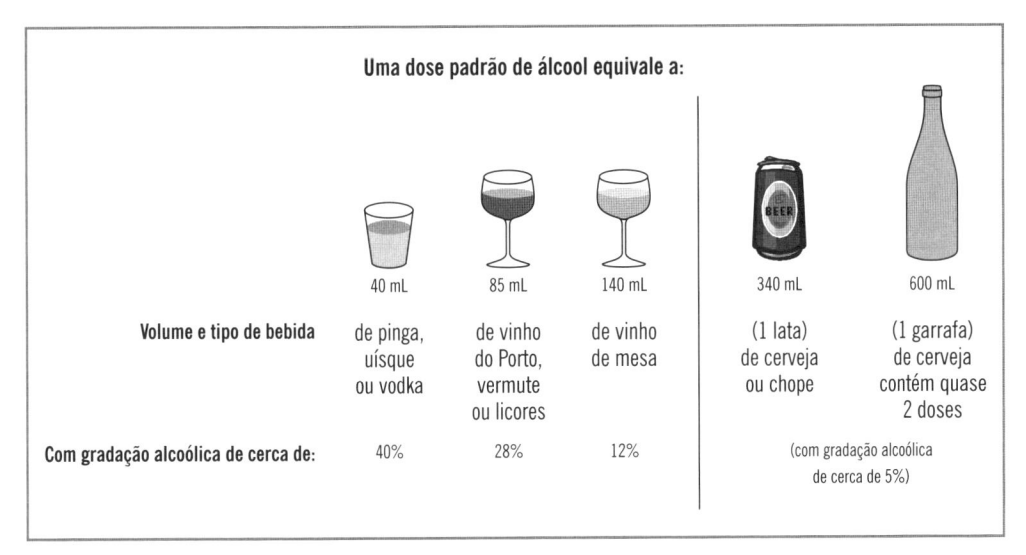

Volume e tipo de bebida	40 mL de pinga, uísque ou vodka	85 mL de vinho do Porto, vermute ou licores	140 mL de vinho de mesa	340 mL (1 lata) de cerveja ou chope	600 mL (1 garrafa) de cerveja contém quase 2 doses
Com gradação alcoólica de cerca de:	40%	28%	12%	(com gradação alcoólica de cerca de 5%)	

FIGURA 8.2.1 ▎ EQUIVALÊNCIA DE DOSE PADRÃO DE ÁLCOOL.
Fonte: Brasil.[7]

bebida, unidades de consumo e limites seguros de consumo. O USAUDIT adapta o AUDIT da OMS para dose padrão equivalente a 14 g, compatíveis com as diretrizes de consumo de baixo risco dos Estados Unidos, o que leva a maior precisão na avaliação do consumo de álcool do que o AUDIT-C, reduzindo os falsos positivos, com apenas alguns falsos negativos. Os autores sugerem que maior eficiência pode ser alcançada aplicando-se o USAUDIT-C universalmente, e as sete questões restantes sendo aplicadas apenas àqueles que testam positivo no AUDIT-C. As respostas a essas perguntas fornecem informações úteis aos médicos na discussão dos sintomas de dependência e dano com os pacientes.

Em relação ao AUDIT-C, a sensibilidade do instrumento é maior entre homens (0,79 a 0,95) do que entre mulheres (0,48 a 0,80), ocorrendo o inverso em relação à especificidade (0,45 a 0,72 entre homens e 0,87 a 0,99 entre mulheres).

▎ FATORES QUE AFETAM A PONTUAÇÃO E LIMITAÇÕES

A pontuação obtida em instrumentos autoaplicáveis pode ser influenciada por inúmeros fatores, e isso não é diferente com o AUDIT. Assim, o ambiente de aplicação, o nível socioeconômico do respondente e seu estado de saúde física, entre outros aspectos, são características que podem afetar o resultado. O AUDIT é um teste de rastreamento indicado para uso em amostras clínicas e/ou em amostras populacionais, mas sua utilização não substitui uma avaliação clínica visando ao estabelecimento de um diagnóstico, realizada por profissional treinado.

▎ CONSIDERAÇÕES FINAIS SOBRE SEU USO NO BRASIL

O AUDIT é um instrumento bem difundido em todo o mundo e no Brasil. Além da primeira validação, realizada por Méndez,[8] outros estudos foram desenvolvidos no País. Com o apoio da OMS, foram realizadas pesquisas que vinculam a triagem pelo AUDIT com intervenções breves, tanto em serviços de atenção primária à saúde[16] como em população de estudantes.[17] Em parceria com a Universidade Federal de São Paulo, a Secretaria Nacional de Política sobre Drogas (SENAD) patrocinou cursos na modalidade educação a distância voltados para profissionais da saúde e assistência social (curso SUPERA), bem como para líderes comunitários e religiosos (curso Fé na Prevenção), por meio dos quais foram realizadas capacitações que incluíam o uso do AUDIT. Foram distribuídas cópias do instrumento para os milhares de participantes desses cursos, espalhados em todo o território nacional, o que contribuiu para sua divulgação. Sua disponibilidade em diversas páginas da internet também favoreceu sua ampla disseminação.

▎ FORMAS DE AQUISIÇÃO

Trata-se de instrumento de livre acesso, disponível em diversas línguas no *site* da OMS e em *sites* brasileiros em suas versões limitada ao consumo (AUDIT-C) ou completa (Formulário 8.2.I).

FORMULÁRIO 8.2.1 | AUDIT

(Instrumento traduzido com autorização da Organização Mundial da Saúde)
Leia as perguntas abaixo e anote as respostas com cuidado. Inicie a entrevista dizendo:

"Agora vou fazer algumas perguntas sobre seu consumo de álcool ao longo dos últimos 12 meses."
Explique o que você quer dizer com "consumo de álcool", usando exemplos locais de cerveja, vinho, destilados, etc. Marque as respostas relativas à quantidade em termos de "doses-padrão".

MARQUE A PONTUAÇÃO DE CADA RESPOSTA NO QUADRADINHO CORRESPONDENTE E SOME AO FINAL

1. Com que frequência você toma bebidas alcoólicas?

(0) Nunca [vá para as questões 9-10]
(1) Mensalmente ou menos
(2) De 2 a 4 vezes por mês
(3) De 2 a 3 vezes por semana
(4) ou mais vezes por semana

2. Nas ocasiões em que bebe, quantas doses você costuma beber?

(0) 1 ou 2
(1) 3 ou 4
(2) 5 ou 6
(3) 7, 8 ou 9
(4) 10 ou mais

3. Com que frequência você toma "seis ou mais doses" padrão de uma vez?

(0) Nunca
(1) Menos do que uma vez ao mês
(2) Mensalmente
(3) Semanalmente
(4) Todos ou quase todos os dias

Se a soma das questões 2 e 3 for 0, avance para as questões 9 e 10

4. Quantas vezes, ao longo dos últimos 12 meses, você achou que não conseguiria parar de beber depois de ter começado?

(0) Nunca
(1) Menos do que uma vez ao mês
(2) Mensalmente
(3) Semanalmente
(4) Todos ou quase todos os dias

5. Quantas vezes, por causa do álcool, ao longo dos últimos 12 meses, você não conseguiu fazer o que era esperado de você?

(0) Nunca
(1) Menos do que uma vez ao mês
(2) Mensalmente
(3) Semanalmente
(4) Todos ou quase todos os dias

6. Quantas vezes, ao longo dos últimos 12 meses, depois de ter bebido muito no dia anterior, você precisou beber pela manhã para se sentir melhor?

(0) Nunca
(1) Menos do que uma vez ao mês
(2) Mensalmente
(3) Semanalmente
(4) Todos ou quase todos os dias

7. Quantas vezes, ao longo dos últimos 12 meses, você se sentiu culpado ou com remorso depois de ter bebido?

(0) Nunca
(1) Menos do que uma vez ao mês
(2) Mensalmente
(3) Semanalmente
(4) Todos ou quase todos os dias

8. Quantas vezes, ao longo dos últimos 12 meses, você foi incapaz de lembrar do que aconteceu na noite anterior, por causa de ter bebido?

(0) Nunca
(1) Menos do que uma vez ao mês
(2) Mensalmente
(3) Semanalmente
(4) Todos ou quase todos os dias

9. Alguma vez na vida você já causou ferimentos ou prejuízos a você mesmo ou a outra pessoa após ter bebido?

(0) Não
(2) Sim, mas não nos últimos 12 meses
(0) Sim, nos últimos 12 meses

10. Alguma vez um parente, amigo, médico ou outro profissional da saúde já se preocupou com o seu modo de beber ou sugeriu que você diminuísse ou parasse de beber?

(0) Não
(2) Sim, mas não nos últimos 12 meses
(4) Sim, nos últimos 12 meses

Anote aqui o resultado: ___ + ___ + ___ + ___ + ___ + ___ + ___ + ___ + ___ + ___ = ☐

Equivalências de dose padrão
CERVEJA: 1 copo (de chope – 350 mL), 1 lata = 1 "DOSE" ou 1 garrafa = 2 "DOSES"
VINHO: 1 copo comum (250 mL) = 2 "DOSES" ou 1 garrafa = 8 "DOSES"
CACHAÇA, VODCA, UÍSQUE ou CONHAQUE: "meio copo americano" (60 mL) = 1,5 "DOSES"
UÍSQUE, RUM, LICOR, etc.: 1 "dose de dosador" (40 mL) = 1 "DOSE"

REFERÊNCIAS

1. Saunders JB, Aasland OG, Babor TF, de la Fuente JR, Grant M. Development of the alcohol use disorders identification test (AUDIT): WHO collaborative project on early detection of persons with harmful alcohol consumption. II. Addiction. 1993;88(6):791-804.
2. Babor TF, Higgins-Biddle JC, Saunders JB, Monteiro MG. AUDIT: the alcohol use disorders identification test: guidelines for use in primary health care. 2nd ed. Geneva: WHO; 2001.
3. Babor TF, Higgins-Biddle JC. Brief intervention for hazardous and harmful drinking: a manual for use in primary care. Geneva: WHO; 2001.
4. Bush K, Kivlahan DR, McDonell MB, Fihn SD, Bradley KA. The AUDIT alcohol consumption questions (AUDIT-C): an effective brief screening test for problem drinking. Arch Intern Med. 1998;158(16):1789-95.
5. Levola J, Aalto M. Screening for at-risk drinking in a population reporting symptoms of depression: a validation of the AUDIT, AUDIT-C, and AUDIT-3. Alcohol Clin Exp Res. 2015;39(7):1186-92.
6. Fiellin DA, Carrington RM, O'Connor PG. Screening for alcohol problems in primary care: a systematic review. Arch Intern Med. 2000;160(13):1977-89.
7. Informálcool [Internet]. São Paulo: UNIFESP; c2015 [capturado em 7 maio 2023]. Disponível em: https://informalcool.org.br/alcool-e--voce/audit-c/.
8. Méndez EB. Uma versão brasileira do AUDIT (alcohol use disorders identification test) [dissertação]. Pelotas: Universidade Federal de Pelotas; 1999.
9. Lima CT, Freire AC, Silva AP, Teixeira RM, Farrell M, Prince M. Concurrent and construct validity of the AUDIT in an urban Brazilian sample. Alcohol Alcohol. 2005;40(6):584-89.
10. Moretti-Pires RO, Corradi-Webster CM. Adaptação e validação do alcohol use disorder identification test (AUDIT) para população ribeirinha do interior da Amazônia, Brasil. Cad Saúde Pública. 2011;27(3):497-509.
11. Martins RA, Manzatto AJ, Cruz LN, Poiate SMG, Scarin ACCF. Utilização do alcohol use disorders identification test (AUDIT) para identificação do consumo de álcool entre estudantes do ensino médio. Int J Psychol. 2008;42(2):307-16.
12. Meneses-Gaya C, Zuardi AW, Loureiro SR, Crippa JAS. Alcohol use disorders identification test (AUDIT): an updated systematic review of psychometric properties. Psychol Neurosci. 2009;2(1): 83-97.
13. Santos WS, Gouveia VV, Fernandes DP, Souza SSB, Grangeiro ASM. Alcohol use disorder identification test (AUDIT): exploring its psychometric parameters. J Bras Psiquiatr. 2012;61(3):117-23.
14. Babor TF, Robaina K. The alcohol use disorders identification test (AUDIT): a review of graded severity algorithms and national adaptations. Int J Alcohol Drug Res. 2016;5(2):17-24.
15. Higgins-Biddle JC, Babor TF. A review of the alcohol use disorders identification test (AUDIT), AUDIT-C, and USAUDIT for screening in the United States: past issues and future directions. Am J Drug Alcohol Abuse. 2018;44(6):578-86.
16. Ronzani TM, Ribeiro MS, Amaral MB, Formigoni MLOS. Implantação de rotinas de rastreamento do uso de risco de álcool e de uma intervenção breve na atenção primária à saúde: dificuldades a serem superadas. Cad Saúde Pública. 2005;21(3):852-61.
17. Reis TG, Oliveira LC. Pattern of alcohol consumption and associated factors among adolescent students of public schools in an inner city in Brazil. Rev Bras Epidemiol. 2015;18(1):13-24.

8.3 TESTE DE TRIAGEM DO ENVOLVIMENTO COM ÁLCOOL, TABACO E OUTRAS SUBSTÂNCIAS (ASSIST)

Maria Lucia Oliveira de Souza Formigoni

Com o apoio da Organização Mundial da Saúde (OMS), o Teste de Triagem do Envolvimento com Álcool, Tabaco e Outras Substâncias (ASSIST) foi desenvolvido, em 1997, por um grupo internacional de pesquisadores de nove centros especializados na área.[1] O instrumento visa à detecção de pessoas com transtornos relacionados ao uso de substâncias psicoativas, tendo sido proposto para uso em ambientes de assistência primária à saúde e adaptável a diferentes culturas, em diversos países. Inspirado no Alcohol Use Disorders Identification Test (AUDIT),[2] o ASSIST permite a triagem de problemas associados ao uso dos mais diversos tipos de substâncias psicotrópicas. As questões[3] abordam a frequência de uso, na vida e nos últimos três meses; indicadores de problemas relacionados ao consumo, incluindo prejuízos na execução de atividades e preocupação por parte de pessoas próximas ao usuário; tentativas malsucedidas de cessar ou reduzir o consumo; sensação de compulsão pelo consumo e utilização de substâncias por via injetável. A associação da aplicação do ASSIST com intervenções breves realizadas imediatamente após a devolutiva dos resultados foi testada e recomendada, tendo sido desenvolvidos manuais para sua aplicação,[4] assim como um manual de estratégias de autoajuda[5] para ser disponibilizado às pessoas após o resultado do teste, associado ou não à intervenção breve.

VERSÕES

Após os estudos iniciais de validação, foram feitos ajustes em relação à pontuação das respostas e a versão mais recente disponível é a 3.1. Originalmente desenvolvido em inglês, o ASSIST foi traduzido para outros idiomas desde a fase de testes, sendo bastante disseminado em vários países e utilizado em centenas de estudos. Detalhes sobre os processos de desenvolvimento, testagem e adaptação cultural do instrumento, assim como suas traduções oficiais para português, espanhol, holandês, tailandês e malaio, estão disponíveis na página da OMS na internet.[6] Traduções e validações para mais de uma dezena de idiomas encontram-se disponíveis na literatura. Os mesmos pesquisadores brasileiros responsáveis pela disseminação do ASSIST por meio dos cursos mencionados na seção Experiência de uso, mais adiante, participaram de todas as fases de seu desenvolvimento, assim como da validação de sua versão em português aplicada a adultos[7] e adolescentes.[8] Foi desenvolvida uma versão mais curta do instrumento,[9] em inglês, ainda não traduzida para o português.

■ DESCRIÇÃO DO INSTRUMENTO

O ASSIST é um teste estruturado com oito questões sobre o uso de nove classes de substâncias psicoativas (tabaco, álcool, maconha, cocaína, estimulantes, sedativos, inalantes, alucinógenos e opiáceos) e uma opção para outras substâncias psicotrópicas não incluídas nas classes anteriores, o que lhe dá grande flexibilidade. A questão 8 avalia se o uso de drogas foi feito de forma injetável. A primeira questão (uso na vida) e a oitava (uso injetável) não são consideradas no cálculo de pontuação. As demais devem ser somadas para cálculo dos escores para cada classe de drogas, podendo também ser calculado um escore total. A questão 1 é dicotômica (sim/não); as perguntas 2 a 5 usam uma escala de resposta ordinal (nunca, uma ou duas vezes, mensalmente, semanalmente ou diariamente/quase todos os dias); e as perguntas 6 a 8 são itens categóricos (nunca; sim, mas não nos últimos três meses; ou sim, nos últimos 3 meses); a pergunta 5 (deixar de fazer coisas que eram esperadas) não é feita para tabaco. Para orientar o respondente, é aconselhável a apresentação de cartões padronizados com as alternativas de resposta, sendo um cartão com os nomes das principais drogas de cada classe para apoio às respostas da questão 1, o segundo cartão com alternativas de frequência para respostas às questões 2 a 5, e o terceiro cartão para apoio às questões 6 a 8.

■ PÚBLICO-ALVO

O ASSIST destina-se a adultos e adolescentes.

■ APLICAÇÃO

A aplicação pode ser feita por um entrevistador, por autoaplicação em papel ou de forma *on-line*. No caso de aplicação presencial, é recomendável que o entrevistador receba um breve treinamento e leia atentamente o manual do instrumento.[3] Carminatti[8] e Ali e colaboradores[9] desenvolveram um estudo que comparou a versão autoaplicável àquela aplicada por entrevistadores e concluíram que as pontuações foram semelhantes, embora a concordância avaliada pelo índice *kappa* tenha sido moderada para tabaco (0,76) e maconha (0,69) e discreta para álcool (0,47). Os participantes do estudo avaliados por um entrevistador relataram maiores níveis de motivação para mudança e maior preocupação sobre o uso de substâncias do que aqueles que responderam por autoaplicação. Cristoff e colaboradores,[10] e alguns trabalhos realizados em outros países,[11] compararam os resultados da autoaplicação na forma escrita com àqueles da versão realizada com o auxílio do computador e indicaram resultados similares. A versão automatizada em português, que gera automaticamente os escores, deve ser disponibilizada em breve, de forma aberta, pelos autores que participaram de sua validação no Brasil. Na versão automatizada em outros idiomas, há cobrança de licença pelo uso do *software*.

No Brasil, o tempo de aplicação gira em torno de 7 a 9 minutos, tanto quando aplicado por entrevistador ou pelo computador.[10] Em outros países, a duração é de 4 a 7 minutos, se aplicado com uso de computador ou por entrevistador, respectivamente.

CUIDADOS NA APLICAÇÃO

Sugere-se que o instrumento seja aplicado em local relativamente isolado, que seja feita uma breve explicação sobre os objetivos da avaliação e que se assegure o sigilo das informações fornecidas, dado que o uso de algumas drogas é ilegal ou que, dependendo da circunstância, o respondente possa temer a divulgação das informações para familiares, amigos ou empregadores. O entrevistador deve tomar cuidado para manter postura neutra e não julgadora. Durante a aplicação do instrumento, o aplicador deve evitar comentários sobre o tipo de droga, a via de uso ou a quantidade referida, para não influenciar as respostas. Antes de iniciar a aplicação, recomenda-se fazer uma introdução, como: "As questões que o(a) Sr.(a) responderá serão sobre o uso de álcool, tabaco e outras substâncias ao longo de sua vida e, em particular, nos últimos três meses. Essas substâncias podem ser fumadas, aspiradas, inaladas ou injetadas. Algumas delas podem ter sido prescritas por um médico (p. ex., anfetaminas, sedativos, analgésicos). Nesta entrevista, não considere o uso dessas substâncias quando usadas exatamente como indicadas pelo médico, mas, se as usou por maior tempo ou em doses maiores do que as indicadas, mencione esse tipo de uso. Não se preocupe se utilizou drogas ilegais, pois todas as informações fornecidas serão tratadas como confidenciais".

Para a primeira questão, que se refere ao uso de várias classes de drogas na vida, mostra-se o cartão de respostas com os nomes populares (gírias) usados para as diferentes drogas. O aplicador deve perguntar individualmente sobre o uso de cada substância (álcool, outras drogas ou medicamentos sem prescrição médica). Somente se a pessoa nunca tiver usado nenhuma delas encerra-se a entrevista.

A questão 2 deve ser feita com relação a cada uma das substâncias que a pessoa disse já ter usado alguma vez na vida, em resposta à questão 1. As questões 3, 4 e 5 devem ser feitas para cada substância mencionada na questão 2 como tendo sido consumida nos últimos três meses. Para todos os pacientes que relataram uso na vida de alguma substância na questão 1, deve-se aplicar as questões 6, 7 e 8 (Fig. 8.3.1).

No caso de uso de drogas por via injetável, um cartão complementar pode ser usado para guiar uma orientação, com base no princípio de redução de danos, que deve ser dada aos usuários (Quadro 8.3.1).

▪ CÁLCULO DAS PONTUAÇÕES

Para as respostas das questões 2 a 5, são atribuídas pontuações que podem variar de nunca (0) a diariamente ou quase todo dia (6 pontos para as questões 2 e 3, 7 para a questão 4 e 8 para a questão 5). Para as questões 6 e 7, as pontuações possíveis são: 0 (nunca), 3 (sim, mas não nos últimos três meses) ou 6 (sim, nos últimos três meses). Ao término da entrevista, deve ser gerado um escore específico para cada classe de substâncias, que indica o envolvimento com aquela substância específica, obtido pela soma da pontuação associada às respostas às questões 2 a 7, exceto no caso de tabaco, ao qual não se aplica a questão 5. Dessa forma, no caso do tabaco, o escore máximo possível no ASSIST é 31, enquanto para as outras substâncias é 39. Essa pontuação é conhecida como "escore do envolvimento com substância específica <*nome da substância*>", também chamado de "escore de risco do ASSIST para <*nome da substância*>", e representa um indicador da frequência de uso e dos problemas associados, nos últimos três meses. Uma pontuação do envolvimento total com substâncias também pode ser obtida somando-se as respostas das questões 1 a 8 para todas as classes de drogas juntas, mas este escore é utilizado em menor frequência nos estudos e na prática clínica.

▪ INTERPRETAÇÃO DAS PONTUAÇÕES

As categorias de pontuação são ponderadas de acordo com o quanto elas contribuem para o risco individual, com base nos resultados das análises de componentes principais do estudo de validação WHO ASSIST.[13] De acordo com a pontuação, o risco associado ao uso de determinada substância psicoativa é classificado como baixo (0 a 10 pontos para álcool e 0 a 3 pontos para as demais substâncias), moderado (11 a 26 pontos para álcool e 4 a 26 pontos para as demais substâncias) ou alto (27 pontos ou mais para todas as substâncias).

- **Baixo risco:** por não utilizar a substância, ou fazê-lo ocasionalmente, em pequenas quantidades ou em situações protegidas, pessoas que

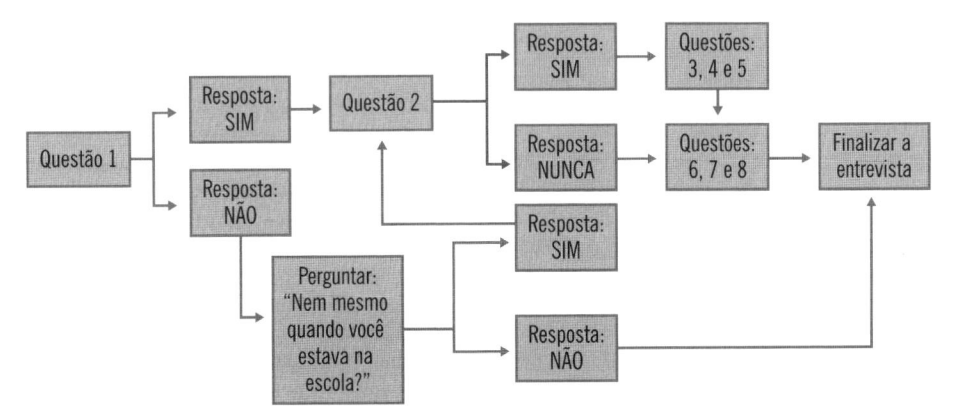

FIGURA 8.3.1 ▪ SEQUÊNCIA DE PASSOS A SER SEGUIDA NA APLICAÇÃO DO ASSIST POR ENTREVISTADOR.
Fonte: Formigoni.[12]

QUADRO 8.3.1 ■ CARTÕES COM ALTERNATIVAS DE RESPOSTAS

CARTÃO 1 – PARA A QUESTÃO 1 (CLASSES DE SUBSTÂNCIAS)

a. Derivados do tabaco (cigarros, charuto, cachimbo, fumo de corda...)
b. Bebidas alcoólicas (cerveja, vinho, destilados, como pinga, uísque, vodca, vermutes...)
c. Maconha (baseado, erva, haxixe...)
d. Cocaína, *crack* (pó, pedra, branquinha, nuvem...)
e. Estimulantes como anfetaminas ou *ecstasy* (bolinhas, rebites...)
f. Inalantes (solventes, cola de sapateiro, tinta, esmalte, corretivo, verniz, tinner, clorofórmio, tolueno, gasolina, éter, lança-perfume, cheirinho da loló)
g. Hipnóticos, sedativos (remédios para dormir, como diazepam, lorazepam, Lorax, Dienpax, Rohypnol...) não tomados conforme prescrição médica
h. Drogas alucinógenas (como LSD, ácido, chá de lírio, cogumelos...)
i. Opioides (heroína, morfina, metadona, codeína...)
j. Outras (especificar)

CARTÃO 2 – PARA AS QUESTÕES 2 A 5

Nunca: não usou nos últimos três meses
1 a 2 vezes: usou 1 ou 2 vezes nos últimos três meses
Mensalmente: usou entre 1 e 3 vezes em um mês
Semanalmente: usou entre 1 e 4 vezes na semana
Diariamente: usou entre 5 e 7 dias por semana (ou quase todos os dias)

CARTÃO 3 – PARA AS QUESTÕES 6 A 8

Não, nunca
Sim, mas NÃO nos últimos três meses
Sim, nos últimos três meses

CARTÃO COMPLEMENTAR – INFORMAÇÕES SOBRE RISCOS DO USO POR VIA INJETÁVEL

Usar drogas injetáveis aumenta o risco de danos por uso de substâncias.
Esses danos podem ser consequência:
- da substância: ao se injetar alguma substância, você fica mais suscetível a tornar-se dependente, pode apresentar sintomas psicóticos (no caso de cocaína ou anfetamina) ou pode ter uma *overdose* (principalmente com opiáceos);
- do comportamento de injeção: ao se injetar, você pode danificar sua pele e veias e ter uma infecção; causar cicatrizes, lesões, inchaço, abscessos e úlceras. Suas veias podem sofrer trombose e colapso e até causar um acidente vascular cerebral (AVC), principalmente se você se injetar no pescoço;
- do compartilhamento dos equipamentos de injeção: ao compartilhar os equipamentos de injeção (agulhas e seringas, colheres, filtros, etc.), você está mais exposto a contrair infecções transmitidas pelo sangue, como hepatite B, hepatite C e aids.

É MAIS SEGURO NÃO SE INJETAR, mas, se você for se injetar, use sempre material limpo ou novo (p. ex., agulhas e seringas, colheres, filtros, etc.).

NUNCA compartilhe o equipamento com ninguém. Limpe a região de preparo, suas mãos e a região onde será aplicada a injeção. Use locais diferentes para se injetar a cada aplicação; injete-se lentamente; coloque a seringa e a agulha usadas em uma caixa e descarte-a em local seguro.

Se você usa drogas estimulantes, como anfetamina ou cocaína, para reduzir o risco de psicose, evite injetar e fumar e nunca use mais de 1 g por dia.

Se você usa drogas depressoras, como heroína, você pode reduzir o risco de *overdose* se não usar outras drogas, especialmente sedativos ou álcool, no mesmo dia. Use uma pequena quantidade e sempre teste, usando apenas uma "amostra" de um novo lote da substância.

Tenha sempre alguém ao seu lado quando estiver usando e evite se injetar em lugares onde ninguém possa ajudar você em caso de *overdose*. Saiba o número do telefone de serviços de emergência.

pontuam nesse intervalo não apresentam, no momento da avaliação, problemas significativos relacionados à substância avaliada e correm menor risco de desenvolver problemas futuros associados ao uso da substância, mantido o padrão atual.
- **Risco moderado:** pessoas que pontuam nesse intervalo podem estar enfrentando problemas de saúde ou psicossociais atualmente. O uso contínuo indica probabilidade de problemas futuros, como dependência. O risco é maior para aqueles com histórico de problemas relacionados ao uso de substâncias e dependência pregressa.
- **Alto risco:** pessoas com escores acima de 27 apresentam alto risco de desenvolver ou já apresentar dependência da substância investigada, assim como provavelmente enfrentam problemas sociais, financeiros, legais, de saúde e relacionamento associados ao uso da substância e devem ser encaminhadas para serviço especializado.

Após a determinação do nível de risco, é recomendável comunicar o resultado ao respondente. Caso o uso seja de baixo risco, a pessoa deve ser incentivada a manter o padrão atual, mas alertada para o risco potencial de problemas associados ao consumo de qualquer substância psicoativa. Nos casos de risco moderado, é aconselhável uma intervenção breve de 3 a 15 minutos, como preconizada no manual de intervenção breve associada ao ASSIST e a indicação de leitura do livreto *Estratégias de autoajuda para diminuir ou parar o uso de substâncias: um guia*.[4] Para pessoas com uso de alto risco/sugestivo de dependência, a intervenção breve também deve ser ofertada, com ênfase nos aspectos motivacionais, seguida por encaminhamento para serviços especializados. Para todas as pessoas que relatarem uso injetável, deve ser feita uma orientação baseada no cartão sobre riscos do uso injetável, disponível no manual do instrumento.

▌ PARÂMETROS PSICOMÉTRICOS DA VERSÃO ORIGINAL E DA VERSÃO EM PORTUGUÊS

ESTUDOS MULTICÊNTRICOS INTERNACIONAIS

Além de inúmeros estudos realizados em países e populações específicas, a confiabilidade e a validade do ASSIST foram avaliadas em estudos multicêntricos internacionais, envolvendo de sete a nove países (Austrália, Brasil, Índia, Israel, Tailândia, Irlanda, Estados Unidos, Palestina e Zimbábue).[1,13,14]

CONFIABILIDADE

O estudo inicial,[1] que incluiu teste-reteste com 236 voluntários, indicou confiabilidade boa a excelente para a maioria das questões, com valores de *kappa* variando de 0,90 a 0,58, em média entre 0,61 e 0,78. Análises qualitativas do mesmo estudo indicaram boa aceitação do instrumento. McNeely e colaboradores[11] realizaram avaliação da confiabilidade usando teste-reteste de um formato de autoentrevista assistida por computador guiada por áudio, realizada com uma amostra de 101 participantes adultos em um ambiente de atenção primária. Não houve diferenças significativas entre as administrações do teste na detecção do uso de risco moderado a alto de tabaco, álcool ou qualquer outra classe de drogas. Os escores de risco de substâncias das duas administrações tiveram excelente concordância (90-98%) e alto coeficiente de correlação intraclasse (CCI = 0,90-0,97) para tabaco, álcool e outras substâncias.

VALIDADE

Para estudo da validade, foi realizado um estudo multicêntrico (1997-1999), com dados de 1.047 pessoas de sete países.[13] A validade concorrente foi demonstrada pela correlação entre os escores do ASSIST e os escores da Escala de Gravidade de Dependência (ASI-Lite) ($r = 0,76$-$0,88$), da Sheehan Disability Scale (SDS) ($r = 0,59$), do AUDIT ($r = 0,82$) e do Revised Fagerstrom Tolerance Questionnaire (RTQ) ($r = 0,78$).[9] Além disso, os pacientes com diagnóstico de abuso ou dependência determinado pela Mini International Neuropsychiatric Interview (MINI Plus) apresentaram escores do ASSIST significativamente maiores do que os dos controles. A validade de construto foi demonstrada pelas correlações significantes ($r = 0,48$-$0,76$) entre os escores do ASSIST e medidas de fatores de risco para desenvolvimento de abuso ou dependência de substâncias psicotrópicas. A capacidade do instrumento para discriminar entre uso, abuso ou dependência de substâncias confirmou sua validade discriminante. Os pontos de corte foram determinados com uso de uma curva ROC (*Receiver Operating Characteristic*), com valores de especificidade variando de 50 a 96% e de sensibilidade entre 54 e 97%. A consistência interna foi considerada boa com os seguintes índices de correlação interitens (alfa de Cronbach): tabaco: 0,80; álcool: 0,84; maconha: 0,86; cocaína: 0,93; anfetaminas: 0,94; inalantes: 0,93; sedativos: 0,89; alucinógenos: 0,77; e opioides: 0,94.

DESCRIÇÃO DE ESTUDOS NO BRASIL E DADOS NORMATIVOS

Com população adulta

No Brasil, Henrique e colaboradores[7] avaliaram a confiabilidade e a validade da versão 2.0 do ASSIST em uma amostra de 147 pessoas, das quais 99 foram recrutadas em serviços de assistência primária/secundária à saúde e 48 eram dependentes de álcool ou outras substâncias, recrutadas em serviços ambulatoriais ou de internação especializados no tratamento de drogas, nas cidades de São Paulo, Campinas e Curitiba.

A confiabilidade do instrumento foi considerada boa (alfa de Cronbach de 0,80 para álcool, 0,79 para maconha e 0,81 para cocaína). Com a utilização do diagnóstico da MINI Plus como padrão-ouro, foi demonstrada boa sensibilidade e especificidade do ASSIST na detecção de uso abusivo ou dependência de álcool, maconha e cocaína. Os escores do instrumento para álcool apresentaram boa correlação com os do AUDIT, confirmando sua validade concorrente.

A Tabela 8.3.1 mostra que, considerando como padrão-ouro o diagnóstico de abuso ou dependência estabelecido pela MINI Plus, a versão do ASSIST em português falado no Brasil mostrou bons índices de sensibilidade (variando de 84 a 91%), especificidade (de 79 a 98%) e de valores preditivos positivos (80 a 93%) e negativos (85 a 96%).[7]

A consistência interna do instrumento, avaliada pelo coeficiente alfa de Cronbach, foi considerada boa para as principais substâncias: 0,80 para álcool, 0,80 para tabaco, 0,79 para maconha e 0,81 para cocaína.

Outros estudos com população brasileira foram realizados em amostra representativa de população universitária.[15,16]

Uso com população adolescente

No Brasil, Carminatti[8] realizou um estudo para avaliar as propriedades psicométricas do ASSIST em adolescentes. Aplicando a mesma versão utilizada para adultos e tomando o instrumento Composite International Diagnostic Interview (CIDI) como padrão-ouro, foi demonstrada sua validade discriminante, com altos índices de especificidade e de sensibilidade, exceto para álcool (61%), mas com bons valores preditivos positivos e negativos para álcool, maconha e cocaína. A consistência interna medida pelo alfa de Cronbach variou de 0,78 a 0,83. A aplicação levou em média 5,4 (± 3,2) minutos. Quando reduzido o ponto de corte tradicional (álcool) de 10 para 5, observou-se melhora no desempenho do ASSIST, com aumento da sensibilidade de 61 para 78%, e do valor preditivo negativo de 84 para 90%. Em contrapartida, houve queda da especificidade, de 98 para 91%, e do valor preditivo positivo, de 92 para 81%. Em outros países, também foram realizados estudos de validação do ASSIST em população adolescente.[15]

▮ FATORES QUE AFETAM A PONTUAÇÃO

É importante realizar a entrevista em ambiente que garanta privacidade e livre da influência de outras pessoas, como pais e colegas de escola ou trabalho, o que poderia levar à minimização ou à maximização do uso relatado. Em alguns casos, a convivência do paciente com grupos de pessoas com normas religiosas rígidas, que proíbem qualquer uso de álcool ou outras drogas, pode gerar culpa e levar a falsos positivos nas questões 6 e 7. Isso pode ocorrer quando, a despeito de um consumo com baixo risco à saúde, por razões como proibição religiosa, por exemplo, existe preocupação do paciente ou de outras pessoas sobre o consumo, e podem ter ocorrido tentativas ineficazes de reduzi-lo.

▮ EXPERIÊNCIA DE USO

No Brasil, o ASSIST foi amplamente difundido por meio do curso SUPERA (www.supera.org.br), patrocinado inicialmente pela Secretaria Nacional de Políticas sobre Drogas (SENAD) e, em 2018, pela Universidade Virtual do Estado de São Paulo (UNIVESP), concluído com êxito por mais de 80 mil profissionais da saúde e de assistência social de todo o País entre os anos de 2006 e 2019. O ASSIST também foi difundido para 25 mil líderes religiosos e comunitários participantes das três edições do curso Fé na Prevenção (Prevenção do Uso de Drogas em Instituições Religiosas e Movimentos Afins – www.fenaprevencao.org.br), realizadas entre 2009 e 2015. Os dois cursos foram desenvolvidos e oferecidos por pesquisadores dos Departamentos de Psicobiologia e Informática em Saúde da Universidade Federal de São Paulo (UNIFESP), em parceria com pesquisadores de outras universidades federais (Universidade Federal do Rio Grande do Sul [UFRGS], Universidade Federal do Paraná [UFPR], Universidade Federal de Juiz de Fora [UFJF], Universidade Federal do Rio de Janeiro [UFRJ], Universidade Federal da Bahia [UFBA]). Ao concluir o curso, cada participante (nas primeiras cinco edições) recebia um conjunto com 50 cópias impressas do ASSIST, resultando na distribuição de mais de 250 mil cópias do instrumento pelo País. Atualmente, sob a forma de PDF,

TABELA 8.3.1 ■ **ÍNDICES DE VALIDADE CONCORRENTE DO ASSIST, CONSIDERANDO COMO PADRÃO-OURO O DIAGNÓSTICO ESTABELECIDO PELA MINI PLUS**

	SENSIBILIDADE	ESPECIFICIDADE	VALOR PREDITIVO POSITIVO	VALOR PREDITIVO NEGATIVO
Álcool	91	79	80	91
Cocaína	84	98	93	96
Maconha	87	95	87	85

Fonte: Henrique e colaboradores.[7]

está disponibilizado gratuitamente no *site* do curso. Dado que sua reprodução é livre, estima-se que, no Brasil, milhares de pessoas já tenham sido avaliadas pelo ASSIST. Ele também tem sido amplamente investigado em estudos científicos.

■ LIMITAÇÕES

Trata-se de um instrumento para triagem do uso de drogas, e não para diagnóstico. Embora apresente boa correlação com instrumentos diagnósticos, dependendo da finalidade, deve ser dada preferência a outras medidas.

■ CONSIDERAÇÕES FINAIS

O ASSIST tem sido considerado um instrumento bastante útil, tanto para uso em ambientes de atenção primária e secundária à saúde como na pesquisa epidemiológica e clínica, quando o objetivo é realizar a triagem do uso de drogas ou classificar pessoas quanto ao risco de apresentarem uso problemático ou dependência. A existência de versões em vários idiomas, assim como em diferentes formas de aplicação (em papel e computadorizada), para adultos e adolescentes, contribui para seu amplo uso e disseminação. O fato de existirem muitos estudos, com sua aplicação nos mais diversos ambientes – de escolas a presídios –, permite sua utilização para diferentes propósitos. Recomenda-se que, imediatamente após seu uso, seja dada a devolutiva ao paciente, e, se este for classificado como apresentando uso de risco ou sugestivo de dependência, realize-se imediatamente intervenção breve ou encaminhamento para serviços especializados. Há várias pesquisas que demonstram a efetividade da triagem e da intervenção breve combinadas.[14,17,18]

■ FORMAS DE AQUISIÇÃO

O ASSIST é um instrumento de domínio público e está disponível no *site* da OMS (Formulário 8.3.I), da Fiocruz e do curso SUPERA (português do Brasil).

■ REFERÊNCIAS

1. WHO ASSIST Working Group. The Alcohol, Smoking and Substance Involvement Screening Test (ASSIST): development, reliability and feasibility. Addiction. 2002;97(9):1183-94.
2. World Health Organization, Babor TF, Higgins-Biddle JC, Saunders JB, Monteiro MG. AUDIT: the alcohol use disorders identification test: guidelines for use in primary health care. 2nd ed. Geneva: WHO; 2001.
3. Humeniuk R, Henry-Edwards S, Ali R, Poznyak V, Monteiro MG. Alcohol, Smoking and Substance involvement Screening Test (ASSIST): manual for use in primary care. Geneva: WHO; 2010.
4. Humeniuk R, Henry-Edwards S, Ali R, Poznyak V, Monteiro MG. The ASSIST-linked brief intervention for hazardous and harmful substance use: a manual for use in primary care. Geneva: WHO; 2010.
5. World Health Organization. Self-help strategies for cutting down or stopping substance use: a guide. Geneva: WHO; 2010.
6. Humeniuk R, Henry-Edwards S, Ali R, Poznyak V, Monteiro MG. The WHO ASSIST package for hazardous and harmful substance use. Geneva: WHO; 2009.
7. Henrique IFS, Micheli D, Lacerda RB, Lacerda LA, Souza-Formigoni MLO. Validação da versão brasileira do teste de triagem do envolvimento com álcool e outras substâncias (ASSIST). Rev Assoc Med Bras. 2004;50(2):199-206.
8. Carminatti VJP. Validação concorrente e confiabilidade da versão brasileira do ASSIST-WHO (alcohol smoking and substance involvement screening test) para adolescentes [tese]. São Paulo: Universidade Federal de São Paulo; 2010.
9. Ali R, Meena S, Eastwood B, Richards I, Marsden J. Ultra-rapid screening for substance-use disorders: the alcohol, smoking and substance involvement screening test (ASSIST-Lite). Drug Alcohol Depend. 2013;132(1-2):352-61.
10. Christoff AO, Barreto HGA, Boerngen-Lacerda R. Development of a computer-based format for the alcohol, smoking, and substance involvement screening test (ASSIST) with university students. Subst Use Misuse. 2016;51(9):1207-17.11.
11. McNeely J, Strauss SM, Wright S, Rotrosen J, Khan R, Lee JD, et al. Test-retest reliability of a self-administered Alcohol, Smoking and Substance Involvement Screening Test (ASSIST) in primary care patients. J Subst Abuse Treat. 2014;47(1):93-101.
12. Formigoni MLOS, coordenadora. SUPERA: Sistema para detecção do Uso abusivo e dependência de substâncias psicoativas: encaminhamento, intervenção breve, reinserção social e acompanhamento. 7. ed. Brasília: Secretaria Nacional de Políticas sobre Drogas; 2014.
13. Humeniuk R, Ali R, Babor TF, Farrell M, Formigoni ML, Jittiwutikarn J, et al. Validation of the alcohol, smoking and substance involvement screening test (ASSIST). Addiction. 2008;103(6):1039-47.
14. Humeniuk R, Ali R, Babor T, Souza-Formigoni ML, Lacerda RB, Ling W, et al. A randomized controlled trial of a brief intervention for illicit

FORMULÁRIO 8.3.1 ❚ ASSIST (OMS) V 3.1 – QUESTIONÁRIO PARA TRIAGEM DO USO DE ÁLCOOL, TABACO E OUTRAS SUBSTÂNCIAS

Nome: _____ Registro: _____
Entrevistador: _____ Data: ___/___/___

1. Na sua vida qual(is) desta(s) substância(s) você já usou? *(somente uso não prescrito pelo médico)*	NÃO	SIM
a. derivados do tabaco	Não	Sim
b. bebidas alcoólicas	Não	Sim
c. maconha	Não	Sim
d. cocaína, *crack*	Não	Sim
e. anfetaminas ou êxtase	Não	Sim
f. inalantes	Não	Sim
g. hipnóticos/sedativos	Não	Sim
h. alucinógenos	Não	Sim
i. opioides/opiáceos	Não	Sim
j. outras; especificar	Não	Sim

2. Durante os três últimos meses, com que frequência você utilizou essa(s) substância(s) que mencionou? *(primeira droga, depois a segunda droga, etc.)*	NUNCA	1 OU 2 VEZES	MENSALMENTE	SEMANALMENTE	DIARIAMENTE OU QUASE TODOS OS DIAS
a. derivados do tabaco	0	2	3	4	6
b. bebidas alcoólicas	0	2	3	4	6
c. maconha	0	2	3	4	6
d. cocaína, *crack*	0	2	3	4	6
e. anfetaminas ou êxtase	0	2	3	4	6
f. inalantes	0	2	3	4	6
g. hipnóticos/sedativos	0	2	3	4	6
h. alucinógenos	0	2	3	4	6
i. opioides/opiáceos	0	2	3	4	6
j. outras; especificar	0	2	3	4	6

- SE "NÃO" em todos os itens, investigue: Nem mesmo quando estava na escola?
- SE "NÃO" em todos os itens, pare a entrevista
- SE "SIM" para alguma droga, continue com as demais questões
- SE "NUNCA" em todos os itens da questão 2, pule para a questão 6; com outras respostas continue com as demais questões

3. Durante os três últimos meses, com que frequência você teve um forte desejo ou urgência em consumir? *(primeira droga, depois a segunda droga, etc.)*	NUNCA	1 OU 2 VEZES	MENSALMENTE	SEMANALMENTE	DIARIAMENTE OU QUASE TODOS OS DIAS
a. derivados do tabaco	0	3	4	5	6
b. bebidas alcoólicas	0	3	4	5	6
c. maconha	0	3	4	5	6
d. cocaína, *crack*	0	3	4	5	6
e. anfetaminas ou êxtase	0	3	4	5	6
f. inalantes	0	3	4	5	6
g. hipnóticos/sedativos	0	3	4	5	6
h. alucinógenos	0	3	4	5	6
i. opioides/opiáceos	0	3	4	5	6
j. outras; especificar	0	3	4	5	6

4. Durante os três últimos meses, com que frequência o seu consumo *(primeira droga, depois a segunda droga, etc.)* resultou em problemas de saúde, sociais, legais ou financeiros?	NUNCA	1 OU 2 VEZES	MENSALMENTE	SEMANALMENTE	DIARIAMENTE OU QUASE TODOS OS DIAS
a. derivados do tabaco	0	4	5	6	7
b. bebidas alcoólicas	0	4	5	6	7
c. maconha	0	4	5	6	7
d. cocaína, *crack*	0	4	5	6	7
e. anfetaminas ou êxtase	0	4	5	6	7
f. inalantes	0	4	5	6	7
g. hipnóticos/sedativos	0	4	5	6	7
h. alucinógenos	0	4	5	6	7
i. opioides/opiáceos	0	4	5	6	7
j. outras; especificar	0	4	5	6	7

NOMES POPULARES OU COMERCIAIS DAS DROGAS

- **a. derivados do tabaco** (cigarro, charuto, cachimbo, fumo de corda)
- **b. bebidas alcoólicas** (cerveja, vinho, champanhe, licor, pinga, uísque, vodca, vermutes, caninha, rum, tequila, gim)
- **c. maconha** (baseado, erva, liamba, diamba, birra, fuminho, fumo, mato, bagulho, pango, manga-rosa, massa, haxixe, skank, etc.)
- **d. cocaína, *crack*** (coca, pó, branquinha, nuvem, farinha, neve, pedra, cachimbo, brilho)
- **e. estimulantes, como anfetaminas** (bolinhas, rebites, bifetamina, moderine, MDMA)
- **f. inalantes** (solventes, cola de sapateiro, tinta, esmalte, corretivo, verniz, tíner, clorifórmio, tolueno, gasolina, éter, lança-perfume, cheirinho da loló)
- **g. hipnóticos/sedativos** (ansiolíticos, tranquilizantes, barbitúricos, fenobarbital, pentobarbital, benzodiazepínicos, diazepam)
- **h. alucinógenos** (LSD, chá de lírio, ácido, passaporte, mescalina, pelote, cacto)
- **i. opioides/opiáceos** (morfina, codeína, ópio, heroína, elixir, metadona, meperidina, propoxifeno)
- **j. outras** – especificar:

FORMULÁRIO 8.3.I ■ ASSIST (OMS) V 3.1 – QUESTIONÁRIO PARA TRIAGEM DO USO DE ÁLCOOL, TABACO E OUTRAS SUBSTÂNCIAS

5. Durante os três últimos meses, com que frequência, por causa do seu uso de *(primeira droga, depois a segunda droga, etc.)*, **você deixou de fazer coisas que eram normalmente esperadas de você?**

	NUNCA	1 OU 2 VEZES	MENSALMENTE	SEMANALMENTE	DIARIAMENTE OU QUASE TODOS OS DIAS
a. derivados do tabaco	0	5	6	7	8
b. bebidas alcoólicas	0	5	6	7	8
c. maconha	0	5	6	7	8
d. cocaína, *crack*	0	5	6	7	8
e. anfetaminas ou êxtase	0	5	6	7	8
f. inalantes	0	5	6	7	8
g. hipnóticos/sedativos	0	5	6	7	8
h. alucinógenos	0	5	6	7	8
i. opioides/opiáceos	0	5	6	7	8
j. outras; especificar	0	4	5	6	7

FAÇA as questões 6 e 7 para todas as substâncias mencionadas na questão 1

6. Há amigos, parentes ou outra pessoa que tenha demonstrado preocupação com seu uso de *(primeira droga, depois a segunda droga, etc.)*?

	NÃO, NUNCA	SIM, nos últimos 3 meses	SIM, mas NÃO nos últimos meses
a. derivados do tabaco	0	6	3
b. bebidas alcoólicas	0	6	3
c. maconha	0	6	3
d. cocaína, *crack*	0	6	3
e. anfetaminas ou êxtase	0	6	3
f. inalantes	0	6	3
g. hipnóticos/sedativos	0	6	3
h. alucinógenos	0	6	3
i. opioides/opiáceos	0	6	3
j. outras; especificar	0	6	3

7. Alguma vez você já tentou controlar, diminuir ou parar o uso de *(primeira droga, depois a segunda droga, etc.)* **e não conseguiu?**

	NÃO, NUNCA	SIM, nos últimos 3 meses	SIM, mas NÃO nos últimos meses
a. derivados do tabaco	0	6	3
b. bebidas alcoólicas	0	6	3
c. maconha	0	6	3
d. cocaína, *crack*	0	6	3
e. anfetaminas ou êxtase	0	6	3
f. inalantes	0	6	3
g. hipnóticos/sedativos	0	6	3
h. alucinógenos	0	6	3
i. opioides/opiáceos	0	6	3
j. outras; especificar	0	6	3

Nota importante: Pacientes que tenham usado drogas injetáveis nos últimos três meses devem ser perguntados sobre seu padrão de uso injetável durante esse período, para determinar seus níveis de risco e a melhor forma de intervenção.

8. Alguma vez você já usou drogas por injeção? (Apenas uso não médico)

NÃO, NUNCA	SIM, nos últimos 3 meses	SIM, mas NÃO nos últimos meses

Guia de Intervenção para Padrão de uso injetável

Uma vez por semana ou menos Ou menos de três dias seguidos	→	Intervenção breve, incluindo cartão de "riscos associados com o uso injetável"
Mais do que uma vez por semana ou mais do que três dias seguidos	→	Intervenção mais aprofundada e tratamento intensivo

PONTUAÇÃO PARA CADA DROGA

	Anote aqui a pontuação para CADA droga. SOME APENAS as pontuações das questões 2, 3, 4, 5, 6 e 7	Nenhuma intervenção	Receber intervenção breve	Encaminhar para tratamento mais intensivo
Tabaco		0-3	4-26	27 ou mais
Álcool		0-10	11-26	27 ou mais
Maconha		0-3	4-26	27 ou mais
Cocaína, *crack*		0-3	4-26	27 ou mais
Anfetaminas/êxtase		0-3	4-26	27 ou mais
Inalantes		0-3	4-26	27 ou mais
Hipnóticos/sedativos		0-3	4-26	27 ou mais
Alucinógenos		0-3	4-26	27 ou mais
Opioides		0-3	4-26	27 ou mais
Outras ( )		0-3	4-26	27 ou mais

Cálculo do escore de Envolvimento com Substância Específica
Para cada substância (de "a" a "j") some os escores obtidos nas questões 2 a 7 (inclusive). Não inclua no cálculo as pontuações das questões 1 e 8. Por exemplo, um escore para maconha deverá ser calculado do seguinte modo: Q2c + Q3c + Q4c + Q5c + Q6c + Q7c.
ATENÇÃO: para tabaco a questão 5 não deve ser pontuada, sendo obtida pela soma de Q2a + Q3a + Q4a + Q6a + Q7a

– Adaptação e validação para o Brasil por Henrique et al.; Rev Assoc Med Bras 50:199-206 (2004).
– Versão original desenvolvida por WHO ASSIST WORKING GROUP (2002).

drugs linked to the Alcohol, Smoking and Substance Involvement Screening Test (ASSIST) in clients recruited from primary health-care settings in four countries. Addiction. 2012;107(5):957-66.
15. Andrade AGD, Duarte PDCAV, Barroso LP, Nishimura R, Alberghini DG, Oliveira LGD. Use of alcohol and other drugs among Brazilian college students: effects of gender and age. Braz J Psychiatry. 2012;34(3):294-305.
16. Barreto HAG, Christoff AO, Boerngen-Lacerda R. Development of a self-report format of ASSIST with university students. Addict Behav. 2014;39(7):1152-58.
17. Souza-Formigoni ML, Boerngen-Lacerda R, Vianna VPT. Implementation of alcohol screening and brief intervention in primary case units in two Brazilian stats: a case study. Nordic Stud Alcohol Drugs. 2008;25:553-64.
18. Piegel VPZ. Implementação do ASSIST e intervenção breve em um serviço de saúde ocupacional: avaliação qualitativa [dissertação]. Curitiba: Universidade Federal do Paraná; 2010.

LEITURAS RECOMENDADAS

Gryczynski J, Kelly SM, Mitchell SG, Kirk A, O'grady KE, Schwartz RP. Validation and performance of the alcohol, smoking and substance involvement screening test (ASSIST) among adolescent primary care patients. Addiction. 2015;110(2):240-7.

Oliveira RT. Eficácia da detecção precoce pelo ASSIST-OMS seguida por intervenção breve em usuários de risco e abusivos de álcool na atenção primária à saúde em dois municípios do Paraná [dissertação]. Curitiba: Universidade Federal do Paraná; 2006.

8.4 TESTE DE FAGERSTRÖM PARA DEPENDÊNCIA DE NICOTINA (FTND)

Flávia de Lima Osorio, Carolina de Meneses Gaya, José Alexandre de Souza Crippa

A avaliação do tabagismo é indispensável nos estudos epidemiológicos, nas pesquisas sobre os efeitos da nicotina e nos tratamentos de diversas doenças relacionadas ao consumo de tabaco. Consequentemente, os instrumentos de rastreamento para a síndrome de dependência de nicotina tornaram-se um importante foco de pesquisa nos últimos anos.

Entre esses instrumentos, destaca-se o Teste de Fagerström para Dependência de Nicotina (Fagerström Test for Nicotine Dependence Test – FTND), uma versão revisada e abreviada do Fagerström Tolerance Questionnaire (FTQ), de 1978, desenvolvida para solucionar os problemas psicométricos identificados no FTQ, como baixa consistência interna, baixa validade de critério e estrutura multifatorial.[1,2] De fato, os resultados obtidos no estudo original e em pesquisas posteriores indicaram que o FTND apresenta propriedades psicométricas superiores às do FTQ;[2,3] assim, é um dos instrumentos de rastreamento de dependência de tabaco mais utilizados no mundo.

VERSÕES

O FTND foi desenvolvido em língua inglesa. Posteriormente, foi traduzido e avaliado psicometricamente para diversos idiomas/países (p. ex., França, Espanha, China, Japão, Holanda, Alemanha, Turquia, Índia, Brasil, Iêmen, Malásia, Suíça, Canadá), com propriedades psicométricas satisfatórias, tendo-se como referência diferentes amostras (população geral, estudantes universitários, pacientes de pronto-socorro geral, pacientes psiquiátricos, sujeitos com câncer, veteranos de guerra, entre outras).[3,4] Originalmente, foi concebido para ser autoaplicável, mas, depois, teve suas propriedades psicométricas aferidas em uma versão heteroaplicável, de forma a atender diferentes públicos-alvo, como indivíduos com baixa ou nenhuma escolaridade.[5]

A versão para o português do Brasil (Quadro 8.4.1) foi proposta em 2002, junto a um estudo que avaliou a consistência interna e a confiabilidade teste-reteste em uma amostra de fumantes da população geral.[6] Posteriormente, Meneses-Gaya e colaboradores[5] avaliaram a validade discriminativa da versão heteroaplicável em uma amostra de pacientes de um pronto-socorro geral.

DESCRIÇÃO DO INSTRUMENTO

Originalmente autoaplicável, trata-se de um teste de fácil entendimento e rápida aplicação (cerca de 5 minutos). O FTND é composto por seis questões com formas distintas de respostas: as questões 1 e 4 são pontuadas em uma escala Likert de 0 a 3, e as demais exigem respostas dicotômicas de sim (1) e não (0).

PÚBLICO-ALVO

o FTND foi projeto para ser utilizado em indivíduos adultos, alfabetizados, em contextos clínicos ou não clínicos, com objetivo de rastrear a síndrome de dependência de nicotina. A versão heteroaplicável permite o uso em populações com limites em relação à escolaridade e em cenários com maior tendência de respostas com viés, devido à desejabilidade social.

APLICAÇÃO

A versão autoadministrável do FTND contém as instruções para preenchimento, as quais devem ser lidas, seguidas da pontuação dos itens. Para pessoas com dificuldades de leitura e/ou baixa escolaridade, é possível utilizar a versão heteroaplicável, a qual exige a presença de um avaliador com habilidades clínicas e treinamento na aplicação do instrumento. Esse tipo de aplicação é baseado em entrevista, na qual os itens são perguntados aos sujeitos.

■ INTERPRETAÇÃO DAS PONTUAÇÕES

O resultado do FTND é obtido a partir da soma das respostas, sendo 10 pontos o escore total máximo. Seguindo um critério clínico proposto por Fagerström, os escores obtidos no teste permitem classificar a dependência física de nicotina em cinco níveis: muito baixa (0 a 2 pontos); baixa (3 a 4 pontos); moderada (5 pontos); alta (6 a 7 pontos); e muito alta (8 a 10 pontos).

■ PARÂMETROS PSICOMÉTRICOS

As propriedades psicométricas do FNTD foram examinadas em mais de 30 pesquisas envolvendo o estudo original.[7] No Brasil, inicialmente, foram avaliadas a consistência interna e a confiabilidade teste-reteste em uma amostra de fumantes da população geral.[6] Em seguida, Meneses-Gaya e colaboradores[5] realizaram o estudo da validade preditiva, da análise fatorial e da consistência interna em uma amostra de pacientes de um pronto-socorro geral. Nesse estudo, também foram mensuradas a confiabilidade interavaliadores, utilizando-se uma amostra de pacientes de um Centro de Atenção Psicossocial Álcool e Drogas (CAPS-AD), e a confiabilidade teste-reteste, em estudantes universitários. Osório e colaboradores,[8] posteriormente, avaliaram a validade discriminativa e a confiabilidade teste-reteste em uma amostra de pacientes internados em um hospital geral terciário. A seguir, serão descritos os principais achados relativos a cada propriedade psicométrica específica.

VALIDADE

Validade discriminativa

Diversos estudos de validação do FTND, entre eles o original, adotaram o ponto de corte 7 ou mais e apresentaram valores de sensibilidade e especificidade satisfatórios para rastrear dependência de tabaco.[2,4,9] Todavia, muitas pesquisas não utilizaram medidas diagnósticas comparativas adequadas. No Brasil, a validade de critério foi avaliada utilizando-se a Entrevista Clínica Estruturada para os Transtornos do DSM-IV (SCID) como padrão-ouro.

Nessa avaliação, o FTND apresentou sensibilidade de 0,80, especificidade de 0,75, acurácia de 0,79, valor preditivo positivo de 0,95 e valor preditivo negativo de 0,30 no ponto de corte 4.[5] Esses resultados foram semelhantes aos de uma pesquisa realizada no Japão que utilizou os critérios do *Manual diagnóstico e estatístico de transtornos mentais* (DSM-III-R). A versão japonesa adotou o ponto de corte 5 e obteve sensibilidade de 0,75 e especificidade de 0,80.[10] Já o estudo de Osório e colaboradores[8] evidenciou que a nota de corte 2 foi a mais apropriada para o rastreamento de abuso e dependência de tabaco em sujeitos internados em hospital geral, com sensibilidade de 0,89 e 0,91 e acurácia de 76 e 86%, respectivamente.

Dado o exposto, conclui-se que, apesar de o FTND ser bastante utilizado, são necessários estudos de validação que permitam definir os melhores pontos de corte para diferentes populações e, especialmente, a sensibilidade, a especificidade e as validades preditivas positiva e negativa, tendo como medida comparativa entrevistas estruturadas adequadas.

Validade preditiva

Fagerström e colaboradores,[11] em um ensaio clínico com fumantes motivados a parar de fumar, verificaram que as taxas de abstinência diminuíam com o aumento das pontuações do FTND, sinalizando que o instrumento foi um bom preditor para abstinência de tabaco. Rohsenow e colaboradores,[12] entretanto, identificaram que somente o tempo do primeiro cigarro (primeira questão) foi uma medida eficaz para prever a abstinência de tabaco. Em estudo mais recente, Ikonomidis e colaboradores[13] sinalizaram a capacidade de o FTND prever a condição de fumante entre indivíduos que sofreram hospitalização por infarto agudo do miocárdio.

Análise fatorial

A análise fatorial do instrumento, em seu estudo original, resultou em um único fator. Do mesmo modo, um estudo com fumantes leves e outro com a população geral também consideraram o FTND unifatorial.[2] No entanto, a maioria dos estudos atuais indica que o teste mede dois fatores: o primeiro, formado pelos itens 1, 2, 4 e 6, relacionado ao padrão de consumo, e o segundo, composto pelos itens 3 e 5, relacionado à urgência na reposição de nicotina.[3,9]

No Brasil, a análise fatorial resultou em dois fatores, que responderam por 50% da variação dos dados. De modo semelhante aos resultados obtidos em outras avaliações, verificou-se que as questões 1, 2, 4 e 6 compõem o primeiro fator, possivelmente relacionado ao padrão de consumo (Fator 1 – identi-

QUADRO 8.4.1 | VERSÃO EM PORTUGUÊS DO TESTE DE DEPENDÊNCIA À NICOTINA DE FAGERSTRÖM

PERGUNTAS	RESPOSTAS	PONTOS
1. Quanto tempo você demora para fumar seu primeiro cigarro depois de se levantar pela manhã?	Menos de 5 minutos	3
	Entre 6 e 30 minutos	2
	Entre 31 e 60 minutos	1
	Mais de 60 minutos	0
2. Para você é difícil abster-se e não fumar naqueles lugares onde está proibido (p. ex., um hospital, biblioteca, igreja, ônibus, etc.)	Sim	1
	Não	0
3. Se tivesse de escolher, que cigarro lhe custaria mais deixar de fumar?	O primeiro da manhã	1
	Todos os demais	0
4. Quantos cigarros você fuma por dia?	10 ou menos	0
	Entre 11 e 20	1
	Entre 21 e 30	2
	31 ou mais	3
5. Habitualmente você fuma mais durante as primeiras horas do dia que durante o resto do dia?	Sim	1
	Não	0
6. Você fuma estando doente e na cama?	Sim	1
	Não	0

Fonte: Carmo e Pueyo.[6]

ficado como "padrão de fumar" – alfa de Cronbach = 0,80). As questões 3 e 5 formam o segundo fator, provavelmente relacionado com a urgência da reposição de nicotina (Fator 2 – identificado como "fumo de manhã" – alfa de Cronbach = 0,62). Esse modelo bifatorial foi confirmado pela análise fatorial confirmatória.[5] Convém mencionar que alguns pesquisadores questionaram a validade do segundo fator, devido à baixa consistência interna apresentada.[3]

Consistência interna
Estudos que avaliaram e confrontaram a consistência interna do FTND apontaram que a nova versão exibe melhores resultados, demonstrando um aprimoramento em relação ao FTQ. Entretanto, nas pesquisas que compararam a consistência do teste à de outros instrumentos, como a Minnesota Nicotine Withdrawal Scale (M-NWS) e o Tiffany Questionnaire for Smoking Urges (TQSU), o FTND obteve resultados inferiores aos dos demais.[3] De forma geral, ele apresentou, em diferentes estudos, consistência interna moderada, com valores de alfa de Cronbach entre 0,55 e 0,74.[2,3,9]

No primeiro estudo brasileiro, o FTND apresentou consistência interna moderada, de 0,64.[6] Todavia, na avaliação de Meneses-Gaya e colaboradores,[5] apresentou consistência interna elevada, de 0,83. Nesta, a análise da consistência interna do primeiro fator (questões 1, 2, 4 e 6) resultou em um coeficiente satisfatório, porém o segundo (itens 2 e 3) teve um coeficiente abaixo do padrão aceitável.

Korte e colaboradores[14] apontam que as baixas propriedades psicométricas do FTND podem relacionar-se às respostas dicotômicas (sim e não) e recomendam uma ampliação das alternativas de reposta dos itens 2, 5 e 6 para respostas em uma escala Likert de 0 (nunca) a 3 (sempre) pontos. Nesse estudo, tal mudança resultou em melhora nas propriedades psicométricas do instrumento.

CONFIABILIDADE
A confiabilidade teste-reteste foi avaliada em diversos estudos, com intervalos diferentes entre as

avaliações, fato que dificulta a comparabilidade dos resultados. Nesses estudos, o instrumento foi considerado confiável, com coeficientes de correlação entre 0,70 e 0,91.[3]

Na pesquisa de Carmo e Pueyo,[6] o teste obteve alto coeficiente de correlação (0,91) em um intervalo de seis semanas entre as aplicações, comprovando sua confiabilidade mesmo em longos períodos entre as avaliações. Meneses-Gaya e colaboradores[5] avaliaram a confiabilidade teste-reteste em uma amostra de estudantes universitários, com intervalo de 15 dias entre as avaliações. Nesse estudo, o coeficiente de correlação para o escore total foi de 0,92, o que indica excelente confiabilidade, e, na análise dos itens individuais, os valores de *kappa* variaram entre 0,56 e 0,79. Osório e colaboradores[8] encontraram valor de 0,88 para um intervalo de sete dias.

Meneses-Gaya e colaboradores[5] analisaram a confiabilidade interavaliadores utilizando uma amostra de pacientes de um CAPS-AD. Nesse estudo, o instrumento apresentou um coeficiente de correlação ainda maior, de 0,99. Na avaliação dos itens individuais, foram observadas correlações elevadas em todas as questões, com índices de *kappa* acima de 0,89. Deve-se considerar que, possivelmente, esse foi o primeiro estudo a examinar a confiabilidade entre diferentes avaliadores do FTND. Os resultados obtidos indicam que se trata de um instrumento confiável, o que pode ser atribuído, pelo menos em parte, a sua rápida e fácil avaliação e interpretação.

▌ EXPERIÊNCIA DE USO

Trata-se de um instrumento de rápida e fácil aplicação e interpretação que pode compor protocolos de equipes de saúde e ser manejado por diferentes profissionais. Assim, é adequado para os serviços de saúde que demandam ferramentas de avaliação breve. Convém ressaltar que, na prática clínica, o rastreamento deve ser somente o primeiro passo para um procedimento diagnóstico mais específico.

▌ CONSIDERAÇÕES FINAIS

Embora seja amplamente utilizado em pesquisas e na prática clínica, verifica-se, na literatura, escassez de estudos sobre as propriedades psicométricas do FTND. Observa-se, ainda, que a maior parte das investigações psicométricas apresentou problemas metodológicos, como a utilização de medidas comparativas impróprias. No Brasil, entretanto, o instrumento mostrou-se válido e fidedigno para rastrear a síndrome de dependência de nicotina em estudos com parâmetros metodológicos adequados.

Deve-se considerar a necessidade de futuros estudos que avaliem a confiabilidade interavaliadores e, sobretudo, que definam suas sensibilidade, especificidade e validades preditivas positiva e negativa, tendo como medida comparativa entrevistas estruturadas como a SCID ou Composite International Diagnostic Interview (CIDI), de modo a referendar seu extenso uso pelas suas qualidades psicométricas.

▌ FORMAS DE AQUISIÇÃO

O FTND é de uso livre, estando disponível para uso clínico e de pesquisa, bastando apenas citar a referência da versão em português, originalmente publicada na *Revista Brasileira de Medicina*, de 2002.[6]

▌ REFERÊNCIAS

1. Fagerström KO. Measuring degree of physical dependence to tobacco smoking with reference to individualization of treatment. Addict Behav. 1978;3(3-4):235-41.
2. Heatherton TF, Kozlowski LT, Frecker RC, Fagerström KO. The Fagerström test for nicotine dependence: a revision of the Fagerström tolerance questionnaire. Br J Addict. 1991;86(9):1119-27.
3. Meneses-Gaya IC, Zuardi AW, Loureiro SR, Crippa JA. As propriedades psicométricas do teste de Fagerström para dependência de nicotina. J Bras Pneumol. 2009;35(1):73-82.
4. Pérez-Ríos M, Santiago-Pérez MI, Alonso B, Malvar A, Hervada X, Leon J. Fagerström test for nicotine dependence vs heavy smoking index in a general population survey. BMC Public Health. 2009;9:493.
5. Meneses-Gaya IC, Zuardi AW, Marques JMA, Souza RM, Loureiro SR, Crippa JA. Psychometric qualities of the Brazilian versions of the Fagerström test for nicotine dependence and the heaviness of smoking index. Nicotine Tob Res. 2009;11(10):1160-5.
6. Carmo JT, Pueyo AA. Adaptation into Portuguese for the Fagerström test for nicotine dependence (FTND) to evaluate the dependence and tolerance for nicotine in Brazilian smoker. RBM Rev Bras Med. 2002;59(1-2):73-80.
7. Sharma MK, Suman LN, Srivastava K, Suma N, Vishwakarma A. Psychometric properties of Fagerström test of nicotine dependence: a systematic review. Ind Psychiatry J. 2021;30(2):207-16.
8. Osório FL, Carvalho AC, Crippa JA, Loureiro SR. Screening for smoking in a general hospital: scale validation, indicators of prevalence, and comorbidity. Perspect Psychiatr Care. 2013;49(1):5-12.
9. Nakajima M, al'Absi M, Dokam A, Alsoofi M, Khalil NS. An examination of the Fagerström Test for Nicotine Dependence among concurrent tobacco and khat users. J Psychoactive Drugs. 2012;44(5):437-41.
10. Mikami I, Akechi T, Kugaya A, Okuyama T, Nakano T, Okamura H, et al. Screening for nicotine dependence among smoking-related cancer patients. Jpn J Cancer Res. 1999;90(10):1071-5.
11. Fagerström K, Russ C, Yu CR, Yunis C, Foulds J. The Fagerström test for nicotine dependence as a predictor of smoking abstinence: a pooled analysis of varenicline clinical trial data. Nicotine Tob Res. 2012;14(12):1467-73.
12. Rohsenow DJ, Martin RA, Tidey JW, Monti PM, Colby SM. Comparison of the cigarette dependence scale with four other measures of nicotine involvement: correlations with smoking history and smoking treatment outcome in smokers with substance use disorders. Addict Behav. 2013;38(8):2409-13.

13. Ikonomidis I, Thymis J, Kourea K, Kostelli G, Neocleous A, Katogiannis K, et al. Fagerström score predicts smoking status six months after hospitalization for acute myocardial infarction: a prospective study. Hellenic J Cardiol. 2022;67:28-35.

14. Korte KJ, Capron DW, Zvolensky M, Schmidt NB. The Fagerström test for nicotine dependence: do revisions in the item scoring enhance the psychometric properties? Addict Behav. 2013;38(3):1757-63.

8.5 ESCALA DE GRAVIDADE DE DEPENDÊNCIA (ASI)

Anne Orgler Sordi, Laisa Marcorela Andreoli Sartes, Felix Henrique Paim Kessler

Os avanços em pesquisa têm contribuído cada vez mais para aumentar o conhecimento sobre os transtornos relacionados ao uso de substâncias psicoativas (SPAs). Nesse contexto, percebe-se a necessidade da utilização de instrumentos que possam auxiliar tanto na pesquisa quanto na assistência clínica dos indivíduos que fazem tal uso. A avaliação de um usuário de substâncias é bastante complexa, pois, além da investigação do consumo específico da droga, torna-se primordial a investigação global de diversas áreas da vida do indivíduo que podem estar afetadas em função disso. Problemas clínicos, psicossociais e psicológicos muitas vezes são exacerbados pelo abuso da SPA. Dessa maneira, McLellan e colaboradores[1,2] desenvolveram a Escala de Gravidade de Dependência (Addiction Severity Index – ASI), para a abordagem multidimensional das questões relacionadas ao abuso de SPA, incluindo a gravidade e a necessidade de tratamento para os problemas identificados nessas diversas áreas. Recentemente, a sexta versão da ASI foi adaptada e validada para o contexto brasileiro, e o instrumento, bem como seu manual de aplicação, encontra-se disponível gratuitamente na internet.[3,4]

■ VERSÕES

A ASI foi desenvolvida em 1979, por McLellan e colaboradores,[1,2] no Center for Studies of Addiction, na Filadélfia, Estados Unidos. O instrumento foi criado a fim de capacitar um grupo de pesquisadores clínicos a avaliar a evolução do tratamento em um estudo terapêutico sobre abuso de substâncias. Desde sua criação, a ASI vem passando por diversos processos de revisão. Até pouco tempo, sua quinta versão (ASI-5), que havia sofrido poucas alterações, era a mais utilizada, tendo sido bastante usada no Brasil na década de 1990. A modificação mais importante ocorreu com a adaptação da quinta para a sexta versão.[5] Os itens da ASI-5 que apresentavam pouca confiabilidade, como trauma, diagnóstico de HIV, tabagismo e jogo patológico, foram modificados ou excluídos na nova versão. O tempo de aplicação do instrumento, no entanto, manteve-se o mesmo. Além disso, na ASI-6 foram adicionadas informações sobre o uso de SPAs nos últimos seis meses nos principais itens. Também, foi eliminada da nova versão a avaliação subjetiva do entrevistador, que apresentava pouca confiabilidade.

Já existem vários dados consistentes na literatura internacional apoiando a validade dos escores mais recentes da sexta versão da escala. A ASI já foi traduzida para mais de 20 idiomas, entre eles, japonês, alemão e húngaro.[6,7]

■ DESCRIÇÃO DO INSTRUMENTO

A ASI consiste em uma entrevista semiestruturada que proporciona uma avaliação global da situação atual (últimos 30 dias) e passada (seis meses) do paciente, ponderando a gravidade dos problemas em sete áreas: médica, ocupação/sustento, álcool, outras drogas, legal, familiar/social e psiquiátrica.

Ela costuma ser aplicada no início do tratamento, justamente para que se possa ter uma compreensão de quais áreas da vida do usuário de SPAs estão mais prejudicadas e, a partir disso, organizar o plano terapêutico. Seus escores fornecem um perfil geral da gravidade dos problemas em cada área específica, o que a torna extremamente relevante para a prática clínica.[1,2] A avaliação da gravidade dos problemas relacionados ao uso de SPAs é baseada no período de 30 dias anterior à aplicação do instrumento, o que proporciona uma estimativa do estado atual do paciente de acordo com sua própria percepção.

Além dos escores de gravidade pesquisados pelo entrevistador em cada uma das dimensões mencionadas, a escala inclui perguntas sobre o grau de preocupação do paciente em relação à sua dificuldade e à necessidade de tratamento para aquelas áreas. Para fins de padronização da informação, o indivíduo informa seu grau de preocupação com base em uma escala de cinco pontos (0-4), em que é questionado o seu grau de preocupação e até que ponto sente que o tratamento é importante: 0 – nada, 1 – levemente, 2 – moderadamente, 3 – consideravelmente e 4 – extremamente.[8]

PÚBLICO-ALVO

A ASI-6 pode ser utilizada para qualquer paciente usuário de SPA que tenha um grau de cognição suficiente para compreender as perguntas da escala, tanto em nível ambulatorial quanto de internação.

APLICAÇÃO

Trata-se de uma entrevista semiestruturada, com duração de 45 a 60 minutos, que deve ser aplicada preferencialmente por profissionais da saúde, pois é fundamental que o entrevistador tenha conhecimento teórico sobre as questões abordadas. É importante também que o entrevistador tenha recebido um treinamento prévio para a utilização do instrumento, ou que tenha estudado profundamente o manual de aplicação. O encarregado de checar a ASI deve ter tido experiência prévia como entrevistador, estando familiarizado com as relações entre os itens dentro de uma mesma seção e entre diferentes seções.

A experiência clínica mostra que alguns pacientes não toleram esperar todo o tempo de aplicação da ASI, sendo possível dividir a entrevista em dois momentos. No entanto, quando se aplica o instrumento em pacientes ambulatoriais, é importante fazer todos os esforços para aplicá-la em apenas um momento, visto que, pelo perfil dos pacientes usuários de substâncias, alguns não aderem ao tratamento e não retornam para finalização da entrevista. Ainda assim, recomenda-se que ela seja aplicada de tempos em tempos ao longo do tratamento, pois pode indicar se houve melhora nas áreas inicialmente afetadas pelo uso de drogas.

CUIDADOS NA APLICAÇÃO

O primeiro ponto importante é esclarecer para o paciente o propósito da aplicação da escala (assistência ou pesquisa) e garantir a confidencialidade das informações coletadas. Também é preciso descrever brevemente como será realizada a aplicação do instrumento, indicar o tempo médio necessário para isso e quais áreas serão abordadas, visto que questões delicadas, como traumas e problemas legais, são contempladas ao longo da entrevista. Em relação ao preenchimento dos dados, alguns pontos são relevantes, como a sequência de perguntas, que pode variar em função de existirem questões encadeadas, e a exatidão das respostas.

INTERPRETAÇÃO DAS PONTUAÇÕES

Atualmente, existe um conjunto de escores disponíveis para a interpretação da ASI-6, chamado ASI-6 Summary Scores for Recent Functioning (SS-Rs). Os SS-Rs referem-se ao estado de funcionamento nos últimos 30 dias e fornecem informações objetivas derivadas dos itens com base em uma combinação de métodos racionais e empíricos. Eles são oriundos da teoria de resposta ao item não paramétrica (NIRT) e de testes psicométricos clássicos, representando escores T padronizados com média de 50 e desvio padrão de 10, teoricamente variando de 0-100. Quanto maior o escore, maior a gravidade do problema.

PARÂMETROS PSICOMÉTRICOS

A testagem psicométrica das propriedades da ASI-6 foi realizada por Kessler e colaboradores[5] em um estudo multicêntrico realizado em quatro capitais brasileiras. A amostra foi composta por 740 indivíduos que buscaram atendimento por problemas relacionados ao uso de álcool ou outras drogas. Todos deveriam ter usado a substância nos 30 dias anteriores à entrevista. Uma amostra aleatória de 51 pacientes respondeu ao instrumento após um intervalo de sete dias, utilizando-se um entrevistador diferente do primeiro, a fim de garantir a confiabilidade teste-reteste.[5]

CONFIABILIDADE TESTE-RETESTE

Essa medida de confiabilidade não mostrou diferença significativa entre os escores das duas entrevistas, exceto em relação aos pacientes que se encontravam em regime ambulatorial no quesito "emprego" (p = 0,008 e tamanho de efeito = 0,61), bem como em família/suporte social (p = 0,038 e tamanho de efeito = 0,43).

CONFIABILIDADE INTERAVALIADORES E CONSISTÊNCIA INTERNA

A comparação entre os resultados obtidos por diferentes avaliadores mostrou resultados semelhantes em todas as áreas da ASI, com exceção de emprego e álcool. O tamanho do efeito para as diferenças entre os grupos foi moderado (0,75) para a subescala emprego e pequeno (0,43) para a subescala álcool. Da mesma forma que o teste de reteste, os limites de concordância mostram que as avaliações realizadas pelos dois entrevistadores produziram pontuações semelhantes na maioria das áreas. Os índices alfa de Cronbach das subescalas da ASI-6 variaram de 0,64 a 0,95, e as correlações entre essas áreas variaram de 0,09 a 0,40 (Tab. 8.5.1).[5]

VALIDADE CONCORRENTE

Foi realizado estudo de correlação dos escores da ASI-6 com os instrumentos Teste de Triagem

TABELA 8.5.1 | **CONSISTÊNCIA INTERNA DAS SUBESCALAS DA ASI-6 E CORRELAÇÃO ENTRE OS ESCORES SUMÁRIOS DE CADA ÁREA (N = 740)**

ESCALA	ALFA DE CRONBACH	DROGAS	FAMÍLIA	ÁLCOOL	PSIQUIÁTRICA	MÉDICA	LEGAL	EMPREGO	FAMÍLIA/ SUPORTE SOCIAL	FAMÍLIA/ PROBLEMA SOCIAL
Drogas	0,95	1	0,07	-0,37*	0,29*	0,05	0,37*	0,09*	-0,06	0,28*
Família	0,79		1	-0,02	0,15*	0,13*	0,08*	-0,004	-0,09*	0,22
Álcool	0,93			1	0,15*	0,18*	-0,11*	-0,03	0,10*	-0,04
Psiquiátrica	0,82				1	0,40*	0,25*	0,17*	0,11*	0,38*
Médica	0,82					1	0,13*	0,10*	0,11*	0,17*
Legal	0,73						1	0,14*	-0,02	0,29*
Emprego	0,90							1	0,19*	0,06
Família/ suporte social	0,81								1	-0,16*
Família/ problema social	0,64									1

* $p < 0,05$
Fonte: Kessler e colaboradores.[5]

do Envolvimento com Álcool, Tabaco e Outras Substâncias (ASSIST), World Health Organization Quality of Life – BREF Questionnaire (WHOQOL) e Social Adjustment Scale (SAS). A correlação entre os escores da ASI-6 e do ASSIST foi alta nos domínios álcool e drogas (0,72 e 0,89, respectivamente). Houve correlação negativa significativa entre os escores psiquiátrico e médico em relação àqueles do WHOQOL (-0,76 e -0,41, respectivamente). Foi encontrada uma correlação positiva entre os escores da SAS e o domínio família/suporte social da ASI-6 (0,47).[5]

■ LIMITAÇÕES

Uma das suas principais limitações é que a correlação entre os diferentes domínios da ASI é baixa, impossibilitando o desenvolvimento de um escore geral de gravidade. Isso, no entanto, permite uma avaliação específica de cada área e o seu uso de modo independente. Outra limitação é que a maior parte dos estudos de validação foi realizada com pessoas que buscaram tratamento para dependência, seja em regime ambulatorial ou de internação. Dessa forma, mais estudos são necessários sobre a validade das diversas áreas da escala para usuários de drogas que não procuram tratamento.[5]

■ CONSIDERAÇÕES FINAIS

As similaridades nas características psicométricas da ASI-6 em diferentes contextos socioculturais possibilitam o desenvolvimento de pesquisas multicêntricas com um instrumento de aferição confiável e que pode ser aplicado por diferentes profissionais, desde que treinados. O desenvolvimento e a testagem da sua versão em português no Brasil têm um impacto importante no avanço da avaliação de usuários de SPAs, podendo contribuir para políticas de prevenção, tratamento, reabilitação e pesquisa clínica. A introdução desse método de avaliação na rotina do profissional que trabalha com dependentes de SPAs pode contribuir para aprimorar o controle de qualidade dos serviços oferecidos a essa população.

■ FORMAS DE AQUISIÇÃO

A ASI-6 é de domínio público. A versão traduzida para a língua portuguesa e seu manual de instruções podem ser obtidos no *site*. (www.cpad.org.br)

TEEN ADDICTION SEVERITY INDEX (T-ASI)

O consumo de drogas entre adolescentes tem sido fator importante de preocupação entre clínicos e pesquisadores. No Brasil, dados mostram que mais de 60% dos estudantes dos ensinos fundamental e médio de 27 capitais brasileiras já consumiram álcool na vida e 24,6% já consumiram outras drogas.[9] A precocidade do consumo de drogas aumenta seu potencial de risco, visto que aumenta o risco de perdas cognitivas e atraso no desenvolvimento.[10] Esses fatores, adicionados a problemas psiquiátricos, transtornos de aprendizagem e problemas de atenção, fazem do tratamento dirigido a esse grupo de adolescentes um grande desafio.[11] Nesse sentido, é importante uma avaliação ampla, que inclua diversas áreas da vida do jovem para o adequado planejamento terapêutico. É fundamental a utilização de instrumentos apropriados para esse fim. O Teen Addiction Severity Index (T-ASI), já validado no Brasil, é um instrumento norte-americano desenvolvido para essa finalidade.

VERSÕES

A partir da quinta versão da ASI para adultos, foi desenvolvido o T-ASI para adolescentes.[12] O instrumento foi adaptado quanto à linguagem e às áreas de avaliação necessárias para essa população,[11] com algumas questões e áreas suprimidas, outras incluídas e reformuladas. Foram acrescentadas duas novas dimensões, uma para avaliação da situação escolar e outra para relacionamento social e amigos. Já a área de avaliação da condição de saúde foi retirada.

Assim como a ASI, o T-ASI visa determinar o padrão de uso de substâncias e a gravidade dos problemas associados ao consumo em sete áreas. Foi desenvolvido para auxiliar no planejamento terapêutico e na avaliação da efetividade de tratamento.

O T-ASI foi adaptado e validado para versões em inglês, português e espanhol.[13-15] A versão brasileira foi traduzida, adaptada e validada por pesquisadores das Universidades Federais de Juiz de Fora e de São Paulo.[15] Ainda não se encontram disponíveis no Brasil versões validadas do T-ASI baseado na sexta versão da ASI; porém, podem ser encontradas versões norte-americanas para uso por internet e telefone, bem como uma versão denominada T-ASI-2 para uso em serviços de saúde mental.[16] Essa versão contém 18 áreas que avaliam o uso de substâncias, problemas de uso de drogas na família, transtornos psiquiátricos e satisfação com o tratamento, entre outras.[17]

DESCRIÇÃO DO INSTRUMENTO

O T-ASI é uma entrevista semiestruturada composta por 154 questões divididas em sete áreas de avaliação: uso de substâncias; situação escolar; situação de emprego/sustento; relações familiares; relacionamento social e amigos; situação legal; e situação psiquiátrica. As questões são relativas ao histórico de prejuízos em cada área e a problemas ocorridos nos últimos três meses ou nos 30 dias anteriores à entrevista. As respostas podem ser dicotômicas (sim ou não) ou quantitativas (p. ex., número de vezes de ocorrência de um evento), mas há também algumas questões que permitem respostas abertas. Outras devem ser respondidas utilizando uma escala do tipo Likert, que é apresentada ao entrevistado, sendo: 0 – nada, 1 – pouco, 2 – moderadamente, 3 – muito e 4 – demais.

Dois escores podem ser gerados pelo T-ASI: o escore de gravidade de problemas e o escore composto. O escore de gravidade de problemas extraído pelo entrevistador em cada área é importante tanto para pesquisa quanto para objetivos clínicos, mas principalmente para esta última finalidade. Trata-se de um escore subjetivo, gerado por uma escala Likert que varia de 0 a 4 pontos. O escore composto considera somente as questões sobre os últimos 30 dias, sendo usado sobretudo para fins de pesquisa. É representado em escala numérica.

O T-ASI permite a avaliação, por parte do entrevistador, da confiabilidade das respostas fornecidas, em particular em relação àquelas dadas propositadamente erradas ou comprometidas pela incapacidade de entendimento do adolescente. A estrutura modular do T-ASI permite, ainda, que suas áreas sejam usadas separadamente.

PÚBLICO-ALVO

O T-ASI pode ser utilizado para adolescentes usuários de SPAs que tenham condições de responder ao instrumento, principalmente aqueles que se encontram em tratamento especializado. Ele foi desenvolvido para ser aplicado a adolescentes com mais de 12 anos e com quociente de inteligência (QI) considerado normal.[12] A validação brasileira foi realizada com adolescentes entre 12 e 19 anos.[15] O instrumento também pode ser aplicado aos pais ou parentes próximos do jovem a fim de comprovar a confiabilidade das respostas.

APLICAÇÃO

O T-ASI pode ser aplicado no início do tratamento, a fim de auxiliar no planejamento terapêutico; durante o tratamento, para acompanhamento;

e no fim, para avaliação de sua efetividade. Sua aplicação deve ser feita por um profissional e dura cerca de 30 a 45 minutos. Por se tratar de uma entrevista semiestruturada, permite que o aplicador ajuste a linguagem de acordo com a idade e o nível de desenvolvimento do adolescente. Para tanto, é necessário que o entrevistador compreenda a finalidade de cada pergunta.

O T-ASI pode ser obtido gratuitamente, assim como seu manual de instruções, que também foi traduzido para o português. Entretanto, para sua adequada utilização, o instrumento deve ser aplicado por um entrevistador devidamente treinado ou que tenha estudado o manual de instruções de modo aprofundado, garantindo a validade dos dados coletados.

É comum que adolescentes demonstrem impaciência para responder a todas as perguntas do T-ASI devido à sua extensão, especialmente se aplicado junto a outros instrumentos. É possível, nesses casos, continuar a aplicação em outro momento, desde que as perguntas sejam referentes ao mesmo período, anterior à primeira entrevista.

Cuidados na aplicação
Os cuidados na aplicação devem ser os mesmos adotados na ASI para adultos. No entanto, cabe ressaltar que, assim como para a quinta versão da ASI, a sequência de perguntas não deve ser alterada. Todas as questões devem ser feitas para a adequada elaboração dos escores.

INTERPRETAÇÃO DAS PONTUAÇÕES
O escore de gravidade para cada área é determinado a partir da combinação da classificação do entrevistador com a do próprio respondente em relação à necessidade de tratamento em cada área.

Escores de gravidade
O escore de gravidade do entrevistador é utilizado, assim como ocorria na quinta versão do ASI. Após analisar as questões objetivas e subjetivas de cada área, o aplicador escolhe dois escores da escala ordinal, ponderando o resultado pela análise do entrevistado quanto à necessidade de tratamento. Tem-se, assim, o escore de gravidade do entrevistador, que pode ser gerado logo após a entrevista. O escore de gravidade deve ser interpretado, portanto, como a necessidade de tratamento para aquela área, e pode ser útil no planejamento da terapia, identificando as áreas frágeis do adolescente. Na versão brasileira, o ponto de corte 1 foi o que melhor apresentou equilíbrio entre sensibilidade e especificidade.

Para o cálculo dos escores compostos, é recomendada a criação de um banco de dados, que permita que cada resposta referente a problemas nos últimos 30 dias seja convertida em um escore padronizado, dividindo-se o valor da resposta pelo máximo valor possível.[15,16] Os valores máximo e mínimo variam entre as áreas. Não foram calculados pontos de corte para os escores compostos; assim, quanto maior o escore, maior a gravidade.

PARÂMETROS PSICOMÉTRICOS DA VERSÃO BRASILEIRA
A versão do T-ASI no Brasil foi adaptada e traduzida por pesquisadores brasileiros, retrotraduzida por um professor de inglês e revisada por Kaminer, autor do instrumento original.[15] O estudo de validação foi conduzido com 208 adolescentes entre 12 e 19 anos, sendo que 100 receberam diagnóstico de abuso ou dependência de substâncias de acordo com o *Manual diagnóstico e estatístico de transtornos mentais* (DSM-IV)[18] e 108 que não tinham esse diagnóstico. As entrevistas foram realizadas em São Paulo e no interior de Minas Gerais.

Consistência interna
Foram calculados os coeficientes alfa de Cronbach dos itens dos escores compostos para todas as áreas do T-ASI. As análises mostraram que a consistência interna dos itens das áreas de uso de substâncias (0,89), legal (0,81) e psiquiátrica (0,80) foi muito boa, garantindo a confiabilidade dos resultados dessas dimensões. Por sua vez, a área escolar (0,48) apresentou um nível de confiabilidade moderado, enquanto as áreas familiar (0,18) e de relacionamento social (0,21) apresentaram fracos índices de consistência.

Validade de critério
Para estudo da validade de critério da área de uso de substâncias, foi calculada a correlação de Spearman entre os escores de gravidade e compostos do T-ASI e a classificação diagnóstica do Composite International Diagnostic Interview (CIDI), utilizado como padrão-ouro. As correlações foram consideradas boas (escore de gravidade, $r = 0{,}73$, $p < 0{,}01$; escore composto, $r = 0{,}72$, $p < 0{,}0001$), indicando boa validade de critério dessa área.

Na Figura 8.5.1, observa-se o ponto de cruzamento entre as curvas de sensibilidade e especificidade calculadas para a área de uso de substâncias. O cruzamento no ponto de corte 1 está associado a 73% de sensibilidade e 88% de especificidade, indicando que equilibra os valores de sensibilidade e especificidade e que o instrumento apresenta bom desempenho. Quanto menor o ponto de corte do T-ASI utilizado, maior a sensibilidade, ou seja, o instrumento torna-se capaz de detectar o maior número possível de casos, mas com maior número de falsos positivos e menor especificidade.

A Figura 8.5.2 mostra a curva ROC (*Receiver Operating Characteristics*) calculada para estabelecer o poder de discriminação dos pontos de corte dos escores de gravidade. A área sob a curva (ASC) foi de 0,88 (95% IC: 0,83 – 0,93, p < 0,0001), mostrando boa capacidade de discriminação, com elevado percentual de classificação correta dos casos.

CONSIDERAÇÕES FINAIS

A versão brasileira do T-ASI obteve desempenho semelhante ao do instrumento original, demonstrando ser válida e consistente. A ferramenta pode ser útil para profissionais e pesquisadores envolvidos no trabalho com adolescentes usuários

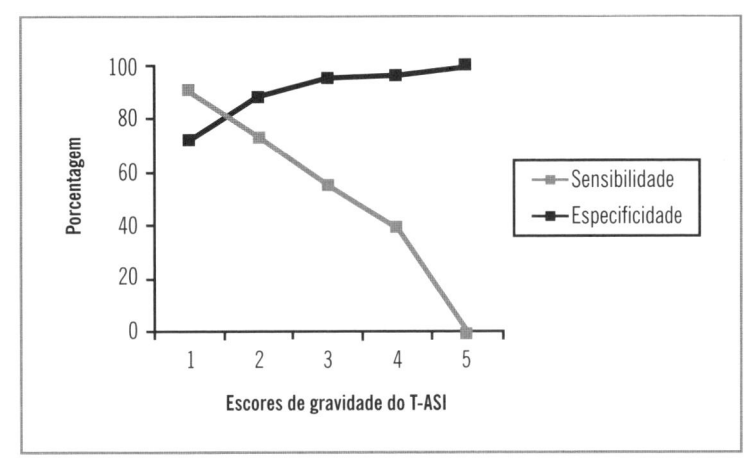

FIGURA 8.5.1 ▍ SENSIBILIDADE E ESPECIFICIDADE (EM PORCENTAGEM) PARA O DIAGNÓSTICO DE ABUSO/DEPENDÊNCIA DE SUBSTÂNCIAS, DE ACORDO COM OS DIVERSOS PONTOS DE CORTE (ESCORES DE GRAVIDADE) DO T-ASI.
Fonte: Sartes e colaboradores.[15]

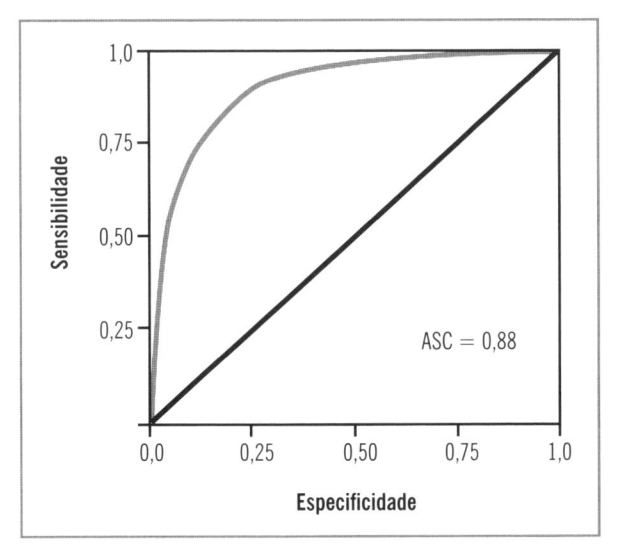

FIGURA 8.5.2 ▍ CURVA ROC UTILIZANDO COMO PONTO DE CORTE OS ESCORES DE GRAVIDADE DO T-ASI.
Fonte: Sartes e colaboradores.[15]

de SPAs buscando avaliação da gravidade do uso, gravidade de problemas relacionados e avaliação de efetividade do tratamento. O estudo de validação do T-ASI no Brasil[15] limitou-se a realizar a validação de critério da área de uso de substâncias e não utilizou amostra representativa da população. Vale destacar que algumas áreas, como escolar e familiar, não apresentaram bom desempenho quanto à consistência interna e devem ser utilizadas com cautela em pesquisa.

ADDICTION SEVERITY INDEX 6 LIGHT (ASI-6 LIGHT)

No Brasil, Sartes[19] propôs uma versão reduzida do instrumento a partir da teoria de resposta ao item. O denominado ASI-6 Light foi desenvolvido com vistas a reduzir o tempo de aplicação do ASI-6 e identificar os itens que melhor avaliassem os construtos de cada área. O instrumento obteve boas evidências de validade iniciais no estudo brasileiro.[20] Foi avaliada a relação das áreas álcool e drogas do ASI-6 Light com o ASSIST, obtendo-se boa evidência de relação com variáveis externas. A área álcool do ASI-6 Light correlacionou-se de maneira satisfatória com a avaliação do ASSIST para álcool (r = 0,79), moderada em relação ao tabaco (r = 0,47) e cocaína/*crack* (r = 0,44) e baixa com maconha (r = 0,39). Já a área drogas do ASI-6 Light obteve alta correlação com cocaína/*crack* (r = 0,85) e correlação moderada com maconha (r = 0,68) e tabaco (r = 0,57). A área sob a curva ROC foi de 0,93 para a área álcool e 0,88 para a área drogas.

Visando contribuir com mais evidências de validade, posteriormente, o ASI-6 Light passou por um novo processo de validação com amostra maior e análises complementares em que o instrumento foi comparado ao DSM-5 e à versão tradicional do ASI-6, além de ter sido exposto à investigação da reprodutibilidade. Os dados ainda estão em processo de avaliação por pares.[21]

A nova versão do instrumento é constituída pelas mesmas dimensões do ASI-6, mas passou a ser composta por 96 itens, reduzindo o tempo de aplicação para 30 a 45 minutos, tornando-o mais prático. As dimensões podem ser interpretadas a partir dos escores obtidos dos indivíduos em cada área. Por meio da relação com as variáveis externas DSM-5 e ASSIST, evidenciou-se que os escores do ASI-6 Light podem ser interpretados pela ideia de *continuum* de gravidade, o que conferiu ao instrumento o potencial para ser utilizado como recurso para determinar com mais precisão o nível de gravidade de problemas com uso de substâncias, juntamente às demais áreas de avaliação. Com tais características, o instrumento tem ótimo potencial para pesquisas e suas áreas continuam podendo ser usadas individualmente.

REFERÊNCIAS

1. McLellan AT, Luborsky L, Woody GE, O'Brien CP. An improved diagnostic evaluation instrument for substance abuse patients: the Addiction Severity Index. J Nerv Ment Dis. 1980;168(1):26-33.
2. McLellan AT, Cacciola JC, Alterman AI, Rikoon SH, Carise D. The Addiction Severity Index at 25: origins, contributions and transitions. Am J Addict. 2006;15(2):113-24.
3. Kessler F, Woody G, Boni R, von Diemen L, Benzano D, Faller S, et al. Evaluation of psychiatric symptoms in cocaine users in the Brazilian public health system: need for data and structure. Public Health. 2008;122(12):1349-55.
4. Kessler F, Cacciola J, Faller S, Souza-Formigoni ML, Cruz M, Brasiliano S, et al. Multi-center cross-cultural adaptation of the Addiction Severity Index, Sixth Edition (ASI6) for Brazil. Rev Psiquiatr Rio Gd Sul. 2007;29(3):335-36.
5. Kessler F, Cacciola J, Alterman A, Faller S, Souza-Formigoni ML, Cruz MS, et al. Psychometric properties of the sixth version of the Addiction Severity Index (ASI-6) in Brazil. Rev Bras Psiquiatr. 2012;34(1):24-33.
6. Scheurich A, Müller MJ, Wetzel H, Anghelescu I, Klawe C, Ruppe A, et al. Reliability and validity of the German version of the European Addiction Severity Index (EuropASI). J Stud Alcohol. 2000;61(6):916-9.
7. Senoo E, Ogai Y, Haraguchi A, Kondo A, Ishibashi Y, Umeno M, et al. Reliability and validity of the Japanese version of the Addiction Severity Index (ASI-J). Nihon Arukoru Yakubutsu Igakkai Zasshi. 2006;41(4):368-79.
8. Kessler F, Faller S, Souza-Formigonni ML, Cruz MS, Brasiliano S, Stolf AR, et al. Multidimensional evaluation of drug users and the Addiction Severity Index. Rev Psiquiatr Rio Gd Sul. 2010;32(2):48-56.
9. Carlini EA, Noto AR, Sanchez ZM, Carlini CMA, Locatelli DP, Abeid LR, et al. VI Levantamento Nacional sobre o consumo de drogas psicotrópicas entre estudantes do ensino fundamental e médio das redes pública e privada de ensino nas 27 capitais brasileiras. São Paulo: SNAD; 2010.
10. Kandel DB, Yamaguchi K, Chen K. Stages of progression in drug involvement from adolescence to adulthood: further evidence for the gateway theory. J Stud Alcohol. 1992;53(5):447-57.
11. Kaminer Y. Adolescent substance abuse: a comprehensive guide to theory and practice. New York: Plenum Medical Book; 1994.
12. Kaminer Y, Bukstein O, Tarter RE. The teen-addiction severity index: rationale and reliability. Int J Addict. 1991;26(2):219-26.
13. Kaminer Y. The Teen Addiction Severity Index around the globe: the Tower of Babel revisited. Subst Abus. 2008;29(3):89-94.
14. Díaz R, Castro-Fornieles J, Serrano L, González L, Calvo R, Goti J, et al. Clinical and research utility of Spanish Teen-Addiction Severity Index (T-ASI). Addict Behav. 2008;33(1):188-95.
15. Sartes LM, Micheli D, Souza-Formigoni MLO. Psychometric and discriminative properties of the Teen Addiction Severity Index (Brazilian Portuguese version). Eur Child Adolesc Psychiatry. 2009;18(11):653-61.
16. Brodey BB, Rosen CS, Winters KC, Brodey IS, Sheetz BM, Steinfeld RR, et al. Conversion and validation of the Teen-Addiction Severity Index (T-ASI) for Internet and automated-telephone self-report administration. Psychol Addict Behav. 2005;19(1):54-61.
17. Brodey BB, McMullin D, Kaminer Y, Winters KC, Mosshart E, Rosen CS, et al. Psychometric characteristics of the Teen Addiction Severity Index-Two (T-ASI-2). Subst Abus. 2008;29(2):19-32.
18. American Psychiatric Association. Diagnostic and statistical manual of mental disorders: DSM-IV. 4th ed. Washington: APA; 2000.

19. Sartes LMA. Propriedades psicométricas da versão brasileira do Addiction Severity Index 6 (ASI 6): uma abordagem pela Teoria de Resposta ao Item [tese]. São Paulo: Universidade Federal de São Paulo; 2010.
20. Fernandes LR, Colugnati FAB, Sartes LMA. Desenvolvimento e avaliação das propriedades psicométricas da versão brasileira do Addiction Severity Index 6 (ASI-6) Light. J Bras Psiquiatr. 2015;64(2):132-9.
21. Fernandes LR. Evidências de validade da versão brasileira do Addiction Severity Index 6 (ASI6) Light [tese]. Juiz de Fora: Universidade Federal de Juiz de Fora; 2019.

8.6 COCAINE CRAVING QUESTIONNAIRE (CCQ)
Thiago Marques Fidalgo, Dartiu Xavier da Silveira

Embora haja uma relação inequívoca entre desejo e dependência, a própria natureza do desejo como uma construção tem sido intensamente debatida.[1,2] Tanto da perspectiva psicológica quanto da biológica, os estudos sobre o desejo têm recebido atenção substancial.[3] A avaliação do desejo é particularmente difícil devido a conceituações divergentes em relação aos aspectos metodológicos da medição. Tiffany e colaboradores[1] desenvolveram um questionário na tentativa de medir um aspecto do desejo por cocaína, a fissura.

Embora não haja consenso sobre o que caracteriza a fissura, Kozlowski e Wilkinson,[4] propuseram a diferenciação entre fissura (*craving*) por uma substância e urgência (*urge*) de consumo de uma substância. Para esses autores, a urgência de consumo se caracteriza por englobar todo o *continuum* do desejo por uma substância, enquanto a fissura designa um estado específico desse *continuum*, no qual há desejo intenso e urgente pelo consumo. Embora tenham proposto essa diferenciação, os autores observam que cerca de dois terços dos pacientes com transtornos relacionados ao uso de substâncias estudados por eles apontavam definições altamente semelhantes para ambos os termos. Marlatt[5] propôs que a fissura poderia ser definida como um "estado emocional subjetivo", enquanto a urgência seria a "intenção de se engajar em um comportamento dependente".

■ VERSÕES
O Cocaine Craving Questionnaire (CCQ) foi originalmente elaborado em inglês.[1] Avançando de uma versão preliminar de 67 itens, os autores desenvolveram uma segunda versão composta por 45 itens. Essa segunda versão foi testada com as perguntas com os verbos no tempo presente (CCQ-Now) e com os verbos no passado (CCQ-General). A partir do CCQ-Now, foi desenvolvida uma versão breve (CCQ-Brief), com 10 itens.[6]

A versão brasileira foi desenvolvida a partir do CCQ-Now e é composta por 12 itens,[7] assim como a versão espanhola.[8] Ambas utilizaram as 12 perguntas que constituíam o fator 1 do CCQ-Now, que avaliava especificamente fissura.

Existe, ainda, a versão brasileira do CCQ-Brief, com 10 itens,[9] assim como uma versão adaptada para o *crack*, na qual a palavra cocaína foi sistematicamente substituída pela palavra *crack*.[9,10] Há também uma versão francesa do CCQ-Brief, com 10 itens.[11]

■ DESCRIÇÃO DO INSTRUMENTO
A versão brasileira formada por 12 itens apresenta três opções de resposta (discordo; concordo parcialmente; concordo totalmente), com pontuações variando de 0 a 2, sendo que os itens 6 e 8 recebem pontuação reversa.

O CCQ-Brief, formado por 10 itens, apresenta opções de resposta em uma escala Likert de sete pontos, indo de "concordo fortemente" até "discordo fortemente". A pontuação é nominal, variando de 0 a 6 por item, sendo que duas perguntas (4 e 7) são pontuadas de forma reversa. A pontuação total é obtida pela soma simples dos escores em cada item, apresentados no Formulário 8.6.I.

■ PÚBLICO-ALVO
As versões brasileiras disponíveis foram avaliadas em adultos usuários de cocaína em tratamento ambulatorial (12 itens) e usuários de *crack* em regime de internação (10 itens).

■ APLICAÇÃO
As versões brasileiras disponíveis são de autopreenchimento, levando cerca de 5 a 10 minutos para serem completadas. Por tratar de um tema sensível, é recomendado que o questionário seja preenchido com privacidade e com o asseguramento do caráter sigiloso dos dados obtidos.

■ INTERPRETAÇÃO DAS PONTUAÇÕES
A versão de 10 itens permite classificar o grau de fissura em mínimo (0 a 11 pontos), leve (12 a 16),

moderado (17 a 22) e grave (23 ou mais pontos).[9] A versão de 12 itens avalia que o ponto de corte 6 é o que apresenta melhor equilíbrio entre sensibilidade e especificidade, conforme será apresentado a seguir.[7]

■ PARÂMETROS PSICOMÉTRICOS DA VERSÃO ORIGINAL E DA VERSÃO EM PORTUGUÊS

O alfa de Cronbach para cada fator variou de 0,92 a 0,72.[1] Já sua versão breve, com 10 itens, apresentou alfa de 0,90, com boa correlação com o CCQ-Now (r = 0,85).[6] Em uma nova análise de suas propriedades psicométricas, Paliwal e colaboradores[12] encontraram alfa de 0,87, com boa correlação com o CCQ-Now (r = 0,87). Esse estudo encontrou que a pontuação no CCQ-Now se correlacionou significativamente com o tempo para recaída.

A validade de critério da versão brasileira do CCQ (12 itens) foi investigada por meio do cruzamento da avaliação clínica da fissura com a avaliação de fissura com base nos escores da escala. O ponto de corte com melhor equilíbrio entre as taxas de sensibilidade e especificidade foi 6 (sensibilidade de 70,4, especificidade de 60,8; valor preditivo positivo de 70,4 e valor preditivo negativo de 60,8). Já o CCQ-Brief, com 10 itens, apresentou alfa de Cronbach de 0,85.[9,10]

A versão original do CCQ-Now, com 45 itens, apresentou uma solução de quatro fatores, com *eigenvalues* de 11,93, 2,47, 1,73 e 1,61, sendo responsáveis por 54%, 11%, 8% e 7% da variância, respectivamente.[1] Nesse estudo, os itens que buscavam discriminar entre urgência (*urge*) e fissura (*craving*) tiveram as mesmas cargas fatoriais, eliminando qualquer justificativa psicométrica para uma diferença qualitativa entre esses termos.

A versão brasileira com 12 itens apresentou três fatores, que, somados, explicaram 52,51% da variância total dos itens do instrumento. Todos os fatores obtidos após a rotação *oblimin* direta foram mal correlacionados entre si, representando três dimensões relativamente independentes.[7] Na análise fatorial da versão com 10 itens, foram identificados dois fatores, sendo um com *eigenvalue* de 5,50 e outro de 1,39, que explicaram 54,98% e 13,86% da variância, com baixa correlação entre eles (r = 0,204).[9,10]

■ LIMITAÇÕES

É importante destacar que ainda é motivo de debate na literatura que o *craving* (ou fissura) seja um construto independente. O próprio termo em português ainda é alvo de alguma controvérsia, uma vez que não seria clara a distinção entre a fissura e o desejo, ou mesmo o impulso pelo uso, por exemplo.

Outro ponto que merece destaque é o fato de os estudos de validação disponíveis terem usado amostras com tamanho limitado, em sua maioria de apenas um centro de tratamento de pessoas com transtornos relacionados ao uso de cocaína. Estudos multicêntricos, com amostras maiores, seriam bem-vindos, a fim de ampliar não só os dados psicométricos do questionário, mas também a compreensão do próprio construto fissura. Uma dificuldade inerente ao construto em estudo é a falta de um grupo-controle para comparação, formado por pessoas da população geral, tendo em vista que, já que não fazem uso de cocaína, não têm fissura pela substância. Essa falta de um eixo de ancoragem ainda é uma questão a ser enfrentada.

■ FORMAS DE AQUISIÇÃO

Todas as versões do CCQ são de domínio público, tanto em inglês quanto em português.

■ REFERÊNCIAS

1. Tiffany ST, Singleton E, Haertzen CA, Henningfeld JE. The development of a cocaine craving questionnaire. Drug Alcohol Depend. 1993;34(1):19-28.
2. Sayette MA, Shifman S, Tiffany ST, Niaura RS, Martin CS, Shadel WG. The measurement of drug craving. Addiction. 2000;95(2):189-210.
3. Pickens RW, Johanson C. Craving: consensus of status and agenda for future research. Drug and Alcohol Dependence. 1992;30(2):127-31.
4. Kozlowski LT, Wilkinson DA. Use and misuse of the concept of craving by alcohol, tobacco, and drug researchers. Br J Addict. 1987;82(1):31-45.
5. Marlatt GA. Cognitive Factors in the relapse process. In: Marlatt GA, Gordon JR, editors. Relapse prevention: maintenance strategies in the treatment of addictive behavior. New York: Guilford; 1985. p. 128-200.
6. Sussner BD, Smelson DA, Rodrigues S, Kline A, Losonczy M, Ziedonis D. The validity and reliability of a brief measure of cocaine craving. Drug Alcohol Depend. 2006;83(3):233-7.
7. Silveira DX, Fernandes M, Silveira ED, Jorge MR. Cocaine craving questionnaire: assessing craving among cocaine users in Brazil. Psychiatry Res. 2006;142(2-3):257-9.
8. Muñoz García MA, Martínez JA, Tejero A, Cepeda-Benito A. Development of the brief Spanish cocaine craving questionnaire-general. Psicothema. 2008;20(4):545-50.
9. Araújo RB, Pedroso RS, Castro MGT. Adaptação transcultural para o idioma português do cocaine craving questionnaire brief. Rev Psiq Clín. 2010;37(5):195-8.
10. Araújo RB, Castro MGT, Pedroso RS, Santos PL, Leite L, Rocha MR, et al. Validação psicométrica do cocaine craving questionnaire-brief: versão brasileira adaptada para o crack para dependentes hospitalizados. J Bras Psiquiatr. 2011;60(4):233-9.
11. Karila L, Seringe E, Benyamina A, Reynaud M. The reliability and validity of the French version of the cocaine craving questionnaire-brief. Curr Pharm Des. 2011;17(14):1369-75.
12. Paliwal P, Hyman SM, Sinha R. Craving predicts time to cocaine relapse: further validation of the now and brief versions of the cocaine craving questionnaire. Drug Alcohol Depend. 2008;93(3):252-9.

FORMULÁRIO 8.6.1 ■ COCAINE CRAVING QUESTIONNAIRE – BRIEF (CCQ-B) – VERSÃO BRASILEIRA

Indique o quanto você concorda ou discorda de cada uma das frases abaixo marcando em apenas um dos números entre DISCORDO TOTALMENTE e CONCORDO TOTALMENTE. Quanto mais próxima for a marca de um dos lados, mais você concordará ou discordará da frase. Por favor, complete cada item. Gostaríamos de saber o que você pensa e sente agora enquanto responde ao questionário.

1. Eu desejo tanto usar cocaína que quase posso sentir seu gosto.
   DISCORDO TOTALMENTE   1 : 2 : 3 : 4 : 5 : 6 : 7   CONCORDO TOTALMENTE
2. Eu tenho um desejo muito forte por cocaína.
   DISCORDO TOTALMENTE   1 : 2 : 3 : 4 : 5 : 6 : 7   CONCORDO TOTALMENTE
3. Vou usar cocaína assim que puder.
   DISCORDO TOTALMENTE   1 : 2 : 3 : 4 : 5 : 6 : 7   CONCORDO TOTALMENTE
4. Acho que poderia resistir a usar cocaína neste momento.
   DISCORDO TOTALMENTE   1 : 2 : 3 : 4 : 5 : 6 : 7   CONCORDO TOTALMENTE
5. Eu estou com fissura por cocaína agora.
   DISCORDO TOTALMENTE   1 : 2 : 3 : 4 : 5 : 6 : 7   CONCORDO TOTALMENTE
6. Tudo que queria fazer agora era usar cocaína.
   DISCORDO TOTALMENTE   1 : 2 : 3 : 4 : 5 : 6 : 7   CONCORDO TOTALMENTE
7. Não sinto nenhum desejo por cocaína neste momento.
   DISCORDO TOTALMENTE   1 : 2 : 3 : 4 : 5 : 6 : 7   CONCORDO TOTALMENTE
8. Usar cocaína agora faria as coisas parecerem perfeitas.
   DISCORDO TOTALMENTE   1 : 2 : 3 : 4 : 5 : 6 : 7   CONCORDO TOTALMENTE
9. Eu vou usar cocaína assim que tiver a chance.
   DISCORDO TOTALMENTE   1 : 2 : 3 : 4 : 5 : 6 : 7   CONCORDO TOTALMENTE
10. Nada seria melhor do que usar cocaína agora.
    DISCORDO TOTALMENTE   1 : 2 : 3 : 4 : 5 : 6 : 7   CONCORDO TOTALMENTE

Fonte: Araújo e colaboradores.[9]

INSTRUMENTOS DE AVALIAÇÃO DE COMPORTAMENTO ALIMENTAR

9.1 ASPECTOS GERAIS DOS INSTRUMENTOS DE AVALIAÇÃO DE COMPORTAMENTO ALIMENTAR

Táki Athanássios Cordás, Jose Carlos Appolinario

Os transtornos alimentares (TA) caracterizam-se por comportamentos inadequados no consumo, no padrão e/ou no comportamento alimentar, bem como por crenças distorcidas sobre alimentação, que, em conjunto, podem ocasionar uma piora da qualidade nutricional, saúde física e funcionamento psicossocial. Propõe-se uma etiologia multifatorial, em que questões socioculturais, diferenças étnicas, aspectos familiares, de personalidade e biológicos, o que inclui aspectos genéticos e alterações da neurotransmissão cerebral, têm grande importância para o desencadeamento, a manutenção e a perpetuação dos sintomas alimentares.[1]

Os TA estão presentes nos principais sistemas classificatórios mais utilizados atualmente: o *Manual diagnóstico e estatístico de transtornos mentais* (DSM-5-TR),[2] publicado em 2022, e a *Classificação internacional de doenças e problemas relacionados à saúde* (CID-11),[3] publicada em 2018. Apesar de diferenças existentes em alguns critérios diagnósticos, os dois sistemas têm categorias diagnósticas semelhantes, contendo no grupamento dos TA as três principais: a anorexia nervosa (AN), a bulimia nervosa (BN) e o recém incluído transtorno de compulsão alimentar (TCA), além do transtorno alimentar restritivo/evitativo (TARE) e de um conjunto de condições reservadas às apresentações clínicas parciais, incompletas ou atípicas.

A partir da publicação do DSM-5,[4] em 2013, houve uma grande modificação dos conceitos e dos critérios diagnósticos dos transtornos mentais, inclusive na área dos TA. Nessa edição do DSM, o capítulo Transtornos Alimentares mantém os TA que já constavam no DSM-IV-TR, reconhece o diagnóstico de TCA como uma categoria nosológica independente e inclui os "transtornos da alimentação da primeira infância", que compunham, na classificação anterior, o agora extinto capítulo Transtornos Diagnosticados Geralmente pela Primeira Vez na Infância e Adolescência. Assim, evidências de que os quadros de pica e de transtorno de ruminação apresentam-se presentes igualmente em adultos por persistência ou "de novo" levaram à revisão dos critérios para que pudessem ser aplicados a indivíduos de todas as idades. A revisão mais recente do DSM-5, o DSM-5-TR,[2] não apresenta modificações nos critérios diagnósticos dos TA.

A AN é caracterizada pela restrição do consumo alimentar, ocasionando uma redução do peso corporal a níveis inferiores ao recomendado. Os indivíduos apresentam medo intenso de ganhar peso, mesmo quando este já está abaixo do esperado, e a autoavaliação é indevidamente influenciada pelo peso e pela forma corporais. A AN pode ser classificada como restritiva ou com compulsão/purgação, de acordo com a presença ou ausência de episódios de compulsão alimentar e/ou métodos purgativos nos últimos três meses. A BN caracteriza-se pela presença de episódios de compulsão alimentar, seguidos de métodos compensatórios de controle do peso corporal, e estes comportamentos devem ser recorrentes (pelo menos uma vez por semana nos últimos três meses). Assim como na AN, os indivíduos com BN apresentam autoavaliação negativamente influenciada pelo peso e pela forma corporais. O TCA também se caracteriza pela presença de episódios de compulsão alimentar recorrentes. Entretanto, não ocorre o uso de métodos compensatórios inadequados de controle de peso. Os critérios diagnósticos do DSM-5-TR para AN, BN e TCA são apresentados nos Quadros 9.1.1, 9.1.2 e 9.1.3.[2]

Um quadro raro, mas com o qual os clínicos se deparam eventualmente, e sem um diagnóstico estabelecido é a recente categoria TARE.[2] Esses indivíduos descrevem uma aparente falta de interesse em comida ou em alimentar-se, ou evitação baseada em características sensoriais dos alimentos. São pacientes marcados pelo constante fracasso em atender às necessidades nutricionais

QUADRO 9.1.1 | CRITÉRIOS DIAGNÓSTICOS PARA ANOREXIA NERVOSA, SEGUNDO O DSM-5-TR

A. Restrição da ingesta calórica em relação às necessidades, levando a um peso corporal significativamente baixo no contexto de idade, gênero, trajetória do desenvolvimento e saúde física. Peso *significativamente baixo* é definido como um peso inferior ao peso mínimo normal ou, no caso de crianças e adolescentes, menor do que o minimamente esperado.

B. Medo intenso de ganhar peso ou de engordar, ou comportamento persistente que interfere no ganho de peso, mesmo estando com peso significativamente baixo.

C. Perturbação no modo como o próprio peso ou a forma corporal são vivenciados, influência indevida do peso ou da forma corporal na autoavaliação ou ausência persistente de reconhecimento da gravidade do baixo peso corporal atual.

Determinar o subtipo:
- **Restritivo:** nos últimos três meses não houve episódio de compulsão ou prática purgativa.
- **Purgativo:** nos últimos três meses houve episódios de compulsão e/ou purgação.

Especificar se:
- **Em remissão parcial:** depois de todos os critérios diagnósticos para AN terem sido preenchidos por um período de tempo, o critério A (baixo peso corporal) não se manteve mais, mas o critério B (medo intenso de ganhar peso ou de se tornar gordo ou comportamento que impede o ganho de peso) ou o critério C (perturbação no modo de vivenciar o peso, tamanho ou forma corporais) ainda se mantém.
- **Em remissão completa:** depois de todos os critérios diagnósticos para AN terem sido preenchidos por um período de tempo, nenhum dos critérios se apresenta mais, por um período sustentado.

Especificar a gravidade atual:
- **Leve:** IMC ≥ 17 kg/m^2.
- **Moderada:** IMC entre 16 e 16,99 kg/m^2.
- **Grave:** IMC entre 15 e 15,99 kg/m^2.
- **Extrema:** IMC < 15 kg/m^2.

Fonte: American Psychiatric Association.[2]

QUADRO 9.1.2 | CRITÉRIOS DIAGNÓSTICOS PARA BULIMIA NERVOSA, SEGUNDO O DSM-5-TR

A. Episódios recorrentes de compulsão alimentar. Um episódio de compulsão alimentar é caracterizado pelos seguintes aspectos:
1. Ingestão, em um período de tempo determinado (p. ex., dentro de cada período de duas horas), de uma quantidade de alimento definitivamente maior do que a maioria dos indivíduos consumiria no mesmo período sob circunstâncias semelhantes.
2. Sensação de falta de controle sobre a ingestão durante o episódio (p. ex., sentimento de não conseguir parar de comer ou controlar o que e o quanto se está ingerindo).

B. Comportamentos compensatórios inapropriados recorrentes a fim de impedir o ganho de peso, como vômitos autoinduzidos; uso indevido de laxantes, diuréticos ou outros medicamentos; jejum; ou exercício em excesso.

C. A compulsão alimentar e os comportamentos compensatórios inapropriados ocorrem, em média, no mínimo uma vez por semana durante três meses.

D. A autoavaliação é indevidamente influenciada pela forma e pelo peso corporais.

E. A perturbação não ocorre exclusivamente durante episódios de anorexia nervosa.

Especificar se:
- **Em remissão parcial:** após todos os critérios para BN terem sido preenchidos, alguns, mas não todos, se mantiveram por um período de tempo.
- **Em remissão completa:** após todos os critérios para BN terem sido preenchidos, nenhum é mais encontrado.

QUADRO 9.1.2 ❙ CRITÉRIOS DIAGNÓSTICOS PARA BULIMIA NERVOSA, SEGUNDO O DSM-5-TR

Especificar a gravidade atual:
- **Leve:** média de 1 a 3 episódios de métodos compensatórios inapropriados por semana.
- **Moderada:** média de 4 a 7 episódios de métodos compensatórios inapropriados por semana.
- **Grave:** média de 8 a 13 episódios de métodos compensatórios inapropriados por semana.
- **Extrema:** média de 14 ou mais episódios de métodos compensatórios inapropriados por semana.

Fonte: American Psychiatric Association.[2]

QUADRO 9.1.3 ❙ CRITÉRIOS DIAGNÓSTICOS PARA TRANSTORNO DE COMPULSÃO ALIMENTAR, SEGUNDO O DSM-5-TR

A. Episódios recorrentes de compulsão alimentar. Um episódio de compulsão alimentar é caracterizado pelos seguintes aspectos:
1. Ingestão, em um período determinado (p. ex., dentro de cada período de duas horas), de uma quantidade de alimento definitivamente maior do que a maioria das pessoas consumiria no mesmo período sob circunstâncias semelhantes.
2. Sensação de falta de controle sobre a ingestão durante o episódio (p. ex., sentimento de não conseguir parar de comer ou controlar o que e o quanto se está ingerindo).

B. Os episódios de compulsão alimentar estão associados a três (ou mais) dos seguintes aspectos:
1. Comer mais rapidamente do que o normal.
2. Comer até se sentir desconfortavelmente cheio.
3. Comer grandes quantidades de alimento na ausência da sensação física de fome.
4. Comer sozinho por vergonha do quanto se está comendo.
5. Sentir-se desgostoso de si mesmo, deprimido ou muito culpado em seguida.

C. Sofrimento marcante em virtude da compulsão alimentar.

D. Os episódios de compulsão alimentar ocorrem, em média, ao menos uma vez por semana durante três meses.

E. A compulsão alimentar não está associada ao uso recorrente de comportamento compensatório inapropriado como na bulimia nervosa e não ocorre exclusivamente durante o curso de bulimia nervosa ou anorexia nervosa.

Especificar se:
- **Em remissão parcial:** após todos os critérios para TCA terem sido preenchidos, as compulsões ocorrem em uma média de menos de uma vez por semana por um período de tempo.
- **Em remissão completa:** após todos os critérios para TCA terem sido preenchidos, nenhum é mais encontrado.

Especificar a gravidade atual:
- **Leve:** média de 1 a 3 episódios de compulsão alimentar por semana.
- **Moderada:** média de 4 a 7 episódios de compulsão alimentar por semana.
- **Grave:** média de 8 a 13 episódios de compulsão alimentar por semana.
- **Extrema:** média de 14 ou mais episódios de compulsão alimentar por semana.

Fonte: American Psychiatric Association.[2]

ou energéticas, associado a pelo menos um desses sintomas: deficiência nutricional importante, perda significativa de peso, dependência de nutrição enteral ou suplemento nutricional oral. O quadro sempre é associado, como citado, a uma acentuada interferência na função psicossocial.[2] Também foram incluídos na categoria de TA das classificações atuais a pica e o transtorno de ruminação. A pica é caracterizada pela ingestão de uma ou mais substâncias não nutritivas. O transtorno de ruminação é caracterizado pela regurgitação repetida do alimento depois de ingerido.[2]

O grupo denominado "outros transtornos alimentares específicos" (OTAE) é composto por manifestações subclínicas dos TA (p. ex., casos que não preenchem todos os critérios diagnósticos), que são: AN atípica; BN atípica (com baixa frequência de episódios ou limitada duração); TCA com limitada duração; transtorno purgativo e síndrome do comer noturno. Por fim, o DSM-5-TR inclui os TA não especificados (TANE), condições clínicas caracterizadas pela presença de sintomas de TA que causam sofrimento clinicamente significativo ou prejuízo funcional nas diversas áreas da vida dos indivíduos, porém não atendem a todos os critérios para nenhum dos diagnósticos.[2]

Os TA podem começar muito cedo na vida do indivíduo, mantendo-se presentes por vários anos. Na maioria dos casos, os sintomas iniciais permanecem pouco visíveis e somente com o agravamento da situação ou com o surgimento de complicações clínicas ou psiquiátricas é que o paciente ou seus familiares entram em contato com um profissional da área da saúde mental. Os TA tendem a ser condições persistentes, acompanhadas de sequelas físicas e psicossociais, e os quadros mais graves são de difícil recuperação, algumas vezes levando ao óbito.[2]

De forma geral, evidências sugerem que cerca de 16% da população apresentaria alguma alteração significativa do comportamento alimentar.[5] A AN é o TA com a menor prevalência na população geral – ao longo da vida, a prevalência de AN é de 0,2% nos homens e 1,4% nas mulheres; já a prevalência de BN é de 1,9% nas mulheres e 0,6% nos homens. No Brasil, Appolinario e colaboradores[6] encontraram uma prevalência pontual de TA de 0,7% em um estudo de base populacional com 2.297 adultos da cidade do Rio de Janeiro. A prevalência de TCA ao longo da vida é de 1% nos homens e 2,8% nas mulheres. No Brasil, a prevalência pontual foi de 1,4% na população da cidade do Rio de Janeiro. Por fim, a prevalência de alterações do comportamento subliminares é de 7,4%.[6]

As alterações físicas decorrentes do grave emagrecimento na AN levam a importantes alterações neuropsicológicas e psicopatológicas. Dificuldades cognitivas, aumento de distorções de pensamento, sintomas depressivos e ansiosos secundários, acentuação ou aparecimento de traços de personalidade como perfeccionismo e obsessividade são comuns.[7-9]

As comorbidades psiquiátricas na AN e na BN são mais uma regra do que uma exceção. Transtornos do humor, incluindo as síndromes depressivas, a distimia e os transtornos bipolares, transtornos de ansiedade (transtorno de ansiedade generalizada, transtorno de estresse pós-traumático, transtorno de ansiedade social), transtorno obsessivo-compulsivo, transtornos do controle de impulsos, incluindo dependência de álcool e drogas, e transtornos da personalidade são os quadros mais prevalentes.[10]

Devido à sua natureza multifatorial, o tratamento dos TA deve ser conduzido por uma equipe multiprofissional integrada e constituída por psiquiatra, psicólogo, nutricionista e outros profissionais da saúde.

É importante ressaltar que, embora os TA sejam classificados de forma categorial nas atuais classificações, muitos indivíduos apresentam alterações do comportamento alimentar sem apresentarem as síndromes completas de um TA. As alterações do comportamento alimentar podem incluir, por exemplo, a presença de dietas restritivas, episódios de compulsão alimentar, vômitos, abuso de laxantes, remédios ou exercícios físicos excessivos.[10] Um conjunto de evidências suporta que esses comportamentos alimentares desordenados podem estar relacionados com o risco para o desenvolvimento dos TA. Embora a associação entre esses comportamentos alimentares desordenados e a presença de TA seja bem estabelecida, a exata relação causal entre ambas as condições não é conhecida.[11] Para uma discussão sobre o tema, é necessário definir os termos: pródromo, fator de risco, síndromes alimentares parciais (ou TA subliminar) e sintoma de TA. Os pródromos são sintomas com características relacionadas ao transtorno que podem indicar o início futuro de um transtorno, por exemplo, insatisfação corporal elevada ou dieta autorrelatada que inicia o aparecimento de um TA seriam considerados pródromos. Fatores de risco são aqueles que aumentam a probabilidade de desenvolver o transtorno, por exemplo, história materna positiva de AN aumenta o risco do seu desenvolvimento. Já o termo síndrome alimentar parcial, ou TA subliminar, é utilizado para descrever um conjunto de sintomas que atende a alguns dos critérios para um TA, mas sem sintomas suficientes para um diagnóstico completo. Por último, os sintomas são características definidoras de um TA, como a frequência de episódios de compulsão alimentar seguidos de comportamentos compensatórios inapropriados.[12]

▌ INSTRUMENTOS PARA AVALIAÇÃO DOS TRANSTORNOS ALIMENTARES

Instrumentos para a avaliação dos TA têm sido desenvolvidos com maior intensidade nos últimos 30 anos, não apenas para acompanhar a evolução clínica e o tratamento de quadros bem caracterizados, mas também para detectar comportamentos de risco. Entrevistas clínicas padronizadas e escalas autoaplicáveis incluem a avaliação de sintomas e condutas de risco, como preocupações relacionadas ao peso e ao medo de ganhar peso, tendências direcionadas a buscar a perda de peso, comportamentos restritivos, episódios bulímicos, comportamentos purgativos e avaliação da imagem corporal. Esses instrumentos são utilizados no auxílio diagnóstico, na avaliação dos tratamentos e no acompanhamento da evolução do quadro clínico.[13]

Mais recentemente, diferentes pesquisas têm demonstrado a importância de avaliar os afetos negativos ou a regulação emocional inapropriada como fator medidor para o desenvolvimento de TA, antes de qualquer alteração no comportamento alimentar.[14] As entrevistas clínicas padronizadas são, em tese, superiores na medida em que possibilitam a coleta de informações de maneira sistemática, levando a diagnósticos mais precisos. Não obstante, levam mais tempo para aplicação e exigem a presença de um profissional treinado e familiarizado com a clínica não apenas dos quadros de TA, mas também psiquiátricos como um todo, em função da grande comorbidade entre eles.

As escalas de autoaplicação vêm ganhando cada vez maior importância, pois não necessitam de um entrevistador experiente, são rápidas, econômicas e exigem apenas que o paciente seja alfabetizado para responder. Dificuldades de compreender exatamente o que é perguntado, dado o fato de que a maioria dos instrumentos foi desenvolvida em inglês, e certa banalização de dietas, das mais variadas, em nossa sociedade muitas vezes dificultam a avaliação.[13] Apesar de as escalas de autoavaliação terem ido além da mera tradução do original, com profunda adaptação transcultural, essas questões ainda podem estar presentes.

Entre os instrumentos mais frequentemente utilizados estão o Teste de Atitudes Alimentares (EAT), provavelmente o mais usado; o Eating Disorder Questionnaire (EDE-Q), com quatro subescalas (restrição alimentar; preocupação alimentar; preocupações com a forma do corpo e preocupações com o peso); o Teste de Investigação Bulímica de Edimburgo (BITE); e a Escala de Compulsão Alimentar (BES).[13] Vale frisar que os resultados das medidas devem sempre ser avaliados por um médico psiquiatra para o efetivo diagnóstico.

Além de investigar o conjunto de sintomas dos TA, aspectos específicos fortemente ligados a eles podem ser avaliados. A imagem corporal é um dos fatores mais relevantes na psicopatologia dos TA. Pode ser conceituada como a figura mental que temos a respeito do tamanho, da estrutura e da forma do nosso corpo e os sentimentos em relação a essas características da unidade do corpo e de suas partes. Segundo Thompson,[15] o conceito de imagem corporal envolve três componentes:

- **perceptivo**: que se relaciona com a precisão da percepção da própria aparência física, envolvendo uma estimativa do tamanho corporal e do peso;
- **subjetivo**: que envolve aspectos como satisfação com a aparência, abrangendo o nível de preocupação e ansiedade a ela associada;
- **comportamental**: que focaliza as situações evitadas pelo indivíduo por experimentar desconforto associado à aparência corporal. As alterações na imagem corporal são comuns no mundo contemporâneo e, até certo ponto, esse tipo de insatisfação em mulheres sem transtornos mentais, que tendem a supervalorizar o tamanho de seu corpo ou partes dele, é considerada uma experiência normativa.[15]

Os distúrbios de imagem corporal, que incluem a distorção e a insatisfação, podem ocorrer em diferentes transtornos psiquiátricos, mas são observados sobretudo nos TA e no transtorno dismórfico corporal.

Além dos instrumentos apresentados aqui, é importante lembrar do amplo uso das mais antigas ferramentas para avaliação da imagem corporal, isto é, as escalas de desenho da figura humana (ou silhuetas) não computadorizadas. Dadas as inúmeras vantagens oferecidas pela simplicidade do uso, meramente de papel e lápis, esses procedimentos ainda são bastante utilizados.[16]

Mesmo que a obesidade não seja um transtorno psiquiátrico, o impacto do peso na qualidade de vida, que pode ser avaliado pelo Impact of Weight on Quality of Life (IWQQL-Lite), pode ser lembrado, dado o fato de que as comorbidades físicas associadas são bem estabelecidas, mas as alterações emocionais são menos avaliadas. Um aumento de transtornos do humor e ansiedade ocorre com o aumento do índice de massa corporal (IMC; 48% depressão e 56% ansiedade). Embora existam outros instrumentos consagrados para a avaliação, o IWQQL-Lite é um dos mais utilizados para avaliar os funcionamentos físico, psicológico e social de pessoas obesas, sendo igualmente útil para a avaliação de pacientes pré e pós-cirurgia bariátrica.[17]

■ EXPERIÊNCIA DE USO

Nos próximos capítulos, serão apresentados instrumentos amplamente utilizados na prática clínica e na pesquisa em TA que foram traduzidos, adaptados e validados para a língua portuguesa. Com o crescente interesse pela área de TA, houve um grande desenvolvimento de ferramentas para avaliar os vários aspectos relacionados. Os instrumentos de avaliação dos TA disponíveis são extremamente úteis no rastreamento, na avaliação e no acompanhamento de pacientes.

Assim, nos próximos capítulos, serão apresentados questionários, escalas ou entrevistas que avaliam a psicopatologia alimentar central dos TA, como a restrição alimentar e o medo de ganhar peso na AN, e os episódios de compulsão alimentar na BN e no TCA. Também serão descritos instrumentos que avaliam aspectos específicos dos TA, como imagem corporal, fatores relacionados à ingestão alimentar e registro do padrão alimentar. A escolha de cada instrumento deve ser baseada na condição clínica que se quer avaliar, no aspecto a ser avaliado e no objetivo da avaliação.

Os questionários autoaplicáveis são considerados mais econômicos e fáceis de aplicar, pois não dependem da presença de um clínico ou profissional treinado para seu uso. Adicionalmente, são ideais para avaliação de um grande grupo de pessoas, como em estudos epidemiológicos, e permitem ao respondente expressar comportamentos que poderiam ser omitidos durante uma entrevista face a face por serem considerados vergonhosos. Entre as desvantagens, destacam-se a dificuldade de interpretação dos escores, que nem sempre retratam de maneira fiel a complexidade do construto avaliado, e o cansaço do respondente, que pode influenciar as respostas.[13]

As entrevistas clínicas são consideradas padrão-ouro para o diagnóstico de TA. No entanto, necessitam de tempo e privacidade para sua realização, podendo levar mais de uma hora para que sejam aplicadas. Outra limitação é a necessidade de entrevistadores treinados e especializados no construto que está sendo avaliado.[6] Por isso, elas são utilizadas preferencialmente em contextos clínicos. Em pesquisas epidemiológicas, é comum a realização de uma triagem inicial por meio da aplicação de questionários autoaplicáveis. Posteriormente, somente os participantes identificados com a presença do construto avaliado são submetidos à entrevista clínica para confirmação do diagnóstico.[13]

REFERÊNCIAS

1. Salzano FT, Aratangy EW, Azevedo AP. Transtornos alimentares. In: Miguel EC, Gentil V, Gattaz WF, organizadores. Clínica psiquiátrica. Barueri: Manole; 2011.
2. American Psychiatric Association. Diagnostic and statistical manual of mental disorders: DSM-5-TR. 5th ed. Washington: APA; 2022.
3. World Health Organization. ICD-11 for mortality and morbidity statistics [internet]. Geneva: WHO; 2023 [capturado em 13 maio 2023]. Disponível em: https://icd.who.int/browse11.
4. American Psychiatric Association. Diagnostic and statistical manual of mental disorders: DSM-5. 5th ed. Washington: APA; 2013.
5. Hay P, Girosi F, Mond J. Prevalence and sociodemographic correlates of DSM-5 eating disorders in the Australian population. J Eat Disord. 2015;3:19.
6. Appolinario JC, Sichieri R, Lopes CS, Moraes CE, Veiga GV, Freitas S, et al. Correlates and impact of DSM-5 binge eating disorder, bulimia nervosa and recurrent binge eating: a representative population survey in a middle-income country. Soc Psychiatry Psychiatr Epidemiol. 2022;57(7):1491-503.
7. Frank GKW, Shott ME, DeGuzman MC. The neurobiology of eating disorders. Child Adolesc Psychiatr Clin N Am. 2019;28(4):629-40.
8. Gibson D, Workman C, Mehler PS. Medical complications of anorexia nervosa and bulimia nervosa. Psychiatr Clin North Am. 2019;42(2):263-74.
9. Reville MC, O'Connor L, Frampton I. Literature review of cognitive neuroscience and anorexia nervosa. Curr Psychiatry Rep. 2016;18(2):18.
10. Santana DD, Mitchison D, Mannan H, Griffiths S, Appolinario JC, Veiga GV, et al. Twenty-year associations between disordered eating behaviors and sociodemographic features in a multiple cross-sectional sample. Psychol Med. 2022;1-10.
11. Nunes MA, Olinto MT, Camey S, Morgan C, Mari JJ. Abnormal eating behaviors in adolescent and young adult women from southern Brazil: reassessment after four years. Soc Psychiatry Psychiatr Epidemiol. 2006;41(12):951-6.
12. Stice E, Ng J, Shaw H. Risk factors and prodromal eating pathology. J Child Psychol Psychiatry. 2010;51(4):518-25.
13. Freitas S. Instrumentos para a avaliação de transtornos alimentares. In: Appolinario JC, Nunes MA, Cordás TA, organizadores. Transtornos alimentares: diagnóstico e manejo. Porto Alegre: Artmed; 2022. p. 44-60.
14. McDowell BD, Moser DJ, Ferneyhough K, Bowers WA, Andersen AE, Paulsen JS. Cognitive impairment in anorexia nervosa is not due to depressed mood. Int J Eat Disord. 2003;33(3):351-5.
15. Thompson JK, editor. Body image, eating disorders, and obesity: an integrative guide for assessment and treatment. Washington: American Psychological Association; 1996.
16. Gardner RM, Brown DL. Body image assessment: a review of figural drawing scales. Pers Individ Dif. 2010;48(2):107-11
17. Mariano MHA, Kolotkin RL, Petribú K, Ferreira MNL, Dutra RF, Barros MV, et al. Psychometric evaluation of a Brazilian version of the impact of weight on quality of life (IWQOL-Lite) instrument. Eur Eat Disord Rev. 2010;18(1):58-66.

LEITURA RECOMENDADA

Udo T, Grilo CM. Psychiatric and medical correlates of DSM-5 eating disorders in a nationally representative sample of adults in the United States. Int J Eat Disord. 2019;52(1):42-50.

9.2 INSTRUMENTOS DE AUTOAVALIAÇÃO DE SINTOMAS ALIMENTARES

Carlos Eduardo de Moraes, Carla Mourilhe, Silvia Freitas, Jose Carlos Appolinario

Os instrumentos de autoavaliação de transtornos alimentares (TA) vêm sendo desenvolvidos ao longo dos anos e cobrem vários aspectos da psicopatologia alimentar. Diante do grande número de ferramentas existentes, serão apresentadas as mais conhecidas e usadas na prática clínica atual no País:

A instrumentos que avaliam comportamentos associados a anorexia nervosa (Teste de Atitudes Alimentares), bulimia nervosa (Teste de Investigação Bulímica de Edinburgh) e transtorno de compulsão alimentar (Escala de Compulsão Alimentar);
B instrumentos que possibilitam o rastreamento de potenciais casos de TA segundo as categorias diagnósticas incluídas nas atuais classificações de transtornos mentais (Questionário do Exame de Transtornos Alimentares e Questionário de Padrões de Alimentação e Peso);
C o Sick, Control, One stone, Fat, Food (SCOFF), pela sua facilidade de uso e largo emprego no rastreio de comportamentos alimentares desordenados;
D o diário alimentar, um importante instrumento de avaliação e acompanhamento do padrão alimentar.

TESTE DE ATITUDES ALIMENTARES (EAT)

O Teste de Atitudes Alimentares (Eating Attitudes Test – EAT) é um instrumento desenvolvido por Garner e colaboradores[1] para realizar o rastreamento de sintomas de anorexia nervosa (AN) a fim de identificar indivíduos em risco para o seu desenvolvimento.

VERSÕES

A versão do EAT disponível para uso no Brasil é composta por 26 itens (EAT-26) e foi elaborada a partir da análise fatorial da primeira versão do instrumento, com 40 itens (EAT-40).[1] O EAT-26 foi validado para uso em adultos e adolescentes brasileiros.[2,3]

DESCRIÇÃO DO INSTRUMENTO

O EAT é composto por 26 itens divididos em três subescalas, conforme apresentado a seguir.

1 Dieta (itens 1, 6, 7, 10, 11, 12, 14, 16, 17, 22, 23, 24 e 25): avalia a recusa patológica a alimentos com valor calórico elevado e a intensa preocupação com o peso e a forma corporais.
2 Bulimia e preocupação com os alimentos (itens 3, 4, 9, 18, 21 e 26): avalia a presença de episódios de compulsão alimentar e métodos compensatórios inadequados para controle do peso corporal.
3 Controle oral (itens 2, 5, 8, 13, 15, 19 e 20): avalia o autocontrole em relação aos alimentos.

Cada item apresenta seis opções de resposta em relação à frequência dos comportamentos, pontuados de 0 a 3 pontos (3 = sempre; 2 = muitas vezes; 1 = às vezes; 0 = poucas vezes/quase nunca/nunca). O item 25 apresenta pontuação invertida (0 = sempre/muitas vezes/às vezes; 1 = poucas vezes; 2 = quase nunca; 3 = nunca). O escore final é resultado da somatória dos valores obtidos em cada item, variando de 0 a 78 pontos (Fig. 9.2.1).[2]

PÚBLICO-ALVO

O EAT-26 pode ser utilizado em indivíduos a partir de 10 anos.[2,3]

APLICAÇÃO

Trata-se de um questionário autoaplicável cuja duração leva, em média, 15 minutos, podendo variar de acordo com a idade e a escolaridade do respondente.

Cuidados na aplicação

Assim como para os demais instrumentos de autoavaliação que constam neste capítulo, é fundamental que o avaliador realize a checagem de todas as respostas fornecidas pelo respondente, pois ele pode pular algum item por cansaço ou dificuldade de compreensão. Nesse caso, recomenda-se que ele leia novamente a afirmação e assinale a alternativa que melhor expressa a frequência do comportamento avaliado.

INTERPRETAÇÃO DAS PONTUAÇÕES

No EAT-26, o ponto de corte recomendado para identificar indivíduos em risco para o desenvolvimento de AN é ≥ 21 pontos, tanto em amostras de adolescentes quanto de adultos.[1-3] Para o rastreamento de AN em amostras não clínicas ou em indivíduos cuja ocorrência de AN é muito baixa (p. ex., pessoas com excesso de peso), estudos sugerem que o ponto de corte ≥ 11 é mais sensível.[4,5]

Por favor, responda as seguintes questões:

1. Fico apavorada com a ideia de estar engordando.
   - ○ Sempre
   - ○ Muitas vezes
   - ○ Às vezes
   - ○ Poucas vezes
   - ○ Quase nunca
   - ○ Nunca

6. Presto atenção à quantidade de calorias dos alimentos que eu como.
   - ○ Sempre
   - ○ Muitas vezes
   - ○ Às vezes
   - ○ Poucas vezes
   - ○ Quase nunca
   - ○ Nunca

FIGURA 9.2.1 ❙ INSTRUÇÕES E EXEMPLOS DOS ITENS DO EAT-26.

Deve-se ressaltar que, independentemente do ponto de corte utilizado, o EAT-26 não permite realizar o diagnóstico de AN, pois trata-se de um teste autoaplicável. Portanto, assim como para os demais instrumentos de autoavaliação apresentados aqui, deve ser realizada uma entrevista clínica com os indivíduos considerados "casos" para a confirmação do possível diagnóstico.

PARÂMETROS PSICOMÉTRICOS

Confiabilidade
A consistência interna do EAT-26 foi considerada alta, com alfa de Cronbach de 0,90.[1] A versão brasileira apresentou um alfa de Cronbach de 0,75 em mulheres jovens e de 0,88 em adolescentes do sexo masculino, indicando consistência interna adequada em ambos os grupos.[2,3]

Validade
A validade de critério do EAT-26 original foi investigada em uma amostra de pacientes diagnosticados com AN após a realização de entrevistas clínicas. O instrumento identificou adequadamente 83,6% dos casos.[1] A versão brasileira apresentou sensibilidade de 40%, especificidade de 84%, valor preditivo positivo de 14% e valor preditivo negativo de 95% quando testada em comparação com diagnóstico realizado pelo Composite International Diagnostic Interview (CIDI) em uma amostra da população geral.[2] A validade convergente das versões original e brasileira foi estudada em relação ao Body Shape Questionnaire (BSQ). A pontuação no EAT-26 esteve positiva e significativamente correlacionada com os valores do BSQ.[1,3]

Quanto à validade de construto, tanto a versão original quanto a brasileira apresentaram uma estrutura multidimensional, composta por três fatores: dieta, bulimia e preocupação com os alimentos, e controle oral.[1,2]

EXPERIÊNCIA DE USO
O EAT-26 é um instrumento útil e frequentemente utilizado para o rastreamento de comportamentos de risco para AN no Brasil e no exterior. Embora o teste tenha sido validado com uma estrutura fatorial multidimensional, a avaliação dos sintomas por meio das três subescalas é pouco utilizada. Nesse sentido, destaca-se a utilidade do ponto de corte ≥ 21 pontos para avaliação dos comportamentos de risco para AN em amostras clínicas.

FORMAS DE AQUISIÇÃO
O teste é protegido por direitos autorais. A permissão para uso dever ser obtida por meio do contato com os autores no *site* https://www.eat-26.com/.

❙ TESTE DE INVESTIGAÇÃO BULÍMICA DE EDIMBURGO (BITE)
O Teste de Investigação Bulímica de Edimburgo (Bulimic Investigatory Test Edinburgh – BITE)[4] foi desenvolvido para rastreamento e avaliação de comportamentos bulímicos.

VERSÕES
O instrumento original,[4] elaborado em 1987, foi traduzido para o português[5] em 1993 e, em 2011, foi adaptado e validado para uso em adolescentes.[6]

DESCRIÇÃO DO INSTRUMENTO
O BITE é um teste autoaplicável composto por 33 itens divididos em duas subescalas: uma que aborda a sintomatologia (episódios de compulsão alimentar

e utilização de métodos compensatórios) (30 itens com respostas dicotômicas sim ou não) e a outra que contempla a gravidade desses comportamentos (3 itens dimensionais) (Fig. 9.2.2).

- Subescala de sintomas: o cálculo é realizado pela somatória de todas as questões, com exceção das perguntas 6, 7 e 27. Os itens 1, 13, 21, 23 e 31 marcam um ponto para uma resposta "não", e os 25 itens restantes marcam um ponto para uma resposta "sim". A pontuação máxima é 30.
- Subescala de gravidade: é composta pelas perguntas 6, 7 e 27. A pontuação total é a soma dos escores correspondentes às respostas marcadas.
- As pontuações nas duas subescalas podem ser somadas para produzir um escore total.

PÚBLICO-ALVO
O BITE pode ser aplicado em indivíduos com idade superior a 12 anos.[6]

APLICAÇÃO
Quando utilizado como instrumento de triagem ou em pesquisa epidemiológica, os indivíduos são solicitados a preencher o BITE com base em seus sentimentos e comportamentos nos últimos três meses. Se for utilizado como medida de resposta ao tratamento, deve ser considerado apenas o mês anterior. O tempo médio para preenchimento tem sido inferior a 10 minutos.[4]

INTERPRETAÇÃO DAS PONTUAÇÕES
A pontuação da subescala de sintomas pode ser subdividida em três grupos principais:

- **escores abaixo de 10**: dentro do limite da normalidade;
- **escores médios (entre 10 e 19)**: sugerem padrão alimentar não usual, necessitando de avaliação por uma entrevista diagnóstica. Uma pontuação na faixa entre 15 e 19 pode refletir um grupo de indivíduos com BN subclínica ou nos estágios iniciais da doença ou recuperados;
- **escores elevados (maior ou igual a 20)**: indicam padrão alimentar desorganizado e a presença de compulsão alimentar com grande possibilidade de BN.

A subescala de gravidade dos sintomas se aplica quando o escore na escala de sintomas é superior a 10:

- **escore maior que 5**: clinicamente significativo;
- **escore maior que 10**: elevado grau de gravidade.

Escore total acima de 25 na somatória das duas subescalas indica possibilidade de diagnóstico de compulsão alimentar.[4]

PARÂMETROS PSICOMÉTRICOS

Confiabilidade
A versão original do BITE apresentou alta consistência interna para a subescala de sintomas (α = 0,96) e consistência interna moderada para a subescala de gravidade (α = 0,62). A confiabilidade teste-reteste, avaliada em uma amostra de 30 controles femininos e 10 mulheres com BN, mostrou alta correlação positiva entre as pontuações (coeficiente de Pearson = 0,86; p < 0,0001).[4] A confiabilidade teste-reteste da versão brasileira, estimada pelo coeficiente de *kappa*, foi 0,85, com intervalos de confiança (IC 95%) de 0,66 a 0,96, indicando boa estabilidade temporal do instrumento.[7]

EXPERIÊNCIA DE USO
O BITE tem como vantagem o fato de ser um teste com diversas possibilidades de uso: é útil para pesquisas epidemiológicas que visam à identificação de casos clínicos e subclínicos de BN, assim como

---

4. Você conta as calorias de tudo o que come, mesmo quando não está em dieta?
( ) Sim ( ) Não

5. Você já jejuou por um dia inteiro?
( ) Sim ( ) Não

6. Se sim, qual a frequência?
( ) Dias alternados
( ) De vez em quando
( ) 2 a 3 vezes por semana
( ) Somente 1 vez
( ) 1 vez por semana

FIGURA 9.2.2 ▪ EXEMPLOS DOS ITENS DO BITE.
Fonte: Cordás e Hochgraf.[5]

para monitoramento da evolução dos pacientes e avaliação da resposta ao tratamento.

FORMA DE AQUISIÇÃO
A versão para adolescentes está disponível gratuitamente em Ximenes e colaboradores.[6]

▮ ESCALA DE COMPULSÃO ALIMENTAR (BES)
A Escala de Compulsão Alimentar (Binge Eating Scale –BES) foi desenvolvida para avaliar a gravidade da compulsão alimentar em indivíduos com obesidade.[8]

VERSÕES
A versão original da BES[8] foi traduzida e validada em diversos idiomas. A versão brasileira foi elaborada em 2001[9] e, em 2006, foi validada em uma amostra de mulheres em busca de tratamento para a obesidade.[10]

DESCRIÇÃO DO INSTRUMENTO
A escala é composta por 16 itens que avaliam características cognitivas e comportamentais da compulsão alimentar, como consumir grandes quantidades de alimentos e sentir medo de perder o controle sobre a alimentação.[8] Cada item é composto por quatro afirmativas, exceto as questões 6 e 16, que contêm três afirmativas, pontuadas em uma escala de 0 a 3. A BES gera um escore contínuo que varia de 0 a 46 pontos.[11] O Formulário 9.2.I apresenta a versão brasileira da BES, bem como as pontuações para cada item.

PÚBLICO-ALVO
Originalmente, a BES foi desenvolvida para ser utilizada na avaliação da gravidade da compulsão alimentar em adultos com obesidade.

APLICAÇÃO
Trata-se de uma escala autoaplicável, cuja aplicação leva, em média, 10 minutos.

INTERPRETAÇÃO DAS PONTUAÇÕES
Para avaliação da gravidade da compulsão alimentar, os escores são classificados em três categorias: ≤ 17 pontos = sem compulsão alimentar; de 18 a 26 pontos = compulsão alimentar moderada; ≥ 27 pontos = compulsão alimentar grave.[11] Entretanto, é comum o uso da BES como instrumento de rastreamento de transtorno de compulsão alimentar (TCA). Nesse caso, o ponto de corte de ≥18 pontos é utilizado para indicar sua presença.[10]

PARÂMETROS PSICOMÉTRICOS

Confiabilidade
Tanto a versão original quanto a versão brasileira apresentaram consistências internas altas (alfa de Cronbach de 0,85 e 0,89, respectivamente).[8,10] A confiabilidade teste-reteste avaliada na versão brasileira apresentou um coeficiente de *kappa* de 0,66, sendo considerada estável em um intervalo de 15 dias entre as aplicações.[10]

Validade de critério
Os valores de sensibilidade e especificidade da escala original foram 85% e 20%, respectivamente.[12] Nesse estudo, os autores utilizaram o ponto de corte ≥ 27 (casos mais graves) para identificação do TCA e a Eating Disorder Examination (EDE) como padrão-ouro para diagnóstico.

A validade de critério da versão brasileira, estimada em comparação com Entrevista Clínica Estruturada para os Transtornos do DSM-IV (SCID), resultou em um ponto de corte > 17 para diagnosticar indivíduos com TCA. Apresentou sensibilidade de 97,8%, especificidade de 47,7%, valor preditivo positivo de 66,7% e valor preditivo negativo de 95,3%.[10]

EXPERIÊNCIA DE USO
A BES apresenta maior acurácia para avaliação da psicopatologia associada à compulsão alimentar do que para rastreamento de TCA.[13] Adicionalmente, pode ter melhor desempenho quando aplicada em indivíduos com obesidade, público para o qual foi desenvolvida.

FORMAS DE AQUISIÇÃO
A versão brasileira está disponível em Freitas e colaboradores.[9]

▮ QUESTIONÁRIO DE PADRÕES ALIMENTARES E PESO (QEWP-5)
O Questionário de Padrões Alimentares e Peso (Questionnaire on Eating and Weigh Patterns-5 [QEWP-5])[14] foi desenvolvido para uso em estudos multicêntricos iniciais que propuseram os critérios diagnósticos do TCA. O instrumento foi revisado de forma a incorporar as mudanças nos critérios diagnósticos propostos pelo *Manual diagnóstico e estatístico de transtornos mentais* (DSM-IV), passando a se chamar QEWP-R. O QEWP-5 é a versão mais atualizada, com base nos critérios diagnósticos para o TCA propostos pelo DSM-5.

DESCRIÇÃO DO INSTRUMENTO

O QEWP-5 fornece, de forma dicotômica, os possíveis diagnósticos de TCA, BN e suas formas subliminares. Ele contém 26 questões que abrangem história do peso, avaliação da compulsão alimentar objetiva e subjetiva com duração, frequência e sofrimento relacionados aos episódios, mecanismos compensatórios, sobrevalorização do peso e da forma corporais.

PÚBLICO-ALVO

O questionário foi desenvolvido para ser usado em adultos. Há uma versão para adolescentes, o QEWP-A, traduzida para o português do Brasil.[15]

APLICAÇÃO

Trata-se de um instrumento de autoaplicação, com tempo médio de preenchimento de 12 minutos.

INTERPRETAÇÃO DAS PONTUAÇÕES

Apresenta "Regras de decisão para o rastreamento de um possível diagnóstico de TCA usando o QEWP-5", que se encontram no final do instrumento. Essas regras possibilitam o estabelecimento de diagnósticos prováveis de TCA e BN.

PARÂMETROS PSICOMÉTRICOS

A confiabilidade teste-reteste da versão brasileira mostrou-se moderadamente estável (k = 0,48) para avaliar TCA e substancialmente estável (k = 071) para o rastreamento de BN entre universitários.[16] Para o rastreamento global de transtornos do espectro de compulsão alimentar (TCA, BN e formas subliminares), o QEWP-5 apresentou sensibilidade de 0,71, especificidade de 0,83, valor preditivo positivo de 0,64 e valor preditivo negativo de 0,87.[17]

EXPERIÊNCIA DE USO

O QEWP-5, utilizado como instrumento de rastreio de um grande estudo epidemiológico realizado no Rio de Janeiro para avaliar a prevalência de TCA, BN e compulsão alimentar recorrente, mostrou-se bastante sensível na detecção de transtornos do espectro de compulsão alimentar.[17]

LIMITAÇÕES

Uma das limitações de uso é sua baixa especificidade para identificar casos isolados de TCA e de BN. Recomenda-se utilizá-lo de forma mais ampla na identificação de casos potenciais de transtornos do espectro de compulsão alimentar (TCA, BN e suas formas subliminares).

FORMAS DE AQUISIÇÃO

O instrumento encontra-se disponível gratuitamente para uso pelo *link*: https://minio.scielo.br/documentstore/2238-0019/8Qgv7MYKWvMsS94KFcrCH8t/beb6f6efe1526f1d690e163b-560f6a612e4fc849.pdf.

■ EATING DISORDER EXAMINATION QUESTIONNAIRE (EDE-Q)

O EDE-Q[18] é a versão questionário do EDE entrevista. Ele foi desenvolvido para avaliar e descrever a psicopatologia específica dos TA, incluindo gravidade e aspectos comportamentais. Sua versão em português foi desenvolvida em 2020.[19]

DESCRIÇÃO DO INSTRUMENTO

Trata-se de um questionário autoaplicável com 28 itens que se concentra nos sintomas que ocorreram nos 28 dias anteriores. Seis itens identificam as características comportamentais dos TA em termos de frequência ou dias em que o comportamento ocorreu, e 22 itens avaliam a gravidade dos sintomas em quatro subescalas: restrição alimentar, preocupação alimentar, preocupação com o peso e preocupação com a forma.[18]

A frequência dos comportamentos alimentares é avaliada em uma escala de 7 alternativas: (a) nenhum dia, (b) 1 a 5 dias, (c) 6 a 12 dias, (d) 13 a 15 dias, (e) 16 a 22 dias, (f) 23 a 27 dias e (e) todos os dias.

PÚBLICO-ALVO

Pode ser usado em adultos, adolescentes e crianças (com a versão específica para crianças).

INTERPRETAÇÃO DAS PONTUAÇÕES

Os itens são pontuados em uma escala Likert de 7 pontos (de 0 a 6) e o escore de cada subescala é a média da pontuação de seus itens. Um escore médio de 4 a 6 em qualquer subescala é interpretado como alta probabilidade de sua significância clínica. Um escore global para o EDE-Q pode ser obtido somando-se os escores de todas as quatro subescalas e dividindo-se o total resultante pelo número de subescalas (ou seja, quatro) para mostrar a gravidade geral da psicopatologia do TA.

PARÂMETROS PSICOMÉTRICOS

Estudos populacionais e clínicos que investigaram as propriedades psicométricas do EDE-Q demonstraram excelente consistência interna e confiabilidade teste-reteste, bem como forte validade convergente com o EDE entrevista para os diagnósticos categoriais.[20]

No Brasil, as propriedades psicométricas foram avaliadas em uma amostra de homens gays cisgênero e bissexuais. Os achados utilizando análise exploratória de dados e análise fatorial confirmatória revelaram uma estrutura unifatorial com 22 itens e consistência interna adequada (ω = 0,92, IC 95% = [0,91, 0,93]). Além disso, o questionário demonstrou boa confiabilidade teste-reteste de duas semanas (ICC = 0,86, IC 95% = [0,82, 0,88], p < 0,001).[21]

EXPERIÊNCIA DE USO
O EDE-Q é amplamente usado no País. Vários estudos epidemiológicos e intervencionais utilizaram o instrumento, tanto de forma categorial, para obtenção de diagnósticos potenciais de TA, como de forma dimensional, por meio de suas escalas de sintomas. Um dos seus grandes pontos fortes é apresentar um alto nível de concordância com a entrevista EDE, o padrão-ouro para diagnóstico e avaliação dos TA entre os pesquisadores da área.[22]

LIMITAÇÕES
Sua aplicação pode ser um pouco prejudicada pela dificuldade que os participantes normalmente têm de avaliar o seu comportamento nos últimos 28 dias de acordo com as opções apresentadas.

FORMAS DE AQUISIÇÃO
A versão em português do EDE-Q encontra-se disponível no *link*: https://minio.scielo.br/documentstore/2238-0019/CHZjfwRN5Y6cGbz8rQXskLG/d39b1ab9d8241eda6e34f3b326902cb532e8722f.pdf.

■ SICK, CONTROL, ONE STONE, FAT, FOOD (SCOFF)
O SCOFF[23] é um instrumento curto, com cinco perguntas rápidas, desenvolvido para rastreamento de casos de TA.

DESCRIÇÃO DO INSTRUMENTO
O questionário SCOFF utiliza um acrônimo (*Sick, Control, One stone, Fat, Food*), que não se traduz perfeitamente para outros países/culturas por causa da referência a "one stone" (uma "pedra"). A palavra "sick" (doente), que também significa "vômito", neste caso, também não é traduzida de maneira exata. Entretanto, as questões são facilmente adaptadas a qualquer cultura, como podemos ver a seguir.

- (*Sick*) – Você provoca vômito por se sentir desconfortavelmente cheio(a)?
- (*Control*) – Você se preocupa em ter perdido o controle sobre o quanto você come?
- (*One stone*) – Você recentemente perdeu mais de 6 kg em um período de três meses?
- (*Fat*) – Você acredita estar gordo(a) mesmo quando dizem que você está muito magro(a)?
- (*Food*) – Você diria que a comida domina sua vida?

PÚBLICO-ALVO
Pode ser aplicado em uma ampla faixa de indivíduos adultos e adolescentes.

APLICAÇÃO
O instrumento foi projetado para uso por profissionais e não profissionais e pode ser usado em ambientes de atenção primária à saúde. As perguntas podem ser administradas oralmente ou em formato escrito. A sua brevidade lhe confere uma grande vantagem para estudos de rastreamento.

INTERPRETAÇÃO DAS PONTUAÇÕES
Cada resposta "sim" às cinco questões é somada para a pontuação total. Escores de 2 ou mais foram originalmente definidos como ponto de corte para sensibilidade máxima para detectar AN e BN. Um ponto de corte 3 tem sido sugerido como o melhor compromisso entre sensibilidade e especificidade.[23]

PARÂMETROS PSICOMÉTRICOS DA VERSÃO ORIGINAL E DA VERSÃO EM PORTUGUÊS
O estudo original, com 116 pacientes com TA e 96 controles, apresentou excelentes propriedades psicométricas (sensibilidade = 100%, especificidade = 87,5% e valor preditivo positivo = 90,6%).[23]

Há duas versões traduzidas no Brasil[19,24] que basicamente diferem na adaptação do termo "One stone" no item 3 (*Have you recently lost "one" stone in a 3-month period?*), considerado 6 kg no primeiro estudo e 5 kg no segundo. Para os autores, a opção pelo valor menor se deveu às medidas antropométricas, menores na população brasileira, comparadas aos europeus e norte-americanos. O SCOOF-BR[24] foi validado atendendo aos critérios do DSM-5 para AN, BN e TCA, em uma amostra de adultos universitários de 18 a 32 anos. Os autores concluíram que, nessa população, o instrumento apresenta satisfatória acurácia e confiabilidade (sensibilidade = 80%, especificidade = 71,5%, acurácia = 72,3% e coeficiente de correlação intraclasse = 0,73).

EXPERIÊNCIA DE USO
Com exceção dos estudos de tradução, adaptação e validação do instrumento no País, o SCOFF ainda não foi utilizado amplamente no Brasil.

Estudos de validação em diversos contextos e populações confirmaram sua validade como uma ferramenta de rastreamento simples e útil para mulheres jovens em risco de AN ou BN. Poucas pesquisas até o momento avaliaram suas características psicométricas para o diagnóstico de TCA e nenhuma, até então, examinou outros TA especificados no DSM-5.[25]

LIMITAÇÕES

O SCOFF pode ser menos eficaz para homens e idosos, que podem apresentar sintomatologia diferente; também não rastreia excesso de exercício e perda de peso passada.

FORMAS DE AQUISIÇÃO

As duas versões traduzidas para o português[24,19] estão disponíveis nos *links*: https://www.ncbi.nlm.nih.gov/pmc/articles/PMC8639009/pdf/bjp-43-06-613.pdf e https://www.ncbi.nlm.nih.gov/pmc/articles/PMC7879072/bin/2238-0019-trends-42-03-0267-suppl01.pdf.

▌ DIÁRIO ALIMENTAR

O diário alimentar, também chamado de registro alimentar,[26,27] tem como objetivo coletar informações detalhadas sobre todos os alimentos e bebidas consumidos ao longo de um ou mais dias. A sua utilização pode ser adaptada para entender o comportamento do indivíduo em relação à alimentação, e não apenas a descrição do consumo alimentar.[26,28]

DESCRIÇÃO DO INSTRUMENTO

Trata-se de um instrumento de autorrelato, no qual todos os alimentos e bebidas consumidos ao longo do dia devem ser registrados. Não apresenta limites para o número de itens que podem ser relatados (Fig. 9.2.3).

PÚBLICO-ALVO

Não há limitação relacionada ao público para preenchimento do diário alimentar. Alguns estudos sugerem que indivíduos com obesidade costumam subestimar o consumo relatado, assim como aqueles com idade avançada.[26]

APLICAÇÃO

Pode ser utilizado para fins de pesquisa ou em atendimentos clínicos, visando ao entendimento do consumo e do comportamento alimentar individual. O preenchimento do diário leva ao menos 15 minutos e o ideal é que as anotações sejam feitas exatamente após as refeições. Em pesquisas clínicas ou epidemiológicas, a sua aplicação deve ser em dias alternados e abranger dias atípicos, como fins de semana e feriados.[28]

Instruções para o preenchimento do diário alimentar[28]

1. Descrever todos os alimentos ou produtos consumidos no dia ou período determinado.
2. Procurar preencher o diário alimentar logo após comer.
3. Descrever, detalhadamente, o alimento, produto ou preparação consumida, relatando todos os ingredientes adicionados, assim como as marcas utilizadas, quando se tratar de produtos industrializados.
4. Informar a quantidade consumida de cada item, da forma mais precisa possível. As medidas caseiras devem ser utilizadas (colher de sobremesa, colher de sopa, concha, escumadeira, copo, prato, xícara, etc.), especificando a quantidade (rasa, cheia, média; ou em gramas, quando se tratar de produtos industrializados).
5. Anotar os produtos consumidos casualmente (p. ex., balas).

Cuidado na revisão do diário alimentar

Após o preenchimento do diário alimentar, é importante que o avaliador revise as anotações realizadas a fim de constatar se não houve falha: longos períodos sem referir consumo; poucos itens citados; falta de especificidade dos alimentos (*light*, *diet*, desnatado, integral, etc.); formas de preparação (método de cocção e ingredientes utilizados). Além disso, deve ser realizada a sondagem para itens usualmente esquecidos e para itens de adição (açúcar, manteiga, margarina, azeite, farinha de mandioca, molhos de salada, etc.); por fim, deve-se atentar para alimentos consumidos entre as refeições, fora de casa e suplementos alimentares.[28]

LIMITAÇÕES

O preenchimento do diário alimentar pode determinar alterações no comportamento alimentar do grupo/indivíduo sob investigação, e depende de motivação, orientação e boa vontade do entrevistado, apresentando menor adesão entre pessoas do sexo masculino. Além disso, os indivíduos podem apresentar dificuldades na estimativa das porções de alimentos consumidos. Portanto, é necessária uma noção mínima quanto às medidas caseiras.[26,28]

A análise dos dados referentes ao preenchimento do diário alimentar é bastante trabalhosa,

Hora	Refeição	Alimentos e bebidas (Descrever as quantidades em medidas usuais. Ex.: 1 concha de feijão, 3 bananas, 2 colheres de chá de açúcar)	Local	Sentimentos Situação Outros

FIGURA 9.2.3 ▮ EXEMPLO DE DIÁRIO ALIMENTAR.
Fonte: Food and Agriculture Organization of the United Nations.[28]

sobretudo quando há vários dias sendo reportados. O número de dias incluídos na avaliação depende do objetivo do estudo – a análise de períodos mais extensos pode reduzir a adesão dos participantes; entretanto, um período curto não permite avaliar adequadamente o consumo de nutrientes. Por fim, métodos autorreferidos de avaliação do consumo alimentar estão associados com subnotificação da ingestão devido à incompleta comunicação do tipo ou frequência de alimentos e lanches consumidos.[26,28]

▮ CONSIDERAÇÕES FINAIS

O diário alimentar possibilita a obtenção de informações com maior acurácia sobre a quantidade e a qualidade de alimentos e bebidas ingeridos, podendo ser útil para estimular os esforços de mudança na dieta e eliminar o viés de memória.

FORMULÁRIO 9.2.1 ▮ **ESCALA DE COMPULSÃO ALIMENTAR PERIÓDICA – VERSÃO BRASILEIRA DA BES (BINGE EATING SCALE)**

Autores: Gormally J., Black S., Daston S., Rardin D. (1982) | **Tradutores:** Freitas S., Appolinario JC. (2001)

Nome: | **Data:** / /

LISTA DE VERIFICAÇÃO DOS HÁBITOS ALIMENTARES

Instruções: Você encontrará abaixo grupo de afirmações numeradas. Leia todas as afirmações em cada grupo e marque, nesta folha, aquela que melhor descreve o modo como você se sente em relação aos problemas que tem para controlar seu comportamento alimentar.

#1
( ) 1. Eu não me sinto constrangido(a) com o meu peso ou o tamanho do meu corpo quando estou com outras pessoas.
( ) 2. Eu me sinto preocupado(a) em como pareço para os outros, mas isso, normalmente, não me faz sentir desapontado(a) comigo mesmo(a).
( ) 3. Eu fico mesmo constrangido(a) com a minha aparência e o meu peso, o que faz sentir desapontado(a) comigo mesmo(a).

( ) 4. Eu me sinto constrangido(a) com o meu peso e, frequentemente, sinto muita vergonha e desprezo por mim mesmo(a). Tento evitar contatos sociais por causa desse constrangimento.

#2
( ) 1. Eu não tenho nenhuma dificuldade para comer devagar, de maneira apropriada.
( ) 2. Embora pareça que eu devore os alimentos, não acabo me sentindo empanturrado(a) por comer demais.

FORMULÁRIO 9.2.I ■ ESCALA DE COMPULSÃO ALIMENTAR PERIÓDICA – VERSÃO BRASILEIRA DA BES (BINGE EATING SCALE)

( ) 3. Às vezes tendo a comer rapidamente, sentindo-me então desconfortavelmente cheio(a) depois.
( ) 4. Eu tenho o hábito de engolir minha comida sem realmente mastigá-la. Quando isto acontece, em geral me sinto desconfortavelmente empanturrado(a) por ter comido demais.

#3
( ) 1. Eu me sinto capaz de controlar meus impulsos para comer, quando eu quero.
( ) 2. Eu sinto que tenho falhado em controlar meu comportamento alimentar mais do que a média das pessoas.
( ) 3. Eu me sinto totalmente incapaz de controlar meus impulsos para comer.
( ) 4. Por me sentir tão incapaz de controlar meu comportamento alimentar, entro em desespero tentando manter o controle.

#4
( ) 1. Eu não tenho o hábito de comer quando estou chateado(a).
( ) 2. Às vezes eu como quando estou chateado(a) mas, frequentemente, sou capaz de ocupar e afastar minha mente da comida.
( ) 3. Eu tenho o hábito regular de comer quando estou chateado(a) mas, de vez em quando, posso usar alguma outra atividade para afastar minha mente da comida.
( ) 4. Eu tenho o forte hábito de comer quando estou chateado(a). Nada parece me ajudar a parar com esse hábito.

#5
( ) 1. Normalmente quando como alguma coisa é porque estou fisicamente com fome.
( ) 2. De vez em quando como alguma coisa por impulso, mesmo quando não estou realmente com fome.
( ) 3. Eu tenho o hábito regular de comer alimentos que realmente não aprecio para satisfazer uma sensação de fome, mesmo que fisicamente eu não necessite de comida.
( ) 4. Mesmo que não esteja fisicamente com fome, tenho uma sensação de fome em minha boca que somente parece ser satisfeita quando eu como um alimento, tipo um sanduíche, que enche a minha boca. Às vezes, quando eu como o alimento para satisfazer minha "fome na boca", em seguida eu o cuspo, assim não ganharei peso.

#6
( ) 1. Eu não sinto qualquer culpa ou ódio de mim mesmo(a) depois de comer demais.
( ) 2. De vez em quando sinto culpa ou ódio de mim mesmo(a) depois de comer demais.
( ) 3. Quase o tempo todo sinto muita culpa ou ódio de mim mesmo(a) depois de comer demais.

#7
( ) 1. Eu não perco o controle total da minha alimentação quando estou em dieta, mesmo após períodos em que como demais.
( ) 2. Às vezes, quando estou em dieta e como um alimento proibido, sinto como se tivesse estragado tudo e como ainda mais.
( ) 3. Frequentemente, quando como demais durante uma dieta, tenho o hábito de dizer para mim mesmo(a): "agora que estraguei tudo, por que não irei até o fim". Quando isto acontece, eu como ainda mais.
( ) 4. Eu tenho o hábito regular de começar dietas rigorosas por mim mesmo(a), mas quebro as dietas entrando numa compulsão alimentar. Minha vida parece ser "uma festa" ou "um morrer de fome".

#8
( ) 1. Eu raramente como tanta comida a ponto de me sentir desconfortavelmente empanturrado(a) depois.
( ) 2. Normalmente, cerca de uma vez por mês, como uma tal quantidade de comida que acabo me sentindo muito empanturrado(a).
( ) 3. Eu tenho períodos regulares durante o mês, quando como grandes quantidades de comida, seja na hora das refeições, seja nos lanches.
( ) 4. Eu como tanta comida que, regularmente, me sinto bastante desconfortável depois de comer e, algumas vezes, um pouco enjoado(a).

#9
( ) 1. Em geral, minha ingesta calórica não sobe a níveis muito altos, nem desce a níveis muito baixos.
( ) 2. Às vezes, depois de comer demais, tento reduzir minha ingesta calórica para quase nada, para compensar o excesso de calorias que ingeri.
( ) 3. Eu tenho o hábito regular de comer demais durante a noite. Parece que a minha rotina não é estar com fome de manhã, mas comer demais à noite.
( ) 4. Na minha vida adulta tenho tido períodos, que duram semanas, nos quais praticamente me mato de fome. Isto se segue a períodos em que como demais. Parece que vivo uma vida de "festa" ou de "morrer de fome".

FORMULÁRIO 9.2.1 | ESCALA DE COMPULSÃO ALIMENTAR PERIÓDICA – VERSÃO BRASILEIRA DA BES (BINGE EATING SCALE)

#10
( ) 1. Normalmente, eu sou capaz de parar de comer quando quero. Eu sei quando "já chega".
( ) 2. De vez em quando, eu tenho uma compulsão para comer que parece que não posso controlar.
( ) 3. Frequentemente tenho fortes impulsos para comer que parece que não sou capaz de controlar, mas, em outras ocasiões, posso controlar meus impulsos para comer.
( ) 4. Eu me sinto incapaz de controlar impulsos para comer. Eu tenho medo de não ser capaz de parar de comer por vontade própria.

#11
( ) 1. Eu não tenho problemas algum para parar de comer quando me sinto cheio(a).
( ) 2. Eu, normalmente, posso parar de comer quando me sinto cheio(a) mas, de vez em quando, comer demais me deixa desconfortavelmente empanturrado(a).
( ) 3. Eu tenho um problema para parar de comer uma vez que eu tenha começado e, normalmente, sinto-me desconfortavelmente empanturrado(a) depois que faço uma refeição.
( ) 4. Por eu ter o problema de não ser capaz de parar de comer quando quero, às vezes tenho que provocar o vômito, usar laxativos e/ou diuréticos para aliviar minha sensação de empanturramento.

#12
( ) 1. Parece que eu como tanto quando estou com os outros (reuniões familiares, sociais), como quando estou sozinho(a).
( ) 2. Às vezes, quando eu estou com outras pessoas, não como tanto quanto eu quero comer porque me sinto constrangido(a) com o meu comportamento alimentar.
( ) 3. Frequentemente eu como só uma pequena quantidade de comida quando outros estão presentes, pois me sinto muito embaraçado(a) com o meu comportamento alimentar.
( ) 4. Eu me sinto tão envergonhado(a) por comer demais que escolho horas para comer demais quando sei que ninguém me verá. Eu me sinto como uma pessoa que se esconde para comer.

#13
( ) 1. Eu faço três refeições ao dia com apenas um lanche ocasional entre as refeições.
( ) 2. Eu faço três refeições ao dia mas, normalmente, também lancho entre as refeições.
( ) 3. Quando eu faço lanches pesados, tenho o hábito de pular as refeições regulares.
( ) 4. Há períodos regulares em que parece que eu estou continuamente comendo sem refeições planejadas.

#14
( ) 1. Eu não penso muito em tentar controlar impulsos indesejáveis para comer.
( ) 2. Pelo menos, em algum momento, sinto que meus pensamentos estão "pré-ocupados" com tentar controlar meus impulsos para comer.
( ) 3. Frequentemente, sinto que gasto muito tempo pensando no quanto comi ou tentando não comer mais.
( ) 4. Parece, para mim, que a maior parte das horas que passo acordado(a) estão "pré-ocupadas" por pensamentos sobre comer ou não comer. Sinto como se eu estivesse constantemente lutando para não comer.

#15
( ) 1. Eu não penso muito sobre comida.
( ) 2. Eu tenho fortes desejos por comida, mas eles só duram curtos períodos de tempo.
( ) 3. Há dias em que parece que eu não posso pensar em mais nada a não ser comida.
( ) 4. Na maioria dos dias, meus pensamentos parecem estar "pré-ocupados" com comida. Sinto como se eu vivesse para comer.

#16
( ) 1. Eu normalmente sei se estou ou não fisicamente com fome. Eu como a porção certa de comida para me satisfazer.
( ) 2. De vez em quando eu me sinto em dúvida para saber se estou ou não fisicamente com fome. Nessas ocasiões é difícil saber quanto eu deveria comer para me satisfazer.
( ) 3. Mesmo que se eu pudesse saber quantas calorias eu deveria ingerir, não teria ideia alguma de qual seria a quantidade "normal" de comida para mim.

GRADE DE CORREÇÃO DA ESCALA DE COMPULSÃO ALIMENTAR PERIÓDICA

#1	#2	#3	#4	#5	#6	#7	#8	#9	#10	#11	#12	#13	#14	#15	#16
1 = 0	1 = 0	1 = 0	1 = 0	1 = 0	1 = 0	1 = 0	1 = 0	1 = 0	1 = 0	1 = 0	1 = 0	1 = 0	1 = 0	1 = 0	1 = 0
2 = 0	2 = 1	2 = 1	2 = 0	2 = 1	2 = 1	2 = 2	2 = 1	2 = 1	2 = 1	2 = 1	2 = 1	2 = 0	2 = 1	2 = 1	2 = 1
3 = 1	3 = 2	3 = 3	3 = 0	3 = 2	3 = 3	3 = 3	3 = 2	3 = 2	3 = 2	3 = 2	3 = 2	3 = 2	3 = 2	3 = 2	3 = 2
4 = 3	4 = 3	4 = 3	4 = 2	4 = 3	–	4 = 3	4 = 3	4 = 3	4 = 3	4 = 3	4 = 3	4 = 3	4 = 3	4 = 3	–

Fonte: Freitas e colaboradores.[9]

REFERÊNCIAS

1. Garner DM, Olmsted MP, Bohr Y, Garfinkel PE. The eating attitudes test: psychometric features and clinical correlates. Psychol Med. 1982;12(4):871-8.
2. Nunes MA, Camey S, Olinto MTA, Mari JJ. The validity and 4-year test-retest reliability of the Brazilian version of the eating attitudes test-26. Braz J Med Biol Res. 2005;38(11):1655-62.
3. Fortes LDS, Amaral ACS, Almeida SDS, Conti MA, Ferreira MEC. Psychometric qualities of the eating attitudes test (EAT-26) for Brazilian male adolescents. Psicol Teoria Pesquisa. 2016;32(3):1-7.
4. Henderson M, Freeman CPL. A self-rating scale for bulimia The "BITE." Br J Psychiatry. 1987;150:18-24.
5. Cordás TA, Hochgraf PB. O "BITE": instrumento para avaliação da bulimia nervosa-versão para o português. J Bras Psiquiatr. 1993;42(3):141-4.
6. Ximenes RCC, Colares V, Bertulino T, Couto GBL, Sougey EB. Versão brasileira do "BITE" para uso em adolescentes. Arq Bras Psicol. 2011;63(1):52-63.
7. Magalhães VC, Mendonça GAS. Transtornos alimentares em universitárias: estudo de confiabilidade da versão brasileira de questionários autopreenchíveis. Rev Bras Epidemiol. 2005;8(3):236-45.
8. Gormally J, Black S, Daston S, Rardin D. The assessment of binge eating severity among obese persons. Addict Behav. 1982;7(1):47-55.
9. Freitas S, Lopes CS, Coutinho W, Appolinario JC. Tradução e adaptação para o português da escala de compulsão alimentar periódica. Rev Bras Psiquiatr. 2001;23(4):215-20.
10. Freitas SR, Lopes CS, Appolinario JC, Coutinho W. The assessment of binge eating disorder in obese women: a comparison of the binge eating scale with the structured clinical interview for the DSM-IV. Eat Behav. 2006;7(3):282-9.
11. Marcus MD, Wing RR, Hopkins J. Obese binge eaters: affect, cognitions, and response to behavioral weight control. J Consult Clin Psychol. 1988;56(3):433-9.
12. Celio AA, Wilfley DE, Crow SJ, Mitchell J, Walsh BT. A comparison of the binge eating scale, questionnaire for eating and weight patterns-revised, and eating disorder examination questionnaire with instructions with the eating disorder examination in the assessment of binge eating disorder and its symptoms. Int J Eat Disord. 2004;36(4):434-44.
13. Gladis MM, Wadden TA, Foster GD, Vogt RA, Wingate BJ. A comparison of two approaches to the assessment of Binge Eating in obesity. Int J Eat Disord. 1998;23(1):17-26.
14. Yanovski SZ, Marcus MD, Wadden TA, Walsh BT. The questionnaire on eating and weight patterns-5: an updated screening instrument for binge eating disorder. Int J Eat Dis. 2015;48(3):259-61.
15. Moraes CEF, Mourilhe C, Freitas SR, Marcus MD, Veiga GV, Appolinario JC. Cross-cultural adaptation of Brazilian version of questionnaire on eating and weight patterns-5 (QEWP-5). Trends Psychiatry Psychol. 2020;42(1):39-47.
16. Moraes CEF, Appolinario JC, Mourilhe C, Freitas SR, Veiga GV. Reliability of the Brazilian version of the questionnaire on eating and weight patterns-5 (QEWP-5) Eat Weight Disord. 2021;26(8):2463-70.
17. Moraes CEF, Mourilhe C, Veiga GVD, Freitas SR, Luiz RR, Hay P, et al. Concurrent validity of the Brazilian Portuguese version of the questionnaire on eating and weight patterns-5 (QEWP-5) in the general population. Eat Behav. 2021;43:101571.
18. Fairburn CG, Beglin SJ. Eating disorder examination questionnaire. In: CG Fairburn, editor. Cognitive behavior therapy and eating disorders. New York: Guilford; 2008. p. 309-13.
19. Moser CM, Terra L, Behenck AD, Brunstein MG, Hauck S. Crosscultural adaptation and translation into Brazilian Portuguese of the instruments sick control one stone fat food questionnaire (SCOFF), eating disorder examination questionnaire (EDE-Q) and clinical impairment assessment questionnaire (CIA). Trends Psychiatry Psychother. 2020;42(3):267-71.
20. Berg KC, Peterson CB, Frazier P, Crow SJ. Psychometric evaluation of the eating disorder examination and eating disorder examination-questionnaire: a systematic review of the literature. Int J Eat Disord. 2012;45(3):428-38.
21. Oliveira Júnior ML, Almeida M, Santos CG, Brown TA, Carvalho PHB. Psychometric properties of the eating disorder examination questionnaire among Brazilian cisgender gay and bisexual adult men. Int J Eat Disord. 2023;56(4):736-46.
22. Mond JM, Hay PJ, Rodgers B, Owen C, Beumont P. Validity of the eating disorder examination questionnaire (EDE-Q) in screening for eating disorders in community samples. Behav Res Ther. 2004;42(5):551-67.
23. Morgan JF, Reid F, Lacey JH. The SCOFF questionnaire: assessment of a new screening tool for eating disorders. BMJ. 1999;319(7223):1467-8.
24. Teixeira AA, Roque MA, Freitas AA, Santos NF, Garcia FM, Khoury JM, et al. The Brazilian version of the SCOFF questionnaire to screen eating disorders in young adults: cultural adaptation and validation study in a university population. Braz J Psychiatry. 2021;43(6):613-6.
25. Kutz AM, Marsh AG, Gunderson CG, Maguen S, Masheb RM. Eating disorder screening: a systematic review and meta-analysis of diagnostic test characteristics of the SCOFF. J Gen Intern Med. 2020;35(3):885-93.
26. Pereira RA, Sichieri R. Métodos de avaliação do consumo de alimentos. In: Kac G, Sichieri R, Gigante DP, organizadores. Epidemiologia nutricional. Rio de Janeiro: Atheneu; 2007. p. 181-200.
27. Fisberg RM, Archioni, Maria DL, Colucci ACA. Avaliação do consumo alimentar e da ingestão de nutrientes na prática clínica. Arq Bras Endocrinol Metab. 2009;53(5):617-24.
28. Food and Agriculture Organization of the United Nations. Dietary assessment: a resource guide to method selection and application in low resource settings food. Rome: FAO; 2018.

9.3 INSTRUMENTOS DE AVALIAÇÃO DA IMAGEM CORPORAL

Maria Aparecida Conti, Paula Costa Teixeira, Fernanda Baeza Scagliusi, Wanderson Roberto da Silva

A avaliação da imagem corporal (IC) tem sido foco de investigação de muitos pesquisadores no mundo inteiro devido à sua forte associação com os transtornos psiquiátricos, especialmente os transtornos alimentares (TA) e dismórficos corporais. A IC tem sido considerada um fator predisponente, ou seja, que torna o indivíduo vulnerável ao desenvolvimento de quadros que geram sofrimento mental e impactos psicossociais importantes, diminuindo a qualidade de vida. Quando coexiste com outros fatores (p. ex., genéticos, idade, sexo, familiares, comorbidades), a IC pode atuar como fator mantenedor do diagnóstico. Por isso, pesquisas envolvendo a IC são de extrema relevância para fomentar e direcionar programas de prevenção, tratamentos clínicos e até políticas públicas de saúde mental.

Tendo em vista que a IC é um construto multidimensional, um único instrumento não é capaz de avaliar todos os seus componentes perceptivos e atitudinais. Assim, qualquer profissional que deseja estudá-la ou investigá-la deve definir, *a priori*, quais aspectos teóricos almeja compreender, a fim de ter clareza conceitual para buscar os instrumentos mais adequados. Seja em âmbito científico, clínico ou social, a escolha da medida deve estar pautada em um referencial teórico capaz de apoiar o objetivo da investigação.

A seguir, serão apresentados instrumentos construídos para rastrear um ou mais componentes da IC (Quadro 9.3.1). Eles estão disponíveis para uso no Brasil, uma vez que há adaptação transcultural para a língua portuguesa e evidências de suas propriedades psicométricas para alguns contextos. Nesse sentido, apesar de os instrumentos mencionados serem comumente aplicados em indivíduos no Brasil, é importante consultar para qual contexto sua estrutura fatorial já foi avaliada e concebida como adequada, de modo a garantir a descrição e a utilização de informações acuradas.

ESCALA DE ÁREAS CORPORAIS (EAC)

A Escala de Áreas Corporais (EAC; Formulário 9.3.I),[1] do inglês Body Area Scale, avalia a satisfação do indivíduo em relação a seu corpo. É composta por 24 áreas corporais, e o grau de satisfação é avaliado por meio de uma escala de resposta Likert de 5 pontos (muito satisfeito; medianamente satisfeito; neutro; medianamente insatisfeito; e muito insatisfeito). A pontuação é obtida pela soma do grau de satisfação atribuído às áreas corporais avaliadas, obtendo-se um escore final que varia de 24 (máxima satisfação) a 120 pontos (máxima insatisfação).

Conti e colaboradores[1] confirmaram a consistência interna da EAC quando testada com adolescentes brasileiros de ambos os sexos (alfa de Cronbach de 0,90 e 0,88, para meninos e meninas, respectivamente). A escala também foi capaz de discriminar meninos (p = 0,020) e meninas (p = 0,026) segundo o estado nutricional. Observaram-se correlações significativas dos escores com o índice de massa corporal (IMC; r = 0,14, p = 0,055; r = 0,23, p = 0,001) e a circunferência da cintura (r = 0,13, p = 0,083; r = 0,22, p = 0,002). No reteste, confirmou-se sua confiabilidade por meio da correlação intraclasse (0,35, p < 0,001; 0,60, p < 0,001, respectivamente, para meninos e meninas).

Outro estudo brasileiro[2] investigou as propriedades psicométricas da EAC em amostra de adultos universitários de ambos os sexos e encontrou melhores evidências de validade e confiabilidade quando testada com dois fatores, ambos para avaliar insatisfação com a aparência, sendo um do corpo e o outro da face. Com essa reformulação do modelo fatorial, os autores propuseram renomear o instrumento para Body Appearance (Dis)Satisfaction Scale (BAS-R). Essa escala caracteriza-se por ser de fácil compreensão e aplicação, sendo rapidamente preenchida. Oferece informações relevantes em relação ao aspecto atitudinal, mais especificamente em relação ao grau de insatisfação corporal, podendo ser aplicada em adolescentes e adultos de ambos os sexos.

BODY ATTITUDES QUESTIONNAIRE (BAQ)

O Body Attitudes Questionnaire (BAQ; Formulário 9.3.II) foi desenvolvido com base nas preocupações com o corpo de uma grande amostra de mulheres australianas, observadas por meio de uma pesquisa qualitativa. Trata-se de um questionário autoaplicável de 44 itens, voltado exclusivamente para avaliar distúrbios atitudinais em relação à IC em mulheres adultas. Apresenta seis subescalas que englobam aspectos distintos relacionados ao corpo: 1) atração física (composta por 5 questões) – avalia a percepção individual quanto a se achar fisicamente atraente; 2) depreciação (composta por 8 questões) – avalia sentimentos de aversão e repulsa relacionados ao corpo; 3) sentir-se gorda (composta por 13 questões) – avalia sentimentos a respeito da adiposidade corporal em geral; 4) saliência (composta por 8 questões) – avalia relevância pessoal dada ao peso e à forma corporais; 5) gordura nos membros inferiores (composta por 4 questões) – avalia a percepção de que os membros inferiores do corpo são gordos; e 6) força e aptidão física (composta por 6 questões) – avalia a percepção individual quanto a esses aspectos. As afirmações são respondidas de acordo com uma escala Likert de 5 pontos, que varia de "discordo totalmente" a "concordo totalmente". Escores mais altos nas subescalas "Sentir-se gorda",

INSTRUMENTOS DE AVALIAÇÃO DE COMPORTAMENTO ALIMENTAR | 355

QUADRO 9.3.1 ■ DESCRIÇÃO DAS CARACTERÍSTICAS DOS INSTRUMENTOS PARA RASTREAMENTO DE COMPONENTES DA IC

INSTRUMENTO (ABREVIATURA)	PUBLICAÇÃO COM A ADAPTAÇÃO TRANSCULTURAL PARA O BRASIL	PUBLICAÇÃO COM AVALIAÇÃO DE PROPRIEDADES PSICOMÉTRICAS	COMPONENTE DA IC AVALIADO	SEXO	PÚBLICO	PROPRIEDADES AVALIADAS			
						CONFIABILIDADE (P. EX., ALFA DE CRONBACH E TESTE-RETESTE)	VALIDADE DE CRITÉRIO DISCRIMINANTE	VALIDADE DE CONSTRUTO (P. EX., FATORIAL)	REPRODUTIBILIDADE (COEFICIENTE DE CORRELAÇÃO INTRACLASSE)
EAC	Conti e colaboradores[1]	Martins e colaboradores[2]	Insatisfação corporal	Feminino e masculino	Adolescente e adulto	Satisfatória	Sim	Sim	Sim
BAQ	Scagliusi e colaboradores[3]		Distúrbios atitudinais de IC	Feminino	Adulto	Satisfatória	Sim	–	–
BIAQ	Campana e colaboradores[4]		Evitação corporal	Feminino	Adulto	Satisfatória	–	Sim	Sim
BCAQ	Kachani e colaboradores[5]	Silva e colaboradores[6]	Checagem corporal	Feminino e masculino	Adulto	Satisfatória	Sim	Sim	–
STUNKARD	Scagliusi e colaboradores[7]	Conti e colaboradores[8]	Percepção e insatisfação corporal	Feminino e masculino	Adulto	Satisfatória	–	–	–
TIS	Conti e colaboradores[9]	Silva e colaboradores[10]	Insatisfação corporal	Feminino e masculino	Adulto	Satisfatória	–	Sim	–
BSQ	Cordás e Castilho[11]	Silva e colaboradores[12]	Insatisfação corporal	Feminino e masculino	Adulto	Satisfatória	–	Sim	–
MBCQ	Carvalho e colaboradores[13]	Carvalho e colaboradores[14]	Checagem corporal	Masculino	Adulto	Satisfatória	Sim	Sim	Sim

"Depreciação", "Saliência" e "Gordura nos membros inferiores" indicam atitudes negativas em relação ao corpo; já escores mais altos nas subescalas "Força e aptidão física" e "Atração física" indicam atitudes corporais positivas. Não há instruções específicas sobre o seu preenchimento, que demanda em torno de 15 minutos. Não existem estudos normativos do BAQ, portanto, ele não apresenta pontos de corte para sua interpretação.

Originalmente, o BAQ se mostrou capaz de discriminar mulheres saudáveis das com TA e outros distúrbios clínicos, o que indicou sua validade discriminatória. Na tradução para a língua portuguesa, mostrou-se um instrumento de boas validades convergente e discriminante, além de reprodutível (os coeficientes de correlação teste-reteste variaram entre 0,57 e 0,85).[3]

■ BODY IMAGE AVOIDANCE QUESTIONNAIRE (BIAQ)

A versão original do Body Image Avoidance Questionnaire (BIAQ; Formulário 9.3.III) foi desenvolvida com a finalidade de avaliar a frequência de comportamento de evitação do corpo, que, por sua vez, ocorre em resposta aos pensamentos e às emoções relacionados a sentimentos de desvalorização ou grande insatisfação corporal. Comportamentos como evitar situações sociais e exposição do corpo em público, deixar de usar roupas curtas ou muito justas e evitar contatos próximos com os outros são exemplos de estratégias para reduzir a tensão gerada pelos sentimentos de inadequação e desvalorização de si mesmo. A vida social do indivíduo pode ficar comprometida devido à adoção de um "estilo de vida" que se afasta de quaisquer situações que suscitem preocupações sobre a aparência física.

O instrumento original é composto por 19 itens, enquanto a versão brasileira, o Questionário de Evitação da Imagem Corporal,[4] teve seis itens retirados após análise fatorial. Na versão final de 13 itens, cada um contém uma afirmação exemplificando comportamentos, e o respondente descreve com qual frequência eles acontecem entre as seis opções de resposta: sempre, muito frequentemente, frequentemente, às vezes, raramente ou nunca. A pontuação varia de 0 (nunca) a 5 (sempre), e o escore máximo é de 65 pontos, sendo que, quanto maior o resultado, maior a evitação corporal. Os autores recomendam seu uso em estudos coletivos e sugerem que um questionário mais sensível seria adequado para avaliações individualizadas ou com pequenos grupos. O instrumento é autoaplicável e de simples compreensão.

■ BODY CHECKING AND AVOIDANCE QUESTIONNAIRE (BCAQ)

O Body Checking and Avoidance Questionnaire (BCAQ; Formulário 9.3.IV) é autoaplicável, inicialmente proposto para ser utilizado em pessoas do sexo feminino, que investiga os comportamentos de verificação do corpo nas últimas quatro semanas. As respostas são na forma de escala tipo Likert de 6 pontos: "nenhuma vez, não me interesso", "pelo menos uma vez na semana", "todos os dias", "1-2 vezes por dia", "mais de 3 vezes por dia", "nenhuma vez – evito para não me chatear". O escore é calculado pela soma da pontuação de cada resposta, e o total pode variar de 0 a 110 pontos. Quanto maior a pontuação, mais grave é o grau de checagem corporal.

A versão brasileira do BCAQ,[5] testada pela primeira vez, apresentou boa consistência interna (alfa de Cronbach = 0,94) e associações significativas (p < 0,05) com testes de atitudes alimentares, insatisfação corporal e depressão. Um estudo posterior, realizado no Brasil com 1.455 adultos, revelou que um modelo composto por cinco fatores de primeira ordem e um fator de segunda ordem teve um bom ajuste aos dados, sendo, portanto, seu uso recomendado para fornecer uma visão geral de verificação do corpo e comportamentos de evitação.[6]

■ ESCALA DE SILHUETAS DE STUNKARD

A Escala de Silhuetas de Stunkard (Formulário 9.3.V) pode ser utilizada para avaliar a percepção e a insatisfação corporais. Trata-se de uma escala visual autoaplicável, que pode ser respondida rapidamente, sem necessidade de instruções complexas. O instrumento consiste em figuras numeradas de 1 a 9, com séries específicas para cada sexo, variando de uma figura indicativa de magreza elevada (número 1) até uma figura indicativa de obesidade elevada (número 9). Os respondentes devem escolher a figura que acreditam melhor representar seu corpo atual e uma figura que acreditam representar o que seria o corpo ideal. Quanto maior a pontuação da figura que representa como a pessoa se vê, mais ela se vê como uma pessoa com obesidade. A insatisfação corporal pode ser avaliada como a discrepância entre o tamanho atual e o ideal, que corresponde à pontuação da imagem do indivíduo menos a pontuação da imagem ideal. Escores mais elevados de insatisfação corporal indicam o desejo de diminuir o tamanho corporal.

Alguns dados normativos também ajudam a interpretar os resultados da escala, avaliando, por exemplo, se a pessoa subestima seu tamanho corporal. O instrumento apresenta alta correlação com o IMC, conseguindo fazer predições quanto à obesidade e podendo ser usada em combinação com dados autorrelatados de peso e altura quanto aplicada isoladamente.

Para mulheres, a versão adaptada para o Brasil[7] também obteve bons resultados, quando aplicada a uma amostra de universitárias, quanto a reprodutibilidade e validades discriminante e convergente. Já a versão adaptada para homens brasileiros obteve boa reprodutibilidade e alta correlação com indicadores antropométricos, porém, não foi capaz de discriminar a amostra clínica em relação ao grupo-controle.[8]

ESCALA DE INFLUÊNCIA DOS TRÊS FATORES (TIS)

A Escala de Influência dos Três Fatores (Tripartite Influence Scale – TIS; Formulário 9.3.VI) destina-se a avaliar o modelo dos três fatores entre adolescentes. O instrumento original é composto por 43 itens destinados a medir a influência de pais, amigos e mídia na insatisfação corporal e nos TA. A avaliação é realizada em uma escala do tipo Likert, com variação de 1 (sempre) a 5 (nunca) pontos, sendo que os menores escores indicam maior influência dos três fatores sobre a insatisfação corporal e os TA.

A versão em português, a Escala de Influência dos Três Fatores,[9] foi avaliada quanto à equivalência semântica, compreensão verbal e consistência interna, com altos valores de alfa de Cronbach entre jovens brasileiros de ambos os sexos (mídia = 0,80, família = 0,85 e amigos = 0,91). Nessa versão, quatro itens foram excluídos por não expressarem claramente seu conteúdo ou por serem repetitivos, reduzindo a escala para 39 itens. Na segunda etapa do processo de validade,[10] a TIS teve suas qualidades psicométricas comprovadas por meio de sua estrutura fatorial composta por três fatores, replicando os da escala original. Apresentou correlações negativas e significativas para as medidas de satisfação corporal ($r = > -0,21$, $p < 0,001$) e não demonstrou diferença nos escores no teste-reteste. Estudo realizado com 791 universitários brasileiros de 18 a 40 anos também confirmou a adequação da estrutura de 39 itens e três fatores.[11]

BODY SHAPE QUESTIONNAIRE (BSQ)

O Body Shape Questionnaire (BSQ; Formulário 9.3.VII) foi desenvolvido para avaliar o grau de insatisfação corporal. Originalmente apresenta 34 itens que avaliam, em uma escala do tipo Likert de 6 pontos (1 = nunca a 6 = sempre), a frequência das preocupações com o corpo, a autodepreciação da aparência física e a sensação de estar "gordo". É um instrumento frequentemente utilizado em estudos que associam comportamentos alimentares e insatisfação corporal no público feminino, por ser um dos sintomas que causam maior sofrimento aos pacientes com TA, sendo cada vez mais comum na população não clínica.

A versão em português[12] mostrou consistência interna satisfatória em amostras de estudantes[13] e adolescentes.[14] Contudo, estudos posteriores realizados em contexto brasileiro encontraram que uma versão reduzida do BSQ é mais apropriada para investigar o grau de insatisfação com a forma corporal. Essa versão é composta por 8 itens e há sugestão para calcular o escore médio das respostas dadas aos itens e classificá-lo segundo grau de insatisfação em muito baixo, baixo, moderado e alto.[15]

MALE BODY CHECKING QUESTIONNAIRE (MBCQ)

O Male Body Checking Questionnaire (MBCQ; Formulário 9.3.VIII) foi desenvolvido exclusivamente para o público masculino, mostrou valores de consistência interna satisfatórios, boa validade concorrente com sintomas de TA e dismorfia muscular.

A versão em português[16] tem por objetivo avaliar comportamentos de checagem corporal. É autoaplicável, composta por 19 afirmações, com opções de resposta em uma escala Likert de 5 pontos (1 = nunca a 5 = muito frequentemente), e escore variando de 19 a 95. Pontuações altas indicam maior frequência de comportamentos relacionados à checagem corporal. A consistência interna foi adequada (alfa de Cronbach = 0,96), bem como a compreensão verbal.

Outro estudo[17] avaliou as propriedades psicométricas do instrumento a fim de comprovar sua validade e confiabilidade. Foram obtidos coeficiente de correlação intraclasse de 0,87, estrutura fatorial adequada, validade convergente mostrando associação significativa ($p < 0,01$) com a insatisfação e checagem corporal ($r = 0,51$ e $0,35$, respectivamente) e discriminante.

FORMAS DE AQUISIÇÃO

Todos os instrumentos apresentados são de domínio público.

OUTROS INSTRUMENTOS

Além dos instrumentos descritos neste capítulo, existem outros que também mereceriam destaque devido ao seu potencial para rastrear aspectos contemporâneos da IC. A seguir, encontra-se uma breve apresentação dessas outras (os Formulários 9.3.IX a 9.3.XV, citados a seguir, podem ser vistos no *hotsite* do livro).

- A Escala de Silhuetas Brasileiras,[18] para a qual foram fotografados adultos e crianças com IMC previamente conhecidos, desenhadas suas silhuetas e construídas as escalas por computação gráfica, apresentou valores de confiabilidade teste-reteste que a tornam adequada para aplicação clínica e epidemiológica a fim de avaliar a percepção da IC de crianças e adultos brasileiros. É a opção mais apropriada para investigações em amostras nacionais. Para seu uso e aplicação, é necessário adquirir os cartões padronizados das silhuetas diretamente com os autores.
- O Questionário de Atitudes Socioculturais em Relação à Aparência, nas suas versões 3 (SATAQ-3),[19] 4 (SATAQ-4; Formulário 9.3.IX)[20] e 4 revisada (SATAQ-4R),[21] avalia crenças e pensamentos sobre o corpo, bem como a internalização geral dos padrões socialmente estabelecidos, incluindo o ideal de corpo atlético, a pressão exercida por esses padrões e a mídia como fonte de informações sobre aparência.
- A Escala da Insatisfação Corporal Masculina (MBDS; Formulário 9.3.X)[22] avalia insatisfação corporal do público masculino. Atualmente possui uma versão reduzida,[23] testada em contexto brasileiro, voltada para rastrear inquietudes relacionadas à musculatura e à aparência geral do corpo.
- A Social Appearance Anxiety Scale (Formulário 9.3.XI)[24] avalia a ansiedade social devida à aparência de forma ampla, considerando, por exemplo, preocupação de ser julgado negativamente pelos outros, medo de ser pouco atraente, anseio por conta da possibilidade de perder oportunidades na vida e nervosismo por saber que está sendo observado.
- A Escala Feminina de Satisfação Corporal (ESC-F; Formulário 9.3.XII) e a Escala Masculina de Satisfação Corporal (ESC-M; Formulário 9.3.XII) foram criadas, adaptadas e testadas em adultos brasileiros com vistas a rastrear o grau de insatisfação das pessoas com relação a partes (p. ex., barriga e ombros) e características do corpo (p. ex., cabelo e pele).[25]
- A Escala de Preocupação com o Peso Corporal (WCS; Formulário 9.3.XIII) é composta por apenas 5 itens que captam preocupações relacionadas ao peso corporal, tendo adequação psicométrica em universitárias brasileiras.[26]
- O Body Image and Body Change Inventory (BIBCI; Formulário 9.3.XIV) é direcionado para avaliar a satisfação e a importância atribuídas à IC, bem como as estratégias adotadas pelas pessoas para alterar a alimentação e o corpo. Esse instrumento foi considerado adequado quando aplicado em amostra de adultos brasileiros jovens.[27]
- A Escala de Ansiedade Física Social (SPAS; Formulário 9.3.XV),[28] tem 12 itens e foi desenvolvida para avaliar a ansiedade física social, que é uma reação afetiva de um indivíduo quando seu corpo é julgado, factual ou hipoteticamente, por outras pessoas.
- O Body Image Quality of Life Inventory (BIQLI) – Inventário de Qualidade de Vida e Imagem Corporal –[29,30] foi originalmente desenvolvido e avaliado com 116 mulheres universitárias. É composto por 19 itens e sua confiabilidade foi avaliada por pesquisadores em quatro países. Para ter acesso aos itens do BIQLI, bem como aplicá-lo em âmbito clínico e/ou epidemiológico (pesquisa), é necessário solicitar autorização para o Dr. Thomas F. Cash (http://www.body-images.com).

CONSIDERAÇÕES FINAIS

Os instrumentos apresentados neste capítulo são comumente utilizados em contexto brasileiro para avaliar um ou mais componentes da IC. Todos eles têm validade e confiabilidade em contextos brasileiros específicos. Assim, a decisão de usar ou não um instrumento deve ser tomada pelo pesquisador, que será o responsável por analisar se os dados existentes na literatura são compatíveis com o contexto de aplicação.

FORMULÁRIO 9.3.I ESCALA DE ÁREAS CORPORAIS (EAC)

Classifique, em números de pontos, sua satisfação com as partes corporais mencionadas abaixo, no momento de hoje.

Para cada parte, você poderá escolher uma única pontuação (1 a 5).

Faça um X na melhor escolha.

Use a seguinte escala:
1 – Muito satisfeito
2 – Medianamente satisfeito
3 – Neutro
4 – Medianamente insatisfeito
5 – Muito insatisfeito

ÁREAS CORPORAIS	1	2	3	4	5
1. Cor da pele					
2. Orelhas					
3. Tórax					
4. Perfil					
5. Peso					
6. Olhos					
7. Altura					
8. Tornozelo					
9. Cintura					
10. Braço					
11. Pernas					
12. Aparência geral					
13. Quadril					
14. Ombros					
15. Boca					
16. Pescoço					
17. Dentes					
18. Nariz					
19. Queixo					
20. Textura do cabelo					
21. Tipo corporal					
22. Cor dos cabelos					
23. Coxas					
24. Rosto					

Fatores segundo Martins e colaboradores:[2] Insatisfação com a aparência da face: itens 1, 2, 6, 15, 16, 17, 18, 19, 20, 22, e 24; Insatisfação com a aparência corporal: itens 3, 4, 5, 7, 8, 9, 10, 11, 12, 13, 14, 21 e 23.
Fonte: Conti e colaboradores.[1]

FORMULÁRIO 9.3.II ■ BODY ATTITUDES QUESTIONNAIRE (BAQ)

Leia cada sentença e marque com um X se você concorda fortemente, concorda, é neutra, discorda ou discorda fortemente.

1. Eu usualmente me sinto fisicamente atraente.

[ ] Concordo fortemente   [ ] Concordo   [ ] Sou neutra   [ ] Discordo   [ ] Discordo fortemente

2. Eu prefiro não deixar que outras pessoas vejam meu corpo.

[ ] Concordo fortemente   [ ] Concordo   [ ] Sou neutra   [ ] Discordo   [ ] Discordo fortemente

3. As pessoas raramente me acham sexualmente atraente.

[ ] Concordo fortemente   [ ] Concordo   [ ] Sou neutra   [ ] Discordo   [ ] Discordo fortemente

4. Eu fico tão preocupada com minha forma física que sinto que preciso fazer uma dieta.

[ ] Concordo fortemente   [ ] Concordo   [ ] Sou neutra   [ ] Discordo   [ ] Discordo fortemente

5. Eu me sinto gorda quando não consigo passar as roupas pelos meus quadris.

[ ] Concordo fortemente   [ ] Concordo   [ ] Sou neutra   [ ] Discordo   [ ] Discordo fortemente

6. As pessoas me evitam por causa da minha aparência.

[ ] Concordo fortemente   [ ] Concordo   [ ] Sou neutra   [ ] Discordo   [ ] Discordo fortemente

7. Eu me sinto satisfeita com o meu rosto.

[ ] Concordo fortemente   [ ] Concordo   [ ] Sou neutra   [ ] Discordo   [ ] Discordo fortemente

8. Eu me preocupo se outras pessoas veem "pneus" de gordura ao redor da minha cintura e estômago.

[ ] Concordo fortemente   [ ] Concordo   [ ] Sou neutra   [ ] Discordo   [ ] Discordo fortemente

9. Eu acho que mereço a atenção do sexo oposto.

[ ] Concordo fortemente   [ ] Concordo   [ ] Sou neutra   [ ] Discordo   [ ] Discordo fortemente

10. Eu dificilmente me sinto gorda.

[ ] Concordo fortemente   [ ] Concordo   [ ] Sou neutra   [ ] Discordo   [ ] Discordo fortemente

11. Existem coisas mais importantes na vida do que a forma do meu corpo.

[ ] Concordo fortemente   [ ] Concordo   [ ] Sou neutra   [ ] Discordo   [ ] Discordo fortemente

12. Eu acho ridículo fazer cirurgias plásticas para melhorar a aparência.

[ ] Concordo fortemente   [ ] Concordo   [ ] Sou neutra   [ ] Discordo   [ ] Discordo fortemente

13. Eu gosto de me pesar regularmente.

[ ] Concordo fortemente   [ ] Concordo   [ ] Sou neutra   [ ] Discordo   [ ] Discordo fortemente

14. Eu me sinto gorda quando uso roupas que são apertadas na cintura.

[ ] Concordo fortemente   [ ] Concordo   [ ] Sou neutra   [ ] Discordo   [ ] Discordo fortemente

15. Eu já considerei suicídio por causa da forma como pareço aos outros.

[ ] Concordo fortemente   [ ] Concordo   [ ] Sou neutra   [ ] Discordo   [ ] Discordo fortemente

16. Eu fico exausta rapidamente se faço muito exercício.

[ ] Concordo fortemente   [ ] Concordo   [ ] Sou neutra   [ ] Discordo   [ ] Discordo fortemente

FORMULÁRIO 9.3.II — BODY ATTITUDES QUESTIONNAIRE (BAQ)

17. Eu tenho cintura fina.
[ ] Concordo fortemente [ ] Concordo [ ] Sou neutra [ ] Discordo [ ] Discordo fortemente

18. Minha vida está se arruinando por causa da minha aparência.
[ ] Concordo fortemente [ ] Concordo [ ] Sou neutra [ ] Discordo [ ] Discordo fortemente

19. Usar roupas largas faz-me sentir magra.
[ ] Concordo fortemente [ ] Concordo [ ] Sou neutra [ ] Discordo [ ] Discordo fortemente

20. Eu dificilmente penso a respeito da forma do meu corpo.
[ ] Concordo fortemente [ ] Concordo [ ] Sou neutra [ ] Discordo [ ] Discordo fortemente

21. Eu sinto que meu corpo foi mutilado.
[ ] Concordo fortemente [ ] Concordo [ ] Sou neutra [ ] Discordo [ ] Discordo fortemente

22. Eu tenho orgulho da minha força física.
[ ] Concordo fortemente [ ] Concordo [ ] Sou neutra [ ] Discordo [ ] Discordo fortemente

23. Eu sinto que tenho coxas gordas.
[ ] Concordo fortemente [ ] Concordo [ ] Sou neutra [ ] Discordo [ ] Discordo fortemente

24. Eu não consigo participar de jogos e exercícios por causa da minha forma física.
[ ] Concordo fortemente [ ] Concordo [ ] Sou neutra [ ] Discordo [ ] Discordo fortemente

25. Comer doces, bolos ou outros alimentos calóricos faz-me sentir gorda.
[ ] Concordo fortemente [ ] Concordo [ ] Sou neutra [ ] Discordo [ ] Discordo fortemente

26. Eu tenho um corpo forte.
[ ] Concordo fortemente [ ] Concordo [ ] Sou neutra [ ] Discordo [ ] Discordo fortemente

27. Eu acho que minhas nádegas são muito largas.
[ ] Concordo fortemente [ ] Concordo [ ] Sou neutra [ ] Discordo [ ] Discordo fortemente

28. Eu me sinto gorda quando saio em fotos.
[ ] Concordo fortemente [ ] Concordo [ ] Sou neutra [ ] Discordo [ ] Discordo fortemente

29. Eu tenho e consigo me manter em forma.
[ ] Concordo fortemente [ ] Concordo [ ] Sou neutra [ ] Discordo [ ] Discordo fortemente

30. Pensar a respeito das formas do meu corpo tira a minha concentração.
[ ] Concordo fortemente [ ] Concordo [ ] Sou neutra [ ] Discordo [ ] Discordo fortemente

31. Eu gasto muito tempo pensando em comida.
[ ] Concordo fortemente [ ] Concordo [ ] Sou neutra [ ] Discordo [ ] Discordo fortemente

32. Eu estou preocupada com o meu desejo de ser mais leve.
[ ] Concordo fortemente [ ] Concordo [ ] Sou neutra [ ] Discordo [ ] Discordo fortemente

33. Se me vejo em um espelho ou vitrine, sinto-me mal quanto à minha forma física.
[ ] Concordo fortemente [ ] Concordo [ ] Sou neutra [ ] Discordo [ ] Discordo fortemente

FORMULÁRIO 9.3.II | BODY ATTITUDES QUESTIONNAIRE (BAQ)

34. As pessoas riem de mim por causa da minha aparência.
[ ] Concordo fortemente [ ] Concordo [ ] Sou neutra [ ] Discordo [ ] Discordo fortemente

35. Eu frequentemente me sinto gorda.
[ ] Concordo fortemente [ ] Concordo [ ] Sou neutra [ ] Discordo [ ] Discordo fortemente

36. Eu gasto muito tempo pensando sobre meu peso.
[ ] Concordo fortemente [ ] Concordo [ ] Sou neutra [ ] Discordo [ ] Discordo fortemente

37. Eu sou um pouco de um "Homem de Ferro".
[ ] Concordo fortemente [ ] Concordo [ ] Sou neutra [ ] Discordo [ ] Discordo fortemente

38. Eu me sinto gorda quando estou sozinha.
[ ] Concordo fortemente [ ] Concordo [ ] Sou neutra [ ] Discordo [ ] Discordo fortemente

39. Eu me preocupo que minhas coxas e nádegas tenham celulite.
[ ] Concordo fortemente [ ] Concordo [ ] Sou neutra [ ] Discordo [ ] Discordo fortemente

40. As pessoas frequentemente elogiam a minha aparência.
[ ] Concordo fortemente [ ] Concordo [ ] Sou neutra [ ] Discordo [ ] Discordo fortemente

41. Perder um quilo de peso não afetaria realmente meus sentimentos a respeito de mim mesma.
[ ] Concordo fortemente [ ] Concordo [ ] Sou neutra [ ] Discordo [ ] Discordo fortemente

42. Eu me sinto gorda quando não consigo entrar em roupas que antes me serviam.
[ ] Concordo fortemente [ ] Concordo [ ] Sou neutra [ ] Discordo [ ] Discordo fortemente

43. Eu nunca fui muito forte.
[ ] Concordo fortemente [ ] Concordo [ ] Sou neutra [ ] Discordo [ ] Discordo fortemente

44. Eu tento evitar roupas que me fazem sentir especialmente ciente das minhas formas.
[ ] Concordo fortemente [ ] Concordo [ ] Sou neutra [ ] Discordo [ ] Discordo fortemente

Fonte: Scagliusi e colaboradores.[3]

FORMULÁRIO 9.3.III	**BODY IMAGE AVOIDANCE QUESTIONNAIRE (BIAQ)**					

Marque um X na alternativa que melhor descreve a frequência que você tem esses comportamentos atualmente:

	SEMPRE	MUITO FREQUEN-TEMENTE	FREQUEN-TEMENTE	ÀS VEZES	RARAMEN-TE	NUNCA
Eu uso roupas de cores escuras						
Eu uso um tipo específico de roupas, por exemplo, minhas "roupas de gorda"						
Eu controlo a quantidade de comida que eu como						
Eu como somente frutas, legumes e outros alimentos de baixa caloria						
Eu deixo de ir a encontros sociais onde as pessoas vão falar a respeito do peso						
Eu deixo de ir a encontros sociais se as pessoas que estiverem lá forem mais magras do que eu						
Eu deixo de ir a encontros sociais onde se tem que comer						
Eu me peso						
Eu sou sedentária						
Eu me olho no espelho						
Eu uso roupas que desviam a atenção sobre meu peso						
Eu evito sair para comprar roupas						
Eu me visto bem e me maquio (isto é, eu me arrumo bem)						

Fonte: Campana e colaboradores.[4]

FORMULÁRIO 9.3.IV ■ BODY CHECKING AND AVOIDANCE QUESTIONNAIRE (BCAQ)

Este questionário é sobre comportamentos que você tem (ou evita ter) para verificar seu corpo.

Nas últimas quatro semanas, você...

	NENHUMA VEZ – NÃO ME INTERESSO	PELO MENOS UMA VEZ NA SEMANA	TODOS OS DIAS	1-2 VEZES POR DIA	MAIS DE 3 VEZES AO DIA	NENHUMA VEZ – EVITO PARA NÃO ME CHATEAR
Beliscou...						
...suas coxas						
...sua barriga						
...seu bumbum						
...seu rosto						
Olhou no espelho para conferir...						
...sua aparência geral						
...suas coxas						
...sua barriga						
...seu rosto						
Apalpou...						
...suas coxas						
...sua barriga						
...seu bumbum						
...seu rosto						
...suas costelas (para verificar o quanto estão salientes)						
...seus ossos da clavícula ("saboneteira")						
Usou uma fita métrica em volta...						
...das suas coxas						
...da sua barriga						
...de seu quadril						
Você...						
...usou o número de suas roupas para julgar o tamanho de seu corpo?						
...comparou o tamanho de seu corpo com o de outras pessoas?						
...ao sentar-se, monitorou o quanto suas coxas se esparramam?						

INSTRUMENTOS DE AVALIAÇÃO DE COMPORTAMENTO ALIMENTAR ▮ 365

FORMULÁRIO 9.3.IV ▮ BODY CHECKING AND AVOIDANCE QUESTIONNAIRE (BCAQ)

...mediu a circunferência de seu pulso (com os dedos ou pelo tamanho do relógio)?				
...se pesou?				

Fonte: Kachani e colaboradores.[5]

FORMULÁRIO 9.3.V ▮ ESCALA DE SILHUETAS DE STUNKARD

Observe a série de figuras abaixo.

Qual figura melhor representa o seu corpo ATUAL?

Qual figura representa o corpo que você GOSTARIA de ter?

Qual figura representa o corpo SAUDÁVEL?

ESCALA STUNKARD PARA HOMENS

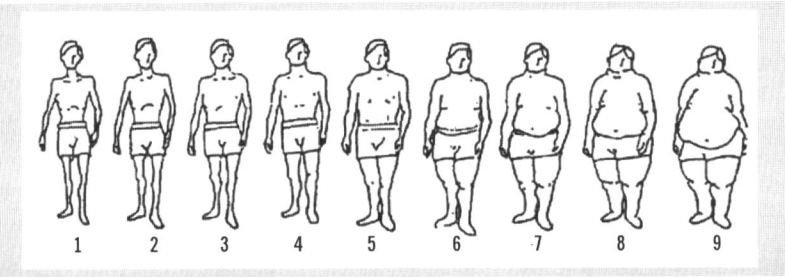

ESCALA STUNKARD PARA MULHERES

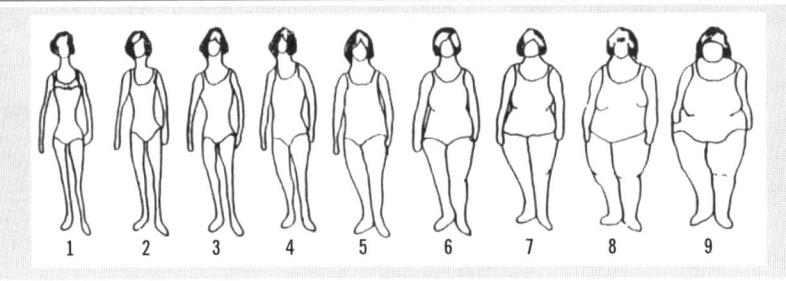

Fonte: Scagliusi e colaboradores.[7]

FORMULÁRIO 9.3.VI **ESCALA DE INFLUÊNCIA DOS TRÊS FATORES**

Caro participante, responda a este questionário utilizando a escala abaixo:

1 – sempre; 2 – quase sempre; 3 – frequentemente; 4 – algumas vezes; 5 – nunca

ESCALA DE INFLUÊNCIA SOCIOCULTURAL	1	2	3	4	5
1. As revistas que leio e os programas de TV que assisto enfatizam que é importante ser magro(a).					
2. As revistas que leio e os programas de TV que assisto enfatizam a importância da aparência (forma corporal, peso, roupas).					
3. As revistas que leio e os programas de TV que assisto enfatizam a prática de dietas para perder peso.					
4. Eu tenho sentido pressão da mídia para perder peso.					
5. Eu me interessaria em assistir a um novo programa de TV se o tema fosse dieta.					
6. Eu me interessaria em assistir a um novo programa de TV se o tema fosse boa forma e exercícios.					
7. Eu me interessaria em assistir a um novo programa de TV se o tema fosse moda.					
8. Eu me interessaria em ler uma nova revista se o tema fosse prática de dieta.					
9. Eu me interessaria em ler uma nova revista se os temas fossem boa forma e exercícios.					
10. Eu me interessaria em ler uma nova revista se o tema fosse moda.					
11. O quanto sua mãe é preocupada se você está ou pode se tornar muito gordo(a)?					
12. Quão importante é para sua mãe que você seja magro(a)?					
13. O quanto seu pai é preocupado se você está ou pode se tornar muito gordo(a)?					
14. Quão importante é para seu pai que você seja magro(a)?					
15. Seu pai está fazendo dieta para perder peso.					
16. É importante para seu pai que ele seja tão magro quanto possível.					
17. A aparência física do seu pai (forma corporal, peso, roupas) é importante para ele.					
18. Sua mãe está fazendo dieta para perder peso.					
19. É importante para sua mãe que ela seja tão magra quanto possível.					
20. A aparência física da sua mãe (forma corporal, peso, roupas) é importante para ela.					
21. Seu pai faz comentários ou te provoca sobre sua aparência.					
22. Sua mãe faz comentários ou te provoca sobre sua aparência.					
23. Com que frequência seus pais comentam sobre os pesos um do outro?					
24. Com que frequência seus pais encorajam um ao outro a perder peso?					
25. Com que frequência seus pais conversam sobre peso e prática de dieta?					
26. Com que frequência seus pais se preocupam sobre o quanto eles pesam?					
27. Com que frequência seus pais fazem dietas?					
28. Você acha que seus pais reparam muito no peso e formas corporais um do outro?					

FORMULÁRIO 9.3.VI ❘ ESCALA DE INFLUÊNCIA DOS TRÊS FATORES

29. Um ou mais de seus amigos(as) e colegas de classe estão fazendo dieta para perder peso.

30. É importante para seus amigos(as) e colegas de classe que sejam tão magros quanto possível.

31. A aparência física dos seus amigos(as) e colegas de classe (forma corporal, peso, roupas) é importante para eles.

32. Seus amigos(as) e colegas de classe fazem comentários ou te provocam sobre sua aparência.

33. Com que frequência seus amigos(as) e colegas de classe comentam entre si sobre seus pesos?

34. Com que frequência seus amigos(as) e colegas de classe encorajam um ao outro a perder peso?

35. Com que frequência seus amigos(as) e colegas de classe conversam sobre peso ou prática de dietas?

36. Com que frequência seus amigos(as) e colegas de classe se preocupam sobre o quanto eles pesam?

37. Com que frequência seus amigos(as) e colegas de classe fazem dietas?

38. Com que frequência seus amigos(as) e colegas de classe pulam refeições?

39. Você acha que seus amigos(as) e colegas de classe reparam muito no peso e formas corporais um do outro?

Fonte: Conti e colaboradores.[9]

FORMULÁRIO 9.3.VII ❘ BODY SHAPE QUESTIONNAIRE (BSQ)

Por favor, leia cada questão e faça um círculo apropriado. Use a legenda abaixo:

1. Nunca; 2. Raramente; 3. Às vezes; 4. Frequentemente; 5. Muito frequentemente; 6. Sempre

1. Ter-se sentido entediado(a) fez com você passasse a se preocupar com a sua forma física?	1	2	3	4	5	6
2. Tem estado tão preocupado(a) com a forma do seu corpo que começou a pensar que deveria fazer dieta?	1	2	3	4	5	6
3. Já lhe ocorreu que as suas coxas, quadril/ancas ou nádegas são grandes demais em relação ao resto do seu corpo?	1	2	3	4	5	6
4. Tem sentido medo de ficar gordo(a) ou mais gordo(a)?	1	2	3	4	5	6
*5. Preocupou-se com o seu corpo não ser firme o suficiente?	1	2	3	4	5	6
6. Sentir-se cheio(a) (p. ex., depois de ingerir uma refeição grande) fez com que se sentisse gordo(a)?	1	2	3	4	5	6
7. Sentiu-se tão mal com a forma do seu corpo a ponto de chorar?	1	2	3	4	5	6
8. Evitou correr por achar que seu corpo poderia balançar?	1	2	3	4	5	6

FORMULÁRIO 9.3.VII ■ BODY SHAPE QUESTIONNAIRE (BSQ)						
9. Estar com pessoas magras, do mesmo sexo que o seu, fez com que se sentisse desconfortável com a forma do seu corpo?	1	2	3	4	5	6
10. Preocupou-se com que as suas coxas poderem ocupar muito espaço quando se senta?	1	2	3	4	5	6
*11. Comer, mesmo que uma pequena quantidade de comida, fez com que se sentisse gordo(a)?	1	2	3	4	5	6
12. Tem reparado na forma do corpo de outras pessoas do mesmo sexo que o seu e, ao comparar-se, sentiu-se em desvantagem?	1	2	3	4	5	6
13. Pensar na forma do seu corpo interferiu na sua capacidade de se concentrar em outras atividades (p. ex., ver televisão, ler ou acompanhar uma conversa)?	1	2	3	4	5	6
14. Estar nu(nua), por exemplo, durante o banho, fez com que se sentisse gordo(a)?	1	2	3	4	5	6
*15. Já evitou usar roupas que o(a) façam reparar mais na forma do seu corpo?	1	2	3	4	5	6
16. Já imaginou remover (cortar) partes carnudas do seu corpo?	1	2	3	4	5	6
17. Comer doces, bolos e outros alimentos ricos em calorias fez com que se sentisse gordo(a)?	1	2	3	4	5	6
18. Deixou de ir a eventos sociais (p. ex., festas) por sentir-se mal com a forma do seu corpo?	1	2	3	4	5	6
19. Sentiu-se excessivamente grande e arredondado(a)?	1	2	3	4	5	6
*20. Sentiu vergonha do seu corpo?	1	2	3	4	5	6
*21. A preocupação com a forma do seu corpo levou-o(a) a fazer dieta?	1	2	3	4	5	6
*22. Sentiu-se mais contente em relação à forma do seu corpo quando seu estômago estava vazio (p. ex., pela manhã)?	1	2	3	4	5	6
23. Acredita que a forma do seu corpo se deve à sua falta de autocontrole?	1	2	3	4	5	6
24. Preocupou-se com que outras pessoas vissem dobras na região da sua cintura ou estômago?	1	2	3	4	5	6
*25. Pensou que não é justo que outras pessoas do mesmo sexo que o seu sejam mais magras que você?	1	2	3	4	5	6
26. Já vomitou para se sentir mais magro(a)?	1	2	3	4	5	6
27. Quando acompanhado(a), preocupou-se em ocupar um espaço excessivo (p. ex., sentado[a] num sofá ou no banco de um transporte público)?	1	2	3	4	5	6
*28. Preocupou-se com o seu corpo estar com "pneus"?	1	2	3	4	5	6
29. Ver o seu reflexo (p. ex., num espelho ou na vitrine de uma loja) fez com que se sentisse mal em relação ao seu corpo?	1	2	3	4	5	6
30. Beliscou áreas do seu corpo para ver a quantidade de gordura existente?	1	2	3	4	5	6
31. Evitou situações nas quais as pessoas pudessem ver o seu corpo (p. ex., vestiários)?	1	2	3	4	5	6
32. Já tomou laxantes para se sentir mais magro(a)?	1	2	3	4	5	6

FORMULÁRIO 9.3.VII ■ BODY SHAPE QUESTIONNAIRE (BSQ)

33. Sentiu-se particularmente desconfortável com a forma do seu corpo, quando na companhia de outras pessoas?	1	2	3	4	5	6
34. A preocupação com a forma do seu corpo fez com que sentisse que deveria fazer exercício físico?	1	2	3	4	5	6

Fonte: Silva e colaboradores.[12] Itens com asteriscos fazem parte da versão reduzida (rotulada como 8B), a qual apresentou bons indicadores psicométricos em estudos de validação com amostras brasileiras, sendo, portanto, o seu uso sugerido.

FORMULÁRIO 9.3.VIII ■ MALE BODY CHECKING QUESTIONNAIRE (MBCQ)

Marque um X na alternativa que melhor descreve com que frequência você adota estes comportamentos atualmente.

	NUNCA	RARA-MENTE	ÀS VEZES	FREQUEN-TEMENTE	MUITO FREQUEN-TEMENTE
1. Checo a firmeza de meus braços para confirmar que não perdi nenhuma massa muscular.					
2. Olho meus músculos abdominais – "tanquinho" – no espelho.					
3. Quando me olho no espelho, contraio os braços para confirmar a igualdade entre eles.					
4. Comparo o tamanho de meus músculos com o de outras pessoas.					
5. Comparo minha "magreza" ou definição muscular com a de outras pessoas.					
6. Comparo meus músculos com os dos atletas ou das celebridades.					
7. Comparo minha "magreza" ou definição muscular com a dos atletas ou das celebridades.					
8. Peço a outras pessoas para tocarem em meus músculos para confirmar o tamanho e a firmeza deles.					
9. Peço a outras pessoas para comentarem sobre a definição ou o tamanho de meus músculos.					
10. Belisco a gordura da minha barriga e costas (p. ex., os pneuzinhos) para checar a minha "magreza".					
11. Comparo minha "magreza" ou a definição de meus músculos peitorais à de outras pessoas.					
12. Comparo o tamanho de meus músculos peitorais com o tamanho dos músculos de outras pessoas.					
13. Comparo a largura de meus ombros com a largura dos ombros de outras pessoas.					

FORMULÁRIO 9.3 VIII | MALE BODY CHECKING QUESTIONNAIRE (MBCQ)

14. Contraio meus músculos peitorais diante do espelho para confirmar a igualdade entre eles.				
15. Contraio meus músculos diante do espelho à procura de linhas ou estriamentos neles.				
16. Meço meus músculos com uma fita métrica.				
17. Aperto a gordura ou estico a pele do meu corpo para acentuar o músculo escondido pela gordura.				
18. Checo o tamanho e a forma de meus músculos na maioria das superfícies espelhadas (p. ex., nas janelas de carros, nas vitrines de lojas, nos espelhos, etc.).				
19. Belisco ou aperto meus músculos para confirmar o tamanho e a firmeza deles.				

Fonte: Carvalho e colaboradores.[13]

REFERÊNCIAS

1. Conti MA, Latorre MDO, Hearst N, Segurado A. A adaptação transcultural, validação e confiabilidade da body area scale para adolescentes brasileiros. Cad Saúde Pública. 2009;25(10):2179-86.
2. Martins BG, Barra JV, Silva WR, Marôco J, Campos JADB. Body Appearance (Dis)satisfaction Scale applied to Brazilian university students. J Bras Psiquiatr. 2021;70(2):134-40.
3. Scagliusi FB, Polacow VO, Cordás TA, Coelho D, Alvarenga M, Philippi ST, et al. Psychometric testing and applications of the body attitudes questionnaire translated into Portuguese. Percept Mot Skills. 2005;101(5):25-41.
4. Campana AN, Consolação M, Tavares GC, Silva D, Diogo MJ. Translation and validation of the body image avoidance questionnaire (BIAQ) for the Portuguese language in Brazil. Behav Res Methods. 2009;41(1):236-43.
5. Kachani AT, Hochgraf PB, Brasiliano S, Barbosa ALR, Cordás TA, Conti MA. Psychometric evaluation of the "body checking and avoidance questionnaire – BCAQ" - adapted to Brazilian Portuguese. Eat Weight Disord. 2011;16(4):e293-9.
6. Silva, WR, Neves AN, Marôco J, Campos JADB. A psychometric evaluation of the body checking and avoidance questionnaire among Brazilian adults. Trends Psychol. 2021;29(3):519-33.
7. Scagliusi FB, Alvarenga M, Polacow VO, Cordás TA, Queiroz GKO, Coelho D, et al. Concurrent and discriminant validity of the Stunkard's figure rating scale adapted into Portuguese. Appetite. 2006;47(1):77-82.
8. Conti MA, Ferreira MEC, Carvalho PHB, Kotait MS, Fazarella ES, Costa LS, et al. Psychometric assessment of Stunkard's figure rating scale for men. Eat Weight Disord. 2013;18(3):317-22.
9. Conti MA, Scagliusi FB, Queiroz GKO, Hearst N, Cordás TA. Adaptação transcultural: tradução e validação de conteúdo para o idioma português do modelo da tripartite influence scale de insatisfação corporal. Cad Saúde Pública. 2010;26(3):203-13.
10. Amaral ACS, Ferreira MEC, Scagliusi FB, Costa LS, Cordas TA, Conti MA. Avaliação psicométrica da Escala de Influência dos Três Fatores (EITF). Psicol Reflex Crít. 2013;26(2):213-21.
11. Silva WRD, Marôco J, Campos JADB. Escala de influência dos três fatores (TIS) aplicada a estudantes universitários: estudo de validação e aplicação. Cad Saude Publica. 2019;35(3):e00179318.
12. Cordás TA, Castilho S. Imagem corporal nos transtornos alimentares: instrumento de avaliação body shape questionnaire. Psiquiatr Biol. 1994;2:17-21.
13. Di Pietro M, Silveira DX. Internal validity, dimensionality and performance of the body shape questionnaire in a group of Brazilian college students. Rev Bras Psiquiatr. 2009;31(1):21-4.
14. Conti MA, Cordás TA, Latorre MRDO. A study of the validity and reliability of the Brazilian version of the body shape questionnaire (BSQ) among adolescents. Rev Bras Saude Mater Infant. 2009;9(3):331-8.
15. Silva WR, Costa D, Pimenta F, Maroco J, Campos JA. Psychometric evaluation of a unified Portuguese-language version of the body shape questionnaire in female university students. Cad Saude Publica. 2016;32(7):S0102-311X2016000704001.
16. Carvalho PHB, Conti MA, Cordás TA, Ferreira MEC. Tradução para o português (Brasil), equivalência semântica e consistência interna do male body checking questionnaire (MBCQ). Rev Psiquiatr Clín. 2012;39(2):74-5.
17. Carvalho PHB, Conti MA, Ribeiro MS, Amaral ACS, Ferreira MEC. Avaliação psicométrica do male body checking questionnaire (MBCQ). Psicol Reflex Crit. 2014;27(4):700-9.
18. Kakeshita IS, Silva AIP, Zanatta DP, Almeida SS. Construção e fidedignidade teste-reteste de escalas de silhuetas brasileiras para adultos e crianças. Psicol Teor Pesq. 2009;25(2):263-70.
19. Amaral ACS, Cordás TA, Conti MA, Ferreira MEC. Equivalência semântica e avaliação da consistência interna da versão em português do sociocultural attitudes towards appearance questionnaire-3 (SATAQ-3). Cad Saude Publica. 2011;27(8):1487-97.
20. Barra JV, Silva WR, Marôco J, Campos JADB. Adaptação transcultural e validação do questionário de atitudes socioculturais em relação à aparência-4 (SATAQ-4) aplicado a estudantes universitários. Cad Saúde Pública. 2019;35(5):e00170218.
21. Amaral ACS, Meireles JFF, Neves CM, Morgado FFR, Ferreira MEC. Cross-cultural adaptation and psychometric properties of SATAQ-4R for Brazilian adolescents. Psico-USF. 2022;27(2):265-77.
22. Carvalho PHB, Ferreira MEC, Kotait M, Teixeira PC, Hearst N, Cordás TA, et al. Equivalências conceitual, semântica e instrumental: análises preliminares da versão em português (Brasil)

22. da male body dissatisfaction scale (MBDS). Cad Saúde Pública. 2013;29(2):403-9.
23. Silva WR, Marôco J, Ochner CN, Campos JADB. Male body dissatisfaction scale (MBDS): proposal for a reduced model. Eat Weight Disord. 2017;22(3):515-25.
24. Donofre GS, Campos JADB, Marôco J, Silva WR. Cross-cultural adaptation of the social appearance anxiety scale to the portuguese language. J Bras Psiquiatr. 2021;70(3):261-5.
25. Silva WR, Marôco J, Campos JADB. Examination of the factorial model of a scale developed to assess body satisfaction in the Brazilian context: a study with people 18 to 40 years old. Eat Weight Disord. 2021;26(8):2701-12.
26. Silva WRD, Santana MS, Maroco J, Maloa BFS, Campos JADB. Body weight concerns: cross-national study and identification of factors related to eating disorders. PLoS One. 2017;12(7):e0180125.
27. Silva WR, Marôco J, Campos JADB. Strategies for eating and body change among Brazilian women and men. Trends Psychiatry Psychother. 2020;42(1):16-29.
28. Silva WR, Donofre GS, Neves AN, Marôco J, Teixeira PA, Campos JADB. Investigating method effects associated with the wording direction of items of the social physique anxiety scale. Eat Weight Disord. 2022;27(7):2857-67.
29. Assunção FF, Dantas RA, Ciol MA, Gonçalves N, Farina JAJ, Rossi LA. Reliability and validity of the body image quality of life inventory: version for Brazilian burn victims. Res Nurs Health. 2013;6(3):299-310.
30. Silva WR, Pimenta F, Zaffaroni L, Castelnuovo G, Pietrabissa G, Maroco J, et al. Body image quality of life inventory: cross-national study in college students from four different countries. Eat Weight Disord. 2019;24(1):1-10.
31. Hirata E, Pilati T. Desenvolvimento e validação preliminar da Escala Situacional de Satisfação Corporal – ESSC. Psico-USF. 2010;15(1):1-11.

9.4 ENTREVISTAS CLÍNICAS PARA O DIAGNÓSTICO DE TRANSTORNOS ALIMENTARES

Silvia Freitas, Evelin Soffritti

As entrevistas estruturadas ou semiestruturadas agregaram propriedades psicométricas de boas a excelentes para os diagnósticos ancorados nos critérios do *Manual diagnóstico e estatístico de transtornos mentais* (DSM), tornando-as padrão-ouro para a avaliação diagnóstica dos transtornos alimentares (TA). Essas ferramentas diagnósticas apresentam atributos importantes para uso em diferentes contextos, incluindo pesquisa, prática clínica e treinamento clínico na área dos TA. Comparadas às entrevistas não estruturadas, elas geram diagnósticos clínicos mais confiáveis e válidos e possibilitam o aprimoramento das habilidades diagnósticas de profissionais iniciantes. Além disso, são menos influenciadas pelo nível educacional do respondente e fornecem dados mais detalhados e completos acerca da sintomatologia alimentar do que questionários autoaplicáveis. Contudo, requisitam avaliadores com conhecimento clínico sobre TA, treinados e habilitados para o uso adequado da entrevista específica. Ademais, envolvem maior gasto de tempo e recurso financeiro em comparação a escalas autoaplicáveis. Três entrevistas semiestruturadas para os TA destacam-se: a Entrevista Clínica Estruturada para os Transtornos do DSM-5 (SCID),[1] o Eating Disorder Examination (EDE)[2] e a Eating Disorder Assessment for DSM-5 (EDA-5).[3] As duas primeiras são evidenciadas por serem as entrevistas mais utilizadas e a última – mais recente –, por abranger todos os diagnósticos de TA da 5ª edição do DSM (DSM-5)[4] e ser adaptada para uso em dispositivos móveis. Uma quarta entrevista semiestruturada, a Pica ARFID and Rumination Disorder Interview (PARDI),[5] foi recentemente indicada por um painel de especialistas[6] como ferramenta diagnóstica para transtorno alimentar restritivo/evitativo (TARE), bem como a EDA-5 e um novo módulo do EDE para TARE.

A SCID é uma entrevista projetada para o diagnóstico dos transtornos mentais (TM), conforme os critérios operacionais do DSM, organizada e publicada pela American Psychiatric Association (APA). Desde a primeira versão, publicada para o DSM-III-R, em 1990, ela foi periodicamente revisada para acompanhar as várias edições do manual e teve sua última atualização para o DSM-5 publicada em 2015.[1] A entrevista é instrumentalizada em diferentes versões racionalizadas para as necessidades mais comuns aos diferentes contextos.* Desse modo, a avaliação sistematizada para o diagnóstico dos TA está incluída nas versões de pesquisa da SCID: para o eixo I do DSM-IV(-TR), também denominada Versão Paciente (SCID-I/P[7]) e para o DSM-5 (SCID-5-RV[1]). A SCID-I/P inclui a "sessão H" para diagnóstico de anorexia nervosa (AN), bulimia nervosa (BN) e transtorno de compulsão alimentar (TCA), e a SCID-5-RV o "módulo I" para diagnóstico de AN, BN, TCA e algumas

---

* Uma abordagem geral e mais completa sobre a SCID e suas versões está descrita no Capítulo 3.3.

apresentações categorizadas em outros transtornos alimentares especificados (OTAE) do DSM-5, além de um módulo opcional que inclui os critérios para o TARE. A tradução e validação para uso no Brasil, tanto da SCID-I/P quanto da SCID-5-RV, foram realizadas por pesquisadores brasileiros com autorização da APA.[1,8]

O EDE foi a primeira entrevista padronizada para avaliar a psicopatologia específica dos TA.[2] Desenvolvido há mais de 30 anos, o instrumento possibilitou aprofundar a avaliação dos TA quando questionários autoaplicáveis eram as únicas formas de os aferir. Por meio de diversas revisões, o EDE conserva até hoje o *status* de padrão-ouro no exame tanto diagnóstico, com base nos critérios do DSM, quanto dos aspectos cognitivos de gravidade dos TA, com largo emprego na validação de outros instrumentos na área.[7] Sua 17ª edição (EDE 17.0D[2]) é a última versão atualizada para atender aos critérios de AN, BN e TCA do DSM-5. Em todos os outros aspectos, a nova edição é similar e gera dados compatíveis com a edição anterior (EDE 16.0D). A tradução e validação para uso no Brasil do EDE 17.0D (em processo de submissão até a elaboração deste capítulo) foi realizada por pesquisadores brasileiros responsáveis pela tradução e validação da versão 16.0D.[8] Há uma versão adaptada para crianças e adolescentes de 8 a 14 anos.[9]

A EDA-5[3] é uma entrevista breve para uso por dispositivo eletrônico, desenvolvida exclusivamente para diagnosticar os TA pelos critérios do DSM-5. Inclui a avaliação de todas as categorias diagnósticas: AN (tipo restritiva ou compulsão alimentar purgativa), BN, TCA, pica, transtorno de ruminação (TR), TARE, categorias inclusas no OTAE e em outro TA não especificado (OTANE).[10] As versões adaptadas para diferentes idiomas e uma versão para crianças e adolescentes de 8 a 14 anos (em inglês) estão disponíveis no *site* da EDA-5.[3] Nesse endereço eletrônico, uma versão em português está em vias de ser disponibilizada.[3]

■ DESCRIÇÃO DOS INSTRUMENTOS

A SCID-5-RV é a versão mais abrangente da última edição da entrevista e abarca uma seção inicial e 12 módulos diagnósticos contendo os roteiros estruturados para classificação dos principais TM do DSM-5, incluindo todos os subtipos e especificadores de curso e gravidade indicados no manual. A seção inicial, "Visão Geral", é disposta com questões abertas para estimular o respondente a descrever livremente queixa principal, história da doença atual, tratamentos anteriores, ideação, planejamento ou tentativas de suicídio, problemas clínicos, uso de substâncias psicoativas, além de informações demográficas e relativas à vida escolar, à atividade profissional, ao lazer e à adaptação social. Os módulos diagnósticos são relativamente independentes (para aplicação em sua totalidade ou individualmente) e organizados por itens diretamente relacionados com os critérios operacionais. Cada item é composto pelas perguntas a serem empregadas com orientações ao avaliador; pelo critério operacional sob investigação e pelos códigos para classificação (em geral, como "+" ou "-"). Para o julgamento clínico do avaliador, é indicada a utilização de todas as informações disponíveis (p. ex., registros médicos e fontes colaterais). O fluxo da entrevista permite ao avaliador pular itens ou seções inteiras diagnósticas (*skip outs*) quando critérios essenciais são classificados como ausentes. A sequência de instruções bem definidas, presentes nos itens ou entre eles, forma um algoritmo para classificação de presença ou não do TA (período atual e ao longo da vida), idade de início, remissão dos sintomas (completa ou parcial) e nível de gravidade (leve, moderado, grave ou extremo). Os dados gerados são registrados na "Ficha de Pontuação do Sumário Diagnóstico da SCID" à medida que o exame prossegue. Os módulos diagnósticos são disponibilizados eletronicamente (18 arquivos em PDF [não modificáveis]) ou Microsoft Word [modificável]) com a possibilidade de aquisição apenas daqueles de interesse como também de realizar modificações (p. ex., remover certos especificadores dispensáveis ao avaliador).

O EDE 17.0D é composto por um roteiro, que não permite *skip outs*, com 12 itens diagnósticos que avaliam os sintomas comportamentais alimentares, 28 itens relativos às quatro subescalas (restrição, preocupação alimentar, preocupação com a forma e preocupação com o peso) que medem a gravidade da psicopatologia dos TA e 2 itens sobre outros comportamentos alimentares, como "padrão alimentar" e "beliscamento". No item diagnóstico "Episódios bulímicos...", três formas de comer em excesso são examinadas, com base na quantidade de comida ingerida e no grau da perda de controle sobre o comer: episódios de compulsão alimentar objetivos (ECAobj), subjetivos (ECAsub) e de ingestão excessiva. Cada item contém as questões a serem empregadas para avaliar os sintomas presentes nos 28 dias antecedentes ao exame, extensivo para o 2º e o 3º mês anterior nos itens diagnósticos. A pontuação das respostas obtidas é feita conforme instruções – para auxiliar o julgamento clínico do avaliador – fornecidas no próprio item e deve ser registrada na folha de codificação à medida que a entrevista progride. Os itens, em geral, podem assumir valores de 0 a 6, sendo: 0 (aspecto ausente), 1 (presente 1 a 5 dias), 2 (6 a 12 dias), 3 (13 a 15 dias), 4 (16 a 22 dias), 5 (23 a 27 dias) e 6 (todos os dias) para itens de frequência; e 0 (aspecto ausente) a 6 (presente em grau extremo) para itens de gravidade. Um escore 8 é dado caso não seja possível definir a pontuação e 9 quando não é aplicável. Os itens diagnósticos fornecem a frequência, em número de episódios absolutos e dias, das principais características diagnósticas no 1º, 2º e 3º mês anterior ao exame. O escore para cada subescala é fornecido pela média e desvio padrão das pontuações dos itens respondidos na subescala específica e o escore total é obtido pela média dos escores das subescalas.

A EDA-5 é organizada por uma sequência (cujo algoritmo subjacente utiliza *skip outs*) de telas com: *box* superior ("*Symptom*"), contendo descrição do critério diagnóstico sob investigação; *box* intermediário ("*Probe*"), contendo as questões a serem empregadas; e *box* inferior ("*Answers*"), contendo as opções de pontuações a serem "carregadas" pelo avaliador de acordo com seu julgamento clínico. Um relatório final é gerado com os diagnósticos encontrados, a descrição e a frequência semanal coletadas de ECAobj, ECAsub e comportamentos compensatórios.

Informações sobre público-alvo, aplicação e aquisição das entrevistas estão resumidas na Tabela 9.4.1.

▮ PARÂMETROS PSICOMÉTRICOS

Dois estudos de confiabilidade teste-reteste da SCID-I/P para os diagnósticos dos TA em amostras clínicas encontraram índices de satisfatório a excelente (coeficiente *kappa* 0,40 a 0,85) e um estudo encontrou confiabilidade interavaliadores de boa a excelente (coeficiente *kappa* 0,60 a 1,0).[11,12] Os diagnósticos de TA aferidos pela SCID-I/P demonstraram validade superior quando comparados às entrevistas não padronizadas.[11]

Uma metanálise[13] sobre as propriedades psicométricas do EDE 12.0D[14] (anterior à versão 16.0D)

TABELA 9.4.1 ▮ INFORMAÇÕES SOBRE A APLICAÇÃO DOS INSTRUMENTOS				
TÓPICOS	**SCID-5-RV**	**EDE 17.0D**	**EDA-5**	**PARDI**
Treinamento do avaliador	Intensivo e especificado (Guia do Usuário[1])	Intensivo e especializado, com custo (University of Oxford)	Básico (*site*[3])	Recomendado
Tempo de aplicação	45 a 90 min 20 min/módulo de TA	45 a 90 min	20 a 30 min	40 min
Cuidados na aplicação	Recomendado guia da entrevista junto à "Ficha de Pontuação do Sumário Diagnóstico da SCID" durante o exame	Recomendado uso do calendário preparado para o exame; necessário guia da entrevista junto à folha de codificação do resultado durante o exame		
Público-alvo	Clínica e não clínica > de 18 anos (idealmente); adolescente (com poucas modificações das perguntas)	Clínica e não clínica > de 18 anos (idealmente); adolescente (com poucas modificações das perguntas)	Clínica e não clínica > de 16 anos	Duas versões: pais de crianças entre 2 e 3 anos e > de 4 anos; duas versões: crianças de 8 a 13 anos e > de 14 anos
Aquisição	Disponível para compra no *site* da APA	Domínio público[2]	Domínio público[3] (versão digital)	Domínio público[5]

reportou dois estudos em amostras clínicas que obtiveram concordâncias de satisfatória a excelente nas correlações (rho de Spearman e r de Pearson) dos escores das quatro subescalas no teste-reteste (rho = 0,71 e 0,76; r = 0,50 a 0,88) e interavaliadores (rho = 0,90 e 0,95; r = 0,65 a 0,96); de frequência dos ECAobj no teste-reteste (rho = 0,85; r = 0,70) e interavaliadores (rho = 0,98; r = 0,99) e de episódios de vômito no teste-reteste (rho = 0,97) e interavaliadores (rho = 1). A confiabilidade interavaliadores (coeficiente *kappa* = 0,69) e a validade concorrente (coeficiente *kappa* = 0,68) dos diagnósticos gerados pela versão brasileira do EDE 16.0D foi considerada satisfatória.[8] A validade concorrente foi testada comparando-se os resultados do EDE16.0D com aqueles gerados pela SCID-I/P.[8]

A confiabilidade teste-reteste (versões impressa e digital) e a validade concorrente dos diagnósticos gerados pela EDA-5 (comparados com os do EDE 16.0D) foram analisadas em um estudo com amostra clínica.[10] A confiabilidade teste-reteste da EDA-5 digital foi excelente (coeficiente *kappa* = 0,87), assim como o acordo entre a EDA-5 digital e impressa (coeficiente *kappa* = 0,83). O acordo entre as duas entrevistas (EDA-5 e EDE) foi alto, tanto para todos os diagnósticos em conjunto (coeficiente *kappa* = 0,74) quanto para cada um analisado separadamente (coeficiente *kappa* de 0,65 [OTANE] a 0,90 [TCA]). As propriedades psicométricas para pica, TR e TARE são desconhecidas. Ainda são necessários estudos em populações étnicas diversas, em homens e em faixas etárias abaixo de 16 anos.[12]

▌ EXPERIÊNCIA DE USO

A SCID-5-RV é ferramenta diagnóstica para os TA de acordo com o DSM-5 e afere gravidade conforme os níveis estabelecidos pelo manual. Apresenta apoio empírico para validade e confiabilidade diagnóstica de AN, BN e TCA com base nas versões anteriores. A versão brasileira da SCID-I/P foi amplamente utilizada como padrão-ouro para o diagnóstico de AN, BN e TCA pelo DSM-IV(-TR) e, com alguns ajustes que atendam aos critérios do DSM-5, continua sendo uma opção apropriada enquanto não estão disponíveis resultados de estudos brasileiros em TA com a nova versão. A SCID-5-RV tem limitações, como: falta da avaliação de pica e TR; aferição apenas atual do TARE em módulo opcional (limitando coleta de dados); treinamento intensivo requerido; e módulos diagnósticos que não são de domínio público.[15]

O EDE 17.0D é ferramenta de domínio público para avaliação/diagnóstico dos TA clássicos e meio de monitoramento do progresso terapêutico. Além de AN, BN e TCA, reconhece alguns OTAE do DSM-5 (transtorno de purgação, AN atípica, BN e TCA de baixa frequência e/ou duração limitada), bem como identifica sintomas subclínicos, dado que todas as questões precisam ser respondidas independentemente da resposta prévia. Coleta dados diagnósticos tanto qualitativos quanto quantitativos e fornece informações detalhadas da psicopatologia específica dos TA – que refletem gravidade – além daquelas abordadas nos critérios diagnósticos. Os resultados obtidos podem ser usados como variáveis dimensionais ou categóricas e fornecem medidas consistentes de resposta clínica mesmo em curto período (28 dias). Tem limitações, como: não afere pica, TR e TARE; requer treinamento extenso e especializado do avaliador, de acesso limitado e dispendioso; tempo de aplicação prolongado; proposta de estrutura fatorial carente de apoio empírico; e redação redundante e complexa de algumas questões. As limitações referentes à aplicação tornam o EDE ferramenta de maior uso nos centros especializados em TA.[15]

A EDA-5 é ferramenta diagnóstica de domínio público estendida a todas as categorias de TA do DSM-5. Necessita de treinamento básico e menor tempo de aplicação em comparação ao EDE. A versão digital possibilita maior portabilidade, facilidade de uso e menor custo. Tem limitações, como: avalia só os sintomas abordados nos critérios diagnósticos; fornece apenas dados categóricos (presença ou ausência do diagnóstico); e apresenta o algoritmo subjacente (integrado ao aplicativo) gerador de *skip outs* automáticos (especialmente no início da entrevista) que podem desviar o avaliador do acesso a informações clínicas importantes, sobretudo por se tratar de TA, cujos indivíduos tendem a negar, ocultar ou minorar sintomas. Essa particularidade predispõe a coleta de dados subestimados de prevalências e gravidade dos sintomas.[12]

▌ CONSIDERAÇÕES FINAIS

O julgamento clínico do avaliador é fundamental para a acurácia diagnóstica dessas ferramentas de forma que, além do treinamento específico a cada uma das entrevistas, a avaliação da confiabilidade entre os avaliadores e entre os diferentes serviços que as utilizam é uma medida recomendável.

▌ REFERÊNCIAS

1. First MB, Willians JB, Karg RS, Spitzer RL. Entrevista clínica e estruturada para os transtornos do DSM-5: SCID-5-CV. Porto Alegre: Artmed; 2017.

2. Fairburn CG, Cooper Z, O'Connor M. Eating disorder examination [Internet]. 2014 [capturado em 14 maio 2023]. Disponível em: chrome-extension://efaidnbmnnnibpcajpcglclefindmkaj/https://www.credo-oxford.com/pdfs/EDE_17.0D.pdf.
3. New York State Psychiatric Institute. Eating disorder assessment for DSM-5 [Internet]. New York: NYSPI; 2023 [capturado em 14 maio 20223[. Disponível em: https://eda5.org/.
4. American Psychiatric Association. Diagnostic and statistical manual of mental disorders: DSM-5. 5th ed. Washington: APA; 2013.
5. Bryant-Waugh R, Micali N, Cooke L, Lawson EA, Eddy KT, Thomas JJ. Development of the pica, ARFID, and rumination disorder interview, a multi-informant, semi-structured interview of feeding disorders across the lifespan: a pilot study for ages 10-22. Int J Eat Disord. 2019;52(4):378-87.
6. Eddy KT, Harshman SG, Becker KR, Bern E, Bryant-Waugh R, Hilbert A, et al. Radcliffe ARFID workgroup: toward operationalization of research diagnostic criteria and directions for the field. Int J Eat Disord. 2019;52(4):361-6.
7. First MB, Spitzer RL, Gibbon M, Williams JB. Structured clinical interview for DSM-IV axis I disorders, patient edition (SCID-I/P). New York: NYSPI; 1995.
8. Palavras MA, Hay P, Touyz S, Sainsbury A, Da Luz F, Swinbourne J, et al. Comparing cognitive behavioural therapy for eating disorders integrated with behavioural weight loss therapy to cognitive behavioural therapy-enhanced alone in overweight or obese people with bulimia nervosa or binge eating disorder: study protocol for a randomised controlled trial. Trials. 2015;16:578.
9. Bryant-Waugh RJ, Cooper PJ, Taylor CL, Lask BD. The use of the eating disorder examination with children: a pilot study. Int J Eat Disord. 1996;19(4):391-97.
10. Sysko R, Glasofer DR, Hildebrandt T, Klimek P, Mitchell JE, Berg KC, et al. The eating disorder assessment for DSM-5 (EDA-5): development and validation of a structured interview for feeding and eating disorders. Int J Eat Disord. 2015;48(5):452-63.
11. Glasofer DR, Brown AJ, Riegel M. Structured clinical interview for DSM-IV (SCID). In: Wade T, editor. Encyclopedia of feeding and eating disorders. Singapore: Springer; 2017.
12. Glasofer DR, Sysko R, Walsh BT. Use of the eating disorder assessment for DSM-5. In: Walsh BT, Attia E, Glasofer DR, Sysko R, editors. Handbook of assessment and treatment of eating disorders. Arlington: APA; 2016.
13. Berg KC, Peterson CB, Frazier P, Crow SJ. Psychometric evaluation of the eating disorder examination and eating disorder inventory questionnaire: a systematic review of the literature. Int J Eat Disord. 2012;45(3):428-38.
14. Fairburn CG, Cooper Z. The eating disorder examination. In: Fairburn CG, Wilson GT, editors. Binge eating: nature, assessment and treatment. 12th ed. New York: Guilford; 1993. p. 317-60.
15. Thomas JJ, Roberto CA, Berg KC. Assessment measures, then and now: a look back at seminal measures and a look forward to the brave new world. In: Walsh BT, Attia E, Glasofer DR, Sysko R, editors. Handbook of assessment and treatment of eating disorders. Arlington: APA; 2016.

9.5 AVALIAÇÃO DO IMPACTO DO PESO NA QUALIDADE DE VIDA
Maria Helena A. Mariano, Moacir de Novaes, Katia Petribu

A obesidade é uma doença crônica, metabólica, multifatorial, de alta prevalência e associada a comorbidades clínicas, psiquiátricas e comprometimento da qualidade de vida (QV). Nas três últimas décadas, tem sido considerada uma verdadeira epidemia diante do surgimento de novos casos, tanto nos países desenvolvidos como naqueles em desenvolvimento.[1]

Na avaliação da QV de obesos, observa-se que esta se relaciona com o grau de obesidade e que se torna mais reduzida nos grupos que buscam tratamento para emagrecer. Com o crescente desenvolvimento de pesquisas em obesidade, como novos fármacos e modernas técnicas de cirurgia bariátrica, é de grande importância a avaliação desses pacientes, com o objetivo de identificar qual a melhor opção terapêutica para cada caso.[2-4]

A mensuração da QV é feita por meio de instrumentos que podem ser genéricos ou específicos. Os instrumentos genéricos, como o SF-36 Item Short-Form Health Survey, apesar de utilizados internacionalmente para avaliar a QV, podem apresentar baixa precisão na medida de resultados mais específicos para determinadas doenças. Diante de algumas limitações dos instrumentos genéricos, são recomendados instrumentos específicos, que são mais sensíveis para detectar mudanças e distinguir subgrupos de pacientes. Desse modo, são capazes de avaliar, de forma individual, determinados aspectos da QV, proporcionando maior capacidade de detecção de melhora ou piora dos aspectos específicos em questão.[5]

Nos últimos anos, têm sido desenvolvidos instrumentos específicos para avaliar a QV na obesidade, como o Bariatric Analysis and Reporting Outcomes System (BAROS), o Obesity and Weight Loss Quality of Life Questionnaire (OWLQOL), o Obesity Related Well-Being (ORWELL-97) e o Impact of Weight on Quality of Life (IWQOL-Lite), que é validado no Brasil.

■ IMPACT OF WEIGHT ON QUALITY OF LIFE (IWQOL-LITE)

O IWQOL-Lite tem sido utilizado em diversos graus dessa morbidade, apresentando, em estudos controlados e randomizados, diferenças estatísticamente significantes em alguns domínios, após intervenções terapêuticas, além de ter demonstrado propriedades psicométricas adequadas.[2-7]

▌ VERSÕES

O IWQOL foi desenvolvido em 1997 pela pesquisadora norte-americana Kolotkin e colaboradores[8] para avaliar a QV na obesidade. Devido ao grande número de perguntas do questionário original (74 itens), o que dificultava sua aplicação na pesquisa clínica, foi desenvolvida, em 2001, uma versão breve, com 31 perguntas, o IWQOL-Lite, com propriedades psicométricas mais adequadas e mais sensível que a versão inicial.[2]

O instrumento foi traduzido para 77 idiomas. Na França, não foi realizada uma validação, mas uma adaptação do instrumento, tendo sido utilizado o IWQOL-Lite como modelo para a criação de um instrumento que atendesse às percepções do impacto da obesidade na QV no país, com alteração dos domínios do questionário original.[9]

No Brasil, a validação do IWQOL-Lite foi realizada em uma amostra de indivíduos de Recife (PE) que buscavam tratamento para emagrecer.

Em 2006, foi desenvolvido o IWQOL-Kids, para ser utilizado em adolescentes de 11 a 19 anos, já traduzido, mas ainda não validado para o português do Brasil. É composto por 27 questões distribuídas em quatro domínios.[10] O Impact of Weight on Quality of Life-Lite Clinical Trials Version (IWQOL-Lite-CT) foi validado em 2019 e vem sendo utilizado em ensaios clínicos, mas ainda não foi validado para o português do Brasil.[11]

▌ DESCRIÇÃO DO INSTRUMENTO

O IWQOL-Lite é formado por 31 itens e cinco domínios (função física, autoestima, vida sexual, constrangimento em público e trabalho). São 11 perguntas acerca da função física, 7 sobre autoestima, 4 acerca da vida sexual, 5 sobre constrangimento em público e 4 sobre trabalho. Em relação ao trabalho, existe uma observação para que as donas de casa e os aposentados respondam com relação às suas atividades diárias.

Todas as sentenças iniciam-se com a frase "Devido ao meu peso". Cada item é composto por cinco opções de resposta, e a pontuação é em escala ordinal (de 5 a 1), na qual 5 é sempre verdade, 4 é geralmente verdade, 3 é algumas vezes verdade, 2 é raramente verdade e 1 é nunca verdade. A pontuação final refere-se à soma dos escores individuais, e o escore total varia de 0 a 100 (Fig. 9.5.1).

▌ PÚBLICO-ALVO

O IWQOL-Lite pode ser administrado a indivíduos com diferentes graus de obesidade, inclusive àqueles com obesidade mórbida e maiores de 18 anos. Trata-se de uma ferramenta útil para avaliar a QV na obesidade, podendo ser utilizada em pesquisas clínicas, epidemiológicas e atividades assistenciais.

Instruções: responda às afirmações a seguir circulando o número que corresponda à afirmação que melhor se aplique à sua condição na **semana passada**. Seja o mais franco possível. Não existem respostas certas nem erradas.

		SEMPRE VERDADE	GERALMENTE VERDADE	ALGUMAS VEZES VERDADE	RARAMENTE VERDADE	NUNCA VERDADE
	Função física					
1.	Devido ao meu peso, tenho dificuldade em apanhar objetos.	5	4	3	2	1
2.	Devido ao meu peso, tenho dificuldade em amarrar meus sapatos.	5	4	3	2	1
	Vida sexual					
1.	Devido ao meu peso, não sinto prazer em atividades sexuais.	5	4	3	2	1
2.	Devido ao meu peso, sinto pouco ou nenhum desejo sexual.	5	4	3	2	1

FIGURA 9.5.1 ▌ INSTRUÇÕES E EXEMPLOS DE AFIRMAÇÕES CONTIDAS NO IWQOL-LITE.

Devido às suas propriedades psicométricas, detecta as alterações associadas com a perda e o ganho de peso, sendo sensível para avaliar a resposta ao tratamento e o grau de obesidade. Sua aplicação tem sido recomendada na avaliação pré-cirúrgica de candidatos à cirurgia bariátrica e por várias associações que tratam de sujeitos com obesidade, como a European Association for Endoscopic Surgery.

De acordo com Kolotkin,[12] o instrumento tem sido particularmente útil para a indústria farmacêutica, cirurgiões bariátricos e equipe de saúde envolvida ativamente no tratamento ou no desenvolvimento de estratégias para tratar a obesidade e suas comorbidades, como doenças cardiovasculares e diabetes. Tem sido utilizado para avaliar a melhora da QV decorrente do tratamento comportamental, farmacêutico ou cirúrgico da obesidade. Sua utilização auxilia pesquisadores e clínicos a coletarem informações e fornecerem ao paciente dados concretos acerca de seu bem-estar, além dos parâmetros clínicos.

▪ APLICAÇÃO

O IWQOL-Lite é um instrumento autoaplicável. Não há recomendação de um treinamento específico para sua aplicação. O paciente é orientado a responder às questões circulando o número que corresponda à afirmação que melhor se aplique à sua condição na semana anterior e que seja o mais franco possível.

Para pessoas analfabetas e com dificuldades de leitura, é facultado ao entrevistador ler as instruções e marcar as alternativas selecionadas pelo paciente. Nos estudos internacionais, seu tempo de aplicação médio é de 3 minutos. Na validação realizada no Brasil, não foi medida a média do tempo para completar o questionário e o grau de dificuldade entre os sujeitos para seu entendimento, embora, na prática, tenha sido verificado que não excede 5 minutos.

▪ INTERPRETAÇÃO DAS PONTUAÇÕES

As opções de resposta variam de 0 (pior QV) a 100 (melhor QV). Os escores para cada um dos cinco domínios são calculados somente se o participante completar, no mínimo, 50% dos itens de cada domínio, e o escore total é calculado se for completado, no mínimo, 75% de todos os domínios do instrumento.

É necessário que o paciente tenha respondido a um número mínimo de perguntas em cada domínio – por exemplo, 6 do total de 11 na função física, 4 de 7 na autoestima, e assim sucessivamente. Após calcular os escores brutos, utiliza-se um sistema de *pro rata* para o tratamento dos dados faltantes.

Para a conversão dos escores brutos, são usadas fórmulas de fácil utilização por meio de programas específicos fornecidos pela empresa que comercializa o questionário, resultando em escores para qualquer domínio ou pontuação total.

▪ PARÂMETROS PSICOMÉTRICOS DA VERSÃO ORIGINAL E DA VERSÃO EM PORTUGUÊS

A validação semântica e a versão final do IWQOL-Lite para o português do Brasil foram fornecidas pela autora do instrumento, Ronnete L. Kolotkin.

A amostra clínica do estudo de validação no Brasil foi composta por 89 mulheres maiores de 24 anos, com índice de massa corporal (IMC) acima de 24,5, residentes na Região Metropolitana de Recife, participantes do programa de emagrecimento dos Vigilantes do Peso e que estavam "em busca do emagrecimento". O grupo-controle (amostra comunitária) foi composto por 156 mulheres com qualquer IMC, recrutadas, aleatoriamente, de locais de livre acesso e de grande circulação, como funcionárias de hospitais públicos, escolas e consultórios, com diferentes níveis socioeconômicos e de instrução.

CONFIABILIDADE

Teste-reteste

Foi realizado o teste-reteste, que mensura o grau em que o escore de um sujeito permanece estável ao longo do tempo, para avaliar a reprodutibilidade do IWQOL-Lite. Ele foi aplicado a 36 voluntárias do sexo feminino, com idade superior a 24 anos e IMC > 24,5.

Cada indivíduo respondeu ao instrumento em duas ocasiões diferentes, com um intervalo de sete dias. O coeficiente de correlação intraclasse (CCI) avaliou as correlações de cada item e o escore total nos dois momentos de aplicação (teste-reteste). Foi encontrada alta correlação entre as duas entrevistas para o escore total pelo CCI (0,93).

Consistência interna

O coeficiente alfa de Cronbach mede construtos latentes e determina a consistência interna dos itens por meio da correlação média das questões dentro de um item. Quanto maior o coeficiente alfa de Cronbach, mais ele contribui na construção do instrumento, sendo considerados bons os valores situados entre 0,65 e 1.

Os autores originais do IWQOL-Lite relataram boa confiabilidade, com consistência interna (coeficiente alfa de Cronbach) de 0,90 a 0,96. As versões para outros idiomas também foram consideradas de boas a ótimas.[3,4,6,7,13]

Na validação brasileira, o coeficiente alfa de Cronbach (r = 0,91) foi calculado para as amostras clínica, voluntária e combinada e apresentou coerência entre os itens de cada domínio. Foram calculados os coeficientes de correlação de Pearson entre cada item e o domínio correspondente (corrigido para o peso do item), para a amostra total combinada e pacientes clínicos e sujeitos da comunidade. As correlações item-domínio foram todas significantes ($p < 0,001$) para as três amostras (clínica, comunitária e combinada). Além disso, os coeficientes de correlação entre cada domínio e IMC foram calculados. Na amostra clínica, o IMC apresentou correlação significante apenas nos domínios função física e autoestima. Na amostra voluntária, as correlações foram todas significantes.

VALIDADE

Validade de construto

A análise fatorial com rotação oblíqua dos componentes de cada domínio do IWQOL-Lite avaliou seu fator estrutural. Na análise fatorial, verificou-se que todos os itens apresentaram cargas mais elevadas nos domínios para os quais estavam designados, o que indica consistência interna do IWQOL-Lite.

Foi aplicado o coeficiente de correlação de Pearson para avaliar a correlação entre os escores dos domínios do IWQOL-Lite e os escores dos componentes da função física e mental do questionário SF-36 obtidos das participantes da amostra voluntária. Nessa etapa, foi analisada a robustez do instrumento quando comparado ao SF-36.

As correlações entre os escores dos domínios do IWQOL-Lite e os escores do componente físico do SF-36 foram estatisticamente significantes, com exceção da autoestima. No componente mental, a autoestima, a função física e o trabalho apresentaram correlações estatisticamente significantes.

Validade discriminante

Foram utilizadas duas amostras do sexo feminino. A primeira, de indivíduos que buscavam emagrecer, recrutada na instituição Vigilantes do Peso (n = 89), com QV supostamente mais reduzida, e a segunda, composta por voluntárias da comunidade (n = 156), em que se presumia não haver alterações da QV. Os escores de cada domínio do IWQOL-Lite e o escore total em ambas as amostras foram comparados, controlando-se o IMC, tendo como objetivo demonstrar a validade discriminante do questionário. O resultado do teste MANOVA indicou diferença estatisticamente significante entre a amostra clínica e a amostra voluntária apenas no grupo com IMC entre 25 e 29,9 ($F = 3,28$; $gl = 6,89$; $p = 0,006$). No grupo com IMC entre 25 e 29,9, o resultado do teste t de Student para amostras independentes indicou que apenas a média do domínio autoestima apresentou diferença estatisticamente significante entre as amostras clínica e voluntária ($p = 0,003$).

A comparação das médias dos escores de cada domínio, segundo a classificação do IMC, foi realizada por meio da ANOVA. Na amostra clínica, não houve evidência de variação significativa entre médias dos escores, segundo as categorias do IMC, nos domínios vida sexual ($F = 2,22$; $gl = 3,85$; $p = 0,092$) e trabalho ($F = 1,47$; $gl = 3,85$; $p = 0,229$). Em relação aos demais domínios, a ANOVA mostrou resultados significantes, com valores $p < 0,005$. Na amostra voluntária, a ANOVA apresentou resultados significativos em cada um dos domínios, com os valores $p = 0,037$. Para cada domínio com resultado significante no teste ANOVA, foi realizado o teste de comparações múltiplas de Sidak, a fim de identificar os pares de médias com diferença estatisticamente significante.

■ LIMITAÇÕES

O IWQOL-Lite apresenta as mesmas desvantagens encontradas em outros instrumentos de autoaplicação, nos quais os escores podem ser facilmente exagerados, minimizados ou até falseados pelos respondentes. Vale ressaltar que as condições de aplicação também podem gerar resultados distintos (como aplicação na frente de outras pessoas e ambiente clínico).

■ CONSIDERAÇÕES FINAIS

A mensuração da QV permite avaliar o impacto que determinadas doenças, como a obesidade, causam no bem-estar físico e emocional das pessoas. É útil na avaliação dos tratamentos realizados, proporcionando novas diretrizes clínicas, provisão de serviços e gastos de saúde, além de adequadas políticas de saúde pública.

Tem sido relatado que a obesidade compromete a QV em uma variedade de aspectos, como a função física, a vida sexual e o desempenho laboral, levando a constrangimento em público e redução da autoestima.

A versão brasileira do IWQOL-Lite consiste no primeiro instrumento específico para avaliar a QV na obesidade validado no País. Seus resultados sugerem que ele apresenta propriedades psicométricas satisfatórias nos seguintes aspectos: reprodutibilidade (teste-reteste), consistência interna e validades de construto e discriminante. Desse modo, pode ser utilizado não só em pesquisas epidemiológicas, mas também em atividades assistenciais, consistindo em mais uma ferramenta para avaliação das terapias adotadas em sujeitos com obesidade.

▪ FORMAS DE AQUISIÇÃO

O IWQOL-Lite não é um instrumento de domínio público, sendo protegido por direitos autorais. A autora do instrumento transferiu para a Duke University a administração dos *royalties*. A Dra. Ronette L. Kolotkin é professora de psicologia na Duke University e proprietária do Quality of Life Consulting, PLLC, onde o instrumento está à venda.

▪ REFERÊNCIAS

1. Morgen CS, Sørensen TI. Obesity: global trends in the prevalence of overweight and obesity. Nat Rev Endocrinol. 2014;10(9):513-4.
2. Kolotkin RL, Crosby RD. Psychometric evaluation of the impact of weight on quality of life-lite questionnaire (IWQOL-lite) in a community sample. Qual Life Res. 2002;11(2):157-71.
3. Mueller A, Holzapfel C, Hauner H, Crosby RD, Engel SG, Mühlhans B, et al. Psychometric evaluation of the German version of the impact of weight on quality of life-lite (IWQOL-Lite) questionnaire. Exp Clin Endocrinol Diabetes. 2011;119(2):69-74.
4. Andrés A, Saldaña C, Mesa J, Lecube A. Psychometric evaluation of the IWQOL-llte (Spanish version) when applied to a sample of obese patients awaiting bariatric surgery. Obes Surg. 2012;22(5):802-9.
5. Duval K, Marceau P, Pérusse L, Lacasse Y. An overview of obesity-specific quality of life questionnaires. Obes Rev. 2006;7(4):347-60.
6. Engel SG, Kolotkin RL, Teixeira PJ, Sardinha LB, Vieira PN, Palmeira AL, et al. Psychometric and cross-national evaluation of a Portuguese version of the impact of weight on quality of life-lite (IWQOL-Lite) questionnaire. Eur Eat Disord Rev. 2005;13(2):133-43.
7. Mariano MHA, Kolotkin RL, Petribú K, Ferreira MNL, Dutra RF, Barros MV, et al. Psychometric evaluation of a Brazilian version of the impact of weight on quality of life (IWQOL-Lite) instrument. Eur Eat Disord Rev. 2010;18(1):58-66.
8. Kolotkin RL, Head S, Brookhart A. Construct validity of the impact of weight on quality of life questionnaire. Obes Res. 1997;5(5):434-41.
9. Ziegler O, Filipecki J, Girod I, Guillemin F. Development and validation of a French obesity-specific quality of life questionnaire: quality of life, obesity and dietetics (QOLOD) rating scale. Diabetes Metab. 2005;31(3 Pt 1):273-83.
10. Kolotkin RL, Zeller M, Modi AC, Samsa GP, Quinlan NP, Yanovski JA, et al. Assessing weight-related quality of life in adolescents. Obesity. 2006;14(3):448-57.
11. Kolotkin RL, Williams VSL, Ervin CM, Williams N, Meincke HH, Qin S, et al. Validation of a new measure of quality of life in obesity trials: impact of weight on quality of life-lite clinical trials version. Clin Obes. 2019;9(3):e12310.
12. Kolotkin RL. Impact of weight on quality of life. Durham: Duke University; c2015.
13. Kolotkin RL, Crosby RD, Kosloski KD, Williams GR. Development of a brief measure to assess quality of life in obesity. Obes Res. 2001;9(2):102-11.

INSTRUMENTOS DE AVALIAÇÃO DE IMPULSIVIDADE

10

10.1 ASPECTOS GERAIS DOS INSTRUMENTOS DE AVALIAÇÃO DE IMPULSIVIDADE

Hermano Tavares, Daniel Tornaim Spritzer

▍ CONCEITO DE IMPULSIVIDADE E TRANSTORNO DOS IMPULSOS

Vivemos em um mundo que testa de maneira muito intensa a nossa capacidade de autocontrole. Enquanto o individualismo, o hedonismo e o imediatismo são características cada vez mais presentes em nossa sociedade, a incerteza gerada por uma realidade em constante transformação dificulta ainda mais as tomadas de decisão de longo prazo. Todos os dias, nos deparamos com uma oferta muito grande de "tentações", que estão cada vez mais atraentes e sofisticadas. E nem sempre conseguimos distinguir se somos nós que estamos consumindo algo ou se são as nossas informações que estão disponíveis no menu do dia.

De maneira geral, a impulsividade costuma ser definida como atitudes inapropriadas, apressadas, não planejadas e arriscadas, que levam a consequências desfavoráveis.[1,2] Ao mesmo tempo, também pode ser entendida como uma característica constitucional que predispõe a essas reações rápidas e que ocorrem sem a devida ponderação. A impulsividade é considerada um fenômeno multidimensional, composto por diferentes elementos, como inibição motora, planejamento/tomada de decisões, persistência e regulação emocional.[3,4] Existem diferentes tipos de impulsividade, e as pessoas provavelmente perdem o controle por diversos motivos.

Como fenômeno psicopatológico, a impulsividade faz fronteira com diferentes categorias diagnósticas em psiquiatria. É descrita como componente do quadro clínico de síndromes como transtorno bipolar, transtorno de déficit de atenção/hiperatividade (TDAH), conduta antissocial, dependência de substâncias, bulimia nervosa e transtornos da personalidade do Grupo B, notadamente limítrofe (*borderline*) e antissocial. Ainda, pode funcionar tanto como um fator de risco para um transtorno mental quanto ser uma consequência deste.[5]

A 11ª edição da *Classificação internacional de doenças e problemas relacionados à saúde* (CID-11) reserva um grupo diagnóstico específico para transtornos que têm a impulsividade como característica central, denominado de transtornos do controle de impulsos (TCI). Os transtornos desse grupo caracterizam-se pela incapacidade recorrente de resistir a um impulso, desejo ou necessidade/urgência de realizar um comportamento gratificante para a pessoa, pelo menos em curto prazo. As consequências de longo prazo podem ser negativas para o indivíduo ou para outras pessoas, causando sofrimento marcado em relação ao padrão de comportamento, ou prejuízo significativo nas áreas pessoal, familiar, social, educacional, ocupacional, ou outras áreas importantes de funcionamento. Estão incluídos nessa categoria a piromania, a cleptomania, o transtorno do comportamento sexual compulsivo e o transtorno explosivo intermitente (TEI).[6]

Uma novidade que merece destaque na CID-11 é a categoria de transtornos devido a comportamentos de dependência, na qual está agora classificado o transtorno por uso de jogos de azar (*gambling disorder*), anteriormente incluído no grupo de TCI. Desta nova categoria diagnóstica também faz parte o uso problemático de jogos digitais (*gaming disorder*). Assim, a CID-11 amplia o rol das dependências comportamentais, anteriormente restrito ao transtorno do jogo, e abre a oportunidade de discutir e debater sobre novos comportamentos até então inexistentes e que hoje se apresentam tanto como um benefício quanto um desafio. A dualidade na relação com a tecnologia é abordada nos capítulos que contemplam o uso problemático de internet e de *smartphones*. A tricotilomania e o transtorno de escoriação, também considerados como TCI na edição anterior, estão agora classificados como transtornos de comportamentos repetitivos com foco no corpo, e alocados na categoria do transtorno obsessivo-compulsivo e condições relacionadas.[6]

Na nova edição do *Manual diagnóstico e estatístico de transtornos mentais – Texto Revisado* (DSM-5-TR), a seção de transtornos do impulso é denominada "Transtornos disruptivos, do controle de impulsos e da conduta" e inclui a piromania, a cleptomania e o TEI. Três transtornos foram agregados à seção: transtorno da conduta (TC), transtorno de oposição desafiante (TOD) e transtorno da personalidade antissocial (TPA). Por sua vez, o jogo patológico foi realocado em uma nova seção denominada "Transtornos aditivos", em virtude de variados fatores compartilhados com dependências de substâncias, como semelhanças na estrutura psicopatológica, na genética, no perfil de comorbidades e na terapêutica. O transtorno do jogo pela internet (*internet gaming disorder*) ainda não é uma categoria diagnóstica oficial no DSM-5-TR, e uma proposta de critérios encontra-se na seção III como condições que merecem mais estudos.[7]

A despeito das controvérsias de classificação, os transtornos do impulso recebem atenção crescente de clínicos e pesquisadores. Estima-se que 8% da população sofra de algum transtorno dessa natureza. Os transtornos do impulso são prevalentes, em geral têm início na adolescência ou no começo da vida adulta e podem causar incapacitação duradoura ou definitiva.[8,9] Além disso, a impulsividade e os transtornos do impulso têm sido associados com comportamento suicida[10,11] e comportamentos de risco em geral, como atividade ilegal, abuso de substâncias e comportamento sexual de risco.[12] Comportamentos que têm a impulsividade como característica são causa de 75% dos óbitos entre adolescentes, como mortes por causas externas, envolvimento em crimes, direção sob influência de substâncias e comportamento sexual de risco.[13,14]

INSTRUMENTOS DE AVALIAÇÃO

Os instrumentos de avaliação de impulsividade são fundamentais na pesquisa em saúde mental e comportamental, permitindo realizar avaliações objetivas e padronizadas do construto em diversas populações. As ferramentas de autorrelato têm sido amplamente utilizadas para avaliar os transtornos relacionados à impulsividade, tanto em amostras populacionais como clínicas. Devido a simplicidade, rapidez na administração, baixo custo e facilidade de preenchimento, presencial ou virtualmente, elas se tornaram uma das principais escolhas para a avaliação desse tipo de transtorno.[15]

Uma das vantagens mais significativas desses instrumentos é que eles fornecem informações sobre comportamentos não observados em testes cognitivos e medem fenômenos de modo mais contínuo do que as entrevistas diagnósticas com respostas de tipo sim/não. Além disso, podem ser aplicados de forma repetida, permitindo a avaliação da mudança no comportamento ao longo do tempo.[16]

No entanto, muitos transtornos relacionados à impulsividade envolvem um nível considerável de preconceito e juízo de valor, o que pode levar à subestimação ou à superestimação dos sintomas pelos participantes. Nesse sentido, os questionários de autorrelato administrados *on-line* têm se mostrado mais acurados do que os testes cognitivos, uma vez que a anonimidade proporcionada pela internet diminui a pressão social e ajuda os participantes a serem mais honestos em suas respostas.[17]

Existem duas opções principais para a avaliação de fenômenos impulsivos: ferramentas para avaliar traços impulsivos e suas dimensões, independentemente do diagnóstico psiquiátrico; e medidas de avaliação de comportamentos e síndromes impulsivas específicas, que podem ser utilizadas para triagem desses comportamentos e para determinar a gravidade dos transtornos. A escolha entre elas depende dos objetivos do clínico ou pesquisador, bem como do contexto de avaliação. Seja qual for a decisão, é importante que o clínico ou pesquisador tenha familiaridade com as características psicométricas do instrumento escolhido e com as limitações e possíveis fontes de erro de medida.

No contexto brasileiro, ainda não há estudos de prevalência sobre a maioria dos transtornos associados à impulsividade, o que torna esses instrumentos ainda mais importantes. Nesse sentido, eles são ferramentas essenciais para a obtenção de evidências científicas que possam guiar a elaboração de futuras políticas públicas. É fundamental que esses instrumentos tenham propriedades psicométricas robustas, isto é, que sejam confiáveis e válidos do fenômeno que se propõem a avaliar. Além disso, é importante que sejam adaptados para o contexto brasileiro, para que possam ser facilmente compreendidos pela população, e que sejam breves, para que possam ser utilizados em estudos epidemiológicos de larga escala.[18]

Para avançar nesse campo, tem-se buscado evitar o desenvolvimento de novas medidas e focar os esforços na validação das já existentes e identificadas como as mais úteis. Por fim, para que seja possível comparar a pesquisa feita no Brasil com a desenvolvida em outros países, é preciso que se faça uso de instrumentos reconhecidos e utilizados internacionalmente. Dessa forma, será possível avançar na compreensão desse fenômeno e elaborar estratégias eficazes para prevenção e tratamento dos transtornos relacionados à impulsividade.[19]

O Quadro 10.1.1 lista os principais instrumentos de avaliação de impulsividade e transtornos específicos relacionados adaptados para uso na população brasileira. Esses instrumentos têm sido amplamente utilizados em pesquisa e na prática clínica, e a seleção deles nesta edição foi baseada em critérios como níveis de evidência científica, utilidade clínica e atualização das classificações diagnósticas.

Devido ao grande desenvolvimento de instrumentos de avaliação de transtornos relacionados à impulsividade nos últimos anos, não será possível discutir todos os instrumentos citados no Quadro 10.1.1 neste livro. Nos próximos capítulos desta seção, serão apresentados em profundidade os instrumentos para avaliação de uso problemático de jogos de azar, de jogos digitais, de internet, de *smartphones* e relacionados à compulsão sexual. A seleção dos instrumentos incluídos nesta edição seguiu os seguintes critérios norteadores: a) níveis de evidência

QUADRO 10.1.1 ■ INSTRUMENTOS DE AVALIAÇÃO DE IMPULSIVIDADE VALIDADOS NO BRASIL

Medidas gerais de impulsividade

- Impulsive Behaviour Scale (UPPS-P)
- Barratt Impulsiveness Scale (BIS-11)
- Questionnaire for Impulsive-Compulsive Disorders in Parkinson's Disease-Rating Scale (QUIP-RS)

Dependências comportamentais

Uso problemático de jogos de azar

- Escala de Seguimento de Jogadores (ESJ)*
- South Oaks Gambling Screen (SOGS)

Uso problemático de jogos digitais

- Escala de Transtorno do Jogo pela Internet (IGDS-9)*
- Game Addiction Scale (GAS)
- Videogame Addiction Test (VAT)

Uso problemático de internet e redes sociais

- Problematic Internet Use Questionnaire – Short Form-9 (PIUQ-SF-9)*
- Online Cognition Scale (OCS)
- Internet Addiction Test (IAT)
- Bergen Facebook Addiction Scale (BFAS)
- Bergen Instagram Addiction Scale (BIAS)

Uso problemático de smartphones

- Smartphone Addiction Scale (SAS)*
- Smartphone Addiction Inventory (SPAI)

Uso problemático de mensagens de texto

- Self-perception of Text message Dependence Scale (STDS)

Transtornos do controle de impulsos

Comportamento sexual compulsivo

- Escala de Compulsividade Sexual (SCS)*
- Compulsive Sexual Behavior Inventory (CSBI-22)*
- Inventário de Triagem do Transtorno Hipersexual (HDSI)*

Compras compulsivas

- Compulsive Buying Follow-up Scale (CBFS)
- Richmond Compulsive Buying Scale (RCBS)
- Yale-Brown Obsessive Compulsive Scale – shopping version (YBOCS-SV)
- Panic Buying Scale (PBS)
- Buying Impulsiveness Scale

Cleptomania

- Kleptomania Symptom Assessment Scale (K-SAS)

Transtorno explosivo intermitente

- Escala de Ruminação de Raiva (ARS-Brasil)
- Escala para Avaliação de Tendência à Agressividade (EATA)
- Assessing Risk for Violence (HCR-20)

Piromania

- Inventário de Externalização

Transtornos do comportamento repetitivo com foco no corpo

Tricotilomania

- Massachusetts General Hospital (MGH) Hairpulling Scale

Skin Picking

- Skin Picking Scale-Revised (SPS-R)
- Skin Picking Impact Scale (SPIS)

* Instrumentos apresentados em detalhes nos capítulos seguintes desta seção.

científica; b) utilidade clínica; e c) atualização das classificações diagnósticas (CID-11 e DSM-5-TR).

Em relação às tendências e futuras direções na área de avaliação de impulsividade, podem ser citados o desenvolvimento de novas ferramentas que visem medir aspectos específicos do construto, como a impulsividade relacionada ao uso de tecnologia e a impulsividade alimentar, e a incorporação de tecnologias digitais, como aplicativos móveis e dispositivos vestíveis, que têm possibilitado coletar dados em tempo real e monitorar a impulsividade em situações ecologicamente válidas. A análise de dados por meio de técnicas avançadas de inteligência artificial e aprendizado de máquina também tem sido explorada para aprimorar a precisão e a confiabilidade da avaliação de impulsividade.

Em resumo, os instrumentos de autorrelato são essenciais para a avaliação de transtornos relacionados à impulsividade por serem rápidos, acessíveis e fornecerem informações valiosas sobre o comportamento dos participantes. Os clínicos e pesquisadores podem escolher entre avaliar os traços impulsivos e suas dimensões, ou utilizar medidas de avaliação de comportamentos e síndromes impulsivas específicas, de acordo com seus objetivos e contexto de avaliação. A seleção dos instrumentos deve ser baseada em critérios científicos e clínicos, garantindo a qualidade e a eficácia da avaliação.

REFERÊNCIAS

1. Evenden JL. Varieties of impulsivity. Psychopharmacology. 1999;146(4):348-61.
2. Moeller FG, Barratt ES, Dougherty DM, Schmitz JM, Swann AC. Psychiatric aspects of impulsivity. Am J Psychiatry. 2001;158(11):1783-93.
3. MacKillop J, Weafer J, Gray JC, Oshri A, Palmer A, Wit H. The latent structure of impulsivity: impulsive choice, impulsive action, and impulsive personality traits. Psychopharmacology. 2016;233(18):3361-70.
4. Fineberg NA, Chamberlain SR, Goudriaan AE, Stein DJ, Vanderschuren LJMJ, Gillan CM, et al. New developments in human neurocognition: clinical, genetic, and brain imaging correlates of impulsivity and compulsivity. CNS Spectr. 2014;19(1):69-89.
5. Wit H. Impulsivity as a determinant and consequence of drug use: a review of underlying processes. Addict Biol. 2009;14(1):22-31.
6. World Health Organization. ICD-11 for mortality and morbidity statistics [Internet]. Geneva: WHO; 2023 [capturado em 14 maio 2023]. Disponível em: https://icd.who.int/browse11/l-m/en#/http://id.who.int/icd/entity/1448597234.
7. American Psychiatric Association. Diagnostic and statistical manual of mental disorders: DSM-5. 5th edition. Washington: APA; 2022.
8. Dell'Osso B, Altamura AC, Allen A, Marazziti D, Hollander E. Epidemiologic and clinical updates on impulse control disorders: a critical review. Eur Arch Psychiatry Clin Neurosci. 2006;256(8):464-75.
9. Hossain MM, Tasnim S, Sultana A, Faizah F, Mazumder H, Zou L, et al. Epidemiology of mental health problems in COVID-19: a review. F1000Research. 2020;9:636.
10. Chachamovich E, Stefanello S, Botega N, Turecki G. Which are the recent clinical findings regarding the association between depression and suicide? Rev Bras Psiquiatr. 2009;31(Suppl 1):S18-25.
11. Carballo JJ, Llorente C, Kehrmann L, Flamarique I, Zuddas A, Purper-Ouakil D, et al. Psychosocial risk factors for suicidality in children and adolescents. Eur Child Adolesc Psychiatry. 2020;29(6):759-76.
12. Martins SS, Tavares H, Lobo DSS, Galetti AM, Gentil V. Pathological gambling, gender, and risk-taking behaviors. Addict Behav. 2004;29(6):1231-5.
13. Kelley AE, Schochet T, Landry CF. Risk taking and novelty seeking in adolescence: introduction to part I. Ann N Y Acad Sci. 2004;1021:27-32.
14. Lockwood J, Daley D, Townsend E, Sayal K. Impulsivity and self-harm in adolescence: a systematic review. Eur Child Adolesc Psychiatry. 2017;26(4):387-402.
15. Paulhus D, Vazire S, Robbins R, Fraley R, Krueger R. The self-report method Handbook of research methods in personality psychology. New York: Guilford; 2007. v. 1.
16. Cyders MA, Coskunpinar A. Measurement of constructs using self-report and behavioral lab tasks: is there overlap in nomothetic span and construct representation for impulsivity? Clin Psychol Rev. 2011;31(6):965-82.
17. Eisenberg IW, Bissett PG, Zeynep Enkavi A, Li J, MacKinnon DP, Marsch LA, et al. Uncovering the structure of self-regulation through data-driven ontology discovery. Nat Commun. 2019;10:2319.
18. King DL, Chamberlain SR, Carragher N, Billieux J, Stein D, Mueller K, et al. Screening and assessment tools for gaming disorder: a comprehensive systematic review. Clin Psychol Rev. 2020;77:101831.
19. Fineberg NA, Menchón JM, Hall N, Dell'Osso B, Brand M, Potenza MN, et al. Advances in problematic usage of the internet research: a narrative review by experts from the European network for problematic usage of the internet. Compr Psychiatry. 2022;118:152346.

10.2 ESCALA DE SEGUIMENTO DE JOGADORES (ESJ)
Hermano Tavares

ASPECTOS TEÓRICOS

A abordagem do jogo de azar vem mudando de modo drástico nas últimas décadas, passando de uma atividade marginal e moralmente condenada para um passatempo legítimo explorado pela indústria do lazer. Isso implica o aumento da exposição de crescentes parcelas da população ao jogo e, consequentemente, uma proporção maior de indivíduos vulneráveis ao transtorno do jogo em busca de tratamento.

Os modelos de tratamento seguem em investigação, e ainda não há metodologia consensual para sua avaliação. Ensaios farmacológicos concentram-se na avaliação da "fissura" (em inglês, *craving*) pelo jogo; já os ensaios envolvendo intervenções psicoterápicas focam-se na avaliação dos indicadores de comportamento de jogo, como frequência das apostas, quantia apostada e percepção de autocontrole. Essa falta de consenso quanto a um conjunto de medidas ideais compromete a oportunidade de comparação do desempenho de diferentes modalidades e centros de tratamento. Em 2006, um grupo de especialistas se reuniu na cidade de Banff, no Canadá,[1] e propôs um conjunto mínimo de indicadores de resultado de tratamento, dividido em três domínios: 1) medidas de comportamento de jogo (gasto mensal, número de dias de jogo no mês, tempo gasto com essa prática); 2) medidas de problemas causados por jogo (saúde pessoal, relacionamentos, problemas financeiros e legais); e 3) medidas de processo de mudança, especificamente relacionadas ao modelo de tratamento empregado, como avaliação de distorções cognitivas em pacientes submetidos à reestruturação cognitiva, ou avaliação de mecanismos de defesa do ego para aqueles submetidos à psicoterapia psicodinâmica.

A ESCALA DE SEGUIMENTO DE JOGADORES (ESJ)

A Escala de Seguimento de Jogadores (ESJ) foi desenvolvida no Brasil durante a década de 2000.[2] Sua confiabilidade foi publicada em 2005[3] e sua validação foi estudada na dissertação de mestrado de Galetti,[2] com publicação em 2016.[4]

O objetivo da ESJ é providenciar um método rápido, seguro e confiável para avaliar jogadores patológicos em tratamento, permitindo um acompanhamento de sua evolução. A Escala de Seguimento de Jogadores Autoaplicável (ESJ-AA) também pode ser usada para verificação do resultado de tratamento em ensaios clínicos para transtorno do jogo e como ferramenta clínica na discriminação entre pacientes recuperados e recaídos.

VERSÕES

A ESJ tem formato simples, para ser usada como uma entrevista semiestruturada, isto é, o entrevistador faz a pergunta de forma fixa (como indicada no texto) e o paciente responde livremente.[3] A ESJ-AA foi adaptada posteriormente para ser utilizada como um instrumento de autorrelato (Formulário 10.2.I).

DESCRIÇÃO DO INSTRUMENTO

A ESJ contém cinco itens sobre a frequência e o tempo gastos com jogo, atividade ocupacional, relações familiares, lazer e participação em grupos de Jogadores Anônimos (Formulário 10.2.I). A última questão foi acrescentada para avaliar se participar de grupos de autoajuda contribuiria ou não para a resposta clínica.[3]

A ESJ-AA é um instrumento de autorrelato composto por 10 itens (Formulário 10.2.II). O trabalho de expansão e adaptação da ESJ original a um formato autoaplicável foi iniciado em 2006, a fim de torná-lo mais fácil de usar e de se adaptar à estrutura das duas primeiras dimensões do consenso de Banff.[1] O intuito foi propiciar um instrumento compatível com qualquer modalidade de tratamento para transtorno de jogos de apostas, que pudesse ser complementado por medidas específicas, relativas ao modelo de tratamento (terceira dimensão do consenso), evitando, assim, a proliferação de ferramentas no momento de avaliação da eficácia do tratamento. Grupos focais foram organizados com especialistas e pacientes jogadores que examinaram a ESJ. Seguindo as sugestões levantadas, a pergunta sobre jogo foi desmembrada em frequência, tempo e dinheiro, e elementos relativos à subjetividade do paciente foram introduzidos como "fissura", estresse emocional causado pelo jogo, estresse causado pelas dívidas e fissura pela prática. A questão sobre lazer foi ampliada para avaliar a frequência de diferentes modalidades de lazer e a satisfação com a sua realização; já a questão sobre trabalho foi redirecionada para avaliação da autonomia financeira.[4]

PÚBLICO-ALVO

Adultos com transtorno do jogo em tratamento.

APLICAÇÃO

A ESJ deve ser aplicada como entrevista semiestruturada; recomenda-se um período breve de treinamento de 10 a 20 aplicações, em que o entrevistador iniciante observa entrevistas realizadas por um aplicador mais experiente.

A ESJ-AA é autoaplicável. Em casos em que houver dificuldade de leitura, ela também pode ser usada como uma entrevista semiestruturada, a exemplo da ESJ.

O tempo de aplicação para ambas as escalas é de aproximadamente 6 minutos.

INTERPRETAÇÃO DAS PONTUAÇÕES

Na ESJ original, como os itens são inter-relacionados, eles podem ser somados para compor um escore único que varia de 5 a 25 pontos.

A pontuação da ESJ-AA é obtida pela somatória simples de todos os itens da escala, exceto pelo item 9, cujo escore bruto pode variar de 0 a 48 e, por isso, precisa ser ajustado para uma variação de 1 a 5, como os restantes. O procedimento para a realização desse ajuste envolve a soma de todos os subitens válidos da questão (aqueles não respondidos são computados como 0), dividindo-se por 12 e somando-se 1 ao valor da divisão, de acordo com a fórmula a seguir:

$$\text{Escore do item 9} = (\Sigma \text{ subitens} / 12) + 1$$

Esse valor deve ser somado ao resultado da soma dos outros itens para a produção do escore final, que varia de 10 a 49, sendo que escores mais altos representam melhora clínica, isto é, menor envolvimento com jogo. Além da questão 9, o item 5 apresenta um escore que varia apenas de 1 a 4. Uma avaliação psicométrica foi realizada para verificar se o escore desse item também necessitava de ajuste. Entretanto, o ganho de acurácia psicométrica era desconsiderável nesse caso; assim, para facilitar o processo de pontuação, o escore do item 5 deve ser somado em sua forma bruta à pontuação dos demais, sem necessidade de manipulação adicional. A pontuação da ESJ-AA pode, ainda, ser dividida em três subescores: Fator 1 – Comportamento de jogo, resulta da somatória dos itens de 1 a 4; Fator 2 – Vida social, resulta da somatória dos itens 7, 9 e 10; e Fator 3 – Prejuízos pessoais, resultado da somatória dos itens 5, 6 e 8. Um escore total na ESJ-AA acima de 33 pontos é indicativo de remissão do transtorno do jogo.

■ PARÂMETROS PSICOMÉTRICOS

Para validação da versão original da ESJ, foram entrevistados jogadores patológicos que frequentavam programas ambulatoriais especializados, Jogadores Anônimos, ou ambos. A concordância entre juízes variou de 82 a 95%, com coeficientes intraclasse entre 0,85 e 0,99 (níveis de significância, $p < 0,0001$). Uma análise fatorial revelou uma estrutura unidimensional que respondia por 48% da variância explicada. A regressão linear, tendo atividade de jogo como variável dependente, os demais itens da ESJ e o tipo de tratamento como fatores, identificou lazer e duração do tratamento como principais determinantes da abstenção das apostas ($R^2 = 0,356$; $p < 0,001$). Embora o tipo de tratamento não tenha tido influência direta na frequência de jogo, a participação em Jogadores Anônimos foi associada com melhor lazer ($p = 0,011$).

A validade convergente da ESJ-AA foi verificada em 120 pacientes de um programa ambulatorial para transtorno do jogo por meio de análises de correlação com outros instrumentos de referência, especificamente o Índice de Gravidade de Jogo (ASI-Gambling), o método de entrevista Timeline Follow-Back (TFB) adaptado para coleta de dados sobre comportamento de jogo, a Escala de Avaliação de Sintomas de Jogo (G-SAS) e a Escala de Adequação Social – versão adaptada para autoavaliação (SAS-SR). A convergência dos escores foi elevada, com coeficientes de correlação de Spearman variando de 0,30 a 0,82 (níveis de significância entre 0,003 e < 0,001).

A confiabilidade do relato dos pacientes foi verificada comparando-se suas respostas às de familiares. Em geral, os índices de concordância foram elevados, com coeficientes variando de 0,21 a 0,47 para os itens da ESJ-AA (níveis de significância entre 0,001 e < 0,001), exceto para o item 7, que avalia as relações familiares. Comparados a seus familiares, os jogadores apresentaram tendência a minimizar os efeitos do jogo na qualidade das relações familiares. A consistência interna da escala foi elevada, com alfa de Cronbach de 0,855, sendo que todos os itens contribuíram positivamente para a construção do escore total. Uma análise fatorial revelou estrutura de três fatores (comportamento de jogo, vida social e prejuízos pessoais), que explicaram 69% da variância total.

Todos os itens, subescores e escore total da ESJ-AA exibiram sensibilidade à mudança de estado clínico dos pacientes ao longo de seis meses de tratamento. As variações mais robustas foram observadas para os itens de 1 a 5 (com incremento de mais de um ponto, níveis de significância de $p < 0,001$), que são aqueles relacionados ao jogo. Os itens de 6 a 10, que abordam consequências do jogo, apresentaram variações significativas (níveis de significância de 0,036 a 0,014), porém mais modestas. O Fator 2 – Vida social apresentou validade preditiva, isto é, escores mais elevados no pré-tratamento foram associados a maior probabilidade de resposta à terapia, enquanto melhora no Fator 3 – Prejuízo pessoal ao longo do tratamento foi associada à maior probabilidade de recuperação clínica ao final da terapia. Segundo a análise de curva *Receiver Operating Characteristics* (ROC), o corte de 33 pontos no escore total da escala está associado a sensibilidade de 87% e especificidade de 80% na identificação da remissão do transtorno do jogo.

■ EXPERIÊNCIA DE USO

O ponto forte de ambas as versões desse instrumento é a simplicidade e a praticidade. Além disso, as duas apresentam parâmetros psicométricos sólidos. A ESJ original, em seu formato de entrevista semiestruturada, apresenta o inconveniente da necessidade de treinamento para sua aplicação, o que não ocorre com a ESJ-AA, por ser autoaplicável. Em contrapartida, a pontuação da ESJ-AA é um pouco menos imediata em virtude da necessidade de cálculo para ajuste do escore do item 9. Exceto por esse detalhe, a ESJ-AA é mais abrangente e oferece mais parâmetros para avaliação da resposta ao tratamento de transtorno do jogo. Investigações futuras devem se preocupar em melhorar a capacidade da escala de avaliar a qualidade das relações familiares e o seu impacto na resposta ao tratamento, encontrando um balanço adequado entre a introdução de novos itens e a preservação da brevidade e praticidade do instrumento.

▌ FORMAS DE AQUISIÇÃO

As escalas são de domínio público e podem ser obtidas nos artigos de referência listados ou mediante solicitação direta aos autores.

FORMULÁRIO 10.2.I ▌ ESCALA DE SEGUIMENTO DE JOGADORES (ESJ)

	ATIVIDADE JOGO	OCUPAÇÃO	RELAÇÕES FAMILIARES	LAZER	JOGADORES ANÔNIMOS (J.A.)
	O Sr.(a) jogou nas últimas 4 semanas?	Como está o seu trabalho, emprego?	Com quem você mora (últimas 4 semanas)?	Como você ocupa seu tempo livre (últimas 4 semanas)?	Está frequentando o J.A.?
1	Jogou diariamente ou, nos dias que jogou, jogou por mais de 12 horas	Não está trabalhando, abandonou as atividades profissionais ou perdeu o emprego	Não tem moradia	O passatempo principal é o jogo	Não conhece e nunca foi ao J.A.
2	Joga em média mais que uma vez por semana ou, quando jogou, jogou em média de 8 a 12 horas por vez	As atividades e/ou sustento passaram para a responsabilidade de outra pessoa da família	Mora com os familiares, com agressões físicas	Atividades de lazer somente quando é estimulado(a) pelos outros	Compareceu a pelo menos uma reunião do J.A.
3	Jogou em média uma vez por semana ou, quando jogou, jogou em média mais de 4 horas por vez	Atividade irregular	Mora com os familiares, mas em situação de isolamento	Atividades de rotina	Compareceu a mais de uma reunião, porém não está frequentando regularmente
4	Jogou ocasionalmente, em média menos de uma vez por semana e, quando jogou, jogou em média menos de 4 horas	Atividade regular, porém com dificuldade para sua realização	Mora com os familiares, com agressões verbais	Atividade gratificante esporádica	Frequenta regularmente uma vez por semana
5	Abstinência	Trabalho estável	Situação familiar estável	Atividade gratificante regular	Frequenta, é membro ativo e participa da organização das atividades do J.A.

FORMULÁRIO 10.2.II ▪ ESCALA DE SEGUIMENTO DE JOGADORES AUTOAPLICÁVEL (ES J-AA)

As questões abaixo se referem ao jogo, ou outras áreas de sua vida que tenham sido afetadas por ele:

1. Com que frequência você jogou nas últimas 4 semanas?
   a. joguei diariamente
   b. joguei, em média, mais de uma vez por semana
   c. joguei, em média, uma vez por semana
   d. joguei ocasionalmente, em média menos de uma vez por semana
   e. não joguei

2. Nas últimas 4 semanas, da vez em que jogou por mais tempo, quanto tempo jogou?
   a. joguei mais de 12 horas seguidas
   b. joguei entre 8 e 12 horas seguidas
   c. joguei entre 4 e 8 horas seguidas
   d. joguei menos de 4 horas seguidas
   e. não joguei

3. Nas últimas 4 semanas, quanto dinheiro você perdeu no jogo em relação à sua renda?
   a. joguei sem ter renda própria, OU fiz empréstimos, desfiz-me de bem pessoal, economias, OU roubei (passei cheques sem fundos, falsifiquei cheques) para jogar ou pagar dívidas de jogo
   b. possuo renda própria e perdi mais que o equivalente à minha renda
   c. possuo renda própria e perdi o equivalente à minha renda ou mais que a metade desse valor
   d. possuo renda própria e perdi menos que a metade desse valor
   e. não tive perdas

4. Nas últimas 4 semanas, como esteve a sua vontade de jogar?
   a. senti uma vontade irresistível de jogar
   b. senti uma forte vontade de jogar, algumas vezes resistível, outras não
   c. senti uma forte vontade de jogar, porém resistível na maior parte do tempo
   d. senti uma leve vontade de jogar
   e. não tive vontade de jogar

5. Como você tem se sentido em relação a suas dívidas nas últimas 4 semanas?
   a. sinto-me extremamente pressionado, tenho jogado como forma de tentar obter dinheiro para saldar dívidas ou para aliviar as preocupações com elas
   b. sinto-me extremamente pressionado, porém não joguei, ou se joguei não foi motivado pelas dívidas
   c. tenho dívidas, mas elas não me preocupam no momento
   d. não tenho dívidas

6. Nas últimas 4 semanas, quanto problema emocional o jogo lhe causou (sofrimento, angústia, culpa, vergonha, constrangimento)?
   a. extremo
   b. muito
   c. moderado
   d. leve
   e. nenhum

7. Nas últimas 4 semanas, como esteve o seu relacionamento familiar (com as pessoas com quem mora ou, se mora sozinho, com familiares com quem tem contato próximo)?
   a. não tive contato com a minha família
   b. minha família me culpa e me critica muito, OU estive isolado a maior parte do tempo
   c. minha família ainda desconfia de mim, mas às vezes sinto afeto e encorajamento por parte deles
   d. sinto afeto e encorajamento por parte de minha família, mas às vezes eles ainda me criticam
   e. sinto muito encorajamento por parte de minha família, eles agora confiam em mim e passamos bons momentos juntos

FORMULÁRIO 10.2.II ■ ESCALA DE SEGUIMENTO DE JOGADORES AUTOAPLICÁVEL (ESJ-AA)

8. Nas últimas 4 semanas, você teve dinheiro suficiente para suprir as suas necessidades e as de sua família?
   a. tive sérias dificuldades
   b. no geral não tive dinheiro suficiente e precisei pedir dinheiro emprestado
   c. cerca de metade do tempo tive dificuldades financeiras, porém não precisei pedir dinheiro emprestado
   d. no geral tive dinheiro suficiente, porém com pequenas dificuldades
   e. tive dinheiro suficiente para as necessidades básicas

9. Como você tem ocupado o seu tempo livre nas últimas 4 semanas? Utilize os números para marcar o número de vezes que realizou cada uma das atividades descritas.

ATIVIDADES ESPORTIVAS	NÚMERO DE VEZES				
em academias ou clubes	0	1	2	3	4 ou +
em ambiente externo, como corridas ou caminhadas	0	1	2	3	4 ou +
joguei futebol ou outros esportes coletivos	0	1	2	3	4 ou +
outras. Especifique: _____	0	1	2	3	4 ou +
ATIVIDADES CULTURAIS					
fui ao cinema, teatro, museu ou exposição de arte	0	1	2	3	4 ou +
ouvi música	0	1	2	3	4 ou +
leitura individual, em grupo ou participei de um curso	0	1	2	3	4 ou +
outras. Especifique: _____	0	1	2	3	4 ou +
ATIVIDADES DE GRUPO					
fui ao J.A. ou a outro grupo de anônimos, grupos religiosos ou de reflexão, grupos de atividade voluntária	0	1	2	3	4 ou +
fui à igreja	0	1	2	3	4 ou +
passei meu tempo com amigos	0	1	2	3	4 ou +
outras. Especifique: _____	0	1	2	3	4 ou +

10. Qual foi a sua satisfação em realizar as atividades acima?
    a. Nenhuma, ou não fiz nada
    b. Muito pouca satisfação
    c. Pouca satisfação
    d. Razoável satisfação
    e. Muita satisfação

■ REFERÊNCIAS

1. Walker M, Toneatto T, Potenza MN, Petry N, Ladouceur R, Hodgins DC, et al. A framework for reporting outcomes in problem gambling treatment research: the banff, alberta consensus. Addiction. 2006;101(4):504-11.
2. Galetti AM. Desenvolvimento e avaliação psicométrica da escala de seguimento de jogadores: uma medida de evolução para jogadores patológicos em tratamento [dissertação]. São Paulo: Universidade de São Paulo; 2006.
3. Castro V, Fuentes D, Tavares H. The gambling follow-up scale: development and reliability testing of a scale for pathological gamblers under treatment. Can J Psychiatry. 2005;50(2):81-6.
4. Galetti AM, Tavares H. Development and validation of the gambling follow-up scale, self-report version: an outcome measure in the treatment of pathological gambling. Braz J Psychiatry. 2016;39(1): 36-44.

10.3 USO PROBLEMÁTICO DE JOGOS DIGITAIS: ESCALA DE TRANSTORNO DO JOGO PELA INTERNET – VERSÃO REDUZIDA (IGDS9-SF)

Rovena Severo, Halley M. Pontes

■ CONCEITO

O transtorno de jogo pela internet (TJI) foi introduzido em 2013 na 5ª edição do *Manual diagnóstico e estatístico de transtornos mentais* (DSM-5), na seção III, "Condições para Estudos Posteriores".[1] Em 2019, a Organização Mundial da Saúde (OMS) reconheceu a dependência em jogos eletrônicos como um transtorno mental, sendo inserido na 11ª revisão da *Classificação internacional de doenças e problemas relacionados à saúde* (CID-11) com o nome, ainda não traduzido para o português, *gaming disorder*. A CID-11 considera o uso problemático de jogos digitais como um transtorno decorrente de adição comportamental. Caracteriza-se por um padrão recorrente e persistente de envolvimentos com jogos eletrônicos (*on-line* ou *off-line*), manifestando-se por um controle deficiente sobre o jogo (início, frequência, intensidade, duração, encerramento e contexto).[2] Dessa forma, apesar dos prejuízos físicos e psicológicos que o abuso dessa atividade causa, as pessoas afetadas por essa condição são incapazes de interromper esse padrão de comportamento.

■ FATORES ASSOCIADOS

As pesquisas epidemiológicas mais recentes apontam para uma multiplicidade de fatores que podem estar associados com a causa do TJI, como traços de personalidade, atitudes pessoais, processos cognitivos, entre outros.[3]

Fatores neurobiológicos, tanto de origem funcional quanto estrutural, podem ser observados em indivíduos com TJI: foram verificadas alterações na área temporoparietal responsável pelos processos de atenção e autoimagem, além das regiões frontais, límbicas e subcortical, responsáveis pelos processos de recompensa e regulação emocional.[3,4] Em relação aos traços de personalidade, a impulsividade está presente em grande parte dos casos, além de neuroticismo, conscienciosidade e busca constante por novidades.[3] O papel da família no desenvolvimento e manutenção do uso problemático de jogos digitais também tem se mostrado relevante – situação dos pais, relação pais e filhos, e influência dos pais no comportamento de jogo foram amplamente estudadas. Os achados nessas pesquisas apontam que uma relação enfraquecida entre pais e filhos pode agravar os sintomas do transtorno.[3,5] Segundo a OMS, o uso problemático de jogos digitais é mais prevalente entre adolescentes e adultos jovens do sexo masculino.[2] Também foram encontradas associações com sintomas ansiosos, depressivos e baixa qualidade do sono.[2]

■ CRITÉRIOS DIAGNÓSTICOS

Os critérios diagnósticos do TJI apresentados no DSM-5 e na CID-11 levam em consideração um padrão de jogo persistente ou recorrente com duração de, no mínimo, 12 meses, que resulta em sofrimento significativo ou prejuízo nos funcionamentos pessoal, familiar, social, educacional, ocupacional ou em outras áreas importantes da vida.[2] No DSM-5, o transtorno é diagnosticado na presença de pelo menos cinco de nove sintomas (Quadro 10.3.1), enquanto na CID-11 todos os critérios diagnósticos são obrigatórios (Quadro 10.3.2).

■ O INSTRUMENTO

A Escala de Transtorno do Jogo pela Internet – Versão Reduzida (IGDS9-SF) foi desenvolvida por Pontes e Griffiths[6] em 2015. Trata-se de um instrumento curto, autoaplicável e adaptado a partir dos nove critérios que definem o TJI descritos no DSM-5. A escala pode ser utilizada para avaliar a gravidade do transtorno e os prejuízos na vida do jogador.

■ VERSÕES

A versão original foi aplicada de forma eletrônica em falantes de língua inglesa (n = 1397) com idades entre 16 e 70 anos.[6] A IGDS9-SF possui versões em 17 idiomas.[7] Em geral, os estudos de adaptação demonstram as boas qualidades psicométricas da escala, principalmente no que diz respeito à consistência interna e à validade de critério.[7]

■ DESCRIÇÃO DO INSTRUMENTO

A IGDS9-SF (Formulário 10.3.I) é uma escala com nove questões que avaliam a gravidade dos seguintes critérios: 1) preocupação com jogos pela internet; 2) sintomas de abstinência quando todos os jogos são retirados; 3) tolerância, resultando em uma necessidade cada vez maior de tempo gasto nas atividades de jogo eletrônico; 4) tentativas fracassadas de controlar a participação nos jogos eletrônicos; 5) perda de interesse em outras atividades anteriores

QUADRO 10.3.1 | CRITÉRIOS DIAGNÓSTICOS DO TRANSTORNO DE JOGO PELA INTERNET DE ACORDO COM O DSM-5

- Preocupação com jogos pela internet. (O indivíduo pensa na partida anterior do jogo ou antecipa a próxima partida; o jogo pela internet torna-se a atividade dominante na vida diária.)
- Sintomas de abstinência quando os jogos pela internet são retirados. (Esses sintomas são tipicamente descritos como irritabilidade, ansiedade ou tristeza, mas não há sinais físicos de abstinência farmacológica.)
- Tolerância – a necessidade de passar quantidades crescentes de tempo envolvido nos jogos pela internet.
- Tentativas fracassadas de controlar a participação nos jogos pela internet.
- Perda de interesse por passatempos e divertimentos anteriores em consequência dos, e com a exceção dos, jogos pela internet.
- Uso excessivo continuado de jogos pela internet apesar do conhecimento dos problemas psicossociais.
- Enganou membros da família, terapeutas ou outros em relação à quantidade do jogo pela internet.
- Uso de jogos pela internet para evitar ou aliviar um humor negativo (p. ex., sentimentos de desamparo, culpa, ansiedade).
- Colocou em risco ou perdeu um relacionamento, emprego ou oportunidade educacional ou de carreira significativa devido à participação em jogos pela internet.

Fonte: American Psychiatric Associaton.[1]

QUADRO 10.3.2 | CRITÉRIOS DIAGNÓSTICOS DO TRANSTORNO DE JOGO PELA INTERNET DE ACORDO COM A CID-11

- Um padrão persistente de comportamento de jogo ("jogos digitais" ou *"videogames"*), que pode ser predominantemente *on-line* (ou seja, por meio da internet ou de redes eletrônicas similares) ou *off-line*, manifestado por todos os seguintes:
    - dificuldade em controlar o comportamento de jogo (p. ex., início, frequência, intensidade, duração, término, contexto);
    - maior prioridade dada ao comportamento de jogo na medida em que o jogo se sobrepõe a outros interesses da vida e atividades diárias; e
    - continuação ou aumento do comportamento de jogo apesar das consequências negativas (p. ex., conflito familiar devido ao comportamento de jogo, mau desempenho escolar, impacto negativo na saúde).
- O padrão do comportamento de jogo pode ser contínuo ou episódico/recorrente, mas manifesta-se durante um período de tempo prolongado (p. ex., 12 meses).
- O comportamento de jogo não é mais bem explicado por outro distúrbio mental (p. ex., episódio maníaco) e não se deve aos efeitos de uma substância ou medicação.
- O padrão do comportamento de jogo resulta em sofrimento ou prejuízo significativo nas áreas pessoal, familiar, social, educacional, ocupacional, ou outras áreas importantes de funcionamento.

Fonte: World Health Organization.[2]

em consequência dos, e com a exceção dos, jogos eletrônicos; 6) uso excessivo e continuado dos jogos eletrônicos apesar do conhecimento dos problemas psicossociais; 7) enganar membros da família, terapeutas ou outros em relação a quantidade de jogo; 8) uso do jogo para aliviar ou escapar de um sentimento negativo; 9) colocar em risco ou perder um relacionamento, emprego ou oportunidade educacional ou de carreira significativa devido à participação em jogos.[8] As opções de resposta são do tipo Likert de cinco pontos, que vão de 1 (nunca) a 5 (muito frequentemente). A pontuação total é obtida pela soma das respostas aos itens, sendo que escores mais altos representam maior gravidade dos sintomas. Independentemente da pontuação, considera-se como merecedores de maior atenção aqueles sujeitos que responderem "frequentemente" ou "muito frequentemente" em todas as questões, ou responderem "muito frequentemente" em cinco ou mais questões.[9,10]

PÚBLICO-ALVO

A versão brasileira do instrumento foi adaptada para indivíduos a partir dos 14 anos.[8]

APLICAÇÃO

A escala é autoaplicável, no entanto, é necessário que o respondente seja capaz de compreender as instruções. Nos casos de dificuldade de compreensão, ela pode ser realizada com auxílio de um profissional que tenha familiaridade com o instrumento. Apesar de o estudo de validação ter sido realizado de forma presencial, a escala pode ser aplicada *on-line* ou enviada por meio eletrônico para posterior preenchimento do respondente. Não é de uso restrito, podendo ser utilizada por qualquer profissional da saúde.

INTERPRETAÇÃO DAS PONTUAÇÕES

A interpretação dos resultados considera a soma das respostas de todos os itens. Na versão brasileira, foram estabelecidos dois pontos de corte: > 16 = risco de ter ou desenvolver TJI e > 21 = diagnóstico de TJI.[8] Entretanto, é importante que esse resultado seja interpretado por um profissional com experiência clínica.

PARÂMETROS PSICOMÉTRICOS DA VERSÃO BRASILEIRA

O estudo de adaptação da escala no Brasil foi realizado em 2017 em uma amostra de 555 estudantes de ensino médio e de graduação de uma instituição pública de ensino na região Sul do País. Além da aplicação da escala, parte da amostra (n = 104) foi aleatoriamente selecionada para realizar uma entrevista clínica com médicos psiquiatras, a fim de avaliar a capacidade do instrumento em diagnosticar o transtorno.

CONFIABILIDADE

A versão brasileira da IGDS9-SF apresenta uma boa confiabilidade.[8] A consistência interna, medida via coeficiente alfa de Cronbach, foi considerada boa (α = 0,82). O estudo de desenvolvimento e validação da escala original em língua inglesa dividiu a amostra em dois grupos, e ambos apresentaram boa confiabilidade (α = 0,88 no grupo 1 e α = 0,87 no grupo 2).[6]

VALIDADE

Validade de critério

A sensibilidade, especificidade e ponto de corte da IGDS9-SF foram estabelecidos pela análise da curva *Receiver Operating Characteristics* (ROC), de acordo com o resultado do diagnóstico feito por médicos psiquiatras em 18,7% (n = 104) da amostra analisada. Por meio da curva ROC, foi possível identificar o ponto de corte que melhor discriminasse os casos dos não casos. Na análise da curva ROC, o instrumento apresentou boa sensibilidade (75,7%) e especificidade (81,7%), sendo a acurácia de 0,830 para risco e de 0,935 para o diagnóstico de TJI. O ponto de corte do instrumento na amostra foi > 16 para risco e > 21 para diagnóstico,[8] considerado um pouco abaixo do valor proposto na versão original (> 36)[6] e parcialmente semelhante ao da versão italiana[11] (> 21).

Validade concorrente

Para demonstrar as evidências de validade concorrente, foram utilizados os coeficientes de correlação de Pearson (r). Ela foi investigada pela correlação com o número de horas semanais de jogo e os escores obtidos na Game Addiction Scale (GAS).[12] A escala apresentou uma correlação moderada com horas semanais de jogo (r = 0,461; p < 0,001) e uma forte correlação com a GAS (r = 0,820; p < 0,001). Na versão original, também foi observada forte correlação com o Internet Gaming Disorder Test (IGD-20 Test) (r = 0,816; p < 0,001).[6] As correlações encontradas na versão adaptada para a população brasileira foram bem semelhantes com os coeficientes encontrados na versão original em inglês.

Validade de construto

Na análise fatorial exploratória (AFE) da versão brasileira, foi utilizado o método de fatoração de eixo principal sem rotação, em todos os nove itens da IGDS9-SF, examinando-se a sua estrutura fatorial e validade de construto. A AFE da versão original utilizou o mesmo método, diferenciando-se apenas por utilizar rotação oblíqua.[6]

A adequação da amostra para a condução da AFE foi confirmada pelo critério de Kayser–Meyer-Olkin (KMO = 0,886) e o Teste de Esfericidade de Bartlett (p < 0,000). Um único fator foi extraído após cinco interações, explicando 42,3% da variância. Todos os itens tiveram cargas que variaram de 0,367 (no item 9) a 0,749 (no item 3).[8] Na versão original, um único fator explicou 45,4% do construto (KMO = 0,915).[6]

LIMITAÇÕES

O estudo de adaptação da versão brasileira foi realizado em uma população de estudantes procedentes de uma única instituição pública de ensino médio e graduação.[8] Apesar de ser um universo bem diversificado de estudantes em relação a indicadores sociais e de renda, casos com maior severidade de sintomas dificilmente serão encontrados nessa população. A escala ainda necessita de estudos com amostras clínicas.

A IGDS9-SF é um instrumento de autorrelato, estando sujeito ao viés de memória e discrepâncias entre o comportamento real e o descrito ao preenchê-lo. Da mesma forma, sujeitos com o funcionamento cognitivo comprometido, analfabetos ou com dificuldades de compreensão textual encontrarão dificuldades no preenchimento, com alguns indivíduos necessitando de auxílio.

Apesar de o estudo ter estabelecido também um ponto de corte para diagnóstico de TJI, a escala é indicada para rastreio e identificação de situações de risco, bem como para mensurar a intensidade dos sintomas de dependência em jogos eletrônicos. Assim, existe a necessidade da confirmação do diagnóstico do transtorno por um profissional da área clínica.

∎ CONSIDERAÇÕES FINAIS

A maior vantagem da IGDS9-SF é a sua fácil aplicação quando comparada a outros instrumentos validados no País. Além disso, as suas boas propriedades psicométricas a tornam o instrumento de avaliação satisfatório para o rastreio de sintomas de dependência em jogos eletrônicos nos contextos clínico e de pesquisa.

FORMULÁRIO 10.3.I ∎ ESCALA DE TRANSTORNO DO JOGO PELA INTERNET, VERSÃO REDUZIDA 9, VERSÃO BRASILEIRA ADAPTADA

Instruções: as questões abaixo estão relacionadas ao seu uso de jogos durante o último ano (últimos 12 meses).

Entenda como "jogo" qualquer atividade relacionada a jogos que foram jogados por meio de um computador/laptop, videogame ou outros consoles, e/ou qualquer outro tipo de aparelho (p. ex., celular, tablet, etc.), tanto on-line (pela internet) quanto off-line (sem conexão com a internet).

	NUNCA 1	RARAMENTE 2	ALGUMAS VEZES 3	FREQUENTEMENTE 4	MUITO FREQUENTEMENTE 5
1. Você se sente preocupado com o seu comportamento em relação aos jogos eletrônicos? (Alguns exemplos: fica pensando na partida anterior, ou no que irá fazer na próxima partida? Você acha que o jogo se tornou a principal atividade em sua vida diária?)					
2. Você sente mais irritação, ansiedade ou mesmo tristeza quando tenta jogar menos ou parar de jogar?					
3. Você sente necessidade de passar cada vez mais tempo jogando para obter satisfação ou prazer?					
4. Você sistematicamente falha quando tenta controlar sua participação em jogos ou parar de jogar?					

FORMULÁRIO 10.3.I ■ ESCALA DE TRANSTORNO DO JOGO PELA INTERNET, VERSÃO REDUZIDA 9, VERSÃO BRASILEIRA ADAPTADA					
5. Você perdeu o interesse em passatempos anteriores e outras atividades de entretenimento como resultado do seu envolvimento no jogo?					
6. Você continuou a jogar, mesmo sabendo que esse comportamento estava causando problemas entre você e outras pessoas?					
7. Você já escondeu dos seus familiares, terapeutas ou de outras pessoas a quantidade de tempo que estava jogando?					
8. Você joga para temporariamente escapar, ou aliviar algum sentimento negativo (p. ex., desamparo, culpa, ansiedade)?					
9. Você colocou em risco ou perdeu um relacionamento importante, um emprego, uma oportunidade de enstudo ou de carreira por causa do jogo?					

■ REFERÊNCIAS

1. American Psychiatric Association. Manual diagnóstico e estatístico de transtornos mentais: DSM-5. 5. ed. Porto Alegre: Artmed; 2014.
2. World Health Organization. International statistical classification of diseases and related health problems. 11th ed. Geneva: WHO; 2019.
3. Mestre-Bach G, Fernández-Aranda F, Jiménez-Murcia S. Exploring internet gaming disorder: an updated perspective of empirical evidence (from 2016 to 2021). Compr Psychiatry. 2022;116:152319.
4. Schettler L, Thomasius R, Paschke K. Neural correlates of problematic gaming in adolescents: a systematic review of structural and functional magnetic resonance imaging studies. Addict Biol. 2022;27(1):e13093.
5. Schneider LA, King DL, Delfabbro PH. Family factors in adolescent problematic internet gaming: a systematic review. J Behav Addict. 2017;6(3):321-33.
6. Pontes HM, Griffiths MD. Measuring DSM-5 internet gaming disorder: development and validation of a short psychometric scale. Comp Hum Behav. 2015;45:137-43.
7. Männikkö N, Ruotsalainen H, Tolvanen A, Kääriäinen M. Psychometric properties of the Internet Gaming Disorder Test (IGDT-10) and problematic gaming behavior among Finnish vocational school students. Scand J Psychology. 2019;60(3):252-60.
8. Severo RB, Barbosa AP, Fouchy DR, Coelho FMC, Pinheiro RT, Figueiredo VL, et al. Development and psychometric validation of internet gaming disorder scale-short-form (IGDS9-SF) in a Brazilian sample. Addict Behav. 2020;103:106191.
9. Pontes HM, Macur M, Griffiths MD. Internet gaming disorder among slovenian primary schoolchildren: findings from a nationally representative sample of adolescents. J Behav Addict. 2016;5(2):304-10.
10. Pontes HM, Griffiths MD. Portuguese validation of the internet gaming disorder scale–short-form. Cyberpsychol Behav Soc Netw. 2016;19(4):288-93.
11. Monacis L, Palo VD, Griffiths MD, Sinatra M. Validation of the Internet Gaming Disorder Scale–Short-Form (IGDS9-SF) in an Italian-speaking sample. J Behav Addict. 2016;5(4):683-90.
12. Lemos IL, Conti MA, Sougey EB. Avaliação da equivalência semântica e consistência interna da Game Addiction Scale (GAS): versão em português. J Bras Psiquiatria. 2015;64(1):8-16.

■ LEITURA RECOMENDADA

Beaton DE, Bombardier C, Guillemin F, Ferraz MB. Guidelines for the process of cross-cultural adaptation of self-report measures. Spine. 2000;25(24):3186-91.

10.4 PROBLEMATIC INTERNET USE QUESTIONNAIRE – SHORT FORM-9 (PIUQ-SF-9)

Marina Balem Yates, Daniel Tornaim Spritzer, Wagner de Lara Machado

Nas últimas décadas, as tecnologias da informação e comunicação (TICs) revolucionaram o modo como buscamos conhecimento, como nos comunicamos, como nos relacionamos com os outros e como nos divertimos. A cada ano, aumenta o número de atividades que fazemos *on-line*, assim como o tempo que dedicamos a elas.[1] Ao facilitar o acesso e o compartilhamento de informações, a internet está cada vez mais integrada à vida da maioria das pessoas. Em alguns casos, porém, seu uso intenso pode ocasionar consequências negativas na vida cotidiana, nos relacionamentos interpessoais e no estado emocional das pessoas.[2]

O uso problemático de internet (UPI) pode ser definido como o uso excessivo e descontrolado da internet associado a um prejuízo significativo na saúde física e emocional do indivíduo, nas suas relações sociais e/ou na sua vida profissional.[3] Trata-se de um termo que abrange problemas relacionados com os diversos usos da internet, como jogos digitais, redes sociais, mensagens de texto, compras, apostas, entre outros.[4] O UPI está associado a altas taxas de comorbidades psiquiátricas, especialmente transtorno de déficit de atenção/hiperatividade (TDAH), transtornos depressivos e de ansiedade. Sua prevalência é maior em adolescentes e adultos jovens, que costumam acessar a internet por mais tempo do que outras faixas etárias.[4]

Pesquisas sobre o UPI tem aumentado significativamente em todo o mundo. Entretanto, não existe, até o momento, um instrumento considerado padrão-ouro na avaliação desse construto. Recomenda-se que os instrumentos utilizados sejam breves, tenham propriedades psicométricas robustas e sejam amplamente validados internacionalmente.

▪ DESCRIÇÃO DO INSTRUMENTO

O Problematic Internet Use Questionnnaire (PIUQ)[3] foi desenvolvido na Hungria, em 2008, com o objetivo de contemplar aspectos relacionados ao UPI que não eram totalmente cobertos pelos instrumentos já existentes. A versão original tem 18 itens, e posteriormente foram desenvolvidas duas versões abreviadas, com 9 e 6 itens.[5,6] Em nível internacional, o PIUQ já foi amplamente adaptado e validado em diversos países para uso por adultos e adolescentes.[7] A versão curta de 9 itens é um dos instrumentos mais utilizados atualmente para avaliar o UPI.

O Problematic Internet Use Questionnaire – Short Form-9 (PIUQ-SF-9), adaptado e validado para uso no Brasil,[8] é composto por 9 itens que avaliam os três aspectos básicos do UPI: obsessão (preocupação e sintomas de abstinência), negligência (descaso com atividades cotidianas e necessidades básicas) e descontrole (dificuldade em controlar o uso da internet). As opções de resposta são do tipo Likert com 5 pontos que variam de "nunca" a "sempre/quase sempre" (Formulário 10.4.I).

▪ PÚBLICO-ALVO

O instrumento destina-se ao rastreio de UPI em adolescentes e adultos. A versão brasileira do PIUQ ainda não foi validada em indivíduos menores de 18 anos.

▪ APLICAÇÃO

O questionário pode ser autopreenchido ou aplicado por profissional, não havendo necessidade de treinamento prévio. A aplicação leva aproximadamente 5 minutos e pode ser realizada *on-line* ou com papel e caneta. Ao responder cada item, o respondente deve considerar seu funcionamento dos últimos 6 meses e desconsiderar o uso de internet relacionado a atividades de trabalho e estudos.

▪ INTERPRETAÇÃO DAS PONTUAÇÕES

A pontuação varia de 9 até 45, e escores mais altos indicam maior risco de UPI.

▪ PARÂMETROS PSICOMÉTRICOS

Na versão original,[5] foi confirmada a estrutura de três fatores (obsessão, negligência e descontrole) da versão de 18 itens.[3] A versão brasileira mostrou melhor ajuste no modelo bifatorial (com um fator geral e três dimensões específicas).[8] Esse modelo indica que um fator geral (relacionado ao uso problemático) explica a maior parte da variância na pontuação do PIUQ-SF-9, enquanto as três dimensões específicas (obsessão, negligência e descontrole) têm uma participação distinta e única, embora menor, na variância.

O processo de adaptação cultural do PIUQ-SF-9 para o português brasileiro e a avaliação de suas propriedades psicométricas foram analisados em uma amostra da população geral brasileira. A pesquisa foi realizada com uma amostra de conveniência de internautas brasileiros, com idades entre 18 e 89 anos, recrutada *on-line* por meio de plataformas de mídia social e *e-mail*, entre setembro de 2018 e julho de 2019. Ao total, 1.525 pessoas participaram do estudo, sendo 72,7% do sexo feminino, e a média de idade foi de 38,7 anos (DP = ± 13,5).

Da mesma forma que estudos de validação internacionais,[3,5,7,9] a consistência interna da versão brasileira do PIUQ-SF-9 demonstrou bons níveis de homogeneidade. O alfa de Cronbach foi de 0,91 para o fator geral e variou entre 0,73 e 0,88 para as dimensões específicas, enquanto o ômega hierárquico de McDonald (ωH) foi de 0,76 para o fator geral e variou entre 0,16 e 0,33 para as dimensões específicas. Vale mencionar que, nos modelos bifatoriais, o ωH para as dimensões específicas representa a confiabilidade da pontuação após controlar a variância devido ao fator geral, o que explica porque esses valores são muito menores do que o ωH para o fator geral. A confiabilidade teste-reteste foi considerada moderada, não diferindo muito de outros estudos de validação recentes. A correlação intraclasse foi de 0,73 para o fator geral e variou entre 0,64 e 0,72 para as dimensões específicas.[8]

Embora existam dezenas de instrumentos desenvolvidos para avaliar UPI, nenhum deles é considerado padrão-ouro, o que torna difícil avaliar a validade de critério do PIUQ-SF-9.[4] Na versão brasileira, o modelo *Multiple Indicators Multiple Causes* (MIMIC) foi utilizado para explorar a validade de construto, estimando simultaneamente a influência de possíveis preditores sobre os fatores gerais e específicos do PIUQ-SF-9, por meio de coeficientes de regressão parcial padronizados. Observou-se que o UPI está relacionado com mais tempo gasto na internet (não para estudos ou trabalho), é mais prevalente em adultos jovens do que em grupos etários mais velhos e está associado com comorbidades psiquiátricas (especialmente depressão).[8] Todas essas associações, assim como os seus níveis de intensidade, foram consistentes com a literatura prévia.

Em relação aos efeitos chão e teto, 4,2% da amostra responderam ao valor mínimo para PIUQ-SF-9, enquanto 0,1% dos participantes responderam ao valor máximo, o que foi considerado satisfatório.

❚ EXPERIÊNCIA DE USO

Devido ao seu formato curto, o PIUQ-SF-9 pode ser facilmente acrescentado em protocolos de pesquisa sem aumentar significativamente o tempo de preenchimento, o que pode ampliar a adesão dos participantes, especialmente aqueles com padrões mais severos de UPI.

❚ LIMITAÇÕES

Como mencionado anteriormente, o PIUQ-9 é um instrumento de triagem que identifica indivíduos em risco de UPI. Isoladamente, os resultados não têm o propósito de fazer um diagnóstico.

Em relação às suas evidências de validade, sugere-se que pesquisas futuras explorem a invariância de medição do instrumento, o ponto de corte na população brasileira, seu desempenho em amostras clínicas e populações de diferentes estágios de desenvolvimento (p. ex., adolescentes), bem como possíveis diferenças de gênero relacionadas ao UPI.

❚ CONSIDERAÇÕES FINAIS

O PIUQ-SF-9 é um instrumento validado e confiável para ser utilizado em futuros estudos sobre o UPI no Brasil. O questionário apresenta adaptação cultural e propriedades psicométricas robustas, permitindo estimar e acompanhar o risco de UPI na população brasileira, analisar a eficácia de estratégias de prevenção e tratamento, assim como comparar esses dados com achados de outros países.

❚ FORMAS DE AQUISIÇÃO

O questionário está disponível na íntegra no Formulário 10.4.I e também no estudo de validação. Não é necessária autorização para sua utilização, mas é solicitada a citação da referência.[8]

❚ REFERÊNCIAS

1. Comitê Gestor da Internet no Brasil. TIC domicílios: pesquisa sobre o uso das tecnologias de informação e comunicação nos domicílios brasileiros [Internet]. São Paulo: CGI; 2021 [capturado em 21 maio 2023]. https://cetic.br/media/docs/publicacoes/2/20211124201233/tic_domicilios_2020_livro_eletronico.pdf.
2. Laconi S, Kaliszewska-Czeremska K, Gnisci A, Sergi I, Barke A, Jeromin F, et al. Cross-cultural study of problematic internet use in nine European countries. Comput Human Behav. 2018;84:430-40.
3. Demetrovics Z, Szeredi B, Rózsa S. The three-factor model of Internet addiction: the development of the problematic internet use questionnaire. Behav Res Methods. 2008;40(2):563-74.
4. Fineberg NA, Menchón JM, Hall N, Dell'Osso B, Brand M, Potenza MN, et al. Advances in problematic usage of the internet research: a narrative review by experts from the European network for problematic usage of the internet. Compr Psychiatry. 2022;118:152346.

5. Koronczai B, Urbán R, Kökönyei G, Paksi B, Papp K, Kun B, et al. Confirmation of the three-factor model of problematic internet use on off-line adolescent and adult samples. Cyberpsychol Behav Soc Netw. 2011;14(11):657-64.
6. Demetrovics Z, Király O, Koronczai B, Griffiths MD, Nagygyörgy K, Elekes Z, et al. Psychometric properties of the Problematic Internet Use Questionnaire Short-Form (PIUQ-SF-6) in a nationally representative sample of adolescents. PLoS One. 2016;11(8):e0159409.
7. Laconi S, Urbán R, Kaliszewska-Czeremska K, Kuss DJ, Gnisci A, Sergi I, et al. Psychometric evaluation of the nine-item problematic internet use questionnaire (PIUQ-9) in nine European samples of internet users. Front Psychiatry. 2019;10:136.
8. Spritzer DT, Machado WL, Yates MB, Astolfi VR, Laskoski P, Pessi C, et al. Psychometric properties of the nine-item problematic internet use questionnaire in a Brazilian general population sample. Front Psychiatry. 2021;12:660186.
9. Lin M, Kim Y. The reliability and validity of the 18-item long form and two short forms of the problematic internet use questionnaire in three Japanese samples. Addict Behav. 2020;101: 105961.

FORMULÁRIO 10.4.I ■ PROBLEMATIC INTERNET USE QUESTIONNAIRE – SHORT FORM-9.

As perguntas abaixo se referem ao seu uso de internet de uma maneira geral (não para trabalho ou estudos). Ao responder cada pergunta, marque a opção que melhor descreve como você tem se sentido e se comportado nos últimos 6 meses, de acordo com a seguinte escala:

1 NUNCA	2 RARAMENTE	3 ALGUMAS VEZES	4 FREQUENTEMENTE	5 SEMPRE/QUASE SEMPRE

	1	2	3	4	5
Com que frequência você deixa de realizar tarefas domésticas para ficar mais tempo *on-line*?					
Com que frequência você sente que deveria diminuir a quantidade de tempo que você passa *on-line*?					
Com que frequência você fica *on-line* quando deveria estar dormindo?					
Com que frequência você tem vontade de diminuir a quantidade de tempo que você passa *on-line*, mas não consegue?					
Com que frequência você se sente tenso, irritado ou estressado se não pode usar a internet pelo tempo que você gostaria no dia?					
Com que frequência você tenta esconder a quantidade de tempo que passa *on-line*?					
Com que frequência você se sente tenso, irritado ou estressado se não pode usar a internet por vários dias seguidos?					
Com que frequência você se sente deprimido, mal-humorado ou nervoso quando não está na internet e esses sentimentos passam assim que você se conecta novamente?					
Com que frequência as pessoas ao seu redor reclamam do tempo que você passa *on-line*?					

10.5 USO PROBLEMÁTICO DE SMARTPHONES
André Luiz Monezi Andrade

O uso de dispositivos móveis é um fenômeno cada vez mais comum nas culturas, em parte devido ao avanço substancial de novas tecnologias que podem ser agregadas em pequenos dispositivos, além da maior conectividade observada na maioria dos países. Os diversos investimentos realizados em telefonia celular ao longo da última década colaboraram para a expansão da rede e para a redução do custo do uso dessas tecnologias no dia a dia. Atualmente, no Brasil, quase 85% dos adultos jovens (entre 18 e 34 anos) possuem telefone celular (até 2013, somente 20% destes jovens tinham algum dispositivo móvel).[1] É um dos países que apresentavam a maior lacuna de uso de *smartphones* comparando-se as gerações mais novas e antigas.[1] Em relatórios recentes desenvolvidos pelo Comitê Gestor da Internet no Brasil, 64% dos adultos[2] e 78% dos brasileiros de 9 a 17 anos[3] acessam a internet exclusivamente a partir de dispositivos móveis.

■ CONCEITO DE USO PROBLEMÁTICO DE *SMARTPHONES*

O uso problemático de *smartphones* (UPS) se refere a um construto teórico recente e ainda não é formalmente reconhecido como um transtorno mental pelos manuais diagnósticos disponíveis atualmente, como o *Manual diagnóstico e estatístico de transtornos mentais* (DSM-5-TR) e a *Classificação Internacional de doenças e problemas relacionados à saúde* (CID-11).[4] Em parte, isso se deve a uma discussão sobre a natureza do UPS, sendo bastante questionado se os *smartphones* não seriam apenas os objetos para a realização de outros comportamentos de dependência. Por exemplo, indivíduos com uso problemático de jogos eletrônicos (*gaming disorder*) podem passar horas jogando, tanto a partir de *videogames* quanto de computadores e celulares. Além disso, diversas pessoas que passam longos períodos em redes sociais e na internet (uso problemático de internet [UPI]), ou assistindo a séries (*binge watching*), acabam usando seus celulares para estas finalidades. Esses comportamentos estão relacionados com o UPS, mas também podem mascarar outras dependências comportamentais que precisam ser mais bem investigadas.[5]

Mesmo assim, o UPS é uma condição de bastante relevância clínica que merece investigação cada vez mais detalhada, ainda que envolva a complexidade descrita. Diversos autores têm reportado associação significativa entre o UPS e diversos problemas emocionais.[6-8] Recentemente, Lin e colaboradores[9] propuseram que as características clínicas do UPS envolvem similaridades com outros sintomas mais amplos das dependências comportamentais, operacionalizadas em três partes (Quadro 10.5.1). A primeira (critério A) consiste em uma lista de sintomas diretamente relacionados ao padrão de uso dos *smartphones*; a segunda (critério B) refere-se a sintomas secundários ao uso que envolvem prejuízos funcionais, ou seja, atividades do dia a dia devido ao excesso de uso; a terceira (critério C) refere-se ao critério de exclusão para episódio de mania (os autores afirmaram que essa exclusão é necessária, pois o UPS guarda similaridades com transtornos do impulso, comportamento que pode estar presente durante episódios de mania).

■ SMARTPHONE ADDICTION SCALE – LONG VERSION (SAS-LV)

DESCRIÇÃO DO INSTRUMENTO
Em 2013, pesquisadores da Coreia do Sul desenvolveram uma das primeiras escalas de rastreio para identificar o UPS, a Smartphone Addiction Scale (SAS).[10] Inicialmente, o instrumento foi desenvolvido com 48 itens e sete dimensões a partir de uma escala de avaliação do uso problemático de internet (KS-Scale). Sua versão final tem 33 itens com opções de respostas do tipo Likert (1 = discordo totalmente a 6 = concordo totalmente), com escores totais variando entre 33 e 198 pontos. Os autores também identificaram seis dimensões: 1) Prejuízos de uso diário (5 itens); 2) Antecipação positiva (8 itens); 3) Abstinência (6 itens); 4) Relação orientada ao ciberespaço (7 itens); 5) Uso excessivo (4 itens); e 6) Tolerância (3 itens). A versão coreana obteve elevada consistência interna ($\alpha = 0{,}96$). Em sua versão longa, a SAS já foi traduzida e adaptada em diversos países.

PÚBLICO-ALVO
No Brasil, a Smartphone Addiction Scale – Long Version (SAS-LV) foi validada tanto na população geral adulta quanto entre universitários.[11]

INTERPRETAÇÃO DAS PONTUAÇÕES
Do mesmo modo que recomendado pelos autores da versão original,[10] a SAS-LV não apresenta um ponto

QUADRO 10.5.1 | CRITÉRIOS DIAGNÓSTICOS PARA O USO PROBLEMÁTICO DE *SMARTPHONES* (UPS)

CRITÉRIO CATEGORIA	DESCRIÇÃO
Critério A	Padrão mal-adaptativo de uso de *smartphones*, levando a um prejuízo clinicamente significativo, a qualquer momento, nos últimos três meses. Três (ou mais) dos seguintes sintomas devem estar presentes: Existe um desejo persistente ou esforços malsucedidos no sentido de reduzir o uso de *smartphones*. Abstinência: como manifestado pela disforia, ansiedade e/ou irritabilidade após um período sem uso de *smartphones*. Usar o *smartphone* por um período mais longo do que o previsto. Desejo persistente e/ou tentativas infrutíferas de abandonar ou reduzir o uso do *smartphone*. Excesso de tempo gasto no uso de *smartphones*. O uso de *smartphones* é mantido apesar da consciência de ter um problema físico ou emocional persistente ou recorrente que tende a ser causado pelo seu uso excessivo.
Critério B	Prejuízo funcional: dois (ou mais) dos seguintes sintomas devem estar presentes: 1. Uso excessivo de *smartphones*, resultando em problemas físicos e/ou psicológicos persistentes ou recorrentes. 2. Uso de *smartphones* em uma situação de risco físico (p. ex., usar o aparelho enquanto dirige ou cruza uma rua), ou ter outros impactos negativos na vida cotidiana. 3. O uso de *smartphones* resulta no comprometimento das relações sociais, do desempenho escolar ou do desempenho no trabalho. 4. O uso excessivo de *smartphones* causa uma angústia subjetiva significativa.
Critério C	Critério de exclusão A dependência de *smartphone* não é mais bem explicada por outro transtorno mental (p. ex., transtorno bipolar).

Fonte: Lin e colaboradores.[9]

de corte específico. É possível trabalhar com a pontuação média dos itens ou a partir da soma de cada uma das dimensões em relação à alguma variável específica (p. ex., sexo, idade, escolaridade e outras classificações pertinentes ao estudo em questão).

PARÂMETROS PSICOMÉTRICOS

A SAS-LV apresentou elevado índice de confiabilidade ($\alpha = 0,93$) e todos os itens apresentaram carga fatorial acima de 0,3. Quanto à validade semântica, as perguntas se mantiveram com as mesmas características em relação à versão original, pois a versão em português foi aprovada pelos autores que desenvolveram o instrumento. Foram mantidos os 33 itens, conforme o Formulário 10.5.I, mas somente cinco dimensões foram detectadas, o que exigiu mudança no nome e na distribuição dos itens, conforme os dados apresentados no estudo: 1) Prejuízos de uso diário (itens 3, 4 e 5); 2) Antecipação positiva (itens 6, 7, 8 e 9); 3) Abstinência (itens 10, 11, 12, 13, 14, 15, 17 e 18); 4) Relação orientada ao ciberespaço (itens 20, 21, 22, 23 e 26); e 5) Uso excessivo e tolerância (itens 1, 2, 16, 19, 24, 25, 27, 28, 29, 30, 31, 32 e 33).

FORMAS DE AQUISIÇÃO

A SAS-LV está disponível no estudo de validação. Não é necessária autorização prévia para utilização, mas é solicitada a citação da referência.[11]

■ SMARTPHONE ADDICTION SCALE – SHORT VERSION (SAS-SV)

DESCRIÇÃO DO INSTRUMENTO E INTERPRETAÇÃO DAS PONTUAÇÕES

Os autores também publicaram uma versão curta da SAS (SAS-SV) com apenas 10 itens,[12] que correspondem aos itens 1, 2, 4, 14, 15, 16, 17, 24, 29 e 33 da versão longa. As opções de resposta são do tipo Likert e variam entre 1 (discordo totalmente) a 6 (concordo totalmente), assim como a SAS-LV. A pontuação da SAS-SV varia de 10 a 60, sendo que, nesse caso, os autores estabeleceram um ponto de corte para a dependência de *smartphone* de 31 e 33 para meninos e meninas, respectivamente. Uma de suas grandes vantagens é que os autores mantiveram as seis dimensões, alterando, porém, o nome da dimensão "Relação orientada ao ciberespaço" por "Preocupação", devido à retenção da carga fatorial relacionada com a pergunta que avalia esse construto. Assim, a SAS-SV ficou organizada da seguinte forma: 1) Prejuízos de uso diário (2 itens); 2) Antecipação positiva (2 itens); 3) Abstinência (2 itens); 4) Preocupação (1 item); 5) Uso excessivo (2 itens); e 6) Tolerância (1 item).

PÚBLICO-ALVO
No Brasil, a SAS-SV foi validada tanto entre adultos e universitários[13] quanto entre adolescentes.[14]

PARÂMETROS PSICOMÉTRICOS
No primeiro estudo de validação no Brasil,[13] observaram-se bons índices de confiabilidade do instrumento (α = 0,81), e os autores validaram uma estrutura unifatorial. Também se adotou um ponto de corte de 33 para mulheres e 30 para homens.[12] Embora a versão brasileira da SAS-SV tenha uma estrutura unifatorial, é possível avaliar a frequência de seis diferentes sintomas, conforme proposto por Lopez-Fernandez:[15] falta de controle (itens 1 e 24), perturbação (itens 2 e 33), uso excessivo (itens 4 e 17), abstinência (itens 14 e 15), preocupação (item 16) e tolerância (item 29). Como cada item tem pontuação de 1 a 6, considera-se a presença do sintoma quando a média dos itens for igual ou maior que 4. Para sintomas avaliados somente em uma única questão, o item deve ter pontuação igual ou superior a 4. Esse procedimento proposto pelo autor[15] teve como base os sintomas para a dependência do uso de substâncias e as desordens relacionada ao jogo patológico a partir do DSM-5.

Em relação à versão para adolescentes,[14] trata-se de uma adaptação importante devido ao maior risco de UPS nesta população em relação à população adulta. Também foram observados bons índices de confiabilidade (α = 0,81). Quanto à estabilidade temporal, o coeficiente de correlação intraclasse foi elevado (0,84). A validade convergente do instrumento, avaliada a partir da correlação com a pontuação total do Internet Addiction Test (IAT), foi considerada satisfatória (ρ = 0,501). Já a validade preditiva foi verificada a partir da classificação do IAT em usuários problemáticos ($\geq$ 50 pontos) ou não problemáticos (< 49 pontos) de internet e o escore obtido foi de 33 pontos para toda a amostra (sensibilidade = 72,26; especificidade = 65,37; área sob a curva = 0,739). Assim, pode-se considerar como tendo UPS adolescentes com pontuação $\geq$ 33. A versão brasileira da SAS-SV para adolescentes permaneceu com as mesmas seis dimensões propostas inicialmente por Kown e colaboradores:[10] 1) Tolerância (item 29); 2) Preocupação (item 16); 3) Abstinência (itens 14 e 15); 4) Falta de controle (itens 1 e 24); 5) Perturbação (itens 2 e 33); e 6) Falta de interesse (itens 4 e 17).

FORMULÁRIO 10.5.I ■ SMARTPHONE ADDICTION SCALE – LONG VERSION (SAS-LV) VALIDADA NA POPULAÇÃO BRASILEIRA

Instruções: por favor, assinale qual das afirmações abaixo de uma escala de 1 (discordo totalmente) a 6 (concordo totalmente) se aplica ao seu uso de celular.

ITEMS	DISCORDO TOTALMENTE	DISCORDO	DISCORDO UM POUCO	CONCORDO UM POUCO	CONCORDO	CONCORDO TOTALMENTE
1. Deixo de fazer tarefas ou trabalhos planejados devido ao uso do celular.	1	2	3	4	5	6
2. Tenho dificuldade para me concentrar na aula, nas lições de casa ou no trabalho devido ao uso do celular.	1	2	3	4	5	6

FORMULÁRIO 10.5.I | SMARTPHONE ADDICTION SCALE – LONG VERSION (SAS-LV) VALIDADA NA POPULAÇÃO BRASILEIRA

3. Sinto tontura ou fico com a visão embaçada por causa do uso excessivo do celular.	1	2	3	4	5	6
4. Sinto dor nos punhos ou pescoço enquanto uso o celular.	1	2	3	4	5	6
5. Sinto cansaço e não durmo bem porque fico acordado até tarde devido ao uso excessivo do celular.	1	2	3	4	5	6
6. Eu me sinto muito calmo ou tranquilo enquanto uso o celular.	1	2	3	4	5	6
7. Sinto prazer ou fico animado enquanto uso o celular.	1	2	3	4	5	6
8. Eu me sinto seguro enquanto uso o celular.	1	2	3	4	5	6
9. Quando uso meu celular, todo meu estresse parece desaparecer.	1	2	3	4	5	6
10. Nada é mais divertido na minha vida se não puder usar meu celular.	1	2	3	4	5	6
11. A minha vida seria vazia sem meu celular.	1	2	3	4	5	6
12. Eu me sinto com mais liberdade enquanto uso meu celular.	1	2	3	4	5	6
13. Nada é mais divertido do que usar meu celular.	1	2	3	4	5	6
14. Não há nada mais difícil do que ficar sem meu celular.	1	2	3	4	5	6
15. Eu fico impaciente e irritado quando estou sem meu celular.	1	2	3	4	5	6
16. Fico pensando no meu celular mesmo quando não o estou usando.	1	2	3	4	5	6
17. Eu nunca vou deixar de usar meu celular, mesmo se este uso cause problemas ou efeitos negativos na minha vida.	1	2	3	4	5	6
18. Fico irritado quando sou interrompido ao usar meu celular.	1	2	3	4	5	6
19. Levo meu celular para o banheiro, mesmo quando estou apressado.	1	2	3	4	5	6
20. Eu me sinto ótimo ao conhecer mais pessoas através do meu celular.	1	2	3	4	5	6
21. Sinto que meus amigos virtuais são mais próximos do que aqueles da vida real.	1	2	3	4	5	6

FORMULÁRIO 10.5 | SMARTPHONE ADDICTION SCALE – LONG VERSION (SAS-LV) VALIDADA NA POPULAÇÃO BRASILEIRA

22. Ficar sem meu celular é tão doloroso quanto perder uma amizade.	1	2	3	4	5	6
23. Sinto que meus amigos virtuais me entendem melhor do que aqueles da vida real.	1	2	3	4	5	6
24. Tenho que checar constantemente meu celular para não perder as publicações nas redes sociais (p. ex., WhatsApp, Twitter, Facebook, Instagram).	1	2	3	4	5	6
25. Tenho que checar minhas redes sociais assim que acordo (p. ex., WhatsApp, Twitter, Facebook, Instagram).	1	2	3	4	5	6
26. Prefiro conversar com meus amigos virtuais a passar um tempo com os da vida real ou pessoas da minha família.	1	2	3	4	5	6
27. Prefiro pesquisar algo no meu celular do que perguntar para outras pessoas.	1	2	3	4	5	6
28. A minha bateria completa não dura um dia inteiro.	1	2	3	4	5	6
29. Uso meu celular por mais tempo que pretendia.	1	2	3	4	5	6
30. Sinto uma vontade incontrolável de usar meu celular logo depois que paro de usá-lo.	1	2	3	4	5	6
31. Embora já tenha tentado várias vezes reduzir meu tempo no celular, eu nunca consigo.	1	2	3	4	5	6
32. Eu sempre penso que deveria reduzir meu tempo no celular.	1	2	3	4	5	6
33. As pessoas à minha volta me dizem que uso excessivamente o celular.	1	2	3	4	5	6

Fonte: Andrade e colaboradores.[11]

REFERÊNCIAS

1. Silver L, Smith A, Johnson C, Jiang J, Anderson M, Rainie L. Mobile connectivity in emerging economies. Pew Research Center. 2019.
2. Comitê Gestor da Internet no Brasil. TIC domicílios: pesquisa sobre o uso das tecnologias de informação e comunicação nos domicílios brasileiros [Internet]. São Paulo: CGI; 2021 [capturado em 21 maio 2023]. Disponível em: https://cetic.br/pt/publicacao/executive-summary-survey-on-the-use-of-information-and-communication-technologies-in-brazilian-households-ict-households-2020/.
3. Comitê Gestor da Internet no Brasil. TIC kids online Brasil: pesquisa sobre o uso da internet por crianças e adolescentes no Brasil [Internet]. São Paulo: CGI; 2021 [capturado em 21 maio 2023]. Disponível em: https://cetic.br/media/docs/publicacoes/2/20211125083634/tic_kids_online_2020_livro_eletronico.pdf .
4. Panova T, Carbonell X. Is smartphone addiction really an addiction? J Behav Addict. 2018;7(2):252-9.
5. Marciano L, Camerini AL. Duration, frequency, and time distortion: which is the best predictor of problematic smartphone use in adolescents? A trace data study. PLoS One. 2022;17(2):e0263815.
6. Spritzer DT, Andrade ALM, Xavier AZ, Silva GT, Kim HS, Kaliszewska-Czeremska K, et al. The Self-perception of Text message Dependence Scale (STDS): a Brazilian-Portuguese validation and expansion of its psychometric properties. Curr Psychol. 2022;1-12.

7. Andrade ALM, Scatena A, Pinheiro BO, Oliveira WA, Lopes FM, Micheli D. Psychometric properties of the smartphone addiction inventory (SPAI-BR) in Brazilian adolescents. Int J Ment Health Addict. 2022;20:2690-2705.
8. Reichert RA, Martins GG, Silva AMB, Scatena A, Barbugli BC, Micheli D, et al. New Forms of addiction: digital media. In: Andrade ALM, Micheli D, Silva EA, Lopes FM, Pinheiro BO, Reichert RA. Psychology of substance abuse: psychotherapy, clinical management and social intervention. Cham: Springer; 2021. p. 43-53.
9. Lin YH, Chiang CL, Lin PH, Chang LR, Ko CH, Lee YH, et al. Proposed diagnostic criteria for smartphone addiction. PLoS One. 2016;11(11):e0163010.
10. Kwon M, Lee JY, Won WY, Park JW, Min JA, Hahn C, et al. Development and validation of a smartphone addiction scale (SAS). PLoS One. 2013;8(2):e56936.
11. Andrade ALM, Kim DG, Caricati VV, Martins GG, Kirihara IK, Barbugli BC, et al. Validity and reliability of the Brazilian version of the smartphone addiction scale-long version (SAS-LV). Trends Psychol. 2020;37:302-19.
12. Kwon M, Kim DJ, Cho H, Yang S. The smartphone addiction scale: development and validation of a short version for adolescents. PloS One. 2013;8(12):e83558
13. Andrade ALM, Kim DJ, Caricati VV, Martins GG, Kirihara IK, Barbugli BC, et al. Validity and reliability of the Brazilian version of the smartphone addiction scale-short version for university students and adult population. Trends Psychol. 2020;37:e190117.
14. Andrade ALM, Scatena A, Martins GDG, Pinheiro BO, Silva AB, Enes CC, et al. Validation of smartphone addiction scale: short version (SAS-SV) in Brazilian adolescents. Addict Behav. 2020;110:106540.
15. Lopez-Fernandez O. Short version of the smartphone addiction scale adapted to Spanish and French: towards a cross-cultural research in problematic mobile phone use. Addict Behav. 2017;64:275-80.

10.6 INSTRUMENTOS DE INVESTIGAÇÃO DO COMPORTAMENTO SEXUAL COMPULSIVO E HIPERSEXUAL
Marco de Tubino Scanavino

O transtorno de comportamento sexual compulsivo, também conhecido como dependência de sexo, transtorno hipersexual/hipersexualidade, compulsividade sexual, impulsividade sexual ou comportamento sexual excessivo, tem sido intensamente pesquisado nos últimos 25 anos.[1]

De acordo com as novas diretrizes diagnósticas da *Classificação internacional de doenças e problemas relacionados à saúde* (CID-11),[2-4] o transtorno de comportamento sexual compulsivo é caracterizado por envolvimento repetitivo e com controle precário em impulsos, fantasias e comportamentos sexuais (p. ex., atividades sexuais consensuais com parceiros, masturbação, consumo de pornografia). Esses comportamentos sexuais devem resultar em sofrimento clinicamente significativo, negligência de responsabilidades, interesses e questões de saúde, bem como causar prejuízo significativo em áreas críticas de funcionamento. Notavelmente, as pessoas com o transtorno obtêm pouca ou nenhuma satisfação de sua vida sexual e muitas vezes fazem esforços infrutíferos para reduzir ou interromper o comportamento sexual. Esses sintomas devem estar presentes por um longo período (ou seja, pelo menos seis meses). Entretanto, somente a angústia, que é inteiramente devido à desaprovação moral de impulsos, fantasias e comportamentos sexuais, não é suficiente para o diagnóstico do transtorno.

Até o momento, o único instrumento que avalia todos os critérios do transtorno de comportamento sexual compulsivo com base na CID-11 é a Compulsive Sexual Behavior Disorder Scale 19 (CSBD-19).[5]

Três medidas muito usadas mundialmente para avaliar comportamento sexual já foram validadas no Brasil, tendo apresentado propriedades bem aceitas: a Escala de Compulsividade Sexual (SCS), o Compulsive Sexual Behavior Inventory (CSBI) e o Inventário de Triagem do Transtorno Hipersexual (HDSI).

▎ DESCRIÇÃO DOS INSTRUMENTOS

COMPULSIVE SEXUAL BEHAVIOR DISORDER 19 SCALE (CSBD-19)

A CSBD-19 é uma escala de 19 itens que avalia o transtorno de comportamento sexual compulsivo,[5] foi desenvolvida por meio de colaboração internacional[6] e validada em 43 países, envolvendo mais de 80 mil participantes.[7] Inclui cinco fatores, seguindo as diretrizes diagnósticas da CID-11: 1) Controle (3 itens) – avalia as dificuldades em se abster de se engajar em comportamentos sexuais, muitas vezes no contexto de fortes impulsos ou motivações sexuais; 2) Saliência (3 itens) – avalia a importância e a centralidade dos comportamentos sexuais na vida; 3) Recaída (3 itens) – avalia os esforços malsucedidos para reduzir impulsos e comportamentos sexuais; 4) Insatisfação (3 itens) – avalia a experiência de obter menos ou nenhuma satisfação de comportamentos sexuais; 5) Consequências negativas (7 itens) – avalia sofrimento clinicamente significativo geral e específico de domínio, bem como o prejuízo funcional resultante de impulsos e comportamentos sexuais.

A CSBD-19 avalia impulsos, pensamentos e comportamentos sexuais compulsivos e suas consequências nos últimos seis meses. Os respondentes indicam seus níveis de concordância com cada item em uma escala de quatro pontos (1 = "discordo totalmente" a 4 = "concordo totalmente"), com escores totais variando de 19 a 76. Marcar 50 pontos ou mais é indicativo de estar em alto risco de experimentar o transtorno de comportamento sexual compulsivo. Antes de completar a escala, é apresentada aos participantes uma definição preestabelecida de sexo.

A CSBD-19 é um instrumento novo e que necessita de mais estudos para ganhar maior corpo de evidências.

ESCALA DE COMPULSIVIDADE SEXUAL (SCS)

A SCS foi desenvolvida a partir de itens derivados de descrições de sujeitos que se autoidentificaram como sendo dependentes de sexo. A escala é composta por 10 itens que visam mensurar a intensidade do desejo, a cognição e o comportamento sexual compulsivo (p. ex., "Meu desejo sexual atrapalha os meus relacionamentos"). Dispõe de uma escala de quatro pontos variando de 1 (não se aplica a mim) a 4 (se aplica muito a mim). Os escores totais podem variar de 10 a 40, com pontuações mais altas indicando níveis mais elevados de sintomatologia sexual compulsiva.[8] O instrumento tem sido utilizado para prever frequência de comportamentos sexuais, número de parceiros sexuais, práticas de comportamentos sexuais diversos e história de infecções sexualmente transmissíveis (IST).[9]

COMPULSIVE SEXUAL BEHAVIOR INVENTORY (CSBI)

O CSBI foi elaborado com base na experiência clínica de indivíduos com comportamento sexual compulsivo[10] e apresenta questões como "Você já se sentiu incapaz de controlar o seu comportamento sexual?". A versão adaptada para uso no Brasil tem 22 itens (CSBI-22), que devem ser respondidos por meio de uma escala de pontuação de 1 (muito frequentemente) a 5 (nunca). No CSBI-22, o escore total pode variar de 22 a 110, com menores pontuações representando níveis mais severos de comportamento sexual compulsivo.[11] O CSBI-22 acessa dois fatores: 1) Controle (13 itens), que mensura a habilidade de controlar o comportamento sexual; e 2) Violência (9 itens), que mensura a experiência de violência sexual. Investigações das propriedades psicométricas do instrumento mostram grande confiabilidade e validade.[9,12]

INVENTÁRIO DE TRIAGEM DO TRANSTORNO HIPERSEXUAL (HDSI)

O HDSI é uma medida diagnóstica e dimensional – possui dupla possibilidade de aplicação –, composta por três partes, A, B e C, com 7 itens de acordo com os critérios (5 itens do critério A e 2 itens do critério B) do transtorno hipersexual (p. ex., "Durante os últimos seis meses, eu fiz uso de fantasias sexuais e comportamentos sexuais para evitar, adiar ou lidar com estresses e outros problemas difíceis ou responsabilidades em minha vida"). Os itens são numerados de 0 a 4 – de "nunca verdadeiro" até "quase sempre verdadeiro" – e investigados no intervalo de tempo dos últimos seis meses, com a pontuação total variando de 0 a 28. Para um possível diagnóstico de transtorno hipersexual, são requeridos 3 pontos em 4 de 5 critérios A, e 3 ou 4 pontos em pelo menos 1 critério B, resultando em um escore mínimo de 15. O instrumento pode ser reaplicado ao longo do tempo para mensurar a gravidade sintomática. A parte C contém uma lista de seis domínios de comportamentos sexuais problemáticos (p. ex., consumo excessivo de pornografia e prática masturbatória excessiva) e os participantes são solicitados a responder sobre quais tipos de comportamento têm causado problemas nos últimos seis meses. O HDSI mostrou excelentes propriedades psicométricas.[9]

■ PÚBLICO-ALVO

Os instrumentos são destinados a pessoas maiores de 18 anos com suspeita de apresentarem comportamento sexual compulsivo.

■ APLICAÇÃO E INTERPRETAÇÃO DAS PONTUAÇÕES

A SCS, o HDSI, o CSBI[9] e a CSBD-19 são autoaplicáveis e demoram poucos minutos para serem preenchidos. Os indivíduos que alcançarem os pontos de corte da SCS e da CSBD-19, os critérios diagnósticos para transtorno hipersexual no HDSI e um escore entre 18 e 34 pontos no domínio controle, e entre 17 e 21 no domínio violência, do CSBI, são aconselhados a passarem por avaliação clínica por médico psiquiatra.

■ PROPRIEDADES PSICOMÉTRICAS

ANÁLISE FATORIAL

A análise fatorial da SCS e do HDSI extraiu um único fator, que explicou 69,23% da variância para a SCS e 81,77% para o HDSI. Portanto, de acordo com a pesquisa anterior,[9] calculam-se as pontuações da SCS e do HDSI como a soma total das respostas aos itens. Os escores da SCS variam de 10 a 40, e do HDSI, de 0 a 28.

A análise fatorial do CSBI-22 revelou quatro fatores que explicaram uma variância cumulativa de 67,35%. No entanto, depois de examinar o Scree Test Cattell e os padrões de carga fatorial, determinou-se que apenas os dois primeiros fatores preencheram os critérios para serem substancialmente significativos – o terceiro e o quarto fatores continham apenas um ou dois itens com carregamentos fortes. O primeiro fator consistia nas questões 1 a 13, e o segundo fator, nas questões 17, 18, 19 e 21. Em relação aos dois fatores que foram descartados, o terceiro deles consistia na questão 20, e o quarto, nas questões 15 e 22. As questões 14 e 16 não carregaram em nenhum fator.

Os dois primeiros fatores do CSBI foram responsáveis por uma variação cumulativa de 51,71% de todos os 22 itens, e 68,30% considerando apenas os 17 itens retidos (1–13; 17–19; 21). Foram calculadas as pontuações médias para cada fator a fim de permitir a comparação entre eles, apesar do número diferente de itens. Com base em seus respectivos itens, determinou-se que o primeiro fator se relaciona com o controle (domínio controle) e o segundo fator se relaciona com a violência (domínio violência).

A análise fatorial da CSBD-19 apresentou cargas fatoriais padronizadas variando de 0,64 a 0,88. As correlações interfatoriais foram positivas e moderadas a fortes, variando de 0,40 a 0,91.[7]

CONFIABILIDADE

Os resultados das análises de confiabilidade e validade da SCS, do CSBI e do HDSI são apresentados na Tabela 10.6.1. Como pode ser visto, a SCS, o HDSI e os dois fatores do CSBI mostraram boa consistência interna, com coeficientes alfa de Cronbach superiores a 0,75, sendo a maioria acima de 0,90.

O teste-reteste foi feito com duas semanas de intervalo; 99 indivíduos responderam aos instrumentos na segunda vez, o que correspondeu a 64,70% dos participantes que responderam à SCS e ao CSBI e a 81,81% dos respondentes do HDSI. Não houve diferenças entre as médias dos escores obtidos nos dois momentos. Além disso, houve alta correlação entre os escores obtidos no teste e no reteste (ICC > 0,76 para todos).[9]

A confiabilidade da CSBD-19[5] foi aceitável, o alfa de Cronbach variou de 0,68 a 0,85 nos domínios da escala, enquanto o total foi 0,90.

VALIDADE CONVERGENTE

A respeito de validade convergente, as pontuações da CSBD-19 tiveram correlações positivas, fracas a moderadas com a frequência de uso de pornografia no último ano, masturbação, sexo com parceiros e número de parceiros sexuais casuais.

Correlações estatisticamente significativas foram encontradas entre todos os escores (SCS, HDSI, CSBI nos domínios controle e violência) e o Sexual Addiction Screening Test (SAST). As correlações foram altas ($\rho > 0,81$) para todos os domínios, exceto o domínio violência ($\rho = 0,36$), no qual a correlação foi moderada. As correlações entre os escores e o domínio de impulsividade e busca de sensações do Zuckerman Kuhlman Personality Questionnaire (ImpSS) foram estatisticamente significativas para todos os domínios. As correlações entre os escores e o ImpSS foram moderadas, variando de 0,50 a 0,55. No entanto, para o domínio violência, as correlações foram moderadas, mas menores ($\rho = 0,42$).

A SCS, o HDSI e o domínio de controle do CSBI-22 foram altamente correlacionados ($\rho > 0,85$). O domínio violência apresentou correlações moderadas com os demais escores ($\rho > 0,32$).[9]

VALIDADE DISCRIMINANTE

No que tange à validade discriminante, foram observadas diferenças significativas ao se comparar os grupos de baixo e alto risco para apresentarem transtorno do comportamento sexual compulsivo, de acordo com o ponto de corte da CSBD-19.[5] Indivíduos no grupo de alto risco apresentaram escores significativamente mais altos na CSBD-19,[5] com grande tamanho de efeito, em comparação com o grupo de baixo risco. Também relataram níveis significativamente mais altos de frequência de uso de pornografia (duas a três vezes por semana) e de masturbação (duas a três vezes por semana) do que o grupo de baixo risco, com tamanho de efeito moderado.

Com relação à validade discriminante da SCS, do HDSI e dos domínios controle e violência do CSBI, os pacientes tiveram pontuações significativamente mais altas em todas as quatro variáveis quando comparados aos controles (ver Tab. 10.6.1).

PONTO DE CORTE

Um total de 4,84% dos participantes pontuaram acima do ponto de corte preestabelecido para a CSBD-19[5] (ou seja, ≥ 50 pontos em 76),[7] sugerindo alto risco de apresentarem transtorno do comportamento sexual compulsivo.

TABELA 10.6.1 RESUMO DA CONFIABILIDADE E DAS VALIDADES DISCRIMINANTE E CONVERGENTE DA SCS, DO HDSI E DO CSBI													
	CONSISTÊNCIA INTERNA	VALIDADE DISCRIMINANTE						VALIDADE CONVERGENTE		CONFIABILIDADE TESTE-RETESTE			
		CONTROLE		PACIENTE			SAST	ImpSS	TEMPO 1		TEMPO 2		
INSTRUMENTO	α	M	DP	M	DP	sig.	ρ	ρ	M	DP	M	DP	z	sig.	ICC
SCS	0,95	15,3	5,4	32	4,9	***	0,81***	0,53***	19,5	8,1	19,3	7,6	0,7	ns	0,77***
HDSI	0,96	2,6	3,3	21,2	5,6	***	0,81***	0,50***	7,2	7,7	7,3	8,0	-0,8	ns	0,80***
CSBI-Controle	0,97	57,3	7,1	26,2	8,2	***	-0,87***	-0,48***	48,6	14,3	48,8	13,8	-0,5	ns	0,81***
CSBI-Violência	0,75	19,6	1,0	18,6	2,1	***	-0,36***	-0,41***	19,4	1,3	19,4	1,3	-0,7	ns	0,92***

Nota: * $p < 0,05$; ** $p < 0,01$; *** $p < 0,001$; M = média; DP = desvio padrão; sig. = nível de significância; ρ = índice de correlação rho; ICC = índice intraclasse de correlação; SAST = Sexual Addiction Screening Test; ImpSS = Impulsividade e busca de sensações do Zuckerman Kulhman Personality Questionnaire.
Fonte: Scanavino e colaboradores.[9]

Os escores totais da SCS podem variar de 10 a 40, com pontuações mais altas indicando níveis mais altos de sintomatologia de compulsividade sexual. Alguns autores[13,14] usaram uma pontuação de corte de ≥ 24 para indicar risco para caso clínico de comportamento sexual compulsivo.[12]

O CSBI não apresenta ponto de corte estimado.

O HDSI não apresenta ponto de corte, porém, como também pode ser utilizado para o diagnóstico de transtorno hipersexual, apresenta os critérios diagnósticos propostos no DSM-5 por meio de sete questões básicas (5 critérios A e 2 critérios B). Cada item do critério é classificado em um índice de gravidade de cinco pontos, variando de 0 (nunca verdadeiro) a 4 (quase sempre verdadeiro), com escore total resultante de 0 a 28, que pode ser usado como uma medida dimensional da gravidade geral. Para rastreamento positivo para um diagnóstico provável de transtorno hipersexual, o respondente deve marcar 3 ou 4 pontos em pelo menos 4 dos 5 critérios A e pelo menos 1 dos 2 critérios B.

SENSIBILIDADE E ESPECIFICIDADE

A sensibilidade e a especificidade do HDSI, quando testadas pelos critérios de dependência de sexo de Goodman[15] (padrão-ouro), foram de 71,93% e 100%, respectivamente. Portanto, a probabilidade de um participante com triagem positiva para transtorno hipersexual no HDSI ter um transtorno hipersexual (valor preditivo positivo [VPP]) foi de 100%. Por sua vez, a probabilidade de um participante que não teve triagem positiva para transtorno hipersexual no HDSI não ter o transtorno (valor preditivo negativo [VPN]) foi de 80%.

Quanto à CSBD-19, considerando-se o ponto de corte de 50 para ser classificado como de alto risco, a sensibilidade foi de 98,5%, a especificidade foi de 99,1%, o VPP foi de 76,4%, o VPN foi de 100% e a precisão foi de 99,1%.[5]

▮ EXPERIÊNCIA DE USO

A SCS tem sido a mais utilizada em estudos e na prática clínica com fortes propriedades psicométricas em diferentes amostras e culturas. O CSBI é apropriado para a investigação da violência sexual associada com comportamental sexual compulsivo. O HDSI tem sido muito utilizado como instrumento de triagem para a seleção de participantes em estudos.

Quando o objetivo é avaliar os diferentes critérios do transtorno do comportamento sexual compulsivo, ou informações mais detalhadas são necessárias, a CSBD-19 deve ser usada. Porém, esta é uma escala nova e mais estudos são necessários. A tradução da CSBD-19 em diferentes idiomas, incluindo o português brasileiro.[16]

▮ LIMITAÇÕES

A limitação da CSBD-19 está na necessidade de mais estudos, pois se trata de uma escala recentemente introduzida na área. Apresenta, contudo, grande potencial de uso por estar alinhada com os critérios diagnósticos do transtorno do comportamento sexual compulsivo conforme a CID-11.

Além disso, a principal limitação dos instrumentos apresentados é a sua dificuldade de acesso por populações vulneráveis, como pessoas analfabetas e com deficiência.

▮ CONSIDERAÇÕES FINAIS

A SCS, o CSBI, o HDSI e a CSBD-19 investigam, respectivamente, compulsividade sexual, comportamento sexual compulsivo (e violento), transtorno de hipersexualidade e transtorno de comportamento sexual compulsivo. Todos são validados, têm robustas propriedades psicométricas e são de fácil acesso. Em princípio, podem ser utilizados com várias populações em termos de cultura, idioma, gênero e orientação sexual, e distinguem bem entre indivíduos com baixo risco e alto risco de sofrer o transtorno do comportamento sexual compulsivo.

▮ FORMAS DE AQUISIÇÃO

Todos os instrumentos apresentados neste capítulo estão disponíveis gratuitamente para pesquisadores e clínicos e podem ser obtidos escrevendo para scanavino@gmail.com.

▮ REFERÊNCIAS

1. Grubbs JB, Hoagland KC, Lee BN, Grant JT, Davison P, Reid RC, et al. Sexual addiction 25 years on: a systematic and methodological review of empirical literature and an agenda for future research. Clin Psychol Rev. 2020;82:101925.
2. World Health Organization. International classification of diseases [Internet]. 11th ed. Geneva: WHO; 2022 [capturado em 21 maio 2023]. Disponível em: https://icd.who.int/.
3. Reed GM, First MB, Billieux J, Cloitre M, Briken P, Achab S, et al. Emerging experience with selected new categories in the ICD-11: complex PTSD, prolonged grief disorder, gaming disorder, and compulsive sexual behaviour disorder. World Psychiatry. 2022;21(2):189-213.
4. Kraus SW, Krueger RB, Briken P, First MB, Stein DJ, Kaplan MS, et al. Compulsive sexual behaviour disorder in the ICD-11. World Psychiatry. 2018;17(1):109-110.
5. Bőthe B, Potenza MN, Griffiths MD, Kraus SW, Klein V, Fuss J, et al. The development of the Compulsive Sexual Behavior Disorder Scale (CSBD-19): an ICD-11 based screening measure across three languages. J Behav Addict. 2020;9(2):247-58.
6. Bőthe B, Koós M, Nagy L, Kraus SW, Potenza MN, Demetrovics Z. International sex survey: study protocol of a large, cross-cultural

collaborative study in 45 countries. J Behav Addict. 2021;10(3):622-16.

7. Bőthe B, Koós M, Nagy L, Kraus SW, Demetrovics Z, Potenza MN, et al. Compulsive sexual behavior disorder in 43 countries: insights from the international sex survey and introduction of standardized assessment tools. J Behav Addict. No prelo.

8. Kalichman SC, Rompa D. Sexual sensation seeking and sexual compulsivity scales: validity, and predicting HIV risk behavior. J Pers Assess. 1995;65(3):586-601.

9. Scanavino MD, Ventuneac A, Rendina HJ, Abdo CH, Tavares H, Amaral ML, et al. Sexual compulsivity scale, compulsive sexual behavior inventory, and hypersexual disorder screening inventory: translation, adaptation, and validation for use in Brazil. Arch Sex Behav. 2016;45(1):207-17.

10. Coleman E, Miner M, Ohlerking F, Raymond N. Compulsive sexual behavior inventory: a preliminary study of reliability and validity. J Sex Marital Ther. 2001;27(4):325-32.

11. Miner MH, Coleman E, Center BA, Ross M, Rosser BS. The compulsive sexual behavior inventory: psychometric properties. Arch Sex Behav. 2007;36(4):579-87.

12. Hook JN, Hook JP, Davis DE, Worthington EL Jr, Penberthy JK. Measuring sexual addiction and compulsivity: a critical review of instruments. J Sex Marit Ther. 2010;36(3):227-60.

13. Benotsch EG, Kalichman SC, Kelly JA. Sexual compulsivity and substance use in HIV-seropositive men who have sex with men: prevalence and predictors of high-risk behaviors. Addict Behav. 1999;24(6):857-68.

14. Parsons JT, Bimbi D, Halkitis PN. Sexual compulsivity among gay/bisexual male escorts who advertise on the Internet. Sex Addict Compuls. 2001;8(2):101-12.

15. Goodman A. What's in a name? Terminology for designating a syndrome of driven sexual behavior. Sex Addict Compuls. 2001;8(3-4):191-213.

16. Canto GC, Jordani JGA, Lobato MIR. A escala do transtorno do comportamento sexual compulsivo, tradução e adaptação para o português falado no Brasil. 2021. Não publicado.

11

INSTRUMENTOS DE AVALIAÇÃO DE USO NA INFÂNCIA E ADOLESCÊNCIA

11.1 ASPECTOS GERAIS DOS INSTRUMENTOS DE AVALIAÇÃO DE USO NA INFÂNCIA E ADOLESCÊNCIA

Sheila Caetano, Alicia Matijasevich

O entendimento da infância como período distinto do desenvolvimento humano iniciou-se no século XVIII na sociedade ocidental. No século seguinte, foram encontrados os primeiros relatos mais consistentes de psicopatologia na infância, mas somente na década de 1920 começaram a aparecer estudos mais sistematizados e grupos de médicos dedicados a essa área.[1]

Atualmente, estudos epidemiológicos robustos mostram que os transtornos psiquiátricos afetam cerca de um quinto das crianças em todo o mundo.[2] A carga de condições de saúde mental em crianças inclui custos que decorrem desde uma probabilidade reduzida de completar a educação básica à capacidade reduzida de lidar com adversidades futuras, se o tratamento adequado não for fornecido. Ressalta-se que os problemas emocionais e comportamentais começam precocemente, com mais de 50% da doença mental no adulto iniciando antes dos 14 anos.[3]

Esta seção está organizada a partir de entrevistas, inventários, escalas e questionários mais importantes na psiquiatria da infância e adolescência, que foram traduzidos e, alguns, validados para o Brasil (Quadro 11.1.1). De maneira geral, os dados para essa população são coletados de diferentes informantes: da criança e do adolescente, se tiverem capacidade cognitiva e de linguagem para responder, dos pais e dos professores. Muitas vezes, as fontes de informação apresentam dados discordantes, sendo que comportamentos observados são geralmente mais bem informados pelos pais e professores (p. ex., hiperatividade), e problemas internalizantes (p. ex., depressão e ansiedade), mais bem relatados pelas crianças. O julgamento final, no entanto, é sempre clínico de acordo com cada caso.

■ ENTREVISTAS DIAGNÓSTICAS

A fim de padronizar e melhorar a confiabilidade do diagnóstico psiquiátrico em crianças e adolescentes, foram desenvolvidas entrevistas diagnósticas estruturadas e semiestruturadas, usando os critérios diagnósticos operacionalizados pelo *Manual diagnóstico e estatístico de transtornos mentais* (DSM) e pela *Classificação internacional de doenças e problemas relacionados à saúde* (CID). Essas entrevistas têm sido usadas principalmente em estudos epidemiológicos e clínicos, e sua administração foi simplificada pela introdução de pontos de corte de triagem.[1] Foram traduzidos para o português do Brasil o Schedule for Affective Disorders and Schizophrenia for Scholl-Age Children (K-SADS) e o Development and Well-being Assessment (DAWBA), que têm perguntas para a criança ou o adolescente e para os pais. O K-SADS é uma entrevista semiestruturada e administrada por profissionais treinados em saúde mental, enquanto o DAWBA é estruturado e pode ser administrado por leigos e depois verificado por clínico experiente usando também as respostas do entrevistado transcritas pelo entrevistador. No entanto, importantes entrevistas diagnósticas ainda não foram traduzidas no Brasil, como a Preschool Age Psychiatric Assessment (PAPA), para crianças de 2 a 8 anos, e a Child and Adolescent Psychiatric Assessment (CAPA), para crianças e adolescentes de 9 a 17 anos. Destaca-se que nas avaliações PAPA e CAPA são consideradas também as observações diretas das crianças e dos adolescentes.

■ INSTRUMENTOS DE AVALIAÇÃO DE SINTOMAS GERAIS

No Brasil, foram traduzidos os instrumentos de psicopatologia geral na infância e adolescência Questionário de Capacidades e Dificuldades (SDQ) e Child Behavior Checklist (CBCL). Diferentemente das entrevistas diagnósticas, eles têm como desfechos síndromes de alterações de comportamentos (chamadas externalizantes) ou de emoções (internalizantes), que ainda podem ser divididas em subsíndromes. Destaca-se que há propostas para

QUADRO 11.1.1 | INSTRUMENTOS INCLUÍDOS NA SEÇÃO DE PSIQUIATRIA DA INFÂNCIA E ADOLESCÊNCIA

ABREVIAÇÃO	NOME DO INSTRUMENTO	DISPONIBILIDADE	TRADUÇÃO	VALIDAÇÃO NO BRASIL
Entrevistas diagnósticas gerais				
K-SADS	Schedule for Affective Disorders and Schizophrenia for School-Age Children	Gratuito, solicitar aos autores brasileiros (Christian Kieling)	Sim	Última versão não validada para o DSM-5
DAWBA	Development and Well-being Assessment	Gratuito para uso em pesquisa	Sim	Última versão não validada para o DSM-5
Instrumentos de avaliação de sintomas gerais				
CBCL	Child Behavior Checklist	À venda em https://aseba.org/	Sim	Sim
SDQ	Questionário de Capacidades e Dificuldades	Gratuito, disponível em https://www.sdqinfo.org	Sim	Sim
Ferramentas de avaliação de transtorno psiquiátrico específico				
CDI	Inventário de Depressão Infantil	Gratuito para pequisa, solicitar aos autores brasileiros	Sim	Sim
SCARED	Screen for Child Anxiety related Emotional Disorders	Gratuito, solicitar aos autores brasileiros	Sim	Sim
SCAS	Escala Spence de Ansiedade Infantil	Gratuita, solicitar aos autores brasileiros	Sim	Sim
CASI	Childhood Anxiety Sensitivity Index	Gratuito, solicitar aos autores brasileiros	Sim	Não
SNAP-IV	Escala de Swanson, Nolan e Pelham para Atenção, Hiperatividade e Impulsividade	Gratuita	Sim	Sim
CTQ	Questionário sobre Traumas na Infância	Versão original disponível para venda no site da Editora Pearson	Sim	Sim
Instrumentos de avaliação de transtorno do espectro autista (TEA)				
ABC	Autism Behavior Checklist (Inventário de Comportamentos Autísticos, ICA)	À venda em https://www.proedinc.com/Products/12742/asiep3-autism-behavior-checklist-record-forms-25.aspx	Sim	Sim
ASQ	Autism Screening Questionnaire (Social Communicative Questionnaire, SCQ)	Paga	Sim	Sim
M-CHAT	Modified Checklist for Autism in Toddlers	Gratuita	Sim	Sim
CARS	Childhood Autism Rating Scale	À venda, pro-ed, em https://www.proedinc.com/Products/13565/cars2-childhood-autism-rating-scalesecond-edition.aspx	Sim	Sim

QUADRO 11.1.1 ■ INSTRUMENTOS INCLUÍDOS NA SEÇÃO DE PSIQUIATRIA DA INFÂNCIA E ADOLESCÊNCIA

ABREVIAÇÃO	NOME DO INSTRUMENTO	DISPONIBILIDADE	TRADUÇÃO	VALIDAÇÃO NO BRASIL
ADI-R	Autism Diagnostic Interview – Revised	Paga	Sim	Não
ADOS	Autism Diagnostic Observation Schedule	Paga	Sim	Não
Outros – instrumentos de avaliação de qualidade de vida				
PedsQL™	Pediatric Quality of Life Inventory™	Direitos reservados ao Dr. James W. Varni. Distribuído pela Mapi Research Trust (https://www.pedsql.org/index.html)	Sim	Sim
YQoL-R	Youth Quality of Life Instrument – Research version	Direitos reservados à University of Washington, solicitar aos autores originais	Sim	Sim

que o CBCL gere diagnósticos de acordo com os critérios do DSM-5.

Em comparação às entrevistas diagnósticas, os instrumentos têm a vantagem de serem mais rápidos e mais fáceis de responder, portanto, de melhor aceitação pelos informantes, e de serem mais fáceis de pontuar e efetivos na detecção de alterações de comportamentos e emoções, ou seja, no uso em triagem. As síndromes e subsíndromes podem ser analisadas categórica (normal, subclínico e clínico) e dimensionalmente.

O CBCL apresenta questionários para os pais, adolescentes e professores, enquanto o SDQ apenas para pais e professores. O SDQ é mais rápido de ser aplicado e tem como desfechos cinco subescalas: sintomas emocionais, problemas de conduta, hiperatividade, problemas de relacionamento com pares e comportamento pró-social.

■ FERRAMENTAS DE AVALIAÇÃO DE TRANSTORNO PSIQUIÁTRICO ESPECÍFICO

Nessa seção, estão descritas ferramentas específicas para triagem e/ou mensuração da gravidade de transtornos psiquiátricos em crianças e adolescentes, como depressão (CDI), ansiedade (SCARED, SCAS e CASI), déficit de atenção e hiperatividade (SNAP-IV) e traumas (CTQ). Em outras seções específicas de transtornos psiquiátricos, como mania, transtornos alimentares e transtorno obsessivo-compulsivo, outras medidas usadas nessa faixa etária também são apresentadas.

Especificamente dessa seção são as ferramentas de triagem, entrevista diagnóstica e gravidade em transtorno do espectro autista (TEA). A maioria delas é paga e requer treinamento prévio para aplicação, com exceção da M-CHAT, que tem sido proposta como *checklist* de triagem de rotina na pediatria para detecção precoce de TEA. O padrão-ouro para diagnóstico do TEA é a combinação do uso da ADOS 2 e da ADI-R, mas são avaliações caras, com treinamento intenso e de difícil aplicação.

■ REFERÊNCIAS

1. Rey JM, Assumpção Jr FB, Bernad CA, Çuhadaroğlu FÇ, Evans B, Fung D, et al. History of child psychiatry. Rey JM, Martin A, editors. JM Rey's IACAPAP e-textbook of child and adolescent mental health [Internet]. 2015 [capturado em 27 maio 2023]. p. 1-72. Disponível em: https://iacapap.org/_Resources/Persistent/49c28ec074bbecfc0ea48df2dee-a1c6fc1de0a60/J.10-History-Child-Psychiatry-update-2018.pdf.
2. Caetano SC, Ribeiro MVV, Askari MS, Sanchez ZM, Rosário MC, Perissinoto J, et al. An epidemiological study of childhood development in an urban setting in Brazil. Braz J Psychiatry. 2021;43(1):43-54.
3. Copeland WE, Shanahan L, Costello EJ, Angold A. Childhood and adolescent psychiatric disorders as predictors of young adult disorders. Arch Gen Psychiatry. 2009;66(7):764-72.

11.2 SCHEDULE FOR AFFECTIVE DISORDERS AND SCHIZOPHRENIA FOR SCHOOL-AGE CHILDREN (K-SADS)

Renata Rocha Kieling, Christian Kieling

O Schedule for Affective Disorders and Schizophrenia for School-Aged Children (K-SADS) está entre as entrevistas diagnósticas de saúde mental mais utilizadas na população pediátrica, sendo considerada padrão-ouro para o estabelecimento de presença de transtornos mentais em crianças e adolescentes.[1-3] Suas diferentes versões já foram traduzidas para mais de 30 idiomas, sendo amplamente utilizadas em cenários clínicos e de pesquisa.[4] O K-SADS é uma entrevista semiestruturada aplicada por profissional treinado, direcionada tanto a criança/adolescente quanto a seus cuidadores, combinando abordagens de avaliação dimensional e categórica para determinar episódios atuais ou passados dos principais transtornos mentais que acometem indivíduos dessa faixa etária (Quadro 11.2.1).

■ VERSÕES

O instrumento foi originalmente apresentado em 1978, desenvolvido por J. Puig-Antich e W. Chambers, como complemento da versão adulta do SADS. A versão original focava apenas no estado atual (presente) do paciente (K-SADS-P).[5] Posteriormente, foram desenvolvidas atualizações e adaptações, como a K-SADS-P-III-R, em acordo com os critérios revisados do DSM-III-R, e a K-SADS epidemiológica (K-SADS-E), a primeira a permitir o estabelecimento de diagnósticos ao longo da vida, porém apenas para fins epidemiológicos.[6] Após a publicação do DSM-IV, em 1994, Kaufman e colaboradores introduziram a versão K-SADS-PL (*present and lifetime*)[7] e, em 2013, ante as mudanças relevantes no DSM-5, uma versão revisada do instrumento (K-SADS-PL-DSM-5) foi desenvolvida para manter a entrevista atualizada de acordo com o novo manual de classificação diagnóstica. Mais recentemente, em 2021, foi lançada a versão computadorizada do instrumento (K-SADS-COMP),[8] com aplicação via *web*, administrada pelo clínico ou autoaplicada pelo jovem ou pelos pais. Apenas a versão eletrônica ainda não se encontra disponível em português.[4]

Na versão K-SADS-PL-DSM-5, a organização das categorias foi modificada para contemplar mudanças relacionadas à nova classificação dos transtornos do neurodesenvolvimento. Novos diagnósticos e especificadores foram adicionados, enquanto outros foram modificados, destacando-se a introdução de critérios para avaliação de transtorno disruptivo da desregulação do humor (DMDD) e transtorno de compulsão alimentar periódica, e modificações relevantes nas categorias de transtorno do espectro autista (TEA), transtorno explosivo intermitente e ansiedade social/mutismo seletivo, representando versões modificadas de diagnósticos que já estavam presentes no DSM-IV. Novos itens introduzidos na última versão do K-SADS contemplam também a avaliação de condições clínicas mais recentemente consideradas para inclusão como categorias nosológicas no DSM, como autolesão não suicida e emoções pró-sociais limitadas (*callous unemotional traits*, apresentado como um especificador do transtorno da conduta).

Tanto o K-SADS-E quanto as duas versões do K-SADS-PL (DSM-IV e DSM-5) foram traduzidos para o português brasileiro e têm sido amplamente utilizados no País por pesquisadores e clínicos desde então. A versão brasileira do K-SADS-PL para o DSM-IV foi desenvolvida por Brasil,[9] a partir da versão original em inglês, com tradução, retrotradução, adaptação cultural e estudo de propriedades psicométricas. Em 2017, um grupo de especialistas brasileiros em cada área diagnóstica coberta pelo instrumento se reuniu para traduzir a respectiva seção, atualizando-a de acordo com os critérios atuais do DSM-5 (K-SADS-PL-DSM-5).[1]

■ DESCRIÇÃO DO INSTRUMENTO

O K-SADS está organizado em três grandes seções. As duas primeiras (entrevista introdutória e módulo de rastreamento) devem ser aplicadas na íntegra para todos os pacientes; já a terceira seção (suplementos diagnósticos) deve ser aplicada de forma personalizada, conforme a pontuação obtida nas diferentes categorias avaliadas durante o módulo de rastreamento. A seguir, são detalhadas as seções que compõem o instrumento.

1 **Entrevista introdutória não estruturada:** leva aproximadamente 10 a 15 minutos para ser completada. Os pais informam dados sobre saúde, queixa principal e tratamentos prévios, funcionamento escolar da criança, *hobbies* e relacionamento com a família e com os pares. Além de oferecer contexto para a avaliação de sintomas, esta seção

QUADRO 11.2.1 | CATEGORIAS DIAGNÓSTICAS AVALIADAS NO K-SADS

MÓDULO	ENTREVISTA DE RASTREAMENTO	SUPLEMENTOS DIAGNÓSTICOS
Transtornos do humor	Depressão, suicídio, mania/hipomania, transtorno disruptivo da desregulação do humor	Transtorno depressivo, distimia, transtorno de adaptação com humor deprimido, mania, hipomania, ciclotimia, episódio bipolar misto, transtorno disruptivo da desregulação do humor (DMDD), transtorno de humor primário com sintomas psicóticos
Espectro da esquizofrenia e outros transtornos psicóticos	Psicose	Esquizofrenia, transtorno esquizofreniforme, psicose reativa breve
Transtornos de ansiedade, obsessivo-compulsivo e relacionados ao trauma	Transtorno de pânico, agorafobia, transtorno de ansiedade de separação, transtorno de ansiedade social, mutismo seletivo, fobia específica, transtorno de ansiedade generalizada	Transtorno de pânico, agorafobia, transtorno de ansiedade de separação, transtorno de ansiedade social, mutismo seletivo, fobia específica, transtorno de ansiedade generalizada
	Transtorno obsessivo-compulsivo	Transtorno obsessivo-compulsivo
	Transtorno de estresse pós-traumático	Transtorno de estresse pós-traumático, transtorno de estresse agudo
Transtornos do neurodesenvolvimento, disruptivos e da conduta	Transtorno de déficit de atenção/hiperatividade, transtorno do espectro autista, transtorno de tique	Transtorno de déficit de atenção/hiperatividade, transtorno do espectro autista, transtorno de Tourette, transtorno de tique motor ou vocal persistente, transtornos de tique transitório
	Transtorno de oposição desafiante, transtorno da conduta	Transtorno de oposição desafiante, transtorno da conduta, transtorno de adaptação com perturbação da conduta, transtorno de adaptação com perturbação mista das emoções e da conduta
Distúrbios de eliminação	Enurese, encoprese	Enurese, encoprese
Transtornos alimentares e transtornos relacionados a substâncias	Transtornos alimentares	Anorexia nervosa, bulimia, transtorno de compulsão alimentar
	Uso de tabaco/fumo, uso de álcool, transtorno por uso de álcool, uso de substância, transtorno por uso de substâncias	Transtorno por uso de álcool, transtorno por uso de tabaco, transtornos por uso de substâncias (maconha, estimulantes, cocaína, sedativo, hipnótico ou ansiolítico, opioide, fenciclidina [PCP], outros alucinógenos, solventes/inalantes)

deve ser usada para estabelecer uma boa relação com os pais e a criança/adolescente e nunca deve ser omitida.

2 **Entrevista de rastreamento:** investiga os principais sintomas dos diferentes diagnósticos avaliados no K-SADS, por meio de perguntas selecionadas, acompanhadas por critérios específicos de pontuação. O avaliador não é obrigado a fazer as perguntas tal como estão escritas, nem deve perguntar todas elas, somente tantas quanto forem necessárias para definir a pontuação de cada item. Sintomas pontuados na entrevista

de rastreamento devem ser investigados temporalmente, tanto para episódio atual (EA) quanto para episódio de maior gravidade no passado (EMGP). Todas as seções da entrevista de rastreamento devem ser completadas, mas não é necessário seguir a ordem apresentada; se preferir, o avaliador pode começar pela queixa apresentada na entrevista introdutória não estruturada.

Um espaço ao final da entrevista de rastreamento (Folha de resumo de suplementos a serem completados) é destinado para indicar, de forma sumária, se a criança/adolescente atende os "critérios de pulo" (ou seja, não apresenta sintomas que justifiquem o prosseguimento da investigação) ou se tem sintomas suficientes que indicam o aprofundamento da avaliação de determinados diagnósticos. Nesse caso, a entrevista deve ser continuada com a aplicação dos suplementos adequados. Assim, o rastreamento inicial fornece um resumo de potenciais categorias diagnósticas relevantes, antes de pesquisar em detalhe sintomas específicos de diversos transtornos.

3. **Suplementos diagnósticos:** avaliam a presença ou ausência de critérios diagnósticos para diferentes transtornos mentais, de acordo com o DSM-5. Incluem Suplemento #1: transtornos de humor; Suplemento #2: espectro da esquizofrenia e outros transtornos psicóticos; Suplemento #3: transtornos de ansiedade, obsessivo-compulsivo e relacionados ao trauma; Suplemento #4: transtornos do neurodesenvolvimento, disruptivos e da conduta; Suplemento #5: transtornos alimentares e transtornos relacionados a substâncias. Devem ser administrados preferencialmente na ordem cronológica em que os sintomas dos diferentes diagnósticos apareceram na vida da criança. Assim, quando o curso temporal dos transtornos se superpõe, os suplementos dos transtornos que podem influenciar o curso de outros transtornos devem ser completados primeiro.

▌ PÚBLICO-ALVO

O instrumento é indicado para avaliação de crianças e adolescentes em idade escolar, correspondendo à faixa etária entre 6 e 18 anos.

▌ APLICAÇÃO

Antes de administrar o K-SADS, pais e criança/adolescente devem completar a Escala Transversal de Sintomas (ETS) do DSM-5. Trata-se de um instrumento autoaplicável que inclui 25 itens que avaliam a gravidade de sintomas nas últimas duas semanas, devendo ser respondido de maneira independente pelos pais e pela criança/adolescente. Após revisar as respostas dos pais e da criança/adolescente na ETS, o K-SADS é administrado por meio de entrevista com os pais (um ou ambos) e com a criança/adolescente. O tempo total de entrevista é estimado entre 1h15 e 2h30 para pacientes com transtornos mentais (no caso de controles, 35-45 minutos).[10]

A parte inicial da avaliação (entrevista não estruturada) tem como objetivo estabelecer *rapport*, obter informações sobre queixas atuais e problemas prévios, bem como entender o nível global de funcionamento do jovem. A entrevista começa com questões sobre informações sociodemográficas básicas, o que, em geral, ajuda a deixar pais e filhos mais à vontade. Além disso, essas informações auxiliam o entrevistador a conhecer as circunstâncias de vida da criança/adolescente. Dados de saúde e da história de desenvolvimento também devem ser obtidos dos pais, devendo ser considerados na avaliação de diagnósticos diferenciais.

Como o K-SADS é uma entrevista diagnóstica semiestruturada, as perguntas não devem ser apresentadas tal como redigidas. Elas são fornecidas apenas para ilustrar diferentes maneiras de obter as informações necessárias para pontuar cada item. O avaliador deve se sentir livre para adequar as questões ao nível de desenvolvimento da criança, sendo encorajado o uso de vocabulário e expressões fornecidos pelos próprios entrevistados na descrição de sintomas ou eventos específicos.

Em geral, quando o instrumento é administrado a crianças ou pré-adolescentes, recomenda-se entrevistar primeiro os pais. Já para adolescentes, recomenda-se iniciar com eles. Na prática, normalmente é dado maior peso ao relato dos pais sobre comportamentos observáveis e ao relato das crianças/adolescentes sobre experiências subjetivas.[7] Em última análise, no entanto, cabe ao entrevistador usar seu julgamento clínico ao integrar os dados. Assim, havendo discrepância nas respostas fornecidas por pais e crianças/adolescentes, caberá ao entrevistador atribuir as pontuações-sumário.

A avaliação temporal dos sintomas e caracterização dos episódios (EA e EMGP) devem ser investigadas para todos os itens positivos. Sugere-se que o avaliador comece perguntando se a criança alguma vez teve o sintoma. Se a resposta for não, o sintoma deve ser pontuado como negativo para episódios atual e passado. Se a resposta for sim, deve-se determinar quando o sintoma esteve presente – se for confirmado para um determinado período (p. ex., atualmente), deve-se questionar se alguma vez ele esteve presente em outro momento (p. ex., no passado). Para um episódio ser considerado "passado" ou "resolvido", a criança/adolescente deve ter ficado, no mínimo, dois meses livre de sintomas associados ao transtorno.

▪ INTERPRETAÇÃO DAS PONTUAÇÕES

Enquanto a ordenação e a formulação das perguntas são flexíveis, os critérios de pontuação devem ser seguidos rigorosamente. A maioria dos itens no K-SADS é avaliada em uma escala de pontuação de 0 a 3. Um escore 0 indica que nenhuma informação está disponível; um escore 1 sugere que o sintoma não está presente; um escore 2 indica nível de sintomatologia abaixo do limiar clínico; e um escore 3 representa sintoma presente com critérios de limiar clínico. Para determinar se um sintoma atinge os critérios de limiar clínico, deve-se avaliar a gravidade, a frequência, a duração e o prejuízo decorrente do sintoma. Alguns itens têm pontuações que variam de 0 a 2, na qual 0 representa nenhuma informação, 1 indica que o sintoma não está presente e 2 indica que o sintoma está presente.

Sintomas subliminares, embora não suficientes para um diagnóstico clínico, podem exigir uma avaliação mais aprofundada, por exemplo, no caso de sintomas psicóticos. Caso haja sintomas subliminares em vários itens de uma mesma seção diagnóstica na parte de rastreamento da entrevista, o suplemento da seção poderá ser completado para avaliar mais detalhadamente a sintomatologia clínica relevante.

▪ PARÂMETROS PSICOMÉTRICOS

O K-SADS é empregado em diversos estudos como padrão-ouro para o diagnóstico de transtornos mentais na infância e adolescência,[2,3,11] sendo descrito dessa forma pelos próprios autores do instrumento.[8] Ao longo dos últimos 20 anos, propriedades psicométricas das suas múltiplas versões foram avaliadas quanto à reprodutibilidade e à validade, para a totalidade ou para partes da entrevista, em diferentes idiomas, culturas e composições amostrais. Os estudos demonstraram razoável confiabilidade entre avaliadores e teste-reteste, com um coeficiente *kappa* geralmente ≥ 0,6.[12]

A atual versão do K-SADS é, na verdade, uma atualização do K-SADS-PL para o DSM-IV que contempla mudanças para adequar o instrumento ao DSM-5. Para esta versão, lançada em 2018, existem ainda relativamente poucos estudos de validação.

Autores de uma pesquisa conduzida na Turquia com 150 crianças e adolescentes sugerem bom desempenho tanto nas antigas quanto nas novas categorias diagnósticas.[13] Um estudo usando a versão em espanhol do K-SADS para o DSM-5 examinou a confiabilidade entre avaliadores em uma amostra de 74 crianças e adolescentes e obteve valores de *kappa* superiores a 0,7 para mais da metade dos diagnósticos, com variação de 0,3 para emoções pró-sociais limitadas a 0,8 para transtorno de oposição desafiante.[14] Um estudo japonês,[12] focando apenas em transtornos do neurodesenvolvimento, demonstrou boa confiabilidade entre avaliadores com coeficiente *kappa* ≥ 0,8 para todos os transtornos examinados.

Brasil e Bordin[15] estudaram a validade convergente da versão brasileira do K-SADS-PL (DSM-IV) e encontraram evidências de excelente validade convergente entre o K-SADS-PL e a Child Behavior Checklist (CBCL). Mais recentemente, a versão do K-SADS para o DSM-5 vem sendo utilizada em estudos clínicos brasileiros que corroboram sua validade convergente tanto para transtornos internalizantes[16] quanto para externalizantes.[17]

▪ LIMITAÇÕES

Devido à abrangência de muitos transtornos, a K-SADS é um documento de 215 páginas. O entrevistador, mesmo com experiência clínica, depende de prática e precisa de tempo para se familiarizar com o instrumento, uma vez que os critérios de pontuação e os algoritmos que estabelecem os diagnósticos são específicos para cada transtorno. Durante a entrevista, é necessário observar atentamente os "critérios de pulo" para determinar quais suplementos precisam ser completados, a fim de evitar erros ou avaliações incompletas. Após realizar a entrevista, o examinador ainda precisa verificar manualmente as respostas a cada pergunta, sumarizar os resultados e aplicar algoritmos diagnósticos. Outra limitação é a ausência de medidas dimensionais mais detalhadas para a avaliação dos transtornos, que são tratados de forma predominantemente categórica (alguns estudos já utilizaram a soma das pontuações como desfechos). Por fim, o instrumento não é indicado para avaliação de crianças pré-escolares.

▪ FORMAS DE AQUISIÇÃO

Em sua versão atual (K-SADS-PL para o DSM-5), o instrumento está disponível gratuitamente para uso em ambiente clínico ou de pesquisa, sob solicitação direta aos autores deste capítulo.

REFERÊNCIAS

1. Caye A, Kieling RR, Rocha TB, Graeff-Martins AS, Geyer C, Krieger F, et al. Schedule for affective disorders and schizophrenia for school-age children: present and lifetime version (K-SADS-PL), DSM-5 update: translation into Brazilian Portuguese. Rev Bras Psiquiatr. 2017;39(4):384-6.
2. Yee AM, Algorta GP, Youngstrom EA, Findling RL, Birmaher B, Fristad MA. Unfiltered administration of the YMRS and CDRS-R in a clinical sample of children. J Clin Child Adolesc Psychol. 2015;44(6):992-1007.
3. Kessler RC, Avenevoli S, Green J, Gruber MJ, Guyer M, He Y, et al. National Comorbidity Survey Replication Adolescent Supplement (NCS-A): III: concordance of DSM-IV/CIDI diagnoses with clinical reassessments. J Am Acad Child Adolesc Psychiatry. 2009;48(4):386-99.
4. Townsend L, Kobak K, Kearney C, Milham M, Andreotti C, Escalera J, et al. Development of three web-based computerized versions of the kiddie schedule for affective disorders and schizophrenia child psychiatric diagnostic interview: preliminary validity data. J Am Acad Child Adolesc Psychiatry. 2020;59(2):309-25.
5. Chambers WJ, Puig-Antich J, Hirsch M, Paez P, Ambrosini PJ, Tabrizi MA, et al. The assessment of affective disorders in children and adolescents by semistructured interview: test-retest reliability of the schedule for affective disorders and schizophrenia for school-age children, present episode version. Arch Gen Psychiatry. 1985;42(7):696-702.
6. Ambrosini PJ. Historical Development and Present Status of the Schedule for Affective Disorders and Schizophrenia for School-Age Children (K-SADS). J Am Acad Child Adolesc Psychiatry. 2000;39(1):49-58.
7. Kaufman J, Birmaher B, Brent D, Rao UMA, Flynn C, Moreci P, et al. Schedule for affective disorders and schizophrenia for school-age children-present and lifetime version (K-SADS-PL): initial reliability and validity data. J Am Acad Child Adolesc Psychiatry. 1997;36(7):980-8.
8. KSADS-Comp-LLC [Internet]. New York: KSADS-COMP; 2021 [capturado em 27 maio 2023]. Disponível em: https://www.ksadslogin.net/ksads-comp/.
9. Brasil HH. Desenvolvimento da versão brasileira da K-SADS-PL (Schedule for Affective Disorders and Schizophrenia for School Aged Children Present and Lifetime Version) e estudo de suas propriedades psicométricas [tese]. São Paulo: UNIFESP; 2003.
10. Kaufman J, Birmaher B, Brent DA, Ryan ND, Rao U. K-SADS-PL. J Am Acad Child Adolesc Psychiatry. 2000;39(10):1208.
11. Marlow M, Skeen S, Grieve CM, Carvajal L, Åhs JW, Kohrt BA, et al. Detecting depression and anxiety among adolescents in South Africa: validity of the isiXhosa patient health questionnaire-9 and generalized anxiety disorder-7. J Adoles Health. 2023;72(1S):S-52-S60.
12. Nishiyama T, Sumi S, Watanabe H, Suzuki F, Kuru Y, Shiino T, et al. The Kiddie Schedule for Affective Disorders and Schizophrenia Present and Lifetime Version (K-SADS-PL) for DSM-5: a validation for neurodevelopmental disorders in Japanese outpatients. Compr Psychiatry. 2020;96:152148.
13. Unal F, Oktem F, Cuhadaroglu FC, Kultur SEC, Akdemir D, Ozdemir DF, et al. Reliability and validity of the schedule for affective disorders and schizophrenia for school-age children-present and lifetime version, DSM-5 November 2016-Turkish adaptation (K-SADS-PL-DSM-5-T). Turk Psikiyatri Derg. 2019;30(1):42-50.
14. de la Peña FR, Villavicencio LR, Palacio JD, Félix FJ, Larraguibel M, Viola L, et al. Validity and reliability of the kiddie schedule for affective disorders and schizophrenia present and lifetime version DSM-5 (K-SADS-PL-5) Spanish version. BMC Psychiatry. 2018;18(1):193.
15. Brasil HHA, Bordin IA. Convergent validity of K-SADS-PL by comparison with CBCL in a Portuguese speaking outpatient population. BMC Psychiatry. 2010;10:83.
16. Kieling C, Buchweitz C, Caye A, Manfro P, Pereira R, Viduani A, et al. The identifying depression early in adolescence risk stratified cohort (IDEA-RiSCo): rationale, methods, and baseline characteristics. Front Psychiatry. 2021;12:697144.
17. Sugaya LS, Salum GA, Gurgel WS, Morais EM, Del Prette G, Pilatti CD, et al. Efficacy and safety of methylphenidate and behavioural parent training for children aged 3-5 years with attention-deficit hyperactivity disorder: a randomised, double-blind, placebo-controlled, and sham behavioural parent training-controlled trial. Lancet Child Adolesc Health. 2022;6(12):845-56.

11.3 DEVELOPMENT AND WELL-BEING ASSESSMENT (DAWBA)

Ana Soledade Graeff-Martins, Bacy Fleitlich-Bilyk

O Development and Well-Being Assessment (DAWBA) é um conjunto de entrevistas e questionários desenvolvido por Robert Goodman na década de 1990[1] para gerar diagnósticos psiquiátricos de acordo com a *Classificação internacional de doenças e problemas relacionados à saúde* (CID-10) e com o *Manual diagnóstico e estatístico de transtornos mentais* (DSM-IV ou DSM-5) em crianças e adolescentes de 5 a 17 anos.[1] Foi elaborado para um grande estudo epidemiológico na Inglaterra, levando em consideração achados de pesquisas anteriores.[2] Algumas das preocupações dos autores na confecção dos instrumentos foram as seguintes: 1) que os diagnósticos fossem baseados não apenas na ocorrência de sintomas, mas também no impacto destes na vida do indivíduo; 2) que múltiplos informantes fossem necessários para a adequada definição de casos; 3) que os instrumentos fossem baseados no entrevistado, ou seja, consistissem em questionários e/ou entrevistas estruturadas que pudessem ser aplicados por entrevistadores leigos; 4) que os diagnósticos pudessem ser revisados por um clínico, com o intuito de aumentar suas validade e relevância clínica; 5) que o foco dos instrumentos fosse no momento atual; 6) que os instrumentos não priorizassem a identificação de transtornos raros na população.[2]

▌ VERSÕES

Em inglês, há versões do DAWBA para serem respondidas pelos pais ou cuidadores de crianças e adolescentes de 5 a 17 anos, pelos seus professores e pelo próprio adolescente de 11 a 17 anos.[1] Mais recentemente, foram desenvolvidas versões para os pais ou cuidadores e professores de crianças de 2 a 4 anos (Early years DAWBA) e para adultos e seus parceiros, familiares ou amigos (Adult DAWBA).[1] Recentes adaptações também permitem o estabelecimento de diagnósticos de acordo com o DSM-5.[1]

Os questionários e entrevistas para crianças de 5 a 17 anos estão disponíveis em 18 idiomas, na versão *on-line*, e em 28, na versão impressa. Em português, as duas versões (*on-line* e impressa) estão disponíveis para essa faixa etária.[1]

▌ DESCRIÇÃO DO INSTRUMENTO

O instrumento original, desenvolvido para avaliação diagnóstica de crianças e adolescentes de 5 a 17 anos, é composto por uma entrevista para os pais ou cuidadores, uma entrevista para o adolescente a partir de 11 anos, um questionário para os professores e um sistema de pontuação (clínico, mas assistido por computador) baseado nas entrevistas e nos questionários.[2]

As entrevistas cobrem a maior parte dos diagnósticos em psiquiatria da infância e adolescência, e se referem ao presente e ao passado recente (último mês ou últimos seis ou 12 meses, dependendo do diagnóstico investigado). Todas as seções iniciam com perguntas de rastreamento para o diagnóstico investigado, e há regras de pulo que permitem dispensar parte significativa da seção se a triagem for negativa. Cada seção inclui os critérios diagnósticos de um transtorno e questões sobre duração, início e impacto dos sintomas. Após a parte estruturada da seção, quando ela for inteiramente respondida, são colhidas informações por meio de entrevista semiestruturada (questões abertas que permitem que o entrevistado descreva o problema em suas palavras). As respostas são transcritas textualmente pelo entrevistador e, mais tarde, utilizadas pelo clínico para atribuição dos diagnósticos.[2]

Os diagnósticos investigados pelo DAWBA em suas 12 seções são: transtorno de ansiedade de separação, fobias específicas, fobia social, ataques de pânico e agorafobia, transtorno de estresse pós-traumático, transtorno obsessivo-compulsivo, transtorno de ansiedade generalizada, depressão, transtorno de déficit de atenção/hiperatividade, transtorno de oposição desafiante, transtorno da conduta e transtornos raros em crianças e adolescentes. Existe, ainda, uma seção apenas para as perguntas abertas a respeito de cada possível diagnóstico apresentado (seções que foram respondidas até o final). Essas questões se referem a uma melhor descrição do problema, com que frequência ele ocorre, se ainda está presente, qual a maior gravidade do problema, há quanto tempo ele existe, se interfere na qualidade de vida e como isso acontece, a que a família atribui o problema e o que fez a respeito (Fig. 11.3.1).[1]

O questionário para os professores investiga sintomas de desatenção, impulsividade, hiperatividade, oposição e desafio, problemas emocionais comuns e outras preocupações do docente. Quando os sintomas são relatados como presentes, há questões suplementares sobre seu impacto na vida da criança. No questionário, também há espaço para que o professor relate outros problemas ou preocupações que tem com o aluno.[2]

▌ APLICAÇÃO

A aplicação do instrumento é realizada por meio de entrevistas estruturadas com os pais e/ou cuidadores e com a própria criança ou adolescente, separadamente. Por se tratar de entrevistas estruturadas, o DAWBA pode ser aplicado por entrevistadores leigos treinados. As entrevistas, quando aplicadas em amostras comunitárias, duram em média 50 minutos com os pais e 30 minutos com o adolescente a partir de 11 anos.[2]

O questionário para professores é autopreenchível, composto por quatro páginas.[2]

As instruções para aplicação das entrevistas e questionários estão disponíveis e detalhadas, inclusive em português, no *site* DAWBA (disponível em: http://www.dawba.info).[1]

CUIDADOS NA APLICAÇÃO

É importante que os entrevistadores anotem as respostas dos entrevistados às perguntas abertas textualmente, para que possam ser utilizadas na avaliação por um clínico treinado em momento posterior.

Há questões sobre automutilações e ideação, plano e tentativa de suicídio que podem requerer mais sensibilidade e tempo do aplicador, tanto com os pais como com o adolescente.

SEÇÃO Q TIQUES			
Q1	Nos últimos 12 meses, o/a [Nome] tem apresentado algum tique que ele/a parecia não controlar – como piscar muito os olhos, fazer caretas, enrugar o nariz ou balançar a cabeça?	Não 0	Sim 1
Q2	Nos últimos 12 meses, o/a [Nome] apresentou algum tique sonoro que ele/a parecia não controlar – como tossir, limpar a garganta ou fungar excessivamente?	Não 0	Sim 1

Se Q1 = "Sim" ou Q2 = "Sim", então continue. Se ambos são "Não", então pule o resto dessa seção.

EXEMPLO DE UMA SEÇÃO DE QUESTÕES ABERTAS DO INSTRUMENTO

M2Q: TIQUES

Se M1H foi assinalado para tiques motores ou vocais, pergunte:
- M2Q1) Por favor, descreva os tiques do/a [Nome] com suas próprias palavras.
- M2Q2) Com que frequência e quão graves os tiques são quando estão piores?
- M2Q3) Quando e como eles começaram?
- M2Q4) Os tiques estão interferindo com a qualidade de vida dele/a? Se sim, como?
- M2Q5) Você tentou fazer algo a respeito dos tiques? Se sim, por favor, descreva o que você tem tentado fazer, qualquer ajuda que tenha tido e se isso fez alguma diferença.

FIGURA 11.3.1 ▌ EXEMPLO DE UMA SEÇÃO (PARCIAL) DO INSTRUMENTO.

Ao final das entrevistas, o entrevistador pode (e deve) tomar notas acerca de suas impressões sobre a criança e os pais ou cuidadores, com o intuito de auxiliar o clínico na atribuição dos diagnósticos.[1]

▌ INTERPRETAÇÃO DAS PONTUAÇÕES

As respostas obtidas por meio das entrevistas e questionários são combinadas usando-se um programa de computador. Algoritmos determinam se a criança apresenta os critérios operacionais para os diagnósticos mais comuns em psiquiatria da infância e adolescência de acordo com a CID-10 e o DSM-IV (e, mais recentemente, o DSM-5). De posse desses resultados, bem como das transcrições das respostas às perguntas abertas e das observações dos entrevistadores, um clínico experiente decide se aceita ou rejeita os diagnósticos estabelecidos (ou não) pelo computador. Para tanto, ele deve, em primeiro lugar, usar as transcrições a fim de verificar se o entrevistado entendeu as questões estruturadas, ou seja, se suas respostas realmente se referiam ao que estava sendo investigado. Além disso, deve decidir qual informação considerar quando houver conflito entre os diferentes informantes. O clínico pode atribuir um diagnóstico "sem outra especificação" quando a criança apresentar sintomas clinicamente relevantes de um determinado transtorno, mas não preencher seus critérios operacionais. Por fim, o clínico pode estabelecer diagnósticos menos comuns a partir das transcrições das respostas às perguntas abertas.[2]

▌ PARÂMETROS PSICOMÉTRICOS DA VERSÃO ORIGINAL E DA VERSÃO EM PORTUGUÊS

CONFIABILIDADE

Versão em português. A confiabilidade do processo de atribuição de diagnósticos por um clínico experiente foi testada para a versão em português em pelo menos um estudo.[3] Dois psiquiatras clínicos experientes avaliaram 255 casos de maneira independente, com coeficientes de concordância *kappa* de 0,93 para qualquer transtorno, 0,91 para transtornos internalizantes e 1,0 para transtornos externalizantes.

VALIDADE

Versão original. Após o desenvolvimento do instrumento, os autores utilizaram uma amostra comunitária (n = 491) e uma clínica (n = 39) de crianças para examinar as propriedades psicométricas do DAWBA. A prevalência de transtornos diagnosticados pelo instrumento foi de 93,2% na amostra clínica e de 10,6% na comunitária (OR = 101,3). Utilizando apenas a amostra comunitária, verificou-se que as crianças com diagnósticos atribuídos pelo DAWBA tinham mais chances de apresentar um problema segundo seus pais (OR = 22,2), professores (OR = 12,8) e elas próprias (OR = 8,1), bem como mais chance de ter recebido serviços de saúde mental (OR = 26,5) e apoio escolar (OR = 11,9). Houve também alta concordância entre apresentar diagnóstico psiquiátrico de acordo com o DAWBA e o escore de problemas medido pelo Strenghts and Difficulties Questionnaire (SDQ), tanto no momento do diagnóstico pelo DAWBA quanto quatro a seis meses depois. Do mesmo modo, foi alta a concordância entre o tipo de diagnóstico estabelecido pelo DAWBA e as pontuações nas diferentes escalas do SDQ (emocional, conduta e hiperatividade).[2]

Versão em português. Após ser traduzido para o português e retrotraduzido, o instrumento foi aplicado em uma amostra clínica de 87 sujeitos com diagnósticos conforme o DSM-IV estabelecidos clinicamente. O DAWBA foi capaz de detectar diagnósticos em 94% da amostra, com concordância com o diagnóstico clínico em 78% dos casos.[3]

▰ FATORES QUE AFETAM A PONTUAÇÃO

É possível que, assim como ocorre com outros instrumentos, os pais ou cuidadores possam observar e descrever com mais acurácia os problemas de externalização, enquanto o próprio adolescente pode identificar mais claramente os problemas emocionais ou de internalização.

A experiência do clínico que irá revisar os diagnósticos também pode modificar o resultado. A capacidade de entendimento e a colaboração dos entrevistados são fatores que contribuem para o melhor desempenho do DAWBA.

▰ LIMITAÇÕES

Uma vez que o DAWBA utiliza questões iniciais em cada seção para detectar possíveis problemas e regras de pulo, é possível que sejam perdidos diagnósticos que seriam positivos se as seções fossem integralmente aplicadas. No estudo de validação do instrumento, os autores aplicaram as entrevistas na íntegra (sem as regras de pulo) em 223 dos 491 sujeitos da amostra comunitária e em todos os 39 da amostra clínica. Dessa forma, puderam observar que 4,2% (IC 95% = 0,9-7,5) dos diagnósticos positivos não teriam sido estabelecidos se as regras de pulo tivessem sido adotadas. Entretanto, 76% das seções poderiam ter sido puladas na amostra comunitária, e 40% delas na amostra clínica.[2]

Dados sobre transtornos emocionais podem ser perdidos nas crianças menores de 11 anos, já que elas não são entrevistadas, e é possível que os pais e professores não saibam informar sobre esses problemas.

▰ CONSIDERAÇÕES FINAIS

Traduzido para quase 30 idiomas, o DAWBA é um instrumento de grande utilidade para a pesquisa em psiquiatria da infância e adolescência. Permite a diminuição de custos em estudos comunitários, por não requerer a presença de entrevistadores clínicos em campo, e, ao mesmo tempo, inclui a experiência do clínico em seu resultado. O tempo de aplicação em amostras comunitárias é otimizado, em função das regras de pulo, que comprometem minimamente os resultados encontrados.

Com sua expansão para a idade pré-escolar e a vida adulta, bem como adaptação para o estabelecimento de diagnósticos de acordo com o DSM-5, além de ser um dos poucos instrumentos diagnósticos em psiquiatria da infância e adolescência traduzidos para o português, o DAWBA é uma opção que precisa ser considerada em estudos epidemiológicos clínicos e comunitários.

▰ FORMAS DE AQUISIÇÃO

O DAWBA, bem como as instruções para aplicação e o material para treinamento do clínico, estão disponíveis no *site* (disponível em: http://www.dawba.info). O instrumento pode ser copiado desde que seja para uso não comercial.

▰ REFERÊNCIAS

1. Youth in Minde. DAWBA: information for researchers and clinicians about the development and well-being assessment [Internet]. London: Youthinmind; 2000 [capturado em 28 maio 20235]. Disponível em: http://www.dawba.info.
2. Goodman R, Ford T, Richards H, Gatward R, Meltzer H. The development and well-being assessment: description and initial validation of an integrated assessment of child and adolescent psychopathology. J Child Psychol Psychiatry. 2000;41(5):645-55.
3. Fleitlich-Bilyk B, Goodman R. Prevalence of child and adolescent psychiatric disorders in southeast Brazil. J Am Acad Child Adolesc Psychiatry. 2004;43(6):727-34.

11.4 INVENTÁRIO DE COMPORTAMENTO DA INFÂNCIA E DA ADOLESCÊNCIA (CBCL), RELATÓRIO PARA PROFESSORES (TRF), INVENTÁRIO DE AUTOAVALIAÇÃO PARA ADOLESCENTES (YSR)

Edwiges Ferreira de Mattos Silvares, Marina Monzani da Rocha, Deisy Emerich-Geraldo

O Sistema Achenbach de Avaliação Empiricamente Baseada (Achenbach System of Empirically Based Assessment – ASEBA)[1] é composto por inventários aplicáveis a indivíduos de diferentes faixas etárias e em diferentes contextos, como clínico ou escolar. Para o desenvolvimento dos instrumentos, Achenbach e Rescorla[1] partiram do preceito de que a avaliação psicológica deve ser baseada em informações provindas de diversas fontes de observação (múltiplos informantes) e em ferramentas padronizadas que avaliem um grande espectro de psicopatologias e permitam a comparação dos resultados, inclusive entre diferentes sociedades.[1] Esse sistema contém instrumentos que permitem mapear as competências e problemas de comportamento de crianças e adolescentes a partir do relato de vários informantes, como pais, professores e o próprio jovem, entre eles o Inventário dos Comportamentos para Crianças e Adolescentes (Child Behavior Checklist – CBCL/6-18), o Inventário dos Comportamentos de Crianças e Adolescentes – Relatório para professores (Teacher Report Form – TRF) e o Inventário de Autoavaliação para Adolescentes (Youth Self-Report – YSR).[1]

■ VERSÕES

Nos Estados Unidos, país onde esses instrumentos foram desenvolvidos, três versões foram publicadas, as mais recentes em 2001. A primeira (CBCL/4-16) foi publicada em 1983.[1] Em seguida, foram lançados os manuais para o TRF (1986) e o YSR (1987).[1] Para a segunda versão (CBCL/4-18), publicada em 1991, não houve mudanças no conteúdo dos inventários, mas na idade máxima à qual se destinava – de 16 para 18 anos.[2] Em 1991, os instrumentos TRF/5-18 e YSR/11-18 também foram revistos, de modo a aprimorar a integração entre os dados obtidos pelos três.[3]

A maior mudança ocorreu em 2001, quando uma revisão crítica do CBCL, do TRF e do YSR resultou em modificações estruturais, de conteúdo e de faixa etária avaliada. Nessa versão, foram incluídas as escalas orientadas pela 4ª edição do *Manual diagnóstico e estatístico de transtornos mentais* (DSM-IV); alguns itens foram excluídos, outros foram adicionados; e os instrumentos passaram a se destinar a crianças entre adolescentes de 6 a 18 anos.[1,3] Em 2014, os autores liberaram uma atualização do *software* de correção do instrumento que faz a análise dos dados seguindo os critérios diagnósticos definidos no DSM-5, sem apresentar qualquer mudança nas medidas.

Os instrumentos ASEBA são amplamente utilizados em todo o mundo e foram traduzidos e adaptados para mais de 90 idiomas (disponível em: https://aseba.org/translations/) incluindo o português do Brasil.[3] O primeiro instrumento ASEBA traduzido e validado no País foi o CBCL/4-18. Atualmente, o TRF encontra-se traduzido, enquanto o CBCL/6-18 e o YSR, além de traduzidos, já apresentam estudos que apontam suas propriedades psicométricas para uso em nosso meio. Uma revisão detalhada sobre o processo de desenvolvimento das versões brasileiras dos instrumentos ASEBA para escolares foi apresentada por Bordin e colaboradores.[3]

■ DESCRIÇÃO DO INSTRUMENTO

Na primeira página dos instrumentos, são registrados os dados de identificação, como nome da criança/adolescente, data de nascimento, escolaridade e dia da aplicação. Nas demais, há questões fechadas destinadas a avaliar competências e problemas emocionais/comportamentais, que devem ser respondidas de acordo com uma escala Likert que varia de 0 a 2 pontos. O informante deverá assinalar "0" caso a afirmação não seja verdadeira, "1" se a afirmação for um pouco ou algumas vezes verdadeira, e "2" caso a afirmação seja muito ou frequentemente verdadeira. Além disso, os instrumentos contam com questões abertas para que o informante possa descrever as qualidades e preocupações relativas ao jovem em questão.[1] Alguns exemplos de questões que avaliam as competências são: "Quantos amigos próximos seu filho tem?", "Cite os esportes que seu filho mais gosta de praticar", "Comparando com outros da mesma idade, como é o desempenho de seu filho nas matérias escolares?". Já os problemas comportamentais são avaliados por questões como: "Não consegue se concentrar, não consegue prestar atenção por muito tempo?", "É muito medroso(a) ou ansioso(a)?", "É impulsivo(a) ou age sem pensar?".

As ferramentas diferem em relação ao número e ao conteúdo dos itens, como pode ser visto na Tabela 11.4.1.

A partir das respostas, os dados são distribuídos em Escalas Síndromes, empiricamente derivadas de análises fatoriais para refletir o padrão de coocorrência de problemas, e em Escalas Orientadas pelo DSM, que incluem itens avaliados como muito consistentes com as categorias diagnósticas do DSM-5. Além disso, em 2007, foram incluídas novas escalas baseadas em dados de pesquisas (Outras Escalas).[1] As nomenclaturas das escalas derivadas dos instrumentos constam na Tabela 11.4.2.

Os instrumentos apresentam uma série de questões em comum, o que permite a comparação da perspectiva de múltiplos informantes. Comparar os escores obtidos possibilita ao profissional identificar concordâncias e divergências entre os relatos e, então, ter uma compreensão mais ampla do caso.

▌ PÚBLICO-ALVO

Os instrumentos destinam-se a avaliar crianças e adolescentes de 6 a 18 anos.

▌ APLICAÇÃO

Os instrumentos ASEBA foram elaborados para que fossem respondidos de maneira independente por pais, responsáveis, professores e jovens. As instruções para preenchimento estão impressas nos instrumentos; assim, caso o respondente tenha o ensino fundamental completo, pode preencher por conta própria.[3] Nos casos de baixa escolaridade, ou em que seja identificada dificuldade para compreender e responder às questões, um entrevistador treinado pode lê-las e preenchê-las de acordo com as respostas do entrevistado. Nessa situação, é sugerido que uma cópia da medida seja disponibilizada para que o informante acompanhe as questões que lhe são fornecidas.[1,3]

Durante a aplicação, podem surgir algumas dúvidas, entre elas: "Quem deve responder ao CBCL, a mãe ou o pai?", "Os pais podem preencher conjuntamente o mesmo formulário?". A recomendação é a de que, quando pai e mãe estiverem disponíveis, cada um responda a um formulário do CBCL. Nos casos em que apenas um cuidador tenha disponibilidade para participar da avaliação, sugere-se que seja respondido por aquele que passa mais tempo com a criança.[1,3] Quanto ao TRF, é comum haver dúvida sobre qual professor deve respondê-lo. Nesses casos, recomenda-se que todos aqueles que lecionam para a criança e a conhecem bem, quando disponíveis, sejam convidados a participar.

Não há exigência de formação específica para aplicação dos instrumentos ASEBA; no entanto, é recomendável que o aplicador tenha conhecimento suficiente sobre as medidas, a fim de esclarecer eventuais dúvidas dos informantes. É importante instruir os entrevistadores a nunca explicarem o conteúdo de determinado item por meio de exemplos, pois isso pode enviesar a resposta, uma vez que o respondente pode não conseguir generalizar a ilustração para outras situações e responder com base apenas no exemplo fornecido.

A aplicação do instrumento pode ocorrer de forma individual ou coletiva. Para aplicação coletiva,

TABELA 11.4.1 ▌ DESCRIÇÃO DA ESTRUTURA DOS INSTRUMENTOS ASEBA PARA AVALIAÇÃO INFANTOJUVENIL

INSTRUMENTO	CONSIDERAR OS ÚLTIMOS	NÚMERO DE ITENS	OBSERVAÇÕES
CBCL/6-18	Seis meses*	138 itens	20 itens (competências) + 118 itens (problemas comportamentais)
TRF	Seis meses*	123 itens	20 itens (desempenho acadêmico) + 113 itens (problemas comportamentais) 95 itens em comum com o CBCL/6-18
YSR	Seis meses*	119 itens	14 itens (comportamentos socialmente desejáveis) + 105 itens (problemas comportamentais) 105 itens em comum com o CBCL/6-18

*Caso o instrumento seja reaplicado em um período inferior a seis meses para avaliar mudanças, o período pode ser reduzido para até, no mínimo, dois meses para a avaliação inicial e para as subsequentes.

TABELA 11.4.2 ❙ **NOMENCLATURA DOS INVENTÁRIOS ASEBA PARA AVALIAÇÃO INFANTOJUVENIL DE ACORDO COM CADA INSTRUMENTO**

INSTRUMENTO	ESCALAS				
	COMPETÊNCIAS	SÍNDROME	DSM-5	ESCALAS TOTAIS	OUTRAS ESCALAS ADICIONADAS EM 2007
CBCL/6-18	Competências em atividades, competência social e competência escolar	*	**	TC, EI, EE e TP	Problemas Obsessivo--compulsivos, Problemas de Estresse Pós-traumático e Tempo Cognitivo Lento
TRF	Desempenho acadêmico, grau de esforço no trabalho, comportamento adaptativo, grau de aprendizagem, grau de felicidade e escala total de funcionamento adaptativo	*	**	TC, EI, EE e TP	Problemas Obsessivo--compulsivos, Problemas de Estresse Pós-traumático e Tempo Cognitivo Lento
YSR	Competências em atividades, competência social e competência escolar	*	**	TC, EI, EE e TP	Problemas Obsessivo--compulsivos, Problemas de Estresse Pós-traumático e Aspectos Positivos

*Escalas: Ansiedade/Depressão, Retraimento/Depressão, Queixas Somáticas, Problemas de Sociabilidade, Problemas com o Pensamento, Problemas de Atenção, Violação de Regras e Comportamento Agressivo.
**Escalas orientadas pelo DSM: Problemas Afetivos, Problemas de Ansiedade, Problemas de Déficit de Atenção e Hiperatividade, Problemas Somáticos, Problemas de Conduta e Problemas de Oposição e Desafio.
TC: Total de Competências; EI: Escala de Internalização; EE: Escala de Externalização; TP: Escala Total de Problemas Emocionais/Comportamentais.

sugere-se que cada respondente receba uma cópia do instrumento e que haja um aplicador disponível para ler os itens e esclarecer as possíveis dúvidas dos participantes. Estima-se que o tempo para preenchimento varie entre 15 e 20 minutos.[1,3] A depender dos objetivos da avaliação, pode-se aplicar apenas a parte referente aos problemas comportamentais, ou de competências. Nesses casos, o tempo de aplicação passa a ser de aproximadamente 10 minutos.

A correção dos instrumentos ASEBA pode ocorrer de forma manual ou por meio do *software* Assessment Data Manager (ADM), que permite digitar os dados obtidos e elaborar os perfis de competências e problemas emocionais/comportamentais. Este último método é o mais recomendado pelos autores, até mesmo por viabilizar a rápida comparação dos escores dos itens e das escalas de até oito inventários preenchidos sobre um mesmo paciente (Cross-Informant Report).[1]

❙ **INTERPRETAÇÃO DAS PONTUAÇÕES**

A interpretação dos resultados exige que o avaliador tenha experiência clínica e conhecimentos sobre avaliação padronizada.[1] A partir das respostas fornecidas pelos informantes, são elaborados os perfis da criança/adolescente nas escalas dos instrumentos.

A soma dos pontos obtidos em cada uma das escalas é indicada no escore bruto (*raw score*), muito usado para análises estatísticas, pois reflete diretamente a pontuação obtida em cada escala. Os resultados são apresentados também em termos de percentis, que refletem a posição em comparação à amostra normativa dos instrumentos. Por fim, os escores T permitem a comparação dos escores obtidos para a criança/adolescente em todas as escalas do instrumento, o que não pode ser realizado com os escores brutos, pois em cada escala há um número diferente de itens.

Para interpretar os resultados, foram estabelecidos pontos de corte para as faixas normal, clínica e limítrofe. Escores na faixa clínica são indícios de problemas, enquanto a faixa limítrofe refere-se a uma pontuação alta o suficiente para causar preocupação, mas não tanto quanto a primeira. A Tabela 11.4.3 apresenta os pontos de corte estabelecidos para os instrumentos ASEBA.

■ PARÂMETROS PSICOMÉTRICOS

Uma revisão da literatura[4] sobre medidas de ajuste psicossocial e de psicopatologias no campo da psiquiatria da infância e adolescência indicou os instrumentos ASEBA para a faixa etária escolar como formas de avaliação baseadas em evidências bem estabelecidas. Isso significa que eles são usados em diversos artigos com revisão de pares e que fornecem informações suficientes para avaliação crítica e replicação, além de indicadores de validade e confiabilidade.

CONFIABILIDADE

A versão original de todos os instrumentos ASEBA apresenta bons índices de confiabilidade. A consistência interna, medida pelo alfa de Cronbach, variou de 0,78 a 0,97 (CBCL), de 0,71 a 0,95 (YSR) e de 0,72 a 0,95 (TRF).[1] A estabilidade, ou confiabilidade teste-reteste, calculada por meio de correlações de Pearson entre os instrumentos aplicados com oito dias de intervalo, variou de $0,79^2$ (YSR) a $0,88^2$ (CBCL/6-18). Os índices foram calculados a partir de amostras de jovens não encaminhados para serviços de saúde mental pareados com aqueles que o foram, considerando as variáveis sexo e faixa etária.[1]

No Brasil, foram encontrados bons índices de consistência interna para o CBCL/6-18: 0,95 para amostras não encaminhadas para serviços de saúde mental, recrutadas em escolas de diferentes cidades do País, e 0,95 para uma amostra de crianças e adolescentes encaminhada para atendimento em um serviço de psicologia de Porto Alegre.[5] Índices semelhantes foram encontrados para o YSR: 0,92 para amostra de adolescentes da população não encaminhada e 0,95 para os encaminhados para diferentes serviços de saúde mental.[6] Ainda é necessário realizar estudos que indiquem a confiabilidade do TRF no País.

VALIDADE

A validade de conteúdo dos instrumentos ASEBA foi amplamente garantida nas décadas de pesquisa na área, cujos resultados demonstraram que os itens medem aquilo que o instrumento se propõe a medir.[1] A validade de critério foi estimada a partir de diversos métodos estatísticos, como regressões, testes de *odds ratio* e análises discriminantes, que demonstraram a capacidade dos instrumentos de discriminar entre crianças/adolescentes encaminhadas e não encaminhadas para atendimento psicológico, com chance de erro inferior a 1%.[1] A validade de construto foi garantida a partir de diferentes metodologias, incluindo comparações com escalas análogas e com os critérios do DSM, e da predição de resultados em longo prazo.[1,7-10] A aplicabilidade da estrutura fatorial dos instrumentos foi testada em diferentes sociedades, com resultados que confirmaram a adequação do modelo.[11-13]

No Brasil, Bordin e colaboradores[14] realizaram o primeiro estudo de validação do CBCL/4-18, que demonstrou boa sensibilidade para o instrumento, com identificação correta de 75% dos casos leves, 95% dos casos moderados e 100% dos casos graves, em comparação à avaliação psiquiátrica (conforme a *Classificação internacional de doenças e problemas relacionados à saúde* [CID-10]). Um estudo posterior confirmou a validade convergente do CBCL/4-18 por meio de comparação com a Schedule for Affective Disorders and Schizophrenia for School-Aged Children – Present and Lifetime Version (K-SADS-PL).[15]

TABELA 11.4.3 ■ VALORES DEFINIDOS PARA AS FAIXAS NORMAL, LIMÍTROFE E CLÍNICA			
ESCALAS	**VALORES FAIXA NORMAL**	**VALORES FAIXA LIMÍTROFE**	**VALORES FAIXA CLÍNICA**
Total de Competências/Funcionamento Adaptativo (TRF)	T escore > 40 Percentil > 16	T escore 37-40 Percentil 10-16	T escore < 37 Percentil < 10
Escalas de Competências/Desempenho Acadêmico (TRF)	T escore > 31 Percentil > 7	T escore 31-35 Percentil 3-7	T escore < 31 Percentil < 3
TC, EI, EE e TP	T escore < 60 Percentil < 84	T escore 60-63 Percentil 84-90	T escore > 63 Percentil > 90
Escalas Síndromes, DSM e Outras	T escore < 69 Percentil < 93	T escore 65-69 Percentil 93-97	T escore > 69 Percentil > 97

TC: Total de Competências; EI: Escala de Internalização; EE: Escala de Externalização; TP: Escala Total de Problemas Emocionais/Comportamentais.

Análises da estrutura fatorial indicaram ótima aceitação do modelo fatorial de oito escalas síndromes de problemas emocionais/comportamentais, tanto para o CBCL quanto para o YSR.[5,6] Tais estudos também confirmaram a capacidade discriminativa das escalas, visto que a pontuação média de crianças/adolescentes da população geral é mais baixa que a de crianças/adolescentes encaminhados para serviços de saúde mental, os quais têm de 3 a 9 vezes mais chances de atingir escores na faixa clínica.[5,6] Por fim, um trabalho de comparação do YSR com o Inventário de Habilidades Sociais para Adolescentes (IHSA-Del-Prette) apresentou indícios de validades concorrente e convergente.[16] Estudos sobre a validade do TRF ainda são necessários no Brasil.

FATORES QUE AFETAM A PONTUAÇÃO

Com base nos estudos multiculturais realizados com os instrumentos ASEBA,[7-10] verificou-se que os escores obtidos pelas crianças/adolescentes de diferentes sociedades são similares, ainda que os valores médios em algumas delas sejam significativamente mais altos ou mais baixos que a média estabelecida. Para refletir a distribuição dos escores nas escalas nas diferentes sociedades, um conjunto de normas multiculturais foi definido para o CBCL, o YSR e o TRF. As sociedades foram agrupadas em três diferentes normas para cada instrumento: o Grupo 1 inclui aquelas que ficaram mais que um desvio padrão abaixo da média geral; o Grupo 2 inclui aquelas que ficaram dentro da faixa de um desvio padrão abaixo ou acima da média geral; e o Grupo 3 inclui aquelas cujo escore médio do total de problemas comportamentais ficou pelo menos um desvio padrão acima da média geral. Nota-se, assim, que a sociedade na qual a criança/adolescente vive é um fator que pode afetar a pontuação obtida nos instrumentos.

Os escores obtidos pelos jovens brasileiros no CBCL/6-18 e no YSR foram muito semelhantes aos do Grupo 3 das normas multiculturais.[5,6] Dessa forma, sugere-se que tais normas sejam as mais adequadas para correção desses instrumentos no Brasil. Vale destacar que pertencer ao Grupo 3 não implica, necessariamente, apresentar mais problemas que aqueles pertencentes aos Grupos 1 e 2, visto que escores mais elevados podem refletir maior facilidade de expor fraquezas e falar sobre problemas; ou, ainda, podem refletir o baixo índice de encaminhamento para serviços de saúde mental, em função da ausência de recursos, tanto por parte da família quanto por parte da comunidade. Porém, esse resultado indica que é necessário usar normas mais elevadas para efetivamente discriminar aqueles que são encaminhados para atendimento em serviços de saúde mental em nossa população, visto que, em geral, os pais e os jovens brasileiros reportam diversos problemas, mesmo quando não encaminhados para algum tipo de serviço especial.

Independentemente das semelhanças e diferenças culturais, a pontuação dos instrumentos tende a ser diferente em função do sexo e da idade. No YSR, por exemplo, meninas geralmente relatam mais problemas de internalização, e meninos, mais problemas de externalização.[9] Além disso, adolescentes mais velhos tendem a apontar mais problemas que os mais novos.[9] O estudo brasileiro confirma esse padrão e indica pouca diferença em função de nível socioeconômico, tipo de escola frequentada e região do País.[6] Para o CBCL/6-18, diferenças por sexo e por faixa etária também foram apontadas, tanto no Brasil como em outros países.[5,7,8] Os pais de meninos tendem a reportar mais problemas que os de meninas, principalmente para dificuldades externalizantes, e o inverso ocorre para dificuldades internalizantes. Além disso, os escores de externalização tendem a diminuir com a idade, enquanto os de internalização tendem a aumentar. Para o TRF, observa-se esse mesmo padrão, sendo apenas menor a diferença em relação às dificuldades internalizantes.[10]

CONSIDERAÇÕES FINAIS

Apesar de o CBCL/6-18, o TRF e o YSR terem papel importante na formulação diagnóstica acerca do comportamento e do funcionamento adaptativos de uma criança/adolescente, eles não foram formulados com o propósito de levar o profissional a um diagnóstico psiquiátrico dos problemas apresentados. No entanto, não se pode desqualificar o valor de tais instrumentos: o seu uso generalizado e de conhecimento público pode ser confirmado pelo acesso à biblioteca *on-line* do ASEBA (Bibliography of Published Studies), que contém uma listagem de mais de 7 mil estudos relativos a diversos tópicos de saúde mental.[1] As informações contidas nesses inventários podem ser utilizadas no processo diagnóstico e úteis para comparar o funcionamento do paciente antes e após o tratamento, especialmente porque tornam possível quantificar as melhorias obtidas ou mesmo comparar os resultados alcançados com diferentes tratamentos. Além disso, considerando que os efeitos em longo prazo de algumas intervenções podem ser diferentes dos efeitos imediatos, é desejável, depois de certo período, reaplicar os instrumentos ASEBA, de modo a verificar a manutenção dos resultados obtidos.

As medidas desse sistema são conhecidas por muitos psicólogos e médicos, sendo utilizadas em muitas escolas nos mais diferentes países. Assim, os perfis derivados dos instrumentos ASEBA facilitam a comunicação entre diferentes grupos profissionais, que, depois de conduzirem avaliações iniciais, podem (se autorizados pelos pacientes) encaminhar os perfis computados a outros profissionais, para que sejam usados no planejamento de intervenções. Isso também pode ser feito após a intervenção, com o intuito de discutir as mudanças no funcionamento do paciente. Dessa forma, diferentes profissionais podem reunir as informações sobre os problemas e competências do indivíduo de maneira mais objetiva e sucinta do que por meio de longos relatos escritos, cuja terminologia pode não ser familiar.

Destaca-se que, no Brasil, ainda são necessários mais estudos para confirmar a validade e a confiabilidade das informações contidas tanto nos instrumentos preenchidos pelos pais (CBCL/6-18) como naqueles respondidos pelos professores (TRF) e adolescentes (YSR). Esse aspecto é especialmente importante considerando o uso coletivo dos instrumentos no planejamento de campanhas de saúde mental preventivas e/ou remediativas, visto que as informações fornecidas podem ser mais bem utilizadas à medida que novos trabalhos sugiram sua aplicabilidade para a realidade brasileira.

■ FORMAS DE AQUISIÇÃO

No Brasil, os instrumentos ASEBA podem ser adquiridos com a Professora Titular Edwiges Ferreira de Mattos Silvares (através do *e-mail* asebabrasil@gmail.com).

■ REFERÊNCIAS

1. Achenbach TM, Rescorla LA. Manual for the ASEBA school-age forms & profiles. Burlington: University of Vermont; 2001.
2. Achenbach TM. Manual for the child behavior checklist/4-18 and 1991 profile. Burlington: University of Vermont; 1991.
3. Bordin IA, Rocha MM, Paula CS, Teixeira MC, Achenbach TM, Rescorla LA, et al. Child Behavior Checklist (CBCL), Youth Self-Report (YSR) and Teacher's Report Form (TRF): an overview of the development of the original and Brazilian versions. Cad Saude Publica. 2013;29(1):13-28.
4. Holmbeck GN, Thill AW, Bachanas P, Garber J, Miler KB, Abad M, et al. Evidence-based assessment in pediatric psychology: measure of psychosocial adjustment and psychopathology. J Pediatr Psychol. 2008;33(9):958-80.
5. Rocha MM, Rescorla LA, Emerich DR, Silvares EF, Borsa JC, Araújo LS, et al. Behavioral/emotional problems in Brazilian children: findings from parents' reports on the child behavior checklist. Epidemiol Psychiatr Sci. 2013;22(4):329-38.
6. Rocha MM. Evidências de validade do "Inventário de Autoavaliação para Adolescentes" (YSR/2001) para a população brasileira [tese]. São Paulo: USP; 2012.
7. Rescorla LA, Achenbach TM, Ivanova MY, Dumenci L, Almqvist F, Bilenberg N, et al. Behavioral and emotional problems reported by parents of children ages 6 to 16 in 31 societies. J Emot Behav Disord. 2007;15(3):130-42.
8. Rescorla LA, Ivanova MY, Achenbach, TM, Begovac I, Chahed M, Drugli MB, et al. International epidemiology of child and adolescent psychopathology II: integration and applications of dimensional findings from 44 societies. J Am Acad Child Adolesc Psychiatry. 2012;51(12):1273-83.
9. Rescorla LA, Achenbach TM, Ivanova MY, Dumenci L, Almqvist F, Bilenberg N, et al. Epidemiological comparison of problems and positive qualities reported by adolescents in 24 countries. J Consult Clin Psychol. 2007;75(2):351-8.
10. Rescorla LA, Achenbach TM, Ginzburg S, Ivanova M, Dumenci L, Almqvist F, et al. Consistency of teachers-reported problems for students in 21 countries. Sch Psychol Rev. 2007;36(1):91-110.
11. Ivanova MY, Achenbach TM, Rescorla LA, Dumenci L, Almqvist R, Weintraub S, et al. Testing the 8-syndrome structure of the child behavior checklist in 30 societies. J Clin Child Adolesc Psychol. 2007;36(3):405-17.
12. Ivanova MY, Achenbach TM, Rescorla LA, Dumenci L, Almqvist F, Bilenberg N, et al. The generalizability of the youth self-report syndrome structure in 23 societies. J Consult Clin Psychol. 2007;75(5):729-38.
13. Ivanova MY, Achenbach TM, Rescorla LA, Dumenci L, Almqvist F, Bathiche M, et al. Testing the teacher's report form syndromes in 20 societies. Sch Psychol Rev. 2007;36(3):468-83.
14. Bordin IAS, Mari JJ, Caeiro MF. Validação da versão brasileira do "Child Behavior Checklist" (CBCL): dados preliminares. Rev ABP-APAL. 1995;17(2):55-66.
15. Brasil HH, Bordin IA. Convergent validity of K-SADS-PL by comparison with CBCL in a Portuguese speaking outpatient population. BMC Psychiatry. 2010;10:83.
16. Del Prette ZAP, Rocha MM, Silvares EFM, Del Prette A. Social skills and psychological disorders: converging and criterion-related validity for YSR and IHSA-Del-Prette in adolescents at risk. Uni Psychol. 2012;11(3):941-55.

11.5 QUESTIONÁRIO DE CAPACIDADES E DIFICULDADES (SDQ)

Flávia de Lima Osorio, Thaysa Brinck Fernandes Silva, Sonia Regina Loureiro

O Questionário de Capacidades e Dificuldades (SDQ) foi proposto por Goodman,[1] com o intuito de rastrear problemas de saúde mental e avaliar o comportamento de crianças e adolescentes, tendo por referência os últimos seis meses. Trata-se de um instrumento que satisfaz as necessidades de clínicos, pesquisadores e educadores, é útil clinicamente e tem boa aceitação pelos respondentes.[1]

VERSÕES

Há três diferentes versões do SDQ: para pais, para professores e autoavaliação (para jovens a partir de 11 anos). Os itens das versões para pais e professores são os mesmos, contudo, há diferenças nos itens (18, 21 e 22) dos instrumentos de acordo com a idade dos jovens avaliados, para retratar manifestações comportamentais típicas das diferentes faixas etárias. Na versão de autoavaliação, os itens são apresentados em primeira pessoa e diferem das outras versões em alguns termos, os quais facilitam a compreensão e melhor aceitação por parte do respondente.

O SDQ já foi traduzido para mais de 80 idiomas, inclusive para a língua de sinais norte-americana, britânica e norueguesa, e é amplamente utilizado em diferentes culturas. A versão brasileira foi traduzida e adaptada por Fleitlich e colaboradores[2] e não teve revisões desde sua proposição, nos anos 2000.

DESCRIÇÃO DO INSTRUMENTO

O SDQ é um instrumento de uso livre, breve, composto por 25 itens, dividido em cinco escalas: sintomas emocionais, problemas de conduta, hiperatividade, problemas de relacionamento com os colegas e comportamento pró-social (Quadro 11.5.1). Cada item é respondido como falso, mais ou menos verdadeiro ou verdadeiro, variando de 0 a 2 pontos. Há cinco itens para cada uma das cinco escalas.

Além dos 25 itens, há um suplemento de impacto, que complementa o questionário nas versões para pais e autoavaliação (oito perguntas adicionais) e para professores (seis perguntas). O suplemento visa favorecer a avaliação da cronicidade dos problemas, de seus impactos e prejuízos nas atividades diárias das crianças e adolescentes, em suas vidas familiar e escolar.

PÚBLICO-ALVO

Inicialmente, o instrumento era usado para avaliar crianças e jovens de 4 a 16 anos, contudo, mais recentemente, recomenda-se que seja utilizado para avaliar a saúde mental e problemas comportamentais e emocionais de crianças e adolescentes de 2 a 17 anos.

APLICAÇÃO

As orientações contidas no próprio instrumento indicam a autoaplicação como a forma padrão de respondê-lo. Contudo, ao se considerar algumas especificidades da população brasileira, como

QUADRO 11.5.1 ITENS DO QUESTIONÁRIO DE CAPACIDADES E DIFICULDADES (SDQ) E ESCALAS CORRESPONDENTES	
ITENS*	ESCALA
1. Tem consideração pelos sentimentos de outras pessoas / Eu tento ser legal com as outras pessoas***	PS
2. Não consegue parar sentado quando tem que fazer a lição ou comer; mexe-se muito, esbarrando em coisas, derrubando coisas	H
3. Muitas vezes se queixa de dor de cabeça, dor de barriga ou enjoo	SE
4. Tem boa vontade em compartilhar doces, brinquedos, lápis... com outras crianças	PS
5. Frequentemente tem acessos de raiva ou crises de birra / Eu fico muito bravo e geralmente perco a paciência***	PC
6. É solitário, prefere brincar sozinho	RC
7. Geralmente é obediente e faz normalmente o que os adultos lhe pedem	PC
8. Tem muitas preocupações, muitas vezes parece preocupado com tudo	SE
9. Tenta ser atencioso se alguém parece magoado, aflito ou se sentindo mal	PS
10. Está sempre agitado, balançando as pernas ou mexendo as mãos	H
11. Tem pelo menos um bom amigo ou amiga	RC

QUADRO 11.5.1 ❙ ITENS DO QUESTIONÁRIO DE CAPACIDADES E DIFICULDADES (SDQ) E ESCALAS CORRESPONDENTES

ITENS*	ESCALA
12. Frequentemente briga com outras crianças ou as amedronta	PC
13. Frequentemente parece triste, desanimado ou choroso	SE
14. Em geral, é querido por outras crianças	RC
15. Facilmente perde a concentração	H
16. Fica inseguro quando tem que fazer alguma coisa pela primeira vez, facilmente perde a confiança em si mesmo	SE
17. É gentil com crianças mais novas	PS
18. Frequentemente engana ou mente / Geralmente discute com os adultos**	PC
19. Outras crianças 'pegam no pé' ou atormentam-no	RC
20. Frequentemente se oferece para ajudar outras pessoas (pais, professores, outras crianças)	PS
21. Pensa nas coisas antes de fazê-las / Consegue parar e pensar nas coisas antes de fazê-las**	H
22. Rouba coisas de casa, da escola ou de outros lugares / Às vezes é malicioso** / Eu pego coisas que não são minhas***	PC
23. Se dá melhor com adultos do que com outras crianças	RC
24. Tem muitos medos, assusta-se facilmente	SE
25. Completa as tarefas que começa, tem boa concentração	H

* = Extraídos da versão original do instrumento, disponível no site https://www.sdqinfo.org; ** = Versão para pais e educadores de crianças de 2 a 4 anos; *** = Versão de autoavaliação; SE = Sintomas emocionais; PC = Problemas de conduta; H = Hiperatividade; RC = Problemas de relacionamento com colegas; PS = Comportamento pró-social.
Fonte: Youth in Mind.[3]

maior prevalência de analfabetismo, é comum a utilização da aplicação conjunta, na qual o aplicador lê as instruções e os itens junto ao respondente.

No que se refere ao suplemento de impacto, destaca-se que a primeira pergunta avalia a percepção do respondente sobre a presença de alguma dificuldade emocional ou comportamental, de si próprio (no caso de jovens a partir de 11 anos) ou por parte de seus filhos/alunos. Quando o entrevistado responde negativamente a esta primeira pergunta, ele não tem que responder às demais questões do suplemento e a pontuação de impacto será automaticamente considerada zero.

A aplicação do SDQ é rápida e simples, leva cerca de 10 minutos, e, em geral, é de fácil compreensão e boa aceitação por parte dos respondentes. Recomenda-se, contudo, que os resultados sejam interpretados por um profissional com experiência em saúde mental, que tenha condições de fazer os encaminhamentos necessários, considerando as intervenções apropriadas para cada caso.

❙ INTERPRETAÇÃO DAS PONTUAÇÕES

Para a interpretação das pontuações, é necessário, inicialmente, pontuar cada um dos 25 itens. Para os itens 7, 11, 14, 21 e 25 das três versões, a resposta "falso" é pontuada com 2, a resposta "mais ou menos verdadeiro" com 1, e a resposta "verdadeiro" com 0. Nos demais 20 itens, a resposta "falso" é pontuada com 0, a resposta "mais ou menos verdadeiro" com 1, e a resposta "verdadeiro" com 2.

O escore em cada escala é obtido pela soma das pontuações dos cinco itens que as compõem, podendo variar de 0 a 10. Já o escore total de dificuldades é obtido por meio da soma das pontuações das escalas de Sintomas emocionais, Problemas de conduta, Hiperatividade e Problemas de relacionamento com colegas, variando de 0 a 40. O escore da escala de Comportamento pró-social não é incluído na pontuação total de dificuldades, uma vez que a ausência de comportamentos pró-sociais é conceitualmente diferente da presença de dificuldades psicológicas.

As pontuações de cada uma das escalas específicas e do total de dificuldades são interpretadas a partir das notas de corte propostas, que variam de acordo com a versão, e permitem classificar os indicadores comportamentais em normal, limítrofe e anormal. Essas pontuações foram sugeridas de modo que pelo menos 80% das crianças na comunidade estivessem em conformidade com os valores classificados como normais, 10% como limítrofes e 10% como anormais. Os valores de classificação variam e são pontuados de forma específica para cada escala.

A Tabela 11.5.1 apresenta os intervalos de nota de corte para as classificações do escore total de dificuldades e dos escores das escalas específicas, considerando os respondentes.

As notas de corte sugeridas para as amostras brasileiras são provenientes de diversos estudos internacionais. Em geral, no Brasil, utiliza-se a nota de corte indicada por Fleitlich e colaboradores,[2] embora um estudo mais atual sugira outras medidas, as quais favorecem a especificidade do instrumento e, consequentemente, seu potencial diagnóstico.[4] Não há estudos brasileiros com a nota de corte para as avaliações de professores e jovens a partir de 11 anos.

Os intervalos das notas de corte das versões de pais e educadores de crianças de 2 a 4 anos são

TABELA 11.5.1 ■ INTERVALOS DE NOTA DE CORTE PARA AS CLASSIFICAÇÕES DO ESCORE TOTAL DE DIFICULDADES E DOS ESCORES DAS ESCALAS ESPECÍFICAS, CONSIDERANDO OS RESPONDENTES

ESCORES	NORMAL	LIMÍTROFE	ANORMAL
Versão para pais (4 a 17 anos)			
Total de dificuldades	0–13	14–16	17–40
Sintomas emocionais	0–3	4	5–10
Problemas de conduta	0–2	3	4–10
Hiperatividade	0–5	6	7–10
Problemas de relacionamento com colegas	0–2	3	4–10
Comportamento pró-social	6–10	5	0–4
Versão para professores (4 a 17 anos)			
Total de dificuldades	0–11	12–15	16–40
Sintomas emocionais	0–4	5	6–10
Problemas de conduta	0–2	3	4–10
Hiperatividade	0–5	6	7–10
Problemas de relacionamento com colegas	0–3	4	5–10
Comportamento pró-social	6–10	5	0–4
Versão de autoavaliação (jovens a partir de 11 anos)			
Total de dificuldades	0–15	16–19	20–40
Sintomas emocionais	0–5	6	7–10
Problemas de conduta	0–3	4	5–10
Hiperatividade	0–5	6	7–10
Problemas de relacionamento com colegas	0–3	4–5	6–10
Comportamento pró-social	6–10	5	0–4

diferentes dos intervalos das demais versões. Até o momento, no *site* oficial do SDQ (https://www.sdqinfo.org), não está disponibilizado material em português para correção e interpretação dos resultados para essa versão, sendo este apresentado apenas em inglês.

O suplemento de impacto também pode ser pontuado e interpretado, com escore variando de 0 a 10 nas versões para pais e de autoavaliação, e de 0 a 6 na versão para professores. Para as três versões, pontuação igual ou maior que 2 indica anormal, 1 indica limítrofe e 0 indica normal.

■ PARÂMETROS PSICOMÉTRICOS

O primeiro estudo psicométrico com o SDQ[1] foi conduzido com pais e professores de uma amostra de 403 crianças e adolescentes ingleses de 4 a 16 anos, os quais foram recrutados em contextos de tratamento dentário (amostra não clínica) e psiquiátrico (amostra clínica). Os dados apontaram que o instrumento, em ambas as versões, era capaz de discriminar as amostras, além de apresentar bons indicadores de validade convergente, em comparação com a Rutter Parents' and Teachers' Scale, também projetada para avaliar problemas emocionais e comportamentais em crianças (versão pais: r = 0,78 a 0,88; versão professores: r = 0,87 a 0,92).

Na sequência, Goodman e colaboradores[5] realizou o primeiro estudo psicométrico com a versão autoaplicável, em uma amostra de adolescentes de 11 a 16 anos (n = 53 da comunidade; n = 116 pacientes de clínicas de saúde mental), demonstrando que essa versão também era capaz de discriminar os grupos (área sob a curva para a escala total = 0,82). Em outro estudo, com uma amostra de mais de 10 mil crianças e adolescentes de 5 a 15 anos, Goodman[6] demonstrou: a) a estrutura interna do questionário, composto por cinco subescalas (Sintomas emocionais, Problemas de conduta, Hiperatividade, Problemas de relacionamento com colegas e Comportamento pró-social) que explicaram 58,2% (versão para professores), 45,9% (versão para pais) e 42,5% (versão autoaplicável) da variância dos dados; b) a consistência interna (alfa de Cronbach): 0,87 na versão para professores, 0,82 na versão para pais e 0,80 na versão autoaplicável; c) a confiabilidade teste-reteste (quatro a seis semanas – coeficiente de correlação intraclasse): 0,80 na versão para professores, 0,72 na versão para pais e 0,62 na versão autoaplicável; d) a sensibilidade e a especificidade para discriminar grupos de indivíduos em baixo e alto risco para transtornos psiquiátricos em geral e para transtornos específicos (escala total *versus* presença de qualquer diagnóstico psiquiátrico: sensibilidade de 43% e especificidade de 95% na versão para professores; sensibilidade de 47% e especificidade de 94% na versão para pais; sensibilidade de 23% e especificidade de 94% na versão autoaplicável); e e) a correlação entre as pontuações advindas das diferentes fontes de informações (autoaplicável *versus* pais: r = 0,48; autoaplicável *versus* professores: r = 0,33; pais *versus* professores: r = 0,46).

Posteriormente, muitos estudos psicométricos foram conduzidos por diferentes pesquisadores de vários locais do mundo, atestando-se a adequação do instrumento, seu alcance transcultural e sua aplicabilidade na área de saúde mental infantojuvenil.[7] Estudos normativos em nove países (Alemanha, Austrália, Dinamarca, Espanha, Estados Unidos, Finlândia, Inglaterra, Itália, Japão e Suíça) foram publicados, conforme informações do *site* oficial.[3]

Uma revisão sistemática da literatura recentemente publicada[8] analisou 61 estudos psicométricos sobre o SDQ, nas três diferentes versões, conduzidos em 27 países, de sete continentes. Os resultados apontaram que a consistência entre os informantes, ou seja, a correlação entre os escores obtidos pelas diferentes fontes de informação, não é muito alta (p. ex., para o escore total de dificuldades, em amostra da comunidade/amostra clínica, os valores foram: pais *versus* autoaplicável = 0,46/0,38; pais *versus* professores = 0,44/0,30; professores *versus* autoaplicável = 0,33/0,34), demonstrando que a avaliação de um informante não pode ser generalizada para outros contextos. Ademais, os autores apontam que a correlação com a avaliação dos pais é um pouco mais robusta, sugerindo que esse tipo de informante seja sempre incluído nos estudos clínicos. Destacam, contudo, outro aspecto interessante: a pontuação oferecida por mães e pais não foi suficientemente consistente, o que deve ser considerado na prática clínica.

Sobre os indicadores psicométricos obtidos com amostras da comunidade e clínica, Bergstrom e Baviscar[8] sinalizam que eles são mais fortes no primeiro grupo, e que as diferenças na pontuação de cada tipo de informante são maiores entre as amostras clínicas. Quanto à capacidade do SDQ em discriminar grupos com e sem indicadores de problemas de saúde mental, os autores concluíram que, em geral, para as três versões, os indicadores de sensibilidade e de validade preditiva positiva não são tão aceitáveis, dado que não são superiores a 0,70. De forma contrária, bons indicadores de especificidade e de validade preditiva negativa foram encontrados.

Em relação aos estudos conduzidos com amostras brasileiras, Fleitlich e colaboradores[2] estabeleceram notas de corte para o escore total (14 pontos) e para as escalas específicas (Sintomas emocionais: 4 pontos; Problemas de conduta: 3 pontos; Hiperatividade: 6 pontos; Problemas de relacionamento com colegas: 3 pontos; Comportamento pró-social: 6 pontos). No estudo de Woerner e colaboradores,[9] as três versões do SDQ foram aplicadas a uma amostra de crianças e adolescentes de 7 a 14 anos, sendo 898 da comunidade e 87 pacientes de uma clínica universitária de saúde mental. Os achados foram muito semelhantes aos do estudo original: a) confiabilidade teste-reteste (19,3 dias) de 0,77; b) consistência interna de 0,80; c) capacidade para discriminar os sujeitos do grupo clínico daqueles da comunidade; e d) capacidade para predizer a presença de transtornos psiquiátricos (56% dos participantes identificados com algum diagnóstico psiquiátrico, com base no Development and Well-being Assessment [DAWBA] apresentavam indicadores positivos no SDQ).

Posteriormente, em 2015, as autoras deste capítulo conduziram um estudo para avaliar a adequação da versão para pais em identificar dificuldades comportamentais e recursos pró-sociais em crianças em idade escolar em comparação com os dados diagnósticos coletados pelas seções correspondentes do DAWBA, identificando pontos de corte que pudessem maximizar a especificidade,[4] ou seja, a capacidade diagnóstica do instrumento. A pesquisa foi conduzida com uma amostra de 120 crianças de 6 a 12 anos da comunidade, que residiam com suas mães biológicas. Observou-se que a nota de corte 7 para a escala Sintomas emocionais associa-se a uma especificidade de 76% e sensibilidade de 68% para o diagnóstico de transtorno depressivo, e especificidade de 80% e sensibilidade de 75% para transtornos de ansiedade. Já para a escala Problemas de conduta, a nota de corte 6 favorece especificidade de 85% e sensibilidade de 70% para o diagnóstico de transtorno da conduta. Para a escala Hiperatividade, a especificidade para o diagnóstico de transtorno de déficit de atenção/hiperatividade associada à nota 8 foi de 93%, enquanto a sensibilidade foi de 45%. Para a escala Problemas de relacionamento com colegas, a nota de corte 6 continua sendo a mais adequada para o diagnóstico de transtorno da conduta (especificidade de 97% e sensibilidade de 86%). Por fim, para a avaliação de Comportamento pró-social, a nota de corte 8 tem especificidade de 47% e sensibilidade de 85%. As autoras recomendam que o uso desses pontos de corte mais específicos seja preferível em contextos clínicos que requerem procedimentos mais precisos e rápidos para identificação de problemas.

■ EXPERIÊNCIA DE USO

A necessidade de identificação precoce dos problemas comportamentais de crianças e jovens tem sido considerada relevante, especialmente para a prevenção e a promoção em saúde mental. Tal reconhecimento, no Brasil, tem motivado estudos com foco em variáveis e delineamentos diversos, abordando questões como as comparações entre informantes, o sexo das crianças, a exposição a situações de adversidade, incluindo o contexto da pandemia de covid-19.

A aplicabilidade do SDQ (2,4-p) como instrumento de rastreamento de problemas de saúde mental em crianças pré-escolares, na atenção básica à saúde, foi demonstrada por Santos e Celeri,[10] que identificaram correlações positivas entre os escores do SDQ aplicado por profissionais da saúde com os escores do Inventário dos Comportamentos para Crianças e Adolescentes (Child Behavior Checklist – CBCL 1½-5 anos) aplicado com os responsáveis.

No contexto escolar, em uma amostra de crianças do ensino fundamental, Silva e colaboradores[11] mostraram que, para os meninos, as mães identificaram mais problemas do que as professoras, para as meninas, mais recursos de socialização, e, nos anos iniciais de escolarização, mais sintomas emocionais.

A abordagem de variáveis combinadas com foco nas comparações de desempenho escolar em provas e indicadores comportamentais pelo SDQ foi realizada por Rosa e colaboradores,[12] que relataram que o melhor desempenho escolar foi identificado para meninas e para a idade de 11 anos, enquanto os adolescentes apresentaram mais dificuldades comportamentais e classificações mais baixas de desempenho escolar.

Martineli e colaboradores[13] avaliaram o efeito preditivo de indicadores de vulnerabilidade social e relataram que os problemas comportamentais foram associados à convivência com a depressão materna e a riscos cumulativos do ambiente familiar; as mães identificaram, em comparação com os professores, maior frequência de problemas comportamentais. Condições relacionadas à vulnerabilidade social também foram abordadas em estudo envolvendo coorte de Pelotas (RS),[14] no qual a participação no Programa Bolsa Família durante a infância, após seis anos de acompanhamento, não foi associada à melhora ou piora nos indicadores do SDQ relativos a problemas externalizantes e recursos pró-sociais no início da adolescência.

A exposição à violência na comunidade, ao *bullying* e a práticas punitivas dos pais foram abordadas em estudo transversal conduzido por Bordin e colaboradores[15] em adolescentes de 11 a 15 anos, com base no autorrelato no SDQ. Os autores identificaram que os problemas emocionais associaram-se à violência na comunidade para as meninas; os problemas de conduta a punições físicas para as meninas mais jovens e ao *bullying* para as meninas mais velhas. Para os meninos, os problemas de conduta foram associados a testemunhar violência na comunidade. Em outro estudo para estimar a prevalência de problemas de saúde mental em crianças e adolescentes vítimas de violência doméstica, atendidas em serviços especializados, considerando a autoavaliação e a avaliação dos responsáveis, foram constatadas associações das taxas de problemas com a exposição à violência.[16]

Verifica-se que o SDQ tem sido amplamente utilizado no Brasil, como um rastreador de problemas comportamentais e emocionais associados a uma diversidade de variáveis pessoais e contextuais, com aplicabilidade diversa.

▌ LIMITAÇÕES

Como limitação à aplicabilidade do SDQ no contexto brasileiro, destaca-se a ausência de estudos recentes com as versões do instrumento que definam notas de corte específicas para amostras clínicas e da comunidade, e que levem em conta características socioculturais e educacionais dos informantes e dos avaliados.

▌ CONSIDERAÇÕES FINAIS

Os pontos fortes do instrumento estão centrados nas suas características de uso livre, fácil aplicação, codificação e interpretação, e na boa aceitação pelos respondentes.

Considera-se relevante a aplicabilidade do SDQ como instrumento de rastreamento de problemas comportamentais e emocionais de crianças e jovens, por permitir a identificação precoce de condições que podem ser alvo de práticas preventivas em saúde mental.

▌ FORMAS DE AQUISIÇÃO

O SDQ é um instrumento de uso livre. Todas as versões, em todos os idiomas disponíveis, bem como as instruções para correção e interpretação dos resultados podem ser acessadas no *site* https://www.sdqinfo.org.

▌ REFERÊNCIAS

1. Goodman, R. The strengths and difficulties questionnaire: a research note. J Child Psychol Psychiatry. 1997;38(5):581-6.
2. Fleitlich B, Cortázar PG, Goodman R. Questionário de capacidades e dificuldades (SDQ). Infanto ver Neuropsiquiatr Infanc Adolesc. 2000;8(1):44-50.
3. Youth in Mind. SDQ: information for researchers and professionals about the strengths & difficulties questionnaires [Internet]. Youth in Mind; 2016 [capturado em 29 maio 2023]. Disponível em: https://www.sdqinfo.org/.
4. Silva TBF, Osório FL, Loureiro SR. SDQ: discriminative validity and diagnostic potential. Front Psychol. 2015;6: 811.
5. Goodman R, Meltzer H, Bailey V. The strengths and difficulties questionnaire: a pilot study on the validity of the self-report version. Eur Child Adoles Psychiatry. 1998;7(3):125-30.
6. Goodman R. Psychometric properties of the strengths and difficulties questionnaire. J Am Acad Child Adoles Psychiatry. 2001;40(11):1337-45.
7. Saur AM, Loureiro SR. Qualidades psicométricas do questionário de capacidades e dificuldades: revisão da literatura. Estud Psicol. 2012;29(4):619-29.
8. Bergström M, Baviskar S. A systematic review of some reliability and validity issues regarding the strengths and difficulties questionnaire focusing on its use in out-of-home care. J Evid Based Soc Work. 2021;18(1):1-31.
9. Woerner W, Fleitlich BB, Martinussen R, Fletcher J, Cucchiaro G, Dalgalarrondo P, et al. The strengths and difficulties questionnaire overseas: evaluations and applications of the SDQ beyond Europe. Eur Child Adolesc Psychiatry. 2004;13(suppl 2):II47-54.
10. Santos RGH, Celeri EHRV. Rastreamento de problemas de saúde mental em crianças pré-escolares no contexto da atenção báscia à saúde. Rev Paul Pediatr. 2018;36(1):82-90.
11. Silva NR, Bolsoni-Silva AT, Loureiro SR. Problemas de comportamento e recurso pró-social na avaliação de mães e professoras. Psicol Esc Educ. 2020;24(3):1-11.
12. Rosa AR, Fernandes GNA, Lemos SMA. School performance and social behavior in adolescents. Audiol Commun Res. 2020;25(1):1-8.
13. Martineli AKB, Pizeta FA, Loureiro, SR. Behavioral problems of school children: impact of social vulnerability, chronic adversity, and maternal depression. Psicol Refl Crít. 2018;31:11.
14. Ziebold C, Paula CS, Santos IS, Barros FC, Munhoz TN, Lund C, et al. Conditional cash transfers and adolescent mental health in Brazil: evidence from the 2004 Pelotas birth cohort. J Glob Health. 2021;11:04066.
15. Bordin IA, Handegård BH, Paula CS, Duarte CS, Rønning JA. Home, school, and community violence exposure and emotional and conduct problems among low-income adolescents: the moderating role of age and sex. Soc Psychiatry Psychiatr Epidemiol. 2022;57(1):95-110.
16. Hildebrand NA, Celeri EHRV, Morcillo, Moreno A, Zanolli ML. Resiliência e problemas de saúde mental em crianças e adolescentes vítimas de violência. Rev Saúde Pública. 2019;53:1-14.

11.6 INVENTÁRIO DE DEPRESSAO INFANTIL (CDI)

Josiane Lieberknecht Wathier, Débora Dalbosco Dell'Aglio

O Inventário de Depressão Infantil (CDI) foi criado por Kovacs,[1,2] a partir de uma adaptação do Inventário de Depressão de Beck (BDI) para adultos. O objetivo do CDI é verificar a presença e a gravidade de sintomas de depressão em jovens de 7 a 17 anos, a partir de seu autorrelato.

■ VERSÕES

A primeira versão do instrumento contém 27 itens e tem-se mostrado psicometricamente satisfatória em diversos países. Em 2014, foi lançado, nos Estados Unidos, o Children's Depression Inventory, 2nd Edition™ (CDI 2™), com versão traduzida em espanhol, para ser aplicado no âmbito clínico ou educacional. Nessa versão, há três formas de aplicação: 1) autorrelato da criança ou do adolescente (7 a 17 anos), ou na versão completa, com 28 itens (CDI 2-SR), ou na versão reduzida, com 12 itens (CDI 2-SR[S]); 2) para professores (CDI:T); e 3) para pais ou cuidadores (CDI:P), em que os itens observáveis estão parafraseados para que os adultos respondam sobre o jovem. As versões para pais e para professores ainda não têm tradução para o Brasil, e, por isso, os dados relatados neste capítulo se referem à primeira versão do manual, de 2003.[1,2]

■ DESCRIÇÃO DO INSTRUMENTO

O inventário original, destinado à resposta de crianças e adolescentes de 7 a 17 anos, contém 27 itens, cada um com três afirmações que pontuam em escala ordinal de 0 a 3, sendo que, quanto mais alto o valor, mais intenso é o sintoma depressivo. Embora o instrumento original apresente cinco fatores, no Brasil, ele tem sido relatado como unifatorial ou com menos fatores. No estudo de Wathier e colaboradores,[3] a composição ficou em três fatores, cuja descrição conceitual definida é relatada a seguir.

- **Fator 1** – Afetivo-somático: caracteriza os itens que abordam sentimentos de tristeza, de solidão e de ser mau, bem como vontade de chorar, preocupações pessimistas, irritabilidade e ideação suicida. Inclui fadiga e preocupação com sentir dores ou adoecer.
- **Fator 2** – Relação com o outro: refere-se aos itens que traduzem dificuldades em relacionar-se com os outros, falta de prazer nas atividades de diferentes contextos da vida, autodepreciação comparada, não se sentir amado e redução de interesse social.
- **Fator 3** – Desempenho: envolve os itens em que há autoavaliação cognitiva em relação ao próprio desempenho, como no rendimento escolar, na tomada de decisões e no comportamento agressivo, bem como culpa pelos acontecimentos ruins. Inclui problemas para dormir e alimentar-se.

■ PÚBLICO-ALVO

Essa versão tem sido utilizada, sobretudo em pesquisas, com crianças e adolescentes de 7 a 17 anos, para amostras clínicas ou de comunidade, e tem sido considerada uma importante ferramenta para triagem e seguimento de sintomas depressivos para essa faixa etária.

■ APLICAÇÃO

O CDI pode ser auto ou heteroaplicado. A criança (ou o aplicador junto a ela) deve ler cada um dos itens e escolher a alternativa que mais se aproxima de como ela vem se sentindo na última semana. Não há necessidade de treinamento específico para sua aplicação, mas é recomendado que o aplicador tenha formação em avaliação psicológica e que o resultado seja interpretado por um profissional com experiência clínica, para indicar uma avaliação diagnóstica e intervenção terapêutica apropriada em caso de necessidade. O tempo médio de aplicação é de 10 minutos.

É importante ficar atento para a compreensão da criança sobre as palavras utilizadas no instrumento, pois nem todas estão familiarizadas com a gradação de frequência e podem apresentar dificuldade em diferenciar de forma adequada "de vez em quando" de "frequentemente". Dessa forma, pode ser útil desenhar para a criança três círculos divididos em três partes e pintá-los para ilustrar o aumento da frequência. Outra forma que pode ser utilizada de forma concomitante à primeira é a entonação da voz do aplicador, quando lê para a criança, demonstrando que há crescimento na ocorrência dos sentimentos. Contudo, deve-se ter cuidado para que a aplicação, em caso de pesquisa com esse instrumento, mantenha-se padronizada, para que não haja viés metodológico.

Exemplo de itens são apresentados na Figura 11.6.1.

INTERPRETAÇÃO DAS PONTUAÇÕES

Cada um dos 27 itens é pontuado conforme a opção marcada (0, 1 ou 2 são os valores atribuídos para cada alternativa, nessa ordem). Ao término, soma-se o escore total, e então podem ser utilizadas as tabelas de normas publicadas no artigo da revista *Avaliação Psicológica*, no qual Wathier e colaboradores[3] estabeleceram normas intragrupo por percentis para sexo e faixa etária (consultar a seção "Experiência de uso" neste capítulo). Quanto mais alto o escore total, maior o nível de sintomas depressivos. O CDI pode servir como fonte complementar de informação, mas ainda não consta na lista de testes avaliados pelo Conselho Federal de Psicologia (CFP) junto ao Sistema de Avaliação de Testes Psicológicos (SATEPSI).

PARÂMETROS PSICOMÉTRICOS

Na primeira versão do CDI, Kovacs[2] descreveu cinco fatores ou subescalas: Humor negativo, Problemas interpessoais, Inefetividade, Anedonia e Autoestima negativa. O fator Humor negativo contém seis itens que refletem sentimentos de tristeza, vontade de chorar, preocupação com "coisas ruins", estar incomodado com alguma coisa e sentir-se incapaz de tomar decisões. Essa subescala respondeu por 23,3% da variância nos escores do CDI, conforme Kovacs apresenta no manual.[2] O segundo fator, Problemas interpessoais, contém quatro itens que englobam problemas e dificuldades em interações com pessoas, evitação e isolamento social. O terceiro, Inefetividade, com quatro itens, reflete a avaliação negativa das próprias habilidades e do desempenho escolar. O quarto fator, Anedonia, contém oito itens e caracteriza a "depressão endógena", incluindo perda da capacidade de sentir prazer, perda de energia, dificuldades em alimentar-se ou dormir e senso de isolamento. A última subescala, Autoestima negativa, engloba cinco itens sobre baixa autoestima, não gostar de si mesmo, sentimentos de não ser amado e tendência à ideação suicida.

No estudo de desenvolvimento do instrumento original, a confiabilidade foi medida pela metodologia de consistência interna (alfa de Cronbach de 0,86) e teste-reteste (aceitável estabilidade temporal, geralmente entre duas e quatro semanas, uma vez que o instrumento mede estado do humor, e não traço de personalidade). A validade discriminante do CDI foi relatada no manual original citando estudos que diferenciaram crianças e adolescentes deprimidos de não deprimidos, além de pesquisas utilizando outros instrumentos que mediam sintomas depressivos e construtos relacionados.[2]

EXPERIÊNCIA DE USO

No estudo de adaptação para o Brasil com 305 jovens paraibanos de 8 a 15 anos,[4] o CDI mostrou-se unifatorial, com apenas 18 itens e com norma provisória de ponto de corte de 17 pontos. Além disso, os autores encontraram um alfa de Cronbach de 0,81. Em estudo posterior,[5] estabeleceram um ponto de corte de 18 pontos, o que correspondeu ao 78º posto percentílico. Eles utilizaram o CDI adaptado por Gouveia e colaboradores,[4] de 18 itens, e sua amostra normativa foi de 807 jovens do interior da Paraíba. Em outro estudo,[6] realizado com 287 escolares de Ribeirão Preto na faixa etária de 7 a 14 anos, os autores encontraram uma estrutura fatorial com cinco fatores, utilizando rotação varimax e o critério de Kaiser. Esses fatores explicaram, juntos, 47,4% da variância dos escores e apresentaram alfa

---

Marque só uma alternativa em cada questão. Nenhuma resposta é certa ou errada. Depende de como você se sente. Para responder, considere como você tem se sentido nessa última semana. Lembre-se que as respostas são confidenciais.

Seja sincero(a) em suas respostas e não deixe nenhuma questão em branco.

01   ( ) Eu fico triste de vez em quando
       ( ) Eu fico triste muitas vezes
       ( ) Eu estou sempre triste

06   ( ) De vez em quando, eu penso que coisas ruins irão me acontecer
       ( ) Eu temo que coisas ruins me aconteçam
       ( ) Eu tenho certeza que coisas terríveis me acontecerão

FIGURA 11.6.1 ❘ EXEMPLOS DE ITENS DO INVENTÁRIO DE DEPRESSÃO INFANTIL (CDI).

de Cronbach de 0,81. No entanto, eles não foram nomeados conforme seu conteúdo.[3]

Diversos estudos normativos relataram a validação de construto, verificando a sua estrutura fatorial. Uma revisão sobre o uso do CDI em estudos brasileiros[7] relatou um trabalho que obteve o maior índice de consistência interna,[8] cujo valor alfa de Cronbach foi igual a 0,91. Esse resultado indica que os itens do inventário apresentaram correlações indicativas de homogeneidade de conteúdo.[7] Nessa análise de 280 escolares, uma estrutura unifatorial explicou 36,86% da variância total e apresentou ponto de corte 23. No estudo com 951 crianças e adolescentes da Região Metropolitana de Porto Alegre (RS) e da cidade de Joaçaba (SC),[3] as autoras estabeleceram pontos de corte por sexo e faixa etária, conforme a Tabela 11.6.1, que variaram de 14 a 18 pontos, dependendo do caso. Além disso, Wathier e colaboradores[3] disponibilizaram as normas por fator (Aspecto afetivo-somático, Relação com o outro e Desempenho), conforme a Tabela 11.6.2.

TABELA 11.6.1 | NORMAS POR PERCENTIS DO CDI PARA SEXO E FAIXA ETÁRIA

PERCENTIL	MENINOS		MENINAS	
	7-12 ANOS	13-17 ANOS	7-12 ANOS	13-17 ANOS
1	0,00	0,05	0,00	0,00
5	0,10	2,00	2,00	2,70
10	2,00	3,00	3,00	4,00
15	3,00	4,00	4,00	6,00
20	4,00	4,00	4,40	7,00
25	4,00	5,00	6,00	8,00
30	5,00	6,00	6,00	9,00
35	6,00	6,75	7,00	9,00
40	7,00	7,00	7,00	10,00
45	8,00	8,00	8,00	11,00
50	8,00	8,00	9,00	12,00
55	9,00	8,75	10,00	12,00
60	9,20	10,00	11,00	13,00
65	10,00	10,25	12,00	14,00
70	11,00	11,00	12,00	14,00
75	11,00	11,75	13,00	15,00
80	13,00	13,00	14,60	16,00
85*	14,00	14,25	16,00	18,00
90	17,00	18,00	20,00	19,60
95	20,90	21,00	24,30	22,60
99	33,08	26,00	32,46	29,26
100	38,00	26,00	34,00	30,00

*Considera-se, sob o ponto de vista epidemiológico, que os indivíduos que atingem a partir do percentil 85 devem ser considerados clinicamente significativos
Fonte: Kovacs (2003).[2]

Como pode ser observado, fatores como sexo e faixa etária afetam a pontuação do instrumento, e, por isso, deve-se atentar para normas válidas a esse respeito. Nesse sentido, não é aconselhável usar o CDI sem considerar os pontos de corte por sexo e faixa etária, os quais podem indicar um provável quadro de depressão, que deverá ser investigado de forma clínica. Portanto, trata-se de um instrumento de rastreio, e não de diagnóstico.

Versões reduzidas do inventário também foram investigadas, como no estudo[9] que avaliou 730 estudantes da cidade de Teresina, Piauí, com idades entre 9 e 17 anos. Os resultados da análise fatorial indicaram uma solução unifatorial composta por 17 itens, que explicou 22,56% da variância total, com um índice de consistência interna alfa de Cronbach de 0,82 e ponto de corte igual ou acima de 16 pontos. Além desse estudo, outros autores[10] analisaram as propriedades psicométricas de dois instrumentos avaliativos de sintomatologia depressiva, a versão de 20 itens do CDI adaptada por Gouveia e colaboradores[4] e a Escala Baptista de Depressão Infanto-

TABELA 11.6.2 ■ NORMAS EM PERCENTIS DE CADA FATOR* DO CDI PARA SEXO E FAIXA ETÁRIA

PERCENTIL	MENINOS						MENINAS					
	7-12 ANOS			13-17 ANOS			7-12 ANOS			13-17 ANOS		
	F1	F2	F3	F1	F2	F3	F1	F2	F3	F1	F2	F3
1	0,00	0,00	0,00	0,00	0,00	0,00	0,00	0,00	0,00	0,00	0,00	0,00
5	0,00	0,00	0,00	0,00	0,00	0,00	0,00	0,00	0,00	0,00	0,00	0,00
10	0,00	0,00	0,00	0,00	1,00	1,00	0,00	1,00	0,00	1,00	1,00	1,00
15	0,00	1,00	1,00	0,00	1,00	1,00	0,00	1,00	1,00	1,00	2,00	1,10
20	0,00	1,00	1,00	1,00	1,00	2,00	0,00	2,00	1,00	1,00	2,00	2,00
25	0,00	1,00	1,00	1,00	1,00	2,00	0,00	2,00	1,25	2,00	2,00	2,00
30	1,00	2,00	1,00	1,00	1,50	2,00	1,00	2,00	2,00	2,00	3,00	3,00
35	1,00	2,00	2,00	1,00	2,00	2,00	1,00	3,00	2,00	2,00	3,00	3,00
40	1,00	2,00	2,00	1,00	2,00	3,00	1,00	3,00	2,00	2,60	3,00	3,00
45	2,00	2,90	2,00	1,00	2,00	3,00	2,00	3,00	3,00	3,00	4,00	3,00
50	2,00	3,00	3,00	2,00	3,00	4,00	2,00	4,00	3,00	3,00	4,00	4,00
55	2,00	3,00	3,00	2,00	3,00	4,00	2,00	4,00	3,00	3,00	4,00	4,00
60	3,00	3,00	3,00	2,00	3,00	4,00	3,00	4,00	4,00	4,00	5,00	4,00
65	3,00	4,00	4,00	2,00	4,00	4,00	3,00	5,00	4,00	4,00	5,00	5,00
70	3,00	4,00	4,00	3,00	4,00	4,50	4,00	5,00	4,00	5,00	5,00	5,00
75	4,00	5,00	5,00	3,00	4,00	5,00	4,00	5,00	5,00	5,00	6,00	5,00
80	5,00	5,00	5,60	4,00	5,00	6,00	5,00	6,00	6,00	6,00	6,00	6,00
85	5,00	6,00	6,00	4,25	5,00	7,00	6,00	7,00	6,00	6,00	7,00	7,00
90	6,00	6,00	7,00	6,00	6,50	7,00	7,00	7,00	8,00	8,00	8,00	8,00
95	8,90	7,90	9,00	9,00	9,00	8,00	9,15	9,00	9,00	9,00	9,00	9,00
99	12,54	11,72	11,18	11,95	10,90	8,95	15,23	10,92	11,00	11,26	11,00	11,00
100	15,00	15,00	12,00	12,00	11,00	9,00	16,00	14,00	11,00	12,00	11,00	11,00

*Fator 1: Aspecto afetivo-somático; Fator 2: Relação com o outro; Fator 3: Desempenho.

-Juvenil (EBADEP-IJ). O estudo foi realizado com 331 crianças e adolescentes paulistas, de 10 a 16 anos, e os resultados indicaram um bom ajuste do CDI ao modelo unidimensional, com coeficientes ômega e alfa de 0,92, com todos os itens carregando apenas em um fator geral de depressão, com cargas fatoriais entre 0,21 e 0,81. A partir de uma análise com o modelo de teoria de resposta ao item (TRI), Gouveia e colaboradores[4] concluíram que os dois instrumentos (CDI e EBADEP-IJ) têm adequadas propriedades psicométricas, embora com uma ligeira diferença no que diz respeito à capacidade de diferenciar indivíduos localizados em regiões distintas da variável latente.

Ainda, em uma revisão de artigos científicos publicados em periódicos brasileiros entre 2000 e 2010, Gomes e colaboradores[11] observaram resultados divergentes quanto à estrutura fatorial do CDI, o que aponta a necessidade de novos estudos que verifiquem em que medida o construto da depressão está, de fato, representado nos itens. Para Gomes e colaboradores,[11] também é importante que seja realizada uma análise mais qualitativa dos fatores e dos respectivos itens que compõem o inventário, a fim de verificar possíveis sobreposições de conteúdo, além de estudos com amostras mais amplas e diversificadas para confirmar a estabilidade fatorial do instrumento.

▌ LIMITAÇÕES

Por ser um instrumento de autorrelato, o CDI tem como ponto fraco basear-se apenas na percepção da criança/adolescente, que depende do seu nível de desenvolvimento cognitivo e emocional, bem como de sua capacidade de entender as questões e o vocabulário empregado. Essa percepção é importantíssima para verificar a presença de sintomas depressivos, mas é recomendável também utilizar outras fontes de informações, como os responsáveis e professores, para que a avaliação seja mais precisa.

Deve-se ter muito cuidado com o uso para fins diagnósticos, pois o inventário é apenas um indicador e pode apresentar falsos negativos para depressão infantil.[2] Além disso, para crianças e adolescentes com dificuldade de leitura e compreensão, os resultados podem estar incorretos. Por essa razão, recomenda-se que a equipe de aplicadores do instrumento esteja capacitada sobre os sintomas depressivos e sua manifestação, para observar como o jovem está respondendo. Também pode ser útil desenhar para a criança círculos com preenchimento gradativo, a fim de explicar o aumento da frequência dos sintomas, conforme discutido anteriormente. É muito importante verificar se o avaliando está compreendendo o conteúdo e a gradação das frequências em cada item. A análise e a interpretação do resultado devem ser conduzidas por profissionais treinados em saúde mental.

Um dos desafios na aplicação desse instrumento é o item 9, que investiga ideação suicida. Alguns estudos[8,7] informam terem usado o CDI sem este item, o que não é recomendado, pois o invalida. Em vez de retirar o item, recomenda-se treinar a equipe de aplicadores sobre como proceder nesse quesito. Em pesquisas com participantes em vulnerabilidade emocional e social,[12] como vítimas de violência ou negligência, a heteroaplicação tem sido utilizada como estratégia. Ao ler para a criança o item 9, com entonação de voz que identifique a frequência, observa-se sua resposta, sem julgamentos. Caso ela tenha respondido que pensa ou quer se matar, é importante que, após finalizada a aplicação, a situação seja esclarecida, investigando junto à criança em que momentos ela tem pensado em se matar ou como pensa em fazer isso, se tem com quem conversar a esse respeito e se tem acompanhamento psicológico/psiquiátrico. O aplicador do instrumento deve avaliar as respostas da criança/adolescente e, em caso de verificação de risco de suicídio, deve acionar o profissional responsável, prosseguindo com as demais providências recomendadas para cada caso, inclusive estabelecendo contato com a família. Vale lembrar que o sigilo profissional e aquele garantido no termo de consentimento livre esclarecido ou no de assentimento nas pesquisas podem ser quebrados em caso de risco de suicídio. Esses procedimentos seguem os princípios éticos para pesquisas com seres humanos, previstos na Resolução nº 466,[13] especialmente o da beneficência, que determina que não devem ser causados danos aos participantes das pesquisas e devem ser maximizados os possíveis benefícios, reduzindo os riscos. Dessa forma, uma vez identificado o risco de suicídio do participante, os pesquisadores não devem negligenciar a situação, pois acatar os princípios de confidencialidade e privacidade, nesses casos, poderia acarretar a manutenção do risco e graves consequências emocionais e físicas para a vida do jovem.[14]

▌ CONSIDERAÇÕES FINAIS

O CDI é de fácil aplicação e pode ser utilizado em pesquisas de triagem e seguimento de sintomas depressivos, assim como servir como fonte de informação complementar sobre sintomas depressivos em avaliação psicológica e psiquiátrica de crianças e adolescentes.

FORMAS DE AQUISIÇÃO

O inventário não é de domínio público, sendo protegido por direitos autorais. Pode ser adquirido na editora autorizada no país de origem. A versão validada para o Brasil, cujo uso é apenas científico, e não clínico, está disponível para pesquisadores (em: https://www.pearsonassessments.com/store/usassessments/en/Store/Professional-Assessments/Personality-%26-Biopsychosocial/Children%27s-Depression-Inventory-2/p/100000636.html).

REFERÊNCIAS

1. Kovacs M. Children's depression inventory manual. Los Angeles: Western Psychological Services; 1992.
2. Kovacs M. Children's depression inventory (CDI): technical manual update. Toronto: Multhi-Health Systems; 2003.
3. Wathier JL, Dell'Aglio DD, Bandeira DR. Análise fatorial do inventário de depressão infantil (CDI) em amostra de jovens brasileiros. Aval Psicol. 2008;7(1):75-84.
4. Gouveia VV, Barbosa GA, Almeida HJF, Gaião AA. Inventário de Depressão Infantil – CDI: estudo de adaptação com escolares de João Pessoa. J Bras Psiquiatr. 1995;44(7):345-9.
5. Barbosa GA, Dias MR, Gaião AA, Lorenzo WC. Depressão infantil: um estudo de prevalência com o CDI. Infanto Rev Neuropsiquiatr Infanc Adolesc. 1996;4(3):36-40.
6. Golfeto JH, Veiga MH, Souza L, Barbeira C. Propriedades psicométricas do Inventário da Depressão Infantil (CDI) aplicado em uma amostra de escolares de Ribeirão Preto. Rev Psiq Clin. 2002;29(2):66-70.
7. Gomes LP, Baron E, Albornoz ACG, Borsa, JC. Inventário de depressão infantil (CDI): uma revisão de artigos científicos brasileiros. Contexto Clin. 2013;6(2):95-105.
8. Coutinho MPL, Carolino ZCG, Medeiros ED. Inventário de Depressão Infantil (CDI): evidências de validade de constructo e consistência interna. Aval Psicol. 2008;7(3):291-300.
9. Coutinho MPL, Oliveira MX, Pereira DR, Santana IO. Indicadores psicométricos do inventário de depressão Infantil em amostra infanto-juvenil. Aval Psicol. 2014;13(2):269-76.
10. Grendene F, Baptista MN, Hauck Filho N. Análise via tri da Escala Baptista de Depressão Infanto-Juvenil e do Inventário de Depressão Infantil. Psico. 2018;49(4):339-47.
11. Gomes LP, Baron E, Albornoz ACG, Borsa JC. Inventário de depressão infantil (CDI): uma revisão de artigos científicos brasileiros. Contextos Clínic. 2013;6(2):95-105.
12. Abaid JLW, Dell'Aglio, DD, Koller SH. Preditores de sintomas depressivos em crianças e adolescentes institucionalizados. Univ Psychol. 2010;9(1):199-212.
13. Brasil. Conselho Nacional de Saúde. Resolução nº 466, de 12 de dezembro de 2012. Brasília: CNS; 2013.
14. Koller SH. Ethics in research with human beings: some issues about psychology. Ciênc Saúde Colet. 2008;13(2):399-406.

11.7 INSTRUMENTOS DE AVALIAÇÃO DE SINTOMAS DE ANSIEDADE
Diogo Araújo de Sousa, Luciano Isolan, Gisele Gus Manfro

Neste capítulo, serão descritos três instrumentos amplamente utilizados para a mensuração de sintomas de ansiedade em crianças e adolescentes: a Screen for Child Anxiety Related Emotional Disorders (SCARED), a Escala Spence de Ansiedade Infantil (SCAS) e o Childhood Anxiety Sensitivity Index (CASI).

SCREEN FOR CHILD ANXIETY RELATED EMOTIONAL DISORDERS (SCARED)

A SCARED[1] é uma escala desenvolvida para avaliar sintomas de ansiedade em crianças e adolescentes. Apresenta uma versão de autorrelato e uma de relato parental. É composta por cinco fatores que avaliam sintomas relacionados a transtorno de pânico (TP), transtorno de ansiedade generalizada (TAG), transtorno de ansiedade de separação, transtorno de ansiedade social (TAS) e recusa escolar.

VERSÕES

A primeira versão contava com 38 itens.[1] Em 1999, foram adicionados três novos itens ao fator "ansiedade social", em função das dificuldades na discriminação entre ele e os demais fatores relacionados aos outros transtornos de ansiedade, constituindo-se uma versão com 41 itens.[2] Uma versão com 66 itens também foi desenvolvida.[3] Esta contém os fatores anteriores (os itens do fator "recusa escolar" pertencem, nessa versão, ao fator "ansiedade de separação") e inclui outros itens relacionados a fobia específica, transtorno obsessivo-compulsivo (TOC) e transtorno de estresse pós-traumático (TEPT). Estes dois últimos, todavia, não se encontram mais enquadrados na categoria de transtornos de ansiedade desde a publicação, em 2013, da 5ª edição do *Manual diagnóstico e estatístico de transtornos mentais* (DSM-5).[4] Versões mais breves também foram desenvolvidas, a fim de tornar o processo de triagem ainda mais rápido, como, por exemplo, uma com cinco itens, composta pelos itens mais discriminantes de cada um dos cinco fatores.[2]

DESCRIÇÃO DO INSTRUMENTO

As versões da SCARED com 38 e 41 itens são as mais utilizadas. Nesta última, tanto na versão de autorrelato quanto na de relato parental, os itens dividem-se em cinco fatores: pânico/sintomas somáticos (13 itens); ansiedade generalizada (9 itens); ansiedade de separação (8 itens); ansiedade social (7 itens) e recusa escolar (4 itens). A única diferença para a versão original, com 38 itens, são três itens no fator de ansiedade social.

A frequência e a intensidade dos sintomas, avaliadas com referência aos últimos três meses, são pontuadas de 0 a 2, sendo: 0 = nunca ou raramente; 1 = algumas vezes; e 2 = bastante ou frequentemente. Escores mais altos representam maior frequência e intensidade dos sintomas. A pontuação final refere-se à soma dos escores de todos os itens. O escore total na versão com 38 itens pode variar de 0 a 76, e, na versão com 41 itens, de 0 a 82 (Quadro 11.7.1).

PÚBLICO-ALVO
O público-alvo é composto por crianças e adolescentes de 8 a 18 anos e seus pais ou cuidadores. A SCARED pode ser aplicada tanto em amostras comunitárias quanto clínicas.

APLICAÇÃO
Tanto a versão de autorrelato quanto a de relato parental são autoaplicáveis. Entretanto, para crianças mais novas, bem como para respondentes com dificuldades de leitura, é recomendável que o aplicador leia e explique todas as questões. A aplicação do instrumento costuma durar de 10 a 15 minutos.

INTERPRETAÇÃO DAS PONTUAÇÕES
Deve-se considerar que a SCARED é um instrumento de triagem e que seus escores indicam o grau de frequência e intensidade dos sintomas de ansiedade, não o diagnóstico clínico do transtorno. Pontuações sugestivas de um transtorno de ansiedade requerem a realização de uma avaliação clínica para o estabelecimento de um diagnóstico e de um plano terapêutico.

PARÂMETROS PSICOMÉTRICOS DA VERSÃO ORIGINAL E DA VERSÃO EM PORTUGUÊS

Confiabilidade
Uma metanálise mostrou alta consistência interna tanto para a versão com 38 (α = 0,91) quanto para a com 41 itens (α = 0,91) e para todos os fatores do instrumento, com exceção daquele relacionado à recusa escolar, que apresentou consistência interna mais baixa.[5] A confiabilidade teste-reteste para o mesmo informante é alta, mas a correlação entre os escores obtidos na versão da criança/adolescente e na dos pais/cuidadores costuma ser de baixa a moderada.[1] Em geral, tanto nos escores totais quanto nas subescalas, os pais costumam relatar menor frequência e intensidade dos sintomas de ansiedade de seus filhos em comparação ao autorrelato dos próprios jovens.

Para a versão brasileira da SCARED com 41 itens, em uma amostra comunitária de 2.410 estudantes com idades entre 9 e 18 anos, foram encontrados alfa de Cronbach de 0,90 para a escala total, de 0,83 para o fator pânico/somático, de 0,77 para o fator ansiedade generalizada, de 0,69 para o fator ansiedade de separação, de 0,74 para o fator ansiedade social e de 0,45 para o fator recusa escolar. A confiabilidade teste-reteste do escore total, com intervalo de duas semanas entre as aplicações, foi boa (r = 0,68; ICC = 0,81).[6]

Validade
A validade de critério discriminante da SCARED foi demonstrada a partir da comparação de amostras não ansiosas com amostras clínicas.[1,2] Estas apresentam médias mais altas nos escores em comparação às não ansiosas. Para a versão brasileira, um estudo[7] com jovens de 9 a 18 anos comparou um grupo clínico (com pelo menos um transtorno de ansiedade) com um grupo-controle, sem transtorno psiquiátrico. O grupo clínico apresentou média de escores significativamente mais alta que o grupo-controle. Uma análise de curva *Receiver Operating Characteristics* (ROC) sugeriu um ponto de corte de 22 para o escore total para triagem de transtornos de ansiedade com sensibilidade boa (81,8%) e especificidade aceitável (52,0%). Como a especificidade foi próxima dos 50%, quando usado em triagens, esse ponto de corte deve ser interpretado como indicativo de necessidade de uma avaliação mais aprofundada, visto que há probabilidade considerável de falsos positivos.

O instrumento tem demonstrado evidências de validades convergente e divergente em diversos estudos.[1,2] Para a versão brasileira,[6] seu escore total apresentou uma correlação forte (r = 0,81) com o escore total da Escala Multidimensional de Ansiedade para Crianças (MASC) – também usada para avaliar sintomas de ansiedade em crianças e adolescentes – e uma correlação moderada (r = 0,58) com o escore total do Inventário de Depressão Infantil (CDI). Nesse mesmo estudo, foi observada correlação moderada (r = 0,66) entre o escore total da SCARED e o escore total do Questionário de Dificuldades e Capacidades (SDQ), sendo que, para os escores das subescalas do SDQ, a correlação mais alta foi entre o escore total da SCARED e o escore da subescala de sintomas emocionais (r = 0,75).

Uma metanálise concluiu que, na maioria dos estudos, a SCARED apresentou estrutura fatorial de quatro ou cinco fatores.[5] Para a versão brasileira, uma análise fatorial confirmatória deu suporte à estrutura original de cinco fatores, que se mostrou adequada para crianças e adolescentes de ambos os sexos.[6] Todavia, outro estudo mais recente identificou, por meio de análises de modelos bifatores, que a variância comum partilhada entre os cinco fatores da SCARED é maior do que a variância específica de cada um desses fatores separadamente.[8] Assim, para triagem, o mais indicado é utilizar o escore total como referência na mensuração da sintomatologia ansiosa infantil.

ESCALA SPENCE DE ANSIEDADE INFANTIL (SCAS)

A SCAS[9] é uma escala que avalia sintomas de ansiedade em crianças e adolescentes. Apresenta uma versão de autorrelato e uma de relato parental.[10] Dispõe de seis fatores que avaliam sintomas relacionados a TAG, transtorno de ansiedade de separação, TAS, TP e agorafobia, TOC e fobia específica. Desde 2013, com a publicação do DSM-5,[4] o TOC não se enquadra mais na categoria de transtornos de ansiedade. Além disso, a agorafobia é compreendida como transtorno específico, e não mais somente como marcador associado ao TP. Apesar dessas mudanças conceituais na categorização dos transtornos, as propriedades psicométricas da SCAS asseguram a validade e a confiabilidade da sua estrutura de seis fatores. Todavia, é importante interpretar esses fatores de acordo com a atualidade na classificação diagnóstica dos transtornos de ansiedade. Desse modo, o fator de TOC da escala deve ser interpretado separadamente dos demais fatores, estes representativos dos transtornos de ansiedade. Além disso, o fator de TP e agorafobia deve ser encarado como englobando sintomas do que hoje são consideradas duas classificações nosológicas próprias.

VERSÕES

A versão original de autorrelato da SCAS conta com 44 itens, dos quais 38 dizem respeito a sintomas específicos de ansiedade, e 6 são *fillers* positivos que não são contabilizados na pontuação, tendo a função de prevenir algum viés quanto a respostas negativas.[7] Algumas versões utilizadas em outros países excluem os itens positivos, contando apenas com os 38 itens relativos aos sintomas de ansiedade. A versão brasileira da escala de autorrelato[11] mantém os 44 itens, sendo necessário descartar os escores dos itens *fillers* positivos antes de calcular a pontuação total. As versões original[10] e brasileira[11] de relato parental (SCAS-P) não apresentam os itens positivos, contando com 38 itens.

DESCRIÇÃO DO INSTRUMENTO

Tanto na versão de autorrelato quanto na de relato parental, os 38 itens que dizem respeito a sintomas específicos de ansiedade dividem-se em seis fatores: ansiedade generalizada (6 itens); ansiedade de separação (6 itens); ansiedade social (6 itens); pânico e agorafobia (9 itens); obsessões e compulsões (6 itens); e medos de danos físicos (5 itens). O último fator refere-se a diferentes tipos de fobia específica.

Ao fim da escala, há uma pergunta aberta que oferece espaço para o respondente relatar outros medos que não tenham sido contemplados nos itens anteriores. Essa questão não é contabilizada na pontuação da escala, mas serve para avaliação qualitativa por parte do clínico, oferecendo possibilidade de relato de sintomas não considerados previamente.

A frequência e intensidade dos sintomas é pontuada em uma escala de quatro opções de frequência: nunca, às vezes, muitas vezes e sempre. Para a pontuação do instrumento, cada item recebe um escore de 0 a 3, sendo: nunca = 0; às vezes = 1; muitas vezes = 2; e sempre = 3. Escores mais altos representam maior frequência e intensidade dos sintomas. A pontuação final é a soma dos escores de todos os itens, com exceção dos *fillers* positivos na versão de autorrelato. O escore total pode variar de 0 a 114 (Quadro 11.7.1).

PÚBLICO-ALVO

O público-alvo é composto por crianças e adolescentes de 8 a 18 anos e seus respectivos pais ou cuidadores. A SCAS pode ser aplicada tanto em amostras comunitárias quanto clínicas.

APLICAÇÃO

Tanto a versão de autorrelato quanto a de relato parental são autoaplicáveis. Entretanto, para crianças mais novas, bem como para respondentes com dificuldades de leitura, é recomendável que o aplicador leia e explique todas as questões. A aplicação do instrumento costuma durar 15 minutos.

INTERPRETAÇÃO DAS PONTUAÇÕES

Deve-se considerar que a SCAS é um instrumento de triagem e que seus escores indicam o grau de frequência e intensidade dos sintomas de ansiedade, mas não o diagnóstico clínico de um transtorno de ansiedade.

QUADRO 11.7.1 ■ INSTRUÇÕES, EXEMPLOS DE ITENS E ITENS PERTENCENTES A CADA FATOR DA SCREEN FOR CHILD ANXIETY RELATED EMOTIONAL DISORDERS (SCARED) E DA ESCALA SPENCE DE ANSIEDADE INFANTIL (SCAS)

SCARED

Instruções (versão de autorrelato)
Abaixo se encontra uma lista de itens que descrevem como as pessoas se sentem em algumas situações. Para cada frase, circule o número que corresponde à resposta que melhor parece descrever você **nos últimos 3 meses**.
Circule 0 para o item que nunca é verdadeiro ou é raramente verdadeiro para você
Circule 1 para o item que algumas vezes é verdadeiro para você
Circule 2 para o item que é bastante ou frequentemente verdadeiro para você

Exemplo de item (versão de autorrelato)
Quando eu fico com medo, eu tenho dificuldade de respirar.. 0 1 2

Fator (versões de autorrelato e relato parental)	Itens do fator
Pânico/somático	1, 6, 9, 12, 15, 18, 19, 22, 24, 27, 30, 34, 38
Ansiedade generalizada	5, 7, 14, 21, 23, 28, 33, 35, 37
Ansiedade de separação	4, 8, 13, 16, 20, 25, 29, 31
Ansiedade social	3, 10, 26, 32, 39, 40, 41
Recusa escolar	2, 11, 17, 36

SCAS

Instruções (versão de autorrelato)
Por favor, circule a palavra que mostra com que frequência cada uma dessas coisas acontece com você. Não existem respostas certas ou erradas.

Exemplo de item (versão de autorrelato)
Eu me preocupo com as coisas: ( ) Nunca ( ) Às vezes ( ) Muitas vezes ( ) Sempre

Fator (versão de autorrelato)	Itens do fator
Ansiedade generalizada	1, 3, 4, 20, 22, 24
Ansiedade de separação	5, 8, 12, 15, 16, 44
Ansiedade social	6, 7, 9, 10, 29, 35
Pânico e agorafobia	13, 21, 28, 30, 32, 34, 36, 37, 39
Obsessões e compulsões	14, 19, 27, 40, 41, 42
Medos de danos físicos – fobia específica	2, 18, 23, 25, 33
Itens *fillers* positivos	11, 17, 26, 31, 38, 43
Fator (versão de relato parental)	**Itens do fator**
Ansiedade generalizada	1, 3, 4, 18, 20, 22
Ansiedade de separação	5, 8, 11, 14, 15, 38
Ansiedade social	6, 7, 9, 10, 26, 31
Pânico e agorafobia	12, 19, 25, 27, 28, 30, 32, 33, 34
Obsessões e compulsões	13, 17, 24, 35, 36, 37
Medos de danos físicos – fobia específica	2, 16, 21, 23, 29

PARÂMETROS PSICOMÉTRICOS DA VERSÃO ORIGINAL E DA VERSÃO EM PORTUGUÊS

Confiabilidade

A versão original da SCAS apresentou alta consistência interna para o escore total da escala ($\alpha = 0,93$) e para todos os fatores do instrumento, com exceção daquele relacionado aos diferentes tipos de fobia específica, que apresentou consistência interna mais baixa.[9,12] A confiabilidade teste-reteste foi boa,[12] e a correlação entre os escores obtidos na versão da criança/adolescente e na dos pais/cuidadores foi moderada.[10]

Em relação à versão brasileira, um estudo[13] com uma amostra comunitária de 712 crianças e adolescentes com idades entre 9 e 17 anos e 411 cuidadores demonstrou alta consistência interna para os escores totais da versão de autorrelato ($\alpha = 0,89$) e de relato parental ($\alpha = 0,90$). A média da correlação interitens (outra medida de consistência interna) também foi adequada para ambas as versões.

Validade

Na validade de critério discriminante, foram demonstradas médias mais altas nos escores da SCAS em amostras clínicas em comparação às não ansiosas.[12] Para a versão brasileira, um estudo[13] com crianças de 7 a 12 anos comparou um grupo clínico (70 crianças com pelo menos um transtorno de ansiedade) a um grupo da mesma comunidade composto por crianças pareadas em termos de características demográficas. A gravidade do transtorno de ansiedade dos sujeitos do grupo clínico foi avaliada na entrevista pelo clínico a partir de uma escala de 7 pontos (Escala de Impressão Clínica Global [CGI]), em que 1 = ausência de transtorno; 2 = transtorno duvidoso; 3 = leve; 4 = moderado; 5 = acentuado; 6 = grave; e 7 = extremamente grave. A Tabela 11.7.1 apresenta os escores totais da SCAS e da SCAS-P (médias e desvios padrão) das crianças do grupo clínico com transtornos de gravidade leve a moderada (CGI 3-4) e de gravidade acentuada a grave (CGI 5-6) e os confronta com os do grupo de comparação comunitário.

A validade concorrente foi demonstrada por meio da correlação dos escores da SCAS com diversas outras medidas de psicopatologia, tanto para evidências de validade convergente com outras medidas de sintomas ansiosos quanto para evidências de validade divergente de outras medidas de sintomas psicopatológicos distintos, como sintomas de depressão ou hiperatividade.[10,12] Em termos de validade convergente da versão brasileira, o escore total da SCAS apresentou uma correlação forte ($r = 0,81$) com o escore total da SCARED e moderada ($r = 0,53$) com o da subescala de sintomas emocionais do SDQ. Em termos de validade divergente, o escore total da SCAS apresentou correlações fracas com o escore total do CDI ($r = 0,29$) e com os das subescalas de hiperatividade ($r = 0,34$) e problemas de conduta ($r = 0,14$) do SDQ.[13]

Diversos estudos têm avaliado a estrutura fatorial da SCAS e o modelo original de seis fatores correlacionados tem sido o mais replicado.[9,12] Para a versão brasileira, uma análise fatorial confirmatória deu suporte ao modelo original de seis fatores.[13]

■ CHILDHOOD ANXIETY SENSITIVITY INDEX (CASI)

O Anxiety Sensitivity Index (ASI) é o principal instrumento para avaliação de sensibilidade à ansiedade em adultos.[14] O CASI[15] foi desenvolvido como uma adaptação do ASI, com a adição de dois itens, para avaliar a sensibilidade à ansiedade em crianças e adolescentes.

VERSÕES

A versão original do CASI[15] conta com 18 itens e é utilizada somente por meio de autorrelato. Uma

TABELA 11.7.1 ■ ESCORE TOTAL DA SCAS POR SUBGRUPOS CLÍNICOS COM DIFERENTES NÍVEIS DE GRAVIDADE (CGI) E GRUPO DE COMPARAÇÃO COMUNITÁRIO			
ESCORE TOTAL M (DP)	CLÍNICOS GRAVES E ACENTUADOS (CGI 6-5; n = 9)	CLÍNICOS MODERADOS E LEVES (CGI 4-3; n = 61)	GRUPO COMUNITÁRIO DE COMPARAÇÃO (n = 70)
SCAS	49,65 (25,03)	39,42 (17,27)	33,08 (12,93)
SCAS-P	54,48 (15,82)	41,10 (14,73)	22,15 (12,90)

Fonte: DeSousa e colaboradores.[13]

versão revisada (R-CASI)[16] foi desenvolvida com 31 itens, mas seus autores não sugerem o uso com crianças menores de 12 anos. O CASI é o instrumento de autorrelato mais utilizado no âmbito internacional para mensuração de sensibilidade à ansiedade, tendo sido traduzido para diversos idiomas e testado em diversas culturas.

DESCRIÇÃO DO INSTRUMENTO

A versão do CASI com 18 itens é a mais utilizada. Os itens dizem respeito a diferentes dimensões relacionadas à sensibilidade à ansiedade, como preocupações sobre doenças, preocupações cognitivas e preocupações sociais.

A frequência e intensidade dos sintomas é pontuada em uma escala de 1 a 3, sendo: 1 = nada; 2 = um pouco; e 3 = muito. Escores mais altos representam maior frequência e intensidade dos sintomas. A pontuação final refere-se à soma dos escores de todos os itens, podendo variar de 18 a 54.

PÚBLICO-ALVO

O público-alvo é composto por crianças e adolescentes de 8 a 18 anos. O CASI pode ser aplicado em amostras tanto comunitárias quanto clínicas.

APLICAÇÃO

O CASI é uma ferramenta autoaplicável cuja aplicação costuma durar de 5 a 10 minutos.

INTERPRETAÇÃO DAS PONTUAÇÕES

Deve-se considerar que o CASI avalia um construto específico (sensibilidade à ansiedade) e que seus escores indicam o grau de sensibilidade à ansiedade do respondente, mas não o diagnóstico clínico de um transtorno de ansiedade.

PARÂMETROS PSICOMÉTRICOS DA VERSÃO ORIGINAL E DA VERSÃO EM PORTUGUÊS

Confiabilidade

A versão original apresentou alta consistência interna para o escore total (α = 0,87).[15] A confiabilidade teste-reteste foi boa tanto para uma amostra comunitária (r = 0,76) quanto para uma amostra clínica (r = 0,79).[15] Para a versão brasileira, um estudo[17] com uma amostra comunitária de 140 crianças e adolescentes, com idades entre 9 e 18 anos, demonstrou alta consistência interna para o escore total (α = 0,89).

Validade

A validade convergente do CASI foi demonstrada por meio da correlação de seus escores com outras medidas de ansiedade. A versão original do instrumento[15] apresentou correlação significativa com o escore do Inventário de Ansiedade Traço-Estado para Crianças (IDATE-C) forma Traço tanto em uma amostra comunitária (r = 0,64) quanto em uma amostra clínica (r = 0,62). Para a versão brasileira,[16] o escore total do CASI apresentou correlações significativas com o escore total da SCARED (r = 0,71) e com o da subescala de pânico da SCARED (r = 0,65).

Na maioria dos estudos, foi observada estrutura fatorial hierárquica com um fator de ordem maior de sensibilidade à ansiedade e fatores de ordem menor de dimensões específicas. Essas dimensões variam entre duas e quatro no geral, englobando preocupações físicas, cognitivas e sociais.[18] Por conta da diversidade na definição de quais itens considerar para a formação de um ou mais subescores do CASI, o mais indicado é utilizar somente o escore total do instrumento, que apresenta evidências consistentes de confiabilidade e validade.[15,17]

■ FATORES QUE AFETAM A PONTUAÇÃO

Características como sexo e idade do respondente estão entre os fatores que podem influenciar a pontuação de instrumentos de autorrelato de sintomas de ansiedade na infância e na adolescência, como a SCARED, a SCAS e o CASI. Estudos internacionais[1,2,9,12] e nacionais[6,13] têm consistentemente demonstrado que os escores médios de meninas são mais altos que os de meninos no relato de sintomas de ansiedade, bem como, em geral, os escores de crianças (8 a 12 anos) são mais altos que os de adolescentes (13 a 18 anos).

■ FORMAS DE AQUISIÇÃO

A versão brasileira da SCARED (versões de autorrelato e de relato parental) está disponível por meio do contato com os autores deste capítulo. O processo de adaptação da escala para o Brasil foi aprovado por um dos autores responsáveis pelo desenvolvimento do instrumento original.

A versão brasileira da SCAS (versões de autorrelato e de relato parental) está disponível para *download* no *site* oficial do instrumento,[19] bem como por meio do contato com os autores deste capítulo. O processo de adaptação da escala para o Brasil[11] foi aprovado pela autora do instrumento original.

A versão brasileira do CASI está disponível por meio do contato com os autores deste capítulo. O processo de adaptação do instrumento para o Brasil foi aprovado por um dos autores responsáveis pelo desenvolvimento do original.

REFERÊNCIAS

1. Birmaher B, Khetarpal S, Brend D, Cully M, Balach L, Kaufman J, et al. The Screen for Child Anxiety Related Emotional Disorders (SCARED): scale construction and psychometric characteristics. J Am Acad Child Adolesc Psychiatry. 1997;36(4):545-53.
2. Birmaher B, Brent DA, Chiappetta L, Bridge J, Monga S, Baugher M. Psychometric properties of the Screen for Child Anxiety Related Emotional Disorders (SCARED): a replication study. J Am Acad Child Adolesc Psychiatry. 1999;38(10):1230-6.
3. Muris P, Merckelbach H, Schmidt H, Mayer B. The revised version of the Screen for Child Anxiety Related Emotional Disorders (SCARED-R): factor structure in normal children. Pers Indiv Differ. 1999;26:99-112.
4. American Psychiatric Association. Diagnostic and statistical manual of mental disorders: DSM-5. 5th ed. Washington: APA; 2013.
5. Hale WW 3rd, Raaijmakers Q, Muris P, Meeus W. Psychometric properties of the Screen for Child Anxiety Related Emotional Disorders (SCARED) in the general adolescent population. J Am Acad Child Adolesc Psychiatry. 2005;44(3):283-90.
6. Isolan L, Salum GA, Osowski AT, Amaro E, Manfro GG. Psychometric properties of the Screen for Child Anxiety Related Emotional Disorders (SCARED) in Brazilian children and adolescents. J Anxiety Disord. 2011;25(5):741-8.
7. DeSousa DA, Salum GA, Isolan LR, Manfro GG. Sensitivity and specificity of the Screen for Child Anxiety Related Emotional Disorders (SCARED): a community-based study. Child Psychiatry Hum Dev. 2013;44(3):391-9.
8. DeSousa DA, Zibetti, MR, Trentini, CM, Koller, SH, Manfro, GG, Salum, GA. Screen for child anxiety related emotional disorders: are subscale scores reliable? A bifactor model analysis. J Anxiety Disord. 2014;28(8):966-70.
9. Spence SH. Structure of anxiety symptoms among children: a confirmatory factor-analytic study. J Abnorm Psychol. 1997;106(2):280-97.
10. Nauta MH, Scholing A, Rapee RM, Abbott M, Spence SH, Waters A. A parent-report measure of children's anxiety: psychometric properties and comparison with child-report in a clinic and normal sample. Behav Res Ther. 2004;42(7):813-39.
11. DeSousa DA, Petersen CS, Behs R, Manfro GG, Koller SH. Brazilian Portuguese version of the Spence Children's Anxiety Scale (SCAS-Brasil). Trends Psychiatry Psychother. 2012;34(3):147-53.
12. Spence SH. A measure of anxiety symptoms among children. Behav Res Ther. 1998;36(5):545-66.
13. DeSousa DA, Pereira AS, Petersen CS, Manfro GG, Salum GA, Koller SH. Psychometric properties of the Brazilian-Portuguese version of the Spence Children's Anxiety Scale (SCAS): self- and parent-report versions. J Anxiety Disord. 2014;28(5):427-36.
14. Reiss S, Peterson RA, Gursky DM, McNally RJ. Anxiety sensitivity, anxiety frequency and the prediction of fearfulness. Behav Res Ther. 1986;24(1):1-8.
15. Silverman WK, Fleisig W, Rabian B, Peterson RA. Childhood anxiety sensitivity index. J Clin Child Psychol. 1991;20(2):162-8.
16. Muris P. An expanded childhood anxiety sensitivity index: its factor structure, reliability, and validation in a non-clinical adolescent sample. Behav Res Ther. 2002;40(3):299-311.
17. Isolan L, Salum G, Flores SM, Carvalho HW, Manfro GG. Reliability and convergent validity of the Childhood Anxiety Sensitivity Index in children and adolescents. J Bras Psiquiatr. 2012;61(4):193-8.
18. McLaughlin EN, Stewart SH, Taylor S. Childhood anxiety sensitivity index factors predict unique variance in DSM-IV anxiety disorder symptoms. Cogn Behav Ther. 2007;36(4):210-9.
19. The Spence Children's Anxiety Scale [Internet]. SCAS; 2021 [capturado em 28 maio 2023]. Disponível em: http://www.scaswebsite.com/.

LEITURAS RECOMENDADAS

Muris P, Merckelbach H, Ollendick T, King N, Bogie N. Three traditional and three new childhood anxiety questionnaires: their reliability and validity in a normal adolescent sample. Behav Res Ther. 2002;40(7): 753-72.

Myers K, Winters NC. Ten-year review of rating scales: II: scales for internalizing disorders. J Am Acad Child Adolesc Psychiatry. 2002;41(6):634-59.

11.8 ESCALA DE SWANSON, NOLAN E PELHAM (SNAP-IV) PARA ATENÇÃO, HIPERATIVIDADE E IMPULSIVIDADE

Taciana G. Costa Dias, Débora Muszkat, Érika Mendonça de Morais, Guilherme V. Polanczyk

A Escala de Swanson, Nolan e Pelham (SNAP-IV),[1] do estudo colaborativo Multisite Multimodal Treatment Study of Children With Attention-Deficit/Hyperactivity Disorder (MTA), ou simplesmente MTA-SNAP-IV, é um instrumento de avaliação dos sintomas do transtorno de déficit de atenção/hiperatividade (TDAH) que tem como objetivos definir a gravidade dos sintomas e monitorar a resposta ao tratamento. Há a possibilidade de também apresentar os sintomas do transtorno de oposição desafiante (TOD), mas a escala não visa ao diagnóstico dos transtornos. A MTA-SNAP-IV pode ser preenchida por pais ou professores a respeito do comportamento da criança ou do adolescente. O instrumento avalia os sintomas de TDAH e TOD de acordo com os critérios da 4ª edição do *Manual diagnóstico e estatístico de transtornos mentais* (DSM-IV), os quais se mantiveram na última versão do manual publicada em 2013 (DSM-5) e revisada em 2022 (DSM-5-TR).

VERSÕES

Sua primeira versão (SNAP-III) foi publicada por Swanson e colaboradores,[2] em 1980. Ela consistia em 16 itens adaptados aos critérios diagnósticos do TDAH de acordo com o DSM-III, além de cinco itens relacionados à interação com os pares. Os itens estavam separados em subescalas de sintomas, incluindo: desatenção (5 itens), impulsividade (6 itens), hiperatividade (5 itens) e interação com os pares (5 itens). Calculava-se a pontuação total para cada subescala, bem como a pontuação média por item para cada subescala.[3] Subsequentemente à SNAP-III, foi elaborada a SNAP-III-R, correspondendo aos critérios diagnósticos da revisão do DSM-III (DSM-III-R). Em seguida, com a nova revisão do DSM e a publicação do DSM-IV, foi criada a SNAP-IV. Todas as versões apresentam a classificação de gravidade de 0 (nem um pouco) a 3 (demais).

A SNAP-IV foi utilizada para avaliar os desfechos no estudo *Multimodality Treatment Study of ADHD* (MTA)[4] e, desde então, tem sido muito utilizada em pesquisas clínicas para avaliação da gravidade dos sintomas e desfecho de tratamentos. Na SNAP-IV de 26 itens, os demais itens presentes nas versões anteriores foram excluídos. Existe uma versão reduzida com apenas 18 itens, correspondendo aos sintomas de TDAH (desatenção e hiperatividade/impulsividade) do DSM-IV. O instrumento já foi traduzido para diversos idiomas, entre eles espanhol, alemão, francês, italiano e português do Brasil.

Existe uma versão longa da SNAP-IV, não traduzida para o português, composta por 90 itens, agrupados em subescalas, que avaliam os seguintes problemas: desatenção, hiperatividade e impulsividade, combinação de desatenção e hiperatividade/impulsividade, desatenção e excesso de atividade, comportamento de oposição desafiante, desafio e agressão, índice geral de problemas na infância, e prejuízo no ambiente escolar. Assim como nas outras versões da SNAP, os itens também são graduados de acordo com a gravidade.

DESCRIÇÃO DO INSTRUMENTO

Atualmente, a versão da SNAP-IV utilizada no Brasil, apresentada por Mattos e colaboradores[3] em 2006, é a composta por 26 itens: 18 correspondem aos sintomas de TDAH e 8 aos sintomas de TOD. Os itens são agrupados em três subescalas, de acordo com os domínios de sintomas avaliados; desatenção (9 itens), hiperatividade/impulsividade (9 itens) e desafio/oposição (8 itens). Para cada item, são apresentadas quatro opções de gravidade, com pontuação de 0 a 3: 0 = nem um pouco; 1 = só um pouco; 2 = bastante; e 3 = demais. O escore total é obtido pela somatória das pontuações de cada subescala. Também é possível calcular a pontuação média de cada domínio dividindo-se a somatória pelo número de itens em cada subescala. A partir da pontuação, os sintomas podem ser classificados em não clinicamente significativos, leves, moderados e graves. Além disso, pode-se fazer uma interpretação categórica das pontuações, ao assumir um ponto de corte para definir "presença" ou "ausência" de sintomas.

PÚBLICO-ALVO

A SNAP-IV foi criada para preenchimento por pais e professores a respeito do comportamento de crianças e adolescentes com idade entre 6 e 18 anos, para avaliar sintomas de desatenção, hiperatividade/impulsividade e opositores/desafiadores.

APLICAÇÃO

A SNAP-IV é elaborada para preenchimento por pais e professores separadamente, mas pode ser aplicada a outros indivíduos envolvidos no cuidado da criança ou adolescente, como babás e avós, por exemplo. Pais e professores podem preencher a escala sozinhos ou ter auxílio de um avaliador, em caso de dificuldade de compreensão, concentração ou leitura. Devido à baixa a moderada correlação entre os relatos de pais e professores,[2] aconselha-se que o instrumento seja respondido por ambos. O tempo de preenchimento é de 5 a 10 minutos, podendo demorar mais se aplicada por um avaliador.

Nenhum treinamento específico é exigido para a aplicação da SNAP-IV. No entanto, se for necessária a assistência de um avaliador, recomenda-se que este tenha experiência clínica nos sintomas de TDAH e TOD, já que pode ser necessário usar exemplos e paráfrases para garantir que o respondente compreenda os itens. É indicado que as respostas sejam conferidas pelo avaliador, a fim de garantir o preenchimento de todos os itens e que uma única resposta seja selecionada para cada um deles.

INTERPRETAÇÃO DAS PONTUAÇÕES

A SNAP-IV possibilita avaliar quantitativa e qualitativamente os sintomas de TDAH e TOD ao apresentar uma gradação de gravidade para cada um dos itens. A avaliação dos escores deve ser separada entre os três domínios de sintomas (desatenção, hiperatividade/impulsividade, desafio/oposição). O resultado é considerado positivo para domínio de desatenção e hiperatividade/impulsividade se a razão entre a soma dos escores (de 0 a 3) e o número de itens em cada domínio for ≥ 1,5 ou se houver seis ou mais itens assinalados como "bastante" ou "demais" em cada domínio.[5] Para o TOD, o resultado é considerado positivo se a razão entre a soma dos escores e o número de itens (8) for ≥ 1 ou se houver quatro ou mais itens assinalados como "bastante" ou "demais". Originalmente, o ponto de corte foi baseado em um estudo com crianças norte-americanas de baixo nível socioeconômico, predominantemente de origem hispânica.[6]

A escassez de estudos que avaliem as propriedades psicométricas da escala na população brasileira limita a interpretação clínica dos resultados. Assim, ela deve ser realizada de forma cautelosa, preferencialmente por profissionais com experiência em saúde mental da infância e adolescência, bem como estar associada a avaliação psiquiátrica detalhada e exames complementares, quando indicados. De forma isolada, a SNAP-IV não deve ser considerada como instrumento diagnóstico, sendo seu uso mais indicado no acompanhamento clínico de pacientes já diagnosticados.[7]

▎ PARÂMETROS PSICOMÉTRICOS

Apesar do amplo uso da SNAP-IV em pesquisas envolvendo TDAH no mundo todo, ainda são escassos os estudos que avaliem suas propriedades psicométricas. Em uma investigação realizada com uma amostra de 3.158 estudantes de um distrito escolar na Flórida, Estados Unidos, verificou-se que o instrumento apresenta consistência interna, seleção de item e estrutura fatorial adequadas e consistentes com os critérios do DSM-IV.[8] O estudo concluiu que não são necessários dados normativos específicos para idade e sexo, visto que foram encontrados tamanhos de efeito pequeno e médio quando os grupos foram separados por faixa etária (5 a 7 anos; 8 a 10 anos; 11 anos) e por gênero, respectivamente.[5] Pesquisas anteriores indicavam adequada consistência interna e concordância baixa entre avaliadores, porém comparável a outras medidas similares.[6]

No Brasil, em 2019, a SNAP-IV apresentou altos coeficientes de consistência interna, evidenciando propriedades psicométricas robustas na amostra brasileira composta por 765 pais de crianças e adolescentes de 4 a 16 anos.[9] O nosso grupo de pesquisa avaliou o desempenho do instrumento em crianças pré-escolares e documentou que a invariância de medida (o mesmo construto avaliado ao longo do tempo e em grupos diferentes) foi demonstrada para os professores, mas não para os pais. Além disso, observou-se baixa validade discriminante (o grau em que um construto difere dos demais) entre sintomas de hiperatividade e de oposição e desafio.[10] Recentemente, conduzimos um ensaio clínico randomizado comparando metilfenidato e treinamento parental comportamental para crianças pré-escolares com TDAH. Os desfechos primários avaliados por meio da SNAP-IV – relatos dos pais preenchidos por clínicos e, no caso dos professores, relatos autopreenchidos –, mostraram redução significativa nos escores do instrumento tanto no relato dos pais quanto no dos professores.[8]

▎ EXPERIÊNCIA DE USO

Desde sua tradução para uso no Brasil, em 2007, a SNAP-IV é o instrumento de rastreio e acompanhamento terapêutico mais utilizado na população, tanto no contexto clínico quanto no de pesquisa. Algumas de suas características fazem dele um instrumento de fácil aplicação, como ser curto, ter linguagem simples, apresentar pontuação fácil, ser autoaplicável (sem necessidade de avaliador ou treinamento) e ter acesso gratuito, favorecendo sua ampla utilização.

▎ LIMITAÇÕES

A SNAP-IV apresenta limitações que merecem ser citadas. Não é raro haver discrepância entre as pontuações de pais e professores; já foi observado que pais tendem a conferir pontuações mais altas para os sintomas de oposição, e professores, para os de desatenção.[11] Essas variações podem ter várias causas, entre elas o fato de a criança se comportar de forma diferente em ambientes distintos e as diferenças de demandas às quais ela é submetida em casa e na escola.[4] Quanto à diferença entre cuidadores, Caye e colaboradores[12] observaram que as mães tendem a relatar mais sintomas do que os pais. Devido a essas limitações, é recomendável que o instrumento seja preenchido por mais de uma fonte de informação (p. ex., pai, mãe e professor) e que as pontuações sejam combinadas. Além disso, a SNAP-IV é pouco específica como instrumento diagnóstico, sendo mais útil como instrumento de triagem.[7] Destaca-se que a presença de sintomas de oposição pode aumentar artificialmente os escores de hiperatividade, mesmo quando sinais dessa característica não estão presentes.[13,14]

▎ FORMAS DE AQUISIÇÃO

A SNAP-IV é de domínio público e gratuito (Formulário 11.8.I).[3]

FORMULÁRIO 11.8.1 | MTA-SNAP-IV – VERSÃO EM PORTUGUÊS PARA USO NO BRASIL

		NEM UM POUCO	SÓ UM POUCO	BASTANTE	DEMAIS
1	Não consegue prestar muita atenção a detalhes ou comete erros por descuido nos trabalhos da escola ou tarefas				
2	Tem dificuldade de manter a atenção em tarefas ou atividades de lazer				
3	Parece não estar ouvindo quando se fala diretamente com ele				
4	Não segue instruções até o fim e não termina deveres de escola, tarefas ou obrigações				
5	Tem dificuldade para organizar tarefas e atividades				
6	Evita, não gosta ou se envolve contra a vontade em tarefas que exigem esforço mental prolongado				
7	Perde coisas necessárias para atividades (p. ex., brinquedos, deveres da escola, lápis ou livros)				
8	Distrai-se com estímulos externos				
9	É esquecido em atividades do dia a dia				
10	Mexe com as mãos ou os pés ou se remexe na cadeira				
11	Sai do lugar na sala de aula ou em outras situações em que se espera que fique sentado				
12	Corre de um lado para o outro ou sobe demais nas coisas em situações em que isto é inapropriado				
13	Tem dificuldade de brincar ou envolver-se em atividades de lazer de forma calma				
14	Não para ou frequentemente está a "mil por hora"				
15	Fala em excesso				
16	Responde a perguntas de forma precipitada antes delas terem sido terminadas				
17	Tem dificuldade de esperar sua vez				
18	Interrompe os outros ou se intromete (p. ex., mete-se nas conversas/jogos)				
19	Descontrola-se				
20	Discute com adultos				
21	Desafia ativamente ou se recusa a atender pedidos ou regras de adultos				
22	Faz coisas de propósito que incomodam outras pessoas				
23	Culpa os outros pelos seus erros ou mau comportamento				
24	É irritável ou facilmente incomodado pelos outros				
25	É zangado e ressentido				
26	É maldoso ou vingativo				

Fonte: Mattos e colaboradores.[3]

REFERÊNCIAS

1. Swanson JM, Kraemer HC, Hinshaw SP, Arnold LE, Conners CK, Abikoff HB, et al. Clinical relevance of the primary findings of the MTA: success rates based on severity of ADHD and ODD symptoms at the end of treatment. J Am Acad Child Adolesc Psychiatry. 2001;40(2):168-79.
2. Swanson J, Lerner M, March J, Gresham FM. Assessment and intervention for attention-deficit/hyperactivity disorder in the schools. Lessons from the MTA study. Pediatr Clin North Am. 1999;46(5):993-1009.
3. Mattos P, Serra-Pinheiro MA, Rohde LA, Pinto D. A Brazilian version of the MTA-SNAP-IV for evaluation of symptoms of attention-deficit/hyperactivity disorder and oppositional-defiant disorder. Rev Psiquiatr Rio Gd Sul. 2006;28(3):290-7.
4. MTA Cooperative Group. A 14-month randomized clinical trial of treatment strategies for attention-deficit/hyperactivity disorder: the MTA cooperative group. multimodal treatment study of children with ADHD. Arch Gen Psychiatry. 1999;56(12):1073-86.
5. Bussing R, Fernandez M, Harwood M, Wei Hou, Garvan CW, Eyberg SM, et al. Parent and teacher SNAP-IV ratings of attention deficit hyperactivity disorder symptoms: psychometric properties and normative ratings from a school district sample. Assessment. 2008;15(3):317-28
6. Collett BR, Ohan JL, Myers KM. Ten-year review of rating scales: V: scales assessing attention-deficit/hyperactivity disorder. J Am Acad Child Adolesc Psychiatry. 2003;42(9):1015-37.
7. Pliszka S; AACAP Work Group on Quality Issues. Practice parameter for the assessment and treatment of children and adolescents with attention-deficit/hyperactivity disorder. J Am Acad Child Adolesc Psychiatry. 2007;46(7):894-921.
8. Sugaya LS, Salum GA, Gurgel WS, Morais EM, Del Prette G, Pilatti CD, et al. Efficacy and safety of methylphenidate and behavioural parent training for children aged 3-5 years with attention-deficit hyperactivity disorder: a randomised, double-blind, placebo-controlled, and sham behavioural parent training-controlled trial. Lancet Child Adolesc Health. 2022;6(12):845-56.
9. Costa DS, Paula JJ, Malloy-Diniz L, Romano-Silva MA, Miranda DM. Parent SNAP-IV rating of attention-deficit/hyperactivity disorder: accuracy in a clinical sample of ADHD, validity, and reliability in a Brazilian sample. J Ped. 2019;95(6):736-43.
10. Lúcio PS, Eid M, Cogo-Moreira H, Puglisi ML, Polanczyk GV. Investigating the measurement invariance and method-trait effects of parent and teacher SNAP-IV ratings of preschool children. Child Psychiatry Hum Dev. 2022;53(3):489-501.
11. Serra-Pinheiro MA, Mattos P, Regalla MA. Inattention, hyperactivity, and oppositional- defiant symptoms in Brazilian adolescents: gender prevalence and agreement between teachers and parents in a non-English speaking population. J Atten Disord. 2008;12(2):135-40.
12. Caye A, Machado JD, Rohde LA. Evaluating parental disagreement in ADHD diagnosis: can we rely on a single report from home? J Atten Disord. 2017;21(7):561-6.
13. Abikoff H, Courtney M, Pelham WE, Koplewicz HS. Teachers' ratings of disruptive behaviors: the influence of halo effects. J Abnorm Child Psychol. 1993;21(5):519-33.
14. Stevens J, Quittner AL, Abikoff H. Factors influencing elementary school teachers' ratings of ADHD and ODD behaviors. J Clin Child Psychol. 1998;27(4):406-14.

11.9 INSTRUMENTOS DE AVALIAÇÃO DO TRANSTORNO DO ESPECTRO AUTISTA

Marcia Regina Fumagalli Marteleto, Teresa Helena Schoen, Jacy Perissinoto

O transtorno do espectro autista (TEA) é um transtorno do neurodesenvolvimento crônico, apresentando um quadro clínico de prejuízo grave (A) na interação e na comunicação sociais em diferentes contextos, (B) padrões restritos e repetitivos de comportamento, interesses ou atividades, (C) de início precoce, (D) com prejuízo significativo nos funcionamentos social, profissional ou outras áreas, e (E) com ou sem comprometimento intelectual.[1,2]

Os critérios diagnósticos são determinados por meio de anamnese e observação clínica, e foram elaborados diversos instrumentos que permitem classificar a gravidade dos casos, mensurar progressos e programar intervenções, bem como validá-las. Neste capítulo, serão descritos alguns deles, cuja aplicação e interpretação clínica devem ser realizadas por profissionais da área da saúde familiarizados com ferramentas de saúde mental na infância e adolescência.

▌ AUTISM BEHAVIOR CHECKLIST (ABC)

O Autism Behavior Checklist (ABC),[3] traduzido como Inventário de Comportamentos Autísticos (ICA) fornece uma avaliação quantitativa dos comportamentos autísticos. Foi elaborado para triagem inicial de crianças com suspeita de TEA, contribuindo com o diagnóstico diferencial e o encaminhamento para intervenção educacional. Devido à facilidade de aplicação e ao baixo custo, vem sendo utilizado em vários países por profissionais da saúde, no campo da pesquisa e da prática clínica, sob forma de entrevistas com pais.

O Autism Screening Instrument for Educational Planning (ASIEP),[3] do qual o ABC faz parte, apresenta normas norte-americanas para as idades de 2 anos a 13 anos e 11 meses. O estudo brasileiro contemplou crianças de 3 a 14 anos.[4] O ICA contém 57 comportamentos atípicos característicos dos

TEA em um protocolo de registro dividido em cinco áreas: 1) Estímulo sensorial; 2) Relacionamento; 3) Corpo e uso de objeto; 4) Linguagem; e 5) Ajuda pessoal e social.

A entrevista com o responsável ou o preenchimento por parte dos professores são as formas padronizadas de aplicação do instrumento, que demora cerca de 10 a 15 minutos. Mães que têm dificuldades para entender o que o filho apresenta tendem a levar mais tempo.

O entrevistador assinala o item (cujo peso da resposta já se encontra no protocolo), caso tenha sido afirmativa, ou deixa em branco, caso a resposta tenha sido negativa. Quando a somatória (dos pesos das respostas) atinge 68 ou mais, a criança é classificada como suspeita de autismo.[3] Escores entre 54 e 67 são considerados de moderada probabilidade de classificação para autismo; entre 47 e 53, duvidosos para tal classificação; e, abaixo de 47, a criança é considerada típica.

O aplicador deve sempre considerar que a pontuação do ABC reflete o grau de suspeita de autismo, mas não seu diagnóstico clínico. Para o diagnóstico, é necessária uma avaliação minuciosa feita por um clínico experiente. Crianças não falantes tendem a pontuar mais baixo, pois a área Linguagem ficará em branco. O instrumento pode ser aplicado a pais de adolescentes, solicitando-se que pensem em seu filho quando era mais novo, pois alguns comportamentos podem não estar mais presentes, em função das intervenções já implementadas.

PARÂMETROS PSICOMÉTRICOS DA VERSÃO ORIGINAL E DA VERSÃO EM PORTUGUÊS

Confiabilidade
A versão original do ABC apresentou boa confiabilidade. A confiabilidade do teste (pela fórmula Spearman-Brown) foi de 0,94, e a confiabilidade teste-reteste (coeficiente de correlação intraclasse de Pearson), de 0,87. A confiabilidade entre entrevistadores foi de 0,95.

Na amostra brasileira, a confiabilidade foi considerada baixa, em torno de 0,23.[4] O coeficiente de correlação intraclasse foi de 0,66, mostrando boa estabilidade temporal. A média das correlações item-total foi de 0,67 para a área Linguagem, considerada adequada.

Validade
Validade de critério. Encontrou-se o critério de teste positividade do instrumento na nota de corte 67/68.[4] No estudo brasileiro, o melhor ponto de corte para detectar casos de suspeita de autismo foi 48/49, com sensibilidade de 92,1%, especificidade de 92,6%, identificando adequadamente 93,7% dos casos.

Validade concorrente. Evidências satisfatórias das validades concorrente e discriminante do ABC na amostra original foram demonstradas em indivíduos com diferentes patologias.[3] Na amostra brasileira, empregou-se análise de variância (ANOVA) para comparar médias de amostras independentes e análise discriminante para avaliar o quanto o escore seria capaz de discriminar os três grupos em estudo, ou seja, crianças com autismo, crianças com transtorno de linguagem e crianças inseridas em escola de ensino regular.[4] Em estudo comparando crianças com TEA e Síndrome de Down, observou-se que há comportamentos sobrepostos, entretanto, alguns itens do ABC foram mais pontuados pelos pais de crianças com autismo.[5]

Validade de conteúdo. Na versão original, foi realizada uma análise pré-estatística para quantificar a intensidade de cada um dos 57 descritores comportamentais do inventário. Encontrou-se que 17 descritores comportamentais tinham uma pontuação gama e phi acima de 0,54. Na versão brasileira,[4] usou-se análise da correlação de Pearson (X^2) com a finalidade de verificar associações e diferenças entre os comportamentos e os grupos de crianças. Encontrou-se que 26 itens (45,61%) estiveram relacionados exclusivamente ao autismo, em relação aos outros dois grupos da validação (com transtorno de linguagem e escolares típicos).

FATORES QUE AFETAM A PONTUAÇÃO
Alguns fatores podem influenciar a pontuação de um instrumento psicométrico para triagem de crianças e adolescentes com suspeita de autismo. O efeito do sexo é consistente entre os estudos: os escores médios de crianças de sexo feminino são significativamente menores em comparação aos do sexo masculino, possivelmente refletindo menor gravidade de autismo em meninas. Além disso, observou-se também o efeito da idade: crianças mais velhas apresentam menores pontuações.

∎ AUTISM SCREENING QUESTIONNAIRE (ASQ)
O Autism Screening Questionnaire (ASQ), também conhecido como Social Communicative Questionnaire (SCQ),[6] é um instrumento de triagem para crianças que apresentam problemas de desenvol-

vimento e têm suspeita de autismo. Derivado da Autism Diagnostic Interview – Revised (ADI-R),[7] o instrumento fornece uma avaliação quantitativa dos sintomas por meio de 40 questões do tipo sim/não que envolvem perguntas sobre história pregressa, história atual e situações de vida relevantes às características autísticas. É autoaplicável, rápido, com pontuação simples e com questões claras que abarcam os principais prejuízos dos TEA.

São comercializadas duas versões:[6] *Current/Atual* (comportamentos observados nos últimos três meses) e *Lifetime/Ao longo da vida* (comportamentos observados ao longo da vida, com alguns comportamentos que podem ter sido notados entre os 4 e 5 anos; deve ser usada para fins de rastreio). A pontuação, além de se basear na presença ou ausência do comportamento em questão, também considera intensidade, peculiaridade e duração. A versão *Lifetime* foi adaptada e validada para o português do Brasil, recebendo o nome de Questionário de Avaliação do Autismo, ou Questionário de Comunicação Social.[8]

Os 40 itens comportamentais do ASQ/SCQ são divididos em três áreas de funcionamento (interação social, comunicação e comportamentos estereotipados). Foi padronizado nos Estados Unidos para entrevistar pais de crianças a partir de 4 anos.[6] O estudo brasileiro contemplou a mesma faixa etária.[8]

O questionário autoaplicável é a forma padronizada, mas é conveniente examinar as respostas fornecidas pelo respondente quanto ao entendimento do item. Admite-se que o aplicador leia as instruções em situações nas quais há dificuldade de leitura. O preenchimento do ASQ/SCQ leva de 5 a 10 minutos, podendo chegar a 15 minutos em condições de aplicação oral.

Antes de fornecer ao responsável a versão *Lifetime*, é importante ajudá-lo a lembrar-se do período em que o filho tinha 4 ou 5 anos (onde moravam, onde estudava, etc.), a fim de facilitar a recordação dos comportamentos que a criança emitia nessa época. Se o instrumento está sendo aplicado durante um processo diagnóstico, é interessante solicitar, no primeiro contato, que o cuidador faça um diário dos comportamentos do filho, a fim de facilitar o entendimento dos itens e a resposta a todos eles.

Se o responsável respondeu "sim" para a questão 1, considerar itens de 2 a 40; se respondeu "não", considerar itens de 8 a 40. As questões recebem pontuação 0 para ausência de anormalidade, ou 1 para a presença dela. O escore total varia de 0 a 39 para indivíduos com linguagem verbal expressiva e até 34 quando as questões sobre linguagem não se aplicarem. A nota de corte 15 é considerada a pontuação padrão para a diferenciação dos TEA de outros diagnósticos. Acima do escore 15, uma avaliação abrangente adicional é necessária. Pontuações acima de 22 podem indicar maior gravidade do transtorno.

PARÂMETROS PSICOMÉTRICOS DA VERSÃO ORIGINAL E DA VERSÃO EM PORTUGUÊS

Confiabilidade

O ASQ/SCQ demonstrou boa confiabilidade para a versão original, com consistência interna de 0,94.[6] A consistência interna para o total de questões foi de 0,90 (alfa de Cronbach) e de 0,90 (KR-20) na validação brasileira.[8] Os valores de confiabilidade (*kappa*) obtidos pelo teste e reteste no estudo brasileiro demonstraram que a maioria das questões obteve alta concordância.

Validade

Validade de critério. No estudo original, encontrou-se sensibilidade de 0,85, especificidade de 0,75, valor preditivo positivo de 0,93 e valor preditivo negativo de 0,55.[6] No estudo brasileiro,[8] valores de sensibilidade de 0,92 e especificidade de 0,95 foram encontrados para uma pontuação de 15. O valor preditivo positivo foi de 0,92 e o negativo, de 0,96. A taxa de concordância entre o ASQ/SCQ e o ABC, em trabalho brasileiro, foi alta (0,73).[9]

FATORES QUE AFETAM A PONTUAÇÃO

Nos estudos de validação do instrumento, não foram encontrados efeitos significativos da capacidade de linguagem ou da idade nos resultados; entretanto, há indícios de que a idade das crianças pode sugerir um ponto de corte 11.[8] A nota de corte 22, mais rigorosa, diferenciou a gravidade do TEA.[9] Prematuros extremos com autismo foram mais bem diagnosticados com um ponto de corte 14.[10]

■ MODIFIED CHECKLIST FOR AUTISM IN TODDLERS (M-CHAT)

O Modified Checklist for Autism in Toddlers (M-CHAT) é, atualmente, um dos instrumentos mais utilizados para rastreamento de TEA. Além de ser extremamente simples e de baixo custo, possibilita a triagem universal de crianças muito pequenas, podendo ser aplicado por qualquer profissional da saúde.

Há uma versão original e uma revisada e com seguimento (M-CHAT Revised with Follow-up,

M-CHAT-R/F).[11] Em português, recebeu o nome de Escala de Rastreio Precoce de Autismo.[12] As traduções e adaptações podem ser encontradas no *site* do instrumento (https://mchatscreen.com/).

A escala contém 23 questões do tipo sim/não, que devem ser preenchidas por pais de crianças com idades de 18 a 24 meses, mas que na versão revisada foi ampliada para de 16 a 30 meses. O autopreenchimento é a forma padronizada de aplicação do instrumento. No entanto, é admissível que o aplicador leia as instruções quando há dificuldade de leitura. Sua aplicação leva em torno de 5 minutos, podendo chegar a 10 minutos em condições de aplicação oral. É solicitado ao respondente que preencha as questões, informando sobre os comportamentos geralmente apresentados pela criança sob seu cuidado. Comportamentos emitidos apenas uma ou duas vezes devem ser considerados como se não tivessem ocorrido.

Resultados superiores a 3 (falha em 3 itens no total) ou em 2 dos itens considerados críticos (2, 7, 9, 13, 14 e 15), após confirmação, justificam uma avaliação formal.

PARÂMETROS PSICOMÉTRICOS DA VERSÃO ORIGINAL E DA VERSÃO EM PORTUGUÊS

Confiabilidade

A consistência interna do M-CHAT para o instrumento todo foi de 0,85 e, para os seis itens críticos, de 0,83.[11,13] No estudo brasileiro,[12] o alfa de Cronbach foi de 0,95 para os 20 itens com cargas fatoriais mais altas e, para os seis itens críticos, de 0,91.

Validade

Na versão original, o M-CHAT já apresentava bons resultados, com sensibilidade de 0,87, especificidade de 0,99, valor preditivo positivo de 0,36 e valor preditivo negativo de 0,99.[13] Na versão revisada, o M-CHAT-R/F detectou mais casos do que a versão original.[11] As crianças cujo escore total foi ≥ 3 inicialmente e ≥ 2 após o acompanhamento tiveram um risco de 47,5% de serem diagnosticadas com TEA e um risco de 94,6% para qualquer atraso no desenvolvimento.

A versão brasileira do M-CHAT[12] teve sua validação com o instrumento aplicado de forma *on-line*. Com ponto de corte 6 em relação aos 23 itens, a sensibilidade foi de 0,94, a especificidade de 0,91, o valor preditivo positivo de 0,86 e o valor preditivo negativo de 0,97. A análise dos seis itens críticos apresentou valores de sensibilidade com variações de 0,85 a 1,00, valores de especificidade de 0,79, valor preditivo positivo entre 0,56 e 0,87, e valor preditivo negativo entre 0,93 e 1,00. O instrumento mostrou-se capaz de diferenciar as crianças com suspeita de TEA daquelas com desenvolvimento típico. A tradução brasileira do M-CHAT-R/F apresentou sensibilidade de 88,2% para ponto de corte maior que 2.[14]

CHILDHOOD AUTISM RATING SCALE (CARS)

A Childhood Autism Rating Scale (CARS) fornece uma avaliação quantitativa dos sintomas autistas.[15] Apresenta 14 domínios geralmente afetados no autismo e um domínio de impressão geral. Auxilia na identificação de sintomas autísticos em crianças acima de 2 anos, além de ser sensível na distinção entre o transtorno e outros atrasos no desenvolvimento. Os 15 quesitos de avaliação são os seguintes: 1) interação com as pessoas; 2) imitação; 3) resposta emocional; 4) uso do corpo; 5) uso de objetos; 6) adaptação à mudança; 7) reação a estímulos visuais e 8) auditivos; 9) resposta e uso da gustação, olfato e tato; 10) medo ou nervosismo; 11) comunicação verbal; 12) comunicação não verbal; 13) nível de atividade; 14) nível e coerência da resposta intelectual; e 15) impressões gerais. A pontuação atribuída a cada domínio varia de 1 (dentro dos limites da normalidade) a 4 (sintomas autísticos graves), com possibilidade de pontuação intermediária (1,5; 2,5; 3,5). O escore total varia de 15 a 60, e o ponto de corte para o transtorno é 30. Com escores abaixo de 30, o indivíduo não é considerado autista; escores de 30 a 36,5 indicam grau leve a moderado de autismo; e escores de 37 a 60, grau severo. Pode ser útil para o monitoramento periódico e para avaliar a resposta a tratamentos ou intervenções. Além disso, os escores são capazes de discriminar o grau de comprometimento como leve, moderado e grave.

Apresenta três formas: escala *standard* (para crianças de até 6 anos, pessoas com dificuldades de comunicação ou com quociente de inteligência [QI] abaixo da média), escala para alto funcionamento (destinada a pessoas maiores de 6 anos, QI > 80, boa fluência verbal) e escala para pais (sem escore, serve para coletar dados que irão alimentar as outras duas escalas). A pontuação é baseada na frequência do comportamento, sua intensidade, peculiaridade e duração.[15]

O instrumento deve ser preenchido por profissionais da saúde ou professores por meio de observações diretas do comportamento da criança e entrevista com os cuidadores. Seu preenchimento leva de 5 a 15 minutos, mas deve ser antecedido por um momento de observação do comportamento da criança, que seja uma amostra significativa da conduta dela.

PARÂMETROS PSICOMÉTRICOS DA VERSÃO ORIGINAL E DA VERSÃO EM PORTUGUÊS

Confiabilidade

A CARS[15] apresenta boa confiabilidade para a sua versão original, com consistência interna de 0,94 e teste-reteste, após um ano, de 0,71. A confiabilidade entre avaliadores foi de 0,71. No estudo brasileiro, a consistência interna foi de 0,82 e o teste-reteste de quatro semanas, de 0,90.[16]

Validades convergente e discriminante

Foi feita comparação entre a CARS e a Escala de Avaliação de Traços Autísticos, e a associação observada foi de 0,89 (coeficiente de Pearson).[16]

■ AUTISM DIAGNOSTIC INTERVIEW – REVISED (ADI-R)

A ADI-R[17] fornece uma avaliação completa de indivíduos com suspeita de TEA, sendo considerada padrão-ouro e um dos instrumentos mais utilizados em pesquisas e publicações na área de autismo, desde crianças com 18 meses a adultos. Provou ser muito útil para o diagnóstico formal, bem como para os planejamentos terapêutico e educacional. Suas propriedades de diagnóstico e validade estão bem documentadas, e sua classificação diagnóstica permanece relativamente estável ao longo do tempo.

A ADI-R, composta por 93 itens, é administrada aos pais a respeito do filho com suspeita de autismo.[17] Inclui perguntas sobre os primeiros cinco anos de vida e sobre o comportamento atual. Os itens são divididos em seis seções: 1) informações gerais (atuais e sobre o desenvolvimento) do paciente e sua família, especialmente durante os anos pré-escolares; 2) marcos do desenvolvimento; 3, 4, 5) principais áreas de manifestações clínicas do autismo; 6) outros problemas de comportamento.

O entrevistador precisa ter treinamento prévio na administração do instrumento e na codificação das respostas, e obter boa confiabilidade entre avaliadores para administrar a entrevista. É necessário ter conhecimento sobre TEA, perícia na realização da entrevista para obtenção de descrições detalhadas dos comportamentos que estão sendo investigados e saber codificar os comportamentos abordados nos itens. Durante a entrevista, o profissional deve obter e registrar exemplos suficientes de comportamentos reais. O protocolo da entrevista é preenchido com a descrição do comportamento e a escolha do código que o descreve.[17]

Os comportamentos investigados recebem um código:

- **0**: o comportamento não está/esteve presente;
- **1**: o comportamento está/esteve presente em uma forma atípica, mas não suficientemente severa;
- **2**: anormalidade definida do tipo especificado satisfaz/satisfez os critérios para esse código;
- **3**: anormalidade definida do tipo especificado, em uma manifestação mais severa;
- **7**: anormalidade definida na área geral do código, mas não do tipo especificado;
- **8**: não aplicável;
- **9**: desconhecido ou não questionado.

Cada código é convertido em valores para obtenção de escores (códigos 0, 7, 8 ou 9 valem 0; código 1 vale 1; códigos 2 ou 3 valem 2). Essa entrevista pode durar de 1h30 a 2h30, podendo ser necessário um tempo maior.[17]

Como a ADI-R é uma entrevista, não um teste, e investiga comportamentos que são raros em indivíduos não afetados, não são fornecidas escalas ou referências. De acordo com o objetivo da entrevista, é utilizada uma forma de interpretação:

- **Algoritmo diagnóstico:** é possível estabelecer um de três diagnósticos – autista, traços autísticos e não autista. O indivíduo investigado precisa obter escores maiores ou iguais ao ponto de corte nos três domínios (A – interação social: 10; B – comunicação verbal: 8; comunicação não verbal: 7; C – padrões restritos, repetitivos e estereotipados do comportamento: 3; e D – comprometimentos do desenvolvimento: 1) e ter apresentado sintomas antes dos 3 anos para receber o diagnóstico de autismo.
- **Algoritmo de comportamento atual:** não há pontos de corte.

PARÂMETROS PSICOMÉTRICOS DA VERSÃO ORIGINAL E DA VERSÃO EM PORTUGUÊS

Confiabilidade

A concordância entre examinadores variou de 0,88 a 0,96 e, com o diagnóstico original, de 0,93 a 0,96, de acordo com as seções. Coeficientes *kappas* ponderados para todos os pares avaliadores individuais ultrapassaram 0,63.[17] O alfa de Cronbach do estudo brasileiro foi de 0,97, e a consistência externa mostrou-se boa para todos os itens do algoritmo de diagnóstico. O *kappa* mediano foi 0,82.[18]

Validade
Validade de critério. A ADI-R identificou corretamente todos os casos de autismo com sensibilidade e especificidade de 100%.

Validade discriminante. Foram encontrados valores significativamente maiores de respostas código 2 no grupo de autistas e de respostas código 0 ou 1 no grupo de não autistas.

AUTISM DIAGNOSTIC OBSERVATION SCHEDULE (ADOS 2)

A Autism Diagnostic Observation Schedule (ADOS 2) é a observação padrão-ouro de comportamentos em crianças e adultos com suspeita de TEA,[19] proposta para ser complementar à ADI-R. É um protocolo semiestruturado, que permite a manifestação de comportamentos atípicos espontâneos em contexto padronizado. Há uma versão brasileira, com estudo de validação semântica transcultural e confiabilidade entre avaliadores.[20] É necessário treinamento para que se possa realizar as atividades, observar as respostas do respondente e aprender a pontuação correspondente.

A aplicação de cada um dos módulos dura de 30 a 60 minutos:

A Módulo 1: para crianças com linguagem expressiva limitada.
B Módulo 2: crianças que conseguem falar, mas não são fluentes verbalmente.
C Módulo 3: crianças com fluência verbal.
D Módulo 4: adolescentes e adultos com fluência verbal.

A pontuação do instrumento varia de 0 a 3 (nenhuma evidência de comportamento anormal até presença expressiva de alterações comportamentais).

OUTROS INSTRUMENTOS

Outros instrumentos com potencial uso no Brasil para os próximos anos são: Protocolo de Avaliação Comportamental para Crianças com Suspeita de Transtorno do Espectro Autista – Revisado (Protea-R),[21] Protocolo de Observação Estruturada para Rastreamento de Autismo (OERA)[22] e Autism Mental Status Exam (AMSE).[23]

CONSIDERAÇÕES FINAIS

Os instrumentos apresentados são úteis para rastreamento e diagnóstico de crianças com suspeita de autismo, tanto na população geral como em contextos especializados, como em pesquisa. Apresentam rigor psicométrico de validade e confiabilidade nas versões originais e brasileiras (com exceção da ADOS). Entretanto, ao utilizá-los no Brasil, deve-se considerar que são poucos – ou únicos – os estudos de validade e confiabilidade, muitas vezes restritos a um só local de coleta de dados, com amostras pequenas. A maioria dos estudos de validação já tem mais de 10 anos. Os instrumentos apresentados foram construídos e validados na vigência da 4ª edição do *Manual diagnóstico e estatístico de transtornos mentais* (DSM-IV e DSM-IV-TR), contudo, estudos internacionais mostraram excelente correlação com os critérios do DSM-5, sendo úteis para rastreamento e suporte ao processo diagnóstico. Os instrumentos aqui apresentados podem ser adquiridos pela Western Psychological Services, PRO-ED Inc. ou Vetor.

REFERÊNCIAS

1. American Psychiatric Association. Manual diagnóstico e estatístico de transtornos mentais: DSM-5. 5. ed. Porto Alegre: Artmed; 2014.
2. World Health Organization. 6A02 autism spectrum disorder. In: World Health Organization. ICD-11 for mortality and morbidity statistics [Internet]. 11th ed. Geneva: WHO; 2022 [capturado em 28 maio 2023]. Disponível em: https://icd.who.int/dev11/l-m/en#/http://id.who.int/icd/entity/437615624.
3. Krug DA, Arick JR, Almond PJ. ASIEP-3: autism screening instrument for educational planning. 3rd ed. Austin: Pro-ed; 2008.
4. Marteleto MRF, Pedromônico MRM. Validity of Autism Behavior Checklist (ABC): preliminary study. Rev Bras Psiquiatr. 2005;27(4):295-301.
5. Benjamin PD, Schoen TH, Marteleto MR. Desafios para diagnóstico e intervenção na coocorrência de Transtornos do Espectro do Autismo (TEA) e Síndrome de Down. In: Cardoso TSG, Maiotti AS, organizadores. Saúde e educação: saberes, práticas e olhares interdisciplinares. Curitiba: Bagai; 2022.
6. Rutter M, Anthony B, Lord C. The social communication questionnaire manual. Los Angeles: Western Psychological Services; 2003.
7. Le Couteur A, Rutter M, Lord C, Rios P, Robertson S, Holdgrafer S, et al. Autism diagnostic interview: a standardized investigator-based instrument. J Autism Dev Disord. 1989;19(3):363-87.
8. Sato FP, Paula CS, Lowenthal R, Nakano EY, Brunoni D, Schwartzman JS, et al. Instrument to screen cases of pervasive developmental disorder: a preliminary indication of validity. Rev Bras Psiquiatr. 2009;31(1):30-3.
9. Garcia A, Viveiros M, Schwartzman J, Brunoni D. Transtornos do espectro do autismo: avaliação e comorbidades em alunos de Barueri, São Paulo. Psicol Teor Prat. 2016;17(3):166-77.
10. Johnson SJ, Hollis C, Hennessy EM, Kochhar P, Wolke D, Marlow N. Screening for autism in preterm children: diagnostic utility of the social communication questionnaire. Arch Dis Child. 2011;96(1):73-7.

11. Robins DL, Casagrande K, Barton M, Chen CMA, Dumont-Mathieu T, Fein D. Validation of the Modified Checklist for Autism in Toddlers, revised with follow-up (M-CHAT-R/F). Pediatrics. 2014;133(1):37-45.
12. Castro-Souza RM. Adaptação brasileira do M-CHAT (Modified Checklist for Autism in Toddlers) [dissertação]. Brasília: UnB; 2011.
13. Robins DL, Fein D, Barton ML, Green JA. The Modified Checklist for Autism in Toddlers: an initial study investigating the early detection of autism and pervasive developmental disorders. J Autism Dev Disord. 2001;31(2):131-44.
14. Losapio MF, Siquara GM, Lampreia C, Lázaro CP, Pondé MP. Translation into Brazilian Portuguese and validation of the M-CHAT-R/F scale for early screening of autism spectrum disorder. Rev Paul Pediatr. 2022;41:e2021262.
15. Schopler E, Bourgondien MEV, Love SR, Wellman GJ. Childhood Autism Rating Scale (CARS 2). 2nd ed. Torrance: WPS; 2010.
16. Pereira A, Riesgo RS, Wagner MB. Autismo infantil: tradução e validação da Childhood Autism Rating Scale para uso no Brasil. J Pediatr. 2008;84(6):487-94.
17. Lord C, Rutter M, Le Couteur A. Autism diagnostic interview-revised: a revised version of a diagnostic interview for caregivers of individuals with possible pervasive developmental disorders. J Autism Dev Disord. 1994;24(5):659-85.
18. Becker MM, Wagner MB, Bosa CA, Schmidt C, Longo D, Papaleo C, et al. Translation and validation of Autism Diagnostic Interview-Revised (ADI-R) for autism diagnosis in Brazil. Arq Neuro-Psiquiatr. 2012;70(3):185-90.
19. Lord C, Rutter M, Goode S, Heemsbergen J, Jordan H, Mawhood L, et al. Autism diagnostic observation schedule: a standardized observation of communicative and social behavior. J Autism Dev Disord. 1989;19(2):185-212.
20. Pacífico MC, Paula CS, Namur VS, Lowenthal R, Bosa CA, Teixeira MCTV. Preliminary evidence of the validity process of the Autism Diagnostic Observation Schedule (ADOS): translation, crosscultural adaptation and semantic equivalence of the Brazilian Portuguese version. Trends Psychiatry Psychother. 2019;41(3): 218-26.
21. Bosa C, Salles J. Sistema PROTEA-R de avaliação da suspeita de transtorno do espectro autista. São Paulo: Vetor; 2018.
22. Paula C, Cunha G, Bordini D, Brunoni D, Moya A, Bosa C, et al. Identifying autism with a brief and low-cost screening instrument-OERA: construct validity, invariance testing, and agreement between judges. J Autism Dev Disord. 2018;48(5):1780-91.
23. Galdino M. Evidências de validade do exame do estado mental do autismo: AMSE em uma amostra brasileira [dissertação]. Campinas: Unicamp; 2016.

11.10 INSTRUMENTOS DE AVALIAÇÃO DE QUALIDADE DE VIDA: PedsQL E YQoL

Saul Martins Paiva, Matheus França Perazzo, Isabela Almeida Pordeus

■ PEDIATRIC QUALITY OF LIFE INVENTORY™ (PedsQL™)

Qualidade de vida relacionada à saúde (QVRS) é a percepção do indivíduo sobre sua posição na vida, respeitando os contextos cultural e histórico nos quais está inserido e em relação a seus objetivos, expectativas, valores e preocupações. Consequentemente, os indicadores da qualidade de vida associada à saúde medem o quanto os aspectos da vida do indivíduo (nos âmbitos físico, psicológico, material e social) são afetados pelas questões de saúde/doença.[1]

O Pediatric Quality of Life Inventory™ (PedsQL™) apresenta-se como uma abordagem modular para a aferição da QVRS em crianças e adolescentes. Consiste em um instrumento com foco na população pediátrica com condições agudas e crônicas de problemas de saúde, bem como para população escolar e comunidade saudável.[2,3] Por ser um instrumento curto, há maior adesão dos participantes em ambiente clínicos, estudos epidemiológicos ou demais situações com tempo limitado para aplicação.[4]

VERSÕES

O PedsQL™ 4.0 incorpora tanto a abordagem de aspectos genéricos quanto de doença-específicos.[2,5] Esse modelo foi construído a partir de contínuas pesquisas relacionadas ao desenvolvimento de instrumentos, que começaram pela mensuração da dor e do estado funcional.[6] Elaborado a partir de dados coletados para previsão da QVRS de crianças com câncer, o PedsQL™ 1.0 foi planejado para ser um instrumento genérico de aferição da QVRS da população pediátrica.[7] Posteriormente, as versões 2.0 e 3.0 aprimoraram o construto ao incluir itens adicionais, um intervalo de escala mais sensível e uma faixa etária mais ampla. O PedsQL™ 4.0 foi resultado desse processo interativo, objetivando mensurar as dimensões básicas de saúde estabelecidas pela Organização Mundial da Saúde (OMS), incorporando o papel da escola e o seu funcionamento.[2]

O instrumento foi desenvolvido nos Estados Unidos e adaptado transculturalmente em diversos países, como Alemanha, Austrália, Brasil, Canadá, Chile, China, Croácia, Dinamarca, França, Israel, Itália, Lituânia, México, Noruega, Paquistão, Portugal, Rússia, Turquia e Reino Unido.

DESCRIÇÃO DO INSTRUMENTO

O PedsQL™ 4.0 Generic Core Scale é composto por 23 itens, avaliados em relação ao último mês, distribuídos em quatro domínios: funcionamento físico (8 itens), funcionamento emocional (5 itens), funcionamento social (5 itens) e funcionamento escolar (5 itens). Encontra-se disponível em versões destinadas às crianças/adolescentes e aos responsáveis. Os itens do instrumento são pontuados inversamente e transpostos linearmente para uma escala de 0-100: 100 = nunca; 75 = quase nunca; 50 = às vezes; 25 = frequentemente; 0 = quase sempre. A Figura 11.10.1 exemplifica a pontuação do sintoma com base na frequência de nunca (0) a quase sempre (4).

PÚBLICO-ALVO

O PedsQL™ 4.0 é composto de versões paralelas de autoavaliação destinadas às crianças e aos responsáveis. A autoavaliação de crianças inclui as faixas etárias 5 a 7, 8 a 12 e 13 a 18 anos. O questionário dos responsáveis é subdividido segundo a faixa etária das crianças e avalia a percepção deles quanto à QVRS da criança ou adolescente. Os itens das versões são similares, diferindo-se apenas em termos de linguagem adequada ao nível de desenvolvimento da criança e do uso da primeira ou terceira pessoa.[7]

APLICAÇÃO

O instrumento foi preconizado para ser autoaplicado levando de 5 a 10 minutos para ser preenchido. No entanto, a versão adaptada para o Brasil registrou um tempo mais curto, em torno de 3 a 5 minutos.[7] Caso seja utilizado sob a forma de entrevista, o administrador deve enfatizar a importância do inventário e garantir o preenchimento com precisão e de forma confidencial. Segundo recomendações do guia de aplicação do PedsQL™, destacam-se:

1. o preenchimento do instrumento deve ser concluído antes de os indivíduos completarem quaisquer outros formulários de dados de saúde e antes de terem acesso ao médico;
2. os indivíduos devem primeiro completar as escalas PedsQL™ núcleo genérico e, em seguida, completar qualquer módulo adicional, preenchendo-os de forma independente;
3. os indivíduos devem preencher o PedsQL™ após as instruções do administrador. Se o administrador perceber que o respondente não é capaz de preencher o instrumento (p. ex., devido a doença, fadiga ou dificuldades de leitura), ele deve ser lido em voz alta. Durante a leitura dos itens, a entonação deve ser mantida neutra, evitando-se a indução de respostas.

INTERPRETAÇÃO DAS PONTUAÇÕES

Quanto à interpretação das pontuações, três escores podem ser obtidos: escore total (corresponde à média calculada por meio da soma dos itens sobre o número de itens respondidos em todo o instrumento); escore referente à saúde física (corresponde ao escore do domínio funcionamento físico); e escore referente à saúde psicossocial (obtido por meio da média calculada como a soma dos itens

Durante o ÚLTIMO MÊS, você tem tido dificuldade com cada uma das coisas abaixo?					
	NUNCA	QUASE NUNCA	ALGUMAS VEZES	MUITAS VEZES	QUASE SEMPRE
Sobre minha saúde e minhas atividades (dificuldade para...)					
2. Para mim é fácil correr	0	1	2	3	4
7. Eu sinto dor	0	1	2	3	4
Sobre meus sentimentos (dificuldade para...)					
1. Eu sinto medo	0	1	2	3	4
2. Eu me sinto triste	0	1	2	3	4
Como eu convivo com outras pessoas (dificuldades para...)					
1. Eu tenho dificuldade para conviver com outros(as) adolescentes	0	1	2	3	4
2. Os outros(as) adolescentes não querem ser meus(minhas) amigos(as)	0	1	2	3	4

FIGURA 11.10.1 ▪ EXEMPLOS DE QUESTÕES DA VERSÃO BRASILEIRA DO PedsQL 4.0 GENERIC CORE SCALE.

sobre o número de itens respondidos nos domínios funcionamento emocional, funcionamento social e funcionamento escolar). As pontuações são obtidas por meio da soma dos itens divididos pelo número de itens respondidos. Escores mais altos indicam melhor qualidade de vida.

PARÂMETROS PSICOMÉTRICOS DA VERSÃO ORIGINAL E DA VERSÃO EM PORTUGUÊS

Confiabilidade

O PedsQL™ 4.0 Generic Core Scale demonstrou boa consistência interna. A versão destinada às crianças/adolescentes apresentou valores de coeficiente alfa de Cronbach de 0,88 para a escala total e valores entre 0,68 e 0,83 para os domínios. A versão destinada aos pais/responsáveis apresentou valores de 0,90 para a escala total e 0,76 a 0,88 para os domínios.[2]

A versão brasileira do PedsQL™ 4.0 foi administrada por entrevista com 240 crianças e adolescentes aparentemente saudáveis de São Paulo e 105 pacientes com doenças reumáticas crônicas, e aos respectivos responsáveis. O instrumento demonstrou adequada confiabilidade. Os valores de coeficiente alfa de Cronbach para a versão destinada às crianças/adolescentes foram de 0,88 para a escala total e de 0,60 a 0,85 para os domínios. A versão destinada aos responsáveis apresentou valores de 0,88 para a escala total e 0,62 a 0,87 para os domínios.[7]

Validade

A evidência de validade do construto do PedsQL™ 4.0 foi avaliada por meio de comparações de grupos conhecidos (indivíduos saudáveis, indivíduos com quadro agudo de saúde e indivíduos com quadro crônico de saúde). O teste de análise de variância demonstrou que tanto para a versão destinada às crianças/adolescentes quanto para a versão destinada aos responsáveis houve diferença estatisticamente significativa entre os três grupos considerando os escores total e dos domínios ($p < 0,001$). Crianças saudáveis demonstraram maiores escores quando comparadas às crianças com alteração de saúde.[2]

A validade convergente foi avaliada por meio de correlações do PedsQL™ com indicadores de morbidade e carga da doença. Observou-se que ambas as versões do instrumento mostraram valores de pequenos a médios dos coeficientes de correlação de Pearson quando considerado "o número de dias que a criança precisava de cuidados nos últimos 30 dias" (crianças: $r = 0,13$ a $0,27$; responsáveis: $r = 0,19$ a $0,38$) e com "o número de dias perdidos de escola" (crianças: $r = 0,13$ a $0,24$; responsáveis: $r = 0,12$ a $0,33$). Considerando-se o número de dias perdidos de trabalho, as versões destinadas aos responsáveis demonstraram valores de correlações médias ($r = 0,20$ a $0,30$). Correlações médias e fortes foram observadas nas versões destinadas aos responsáveis quando se avaliou "até que ponto a QVRS da criança interferiu na rotina diária" ($r = 0,27$ a $0,44$) e "capacidade de se concentrar no trabalho" ($r = 0,34$ a $0,50$).[2]

A versão brasileira do PedsQL™ demonstrou resultados semelhantes aos da versão original. Os pacientes com doenças reumáticas apresentaram uma redução significativa na qualidade de vida quando comparados às crianças saudáveis tanto para o escore total quanto para cada um dos domínios ($p < 0,001$). Isso também foi observado na versão preenchida pelos responsáveis.[7]

Ademais, foram avaliadas as correlações entre os escores do PedsQL™ e os seguintes instrumentos: Escala Analógica Visual (EAV) da intensidade de dor; escala de faces de dor; Childhood Health Assessment Questionnaire (CHAQ); Childhood Health Questionnaire (CHQ) escores domínios físico e psicossocial. Os resultados demonstraram correlações estatisticamente significativas ($p < 0,001$) entre o PedsQL™ e todos os métodos de mensuração utilizados, comprovando sua validade de construto.[7]

EXPERIÊNCIA DE USO

Existem diversos instrumentos de QVRS, o que reflete uma disputa sobre o melhor instrumento a ser utilizado no contexto de pesquisa ou na clínica.[8,9] Apesar da baixa adesão do PedsQL™ no Brasil, seu uso é recomendado pela versatilidade e ampla aplicabilidade dos módulos.[5]

Ao possibilitar a avaliação paralela dos relatos das crianças/adolescentes e dos responsáveis, o PedsQL™ possibilita uma complementação de perspectivas, o que o torna um instrumento robusto para as análises de QVRS. Além disso, poucas ferramentas segmentam as faixas etárias para uma coleta de dados mais sensível e confiável.[5,8,9]

LIMITAÇÕES

O PedsQL™ enfatiza a percepção da criança. Os itens escolhidos para inclusão no instrumento foram derivados das propriedades de medida das versões de autorrelato, ao passo que as questões incluídas na versão dos responsáveis foram construídas diretamente em paralelo aos itens de autorrelato. Quando a criança é incapaz, o uso da versão destinada aos responsáveis pode ser necessário. No entanto, essas avaliações devem ser conduzidas com o conhecimento de que a estimativa de um avaliador *proxy* pode ter acurácia insuficiente.[10]

CONSIDERAÇÕES FINAIS

O PedsQL™ representa um avanço significativo na avaliação da QVRS, uma vez que tem confiabilidade e validade comprovadas. Ressalta-se a ampla faixa etária de abrangência do instrumento, assim como a existência de diferentes versões, destinadas ao indivíduo e ao responsável, o que possibilita uma amplitude na percepção do conceito de QVRS da família. Ademais, a agilidade na administração e a facilidade no cálculo dos escores sumários e de cada um dos domínios aumentam a viabilidade da ferramenta na prática diária e na pesquisa clínica. Pesquisadores, formuladores de políticas, provedores e planos de saúde encontrarão no instrumento uma adição bem-vinda para a avaliação dos resultados de saúde de crianças e adolescentes.

FORMAS DE AQUISIÇÃO

O PedsQL™ tem seus direitos reservados ao Dr. James W. Varni. Portanto, a sua utilização deve ser solicitada a ele. O instrumento é distribuído internacionalmente pela Mapi Research Trust (disponível em: https://www.pedsql.org/index.html).

YOUTH QUALITY OF LIFE INSTRUMENT – RESEARCH VERSION (YQoL-R)

O Youth Quality of Life Instrument – Research version (YQoL-R) foi elaborado pelo Seattle Quality of Life Group com o objetivo de investigar a qualidade de vida de adolescentes segundo a autopercepção.[11] Assim como outros instrumentos de QVRS, o YQoL-R avalia os resultados das intervenções destinadas a adolescentes com doenças crônicas e/ou deficiências, visando à implementação de melhorias no seu planejamento.[11,12]

VERSÕES

O desenvolvimento do modelo conceitual do YQoL-R envolveu entrevistas com jovens na faixa etária de 12 a 18 anos com e sem deficiências e de diferentes contextos de vida. Ademais, estabeleceram-se grupos focais com jovens com e sem deficiência, com seus cuidadores e com profissionais da saúde e de assistência social vinculados à juventude. O National Longitudinal Adolescent Health Survey também foi consultado.[11] Objetivou-se elucidar e articular os diversos pontos de vista acerca da qualidade de vida dos adolescentes, e a coleta e a análise dos dados foram realizadas a partir da abordagem da teoria fundamentada (*grounded theory*). Trata-se de uma abordagem de processo indutivo, com ênfase na dinâmica social.[13] Acredita-se que a abordagem da teoria fundamentada proporcionou clareza na formulação conceitual do instrumento, uma vez que permitiu que conceitos fossem estabelecidos a partir de percepções dos próprios adolescentes.[11]

O instrumento original foi desenvolvido nos Estados Unidos. Atualmente, apresenta versões adaptadas em diversos países, como Brasil, Croácia, Holanda, México, Polônia, Portugal, Reino Unido e Vietnã.

DESCRIÇÃO DO INSTRUMENTO

O YQoL-R é um instrumento genérico de qualidade de vida. Abrange quatro domínios: pessoal (14 itens), relacional (14 itens), ambiental (10 itens) e QV geral (3 itens). A escala de respostas apresenta 11 pontos e tem como âncoras os valores 0 ("De maneira nenhuma") e 10 ("Em grande parte ou completamente") (Fig. 11.10.2).

PÚBLICO-ALVO

O YQoL-R foi desenvolvido para jovens na faixa etária de 11 a 18 anos, incluindo pessoas com ou sem deficiência, sejam elas físicas (p. ex., deficiências craniofaciais ou motoras) ou problemas de saúde mental, como transtorno de déficit de atenção/hiperatividade (TDAH).

APLICAÇÃO

O autopreenchimento é a forma padronizada de aplicação do YQoL-R. O instrumento leva aproximadamente 12 minutos para ser preenchido. Não foi verificada diferença estatisticamente significativa entre o autopreenchimento e a aplicação sob a forma de entrevista.[14]

INTERPRETAÇÃO DAS PONTUAÇÕES

O YQoL-R é facilmente pontuado e interpretado. Somando-se as pontuações obtidas em cada um dos itens, tem-se os escores totais. As pontuações são, então, transformadas em uma escala de 0-100 para facilitar a interpretação. Escores mais elevados representam melhor QVRS.

PARÂMETROS PSICOMÉTRICOS DA VERSÃO ORIGINAL E DA VERSÃO EM PORTUGUÊS

Confiabilidade

O YQoL-R usado no Brasil demonstrou consistência interna satisfatória. Os valores do coeficiente alfa de

Cronbach foram 0,95 para a escala total e entre 0,77 e 0,96 para os quatro domínios.[12,14] A estabilidade do instrumento ao longo do tempo foi avaliada pela confiabilidade teste-reteste. O coeficiente de correlação intraclasse dos domínios variou de 0,74 a 0,85.[14]

Validade

A validade do YQoL-R foi verificada por meio da análise de grupos clínicos. Demonstrou-se que os adolescentes que obtiveram ponto do corte ≥ 20 no Children's Depression Inventory (CDI) e os que obtiveram ponto de corte ≥ 16 no Conners' Auxiliary ADHD/DSM-IV Instrument – Adolescent Self-Report (CADS-A; adolescentes considerados "em risco" para TDAH) mostraram médias significativamente menores em todos os domínios e no escore total do YQoL-R (p < 0,001). Ademais, adolescentes que autorrelataram a presença de uma deficiência baseada em um endosso positivo de qualquer um dos quatro itens de deficiência na Youth Disability Screener, obtiveram escores mais baixos do que aqueles que não o fizeram, sendo a diferença estatisticamente significativa nos domínios pessoal, relacional, QV geral e no escore total do YQoL-R (p < 0,05). Portanto, esses resultados sugerem que o YQoL-R é sensível ao sintoma atual.[14]

A análise da validade convergente foi realizada por meio da avaliação da correlação entre os escores dos instrumentos YQoL-R e KINDL ("Munich Quality of Life Questionnaire for Children") e entre o YQoL-R e o FDI ("Functional Disability Inventory") e o CDI. O YQoL-R apresentou correlações fortes nos domínios e nos escores totais com o KINDL (r = 0,73). Resultados do teste t indicaram uma correlação significativamente maior entre o YQoL-R e o KINDL quando comparada à correlação entre o YQoL-R e o FDI ou entre o YQoL-R e o CDI.[14]

A versão brasileira do YQoL-R demonstrou adequadas propriedades psicométricas em amostra da comunidade. Observou-se diferença estatisticamente significativa na comparação entre os escores do YQoL-R nos quatro domínios analisados e na escala total e os quartis de sintomas de ansiedade obtidos por meio da Screen for Child Anxiety Related Emotional Disorders (SCARED) (p < 0,05). Resultado semelhante foi observado entre os escores do YQoL-R e a frequência do envolvimento em episódios de *bullying* (p < 0,05).[12]

EXPERIÊNCIA DE USO

Há semelhanças com o cenário reportado anteriormente para o PedsQL™ diante das possibilidades de instrumentos direcionados ao público-alvo. Em virtude de ter uma abordagem baseada em autorrelato, o YQoL-R está alinhado ao principal método para avaliar a QVRS.[15] Destaca-se que é de rápida e fácil aplicação.

LIMITAÇÕES

O YQoL-R é um instrumento desenvolvido para ser preenchido pelo adolescente, não possuindo, portanto, a versão do responsável no Brasil. Apesar do cuidadoso planejamento de seu desenvolvimento conceitual, não foram incluídos na amostra original adolescentes que viviam no meio rural ou aqueles provenientes de contextos institucionais. Portanto, não se conseguiu uma amostra completamente diversificada.[11]

4. Eu me sinto bem em relação a mim mesmo.												
DE MANEIRA NENHUMA	0	1	2	3	4	5	6	7	8	9	10	EM GRANDE PARTE
15. Eu me sinto entediado pelos meus pais ou responsáveis.												
DE MANEIRA NENHUMA	0	1	2	3	4	5	6	7	8	9	10	EM GRANDE PARTE
31. Eu gosto do local (região) onde eu vivo.												
DE MANEIRA NENHUMA	0	1	2	3	4	5	6	7	8	9	10	EM GRANDE PARTE
41. Eu sinto que a vida vale a pena.												
DE MANEIRA NENHUMA	0	1	2	3	4	5	6	7	8	9	10	EM GRANDE PARTE

FIGURA 11.10.2 ■ INSTRUÇÕES E EXEMPLOS DE QUESTÕES DA VERSÃO BRASILEIRA DO YOUTH QUALITY OF LIFE INSTRUMENT – RESEARCH VERSION.

CONSIDERAÇÕES FINAIS

Mensurações de QVRS realizadas pelo próprio paciente emergem como ferramentas importantes no planejamento de serviços e na avaliação do custo-benefício dos tratamentos empregados.[12] O YQoL-R destaca-se por ser um instrumento cujo processo de desenvolvimento conceitual foi bem elaborado e conduzido, e cujas propriedades psicométricas se mostraram adequadas.[12,14] Foi aplicado em uma amostra comunitária de adolescentes brasileiros e demonstrou boas propriedades psicométricas, portanto, sua utilização é indicada em pesquisas e prática clínica.

FORMAS DE AQUISIÇÃO

O YQoL-R tem seus direitos autorais vinculados à University of Washington, Estados Unidos, sua autorização deve ser solicitada pelo *e-mail* seaqol@u.washington.edu.

■ REFERÊNCIAS

1. Sischo L, Broder HL. Oral health-related quality of life. J Dent Res. 2011;90(11):1264-70.
2. Varni JW, Seid M, Kurtin PS. PedsQLTM 4.0: Reliability and validity of the Pediatric Quality of Life InventoryTM version 4.0 generic core scales in healthy and patient populations. Med Care. 2001;39(8):800-12.
3. Varni JW, Burwinkle TM, Seid M. The PedsQLTM 4.0 as a school population health measure: feasibility, reliability, and validity. Qual Life Res. 2006;15(2):203-15.
4. Petrides K V. Psychometric properties of the Trait Emotional Intelligence Questionnaire (TEIQue). In: Stough C, Saklofske DH, Parker JDA, editors. Assessing emotional intelligence: theory, research, and applications. New York: Springer; 2009. p. 85-101.
5. Perazzo MF, Martins-Júnior PA, Abreu LG, Mattos FF, Pordeus IA, Paiva SM. Oral health-related quality of life of pre-school children: review and perspectives for new instruments. Braz Dent J. 2020;31(6):568-81.
6. Varni JW, Seid M, Rode CA. The PedsQLTM: measurement model for the pediatric quality of life inventory. Med Care. 1999;37(2):126-39.
7. Klatchoian DA, Len CA, Terreri MTRA, Silva M, Itamoto C, Ciconelli RM, et al. Quality of life of children and adolescents from São Paulo: reliability and validity of the Brazilian version of the Pediatric Quality of Life Inventory version 4.0 Generic Core Scales. J Pediatr. 2008;84(4):308-15.
8. Rothmund M, Sodergren S, Rohde G, Rojas T, Paratico G, Albini G, et al. Updating our understanding of health-related quality of life issues in children with cancer: a systematic review of patient-reported outcome measures and qualitative studies. Qual Life Res. 2023;32(4):965-76.
9. Germain N, Aballéa S, Toumi M. Measuring health-related quality of life in young children: how far have we come? J Mark Access Health Policy. 2019;7(1):1618661.
10. Blazeby JM, Williams MH, Alderson D, Farndon JR. Observer variation in assessment of quality of life in patients with oesophageal cancer. Br J Surg. 2005;82(9):1200-3.
11. Edwards TC, Huebner CE, Connell FA, Patrick DL. Adolescent quality of life, part I: conceptual and measurement model. J Adolesc. 2002;25(3):275-86.
12. Salum GA, Patrick DL, Isolan LR, Manfro GG, Fleck MPA. Youth Quality of Life Instrument-Research version (YQOL-R): psychometric proprieties in a community sample. J Pediatr. 2012;88(5):443-8.
13. Corbin J, Strauss A. Basics of qualitative research: techniques and procedures for developing Grounded Theory. 4th ed. London: Sage; 2014.
14. Patrick DL, Edwards TC, Topolski TD. Adolescent quality of life, part II: initial validation of a new instrument. J Adolesc. 2002;25(3):287-300.
15. Ellert U, Ravens-Sieberer U, Erhart M, Kurth BM. Determinants of agreement between self-reported and parent-assessed quality of life for children in Germany-results of the German Health Interview and Examination Survey for Children and Adolescents (KiGGS). Health Qual Life Outcomes. 2011;9(1):102.

11.11 QUESTIONÁRIO SOBRE TRAUMAS NA INFÂNCIA (CTQ)

Fernanda Alves Fonseca, Breno Sanvicente-Vieira

A infância é um período do desenvolvimento extremamente plástico no que diz respeito a aprendizagens e, nesse sentido, é um período crítico no qual experiências precoces podem ter impactos na vida de uma pessoa. Em especial, eventos negativos e estressantes, como maus-tratos infantis, são reconhecidos como riscos para diferentes desfechos ao longo do desenvolvimento. Os maus-tratos infantis são caracterizados por um conjunto de práticas realizadas por uma figura de autoridade contra uma criança. Há diferentes formas de maus-tratos, como abuso físico, abuso sexual, negligência física, maus-tratos emocionais e maus-tratos moral/legal/educacional.[1]

O abuso físico pode ser definido como uma violência que causa lesão corporal, enquanto o abuso sexual ocorre quando o adulto realiza, ou tenta, algum contato sexual com a criança.[1] Casos de negligência física ocorrem quando adultos falham em prover o mínimo de cuidado para suprir as necessidades físicas da criança. Já os maus-tratos emocionais dizem respeito à frustração extrema e/ou persistente das necessidades emocionais básicas, como a segurança psicológica, a autoestima e a autonomia. Ainda, os maus-tratos moral/legal/educacional representam quaisquer comportamentos que representem falhas em fornecer assistência para a criança integrar-se ao contexto de expectativas sociais, inclusive no que tange à sua educação.[1]

Infelizmente, o número de ocorrências de maus-tratos infantis é elevado no mundo todo. No Brasil, 19.136 jovens com idades entre 0 e 17 anos relataram terem sofrido violência física ou psicológica, segundo o Anuário Brasileiro de Segurança Pública, publicado em 2022.[2] Ainda que a simples vivência já seja negativa e fira a integridade dessas crianças e adolescentes física ou emocionalmente, outras consequências danosas em médio e longo prazos podem ocorrer, como maior probabilidade de desenvolver transtornos mentais na idade adulta, que são mais graves e resistentes a tratamento.[3]

Assim, tanto na prática clínica quanto em contexto de pesquisa em saúde mental, a avaliação de experiências de maus-tratos infantis emerge com particular relevância. Para cumprir essa tarefa, Bernstein e colaboradores[4] desenvolveram o Childhood Trauma Questionnaire (CTQ) que, em sua versão brasileira,[5] foi nomeado de Questionário sobre Traumas na Infância. O CTQ objetiva fornecer uma avaliação breve e confiável das diversas experiências traumáticas que podem ser vivenciadas na infância.

As definições de maus-tratos utilizadas no instrumento foram muito semelhantes às citadas anteriormente, com a diferença de que, no lugar dos termos "maus-tratos emocionais" e "maus-tratos moral/legal/educacional", os autores utilizaram "abuso emocional" e "negligência emocional". Abuso emocional diz respeito a agressões verbais que prejudicam o bem-estar e/ou a comportamentos que acarretam humilhação da criança. Já a negligência emocional caracteriza-se pelo fracasso, por parte do adulto, em suprir as necessidades psicológicas e emocionais da criança, como amor, suporte e pertencimento.[6] Nesse contexto, serão descritas as características do CTQ, suas propriedades psicométricas e a sua utilização em diferentes pesquisas.

▌ VERSÕES

A primeira versão do questionário foi elaborada na língua inglesa.[4] O instrumento foi validado com uma amostra de 286 participantes com dependência de álcool e/ou outras substâncias. Originalmente, tratava-se de um questionário de autorrelato formado por 70 itens que avaliavam casos de maus-tratos e outras disfunções familiares de maneira retrospectiva. Os itens, pontuados em uma escala do tipo Likert de cinco pontos, variando de nunca até sempre, investigavam com que frequência eram experienciadas as situações descritas.

Em sua versão original, o CTQ era formado por quatro fatores: abusos físico e emocional, abuso sexual, negligência emocional e negligência física. Em 1997, Bernstein e colaboradores[7] testaram a validade do instrumento em adolescentes de 12 a 17 anos com quadros psiquiátricos. Nessa versão, a análise indicou cinco fatores, distinguindo entre o abuso físico e o abuso emocional. Contudo, para além dessa diferença, os outros achados foram semelhantes aos encontrados na primeira pesquisa, indicando a boa qualidade do instrumento.

Passados alguns anos, Bernstein e colaboradores[6] elaboraram uma versão abreviada do questionário. Essa segunda versão, que hoje é a mais utilizada, é formada por 28 itens e foi validada em uma amostra de 1.978 adultos diagnosticados com abuso de substâncias, adolescentes com transtornos psiquiátricos e indivíduos saudáveis. Assim como na segunda análise da versão estendida, a versão abreviada apresentou os mesmos cinco fatores e resultados satisfatórios na análise de consistência e validade.

Devido a esses resultados, e a rapidez da versão abreviada em comparação com a versão longa, a versão de 28 itens é a mais utilizada em pesquisas. O instrumento já foi adaptado para diversos países, como Brasil,[5] Espanha,[8] Indonésia[9] e Itália.[10]

▌ DESCRIÇÃO DO INSTRUMENTO

A versão breve, de 28 itens, utilizada no Brasil,[6] contém cinco itens para cada um dos tipos de maus-tratos avaliados (abuso físico, abuso emocional, abuso sexual, negligência física e negligência emocional) e mais três perguntas que visam avaliar a subnotificação de casos, por meio de questionamentos que minimizam os possíveis eventos ocorridos. O instrumento tem uma escala tipo Likert de cinco pontos, de 1 (nunca) a 5 (sempre), para as respostas sobre a frequência das situações descritas. O CTQ fornece um escore, resultando, assim, em uma variável intervalar. A Figura 11.11.1 exemplifica brevemente o instrumento e a forma de respostas.

▌ PÚBLICO-ALVO

O questionário pode ser aplicado em adolescentes de 12 a 17 anos e em adultos. A utilização pode ser tanto com populações clínicas quanto não clínicas.

▌ APLICAÇÃO

Trata-se de instrumento autoaplicável, não necessitando do auxílio profissional ou treinamento prévio. Contudo, é imprescindível que o profissional se certifique de que o respondente tem condições

	NUNCA	POUCAS VEZES	ÀS VEZES	MUITAS VEZES	SEMPRE
Alguém da minha família me bateu tanto que me deixou com machucados roxos					
Eu senti que alguém da minha família me odiava					

FIGURA 11.11.1 ▪ EXEMPLOS DE ITENS DO QUESTIONÁRIO SOBRE TRAUMAS NA INFÂNCIA.

de ler e de compreender o que está escrito. O tempo estimado para o preenchimento é de cinco minutos, o que torna o questionário um *screening* muito rápido para avaliar a ocorrência de casos de maus-tratos na infância.

▪ INTERPRETAÇÃO DAS PONTUAÇÕES

Cada subescala dos cinco itens para cada tipo de maus-tratos avaliado pode variar entre 5 e 25 pontos. Há trabalhos que utilizam o escore de forma contínua e geral, bem como para cada uma das subescalas. Ainda, é previsto o uso de pontos de corte de forma ordinal, conforme a presença ou ausência de cada um dos tipos de trauma e a gravidade destes. Os pontos de corte sugeridos pelos autores são descritos na Tabela 11.11.1.[11]

Uma pesquisa utilizando a versão brasileira do questionário sugeriu outra forma de correção, uma vez que as análises psicométricas indicaram que dois itens, anteriormente classificados no domínio negligência física, se encaixam melhor no fator negligência emocional.[12] Assim, é recomendável analisar as adaptações nacionais feitas com o instrumento, que consideram as diferenças culturais de cada país.

▪ PARÂMETROS PSICOMÉTRICOS

A primeira versão[4] do CTQ já apresentava bons índices de confiabilidade e validade, com índice de consistência interna (alfa de Cronbach) dos quatro fatores de: abusos físico e emocional ($\alpha = 0,94$), negligência emocional ($\alpha = 0,91$), abuso sexual ($\alpha = 0,92$), negligência física ($\alpha = 0,79$) e escore total ($\alpha = 0,95$). Já os índices de confiabilidade do teste-reteste, com um intervalo médio de três meses, foram: abusos físico e emocional (ICC = 0,82), negligência emocional (ICC = 0,83), abuso sexual (ICC = 0,81), negligência física (ICC = 0,80) e escore total (ICC = 0,88).

Posteriormente, a versão reduzida,[6] apresentando cinco fatores, foi avaliada quanto à validade de critério, comparando as respostas dos domínios à avaliação profissional sobre a ocorrência de maus-tratos. Os índices dessas correlações foram: abuso físico (r = 0,59), abuso emocional (r = 0,48), negligência emocional (r = 0,36), abuso sexual (r = 0,75) e negligência física (r = 0,50). Considerando esses dados, há evidências de que os construtos avaliados pelo instrumento são equivalentes aos avaliados pelo profissional.

Na versão brasileira,[5] foi realizada uma análise fatorial confirmatória para o modelo fatorial de cinco itens, o que evidenciou bons parâmetros (X2 (270) = 1174,22, p < 0,0001; CFI = 0,98; TLI = 0,98; RMSEA = 0,04, intervalo de confiança [IC] 90% = 0,039; 0,044). Ainda, os índices de consistência interna (alfa de Cronbach) dos cinco fatores foram: abuso físico ($\alpha = 0,92$), abuso emocional ($\alpha = 0,88$), negligência emocional ($\alpha = 0,94$), abuso sexual ($\alpha = 0,97$) e negligência física ($\alpha = 0,66$), classificados como bons e próximos dos valores da versão original.

▪ EXPERIÊNCIA DE USO

O instrumento, em sua adaptação brasileira, tem sido utilizado em diversos estudos empíricos. Gama e colaboradores,[13] por exemplo, utilizaram-no para avaliar a ocorrência de maus-tratos em uma amostra de estudantes universitários, a fim de testar a hipótese de que essas formas de violência se relacionam com maior gravidade de sintomas do transtorno de estresse pós-traumático e com o aumento do risco de experienciar novos episódios traumáticos. Essa hipótese foi confirmada, e o estudo indicou, ainda, que o abuso emocional foi o tipo mais prevalente de maus-tratos encontrado entre os participantes.

Outro estudo recente[14] buscou avaliar a relação entre a ocorrência de maus-tratos na infância e o risco de suicídio. Os resultados da pesquisa evidenciaram que todos os tipos de maus-tratos têm associação significativa com o risco de suicídio, e que indivíduos que sofreram os cinco tipos de maus-tratos apresentaram um aumento dessa probabilidade em 10,76 vezes. Contudo, os autores salientam que, por se tratar de uma avaliação re-

TABELA 11.11.1 ■ PONTOS DE CORTE DA VERSÃO ORIGINAL DO QUESTIONÁRIO SOBRE TRAUMAS NA INFÂNCIA

	ABUSO EMOCIONAL	ABUSO FÍSICO	ABUSO SEXUAL	NEGLIGÊNCIA EMOCIONAL	NEGLIGÊNCIA FÍSICA
Sem casos de maus-tratos ou casos mínimos	5-8	5-7	5	5-9	5-7
Poucos casos	9-12	8-9	6-7	10-14	8-9
Casos moderados	13-15	10-12	8-12	15-17	10-12
Casos severos	16 ou mais	13 ou mais	13 ou mais	18 ou mais	13 ou mais

trospectiva, a grande quantidade de anos entre o evento na infância e o momento da pesquisa pode gerar vieses de resposta.

Além desses estudos para relacionar maus-tratos com outras variáveis, há também pesquisas que visam investigar o desempenho do instrumento em diferentes populações. Grassi-Oliveira e colaboradores[12] aplicaram a versão brasileira do CTQ em adolescentes, adultos e idosos, e propuseram uma estrutura fatorial alternativa, modificando a classificação de maus-tratos de duas questões descritas relacionadas a casos de negligência. Os dados apontaram melhores evidências de validade e confiabilidade para a população brasileira de adolescentes e adultos, mas não apresentaram bons resultados no que se refere à avaliação de idosos.

■ LIMITAÇÕES

O CTQ não se mostra adequado para a população idosa. Além disso, segundo a última pesquisa de análise fatorial confirmatória com brasileiros,[14] são necessárias mais avaliações com populações de diferentes culturas, uma vez que os comportamentos considerados como maus-tratos podem ser diferentes, a depender das crenças da sociedade na qual o indivíduo está inserido.

Outra limitação é que, por se tratar de um questionário de autorrelato retrospectivo, a avaliação depende da memória do sujeito avaliado, cujas lembranças podem ser distorcidas tanto na época do ocorrido quanto com o passar do tempo. Ainda, cabe ressaltar que, por se tratar de um instrumento com direitos autorais reservados, sua utilização é mais restrita.

■ CONSIDERAÇÕES FINAIS

Os maus-tratos infantis são violências sofridas por um número significativo de pessoas, ocasionando problemas em curto, médio e longo prazos na vida da vítima. Assim, avaliar corretamente a ocorrência desses episódios pode auxiliar na criação de intervenções, com o objetivo de diminuir os prejuízos causados por esses eventos. Nesse sentido, o CTQ, ainda que apresente limitações, é eficaz para mensurar tais experiências, com boas propriedades psicométricas.

■ FORMAS DE AQUISIÇÃO

Tanto o instrumento em si quanto o manual com as instruções de aplicação e de correção estão à venda, em sua versão em língua inglesa, no *site* da editora Pearson, detentora dos direitos autorais.

■ REFERÊNCIAS

1. Barnett D, Manly JT, Cicchetti D. Defining child maltreatment: the interface between policy and research. In: Cicchetti D, Toth SL, editors. Child abuse, child development and social policy. Norwood: Ablex; 1993. p. 7-74.
2. Fórum Brasileiro de Segurança Pública. Anuário brasileiro de segurança pública [Internet]. São Paulo: Fórum Brasileiro de Segurança Pública; 2022 [capturado em 28 maio 2023]. Disponível em: https://forumseguranca.org.br/wp-content/uploads/2022/07/12-anuario-2022-as-violenciascontra-criancas-e-adolescentes-no-brasil.pdf.
3. McKay MT, Cannon M, Chambers D, Conroy RM, Coughlan H, Dodd P, et al. Childhood trauma and adult mental disorder: a systematic review and meta-analysis of longitudinal cohort studies. Acta Psychiatr Scand. 2021;143(3):189-205.
4. Bernstein DP, Fink L, Handelsman L, Foote J, Lovejoy M, Wenzel K, et al. Initial reliability and validity of a new retrospective measure of child abuse and neglect. Am J Psychiatry. 1994;151(8):1132-6
5. Grassi-Oliveira R, Stein LM, Pezzi JC. Tradução e validação de conteúdo da versão em português do Childhood Trauma Questionnaire. Rev Saúde Pública. 2006;40:249-55.
6. Bernstein DP, Stein JA, Newcomb MD, Walker E, Pogge D, Ahluvalia T, et al. Development and validation of a brief screening version of the Childhood Trauma Questionnaire. Child Abuse Negl. 2003;27(2):169-90.
7. Bernstein DP, Ahluvalia T, Pogge D, Handelsman L. Validity of the childhood trauma questionnaire in an adolescent psychiatric population. J Am Acad Child Adolesc Psychiatry. 1997;36(3):340-8.

8. Hernandez A, Gallardo-Pujol D, Pereda N, Arntz A, Bernstein DP, Gaviria AM, et al. Initial validation of the Spanish childhood trauma questionnaire-short form: factor structure, reliability and association with parenting. Journal Interpers Violence. 2013;28(7):1498-518.
9. Andriyani F. Psychometric properties of Childhood Trauma Questionnaire-Short Form (CTQ-SF) Indonesian version. Analitika. 2022;14(2):143-53.
10. Sacchi C, Vieno A, Simonelli A. Italian validation of the Childhood Trauma Questionnaire: short form on a college group. Psychol Trauma.2018;10(5):563-71.
11. Bernstein DP, Fink L. Childhood trauma questionnaire: a retrospective self-report: manual. San Antonio: Psychological Corporation; 1998.
12. Grassi-Oliveira R, Cogo-Moreira H, Salum GA, Brietzke E, Viola TW, Manfro GG, et al. Childhood Trauma Questionnaire (CTQ) in Brazilian samples of different age groups: findings from confirmatory factor analysis. PLoS One. 2014;9(1):e87118.
13. Gama CMF, Portugal LCL, Gonçalves RM, Souza Junior S, Vilete LMP, Mendlowicz M, et al. The invisible scars of emotional abuse: a common and highly harmful form of childhood maltreatment. BMC Psychiatry. 2021;21(1):1-14.
14. Jardim GBG, Novelo M, Spanemberg L, von Gunten A, Engroff P, Nogueira EL, et al. Influence of childhood abuse and neglect subtypes on late-life suicide risk beyond depression. Child Abuse Negl. 2018;80:249-56.

12 INSTRUMENTOS DE AVALIAÇÃO DE USO EM IDOSOS

12.1 ASPECTOS GERAIS DOS INSTRUMENTOS DE AVALIAÇÃO DE USO EM IDOSOS

Claudia Kimie Suemoto, Laiss Bertola, Ivan Aprahamian

■ ENVELHECIMENTO POPULACIONAL E SAÚDE MENTAL

Pela primeira vez na história, é esperado que a maioria das pessoas viva pelo menos até os 60 anos. Em 2019, 703 milhões de pessoas tinham 65 anos ou mais e estima-se que esse número chegue a 1,5 bilhões em 2050, quando uma a cada seis pessoas no mundo será idosa. O aumento na expectativa de vida deve-se à diminuição da mortalidade infantil e da mortalidade relacionada a doenças infecciosas, bem como à diminuição expressiva das taxas de fecundidade. Em países de alta renda, o aumento da expectativa de vida deve-se também ao declínio da mortalidade em idosos devido ao melhor controle de doenças crônico-degenerativas.[1] No Brasil, a expectativa de vida era de 76,6 anos em 2019, sendo de 73,1 anos em homens e 80,1 anos em mulheres. Em 1940, a expectativa de vida no Brasil era de apenas 45,5 anos, o que representa um ganho de 31,1 anos em pouco menos de 80 anos, mostrando um envelhecimento acelerado da população brasileira.[2] De fato, o crescimento da população idosa em países de baixa e média rendas (PBMR) tem acontecido rapidamente comparado a países de alta renda, o que acarreta mudanças profundas na organização das sociedades. Um dos desafios do envelhecimento populacional é o aumento de doenças crônico-degenerativas, particularmente as relacionadas à saúde mental, como a demência e a depressão.

As demências representam a principal causa de incapacidade em países de alta renda e são a 10ª causa de incapacidade em PBMR. Em 2019, 55 milhões de pessoas tinham demência no mundo e calcula-se que esse número será de 139 milhões em 2050. Os custos anuais associados às demências são de 1,3 trilhões de dólares mundialmente, abrangendo despesas diretas e indiretas relacionadas ao cuidado de indivíduos com demência.[3,4] Entretanto, estima-se que a prevalência e os custos relacionados às demências estejam subestimados, devido ao expressivo subdiagnóstico dessa condição, principalmente em PBMR, nos quais a avaliação da função cognitiva é particularmente desafiadora devido à baixa escolaridade e nível socioeconômico da população.

Outra causa importante de incapacidade e mortalidade em idosos é a depressão. A prevalência global de depressão é estimada em 5,7% entre adultos com 60 anos ou mais.[5] As causas de depressão envolvem interações complexas entre fatores sociais, psicológicos e biológicos. Mudanças comuns durante o processo de envelhecimento explicam a alta prevalência de depressão nessa faixa etária, como a alta frequência de doenças crônicas, incapacidade física, aposentadoria e mudança na estrutura familiar com a saída dos filhos de casa e mortes de familiares e amigos. Assim como a demência, a depressão é frequentemente subdiagnosticada, estimando-se que 75% das pessoas com a doença não recebem um diagnóstico e, consequentemente, um tratamento em PBMR.

Barreiras para o diagnóstico dessas doenças incluem falta de recursos e treinamento adequado dos profissionais da saúde, bem como estigma associado a doenças mentais. Além disso, os sintomas de demência e depressão em idosos são muitas vezes confundidos como sendo parte do envelhecimento normal e podem apresentar sintomatologia atípica. Por exemplo, a depressão em idosos pode se manifestar pela presença de cansaço, dores no corpo e queixas cognitivas em vez dos sintomas clássicos de anedonia e tristeza. Dessa forma, o conhecimento e o treinamento de instrumentos de avalição para demência e depressão em idosos é de suma importância para diagnóstico e manejo dessas doenças.

■ PARTICULARIDADES DO USO DE INSTRUMENTOS DE AVALIAÇÃO EM IDOSOS

A avaliação de demência e depressão em idosos apresenta alguns desafios. Além da dificuldade de diferenciação entre senescência (alterações comuns durante o envelhecimento usual) e senilidade (envelhecimento patológico) e a apresentação atípica dessas doenças em idosos, é frequente a presença de multimorbidade e consequente polifarmácia. A presença de algumas doenças pode mimetizar sintomas depressivos, por exemplo, cansaço e emagrecimento associados ao câncer, assim como o uso de múltiplas medicações pode desencadear sintomas depressivos e/ou cognitivos. Além disso, é importante salientar que a presença de comorbidades frequentemente é um dos fatores de risco para depressão. Entre elas, a presença de déficits sensoriais, principalmente auditivos e visuais, dificulta a avaliação de demência e depressão em idosos. Outro obstáculo é avaliar múltiplos problemas de saúde durante a consulta médica, em um curto espaço de tempo, considerando também questões sociais e ambientais que influenciam nos problemas de saúde apresentados pelo idoso. Os principais desafios para a avaliação de demência e depressão são apresentados no Quadro 12.1.1.

A avaliação geriátrica ampla é de extrema importância para que os diversos problemas de saúde presentes em idosos sejam corretamente diagnosticados e avaliados. Dessa forma, além das avaliações específicas de depressão e demência apresentadas neste capítulo, é imprescindível que outras doenças e tratamentos recebidos pelo idoso sejam avaliados e contextualizados na presença de um diagnóstico de demência ou depressão.

Finalmente, é importante discutir dois aspectos particulares da aplicação de instrumentos de avaliação em idosos. Em geral, as escalas cognitivas são usadas para diagnosticar a presença de demência e transtorno cognitivo leve e, para isso, bases normativas de acordo com idade e escolaridade são importantes. Entretanto, muitos instrumentos não apresentam normas para pessoas muito idosas (com 80 anos ou mais) ou com baixa escolaridade, o que não permite realizar um diagnóstico correto de distúrbios cognitivos nesses grupos. Outra particularidade da avaliação de depressão e demência em idosos é a necessidade de avaliação por meio de um informante. A presença de um informante é comum na população geriátrica com perda de autonomia, como em pessoas com demência, e requer instrumentos de avaliação desenhados para coletar

QUADRO 12.1.1 ■ DESAFIOS PARA AVALIAÇÃO DE DEMÊNCIA E DEPRESSÃO EM PESSOAS IDOSAS	
DESAFIO	**IMPLICAÇÕES PARA DEMÊNCIA E DEPRESSÃO**
Multimorbidade	Pode contribuir para a piora dos sintomas cognitivos e/ou depressivos.
	Pode mimetizar sintomas cognitivos e/ou depressivos.
Polifarmácia	Pode levar a sintomas cognitivos e/ou depressivos.
Senescência *versus* senilidade	Sintomas cognitivos e/ou depressivos podem ser erroneamente interpretados como parte do envelhecimento normal (senescência), retardando o diagnóstico e o manejo das doenças.
Apresentação atípica das doenças	Sintomas atípicos, como cansaço, dores no corpo e sintomas cognitivos em idosos com depressão podem dificultar o reconhecimento dessas doenças pelos profissionais da saúde e retardar o diagnóstico.
Restrição de tempo	A avaliação geriátrica ampla deve ser realizada, mas demanda tempo, dificultando o manejo de múltiplas questões de saúde em idosos durante um tempo restrito de avaliação.
Questões sociais e ambientais	Muitas vezes, questões sociais e ambientais podem desencadear e/ou perpetuar sintomas depressivos. Podem também dificultar os cuidados em pacientes com demência e depressão.
	Baixa escolaridade é frequente entre idosos brasileiros e dificulta principalmente a avaliação cognitiva nessa população.
Déficits sensoriais	Déficits sensoriais, como perda auditiva e visual, contribuem para o isolamento social, que, por sua vez, pode desencadear ou agravar sintomas cognitivos e depressivos.
	A presença de déficits sensoriais dificulta a avaliação e, consequentemente, o diagnóstico de demência e depressão.

informações de um paciente por meio de uma fonte colateral. A seguir, discutiremos instrumentos comumente usados na avaliação cognitiva e de sintomas neuropsiquiátricos em idosos.

■ INSTRUMENTOS PARA COGNIÇÃO E FUNCIONALIDADE

Apesar de não existir uma definição sobre cognição geral em formato de construto, esse termo é amplamente utilizado para resumir o funcionamento cognitivo mais amplo de uma pessoa, por meio da avaliação de vários domínios cognitivos específicos, como memória episódica, linguagem e funções executivas. O termo cognição geral, portanto, é normalmente utilizado para se referir a uma síntese cognitiva global de uma pessoa, e que, por sua vez, é fortemente influenciada pelo desempenho em testes de rastreio.

Testes de rastreio foram desenvolvidos com o intuito de serem uma ferramenta rápida de avaliação quantitativa da cognição geral, com o uso de poucos itens que objetivam avaliar rapidamente alguns domínios cognitivos e potencialmente impactados por determinadas condições clínicas. Por exemplo, o Miniexame do Estado Mental (MEEM), também conhecido como Minimental, é um dos primeiros instrumentos de rastreio, publicado em 1975 por Folstein e colaboradores,[6] e ainda é um dos mais utilizados mundialmente, tendo sido desenvolvido com intuito de ser sensível à presença de déficits cognitivos em quadros psiquiátricos e neurocognitivos.

Esse tipo de medida tem vantagens e desvantagens. Por serem normalmente curtos e rápidos, podem ser administrados com mais facilidade e frequência do que avaliações cognitivas mais complexas, como a avaliação neuropsicológica.[7] Também podem ser aplicados com pouco treinamento por diferentes profissionais da saúde. Devido a essas características, podem ser utilizados durante visitas clínicas de rotina, uma vez que podem auxiliar na identificação de pessoas candidatas a uma avaliação mais completa, bem como podem ser úteis no acompanhamento longitudinal e monitoramento de respostas a tratamento. No entanto, justamente por essas características, são mais limitados na capacidade de avaliação de cada domínio cognitivo, algumas vezes não contemplando todos os domínios existentes, e podem estar sujeitos a não captarem déficits mais leves e iniciais. O fato de requererem pouco treinamento para sua aplicação também inclui a desvantagem de, por vezes, serem mal administrados, corrigidos e interpretados.

Entre os instrumentos de rastreio de uso clínico e regular, e com tempo de execução inferior a 15 minutos, há o MEEM e o Montreal Cognitive Assessment (MoCA), que serão apresentados no Capítulo 12.2. Apesar de o MEEM ainda ser muito utilizado e tão acurado quanto o MoCA na identificação de demência por doença de Alzheimer (DA), é consolidado na literatura que ele tem capacidade inferior ao MoCA na identificação de pessoas com transtorno neurocognitivo leve.[8] O MoCA apresenta estudos que demonstram sua acurácia superior na identificação de demência frontotemporal e comprometimento cognitivo vascular.[9] No entanto, é importante destacar que tais medidas carecem de sensibilidade e especificidade para o diagnóstico diferencial entre os quadros de transtorno neurocognitivo maior.

Também é importante destacar que escores adequados para idade e escolaridade devem sempre ser utilizados quando disponíveis, e que essas normas sejam compostas por uma amostra representativa da realidade sociodemográfica do paciente em atendimento. Esse cuidado, além de prática recomendada no uso de testagem cognitiva, evita que os menos escolarizados e os mais idosos sejam penalizados pelo efeito natural dessas características na cognição, induzindo diagnósticos falsos positivos, e minimiza a chance de que os idosos mais jovens e escolarizados obtenham sempre desempenho acima do esperado, induzindo diagnósticos falsos negativos. Por exemplo, o MoCA possui um estudo nacional que oferece valores normativos por idade e escolaridade.[10]

Ao utilizarmos esses instrumentos como forma de acompanhamento longitudinal, é preciso garantir que eles sejam capazes de continuar captando habilidades cognitivas significativas com a passagem do tempo.[11] Além disso, é preciso se certificar da ocorrência de efeitos de prática, mesmo no uso de versões alternativas das medidas, uma vez que o aumento ou a manutenção de escores pode induzir ao atraso no diagnóstico diante da presença de um efeito já bastante documentado na literatura de avaliação cognitiva.[10]

Entre os principais problemas do uso de instrumentos de rastreio, está o fato de que ainda não está consolidada entre os profissionais de saúde a possibilidade de escolher o instrumento de acordo com as características da população-alvo e as queixas cognitivas levantadas. É preciso pensar e selecionar com cautela qual ferramenta será utilizada para definir futuras condutas relacionadas a exames complementares, acompanhamento longitudinal e demais encaminhamentos. Uma vez que os instrumentos de rastreio possibilitam uma avaliação reduzida dos domínios cognitivos, é preciso identificar corretamente as queixas a fim de selecionar a melhor opção, lembrando sempre que um mesmo teste não será adequado a todas as pessoas atendidas. Dada a brevidade desses instrumentos, e do uso predominante de escores gerais, outro problema é a dificuldade de compreender perfis cognitivos subjacentes a um escore potencialmente inferior, de forma a permitir uma melhor discriminação entre quadros clínicos. Por fim, o uso do resultado de qualquer testagem como verdade absoluta sobre o desempenho cognitivo de uma pessoa (ao refutar ou confirmar um diagnóstico) é um problema que deve sempre ser relembrado. Instrumentos de avaliação são recortes de manifestações cognitivas muito mais complexas e não garantem 100% de fidedignidade psicométrica.

Diante de um idoso com limitações cognitivas ou sensoriais suficientes para que a realização da testagem seja inviável e/ou pouco fidedigna, é preciso lembrar da possibilidade de que informantes podem ser capazes de responder sobre quais mudanças cognitivas aconteceram ou não nos últimos anos. Nesse contexto, o Informant Questionnaire on Cognitive Decline in the Elderly (IQCODE) foi desenvolvido como medida de rastreio para demência por meio do relato de um informante e possui estudos nacionais que demonstram boa acurácia (similar aos testes de rastreio) na distinção entre pessoas saudáveis daquelas com transtorno neurocognitivo leve ou maior (Cap. 12.6). Como em todo instrumento de relato, é importante garantir que o informante conheça a pessoa idosa por tempo suficiente para responder sobre as alterações que podem ter ocorrido, bem como garantir que ele compreenda adequadamente as perguntas realizadas. O IQCODE, sozinho, não deve ser utilizado como forma de diagnóstico, bem como é importante se atentar para o fato de que as perguntas do questionário não cobrem todos os domínios cognitivos existentes e potencialmente alterados nos diferentes transtornos neurocognitivos.

Além dos instrumentos de rastreio, há outras medidas não tão breves, mas que oferecem escores de cognição geral, como a Subescala Cognitiva da Escala de Avaliação da Doença de Alzheimer (ADAS-Cog) (Cap. 12.3) e a Cambridge Cognitive Examination (CAMCOG) (Cap. 12.4). A ADAS-Cog, por exemplo, é uma bateria muito utilizada em ensaios clínicos com pessoas com DA, porém, carece de estudos psicométricos nacionais mais robustos e que atestem sua superioridade frente a outras medidas disponíveis. Essa ferramenta, uma vez desenvolvida para avaliar a cognição de pessoas com DA, apresenta a mesma limitação de outros instrumentos de rastreio, apresentando maior foco em memória em detrimento de outros domínios cognitivos. A CAMCOG, apesar de ser uma bateria com melhor representação cognitiva, comparada às demais desta seção, ainda não é amplamente utilizada no Brasil e não apresenta estudos suficientes de boa adaptação ao cenário nacional.

Destaca-se que o resultado quantitativo de um teste não deve ser a informação determinante sobre a presença ou não de déficits cognitivos. Nesse sentido, classificações como a Clinical Dementia Rating (CDR), apresentada no Capítulo 12.5, têm um papel importante. A CDR é capaz de equilibrar dados de informações clínicas, impactos cotidianos e tarefas objetivas simples, sendo uma forma ainda mais breve que a avaliação compreensiva, porém capaz de oferecer indícios sobre a classificação do estado cognitivo geral de uma pessoa idosa. No entanto, a CDR requer um treinamento mais robusto e longo que os demais instrumentos citados neste capítulo, e é preciso lembrar que a pontuação final tende a acompanhar a classificação do item de memória. Uma vez que a CDR foi desenvolvida inicialmente para a classificação do estágio em que uma pessoa com DA se encontra, há um maior peso atribuído à memória, o que pode afetar significativamente a correta classificação de quadros não amnésticos.

Por fim, sabe-se que a funcionalidade é uma informação necessária na caracterização de quadros neurocognitivos, que podem ser classificados como leve (sem prejuízo funcional ou com prejuízo funcional mínimo) ou maior (com impacto funcional significativo).[12] Saber avaliar o impacto das alterações cognitivas nas atividades de vida diária (AVDs) da pessoa idosa é inerente a uma boa avaliação. Entre as várias ferramentas de funcionalidade utilizadas, o Questionário de Atividades Funcionais (QAF), de Pfeffer, está entre as mais utilizadas.[13] Preenchido por meio do relato de um informante em pouco menos de 10 minutos, o QAF é capaz de oferecer um panorama sobre o impacto do déficit cognitivo na funcionalidade. Destaca-se que o clínico deve sempre estar atento ao motivo pelo qual a pessoa não mais realiza alguma atividade diária, para que dificuldades causadas por outras fontes de limitação não sejam confundidas com o impacto cognitivo, bem como observar a ocorrência de compensações que, se não presentes, revelariam déficits funcionais expressivos.

INSTRUMENTOS PARA OS TRANSTORNOS AFETIVOS E NEUROPSIQUIÁTRICOS DA DEMÊNCIA

No ambiente assistencial, os transtornos afetivos e as síndromes neuropsiquiátricas associadas à demência compõem as doenças mentais mais comuns entre idosos. Entre os transtornos afetivos, destacam-se a depressão maior, a depressão subsindrômica (antigamente conhecida como depressão menor, com insuficiência de sintomas preenchendo os critérios para a depressão maior), a depressão persistente (abrangendo os diagnósticos definidos até 2013, como distimia e depressão crônica), os transtornos ansiosos (especialmente as fobias específicas, o transtorno de ansiedade generalizada e o transtorno de pânico) e os transtornos bipolares. Não é infrequente o uso de instrumentos de apoio diagnóstico, de rastreio (com a intenção de identificar idosos com dado transtorno mental) ou para controle de resposta a uma terapia específica.

A depressão pode significar uma leve sensação de hipotimia, que é transitória, bem como refletir uma resposta individual às circunstâncias da vida ou uma doença grave com características biológicas (p. ex., perda de peso, variação diurna do humor, distúrbios do sono). Os instrumentos que medem o humor deprimido seguem um nível sintomático com a suposição geral de que existe uma relação linear entre a pontuação e a gravidade da doença. Esse é o caso das medidas mais comumente utilizadas na prática clínica, como o Patient Health Questionnaire-9 (PHQ-9), a Escala de Depressão Geriátrica (EDG), o Inventário de Depressão de Beck (BDI), a Escala de Depressão de Hamilton (HAM-D) e a Escala de Depressão de Montgomery-Åsberg (MADRS), discutidas em detalhes ao longo deste livro. Os instrumentos podem ser de autorrelato, entrevistas por profissionais e baseadas em informantes. Diversas dificuldades são observadas no uso com idosos, mesmo quando utilizados instrumentos desenhados para adultos mais velhos, como a EDG. Os desafios incluem a tendência das pessoas mais velhas em negar sentimentos de depressão, a apresentação atípica da depressão (mais queixas somáticas) e a coexistência de depressão e comprometimento cognitivo. Algumas questões devem ser abordadas com cuidado – por exemplo, imagine um paciente de 98 anos sendo questionado por um avaliador pouco experiente sobre sua percepção quanto ao futuro. Na prática, isso demonstra um ponto crítico à psicometria dessas medidas: a necessidade de adaptação de algumas questões para a prática clínica.

A HAM-D e a MADRS provavelmente são as escalas padrão-ouro de depressão, sendo mais frequentemente usadas em estudos clínicos para avaliar medicamentos antidepressivos. Elas não foram especificamente desenhadas para uso com idosos, pois suas propriedades psicométricas não foram bem estabelecidas para essa faixa etária e algumas das perguntas não são realmente apropriadas para pessoas mais velhas. Por exemplo, a alta frequência de questões sobre sintomas somáticos pode resultar em superdiagnóstico de depressão em idosos. Outra desvantagem é a necessidade de um examinador experiente. Profissionais não psiquiatras ou psicólogos podem ter maior dificuldade de aplicação. Ambas as escalas apresentam menor sensibilidade quando comparadas com a EDG para os pacientes idosos. A EDG é essencialmente uma escala de autorrelato com um formato sim/não simples que se presta à facilidade de administração pelo próprio idoso ou por um entrevistador. É a escala mais amplamente utilizada na psiquiatria da terceira idade e possui várias versões – 30 itens, 15 itens (a mais comumente usada), 4 itens ou 2 itens. Instrumentos de autorrelato como o BDI também têm sido usados com idosos e contêm uma classificação de gravidade e um item de suicídio. Por fim, o PHQ-9 baseia-se nos critérios diagnósticos para depressão maior apresentados do *Manual diagnóstico e estatístico de transtornos mentais* (DSM). Para cada sintoma é atribuído uma frequência estimada de sua ocorrência. Apesar de apresentar boas propriedades psicométricas em pacientes idosos, estes podem ter dificuldade em especificar a temporalidade desses sintomas.

A avaliação da depressão na demência é uma questão clínica importante. As circunstâncias especiais de entrevistar um paciente com comprometimento cognitivo devem ser consideradas no desenho de ferramentas mais apropriadas, enfatizando particularmente a necessidade de observação direta do paciente ou a referência de sintomas por meio do relato de um informante. A elucidação da sintomatologia depressiva em pacientes com comprometimento cognitivo grave é problemática. Há alguma evidência de que existem duas situações em que a depressão ocorre na demência: nos estágios iniciais há uma reação reativa, quase compreensível, à perda de poderes cognitivos e ao medo do futuro, enquanto nos estágios posteriores a depressão está mais relacionada às alterações biológicas da doença. O nível de perda cognitiva abaixo do qual a comunicação da ideação depressiva complexa não pode ser expressa pelo paciente não é conhecido (embora muitos suponham), mas há um consenso de que, à medida que a gravidade da demência aumenta, a determinação dos sintomas depressivos diretamente do paciente torna-se menos confiável e medidas substitutas tornam-se necessárias. A Escala Cornell de Depressão em Demência (CSDD) é considerada o padrão para avaliação da depressão em pacientes com demência.

Da mesma forma que na depressão, é frequente o uso de instrumentos para suporte diagnóstico e terapêutico em outros transtornos afetivos. A sintomatologia ansiosa é frequentemente atenuada em pacientes idosos, que apresentam maior resiliência emocional e menor resposta adrenérgica fisiológica. Em teoria, pessoas idosas deveriam apresentar menor pontuação em instrumentos para mensuração de sintomas ansiosos. No entanto, devido à alta prevalência de sintomas somáticos, também pode haver superdiagnóstico, assim como ocorre com o uso de medidas para depressão. Os instrumentos mais comumente usados para ansiedade são a Escala de Ansiedade de Hamilton (HAM-A), o Inventário de Ansiedade de Beck (BAI) e o Inventário de Ansiedade Geriátrica. Este é o único desenhado e validado em idosos, apresentando 20 perguntas com menor frequência de sintomas somáticos, boa propriedade psicométrica geral e pontuação acima de 10 pontos indicando um transtorno ansioso. Até o momento, não existem instrumentos desenhados e validados para transtorno bipolar (em qualquer fase da doença) em idosos. A Escala de Avaliação de Mania de Young (YMRS) é o instrumento mais comumente utilizado nas fases hipomaníacas e maníacas, mesmo em pacientes idosos. Os pacientes idosos apresentam sintomas hipomaníacos atenuados e menor impacto funcional e social do que adultos mais jovens, o que pode influenciar na pontuação geral dessa escala.

As síndromes neuropsiquiátricas das demências são altamente prevalentes na prática clínica, em diferentes estágios da doença. São compostas por sintomas psiquiátricos e distúrbios comportamentais (apatia, depressão, ansiedade, distúrbios do sono, psicose, agitação, agressão, perambulação e manifestações motoras, desinibição, entre outros). Diversas são as dificuldades clínicas na identificação e acompanhamento dessas síndromes, como: o comprometimento cognitivo do paciente interferindo na exatidão dos sintomas, a dependência de terceiros para referir sintomas e o estresse do cuidador dificultando a real mensuração e impacto funcional da síndrome. Em comparação com as avaliações de comprometimento cognitivo, há menor número de instrumentos para mensuração desses sintomas. Os instrumentos para avaliação de sintomas neuropsiquiátricos dividem-se em aqueles dedicados a uma ampla gama de diferentes sintomas ou aqueles focados em sintomas específicos, como a agitação. Esse é o caso do conhecido Inventário de Agitação de Cohen-Mansfield, de 29 itens, elaborado para medir os tipos e frequências de comportamentos de agitação exibidos por idosos com demência. No entanto, a maioria dos profissionais prefere utilizar medidas amplas, que abordam diversos sintomas e fornecem uma medida global dos sintomas psiquiátricos. Entre elas, as mais utilizadas são o Inventário Neuropsiquiátrico (INP) e a Behavioral Pathology in Alzheimer's Disease (BEHAVE-AD). Esses instrumentos avaliam a presença e o impacto do sintoma atrelados ao tempo de ocorrência (frequência) e a quantidade de tempo ou estresse relacionado ao cuidado.

A escala BEHAVE-AD foi uma das primeiras a ser publicada no mundo (1986) e tem a vantagem de ser sensível a mudanças, tornando-a adequada para medir os efeitos dos medicamentos. O INP é eficiente e tem sido utilizado em ensaios clínicos para avaliar os efeitos dos medicamentos sobre os transtornos neuropsiquiátricos em geral.

A escolha do instrumento de avaliação depende da pergunta a ser respondida. Se for necessária uma classificação de um comportamento específico (p. ex., para medir os efeitos de uma intervenção, como um programa assistencial ou droga), então uma escala específica deve ser escolhida. Se o avaliador deseja ter uma medida mais geral, então um instrumento mais global é mais apropriado. Na prática clínica, esse uso é moroso, necessita de treino e é cansativo para o informante. Dificilmente um profissional consegue avaliar de maneira adequada a presença de síndromes neuropsiquiátricas com outros aspectos em uma única consulta.

REFERÊNCIAS

1. United Nations. World population ageing 2019 highlights. New York: United Nations; 2019.
2. Instituto Brasileiro de Geografia e Estatística. Tábua completa de mortalidade para o Brasil: 2019: breve análise da evolução da mortalidade no Brasil [Internet]. Rio de Janeiro: IBGE; 2020 [capturado em 28 maio 2023]. Disponível em: https://agenciadenoticias.ibge.gov.br/media/com_mediaibge/arquivos/65c3023462edaabf0d-7318c1a0f80ca4.pdf.
3. Prince MJ, Wimo A, Guerchet MM, Ali GC, Wu YT, Prina M. World Alzheimer Report 2015: the global impact of dementia: an analysis of prevalence, incidence, cost and trends. London: ADI; 2015.
4. Alzheimer's Disease International. Dementia statistics [Internet]. London: ADI; 2023 [capturado em 28 maio 2023]. Disponível em:

https://www.alzint.org/about/dementia-facts-figures/dementia-statistics/.
5. World Health Organization. Depressive disorder (depression) [Internet]. Geneva: WHO; 2023 [capturado em 28 mai 2023]. Disponível em: https://www.who.int/news-room/fact-sheets/detail/depression.
6. Folstein MF, Folstein SE, McHugh PR. Mini-mental state: a practical method for grading the cognitive state of patients for the clinician. J Psychiatr Res. 1975;12(3):189-98.
7. Roebuck-Spencer TM, Glen T, Puente AE, Denney RL, Ruff RM, Hostetter G, et al. Cognitive screening tests versus comprehensive neuropsychological test batteries: a national academy of neuropsychology education paper. Arch Clin Neuropsychol. 2017;32(4):491-8.
8. Pinto TCC, Machado L, Bulgacov TM, Rodrigues-Júnior AL, Costa MLG, Ximenes RCC, et al. Is the Montreal Cognitive Assessment (MoCA) screening superior to the Mini-Mental State Examination (MMSE) in the detection of mild cognitive impairment (MCI) and Alzheimer's Disease (AD) in the elderly? Int Psychogeriatr. 2019;31(4):491-504.
9. Cesar KG, Yassuda MS, Porto FHG, Brucki SMD, Nitrini R. MoCA test: normative and diagnostic accuracy data for seniors with heterogeneous educational levels in Brazil. Arq Neuropsiquiatr. 2019;77(11):775-81.
10. Apolinario D, Santos MF, Sassaki E, Pegoraro F, Pedrini AVA, Cestari B, et al. Normative data for the Montreal Cognitive Assessment (MoCA) and the Memory Index Score (MoCA-MIS) in Brazil: adjusting the nonlinear effects of education with fractional polynomials. Int J Geriatr Psychiatry. 2018;33(7):893-9.
11. Castro-Costa E, Dewey ME, Uchôa E, Firmo JOA, Lima-Costa MF, Stewart R. Construct validity of the mini mental state examination across time in a sample with low-education levels: 10-year follow-up of the Bambuí Cohort Study of Ageing. Int J Geriatr Psychiatry. 2014;29(12):1294-303.
12. Smid J, Studart-Neto A, César-Freitas KG, Dourado MCN, Kochhann R, Barbosa BJAP, et al. Declínio cognitivo subjetivo, comprometimento cognitivo leve e demência – diagnóstico sindrômico: recomendações do Departamento Científico de Neurologia Cognitiva e do Envelhecimento da Academia Brasileira de Neurologia. Dement Neuropsychol. 2022;16:1-24.
13. Assis LO, Paula JJ, Assis MG, Moraes EN, Malloy-Diniz LF. Psychometric properties of the Brazilian version of Pfeffer's functional activities questionnaire. Front Aging Neurosci. 2014;6:255.

12.2 RASTREIO DE DEMÊNCIA: MINIEXAME DO ESTADO MENTAL (MEEM) E MONTREAL COGNITIVE ASSESSMENT (MoCA)

Sonia Maria Dozzi Brucki

O Miniexame do Estado Mental (MEEM) é um dos instrumentos de rastreio cognitivo mais utilizados ao redor do mundo. Consiste em uma bateria simples de 20 itens, totalizando 30 pontos, e demanda em torno de 5 a 8 minutos para que seja completado por indivíduos saudáveis. Foi publicado em 1975 por Folstein e colaboradores,[1] e, a partir dessa publicação, muitas se seguiram, em diversos idiomas, com várias adaptações tendo sido realizadas em diferentes países. O MEEM apresenta consistência interna moderada e boa confiabilidade teste-reteste. Tem sido amplamente usado em estudos populacionais que avaliam a prevalência de transtornos cognitivos e em ensaios clínicos de medidas secundárias de eficácia de medicação. Nos ensaios clínicos, o MEEM foi adotado como medida de progressão da doença de Alzheimer, pois, no Brasil, são necessárias evidências de eficácia para aprovação dos inibidores das colinesterases pelo Ministério da Saúde. Na prática clínica, deve ser utilizado como rastreio cognitivo; um indivíduo com escores baixos para sua escolaridade deve ser mais bem avaliado por outros instrumentos e pela observação de sua capacidade em atividades instrumentais de vida diária.

No estudo original, foram avaliados 206 indivíduos com síndrome demencial, transtornos afetivos com ou sem comprometimento cognitivo, esquizofrenia e transtornos da personalidade, os quais foram comparados a 63 controles saudáveis. Sua validade foi determinada por comparação com a Escala de Inteligência de Weschler (WAIS). Comparando-se o MEEM ao quociente de inteligência (QI) verbal e ao QI total, os índices de correlação de Pearson foram, respectivamente, 0,78 e 0,66. Além disso, o MEEM mostrou-se com boa confiabilidade na replicação após 24 horas e 28 dias e entre examinadores. Os autores concluíram que ele seria um bom instrumento para diferenciar indivíduos com comprometimento cognitivo dos sadios independentemente da causa. O escore de 24 pontos foi recomendado como nível de corte em sujeitos com pelo menos 8 anos de escolaridade.[1]

Em uma metanálise de dados provindos de clínicas especializadas, o MEEM teve sensibilidade de 76,9% (95% IC = 70,1-83,1%) e especificidade de 89,9% (95% IC = 82,5-95,4%), demonstrando sua utilidade como teste de rastreio.[2]

Considerando-se a detecção de comprometimento cognitivo leve (CCL) em indivíduos com queixas de memória, a sensibilidade seria de 66,9% (95% IC = 50,1-81,8%), e a especificidade, de 77,6% (IC = 62,3-89,8%). Ao tentar separar sujeitos com demência daqueles com CCL, observou-se sensibilidade de 87,2% (IC = 80,9-92,5%) e especificidade de 59,7%

(IC = 34,9-82,1%).[3] Comenta-se que o MEEM teria menor acurácia para o rastreio para CCL, porém, sendo um instrumento mais bem conhecido e com níveis de corte por escolaridade, ainda se constitui em um instrumento bastante útil, principalmente se associado a testes funcionais e a uma boa anamnese.[2]

Entre indivíduos com comprometimento sensorial, auditivo ou visual, o MEEM teve versões escritas ou adaptadas (retirando-se os subitens visuais), sendo utilizado de forma satisfatória nessas populações.[3,4]

▌ INFLUÊNCIA DO NÍVEL EDUCACIONAL

Com o uso do instrumento ao longo dos anos, rapidamente se percebeu que deveria haver diferentes níveis de corte, sobretudo devido à influência da escolaridade sobre os escores observados, tanto em indivíduos sem alterações cognitivas quanto naqueles com comprometimento cognitivo. Vários trabalhos propuseram níveis de corte diferenciados para diferentes níveis de escolaridade ou alterações em itens do teste para avaliação mais adequada em seus países. No Brasil, vários estudos também observaram a necessidade de notas de corte diferentes por escolaridade e a influência destas sobre os escores.[5-8]

No Brasil, o MEEM tem sido recomendado por vários consensos para uso em demência, permanecendo como instrumento útil para rastreio também no último consenso realizado pela Academia Brasileira de Neurologia com participação multidisciplinar, publicado ao final de 2022.[9]

O primeiro estudo de adaptação do MEEM no Brasil sugeriu o uso de escores de corte diferenciados por escolaridade.[5] Nesse trabalho, foram examinados 530 indivíduos com idade igual ou superior a 15 anos. As medianas dos escores no MEEM, por escolaridade, foram de 18 para analfabetos, 24 para indivíduos de escolaridade baixa, 28 para aqueles de escolaridade intermediária e 29 para pessoas de alta escolaridade. Os escores de corte propostos foram aqueles demonstrados pelo percentil 5 da amostra: analfabetos, 13 (sensibilidade de 82,4% e especificidade de 97,5%); baixa e intermediária escolaridade, 18 (sensibilidade de 75,6% e especificidade de 96,6%); e alta escolaridade, 26 (sensibilidade de 80,0% e especificidade de 95,6%).[5]

Posteriormente, após consenso entre os grupos de neurologia cognitiva da Universidade Federal de São Paulo e da Universidade de São Paulo, algumas outras adaptações foram realizadas, de modo a permitir a realização do teste em estudos populacionais, em atendimento clínico hospitalar ou em consultório. Após sua publicação, essa versão tem sido a mais usada para rastreio cognitivo.[7] Nesse estudo, os autores optaram por não delimitar níveis de corte, pois estes podem ser diferentes dependendo da doença de base do paciente entrevistado, sendo possível a existência de diferenças inter-regionais, que podem ser minimizadas aumentando-se a inclusão de indivíduos potencialmente suspeitos para declínio cognitivo. Por isso, foi sugerido, no artigo, o uso dos valores medianos por escolaridade, e, no caso de apresentar um desempenho inferior a eles, o indivíduo deve ser encaminhado para uma avaliação mais detalhada.[7]

Os resultados das duas versões são semelhantes, apesar das pequenas modificações instituídas (Tab. 12.2.1).

A versão mais utilizada em nosso meio é a de Brucki e colaboradores.[7] E os escores por escolaridade são apresentados na Tabela 12.2.2.[7]

Cabe relembrar que, no Brasil, o ensino fundamental é bastante heterogêneo, com características regionais próprias, como número de dias na escola, período de horas diárias e frequência de educadores; consequentemente, sobretudo nos grupos de escolaridade inferior, há heterogeneidade de perfil de respostas. As bases sociais e culturais, além das demandas do meio ambiente, devem ser levadas em consideração ao se avaliar um indivíduo.

▌ ASSOCIAÇÃO A QUESTIONÁRIOS DE ATIVIDADE INSTRUMENTAL

Algumas vezes, o diagnóstico de comprometimento cognitivo pode ser aperfeiçoado associando-se o MEEM a testes funcionais, o que não aumenta em muito o tempo necessário para a avaliação, mas melhora o grau de acurácia diagnóstica. Por exemplo, o uso do Informant Questionnaire on Cognitive Decline in Elderly (IQCODE) associado a testes cognitivos tem demonstrado melhora da precisão diagnóstica para comprometimento cognitivo tanto com o MEEM quanto com a Addenbrooke's Cognitive Examination-Revised (ACE-R), aumentando a acurácia, a especificidade e o valor preditivo positivo.[10]

No Brasil, Bustamante e colaboradores[11] observaram que o MEEM em combinação ao IQCODE classificou corretamente 92,1% dos controles e pacientes com demência leve a moderada (sensibilidade de 83,3% e especificidade de 97,8%); a combinação MEEM e Bayer-Activities of Daily Living Scale (B-ADL) classificou de modo correto

TABELA 12.2.1 ■ RESULTADOS DAS DUAS VERSÕES DO MEEM POR ESCOLARIDADE				
ESCOLARIDADE	BERTOLUCCI E COLABORADORES[5]		BRUCKI E COLABORADORES[7]	
	N	MEDIANA	N	MEDIANA
Grupo todo	530	30	433	25
Analfabetos	79	18	77	20
1 a 4 anos	115	26	211	25
5 a 8 anos	178	28	72	27
9 a 11 anos	158	29	47	28
≥ 12 anos	–	–	26	29

TABELA 12.2.2 ■ DISTRIBUIÇÃO DOS ESCORES NA AMOSTRA TOTAL E POR ESCOLARIDADE				
	N	MÉDIA	DESVIO-PADRÃO	MEDIANA
Grupo todo	433	24,63	3,72	25
Analfabetos	77	19,51	2,84	20
1 a 4 anos de escolaridade	211	24,76	2,96	25
5 a 8 anos de escolaridade	72	26,15	2,35	26
9 a 11 anos de escolaridade	47	27,74	1,81	28
Acima de 11 anos de escolaridade	26	28,27	2,01	29

Fonte: Adaptada de Brucki e colaboradores.[7]

92,1% da amostra, com sensibilidade de 86,7% e especificidade de 95,7%.

Diferentemente dos estudos citados, nem todos os investigadores estão de acordo com o acréscimo de acurácia ao combinar instrumentos.[12] Por exemplo, a capacidade de discriminar os pacientes com CCL dos controles saudáveis foi semelhante para o IQCODE (área sob a curva de 0,86) e o MEEM (AUC 0,84).[13]

O MEEM tem-se mostrado bastante útil como teste de rastreio ao longo dos anos; deve-se mencionar, porém, que, mais recentemente, seu uso tem sido cobrado por uma editora norte-americana, que adquiriu seus direitos autorais.

■ MONTREAL COGNITIVE ASSESSMENT (MoCA)

O Montreal Cognitive Assessment (MoCA) é um instrumento que tem sido amplamente utilizado e que apresenta sensibilidade e especificidade altas para detecção de CCL, mesmo em grupos de indivíduos com *performance* normal no MEEM.[14] São avaliadas as seguintes funções: visuoespacial/executiva, nomeação, atenção, linguagem, abstração, memória, orientação. A maioria dos estudos relacionados ao MoCA foi realizada em países desenvolvidos e com participantes com escolaridade superior a 12 anos.

A versão brasileira do MoCA foi confirmada como um bom instrumento para diagnóstico de CCL, com sensibilidade de 81% e especificidade de 77% quando adotada nota de corte de 25 pontos no total de 30, como sugerido internacionalmente. No entanto, a população estudada teve média de escolaridade de 11,4 anos, o que não se adequa à maioria da população idosa brasileira.[15]

Uma revisão sistemática sobre escores a serem considerados demonstrou que o escore ≤ 25 poderia levar a uma alta taxa de falsos-positivos; portanto, os autores sugeriram um ponto de corte de ≤ 22 pontos.[16] No Brasil, em uma amostra com variações amplas de níveis educacionais, utilizou-se o escore ≤ 22 pontos e constatou-se que 67% da amostra de controles normais seriam considerados como cognitivamente comprometidos, mesmo com o uso desse escore reduzido.[17]

Em outro estudo nacional, o teste MoCA não teve alta acurácia para detectar comprometimento cognitivo sem demência (CCSD) na população estudada com baixa escolaridade. Essa ferramenta poderia ser usada para detectar demência, especialmente em indivíduos com mais de 5 anos de escolaridade, se uma menor nota de corte fosse adotada.[18] Nesse estudo com 630 participantes divididos entre 110 com demência, 135 com CCSD e 385 controles, o melhor escore foi de 19 pontos para distinção entre controles e CCSD, porém escores de corte diferentes foram obtidos por nível de escolaridade, variando de 11 (analfabetos) a 22 (acima de 11 anos de escolaridade).[18]

A Tabela 12.2.3 apresenta os escores sugeridos no MoCA de acordo com as recomendações da Academia Brasileira de Neurologia.[9]

Em conclusão, o MEEM e o MoCA são testes muito úteis para rastreio de prejuízo cognitivo. O MEEM é mais amplamente conhecido e serve para liberação de medicação para doença de Alzheimer, bem como para aplicar em pessoas com menores níveis educacionais. O MoCA avalia mais adequadamente funções executivas, porém seu inconveniente é a dificuldade entre pessoas de baixa escolaridade, portanto, preconiza-se seu uso para indivíduos com escolaridade superior a 12 anos.

■ REFERÊNCIAS

1. Folstein MF, Folstein SE, McHugh PR. Mini-mental state: a practical method for grading the cognitive state of patients for the clinician. J Psychiatr Res. 1975;12(3):189-98.
2. Larner AJ. Cognitive screening instruments: a practical approach. London: Springer-Verlag; 2013.
3. Busse A, Sonntag A, Bischkopf J, Matschinger H, Angermeyer MC. Adaptation of dementia screening for vision-impaired older persons: administration of the Mini-Mental State Examination (MMSE). J Clin Epidemiol. 2002;55(9):909-15.
4. Silva ML, McLaughlin MT, Rodrigues EJ, Broadbent JC, Gray AR, Hammond-Tooke GD. A mini-mental status examination for the hearing impaired. Age Ageing. 2008;37(5):593-5.
5. Bertolucci PH, Brucki SM, Campacci SR, Juliano Y. O mini-exame do estado mental em uma população geral: impacto da escolaridade. Arq Neuro-Psiquiatr. 1994;52(1):1-7.
6. Bertolucci PH, Okamoto IH, Brucki SM, Siviero MO, Toniolo Neto J, Ramos LR. Applicability of the CERAD neuropsychological battery to Brazilian elderly. Arq Neuro-Psiquiatr. 2001;59(3A):532-6.
7. Brucki SM, Nitrini R, Caramelli P, Bertolucci PH, Okamoto IH. Suggestions for utilization of the mini-mental state examination in Brazil. Arq Neuro-Psiquiatr. 2003;61(3B):777-81.
8. Lourenço RA, Veras RP. Mini-mental state examination: psychometric characteristics in elderly outpatients. Rev Saúde Pública. 2006;40(4):712-9.
9. Smid S, Studart-Neto A, César-Freitas KG, Dourado MCN, Kochhann R, Barbosa BJA, et al. Declínio cognitivo subjetivo, comprometimento cognitivo leve e demência: diagnóstico sindrômico: recomendações do Departamento Científico de Neurologia Cognitiva e do Envelhecimento da Academia Brasileira de Neurologia. Dement Neuropsychol. 2022;16(3 suppl 1):1-17.
10. Hancock P, Larner AJ. Diagnostic utility of the Informant Questionnaire on Cognitive Decline in the Elderly (IQCODE) and its combination with the Addenbrooke's Cognitive Examination-Revised (ACE-R) in a memory clinic-based population. Int Psychogeriatr. 2009;21(3):526-30.
11. Bustamante SEZ, Bottino CMC, Lopes MA, Azevedo D, Hototian SR, Litovoc J, et al. Instrumentos combinados na avaliação de demência em idosos: resultados preliminares. Arq Neuro-Psiquiatr. 2003;61(3A):601-6.
12. Abreu ID, Nunes PV, Diniz BS, Forlenza OV. Combining functional scales and cognitive tests in screening for mild cognitive impairment at a university-based memory clinic in Brazil. Rev Bras Psiquiatr. 2008;30(4):346-9.
13. Isella V, Villa L, Russo A, Regazzoni R, Ferrarese C, Appollonio IM. Discriminative and predictive power of an informant report in mild cognitive impairment. J Neurol Neurosurg Psychiatry. 2006;77(2):166-71.
14. Nasreddine ZS, Phillips NA, Bédirian V, Charbonneau S, Whitehead V, Collin I, et al. The Montreal Cognitive Assessment, MoCA: a brief

TABELA 12.2.3 ■ ESCORES SUGERIDOS NO MOCA	
PARA DIAGNÓSTICO DE DEMÊNCIA (POR ESCOLARIDADE)	**PARA DIAGNÓSTICO DE COMPROMETIMENTO COGNITIVO SEM DEMÊNCIA (POR ESCOLARIDADE)**
Analfabetos: ≤ 8	Analfabetos: ≤ 11
1-4 anos: ≤ 15	1-4 anos: ≤ 17
5-8 anos: ≤ 16	5-8 anos: ≤ 19
9-11 anos: ≤ 19	9-11 anos: ≤ 19
≥ 12 anos: ≤ 21	≥ 12 anos: ≤ 21

Fonte: Adaptada de Smid e colaboradores.[9]

15. screening tool for mild cognitive impairment. J Am Geriatr Soc 2005;53(4):695-9.
16. Memória CM, Yassuda MS, Nakano EY, Forlenza O V. Brief screening for mild cognitive impairment: validation of the Brazilian version of the Montreal cognitive assessment. Int J Geriatr Psychiatry. 2013;28(1):34-40.
17. Carson N, Leach L, Murphy KJ. A re-examination of Montreal Cognitive Assessment (MoCA) cutoff scores. Int J Geriatr Psychiatry. 2018;33(2):379-88.
18. Apolinario D, Santos MF, Sassaki E, Pegoraro F, Pedrini AV, Cestari B, et al. Normative data for the Montreal Cognitive Assessment (MoCA) and the Memory Index Score (MoCA-MIS) in Brazil: adjusting the nonlinear effects of education with fractional polynomials. Int J Geriatr Psychiatry. 2018;33(7):893-9.
19. César KG, Yassuda MS, Porto FHG, Brucki SMD, Nitrini R. MoCA test: normative and diagnostic accuracy data for seniors with heterogeneous educational levels in Brazil. Arq Neuropsiquiatr. 2019;77(11):775-81.

12.3 SUBESCALA COGNITIVA DA ESCALA DE AVALIAÇÃO DA DOENÇA DE ALZHEIMER (ADAS-Cog)
Rodrigo Rizek Schultz

A Escala de Avaliação da Doença de Alzheimer (ADAS) foi desenvolvida e publicada em 1984 com o objetivo de avaliar a intensidade das alterações cognitivas e não cognitivas características dessa doença.[1] Constitui-se de duas partes: uma cognitiva (ADAS-Cog) e outra não cognitiva, que avalia os distúrbios de comportamento. Chama atenção o fato de a ADAS não ter sido desenvolvida com o intuito de ser um instrumento diagnóstico. Contudo, verificou-se posteriormente que os escores diferenciam com clareza pacientes com diagnóstico clínico de demência da doença de Alzheimer (DDA) de indivíduos controles não demenciados.

▪ VERSÕES

Desde sua exitosa introdução como principal instrumento no primeiro estudo multicêntrico duplo-cego com tacrina, a ADAS-Cog tem sido utilizada como a mais importante ferramenta na avaliação da resposta terapêutica de pacientes com DDA.[2] Consequentemente, tem sido adaptada para diversos idiomas, como português de Portugal, espanhol, húngaro, grego, francês, japonês e alemão.

Justamente por se tratar de um instrumento necessariamente utilizado em pesquisa clínica, além de interessante como diagnóstico e acompanhamento dos pacientes, foram realizadas muitas adaptações da ADAS-Cog, seguindo modificações resultantes de razões linguísticas. Alguns autores, porém, preferem mantê-la na forma original.

▪ DESCRIÇÃO DO INSTRUMENTO

A ADAS foi inicialmente composta de 40 itens, mas apenas 21 foram escolhidos, por serem considerados cardinais de disfunção cognitiva na DDA. Constitui-se por duas partes e tem escore total de 120 pontos: uma cognitiva (ADAS-Cog), que inclui itens de 1 a 11, com escore total de 70 pontos, e outra não cognitiva, que avalia os distúrbios de comportamento e inclui os itens de 12 a 21, com escore máximo de 50 pontos. Para sua administração, são necessários de 30 a 45 minutos, dependendo do grau da demência. As principais áreas cognitivas avaliadas podem ser divididas em memória (50%), linguagem (28%), praxia (14%) e comandos (8%). Quanto maior a pontuação, pior o desempenho. Observa-se que a sensibilidade aumenta de acordo com a evolução da doença, notando-se uma discriminação entre o grupo sem déficits cognitivos e o grupo com DDA em todos os itens cognitivos.

▪ PÚBLICO-ALVO

Em ensaios clínicos, a ADAS-Cog é rotineiramente utilizada como o principal instrumento de avaliação. Métodos comumente empregados na apreciação das demências, como o Miniexame do Estado Mental (MEEM), mostraram-se úteis no estudo das alterações que um fármaco pode produzir, mas não foram desenvolvidos com essa finalidade, deixando de apontar vários aspectos importantes dessas doenças.[3] A ADAS-Cog tem sido utilizada tanto para detecção precoce quanto para estadiamento da demência, ajudando a documentar e a confirmar suspeita ao exame clínico, tendo aplicação tanto clínica como para pesquisa.

Trata-se de uma medida de rastreamento, de fácil aplicação, curta, mas abrangente. Pode-se dizer que as vantagens de um instrumento único são várias: permitem eficiência na administração, tempo reduzido, poder estatístico e simplicidade de interpretação. A ADAS-Cog foi construída com essas ideias, especialmente para avaliação longitudinal dos pacientes com DDA.

APLICAÇÃO

Precedendo a avaliação propriamente dita, realiza-se uma conversação aberta e não estruturada, com o objetivo de avaliar os diversos aspectos da linguagem tanto expressiva como receptiva. Os escores referentes a essa avaliação são dados após o término da sessão de testes e dizem respeito aos itens habilidade em linguagem falada, dificuldade em achar palavras na fala espontânea e compreensão. O método de escore da ADAS-Cog não é difícil, mas é necessário experiência, principalmente nesses três últimos itens.

Os itens avaliados são descritos a seguir.

1. Evocação imediata de palavras. Esse item é composto por uma lista de 10 palavras; pede-se ao indivíduo que as leia em voz alta e tente gravá-las. As palavras são apresentadas em cartões a cada 2 segundos, e foram escolhidas tentando respeitar o significado original e o número de letras que as compunham. São dadas duas outras tentativas, e em cada uma delas a sequência das palavras é alterada. No início de cada tentativa, o examinador fornece instruções semelhantes ao que segue: "Eu vou lhe mostrar algumas palavras. Por favor, leia cada palavra em voz alta e tente gravá-la, pois mais tarde eu vou lhe pedir para que tente se lembrar todas as palavras que eu mostrei". Depois da apresentação, o examinador pede ao indivíduo que tente evocar tantas palavras quanto possível. O escore corresponde ao número médio de palavras não evocadas nas três tentativas (máximo de 10). Ao ser aplicado em analfabetos, as palavras podem ser lidas pelo examinador, porém não há validação dessa metodologia.

2. Nomeação de objetos e dedos. Pede-se ao indivíduo que nomeie 12 objetos reais apresentados ao acaso, cujos valores de frequência, para a língua inglesa, são alto, médio e baixo, bem como os dedos de sua mão dominante.

Se não houver resposta, o examinador fornece uma pista para o objeto apresentado. Caso ainda não haja resposta, ou um erro seja cometido, pergunta-se pelo próximo objeto, lembrando que pode haver mais de uma resposta correta. Descrições dos objetos e parafasias semânticas ou fonêmicas não devem ser consideradas corretas.

Segundo os autores que fizeram uma validação para a população brasileira, para nomeação de dedos, foram consideradas corretas todas as diversas formas utilizadas para nomeá-los, inclusive as mais populares. O escore varia de 0 a 5.[4]

3. Comandos. Pede-se ao paciente para seguir comandos de 1 a 5. Cada comando deve ser lido uma vez. Caso o indivíduo não responda, ou cometa um erro, o examinador deve, então, repeti-lo, seguindo, então, para o próximo. Para cada comando errado, acrescenta-se 1 ponto. O escore varia de 0 a 5.

4. Praxia construtiva. Esse item avalia a capacidade do indivíduo de copiar quatro figuras geométricas. As figuras devem ser apresentadas individualmente em uma folha de papel em branco. As instruções devem ser: "Nesse pedaço de papel há uma figura. Tente desenhar outra que se pareça com essa, em algum lugar da página". Podem ser dadas duas tentativas. Não havendo a reprodução em duas tentativas, o examinador deve prosseguir. O escore varia de 0 a 4.

5. Praxia ideativa. Essa tarefa é designada para determinar se o indivíduo é capaz de realizar uma complexa sequência de ações. São fornecidos uma folha de papel, um envelope longo e um lápis. O examinador deve dar as seguintes instruções: "Eu quero que você finja ter escrito a você mesmo uma carta. Pegue esse pedaço de papel, dobre-o de forma a ajustar-se dentro do envelope, ponha-o dentro do envelope, feche o envelope, endereçe-o a si mesmo e mostre-me onde vai o selo". Há cinco componentes nessa tarefa, e cada um está sublinhado. Para cada sequência errada, acrescenta-se 1 ponto. Segundo os autores que fizeram uma validação para a população brasileira, considerou-se correto quando mencionado o bairro no lugar de cidade ou Estado.[4]

6. Orientação. Os componentes desse item são: nome completo do indivíduo, dia da semana, dia do mês, mês, ano, estação do ano, hora e local específico. Um ponto é dado para cada resposta incorreta (máximo = 8). Respostas aceitáveis incluem as seguintes: um dia a mais ou a menos para dia do mês; uma hora a mais ou a menos para a hora real; nome parcial do lugar; nomeação da estação do ano a chegar dentro de uma semana e nome da estação anterior dentro de duas semanas após seu término. Mês, ano e dia da semana, bem como primeiro e último nomes da pessoa, devem ser exatos.

7. Reconhecimento de palavras. Nesse item, pede-se ao indivíduo que leia uma lista de 12 palavras e tente memorizá-las, como no teste de evocação imediata de palavras. Em seguida, é fornecida outra lista composta pelas mesmas 12 palavras misturadas a outras 12 palavras não apresentadas previamente. Pede-se, então, para que o sujeito diga se a palavra foi ou não lida anteriormente. São três tentativas no total, e em cada uma delas a ordem das palavras é alterada. O examinador deve anotar o número de vezes que o paciente precisou para ser lembrado das instruções do teste em todas as tentativas. O escore é dado após a soma dos erros e sua divisão por três, sendo o máximo de 12 pontos.

8. Recordação das instruções. Avalia a capacidade do indivíduo de lembrar-se das instruções no teste de reconhecimento de palavras. Se o paciente errar para responder, significa que as instruções foram esquecidas e repetidas. Cada momento de erro de memória para instruções do teste é anotado. O escore varia de 0 a 5.

9. Habilidade em linguagem falada. Esse item tem como objetivo fazer uma avaliação global da qualidade da fala, como a clareza e a capacidade de se fazer entender. O examinador deve considerar toda a fala produzida pelo indivíduo durante toda a sessão de teste e conversação prévia. O escore varia de 0 a 5.

10. Dificuldade em achar palavras na fala espontânea. Assim como no item 9, este avalia diminuição na fala expressiva, mas só na dificuldade em achar palavras, enquanto o 9 é uma avaliação mais global para a qualidade verbal da fala do paciente. O escore varia de 0 a 5.

11. Compreensão. Esse item destina-se à capacidade do indivíduo de entender a fala do examinador, devendo-se considerar se foi capaz de compreendê-la nas diferentes etapas de avaliação, como durante o diálogo aberto, à sessão de teste e, se aplicável, à administração de itens não cognitivos. O escore varia de 0 a 5.

▌ INTERPRETAÇÃO DAS PONTUAÇÕES DA VERSÃO EM PORTUGUÊS

A ADAS-Cog foi traduzida da língua inglesa para o nosso idioma a partir da versão original. A versão em português contou com um estudo no qual foram selecionados 140 indivíduos para compor dois grupos, sendo 96 controles e 44 pacientes com DDA. Dividiu-se cada grupo por sujeitos em três níveis de escolaridade: entre 0 e 4 anos; entre 5 e 11 anos; e superior a 11 anos. O interesse foi de se estudar apenas pacientes com demência leve ou em sua fase inicial que obtiveram escore de 1,0 na Clinical Dementia Rating Scale (CDR). Todos aqueles com idade igual ou superior a 50 anos foram examinados individualmente por um único examinador. Não foi observada significância para a variável gênero entre os pacientes com DDA para os diferentes itens e o escore total. No grupo-controle, os homens apresentaram desempenho um pouco melhor nos itens comandos e praxia construtiva.[4]

No grupo de pacientes com DDA, para os diferentes níveis de escolaridade, foram observados resultados significantes nos itens comandos, praxia construtiva, compreensão e escore total. Para o grupo-controle, observou-se significância nos itens nomeação de objetos e dedos, comandos, praxia construtiva, praxia ideativa, recordação de instruções e escore total. Entre controles e DDA, comparando-se os itens correspondentes para os respectivos níveis de escolaridade, constatou-se a existência de resultados significantes entre 0 e 4 anos nos itens memória imediata de palavras, praxia construtiva, praxia ideativa, orientação, reconhecimento de palavras e escore total; entre 5 e 11 anos, nos itens memória imediata de palavras, praxia ideativa, orientação, reconhecimento de palavras, compreensão e escore total; e, acima de 11 anos, nos itens memória imediata de palavras, praxia ideativa, orientação, reconhecimento de palavras, recordação de instruções e escore total. O desempenho no escore total da ADAS-Cog por anos de escolaridade, e não por níveis de escolaridade, encontra-se na Figura 12.3.1.

Observou-se que a ADAS-Cog total e seus itens são sensíveis à gravidade e ao estadiamento da DDA. Para cada 2,5 pontos, encontrou-se 1 ponto de piora no MEEM em escores entre 23 e 11.[5] Destaca-se que não há trabalhos nacionais mais recentes que possam ser utilizados para atualizar informações necessárias para que a bateria ADAS-Cog tenha seus escores mais bem analisados.

CONFIABILIDADE

Os dados nacionais demonstraram grande confiabilidade, evidenciando diferença significativa entre controles e pacientes com DDA em vários itens e no escore total.[4]

▌ FATORES QUE AFETAM A PONTUAÇÃO

Não foram observadas diferenças significativas na literatura com relação ao sexo. Já a escolaridade

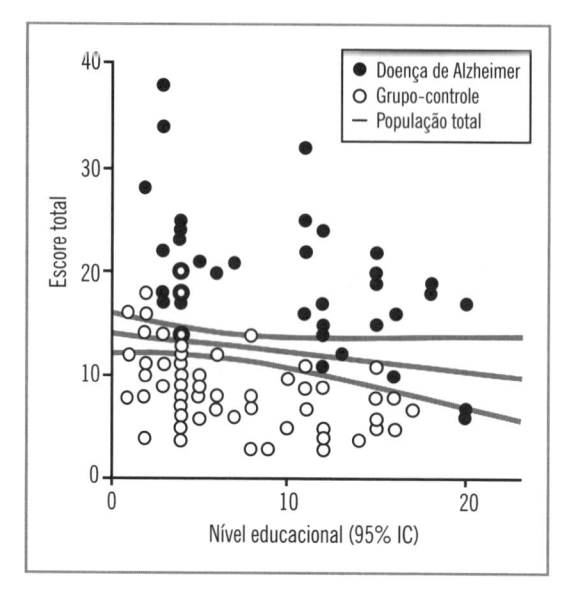

FIGURA 12.3.1 ▮ DESEMPENHO NO ESCORE TOTAL DA SUBESCALA COGNITIVA DA ESCALA DE AVALIAÇÃO DA DOENÇA DE ALZHEIMER POR ANOS DE ESCOLARIDADE.
IC = Intervalo de confiança.
Fonte: Schultz e colaboradores.[4]

é uma variável extensivamente estudada. Níveis de escolaridade mais baixos estão relacionados com pior desempenho nos testes na maioria dos estudos com a ADAS-Cog.[6] Autores observaram a diminuição de um ponto na ADAS-Cog para cada 5 anos de escolaridade. Esses resultados sugerem que esse fator deve ser considerado no desenvolvimento e na interpretação de testes cognitivos nos ensaios clínicos de fármacos para a DDA.[7,8] Em alguns trabalhos, não foram obtidas correlações estatisticamente significantes. Autores nacionais observaram significância da variável escolaridade entre os grupos e dentro de cada um deles.[4] Os itens memória imediata de palavras, praxia ideativa, orientação, reconhecimento de palavras e escore total da ADAS-Cog foram significativos do ponto de vista estatístico nos três níveis de escolaridade.

Pacientes que não cursaram o ensino médio tiveram pior desempenho em relação àqueles com ensino superior, estatisticamente significativo nos itens memória imediata de palavras, reconhecimento de palavras, recordação das instruções, praxia construtiva e orientação. Em dois itens, orientação e praxia construtiva, indivíduos com ensino médio tiveram um desempenho pior do que os que realizaram pós-graduação.[6]

▮ LIMITAÇÕES

A ADAS-Cog é o principal instrumento utilizado para avaliação em ensaios clínicos. Seus métodos de escore não são difíceis, mas faz-se necessário treinamento para sua administração. Não é substituto para uma avaliação neuropsicológica extensa, nem mesmo uma ferramenta para médicos generalistas, embora seja uma valiosa escala de rastreamento com utilidade tanto diagnóstica como de estadiamento da DDA.

Embora não tenha sido desenvolvida com o intuito de ser uma ferramenta diagnóstica, é útil como teste discriminatório entre pessoas com e sem demência. Entretanto, até o momento, não se mostra útil em diferenciar as várias formas de demência, visto que muitas delas se apresentam com o mesmo padrão. Portanto, apesar de ser desenvolvida para avaliar os diferentes distúrbios relacionados à DDA, a ADAS-Cog não permite distinguir os diferentes tipos de demência.

▮ CONSIDERAÇÕES FINAIS

Muitos instrumentos de avaliação aplicados em ensaios clínicos têm sido utilizados com o objetivo de avaliar as disfunções cognitivas e não cognitivas geralmente associadas à DDA. A maioria das escalas de avaliação é global e não evidencia alterações em áreas específicas. Assim, elas podem ser relativamente insensíveis na detecção de efeitos farmacológicos, pois cada estágio abriga uma variedade muito grande de distúrbios, requisitando um grande efeito terapêutico para evidenciar uma melhora.

Embora a DDA tenha uma grande variedade de sintomas, a perda progressiva da memória e de outras funções cognitivas é sua principal característica. Como a fisiopatologia da doença é cada vez mais conhecida, tem surgido intenso interesse em avaliar novos fármacos para seu tratamento. Dessa maneira, faz-se necessária uma avaliação adequada dessas funções por meio do desenvolvimento e do aprimoramento de instrumentos psicométricos.

■ FORMAS DE AQUISIÇÃO

A ADAS-Cog é de domínio público, publicada e acessível via bibliotecas virtuais disponíveis.

■ REFERÊNCIAS

1. Rosen WG, Mohs RC, Davis KL. A new rating scale for Alzheimer's disease. Am J Psychiatry. 1984;141(11):1356-64.
2. Davis KL, Thal LJ, Gamzu ER, Davis CS, Woolson RF, Gracon SI, et al. A double-blind, placebo-controlled multicenter study of tacrine for Alzheimer's disease: the Tacrine Collaborative Study Group. N Engl J Med. 1982;327(18):1253-9.
3. Folstein MF, Folstein SE, McHugh PR. Mini-mental state: a practical method for grading the cognitive state of patients for the clinician. J Psychiatr Res. 1975;12(3):189-98.
4. Schultz RR, Siviero MO, Bertolucci PH. The cognitive subscale of the "Alzheimer's Disease Assessment Scale" in a Brazilian sample. Braz J Med Biol Res. 2001;34(10):1295-302.
5. Zec RF, Landreth ES, Vicari SK, Feldman E, Belman J, Andrise A, et al. Alzheimer disease assessment scale: useful for both early detection and staging of dementia of the Alzheimer type. Alzheimer Dis Assoc Disord. 1992;6(2):89-102.
6. Doraiswamy PM, Bieber F, Kaiser L, Krishnan KR, Reuning-Scherer J, Gulanski B. The Alzheimer's disease assessment scale: patterns and predictors of baseline cognitive performance in multicenter Alzheimer's disease trials. Neurology. 1997;48(6):1511-7.
7. Peña-Casanova J, Aguilar M, Santacruz P, Bertran-Serra I, Hernández G, Sol JM, et al. Adaptación y normalización españolas de la Alzheimer's Disease Assessment Scale (ADAS) (NORMACODEM) (Y II). Neurología. 1997;12(2):69-77.
8. Drótos G, Pákáski M, Papp E, Kálmán J. Is it pseudo-dementia? The validation of the Adas-Cog questionnaire in Hungary. Psychiatr Hung. 2012;27(2):82-91.

12.4 CAMBRIDGE COGNITIVE EXAMINATION (CAMCOG)
Salma Rose Imanari Ribeiz, Luciana Mascarenhas Fonseca

Diversos instrumentos cognitivos foram formulados com base na apresentação etiológica e fenotípica dos sintomas cognitivos observados em diferentes síndromes demenciais. Entre eles, o Cambridge Cognitive Examination (CAMCOG) é uma bateria de avaliação cognitiva padronizada que faz parte de uma entrevista diagnóstica semiestruturada para vários transtornos mentais denominada Cambridge Examination for Mental Disorders of the Elderly (CAMDEX).[1] O CAMCOG foi desenvolvido para facilitar a detecção precoce e a elaboração do diagnóstico sindrômico e etiológico das demências.

■ VERSÕES DISPONÍVEIS

O CAMCOG original é um conjunto conciso de testes neuropsicológicos desenvolvido em 1986 por Roth e colaboradores,[1] da University of Cambridge, Reino Unido, como uma avaliação objetiva das funções cognitivas, fazendo parte do CAMDEX.

Em 1997, o instrumento foi revisado e publicado como CAMCOG-R.[2] Além da atualização da subescala de memória remota, o CAMCOG-R incluiu novos itens para avaliar a função executiva.[3] Nos anos 2000, foi desenvolvida uma nova versão, mais breve e voltada para o diagnóstico de demência vascular, na qual os 67 itens originais foram reduzidos para 25. O instrumento breve ficou conhecido como Rotterdam-CAMCOG (R-CAMCOG).[4]

Posteriormente, o CAMCOG foi ainda adaptado para o uso em indivíduos com síndrome de Down e deficiência intelectual, o CAMCOG-DS.[5] A adaptação do CAMCOG-DS levou em consideração as dificuldades cognitivas pré-mórbidas de pessoas com deficiência intelectual, melhorando, assim, a detecção do declínio cognitivo nessa população. Em 2021, foi publicado o CAMCOG-DS-II, 2ª edição atualizada do CAMCOG voltada para pessoas com deficiência intelectual.[6]

No Brasil, o instrumento foi traduzido, adaptado e validado por Bottino e colaboradores,[7] integrantes do Programa da Terceira Idade (PROTER) do Instituto de Psiquiatria da Faculdade de Medicina da Universidade de São Paulo, em 1999, como parte do instrumento CAMDEX. Desde então, sua versão traduzida tem sido utilizada para a população idosa em diversas pesquisas no Brasil.[8-13] Além da tradução e validação da versão original feita por Bottino e colaboradores[14] no País, foram encontradas outras quatro versões para a população brasileira descritas na literatura: 1) uma versão brasileira do CAMCOG-R, denominada Br-CAMCOG-R; 2) uma versão breve desenvolvida com duas opções divididas de acordo com o nível de escolaridade, denominada CAMCog-Short;[15] 3) uma versão do CAMCOG-DS, traduzida, adaptada e validada para a população com síndrome de Down (SD);[16] e 4) uma versão breve do CAMCOG desenvolvida especificamente para analfabetos idosos, chamada de CAMCOG-BILL.[17]

DESCRIÇÃO DO INSTRUMENTO E INTERPRETAÇÃO DAS PONTUAÇÕES

O CAMCOG original pode ser aplicado em 30 minutos e tem pontuação máxima de 107 pontos. Em cada domínio cognitivo, os itens variam em dificuldade, diminuindo os efeitos de teto e chão encontrados em outros testes cognitivos mais breves. O instrumento incorpora itens comumente usados em avaliação neuropsicológica para examinar funções dissociáveis, como o teste de fluência verbal, semelhanças e a identificação dos objetos fotografados de pontos de vista incomuns. Colaboram para o escore total do CAMCOG, os subtestes do Miniexame do Estado Mental (MEEM),[18] Teste de Fluência Verbal e Teste do Relógio, que também podem ser pontuados separadamente. Em contraste com o MEEM, as pontuações do CAMCOG são razoavelmente aproximadas por uma distribuição normal e mostram nenhum efeito de teto.[19] Tanto na versão original quanto nas versões brasileiras, o instrumento não apresenta viés de efeito chão ou teto. Várias das áreas cognitivas amplas são subdivididas em domínios mais específicos. A linguagem, por exemplo, é dividida em compreensão e expressão, e os itens de memória incluem aqueles para avaliar memória remota e recente, aprendizado intencional e incidental e medidas de recuperação (recordação e reconhecimento). Muitos estudos neuropsicológicos, neuropatológicos e de neuroimagem têm utilizado o CAMCOG original para a avaliação de idosos com e sem demência na população geral.[13,20-22]

O CAMCOG-R incorporou questões alternativas de memória remota para participantes mais jovens e também incluiu dois itens adicionais para avaliar a função executiva com mais detalhes: fluência ideacional e raciocínio visual.[3] Esses itens não foram incluídos no escore total do CAMCOG-R, mas permitem o cálculo de um escore separado de função executiva. A pontuação total do CAMCOG-R é de 105 pontos.

O Rotterdam-CAMCOG foi adaptado a partir da remoção de perguntas que tiveram efeito de piso e teto em uma amostra de pacientes com história neurovascular com e sem demência. Foram excluídas ainda as subescalas sem valor diagnóstico adicional e retirados os itens que não contribuíam para a homogeneidade das subescalas.[4] O instrumento tem pontuação total de 49 pontos divididos em 25 itens e tempo estimado de aplicação de 10 a 15 minutos. Inclui avaliação de orientação, memória, abstração e percepção.

Já para o CAMCOG-DS, algumas perguntas do instrumento original foram removidas depois que provaram ter um efeito de chão em indivíduos com SD e deficiência intelectual, enquanto outras questões foram adaptadas para permitir ao participante obter meia pontuação com o uso de pistas, conforme necessário.[23] O CAMCOG-DS apresenta pontuação máxima de 109 pontos dividida em 46 itens e tem tempo estimado de aplicação de 30 a 45 minutos. Na atualização do CAMCOG-DS-II, itens de memória remota e recente foram substituídos por um novo item de memória prospectiva, uma tarefa de cancelamento de estímulo foi incluída como medida de atenção e uma tarefa que investiga inibição de resposta e memória de trabalho – chamada de Cats & Dogs,[24] baseada no Day-night Stroop.[25] Um novo sistema de pontuação foi proposto para habilidades construtivas visuais, bem como foram incluídos instruções e exemplos que facilitam a aplicação e a pontuação de itens, um novo domínio de pontuação específico para funções executivas e um teste complementar de práxis. A pontuação máxima do CAMCOG-DS-II é de 106 pontos divididos em 42 itens.[6]

O Quadro 12.4.1 descreve as especificidades das versões do CAMCOG disponíveis no Brasil e mostra as principais diferenças entre elas.

PÚBLICO-ALVO

O CAMCOG foi desenvolvido para a população idosa com o objetivo de detectar distúrbios cognitivos na doença de Alzheimer (DA), mas também provou ser eficaz na detecção de demências não DA,[26] como demência vascular[4] e demência na doença de Parkinson.[27] Além disso, resultados sugerem que o CAMCOG-R retém alta precisão quando usado em amostras de idosos com baixa escolaridade,[28] mas apresenta baixas sensibilidade e especificidade para analfabetos.[29] Por sua vez, o CAMCOG-BILL é um instrumento viável para a avaliação de analfabetos com suspeita de DA.[17]

APLICAÇÃO

A aplicação do CAMCOG é relativamente simples, mas o conhecimento sobre como aplicá-lo e como mensurar o escore é importante para que ele seja utilizado adequadamente. Para a realização do teste, são necessários lápis, folha em branco e caderno de estímulos. Os domínios cognitivos são organizados em: orientação, linguagem (compreensão e expressão), memória (remota, recente e aprendiza-

QUADRO 12.4.1 ■ VERSÕES DO CAMBRIDGE COGNITIVE EXAMINATION NO BRASIL E INFORMAÇÕES SOBRE PROPRIEDADES PSICOMÉTRICAS

CAMCOG

Autores/ano	Bottino e colaboradores[7]
Tempo médio de aplicação	30 minutos
Pontuação total (itens)	107 pontos (67 itens)
Nota de corte sugerida para demência (SE/ES)	Nenhum ponto de corte sugerido
Organização de domínios cognitivos	Orientação, linguagem (compreensão e expressão), memória (remota, recente e aprendizagem), atenção, praxia, cálculo, pensamento abstrato e percepção
Avaliação psicométrica descrita	Realizada tradução e adaptação por equipe multidisciplinar Confiabilidade: CCI para itens do CAMCOG = 0,67-1,0 ($p < 0,001$) Validade com uso do CAMDEX: coeficiente *kappa* do diagnóstico sindrômico de demência foi k = 0,94, enquanto a confiabilidade do diagnóstico etiológico foi k = 0,83, ambos com p = 0,001
População incluída	40 idosos, 16 com demência (40%), 60% mulheres 55+ (média de idade = 71,5, desvio padrão = 5,8)

Br-CAMCOG-R

Autores/ano	Paradela e colaboradores[14]
Tempo médio de aplicação	40 minutos
Pontuação total (itens)	105 pontos (69 itens)
Nota de corte sugerida para demência (SE/ES)	60-61 (SE 88%, ES 84%)
Organização de domínios cognitivos	Orientação (tempo e espaço), linguagem (compreensão e expressão), memória (incidental, remota, recente e aprendizagem), atenção, praxia, cálculo, percepção e funções executivas
Avaliação psicométrica descrita	Realizada tradução e adaptação por uma equipe multidisciplinar Confiabilidade: CCI para itens do Br-CAMCOG-R = 0,89-0,95 (N = 60) Alfa de Cronbach para o conjunto de itens = 0,89 (N = 60)
População incluída	123 idosos, 31 com demência (25,2%), 72% mulheres 60+ (média de idade = 77,2, desvio padrão = 6,9)

CAMCOG-Short

Autores/ano	Radanovic e colaboradores[15]
Tempo médio de aplicação	15 a 20 minutos
Pontuação total (itens)	Dividida em duas versões: Escolaridade > 8 anos: 63 pontos (24 itens) Escolaridade ≤ 8 anos: 75 pontos (33 itens)

QUADRO 12.4.1 ■ **VERSÕES DO CAMBRIDGE COGNITIVE EXAMINATION NO BRASIL E INFORMAÇÕES SOBRE PROPRIEDADES PSICOMÉTRICAS**

Nota de corte sugerida para demência (SE/ES)	Escolaridade > 8 anos: 47-48 (SE 94%, ES 96%)
	Escolaridade ≤ 8 anos: 52-53 (SE 94%, ES 98%)
Organização de domínios cognitivos	Orientação, linguagem (compreensão e expressão), memória (remota, recente e aprendizagem), atenção, praxia, pensamento abstrato e percepção
Avaliação psicométrica descrita	Adaptação baseada na versão de Bottino e colaboradores[7]
	Validade: área sob a curva ROC, pontuação de corte, sensibilidade e especificidade analisadas para as duplas de diagnóstico: controle *versus* demência, CCL *versus* demência, controle *versus* CCL. Área sob a curva ROC > 0,9 para controle *versus* demência e CCL *versus* demência; e > 0,7 entre controle e CCL
População incluída	429 idosos, 130 com demência (30%), 33% mulheres
	51+ (média de idade = 68-73, desvio padrão = 5,9-7,7)
CAMCOG-DS	
Autores/ano	Fonseca e colaboradores[16]
Tempo médio de aplicação	30 a 45 minutos
Pontuação total (itens)	109 pontos (46 itens)
Nota de corte sugerida para demência (SE/ES)	Nenhum ponto de corte sugerido devido à presença de diferentes graus de deficiência intelectual pré-mórbida na população com SD
Organização de domínios cognitivos	Orientação, linguagem (compreensão e expressão), memória (remota, recente e aprendizagem), atenção, praxia, pensamento abstrato e percepção
Avaliação psicométrica descrita	Realizada tradução, adaptação, análise de equivalência e retrotradução por equipe multidisciplinar com participação dos autores originais do CAMCOG-DS
	Confiabilidade: coeficiente *kappa* para 87% dos itens do CAMCOG > 0,9, $p < 0,001$, k = 0,8-0,9 para 6% dos itens e k = 0,6-0,8 para 6% dos itens
	Validade concorrente com uso do CAMDEX e padrão-ouro: acurácia de 96,7% para casos de demência e demência prodrômica. Kappa para diagnóstico de 0,93 ($p < 0,05$)
	Validade concorrente com uso do CAMDEX e declínio cognitivo no CAMCOG observado em três anos: 83% de probabilidade de declínio de mais de 6 pontos no CAMCOG para aqueles com demência e demência prodrômica
População incluída	92 adultos com SD, 11 com demência (12%) e 18 com demência prodrômica (19%), 36% mulheres
	35+ (média de idade = 42,4, desvio padrão = 8,5)
CAMCOG-BILL	
Autores/ano	Cecato e colaboradores[17]
Tempo médio de aplicação	35 minutos
Pontuação total (itens)	60 pontos (sem informação do número de itens)

QUADRO 12.4.1 ■ VERSÕES DO CAMBRIDGE COGNITIVE EXAMINATION NO BRASIL E INFORMAÇÕES SOBRE PROPRIEDADES PSICOMÉTRICAS	
Nota de corte sugerida para demência (SE/ES)	44 (SE 89, ES 96)
Organização de domínios cognitivos	Adaptação baseada na versão de Paradela e colaboradores[14]
	Orientação, linguagem (compreensão e expressão), memória (remota, recente e aprendizagem), atenção, praxia, cálculo e percepção
Avaliação psicométrica descrita	Validade: área sob a curva ROC de 0,936
População incluída	246 idosos analfabetos, 159 com demência (64%), 76% mulheres
	60+ (média de idade = 79,3, desvio padrão = 7,3)

Nota: CCL = comprometimento cognitivo leve; ES = especificidade; ROC = *Receiver Operating Characteristics*; SE = sensibilidade.

gem), atenção, praxia, cálculo, pensamento abstrato e percepção. A subescala de orientação consiste em 10 itens. Na subescala de linguagem, a compreensão é avaliada por meio de respostas verbais e não verbais a perguntas faladas e escritas, e a expressão é avaliada por meio de testes de nomeação, repetição, fluência e definições, totalizando 30 pontos. A subescala memória avalia memória remota (eventos e pessoas famosas), memória recente (notícias, nome do atual presidente) o que contribui com 27 pontos do total. Atenção e concentração envolvem a tarefa de contagem regressiva e somam 4 pontos. A praxia é avaliada por meio da pontuação máxima de 12 pontos e, nela, o paciente é solicitado a copiar algumas figuras, desenhar um relógio, além de coordenar movimentos sequenciais por estímulo verbal. A subescala de cálculo tem 5 pontos e o paciente é solicitado a realizar uma questão de adição e subtração envolvendo dinheiro. Para a subescala de abstração, o respondente é questionado sobre as semelhanças entre uma maçã e uma banana, uma camisa e um vestido, uma cadeira e uma mesa, uma planta e um animal, totalizando 8 pontos no máximo. A subescala de percepção tem 11 pontos e, nela, o paciente é solicitado a identificar fotografias de pessoas famosas e objetos familiares de ângulos inusitados. A avaliação cognitiva totaliza 107 pontos. Entre os 67 itens do CAMCOG, alguns são pontuados como corretos ou errados; alguns são pontuados em uma escala de 3 pontos com as opções: correto, parcialmente correto e errado; alguns itens englobam perguntas ou comandos, e a pontuação de cada um deles é a soma das respostas corretas. Além disso, alguns itens do CAMCOG não são considerados para a pontuação total do instrumento – eles fazem parte de outras medidas,

como o MEEM.[18] Como os domínios investigados por esses itens são avaliados por outras questões, os seus resultados não são incluídos na pontuação total do CAMCOG.

A aplicação das demais versões derivadas do CAMCOG segue uma dinâmica semelhante, levando em consideração as adaptações, pontuações totais e alterações de cada uma delas.

■ PARÂMETROS PSICOMÉTRICOS DA VERSÃO ORIGINAL E DA VERSÃO EM PORTUGUÊS

VERSÃO ORIGINAL

O CAMCOG foi formulado para a população idosa em geral, e foi demonstrada diferença significativa no escore total do instrumento e em cada uma das subescalas para a população com demência quando comparada àquela sem demência ou em estágio inicial da doença.[19] O declínio cognitivo medido pelo CAMCOG mostrou-se altamente correlacionado com alterações na memória e no funcionamento mental da entrevista com o informante (CAMDEX).[30] Em medidas de confiabilidade entre avaliadores na população geral, a correlação entre as pontuações totais obtidas pelos dois avaliadores foi considerada alta ($r = 0,90$, $p < 0,001$), assim como o nível de concordância em itens individuais (coeficiente *phi* mediano = 0,91, intervalo = 1,0-0,56).[1] Portanto, o CAMCOG demonstrou ser confiável quando usado na população geral. A pontuação total do CAMCOG mostrou ótima confiabilidade interna (alfa de Cronbach = 0,82-0,89 em amostras diferentes) e confiabilidade teste-reteste (correlação de Pearson = 0,86), e a confiabilidade de subescalas individuais foi aceitável (confiabilidade teste-reteste de Pearson

= 0,46-0,80).[19] No estudo original, a nota de corte de 79/80 pontos apresentou sensibilidade de 92% e especificidade de 96%[1] para 92 participantes. Pesquisa subsequente sobre as qualidades psicométricas da versão original na Inglaterra revelou sensibilidade de 93% e especificidade de 87% para a nota de corte de 80/81 pontos. Porém, assim como outros testes cognitivos para demência, a pontuação é influenciada pelo nível de escolaridade e idade e, portanto, essa nota de corte não se aplica a idosos com baixa escolaridade ou a idosos mais velhos.[31,32]

Em relação ao CAMCOG-R, estudo em sete países europeus mostrou que o instrumento obteve alta correlação com o MEEM,[18] com a vantagem de sujeitos com efeito teto no MEEM não terem efeito teto no CAMCOG.[33] Além disso, nesse estudo, o CAMCOG-R foi considerado harmonizado entre as sete versões, levando em consideração as diferenças culturais e linguísticas.

Para o Rotterdam-CAMCOG, o estudo de validação interna com análise de curva ROC mostrou que ele apresenta a mesma precisão que o CAMCOG original na triagem de demência pós-acidente vascular cerebral – a área sob a curva ROC foi de 0,95 para ambos os testes.[4]

O estudo de validação do CAMDEX-DS original no Reino Unido envolveu 74 indivíduos com SD acima de 30 anos.[5] Na pesquisa, o instrumento apresentou especificidade de 94% e sensibilidade de 88%. A confiabilidade entre avaliadores foi considerada boa, com *kappa* acima de 0,8 para 91% dos itens e acima de 0,6 para todos eles. O CAMDEX-DS é amplamente utilizado em estudos de indivíduos com SD e deficiência intelectual.[34-38]

VERSÃO BRASILEIRA

No Brasil, o CAMCOG mostrou boa acurácia em pacientes com escolaridades baixa e alta, sendo que a nota de corte ideal para identificação de casos de demência mudou de acordo com esse aspecto.[28] A confiabilidade do diagnóstico sindrômico de demência usando a medida do coeficiente *kappa* foi de 0,94, enquanto a confiabilidade do diagnóstico etiológico foi de 0,83, ambos com p = 0,001.[39] Quanto à nota de corte, em uma amostra de idosos com 8 ou mais anos de escolaridade atendidos na clínica de memória do Instituto de Psiquiatria do Hospital das Clínicas, na cidade de São Paulo, o melhor ponto de corte para demência foi de 92/93 pontos (sensibilidade de 100% e especificidade de 95%) e de 95/96 para comprometimento cognitivo leve (CCL) (sensibilidade de 64% e especificidade de 88%).[26] Em outro estudo, a nota de corte para demência variou de acordo com o grau de escolaridade, sendo de: a) 79 pontos para pessoas com 1 a 4 anos de escolaridade; b) 80 pontos para pessoas com 5 a 8 anos de escolaridade; e c) 90 pontos para grupo com mais de 9 anos de escolaridade.[28] Além disso, em estudo recente utilizando o CAMCOG no Brasil, foi encontrada correlação entre a pontuação total do instrumento e biomarcadores T-tau e Aβ42/p-tau (p < 0,01) medidos por meio do líquido cefalorraquidiano.[13]

A versão Br-CAMCOG-R[14] teve estudo de confiabilidade. O coeficiente intraclasse para os itens do instrumento variou de 0,93 a 0,98, sendo que, nos retestes, a concordância foi quase de 100% para o conjunto de itens. Os autores do estudo apontam que não houve variação expressiva na estabilidade do instrumento em relação a sexo, idade, escolaridade ou presença de demência. Em uma pesquisa posterior com o objetivo de determinar a acurácia da versão brasileira em uma amostra de idosos de baixa escolaridade e analfabetos, os autores concluíram que o instrumento se mostrou útil para identificar casos de demência entre idosos com níveis médio e baixo de alfabetização, mas inadequado para os analfabetos.[29]

O estudo de adaptação para a versão breve no Brasil, CAMCOG-Short,[15] mostrou que as duas versões designadas a diferentes faixas de escolaridade (acima e abaixo de 8 anos de educação formal), apresentaram taxas de precisão semelhantes às da medida original, com a vantagem de ser uma versão reduzida. A área sob a curva ROC (AUC) foi maior que 0,9 na diferenciação entre controles e casos com demência e CCL e casos com demência, e maior que 0,7 para a diferenciação entre controles e CCL.

O estudo de investigação da versão adaptada para idosos analfabetos, o CAMCOG-BILL,[17] apresentou AUC de 0,932 (p < 0,001) em relação ao padrão-ouro de diagnóstico de demência baseado no *Manual diagnóstico e estatístico de transtornos mentais* (DSM-5)[40] e The National Institute on Aging (NIA) and the Alzheimer's Association.[41] Usando uma nota de corte de ≥ 60 (CAMCOG) e ≥ 44 (CAMCOG-BILL), ambos os instrumentos tiveram a mesma sensibilidade e especificidade (89% e 96%, respectivamente).

A validação do CAMCOG-DS no Brasil[16] contou com tradução, adaptação, análise de equivalência e compreensão, retrotradução e avaliação dos autores originais do instrumento. A confiabilidade entre avaliadores foi considerada boa, com *kappa* acima de 0,8 para 93% dos itens. Foi realizado estudo de validade concorrente do diagnóstico do CAMDEX-DS em relação a declínio cognitivo no CAMCOG ao longo de três anos. A probabilidade de um paciente com demência ter apresentado declínio cognitivo medido por mais de um desvio padrão (6 pontos) pelo instrumento foi de 83%. O CAMCOG-DS foi considerado o primeiro instrumento válido e confiável para avaliação de adultos com SD e demência no Brasil e desde a sua validação tem sido utilizado em diversas pesquisas com essa população.[38,42-45]

▌ EXPERIÊNCIA DE USO

O CAMCOG tem sido amplamente utilizado em pesquisas que envolvem idosos e avaliação da cognição no Brasil. Para a realização do teste, são necessários apenas lápis, folha em branco e caderno de estímulos. A aplicação da versão original dura aproximadamente 30 minutos, com escore máximo de 107 pontos. Em cada domínio cognitivo, os itens variam em dificuldade, diminuindo os efeitos de teto encontrados em outros testes cognitivos mais breves. Devido a isso, o CAMCOG é um instrumento bastante interessante tanto em pesquisa quanto na prática clínica.

▌ LIMITAÇÕES

Assim como a maioria dos instrumentos cognitivos, o CAMCOG não substitui a experiência clínica e não elimina a necessidade da avaliação minuciosa, com especial enfoque nas áreas cognitivas nas quais existe qualquer preocupação específica. Além disso, ainda que o CAMCOG não seja uma ferramenta extensa, ele é considerado bastante completo, com intenção de diminuir efeitos de teto ou chão, e, por isso, costuma demorar pelo menos 30 minutos para ser aplicado. Algumas versões mais breves foram desenvolvidas e parecem ser uma alternativa para a atenção primária em casos específicos. Destaca-se que o uso do CAMCOG requer treinamento, ainda que breve, bem como cada uma das versões derivadas da escala original exigem conhecimento das adaptações e diferenças de pontuação. Qualquer uso do CAMCOG sem o devido treinamento invalida os dados encontrados. De maneira isolada, não constitui um instrumento diagnóstico, o que ocorre quando usado associado ao CAMDEX. Uma dificuldade específica do uso do CAMCOG no Brasil se dá em relação à aquisição, uma vez que seu uso está limitado à pesquisa clínica.

▌ CONSIDERAÇÕES FINAIS

O CAMCOG tem se mostrado uma ferramenta útil na investigação de demência para a população de idosos no Brasil e no mundo. Seu uso mostrou enriquecer os dados clínicos sobre o desempenho cognitivo e auxiliar no diagnóstico clínico das demências. Desde o desenvolvimento da versão original, em 1986, diversos estudos têm mostrado suas validade e confiabilidade. O instrumento passou por algumas atualizações, além do desenvolvimento de novas versões derivadas da versão original. O CAMCOG pode ser considerado bastante útil e promissor quando usado com o conhecimento adequado.

▌ FORMAS DE AQUISIÇÃO

Trata-se de uma avaliação cognitiva que faz parte do CAMDEX. No Brasil, o instrumento tem sido utilizado principalmente em pesquisas clínicas e o uso requer solicitação direta aos pesquisadores de cada uma das versões.

▌ REFERÊNCIAS

1. Roth M, Tym E, Mountjoy CQ, Huppert FA, Hendrie H, Verma S, et al. CAMDEX: a standardised instrument for the diagnosis of mental disorder in the elderly with special reference to the early detection of dementia. Br J Psychiatry. 1986;149:698-709.
2. Roth M, Huppert F, Mountjoy C, Tym E. CAMDEX-R: the revised Cambridge examination for mental disorders of the elderly. 2nd ed. Cambridge: Cambridge University; 1999.
3. Leeds L, Meara RJ, Woods R, Hobson JP. A comparison of the new executive functioning domains of the CAMCOG-R with existing tests of executive function in elderly stroke survivors. Age Ageing. 2001;30(3):251-4.
4. Koning I, Dippel DW, van Kooten F, Koudstaal PJ. A short screening instrument for poststroke dementia: the R-CAMCOG. Stroke. 2000;31(7):1502-8.
5. Ball SL, Holland AJ, Huppert FA, Treppner P, Watson P, Hon J. The modified CAMDEX informant interview is a valid and reliable tool for use in the diagnosis of dementia in adults with Down's syndrome. J Intellect Disabil Res. 2004;48(Pt 6):611-20.
6. Beresford-Webb J, Zaman S. CAMDEX-DS-II: a comprehensive assessment for dementia in people with Down syndrome and others with intellectual disabilities. 2nd ed. West Sussex: Pavilion Publishing & Media; 2021.
7. Bottino CMC, Almeida OP, Tamai S, Forlenza OV, Scalco MZ, Carvalho IAM. Entrevista estruturada para diagnóstico de transtornos mentais em idosos. São Paulo: PROTER, Instituto de Psiquiatria do Hospital das Clínicas da Faculdade de Medicina da USP; 1999.
8. Lopes MA, Furtado EF, Ferrioli E, Litvoc J, Bottino CM. Prevalence of alcohol-related problems in an elderly population and their association with cognitive impairment and dementia. Alcohol Clin Exp Res. 2010;34(4):726-33.
9. Nitrini R, Caramelli P, Bottino CM, Damasceno BP, Brucki SM, Anghinah R, et al. Diagnosis of Alzheimer's disease in Brazil: diagnostic criteria and auxiliary tests: recommendations of the Scientific Department of Cognitive Neurology and Aging of the Brazilian Academy of Neurology. Arq Neuropsiquiatr. 2005;63(3A):713-9.
10. Chaves MLF, Godinho CC, Porto CS, Mansur L, Carthery-Goulart MT, Yassuda MS, et al. Cognitive, functional and behavioral assessment: Alzheimer's disease. Dement Neuropsychol. 2011;5(3):153-66.
11. Aprahamian I, Martinelli JE, Neri AL, Yassuda MS. The accuracy of the clock drawing test compared to that of standard screening tests

11. for Alzheimer's disease: results from a study of Brazilian elderly with heterogeneous educational backgrounds. Int Psychogeriatr. 2010;22(1):64-71.
12. Ribeiz SR, Ávila R, Martins CB, Moscoso MA, Steffens DC, Bottino CM. Validation of a treatment algorithm for major depression in an older Brazilian sample. Int J Geriatr Psychiatry. 2013;28(6):647-53.
13. Ibarra R, Radanovic M, Pais MV, Talib LL, Forlenza OV. AD-related CSF biomarkers across distinct levels of cognitive impairment: correlations with global cognitive state. J Geriatr Psychiatry Neurol. 2021;34(6):659-67.
14. Paradela EM, Lopes CeS, Lourenço RA. Reliability of the Brazilian version of the Cambridge cognitive examination revised CAMCOG-R. Arq Neuropsiquiatr. 2009;67(2B):439-44.
15. Radanovic M, Facco G, Forlenza OV. Sensitivity and specificity of a briefer version of the Cambridge Cognitive Examination (CAMCog-Short) in the detection of cognitive decline in the elderly: an exploratory study. Int J Geriatr Psychiatry. 2018;33(5):769-78.
16. Fonseca LM, Haddad GG, Mattar GP, Oliveira MC, Simon SS, Guilhoto LM, et al. The validity and reliability of the CAMDEX-DS in assessing dementia in adults with Down syndrome in Brazil. Braz J Psychiatry. 2019;41(3):225-33.
17. Cecato JF, Balduino E, Martinelli JE, Aprahamian I. Brief version of the CAMCOG for illiterate older adults with Alzheimer's dementia. Arq Neuropsiquiatr. 2021;79(10):864-70.
18. Folstein MF, Folstein SE, McHugh PR. Mini-mental state: a practical method for grading the cognitive state of patients for the clinician. J Psychiatr Res. 1975;12(3):189-98.
19. Huppert FA, Jorm AF, Brayne C, Girling DM, Barkley C, Beardsall L, et al. Psychometric properties of the CAMCOG and its efficacy in the diagnosis of dementia. Aging Neuropsychol Cogn. 1996;3(3):201-14.
20. Diaz Baquero AA, Franco-Martín MA, Parra Vidales E, Toribio-Guzmán JM, Bueno-Aguado Y, Martínez Abad F, et al. The effectiveness of GRADIOR: a neuropsychological rehabilitation program for people with mild cognitive impairment and mild dementia. results of a randomized controlled trial after 4 and 12 months of treatment. J Alzheimers Dis. 2022;86(2):711-27.
21. Baird K, Baillon S, Lau LSL, Storey M, Lindesay J, Velayudhan L. Predictive factors for conversion to dementia in individuals with early-onset mild cognitive impairment. Dement Geriatr Cogn Disord. 2021;50(6):548-53.
22. Iulita MF, Ganesh A, Pentz R, Flores Aguilar L, Gubert P, Ducatenzeiler A, et al. Identification and preliminary validation of a plasma profile associated with cognitive decline in dementia and at-risk individuals: a retrospective cohort analysis. J Alzheimers Dis. 2019;67(1):327-41.
23. Fonseca LM, Ball SL, Holland AJ. The Cambridge examination for mental disorders of older people with Down's syndrome and others with intellectual disabilities (CAMDEX-DS). In: Prasher V, editor. Neuropsychological assessment of dementia in Down syndrome and intellectual disabilities. Cham: Springer; 2018.
24. Ball SL, Holland AJ, Hon J, Huppert FA, Treppner P, Watson PC. Personality and behaviour changes mark the early stages of Alzheimer's disease in adults with Down's syndrome: findings from a prospective population-based study. Int J Geriatr Psychiatry. 2006;21(7):661-73.
25. Gerstadt CL, Hong YJ, Diamond A. The relationship between cognition and action: performance of children 3 1/2–7 years old on a stroop-like day-night test. Cognition. 1994;53(2):129-53.
26. Nunes PV, Diniz BS, Radanovic M, Abreu ID, Borelli DT, Yassuda MS, et al. CAMcog as a screening tool for diagnosis of mild cognitive impairment and dementia in a Brazilian clinical sample of moderate to high education. Int J Geriatr Psychiatry. 2008;23(11):1127-33.
27. Hobson P, Meara J. The detection of dementia and cognitive impairment in a community population of elderly people with Parkinson's disease by use of the CAMCOG neuropsychological test. Age Ageing. 1999;28(1):39-43.
28. Aprahamian I, Martinelli JE, Cecato J, Izbicki R, Yassuda MS. Can the CAMCOG be a good cognitive test for patients with Alzheimer's disease with low levels of education? Int Psychogeriatr. 2011;23(1):96-101.
29. Paradela EM, Lourenço RA. Is the Cambridge Cognitive Examination: revised a good tool for detection of dementia in illiterate Brazilian older adults? Geriatr Gerontol Int. 2014;14(4):763-8.
30. Neri M, Roth M, De Vreese LP, Rubichi S, Finelli C, Bolzani R, et al. The validity of informant reports in assessing the severity of dementia: evidence from the CAMDEX interview. Dement Geriatr Cogn Disord. 1998;9(1):56-62.
31. Huppert FA, Brayne C, Gill C, Paykel ES, Beardsall L. CAMCOG: a concise neuropsychological test to assist dementia diagnosis: socio-demographic determinants in an elderly population sample. Br J Clin Psychol. 1995;34(4):529-41.
32. Moreira IF, Lourenço RA, Soares C, Engelhardt E, Laks J. Cambridge cognitive examination: performance of healthy elderly Brazilians with low education levels. Cad Saude Publica. 2009;25(8):1774-80.
33. Verhey FR, Huppert FA, Korten EC, Houx P, de Vugt M, van Lang N, et al. Cross-national comparisons of the Cambridge Cognitive Examination-revised: the CAMCOG-R: results from the European Harmonization Project for Instruments in Dementia. Age Ageing. 2003;32(5):534-40.
34. Fortea J, Vilaplana E, Carmona-Iragui M, Benejam B, Videla L, Barroeta I, et al. Clinical and biomarker changes of Alzheimer's disease in adults with Down syndrome: a cross-sectional study. Lancet. 2020;395(10242):1988-97.
35. Annus T, Wilson LR, Hong YT, Acosta-Cabronero J, Fryer TD, Cardenas-Blanco A, et al. The pattern of amyloid accumulation in the brains of adults with Down syndrome. Alzheimers Dement. 2016;12(5):538-45.
36. Cole JH, Annus T, Wilson LR, Remtulla R, Hong YT, Fryer TD, et al. Brain-predicted age in Down syndrome is associated with beta amyloid deposition and cognitive decline. Neurobiol Aging. 2017;56:41-9.
37. Esteba-Castillo S, Dalmau-Bueno A, Ribas-Vidal N, Vila-Alsina M, Novell-Alsina R, Garcia-Alba J. Adaptation and validation of CAMDEX-DS (Cambridge Examination for Mental Disorders of Older People with Down's Syndrome and others with intellectual disabilities) in Spanish population with intellectual disabilities. Rev Neurol. 2013;57(8):337-46.
38. Fonseca LM, Mattar GP, Haddad GG, Burduli E, McPherson SM, Guilhoto LMFF, et al. Neuropsychiatric symptoms of Alzheimer's disease in Down syndrome and its impact on caregiver distress. J Alzheimers Dis. 2021;81(1):137-54.
39. Bottino CMC, Stoppe A Jr, Scalco AZ, Ferreira RCR, Hototian SR, Scalco MZ. Validade e confiabilidade da versão brasileira do CAMDEX. Arq Neuropsuquiatr. 2001;59(3):201-14.
40. Black DW, Grant JE; American Psychiatric Association. DSM-5 guidebook: the essential companion to the diagnostic and statistical manual of mental disorders, fifth edition. Washington: APA; 2014.
41. McKhann GM, Knopman DS, Chertkow H, Hyman BT, Jack CR, Kawas CH, et al. The diagnosis of dementia due to Alzheimer's disease: recommendations from the National Institute on Aging-Alzheimer's Association workgroups on diagnostic guidelines for Alzheimer's disease. Alzheimers Dement. 2011;7(3):263-9.
42. Fonseca LM, Padilla C, Jones E, Neale N, Haddad GG, Mattar GP, et al. Amnestic and non-amnestic symptoms of dementia: An international study of Alzheimer's disease in people with Down's syndrome. Int J Geriatr Psychiatry. 2020;35(6):650-61.
43. Fonseca LM, Mattar GP, Haddad GG, Gonçalves AS, Miguel AQC, Guilhoto LM, et al. Frontal-subcortical behaviours during Alzheimer's disease in individuals with Down syndrome. Neurobiol Aging. 2019;78:186-94.

44. Mattar GP, Uchida RR, Haddad GG, Shiozawa P, Silva MFR, Hoexter MQ, et al. Screening for dementia and cognitive decline in adults with Down syndrome: a novel approach using the informant questionnaire on cognitive decline in the elderly. Alzheimer Dis Assoc Disord. 2022;36(2):162-7.

45. Gonçalves AS, Carvalho CL, Ramos AS, Silva MFR, Soares SCNR, Sant´Ana LCF, et al. Role of gait and speed performance in predicting cognitive decline and dementia in people with Down syndrome: preliminary findings. Alzheimers Dement. 2020;16(S6):e047466.

12.5 CLINICAL DEMENTIA RATING SCALE (CDR)

Márcia L. F. Chaves, Raphael Machado de Castilhos

A Clinical Dementia Rating Scale (CDR) é um instrumento semiobjetivo, desenvolvida em 1979, no projeto *Memory and Aging*, da University of Washington, Estados Unidos, para graduar demência especialmente na doença de Alzheimer (DA).[1] A classificação da gravidade da demência é necessária para decisões de manejo e escolha de tratamento no ambiente clínico. Para estudos, o estadiamento da condição é fundamental para a seleção de participantes em fases semelhantes de gravidade e para o monitoramento da progressão da doença. A escala passou também a ser utilizada como *endpoint* primário de ensaios clínicos de drogas modificadoras de doença na DA (pré-clínica e sintomática).[2,3]

Originalmente, o objetivo era usar informação de fonte colateral (familiar/cuidador) associada à informação obtida com o próprio paciente durante a anamnese, com o auxílio de alguns instrumentos, como a Escala Blessed para Gravidade de Demência[4] e o Miniexame do Estado Mental (MEEM).[5] A CDR é a escala de gravidade mais empregada no mundo nos estudos clínicos e na prática clínica em demência e é um critério padrão em ensaios clínicos multicêntricos em DA,[6] tendo sido traduzida para 14 idiomas. No Brasil, é muito utilizada e faz parte do protocolo do Ministério da Saúde para dispensação dos medicamentos especiais para DA (MS-Protocolos Clínicos e Diretrizes Terapêuticas).

▌ VERSÕES

A partir da publicação inicial da escala, houve evolução em relação aos resultados de concordância e confiabilidade, partindo de dados sugerindo alta concordância após treinamento de diferentes profissionais, bem como de estudos que mostraram as dificuldades diferenciais entre aplicadores inexperientes e experientes.[7]

Assim, foi desenvolvida uma entrevista semiestruturada para incrementar a confiabilidade da escala, e, após, um treinamento foi disponibilizado *on-line* para a utilização da versão original em inglês (*Brief Reliability and Training Protocol* – BRTP), também desenvolvido pela University of Washington. No mesmo local de acesso virtual também está disponível um algoritmo para definir o escore global da CDR.

A realização da entrevista semiestruturada aumenta a confiabilidade da escala, especialmente quando a diversidade de experiência e a formação dos examinadores são consideradas. No entanto, sua estrutura permanece a mesma.

▌ DESCRIÇÃO DO INSTRUMENTO

O protocolo clínico incorpora entrevistas semiestruturadas com o paciente e o informante com o objetivo de obter informação suficiente para avaliar o desempenho cognitivo em seis domínios: memória, orientação, julgamento e solução de problemas, atividades na comunidade, lar e passatempos, e cuidados pessoais. A escala pontua apenas comprometimentos provocados por perda cognitiva, não considerando incapacidade física ou outros fatores. Cada domínio é avaliado em cinco níveis de comprometimento: 0 (nenhum), 0,5 (questionável), 1 (leve), 2 (moderado) e 3 (grave). A única exceção é o cuidado pessoal, que é avaliado em uma escala de 4 pontos, pois não existe o escore 0,5. Usando toda a informação do protocolo para avaliar o declínio do desempenho, o julgamento clínico determina qual o melhor nível em cada domínio.

A CDR é uma escala com dois sistemas de escore: escore global (CDR-GS) e soma das caixas (CDR-SB). O escore global é derivado de uma síntese de avaliações individuais em cada um dos seis domínios de acordo com regras de escore estabelecidas.[8] Algoritmos computadorizados para essas regras já foram desenvolvidos. O escore global representa uma escala ordinal de 5 pontos, em que CDR = 0 indica ausência de demência, e CDR = 0,5, 1, 2 e 3, questionável ou muito leve, leve, moderado e grave. Assim, o instrumento é dicotômico para presença ou ausência de demência (CDR = 0 *versus* CDR ≥

0,5). Os estudos de validação no Brasil empregam o escore global.

Outra forma de pontuar a escala é por meio do escore de soma das caixas,[9] calculado pela soma da pontuação das caixas de cada domínio e podendo variar de 0 (sem demência) a 18 (demência grave).[8] A CDR-SB apresenta cálculo mais simples que a CDR-GS e não necessita do uso de algoritmo para a pontuação. Seus intervalos correspondentes a cada categoria da CDR-GS são os seguintes: CDR-GS de 0,5: 0,5 a 4; CDR-GS de 1: 4,5 a 9; CDR-GS de 2: 9,5 a 15,5; CDR-GS de 3: 16 a 18.[9]

As fases pré-demência da DA ou outras demências, que incluem declínio cognitivo subjetivo (DCS) e comprometimento cognitivo leve (CCL), vêm cada vez mais chamando atenção de pesquisadores e clínicos, havendo diversos estudos robustos para prever a progressão entre pessoas nessas fases.[10-12] Embora a CDR-GS tenha sido usada em muitos ensaios clínicos ou estudos, sua confiabilidade é mais baixa em casos de demência muito leve (ou incipiente), com CDR = 0,5.[6,13,14] No entanto, outros estudos indicaram que a CDR-SB pode fornecer informações adicionais à CDR-GS na detecção de demência muito leve e na distinção desses indivíduos em relação a pacientes com CCL.[15,16] O escore da CDR-SB tem uma variação dinâmica mais ampla (0-18) do que o da CDR-GS (0-3) e pode ser analisado como uma variável intervalar.

Em um estudo que avaliou 6.946 indivíduos (875 cognitivamente normais, 1.009 com DCS, 1.585 com CCL, 3.447 com demência leve, DA e não DA), as áreas sobre a curva (AUC) foram 0,85, 0,9 e 0,92 para discriminar entre pessoas cognitivamente normais de DCS, DCS de CCL e CCL de demência, respectivamente, utilizando a CDR-SB.[17] Em comparação com outros instrumentos, a CDR-SB mostrou ser menos influenciada pela idade e pela escolaridade.

■ PÚBLICO-ALVO

A recomendação para o uso da CDR é abrangente, incluindo indivíduos da comunidade e pacientes adultos psiquiátricos e clínicos, mas, mundialmente, o subgrupo da população mais avaliado é o de idosos.

■ APLICAÇÃO

A CDR é aplicada por um entrevistador que necessita ter recebido treinamento com casos ilustrativos. Com treinamento, a escala mostrou ser efetiva e confiável quando aplicada por profissionais não médicos para identificar e graduar demência.[7] Os treinamentos podem ser oferecidos por grupos qualificados ou ocorrer por participação em atividades nos locais onde grupos qualificados atuam aplicando regularmente a escala. Os entrevistadores também podem realizar o treinamento oferecido no *site* da University of Washington.[1]

A entrevista deve ser realizada de acordo com a ordem apresentada. O registro da entrevista semiestruturada é um guia para responder às caixas de escores das dimensões individuais da CDR e chegar aos seus escores finais. Ao aplicar a escala, é importante considerar as dimensões de forma independente, isto é, quando se investigar memória, não se deve levar em consideração as dificuldades com os cuidados pessoais ou com as atividades na comunidade, por exemplo. Para as dimensões memória, orientação e julgamento e solução de problemas, há uma entrevista para o paciente e outra para o informante, as quais necessitam ser confrontadas no momento de avaliar as respostas para se chegar ao escore da dimensão (Fig. 12.5.1). Os domínios de atividades na comunidade, lar e passatempos e cuidados pessoais, são perguntados apenas para o informante. Nunca se deve deixar uma dimensão "contaminar" o julgamento de outra. Uma das regras básicas para o escore global é que ele é obtido considerando-se a pontuação mais frequente nas seis categorias, sendo que o item memória é o de maior peso. O tempo de aplicação da CDR com a entrevista semiestruturada é diretamente proporcional à familiaridade do entrevistador com a escala, podendo variar de 20 a 60 minutos.

O Quadro 12.5.1 apresenta as caixas de escores das diferentes dimensões da escala para gerar os escores finais (tanto global como soma das caixas).

■ INTERPRETAÇÃO DAS PONTUAÇÕES

A CDR é facilmente aplicada e pontuada, mas deve ser interpretada por profissional com experiência clínica na área de envelhecimento e demência, para contextualizar o resultado. Os entrevistadores devem sempre lembrar que o resultado reflete o nível de funcionamento cognitivo com seu impacto funcional, sem fazer diagnóstico clínico. Diversas condições clínicas, que não uma doença que causa demência, podem levar um idoso a apresentar escores globais diferentes de zero, e essa é uma situação que exige experiência para julgar e definir condutas apropriadas.

CONFIABILIDADE

A confiabilidade global interavaliador da CDR foi de 0,62 em um ensaio multicêntrico cuja medida de desfecho era o coeficiente *kappa*. Dentro dos domínios da CDR, os valores de *kappa* variaram de

DIMENSÃO MEMÓRIA	
QUESTÕES PARA O INFORMANTE	**QUESTÕES PARA O PACIENTE**
Ele/ela tem problemas de memória ou raciocínio? Sim – Não	Tem problemas de memória ou de raciocínio? Sim – Não
É capaz de lembrar uma lista curta (de compras)? Geralmente – Às vezes – Raramente	Qual a sua data de nascimento?
Tem notado perda de memória no último ano? Sim – Não	Onde nasceu?
É capaz de lembrar acontecimentos recentes? Geralmente – Às vezes – Raramente	Qual o nome do colégio em que estudou por último?
A perda de memória interfere nas atividades diárias que o doente era capaz de realizar há alguns anos? Sim – Não	Vou lhe dizer o nome e o endereço de uma pessoa. Procure decorar, pois vou lhe pedir para repetir mais adiante. Espere eu terminar, então pode repetir (até o máximo de três vezes). Obs.: sublinhe os elementos repetidos corretamente em cada tentativa.

FIGURA 12.5.1 ▪ EXEMPLOS DE QUESTÕES DA DIMENSÃO MEMÓRIA PARA O INFORMANTE E PARA O PACIENTE (OBSERVAR QUE NÃO ESTÃO NA ORDEM EXATA DE APRESENTAÇÃO NO REGISTRO DA ENTREVISTA SEMIESTRUTURADA).

0,33 a 0,88. Esse estudo sustenta confiabilidade global moderada a alta, mas demonstra algumas dificuldades importantes na avaliação de demência nas fases mais iniciais.[13] Avaliadores, cegos para diagnóstico, apresentaram concordância de 87%. A concordância observada variou de boa (*kappa* = 0,66), nas dimensões orientação e julgamento e solução de problemas, a excelente (*kappa* = 0,83), no escore global.[6] Os estudos concluíram que a CDR tem alta confiabilidade para médicos e não médicos.

VALIDADE DE CRITÉRIO
A capacidade das escalas CDR-GS e CDR-SB de diferenciar pacientes com demências, CCL e sem demência foi avaliada em inúmeros estudos e em metanálise recente.[18] Em relação à CDR-GS, a sensibilidade e especificidade agrupadas para diferenciar indivíduos cognitivamente normais de CCL (CDR-GS = 0,5) foi de 93% e 97%; e para diferenciar cognição normal de demência (CDR-GS = 1/>1) foi de 87% e 99%, respectivamente. A avaliação da CDR-SB foi menos avaliada, mas tem sensibilidade (87%) e especificidade (94%) semelhantes ao escore global para diferenciar cognição normal de demência.

VALIDADE CONCORRENTE
A evidência de validade concorrente foi avaliada em um número menor de estudos, em geral correlacionando a CDR com o MEEM, mostrando-se boa a muito boa (com coeficiente de correlação entre 0,60 e 0,75).

▪ FATORES QUE AFETAM A PONTUAÇÃO
Tempo de aplicação, fonte colateral (informante) e julgamento clínico são os principais fatores que afetam a pontuação da escala.

▪ EXPERIÊNCIA DE USO
No Brasil, um dos estudos de adaptação e validação da CDR-GS procurou avaliar a concordância da escala com os critérios diagnósticos de provável demência vascular e DA e com o MEEM. A concordância com os critérios diagnósticos foi boa (*kappa* = 0,73) e com o MEEM foi moderada (*kappa* = 0,53).[19] A correlação com a Escala Blessed para Gravidade de Demência foi observada, mostrando que a CDR-GS apresentou validade concorrente adequada (Spearman r = 0,96; p = 0,001).

A sensibilidade para detecção de casos questionáveis e demência foi de 86%, e a especificidade foi de 80% em relação ao padrão-ouro (critério diagnóstico).[20] A detecção entre idosos saudáveis e com demência mostrou sensibilidade de 86% e especificidade de 100%, enquanto, entre casos questionáveis e idosos saudáveis, a sensibilidade foi

QUADRO 12.5.1 | **APRESENTAÇÃO DAS CAIXAS DE ESCORES DE CADA DIMENSÃO DA CLINICAL DEMENTIA RATING SCALE (CDR)**

	SAUDÁVEL (CDR 0)	DEMÊNCIA QUESTIONÁVEL (CDR 0,5)	DEMÊNCIA LEVE (CDR 1)	DEMÊNCIA MODERADA (CDR 2)	DEMÊNCIA GRAVE (CDR 3)
Memória	Sem perda de memória ou apenas esquecimento discreto e inconsistente	Esquecimento leve e consistente; lembrança parcial de eventos; "esquecimento benigno"	Perda de memória moderada, mais acentuada para fatos recentes; o déficit interfere nas atividades do dia a dia	Perda de memória grave; apenas material muito aprendido é retido; materiais novos são rapidamente perdidos	Perda de memória grave; permanecem apenas fragmentos
Orientação	Plenamente orientado	Plenamente orientado	Dificuldade moderada com relações temporais; orientado no espaço durante o exame, mas pode ter desorientação geográfica em outros locais	Geralmente desorientado	Orientação pessoal apenas
Julgamento e solução de problemas	Resolve bem problemas do dia a dia; juízo crítico é bom em relação ao desempenho passado	Leve comprometimento de solução de problemas, semelhanças e diferenças	Dificuldade moderada de soluções de problemas, semelhanças e diferenças; julgamento social geralmente mantido	Solução de problemas, semelhanças e diferenças gravemente comprometida; juízo social geralmente comprometido	Incapaz de resolver problemas ou de ter qualquer juízo crítico
Atividades na comunidade	Atuação independente na função habitual de trabalho, compras, negócios, finanças e grupos sociais	Leve dificuldade nessas atividades	Incapaz de funcionar independentemente nessas atividades, embora ainda possa desempenhar algumas delas; pode parecer normal à avaliação superficial	Sem possibilidade de desempenho fora de casa; parece suficientemente bem para ser levado a atividades fora de casa	Sem possibilidade de desempenho fora de casa; parece muito doente para ser levado a atividades fora de casa
Lar e passatempos	Vida em casa, passatempos e interesses intelectuais mantidos	Vida em casa, passatempos e interesses intelectuais levemente afetados	Comprometimento leve, mas evidente em casa; abandono das tarefas mais difíceis;	Só realiza as tarefas mais simples; interesses muito limitados e pouco mantidos	Sem qualquer atividade significativa em casa

QUADRO 12.5.1 ▪ APRESENTAÇÃO DAS CAIXAS DE ESCORES DE CADA DIMENSÃO DA CLINICAL DEMENTIA RATING SCALE (CDR)

			passatempos e interesses mais complicados são também abandonados		
Cuidados pessoais	Plenamente capaz	Plenamente capaz	Necessita de assistência ocasional	Requer assistência no vestir e na higiene	Requer auxílio nos cuidados pessoais; geralmente incontinente

de 80%, e a especificidade, de 100%. Outro estudo brasileiro de validação da CDR-GS[21] mostrou alta concordância entre diagnóstico clínico e demência (k = 0,93), tendo apresentado sensibilidade de 91% e especificidade de 100% em relação aos critérios diagnósticos (*Manual diagnóstico e estatístico de transtornos mentais* [DSM-IV] National Institute of Neurological and Communicative Diseases and Stroke/Alzheimer's Disease and Related Disorders Association [NINCDS-ADRDA]).

No Brasil, o escore da CDR-SB foi validado em uma amostra de idosos de baixa escolaridade saudáveis, com CCL amnéstico (CCLa), DA e demência vascular. Nessa amostra, o ponto de corte para diferenciar normalidade de CCLa foi de 0,5 e entre demência e CCLa, de 4,5.[22]

▪ LIMITAÇÕES

Entre as principais limitações da escala, estão a necessidade de um informante confiável, o tempo de aplicação da entrevista semiestruturada, que pode ser longo, e a necessidade de julgamento clínico, exigindo, assim, treinamento prévio e restringindo o universo de aplicadores.

▪ FORMAS DE AQUISIÇÃO

A CDR é um instrumento de domínio público, podendo ser adquirido em *sites* específicos.

▪ REFERÊNCIAS

1. Hughes CP, Berg L, Danziger WL, Coben LA, Martin RL. A new clinical scale for the staging of dementia. Br J Psychiatry. 1982;140:566-72.
2. Ostrowitzki S, Bittner T, Sink KM, Mackey H, Rabe C, Honig LS, et al. Evaluating the safety and efficacy of crenezumab vs placebo in adults with early Alzheimer disease: two phase 3 randomized placebo-controlled trials. JAMA Neurol. 2022;79(11):1113-21.
3. Haeberlein SB, Aisen PS, Barkhof F, Chalkias S, Chen T, Cohen S, et al. Two randomized phase 3 studies of aducanumab in early Alzheimer's disease. J Prev Alzheimers Dis. 2022;9(2):197-210.
4. Blessed G, Tomlinson BE, Roth M. The association between quantitative measures of dementia and of senile change in the cerebral grey matter of elderly subjects. Br J Psychiatry. 1968;114(512):797-811.
5. Folstein MF, Folstein SE, McHugh PR. Mini-mental state: a practical method for grading the cognitive state of patients for the clinician. J Psychiatr Res. 1975;12(3):189-98.
6. Schafer KA, Tractenberg RE, Sano M, Mackell JA, Thomas RG, Gamst A, et al. Reliability of monitoring the clinical dementia rating in multicenter clinical trials. Alzheimer Dis Assoc Disord. 2004;18(4):219-22.
7. Tractenberg RE, Schafer K, Morris JC. Interobserver disagreements on clinical dementia rating assessment: interpretation and implications for training. Alzheimer Dis Assoc Disord. 2001;15(3):155-61.
8. Morris JC. The Clinical Dementia Rating (CDR): current version and scoring rules. Neurology. 1993;43(11):2412-4.
9. O'Bryant SE, Waring SC, Cullum CM, Hall J, Lacritz L, Massman PJ, et al. Staging dementia using clinical dementia rating scale sum of boxes scores: a Texas Alzheimer's research consortium study. Arch Neurol. 2008;65(8):1091-5.
10. Mitchell AJ, Shiri-Feshki M. Rate of progression of mild cognitive impairment to dementia: meta-analysis of 41 robust inception cohort studies. Acta Psychiatr Scand. 2009;119(4):252-65.
11. Mazzeo S, Padiglioni S, Bagnoli S, Bracco L, Nacmias B, Sorbi S, et al. The dual role of cognitive reserve in subjective cognitive decline and mild cognitive impairment: a 7-year follow-up study. J Neurol. 2019;266(2):487-97.
12. Snitz BE, Tudorascu DL, Yu Z, Campbell E, Lopresti BJ, Laymon CM, et al. Associations between NIH toolbox cognition battery and brain amyloid and tau pathology in non-demented older adults. Alzheimers Dement. 2020;12(1):e12018.
13. Rockwood K, Strang D, MacKnight C, Downer R, Morris JC. Interrater reliability of the clinical dementia rating in a multicenter trial. J Am Geriatr Soc. 2000;48(5):558-9.
14. Duara R, Loewenstein DA, Greig-Custo MT, Raj A, Barker W, Potter E, et al. Diagnosis and staging of mild cognitive impairment, using a modification of the clinical dementia rating scale: the mCDR. Int J Geriatr Psychiatry. 2010;25(3):282-9.
15. Lynch CA, Walsh C, Blanco A, Moran M, Coen RF, Walsh JB, et al. The clinical dementia rating sum of box score in mild dementia. Dement Geriatr Cogn Disord. 2006;21(1):40-3.

16. Julayanont P, DeToledo JC. Validity of the clinical dementia rating scale sum of boxes in staging and detection of cognitive impairment in Mexican Americans. J Geriatr Psychiatry Neurol. 2022;35(1):128-34.
17. Yang YW, Hsu KC, Wei CY, Tzeng RC, Chiu PY. Operational Determination of subjective cognitive decline, mild cognitive impairment, and dementia using sum of boxes of the clinical dementia rating scale. Front Aging Neurosci. 2021;13:705782.
18. Huang HC, Tseng YM, Chen YC, Chen PY, Chiu HY. Diagnostic accuracy of the clinical dementia rating scale for detecting mild cognitive impairment and dementia: a bivariate meta-analysis. Int J Geriatr Psychiatry. 2021;36(2):239-51.
19. Maia ALG, Godinho C, Ferreira ED, Almeida V, Schuh A, Kaye J, et al. Application of the Brazilian version of the CDR scale in samples of dementia patients. Arq Neuropsiquiatr. 2006;64(2B):485-9.
20. Chaves MLF, Camozzato AL, Godinho C, Kochhann R, Schuh A, Almeida VL, et al. Validity of the clinical dementia rating scale for the detection and staging of dementia in Brazilian patients. Alzheimer Dis Assoc Disord. 2007;21(3):210-7.
21. Montaño MBMM, Ramos LR. Validity of the Portuguese version of Clinical Dementia Rating. Rev Saude Publica. 2005;39(6):912-7.
22. Lima APV, Castilhos R, Chaves MLF. The Use of the clinical dementia rating scale sum of boxes scores in detecting and staging cognitive impairment/dementia in brazilian patients with low educational attainment. Alzheimer Dis Assoc Disord. 2017;31(4):322-7.

12.6 INFORMANT QUESTIONNAIRE ON COGNITIVE DECLINE IN THE ELDERLY (IQCODE)

Tíbor Rilho Perroco

Os instrumentos de rastreio são fundamentais na investigação de indivíduos com suspeita de demência. Com o envelhecimento populacional e o aumento da incidência das demências, essas medidas têm se tornado ainda mais importantes.

Entre as ferramentas de rastreio, há avaliações cognitivas realizadas diretamente com o paciente e outras baseadas em informações do cuidador (ou familiar). Estudos mostram que a associação das duas formas é um método efetivo de rastreio,[1,2] aumentando a sensibilidade e a especificidade em comparação com os instrumentos isolados. Porém, em alguns casos, o paciente não tem condições de fornecer informações adequadamente, por doença clínica grave, por negar-se a cooperar ou por apresentar nível educacional muito baixo.[3] Nesses casos, as avaliações indiretas, feitas apenas por meio do cuidador, têm grande importância para a prática clínica, sobretudo nos países em desenvolvimento, em que a escolaridade média frequentemente se mostra inferior à verificada nos países desenvolvidos.

De maneira ideal, as avaliações de rastreio têm de ser breves, de fácil aplicação, com alto grau de reprodutibilidade entre examinadores e em diferentes culturas, e sofrer pouca influência da escolaridade. Infelizmente, muitos dos instrumentos atuais são longos e, muitas vezes, necessitam de treinamento para sua aplicação. Nesse contexto, de forma alternativa, é usado o Informant Questionnaire on Cognitive Decline in the Elderly (IQCODE),[4] em suas versões longa e curta.

▪ VERSÕES

Originalmente, o IQCODE foi desenvolvido como uma entrevista com informante por Jorm e Korten,[5] em 1988. Um total de 39 itens iniciais foram reduzidos a 26, tornando o questionário mais ágil e adequado para ser aplicado. Existem versões em diversos idiomas, incluindo chinês,[6] alemão, finlandês, francês, francês canadense, holandês, italiano,[7] japonês, coreano, norueguês, polonês, espanhol e tailandês.[8] Diversas versões curtas foram avaliadas, com diferenças no número de itens. Foram validadas versões com 16 itens em inglês[9] e alemão,[10] e com 17 itens em espanhol.[11]

No Brasil, as versões brasileiras longa (26 itens; IQCODE-L) e curta (16 itens; IQCODE-S) surgiram em 2000, quando foram traduzidas a partir de sua versão original em inglês por um psiquiatra geriátrico e por uma psicóloga e professora de inglês. O IQCODE-S tem os mesmos itens do IQCODE-L, excluindo-se as questões 1, 2, 6, 11, 15, 16, 17, 18, 20 e 21.

O IQCODE, avaliado no País por Perroco e colaboradores,[12] em 2009, mostrou-se um instrumento de fácil aplicação, sem interferência da escolaridade e com discriminação diagnóstica semelhante à do Miniexame do Estado Mental (MEEM).[13] Portanto, trata-se de uma ferramenta de grande utilidade, principalmente para idosos com baixa escolaridade. No referido trabalho, a versão curta apresentou resultados muito semelhantes aos da versão longa, e sua aplicação mostrou-se mais rápida. Os dados sugerem que as questões 15 e 16, por versarem sobre o passado, poderiam até atrapalhar a eficácia do IQCODE-L. Assim, na prática clínica, deve-se utilizar o IQCODE-S (16 itens); desse modo, no restante do capítulo, serão descritos dados somente da versão curta.

O Formulário 12.6.I apresenta o IQCODE-L. Para o IQCODE-S, excluem-se as questões 1, 2, 6, 11, 15,

16, 17, 18, 20 e 21. No próprio instrumento tem-se a descrição detalhada das instruções de aplicação e de pontuação.

■ PÚBLICO-ALVO

O IQCODE é recomendado para pacientes geriátricos com suspeita de quadros demenciais.

■ APLICAÇÃO

O questionário é aplicado ao cuidador ou familiar do paciente com suspeita de demência, podendo ser autopreenchido (inclusive na sala de espera, antes de entrar na consulta, desde que bem instruído de como fazê-lo) ou o aplicador pode ler as instruções (Formulário 12.6.I) ao respondente em situações nas quais há dificuldade de leitura (baixa acuidade visual, baixo nível educacional, problemas de concentração, etc.). Não há recomendação de um treinamento específico para sua aplicação, que leva de 5 a 10 minutos, podendo chegar a 15 minutos em condições excepcionais.

CUIDADOS NA APLICAÇÃO

É sempre importante certificar-se de que o respondente entendeu as instruções e anotar qual foi o informante ou familiar que respondeu ao questionário, para que se faça uma comparação em testagens futuras. Informantes diferentes podem responder de forma diferente ao instrumento, mesmo que o paciente não tenha piorado ou melhorado. Além disso, vale a pena anotar com que frequência o informante tem contato com o paciente, como é a relação deles, qual o grau de parentesco, entre outras informações, a fim de que seja possível mensurar, ainda que de maneira informal, o grau de confiabilidade das respostas obtidas.

■ PARÂMETROS PSICOMÉTRICOS

Os desempenhos do IQCODE-S e do MEEM, avaliados pelas áreas sob as curvas ROC, são muito semelhantes (MEEM = 0,93; IQCODE-L = 0,94; IQCODE-S = 0,96) (p ≤ 0,001) e apresentam boa consistência interna (alfa de Cronbach = 0,97), sem diferenças estatisticamente significativas.[12]

O resumo dos demais parâmetros pode ser visualizado na Tabela 12.6.1.

■ LIMITAÇÕES

O IQCODE-S apresenta o mesmo problema de outros instrumentos aplicados ao informante: o viés do indivíduo, por exemplo, ansiedade, tipo de relacionamento, usufruir de benefícios sociais, necessidade de ter um informante próximo que conheça bem o paciente, entre outros. Existem poucas evidências, no entanto, de que a característica que pode alterar o resultado do IQCODE seja o sexo do informante, com as mulheres pontuando mais do que homens (Tab. 12.6.2).[17]

O questionário compara o paciente hoje a ele mesmo há 10 anos, o que pode fazer a informação ser alterada devido ao tempo transcorrido.

O IQCODE-S é um excelente instrumento diagnóstico na avaliação inicial, porém, em avaliações subsequentes, no seguimento do paciente, pode perder poder estatístico, pois dificilmente há mudanças perceptíveis em curto prazo.

■ FORMAS DE AQUISIÇÃO

O IQCODE-S é de domínio público, tanto a sua versão original em inglês como a versão em português são de uso livre.

■ REFERÊNCIAS

1. Mackinnon A, Mulligan R. Combining cognitive testing and informant report to increase accuracy in screening for dementia. Am J Psychiatry. 1998;155(11):1529-35.
2. Bustamante SE, Bottino CM, Lopes MA, Azevedo D, Hototian SR, Litvoc J, et al. Combined instruments on the evaluation of dementia in the elderly: preliminary results. Arq Neuro-Psiquiatr. 2003;61(3a):601-6.

TABELA 12.6.1 ■ RESUMO DOS PRINCIPAIS TRABALHOS COM IQCODE-S				
ESTUDO IQCODE-S	PONTOS DE CORTE	SENSIBILIDADE	ESPECIFICIDADE	CURVA ROC
Jorm[9]	3,38+	79%	82%	0,85
Jorm e colaboradores[14]	3,38+	75%	68%	0,77
Del-Ser e colaboradores[15]	3,88+	79%	73%	0,77
Harwood e colaboradores[16]	3,44+	100%	86%	Não definido
Perroco e colaboradores[12]	3,53	85,3%	100%	0,96

TABELA 12.6.2 ❙ EFEITO DE CARACTERÍSTICAS SOCIODEMOGRÁFICAS DO INFORMANTE SOBRE OS ESCORES DO IQCODE

TESTS OF MODEL EFFECTS – IQCODE	P
Sexo	0,036
Estado civil	0,666
Escolaridade	0,365
Ocupação	0,374
Parentesco	0,371
Mora junto	0,436
Convívio	0,474

FORMULÁRIO 12.6.1 ❙ INFORMANT QUESTIONNAIRE ON COGNITIVE DECLINE IN THE ELDERLY (IQCODE)

Nós queremos que você se lembre como o seu familiar estava há 10 anos e compare com o estado em que ele(a) está agora. As questões abaixo são situações nas quais essa pessoa usa sua memória ou inteligência, e nós queremos que você indique se essas situações melhoraram, pioraram ou se permaneceram do mesmo jeito nos últimos 10 anos. Por exemplo, se há 10 anos essa pessoa sempre se esquecia onde guardava suas coisas e ainda se esquece, isso seria considerado como "não muito alterado".

Marque com um "x" a resposta apropriada. Se a pessoa nunca fez determinada função ou tarefa, marque "não se aplica". Se o familiar não tem certeza ou desconhece alguma informação, marque "não sabe".

COMPARADA HÁ 10 ANOS, COMO ESSA PESSOA ESTÁ EM:	MUITO MELHOR	MELHOR	NÃO MUITO ALTERADO	PIOR	MUITO PIOR	NÃO SE APLICA	NÃO SABE
1. Reconhecer familiares e amigos							
2. Lembrar-se do nome dos familiares e amigos							
3. Lembrar-se de coisas sobre os familiares							
4. Lembrar-se de coisas que aconteceram há pouco tempo							
5. Lembrar-se de conversas dos últimos dias							
6. Esquecer o que ele(a) queria dizer no meio da conversa							
7. Lembrar-se do seu endereço e telefone							
8. Lembrar-se em que dia e mês estamos							

FORMULÁRIO 12.6.I **INFORMANT QUESTIONNAIRE ON COGNITIVE DECLINE IN THE ELDERLY (IQCODE)**							
9. Lembrar onde as coisas são guardadas usualmente (p. ex., roupa, talheres, etc.)							
10. Lembrar onde achar coisas que foram guardadas em lugar diferente do que de costume (p. ex., óculos, dinheiro, chaves)							
11. Adaptar-se a mudanças em sua rotina diária							
12. Saber usar aparelhos domésticos que já conhece							
13. Aprender a usar um aparelho doméstico novo							
14. Aprender novas coisas em geral							
15. Lembrar-se de coisas que aconteceram quando ele(a) era jovem							
16. Lembrar-se de coisas que ele(a) aprendeu quando era jovem							
17. Entender o significado de palavras pouco comuns							
18. Entender artigos de revista e de jornal							
19. Acompanhar uma história em um livro ou na televisão (p. ex., novelas, seriados, filmes)							
20. Escrever uma carta para amigos ou para negócios							
21. Conhecer fatos históricos importantes do passado							
22. Tomar decisões em questões do dia a dia							
23. Lidar com dinheiro para fazer compras							
24. Lidar com suas finanças, por exemplo, pensão, coisas de banco							

FORMULÁRIO 12.6.I ■ INFORMANT QUESTIONNAIRE ON COGNITIVE DECLINE IN THE ELDERLY (IQCODE)

25. Lidar com outros problemas concretos do dia a dia, por exemplo, saber quanta comida comprar, quanto tempo transcorreu entre as visitas de familiares ou amigos							
26. Compreender o que se passa a sua volta							
Subtotal (soma dos itens assinalados nas colunas)							
Total (multiplicar o subtotal de cada coluna pelo número indicado)	X 1 =	X 2 =	X 3 =	X 4 =	X 5 =		
Total geral (soma dos resultados das 5 colunas)							

OBS.: nas colunas Não se aplica ou Não sabe, o subtotal não deve ser multiplicado por nenhum valor e, portanto, é igual ao total. Faça os cálculos com calma, depois de ter terminado a entrevista.

O cálculo do escore final do IQCODE deve ser feito dividindo-se o total geral pelo número de perguntas respondidas (excluindo-se as questões assinaladas como Não se aplica ou Não sabe):

Escore IQCODE = $\dfrac{\text{Total geral}}{\text{Número de itens respondidos}}$ = _____ **ESCORE FINAL IQCODE [ ]**

---

3. Jorm AF. The Informant Questionnaire on Cognitive Decline in the Elderly (IQCODE): a review. Int Psychogeriatr. 2004;16(3):275-93.
4. Jorm AF, Jacomb PA. The Informant Questionnaire on Cognitive Decline in the Elderly (IQCODE): socio-demographic correlates, reliability, validity and some norms. Psychol Med. 1989;19(4):1015-22.
5. Jorm AF, Korten AE. Assessment of cognitive decline in the elderly by informant interview. Br J Psychiatry. 1988;152:209-13.
6. Fuh JL, Teng EL, Lin KN, Larson EB, Wang SJ, Liu CY, et al. The Informant Questionnaire on Cognitive Decline in the Elderly (IQCODE) as a screening tool for dementia for a predominantly illiterate Chinese population. Neurology. 1995;45(1):92-6.
7. Isella V, Villa ML, Frattola L, Appollonio I. Screening cognitive decline in dementia: preliminary data on Italian version of the IQCODE. Neurol Sci. 2002;23(Suppl 2):S79-S80.
8. Senanarong V, Assavisaraporn S, Sivasiriyanonds N, Printarakul T, Jamjumrus P, Udompunthuruk S, et al. The IQCODE: an alternative screening test for dementia for low educated Thai. J Med Assoc Thai. 2001;84(5):648-55.
9. Jorm AF. A short form of the Informant Questionnaire on Cognitive Decline in the Elderly (IQCODE): development and cross-validation. Psychol Med. 1994;24(1):145-53.
10. Jonghe JF, Schmand B, Ooms ME, Ribbe MW. Abbreviated form of the Informant Questionnaire on cognitive decline in the elderly. Tijdschr Gerontol Geriatr. 1997;28(5):224-9.
11. Morales JM, Gonzalez-Montalvo JL, Bermejo F, Del-Ser T. The screening of mild dementia with a shortened Spanish version of the Informant Questionnaire of Cognitive Decline in the Elderly. Alzheimer Dis Assoc Disord. 1995;9(2):105-11.
12. Perroco TR, Bustamante SE, Moreno MP, Hototian SR, Lopes MA, Azevedo D, et al. Performance of Brazilian long and short IQCODE on the screening of dementia in elderly people with low education. Int Psychogeriatr. 2009;21(3):531-8.
13. Brucki SMD, Nitrini R, Caramelli P, Bertolucci PH, Okamoto IH. Suggestions for utilization of the mini-mental state examination in Brazil. Arq Neuro-Psiquiatr. 2003;61(3b):777-81.
14. Jorm AF, Christensen H, Henderson AS, Jacomb PA, Korten AE, Mackinnon A. Informant ratings of cognitive decline of elderly people: relationship to longitudinal change on cognitive tests. Age Ageing. 1996;25(2):126-9.
15. Del-Ser T, Morales JM, Barquero MS, Canton R, Bermejo F. Application of a Spanish version of the Informant Questionnaire on Cognitive Decline in the Elderly in the clinical assessment of dementia. Alzheimer Dis Assoc Disord. 1997;11(1):3-8.
16. Harwood DM, Hope T, Jacoby R. Cognitive impairment in medical inpatients: I: Screening for dementia: is history better than mental state? Age Ageing. 1997;26(1):31-5.
17. Perroco TR, Zuccolo P, Nakano EY, Bottino CMC. Effects of informants sociodemographic characteristics on the IQCODE scores. Alzheimers Dement. 2010;6(4S):S347.

12.7 ESCALA DE AVALIAÇÃO DE QUALIDADE DE VIDA NA DOENÇA DE ALZHEIMER (QdV-DA)

Carla Samara Fagundes Vieira, Maria Dolores Lemos dos Santos, Paulo Caramelli

A Escala de Avaliação de Qualidade de Vida (QdV) na doença de Alzheimer (DA) (escala QdV-DA) é um instrumento breve e de fácil aplicação utilizado para avaliar a QdV de idosos com DA e seu cuidador.[1] Ela fornece uma comparação da QdV relatada pelo paciente com a perspectiva do seu cuidador.[2] Em sua construção, foi avaliada por especialistas em geriatria e gerontologia, além de pacientes e cuidadores, com o objetivo de aumentar a validade de conteúdo e assegurar a importância dos domínios avaliados na QdV de idosos com DA.[3] É um dos instrumentos mais utilizados para avaliar a QdV de indivíduos com DA.[4]

■ VERSÕES

A QdV-DA foi desenvolvida em 1999, validada inicialmente por Logsdon e colaboradores,[5] e validada novamente em 2002,[2] após aplicação em uma amostra de 155 pacientes. Os aspectos avaliados tiveram como objetivo incorporar os quatro domínios conceituais da Lawton para QdV em idosos (competência comportamental, ambiente, bem-estar subjetivo e QdV percebida), entre outros domínios.[2,5] A escala já foi adaptada para 14 idiomas: espanhol (Espanha e México), inglês, japonês, alemão, tailandês, francês, italiano, tcheco, turco, malaio, mandarim e português (Brasil e Portugal), com estudo preliminar para uma versão coreana. No Brasil, foi adaptada por Novelli[1] em 2003 e validada pela mesma autora em 2006.[3]

Na versão original, a escala foi desenvolvida para ser aplicada em idosos com DA na fase de demência leve a moderada, em contextos ambulatoriais e na comunidade, cujos cuidadores vivam ou passem o dia com o idoso.[5] Estudos relacionados ao uso da escala em idosos institucionalizados ou em centros-dia foram desenvolvidos em inglês,[6-8] francês,[9] português[10] e japonês.[11] Em algumas publicações, a escala foi aplicada apenas com o idoso,[6,9] e, em outras, com o idoso e com profissionais da saúde.[7,8,10,11] O trabalho de Hoe e colaboradores[8] sugere que o relato dos profissionais sobre a QdV dos indivíduos não pode ser substituído pelo relato do próprio paciente, pois apresenta uma concordância pobre. Edelman e colaboradores[7] usaram uma versão adaptada de 15 itens (não publicada) para esse público. Foram realizados estudos para validação e confiabilidade da escala no contexto hospitalar, mas mais estudos são necessários para a recomendação do seu uso para esse público.[12] A escala também foi validada para idosos com demências leve, moderada e grave.[13]

■ DESCRIÇÃO DO INSTRUMENTO

NÚMERO DE ITENS

O instrumento é dividido em quatro partes, abrangendo a perspectiva do paciente sobre sua QdV (PQdV) e a visão do cuidador sobre sua própria QdV (CQdV) e a QdV do paciente (CPQdV). Na primeira parte, o paciente apresenta sua perspectiva sobre sua QdV em uma escala de 13 itens. A orientação é fornecida na segunda parte, com o objetivo de padronizar as questões e apresentar suas possíveis variações. A terceira parte também é composta por 13 itens e é voltada para a avaliação da visão da QdV do paciente pelo cuidador. A última parte avalia a QdV dos cuidadores com os itens das escalas anteriores e pontua a importância de cada item variando de 1 (nada importante) a 3 (muito importante).[1] É utilizada linguagem simples e direta para favorecer a aplicação em indivíduos com déficit cognitivo.[2] A Figura 12.7.1 exemplifica os itens e as instruções para os entrevistadores.

TIPO DE PONTUAÇÃO

Os itens são avaliados em uma escala ordinal de múltipla escolha de 4 pontos, com 1 indicando ruim e 4 indicando excelente. A pontuação total varia de 13 a 52 pontos. O escore pode ser calculado separadamente do cuidador e do paciente, ou incorporados para obter um escore total. Para a pontuação total do instrumento, o resultado da avaliação do paciente é multiplicado por dois e, então, somado com o resultado obtido com o cuidador e dividido por três.[5]

■ PÚBLICO-ALVO

É destinada a avaliar pacientes com demência devida à DA na fase inicial e com gravidade moderada, portanto, usa linguagem simplificada, com instruções detalhadas para o entrevistador.[5] Estudos a utilizaram em idosos com demência grave da DA,[13] entretanto, deve-se considerar o grau e o estágio da doença.[14] Foi validada para indivíduos com escore maior que 10 no Miniexame do Estado Mental (MEEM).[2]

ENVELHECIMENTO E DEMÊNCIA: QUALIDADE DE VIDA NA DA (VERSÃO DO PACIENTE)			
NOME DO SUJEITO	NÚMERO DA AVALIAÇÃO		DATA DA ENTREVISTA
1. Saúde Física	Ruim	Regular	Bom	Excelente
2. Disposição	Ruim	Regular	Bom	Excelente
INSTRUÇÕES PARA OS ENTREVISTADORES				
1. Em primeiro lugar, como você se sente em relação à sua saúde física? Você diria que é ruim, regular, boa ou excelente? Circule qualquer palavra que você acha que melhor descreve sua saúde física agora.				
2. Como você se sente sobre seu nível de disposição? Você acha que é ruim, regular, bom ou excelente? Se o participante disser que alguns dias são melhores que outros, peça a ele para avaliar como tem se sentido a maior parte do tempo ultimamente.				

FIGURA 12.7.1 ■ EXEMPLOS DE ITENS E INSTRUÇÕES PARA OS ENTREVISTADORES.

■ APLICAÇÃO

MÉTODO DE APLICAÇÃO
É mais bem aplicada em forma de entrevista com o paciente. Pode ser autoaplicada pelo cuidador.

INSTRUÇÕES DE PREENCHIMENTO
O entrevistador deve seguir as instruções explícitas para evitar influenciar a resposta do paciente, e este segue a avaliação com uma cópia, marcando no formulário ou respondendo verbalmente, enquanto o entrevistador marca as respostas no formulário.[5] Os cuidadores podem preencher a escala sobre o paciente em forma de questionário e receber orientações do entrevistador quando necessário. Na versão PQdV, em relação ao item 7 (casamento), pacientes que não são casados podem ser orientados a responder sobre o relacionamento mais próximo ou o relacionamento com o seu cuidador ou familiar. Caso não seja possível marcar esse item, ele é considerado como não respondido e deve ser registrado.[2]

TEMPO DE APLICAÇÃO
No formato de entrevista, a aplicação dura, em média, 10 minutos. Em geral, os cuidadores preenchem o instrumento em menos de 10 minutos.[2]

CUIDADOS NA APLICAÇÃO
O entrevistador deve ter cuidado para não influenciar as respostas do paciente,[5] seguindo estritamente as instruções. Ele deve observar se o paciente está compreendendo as perguntas e respondendo adequadamente. Caso demonstre não compreender as questões ou apresente todas as respostas iguais, o entrevistador deve retomar a pergunta e reforçar para o paciente que ele deve escolher uma das quatro opções, sem sugerir uma resposta. Quando o paciente deixa mais de duas respostas sem preencher, deve ser interrompida a aplicação do instrumento e registrado.[3]

■ INTERPRETAÇÃO DAS PONTUAÇÕES

SIGNIFICADO DOS ESCORES
A escala não possui ponto de corte.[1] O escore varia de 13 a 52, e quanto maior a pontuação, maior a QdV. As subescalas podem ser interpretadas separadamente.[2]

FATORES QUE AFETAM A PONTUAÇÃO
A depressão no cuidador pode influenciar sua resposta na avaliação da QdV do idoso. Assim, cuidadores com depressão marcam pontuações mais baixas em comparação a cuidadores sem depressão.[5]

■ PARÂMETROS PSICOMÉTRICOS

CONFIABILIDADE
Os parâmetros psicométricos da escala foram avaliados na versão original com uma amostra de 77 pacientes em 1999[5] e, posteriormente, em 2002, com uma amostra de 155 pacientes.[2]

No primeiro estudo, a consistência interna das versões do idoso e do cuidador foram mensuradas pelo coeficiente α e o resultado ficou dentro do aceitável (α = 0,88 para idoso e α = 0,87 para cuidadores). A correlação de Spearman foi aplicada em cada item preenchido pela avaliação do paciente e pela avaliação do cuidador, e a correlação de Pearson (r) foi aplicada na versão completa. A concordância entre o relato do cuidador e o do paciente foi baixa em relação à memória e à capacidade de fazer tarefas. Nos demais itens, apresentou boa concordância. A concordância da pontuação total foi r = 0,40 (p > 0,001), sendo considerada adequada.[5] O teste-reteste da confiabilidade foi avaliado em uma amostra de 30 pacientes e cuidadores com intervalo de uma semana. O coeficiente de correlação intraclasse (ICC) ficou dentro dos parâmetros aceitáveis, sendo de 0,76 para pacientes e de 0,92 para cuidadores.[5]

No segundo estudo, para estimar a confiabilidade da consistência interna dos relatos dos cuidadores e dos pacientes, o coeficiente α foi aplicado e foi excelente para relato de pacientes (α = 0,84) e relato de cuidadores (α = 0,86). A consistência e a concordância absoluta foram usadas para examinar a concordância entre as classificações dos testes realizados pelo cuidador e pelo paciente. Utilizou-se um modelo misto de duas vias, ICC de medida única que obteve a consistência de 0,28 (ICC 95% = 0,13 a 0,42) e a concordância absoluta de 0,19 (ICC 95% = negativo 0,02 a 0,37).[2] Na versão CQdV, foi obtido índice de consistência interna de 0,89.[3]

No Brasil, os parâmetros psicométricos foram avaliados em 2003[1] em uma amostra de 40 pacientes e seus cuidadores, divididos em três grupos: pacientes com demência leve devida à DA (20), pacientes com demência moderada da DA (20) e cuidadores (40). A consistência interna utilizou os coeficientes de correlação de Spearman e de Pearson, além do coeficiente alfa de Cronbach. Os resultados foram satisfatórios, apresentando, para a versão PQdV, coeficiente α = 0,81, para a versão CPQdV, coeficiente α = 0,83, e para a versão CQdV, coeficiente α = 0,84. A concordância entre o relato do cuidador e o do paciente foi significativa em relação a saúde física (r = 0,78, p < 0,01), atividades de lazer (r = 0,44, p < 0,05), dinheiro (r = 0,43, p < 0,05) e pontuação total (r = 0,42, p < 0,05) no grupo de DA leve. Nos pacientes com DA moderada, a concordância entre o relato do cuidador e o do paciente foi significativa em relação a saúde física (r = 0,44, p < 0,05), "você em geral" (r = 0,40, p < 0,05), dinheiro (r = 0,40, p < 0,05) e "vida em geral" (r = 0,58, p < 0,01).[1]

O teste-reteste interexaminador foi avaliado em uma amostra de 13 pacientes e o teste-reteste intraexaminador em uma amostra com 17 pacientes com a correlação de Pearson e os valores de *kappa*. Obteve-se um índice de correlação no teste-reteste interexaminador de 0,76 (p < 0,001) para a versão PQdV, 0,96 (p < 0,001) para a versão CPQdV e 0,93 (p < 0,001) para a versão CQdV. No teste-reteste intraexaminador, de 0,87 (p < 0,001) para a versão PQdV e 0,95 (p < 0,001) para as versões CQdV e CPQdV. Os valores de *kappa* demonstraram concordância excelente.[1] Em 2006, foi realizado novo estudo com uma amostra de 120 indivíduos, utilizando o coeficiente alfa de Cronbach. As três versões da escala obtiveram coeficiente alfa excelente, sendo 0,80, 0,83 e 0,86 para as versões PQdV, CPQdV e CQdV, respectivamente.[3]

VALIDADE DO CONSTRUTO

Em 1999,[5] a validação do construto foi realizada por meio do coeficiente de correlações de Pearson. As hipóteses levantadas foram que as pontuações mais altas da avaliação estariam correlacionadas com menor prejuízo das medidas de competência comportamental, melhor estado psicológico, função física e ambiente interpessoal. Era esperado, com base em estudos prévios, que a magnitude relativa de correlação fosse maior entre o instrumento e medidas de estado psicológico, e menor entre a escala e medidas de competência comportamental. Postulou-se também que a correlação entre ambiente interpessoal e o escore do instrumento fosse maior com relatos de cuidadores do que com relatos dos pacientes. Os resultados apontaram pelo menos uma correlação em uma medida de cada domínio hipotetizado. Na versão PQdV, a escala se correlacionou com o MEEM (r^* = 0,24, p < 0,05), com a Physical and Instrumental Self Maintenance Scales-Activities of Daily Living (ADL) (r = -0,33, p < 0,01), com a Escala de Depressão de Hamilton (HAM-D) e a Escala de Depressão Geriátrica (GDS) (r = -0,43 e -0,56 respectivamente, p < 0,001) e com eventos prazerosos (r = 0,30, p < 0,01).[5]

A versão CPQdV se correlacionou com a ADL (r = -0,32, p < 0,01), com eventos prazerosos (r = 0,41, p < 0,001), com os sintomas depressivos relatados pelo paciente na HAM-D (r = -0,25, p < 0,05) e com os sintomas relatados pelo cuidador na GDS (r = -0,57, p < 0,001). Os sintomas depressivos do cuidador se correlacionaram com a versão CPQdV pela HAM-D (r = -0,23, p < 0,05).[5] A versão composta, por sua vez, se correlacionou com a depressão (r = -0,43 a 0,53), com eventos prazerosos (r = 0,40) e com a ADL (r = -0,37).[2]

Em 2002,[2] a validação utilizou o coeficiente de correlações de Pearson entre a escala e os quatro domínios hipotetizados para a QdV. A versão PQdV se correlacionou com a ADL (r = -0,37, p < 0,001), com os sintomas depressivos na GDS (r = -0,51, p < 0,001), com a subescala de depressão da Revised Memory and Behavior Problem Checklist (RMBPC) (r = -0,22, p < 0,01), com eventos prazerosos (r = 0,30, p < 0,001) e na subescala de função física do Medical Outcomes Study (MOS) (r = 0,22, p < 0,01). A PQdV também se correlacionou com a sobrecarga do cuidador na Screen for Caregiver Burden (SCB) (sobrecarga objetiva r = -0,21, sobrecarga subjetiva r = -0,19, p < 0,01).

A versão CPQdV se correlacionou com a Physical and Instrumental Self Maintenance Scales – Instrumental Activities of Daily Living (IADL) (r = -0,26, p < 0,01), com a RMBPC nas subescalas de memória e comportamento disruptivo (r = -0,27 e -0,42, respectivamente; p < 0,001), com os sintomas depressivos na GDS (r = -0,52, p < 0,001), com a subescala de depressão da RMBPC (r = 0,23, p < 0,01), com eventos prazerosos (r = 0,44, p < 0,001), no domínio de função física com a MOS, na subescala de função física (r = 0,43, p < 0,001) e na subescala de limitação física (r = 0,20, p < 0,01). A versão CPQdV também se correlacionou com a sobrecarga do cuidador (sobrecarga objetiva r = -0,52, sobrecarga subjetiva r = -0,53, p < 0,001) e com depressão do cuidador (r = -0,48, p < 0,001).[2]

Na versão brasileira, a validade de construto foi realizada em uma amostra de 120 indivíduos, por meio da análise de hipóteses. Foram associados aos resultados obtidos na avaliação da QdV dos pacientes (PQdV e CPQdV) com avaliação do desempenho funcional, sintomas depressivos, alterações comportamentais e nível socioeconômico na análise de hipóteses. Na CQdV, a QdV foi associada a sintomas depressivos apresentados pelos participantes.[3]

A versão PQdV se correlacionou com sintomas depressivos na GDS (r = -0,59, p < 0,01) e na CSDD (r = -0,49, p < 0,01), com alterações de comportamento no Inventário Neuropsiquiátrico (INP) (r = -0,36, p < 0,01) e com a versão CPQdV (r = 0,35, p < 0,01).[3]

Na versão CPQdV, foram encontradas correlações com as alterações cognitivas do MEEM (r = 0,41, p < 0,01), com sintomas depressivos relatados pelo paciente na GDS (r = -0,36, p < 0,01) e na CSDD (r = -0,68, p < 0,01), com sintomas depressivos apresentados pelos cuidadores conforme o Inventário de Depressão de Beck (BDI) (r = -0,27, p < 0,05), com alterações de comportamento na INP (r = -0,71, p < 0,01), com desempenho funcional (atividades instrumentais de vida diária [AIVDs] e atividades básicas da vida diária [ABVDs], r = -0,52 e -0,51, respectivamente; p < 0,01) e com as versões PQdV e CQdV (r = 0,35 e 0,44, respectivamente; p < 0,01).[3]

A versão CQdV obteve correlação com os sintomas depressivos apresentados pelo paciente na CSDD (r = -0,30, p < 0,05), com sintomas depressivos apresentados pelos cuidadores no BDI (r = -0,59, p < 0,01), com alterações de comportamento do INP (r = -0,39, p < 0,01), com desempenho funcional AIVDs (r = -0,41, p < 0,01) e ABVDs (r = -0,32, p < 0,01), com as versões composta e CPQdV (r = 0,30 e 0,44, respectivamente; p < 0,05 e p < 0,01).[3]

A escala foi comparada com a versão abreviada do World Health Organization Quality of Life (WHOQOL-BREF) na validade de construto convergente em uma amostra de 20 pacientes com DA e 20 cuidadores. Foram encontradas correlações com as três versões da escala – CPQdV, PQdV e CQdV –, com o somatório do WHOQOL-breve sendo 0,71, 0,88, 0,81, respectivamente; p < 0,01.[3]

■ EXPERIÊNCIA DE USO

Em um estudo de revisão realizado em 2022, a QdV-DA é apontada como a escala de avaliação de QdV na DA mais fidedigna para ser usada no Brasil, pois é adaptada e validada para essa população.[4] São encontrados estudos que utilizam a versão composta (CQdV, PQdV e CPQdV) e trabalhos que utilizam apenas uma delas. A avaliação também é apresentada como Escala de Qualidade de Vida (EQV).[15] Inicialmente, ela foi projetada para indivíduos com DA, entretanto, foi utilizada também em idosos com demência mista e demência vascular.[7]

Apesar de ser validada para idosos com demência grave,[13] deve-se observar a influência da capacidade cognitiva para concluir o instrumento e apontar um relato adequado sobre a QdV, pois, com o declínio cognitivo, a dificuldade de compreensão pode alterar o relato dos pacientes. Nota-se que pessoas com demência tendem a avaliar a QdV com pontuação mais alta que seus cuidadores.[5]

Alguns estudos apontam o uso do instrumento em idosos institucionalizados, porém, deve-se observar a aplicação neste público, visto que o relato dos profissionais nem sempre reflete as experiências subjetivas desses indivíduos.[8,10] Além disso, a fim de obter um relato fidedigno, é preciso ter um entendimento claro sobre quem é o cuidador: com que frequência vê o idoso? Passa o dia com ele?[5] Passa mais de 24 horas semanais?[1] Ressalta-se que o relato do cuidador não deve substituir o relato do paciente.[10] Apesar de haver pesquisas publicadas em português, a escala ainda não foi validada para o público brasileiro.

▌ LIMITAÇÕES

Como limitações, podemos apontar a ausência de ponto de corte. Deve-se considerar também que a versão CPQdV é influenciada por diversos fatores, como valores pessoais e expectativas do cuidador, sobrecarga, depressão, além do relacionamento do cuidador com a pessoa avaliada.[2] A versão PQdV é válida para indivíduos com MEEM ≥ 3,[13] porém, por ser uma avaliação subjetiva, deve-se observar se o indivíduo está realmente compreendendo o instrumento. A QdV-DA não foi validada para o português em pessoas institucionalizadas ou com diagnósticos diferentes de DA.

▌ CONSIDERAÇÕES FINAIS

A QdV-DA é um instrumento de fácil aplicação, que abrange duas das três formas de avaliação da QdV (autorrelato e relato do cuidador). Avaliações subjetivas, como a avaliação desse construto, podem ser difíceis de ser coletadas em indivíduos com demência, visto que há oscilação do humor e do comportamento. Dessa forma, uma avaliação que abranja os relatos do idoso e do cuidador pode favorecer o entendimento da QdV e, assim, direcionar as práticas profissionais para esse público.

▌ FORMAS DE AQUISIÇÃO

O instrumento é gratuito e pode ser obtido por meio de contato com os autores deste capítulo.

▌ REFERÊNCIAS

1. Novelli MMPC. Adaptação transcultural da escala de avaliação de qualidade de vida na doença de Alzheimer [dissertação]. São Paulo: USP; 2003.
2. Logsdon RG, Gibbons LE, McCurry SM, Teri L. Assessing quality of life in older adults with cognitive impairment. Psychosom Med. 2002;64(3):510-9.
3. Novelli MMPC. Validação da escala de qualidade de vida (QdV-DA) para pacientes com doença de Alzheimer e seus respectivos cuidadores/familiares [tese]. São Paulo: USP; 2006.
4. Cruz A, Somensi LB, Locatelli C. Qual o melhor Instrumento para avaliar a Qualidade de Vida de portadores de Doença de Alzheimer? Uma revisão sistemática. Res Soc Develop. 2022;11(10):e236111032618.
5. Logsdon RG, Gibbons LE, McCurry SM, Teri L. Quality of life in Alzheimer's disease: patient and caregiver reports. J Mental Health Aging. 1999;5(1):21-32.
6. Thorgrimsen L, Selwood A, Spector A, Royan L, Madariaga Lopez M, Woods RT, et al. Whose quality of life is it anyway? The validity and reliability of the Quality of Life-Alzheimer's Disease (QoL-AD) scale. Alzheimer Dis Assoc Disorders. 2003;17(4):201-8.
7. Edelman P, Fulton BR, Kuhn D, Chang CH. A comparison of three methods of measuring dementia-specific quality of life: perspectives of residents, staff, and observers. Gerontologist. 2005;45(1):27-36.
8. Hoe J, Hancock G, Livingston G, Orrell M. Quality of life of people with dementia in residential care homes. Br J Psychiatry. 2006;188:460-4.
9. Cousi C, Igier V, Quintard, B. French cross-cultural adaptation and validation of the Quality of Life-Alzheimer's Disease scale in Nursing Homes (QOL-AD NH). Health Qual Life Outcomes. 2021;19(1):219.
10. Silva EI, De Lacerda TTB, Souza JA, Carvalho PF, Horta NC, Souza MCMR. Avaliação da qualidade de vida do idosos institucionalizado com sinais de demência. Estud Interdiscip Envelhec. 2019;24(2):81-95.
11. Brennan S, Doan T, Osada H, Hashimoto Y. Validation of the Japanese version of the quality of life-Alzheimer's disease for nursing homes. Aging Ment Health. 2023;27(2):281-91.
12. Torisson G, Stavenow L, Minthon, Londos E. Reliability, validity and clinical correlates of the Quality of Life in Alzheimer's disease (QoL-AD) scale in medical inpatients. Health Qual Life Outcomes. 2016;14:90.
13. Hoe J, Katona C, Roch B, Livingston G. Use of the QOL-AD for measuring quality of life in people with severe dementia: the LASER-AD study. Age Ageing, 2005;34(2):130-5.
14. França AB, Lima GS, Kusumota L, Marques S. Instrumentos de avaliação da qualidade de vida do idoso com Alzheimer: revisão integrativa da literatura. Rev Eletr Enferm. 2016;18:e1170.
15. Groppo HS, Nascimento CMC, Stella F, Gobbi S, Oliani MM. Efeitos de um programa de atividade física sobre os sintomas depressivos e a qualidade de vida de idosos com demência de Alzheimer. Rev Bras Educ Fís Esporte. 2012;26(4):543-51.

12.8 ESCALA CORNELL DE DEPRESSÃO EM DEMÊNCIA (CSDD)
Maria da Glória Portugal

A Escala Cornell de Depressão em Demência (CSDD)[1] foi criada com o intuito de quantificar sintomas depressivos em pacientes com demência, já que a avaliação da depressão em idosos com a doença costuma ser desafiadora e um instrumento baseado no relato do cuidador poderia ser mais apropriado para esse diagnóstico.

A CSDD tem apresentado bom desempenho em comparação com a avaliação clínica e pode ser utilizada para diagnosticar depressão em qualquer estágio de demência. Foi validada também para diagnóstico de depressão em idosos sem comprometimento cognitivo.[2]

▌ VERSÕES

A versão original com 19 itens (CSDD-19) foi proposta por Alexopoulos e colaboradores[1] em 1988, em inglês, e, desde então, já foi traduzida e adaptada para vários idiomas. Atualmente existem versões em português, espanhol, francês, norueguês, dinamarquês, holandês, mandarim, japonês, coreano, persa, árabe e vietnamita. No Brasil, a CSDD foi traduzida e adaptada por Carthery-Goulart e colaboradores[3] em 2007.

Uma versão abreviada com 4 itens (CSDD-4) foi proposta por Jeon e colaboradores[4] com o intuito de facilitar a sua aplicação em casas geriátricas. Em seu estudo de validação, os autores observaram que os 4 sintomas relativos ao humor (ansiedade, tristeza, falta de reação a eventos e irritabilidade) eram os mais sensíveis para detectar depressão, e a CSDD-4 foi altamente correlacionada com a CSDD-19 (n = 474, r = 0,831, p < 0,001), com consistência interna aceitável (alfa de Cronbach = 0,70). O ponto de corte < 2 atingiu sensibilidade de 81% e especificidade de 51% em uma coorte independente na qual 50% da amostra tinha demência (n = 92). A CSDD-4 teve uma área sob a curva (AUC) de 0,73 (z = 3,47, p < 0,001), compatível com a da CSDD-19 (AUC = 0,69, z = 2,89, p < 0,01).

■ DESCRIÇÃO DO INSTRUMENTO

A CSDD-19 avalia 19 sintomas e sinais depressivos e os distribui nos cinco domínios descritos a seguir.

- Sintomas relativos ao humor: ansiedade, tristeza, falta de reação a eventos e irritabilidade.
- Distúrbios do comportamento: agitação, retardo, queixas físicas múltiplas, perda de interesse.
- Sintomas somáticos: perda do apetite, perda de peso, falta de energia.
- Funções cíclicas: variação diurna do humor, dificuldade para dormir, despertar muitas vezes durante o sono, despertar precoce.
- Distúrbios ideativos: ideação suicida, baixa autoestima, pessimismo e delírios congruentes com o humor (de pobreza, doença ou perda).

Apesar da divisão dos sintomas em domínios, a pontuação final da escala não privilegia nenhum deles em particular. Cada item deve ser pontuado de 0 a 2, ordinalmente, a depender da intensidade do sintoma apresentado, sendo que escores mais altos representam maior intensidade do sintoma. Se o sintoma for ausente ou incapaz de ser avaliado, deve ser pontuado 0; se for leve ou intermitente, 1; e, se for intenso, 2. O escore total da escala varia de 0 a 38 pontos. Na Figura 12.8.1 estão apresentadas instruções e exemplos de sinais e sintomas avaliados na CSDD-19. A CSDD-4, por sua vez, possui 4 itens que avaliam os sintomas ansiedade, tristeza, falta de reação a eventos e irritabilidade. Cada item é pontuado de 0 a 2, ordinalmente, conforme orientado na versão longa da escala. A pontuação final varia de 0 a 8.

■ PÚBLICO-ALVO

Inicialmente, a CSDD foi elaborada com o objetivo de avaliar a depressão em pacientes com demência, já tendo seu uso validado para ambientes ambulatorial, hospitalar ou de casa geriátrica. Também foi validada para uso em idosos sem comprometimento cognitivo.

■ APLICAÇÃO

A CSDD é um instrumento de observação clínica que avalia sintomas e sinais ocorridos no período da semana que antecedeu a entrevista, exceto para o item que avalia perda de peso, que considera a alteração física ocorrida no último mês. Sintomas resultantes de incapacidade física não devem ser pontuados. A avaliação da "perda de interesse" e da "perda de energia" na última semana deve ser considerada apenas se os sintomas estiverem ocorrendo há menos de 1 mês.

A escala deve ser preenchida por um profissional da saúde treinado a partir de duas entrevistas semiestruturadas, uma com o informante mais próximo do paciente e outra com o paciente. O entrevistador deve perguntar ao cuidador principal e depois confirmar, ou não, as respostas com o próprio paciente. O entrevistador pode utilizar descrições ou explicações adicionais para auxiliar no entendimento do significado de cada item.

A escala leva cerca de 30 minutos para ser preenchida (aproximadamente 20 minutos para entrevistar o cuidador e 10 minutos para entrevistar o paciente).

CUIDADOS NA APLICAÇÃO

Em caso de dúvida ou discordância na pontuação de um item, o profissional da saúde deve questionar novamente o informante.

■ INTERPRETAÇÃO DAS PONTUAÇÕES

A interpretação da pontuação de cada item deve ser feita da seguinte forma: se o sinal ou sintoma for considerado ausente ou for impossível avaliar, o escore é 0; se considerado leve ou intermitente, 1; e, se considerado "intenso", 2. Para a interpretação da pontuação final, no estudo original, Alexopoulos e colaboradores[1] encontraram um escore médio de 8 para o grupo com depressão leve e propuseram o

Instruções: O entrevistador pergunta inicialmente ao cuidador sobre os itens da escala e depois confirma os dados obtidos com o paciente. A gravidade é pontuada de acordo com três níveis: ausente, leve/intermitente e grave, sendo possível também pontuar como "não é possível avaliar". O cuidador é instruído a falar de sintomas que ocorreram na última semana. Os sintomas e sinais são descritos da forma como aparecem no questionário, mas o entrevistador pode fazer explicações adicionais para auxiliar no entendimento. Os itens: "perda de interesse" e "perda de energia" requerem que o paciente esteja envolvido menos intensamente em atividades usuais durante a semana anterior à entrevista e que estejam ocorrendo há menos de 1 mês. O item "perda de peso" baseia-se em mudança no último mês. Se cuidador e paciente discordarem o examinador deve entrevistar o cuidador novamente. Não atribuir pontos se sintomas resultarem de incapacidade física. O escore final é baseado no julgamento final do entrevistador.

Itens	0 (ausente)	1 (leve ou intermitente)	2 (grave)
A – Sinais relacionados ao humor			
1 – Ansiedade (expressão ansiosa, ruminações, preocupações)			
2 – Tristeza (expressão triste, voz triste, choroso)			

FIGURA 12.8.1 ▮ INSTRUÇÕES E EXEMPLOS DE SINAIS E SINTOMAS AVALIADOS NA ESCALA CORNELL DE DEPRESSÃO EM DEMÊNCIA.

ponto de corte ≥ 8 como indicativo do diagnóstico de depressão.

Em outros estudos de validação disponíveis, os pontos de corte variaram de acordo com a população avaliada, sendo ≥ 5 o menor deles, recomendado em pesquisa para a população idosa japonesa,[5] e ≥ 17 o maior, recomendado em um estudo realizado na Tunísia.[6]

▮ PARÂMETROS PSICOMÉTRICOS

ESCALA ORIGINAL[1]

O instrumento apresentou boa confiabilidade interexaminadores (coeficiente *kappa* = 0,67), com boa consistência interna (coeficiente alfa = 0,84) e com boa sensibilidade. A pontuação total da escala teve boa correlação (0,83) com o diagnóstico clínico de depressão pelo *Research Diagnostic Criteria*.

VERSÃO TRADUZIDA E ADAPTADA PARA USO NO BRASIL[3]

A versão brasileira apresentou boa confiabilidade intraexaminadores (coeficiente *kappa* = 0,77; p < 0,001) e interexaminadores (coeficiente *kappa* = 0,76; p < 0,001). A correlação de Spearman foi de 0,87 (p < 0,001) para interexaminadores e de 0,85 (p < 0,001) para intraexaminadores. A pontuação média obtida na primeira avaliação foi de 5,42, e o desvio padrão, de 5,23. Esse estudo realizou uma validade do tipo externa.

ESTUDO DE VALIDAÇÃO DA VERSÃO BRASILEIRA DA CSDD PARA IDOSOS BRASILEIROS[7]

A versão brasileira foi validada a partir de uma amostra ambulatorial de 95 idosos do Centro de Doença de Alzheimer do Instituto de Psiquiatria da Universidade Federal do Rio de Janeiro.

O diagnóstico de depressão foi realizado segundo os critérios do *Manual diagnóstico e estatístico de transtornos mentais* (DSM-IV-TR),[8] da *Classificação internacional de doenças e problemas relacionados à saúde* (CID-10)[9] e do "Critério Diagnóstico Provisório para Depressão na Doença de Alzheimer" (PDC-dAD).[10] A aplicação da CSDD foi realizada de maneira cega em relação à avaliação diagnóstica clínica para depressão. Esse estudo realizou uma validação de critério do tipo concorrente.

O ponto de corte ≥ 13 obteve melhor sensibilidade e especificidade para diagnosticar depressão segundo o DSM-IV-TR e a CID-10, e o ponto de corte ≥ 11 foi melhor no diagnóstico de depressão de acordo com o PDC-dAD. No entanto, em relação ao PDC-dAD, notou-se discreta piora dos índices de validade da escala, de modo que, por isso, e pela maior utilização dos critérios do DSM-IV-TR e da CID-10 como padrão-ouro na prática clínica, o estudo optou pelo ponto de corte ≥ 13 como ideal. A consistência interna do instrumento, medida pelo alfa de Cronbach, foi de 0,86.

EXPERIÊNCIA DE USO

A CSDD discriminou melhor a depressão nos casos de demência leve em comparação aos casos de demência moderada ou grave quando utilizados os critérios do DSM-IV-TR e da CID-10.

Os pontos de corte encontrados na validação brasileira foram superiores àqueles obtidos pela maioria dos estudos de validação, pois, em geral, as pesquisas encontraram um ponto de corte entre 5 e 8 para depressão em demência.[1,5,11,12] Vale frisar que um estudo chinês encontrou o ponto de corte de ≥ 6 para demência em geral ou demência leve, e de ≥ 13 no grupo com demência moderada e grave. Além disso, a especificidade do ponto de corte ≥ 7 para a depressão na demência leve foi superior à observada quando esse valor foi aplicado a pacientes em todas as fases de demência: 80 *versus* 59,1%.[13]

Os achados de variados pontos de corte para o diagnóstico de depressão em demência provavelmente refletem diferenças metodológicas entre os estudos, bem como diferenças culturais.

LIMITAÇÕES

Acredita-se que o estado psíquico do informante e suas particularidades socioculturais influenciem na pontuação. Assim, existe o risco de o informante superestimar ou subestimar os sintomas do paciente de acordo com sua própria percepção de saúde e estresse.

CONSIDERAÇÕES FINAIS

Há evidências de que a aplicação de instrumentos diagnósticos a cuidadores de idosos resulta em um diagnóstico de depressão mais preciso e, consequentemente, auxilia no tratamento mais adequado. A CSDD tem sido utilizada como uma ferramenta de triagem útil para identificar a depressão em pessoas que sofrem de demência, independentemente da gravidade.

FORMA DE AQUISIÇÃO

A escala não é de domínio público. Ela está anexada no artigo de validação original e pode ser adquirida junto à revista *Biological Psychiatry*.

REFERÊNCIAS

1. Alexopoulos GS, Abrams RC, Young RC, Shamoian CA. Cornell scale for depression in dementia. Biol Psychiatry. 1988;23(3):271-84.
2. Alexopoulos GS, Abrams RC, Young RC, Shamoian CA. Use of the Cornell scale in nondemented patients. J Am Geriatr Soc. 1988;36(3):230-6.
3. Carthery-Goulart MT, Areza-Fegyveres R, Schultz RR, Okamoto I, Caramelli P, Bertolucci PHF, et al. Versão brasileira da Escala Cornell de depressão em demência (Cornell depression scale in dementia). Arq Neuropsiquiatr. 2007;65(3b):912-5.
4. Jeon Y, Liu Z, Li Z, Low LF, Chenoweth L, O'Connor D, et al. Development and validation of a short version of the Cornell scale for depression in dementia for screening residents in nursing homes. Am J Geriatr Psychiatry. 2016;24(11):1007-16.
5. Schreiner AS, Hayakawa H, Morimoto T, Kakuma T. Screening for late life depression: cut-off scores for the geriatric depression scale and the Cornell scale for depression in dementia among Japanese subjects. Int J Geriatr Psychiatry. 2003;18(6):498-505.
6. Jemaa SB, Marzouki Y, Fredj M, Le Gall D, Bellaj T. The Adaptation and Validation of an Arabic version of the Cornell scale for depression in dementia (A-CSDD). J Alzheimers Dis. 2019;67(3):839-48.
7. Portugal MG, Coutinho ESF, Almeida C, Barca ML, Knapskog AB, Engedal K, et al. Validation of Montgomery-Åsberg rating scale and Cornell scale for depression in dementia in Brazilian elderly patients. Int Psychogeriatr. 2012;24(8):1291-8.
8. American Psychiatric Association. Manual diagnóstico e estatístico de transtornos mentais: DSM-IV-TR. 4. ed. rev. Porto Alegre: Artmed; 2002.
9. Organização Mundial da Saúde. Classificação de transtornos mentais e de comportamento da CID-10: descrições clínicas e diretrizes diagnósticas. Porto Alegre: Artmed; 1993.
10. Olin JT, Schneider LS, Katz IR, Meyers BS, Alexopoulos GS, Breitner JC, et al. Provisional diagnostic criteria for depression of Alzheimer disease: rationale and background. Am J Geriatr Psychiatry. 2002;10(2):129-41.
11. Knapskog AB, Barca ML, Engedal K. A comparison of the validity of the Cornell Scale and the MADRS in detecting depression among memory clinic patients. Dement Geriatr Cogn Disord. 2011;32(4):287-94.
12. Leontjevas R, Gerritsen DL, Vernooij-Dassen MJ, Smalbrugge M, Koopmans RT. Comparative validation of proxy-based Montgomery-Åsberg depression rating scale and cornell scale for depression in dementia in nursing home residents with dementia. Am J Geriatr Psychiatry. 2012;20(11):985-93.
13. Lam CK, Lim PPJ, Ping PI, Low BL, Ng LL, Chiam PC, et al. Depression in dementia: a comparative and validation study of four brief scales in the elderly Chinese. Int J Geriatr Psychiatry. 2004;19(5):422-8.

12.9 ESCALA DE DEPRESSÃO GERIÁTRICA (EDG)

José Wagner Leonel Tavares-Júnior, Pedro Braga-Neto, José Ibiapina Siqueira-Neto

A depressão é um transtorno comum em pessoas idosas, levando a aumento de mortalidade e morbidade nessa população.[1] O diagnóstico dessa condição em idosos encerra dificuldades devido à sua apresentação heterogênea, além da possibilidade de declínio cognitivo associado.[2] O diagnóstico da depressão é obtido após anamneses e exames físicos direcionados, observando-se os critérios propostos pela *Classificação internacional de doenças e problemas relacionados à saúde* (CID-10) e pelo *Manual diagnóstico e estatístico de transtornos mentais* (DSM-5).[3,4]

A Escala de Depressão Geriátrica (EDG) é um dos instrumentos mais utilizados para rastreio de depressão em idosos e foi desenvolvida por Yesavage, em 1983, sendo posteriormente validada no Brasil.[5,6] Uma de suas vantagens é a rápida e fácil aplicação. Versões mais rápidas foram desenvolvidas para torná-la ainda mais prática, aspecto importante em ambientes de atendimento com alta demanda.[7]

▮ DESCRIÇÃO DO INSTRUMENTO

O instrumento pode ser autoaplicado ou aplicado por profissionais treinados.[8] Apresenta tempo médio de 5 a 15 minutos de aplicação, dependendo da versão utilizada.[7]

Inicialmente, a escala foi desenvolvida com 30 itens (Formulário 12.9.I).[5] Posteriormente, versões reduzidas com 20, 15, 10, 4 e 1 itens foram elaboradas.[7,9] A versão com 15 itens foi validada no Brasil por Almeida e colaboradores.[6]

De todos os estudos utilizando a EDG-30 avaliados em uma revisão sistemática, a sensibilidade média foi de 0,753 e a especificidade média foi de 0,770. Nessa mesma revisão, os estudos com a EDG-15 encontraram sensibilidade média de 0,805 e especificidade média de 0,750.[10]

Diferentes pontos de corte foram utilizados em diferentes pesquisas.[7,11,12] Por exemplo, utilizando a versão com 15 itens, Almeida e colaboradores[6] avaliaram os pontos de corte 4/5 (não caso/caso) e 6/7 (não caso/caso). O primeiro apresentou sensibilidade de 92,7%, especificidade de 65,2% e valores preditivos positivos e negativos de 82,6% e 83,3%, respectivamente, quando os critérios diagnósticos da CID-10 para episódio depressivo maior foram usados como padrão-ouro. Já o ponto de corte de 6/7 apresentou sensibilidade, especificidade e valores preditivos positivos e negativos de 80,5%, 78,3%, 86,8% e 69,2%, respectivamente, de acordo com a CID-10.[6]

▮ PÚBLICO-ALVO

A escala é indicada para uso com pacientes idosos com queixas de transtornos do humor (depressão ou distimia) em ambiente assistencial em diferentes níveis de atenção ou em ambiente de pesquisa.[8,11,13]

▮ VALIDADE

Inicialmente, o instrumento de 30 itens foi validado por Yesavage e colaboradores.[5] Ele foi desenvolvido a partir da seleção inicial de 100 perguntas por uma equipe com atuação em psiquiatria geriátrica. As questões abrangeram tópicos relevantes à depressão, como queixas somáticas, queixas cognitivas, motivação, orientação futuro/passado, autoimagem, perdas, agitação, traços obsessivos e o próprio humor. Um formato sim/não foi escolhido para facilitar a administração. As perguntas também foram formuladas de maneira a não alarmar os pacientes ou deixá-los excessivamente defensivos.[5] Após a seleção dos itens para inclusão na escala, ela foi aplicada em seu formato de autoavaliação a 47 sujeitos. Os participantes eram idosos que viviam na comunidade, não apresentavam queixas de depressão e não tinham histórico de doença mental, ou pacientes hospitalizados por depressão. Todos tinham mais de 55 anos.[5]

Os 30 itens com maior e mais significativa correlação com a pontuação total foram escolhidos para compor a versão original da EDG. A correlação mediana entre os itens foi de 0,675 (variação entre 0,47 e 0,83). Das 30 questões selecionadas, 20 indicam a presença de depressão quando respondidas positivamente, enquanto as outras 10 indicam depressão quando respondidas negativamente. Tendo chegado a uma versão final, foi realizado um estudo de validação.[5]

No estudo de validação, dois grupos de idosos foram avaliados: um deles composto por 40 sujeitos saudáveis sem histórico de doença mental e que funcionavam bem na comunidade, e o outro com 60 indivíduos em tratamento para depressão (internados e ambulatoriais). Os pacientes em tratamento foram diferenciados em grupos de depressão leve e grave segundo Research Diagnostic Criteria (RDC) para um transtorno afetivo maior (depressão).[14]

Quatro medidas de consistência interna foram computadas: a correlação mediana entre os itens individuais e a pontuação total do item corrigido; a intercorrelação média entre os itens individuais da escala; o coeficiente alfa de Cronbach; e o coeficiente de confiabilidade *split-half*. A correlação mediana entre os itens e os escores totais dos itens corrigidos foi de 0,56 (intervalo entre 0,32 e 0,83), sugerindo que todos os itens medem uma variável latente comum. A intercorrelação média entre os itens foi de 0,36 e o coeficiente alfa de Cronbach foi de 0,94, sugerindo alto grau de consistência interna para a escala. Já o coeficiente de confiabilidade *split-half* foi de 0,94. Além destes, a confiabilidade teste-reteste foi calculada a partir do preenchimento do instrumento por 20 sujeitos em duas ocasiões, com uma semana de intervalo, obtendo-se uma correlação de 0,85.[5]

O teste primário da validade da EDG como medida de depressão foi fornecido pela classificação dos indivíduos como normais, levemente deprimidos ou gravemente deprimidos com base no RDC. Como teste dessa hipótese, foi realizada uma análise de variância em que a variável de classificação serviu como um fator intersujeitos (*between-subjects*), enquanto os escores totais dos sujeitos serviram como medida dependente. Análises semelhantes também foram realizadas para a Hamilton Depression Rating Scale (HAM-D) e para a Self-Rating Depression Scale (SDS).[15,16] Os resultados das análises forneceram evidências para a validade de cada uma das escalas. Em cada análise, o efeito principal para a variável de classificação foi altamente significativo. Testes realizados entre cada par de médias mostraram que os sujeitos classificados como normais pontuaram significativamente mais baixo em cada uma das escalas em comparação com os indivíduos com depressão leve e grave, enquanto o grupo com depressão grave teve pontuação mais alta do que cada um dos outros dois grupos (todos com $p < 0,001$). Esses achados fornecem evidências para a validade da EDG como medida de depressão, bem como validam a SDS e a HAM-D.[17] Como os valores de SDS e HAM-D são medidas válidas de depressão, correlações positivas entre essas medidas e a EDG forneceram evidências para a validade convergente das escalas. A correlação obtida entre a EDG e a SDS foi de 0,84, enquanto uma correlação de 0,83 foi encontrada entre a EDG e a HAM-D ($p < 0,001$). Também foi feita uma comparação entre as três escalas para determinar a força relativa com que cada uma estava relacionada ao RDC.

A versão com 15 itens foi desenvolvida por Yesavage e Sheikh,[7] em 1986. Foram selecionadas as 15 questões da EDG que tiveram a maior correlação com sintomas depressivos no estudo de validação. Elas foram organizadas em um conjunto de 15 itens, uma página, no formato sim/não, de fácil compreensão, semelhante à versão longa. Além disso, os itens foram ordenados de forma a maximizar a aceitação da escala. Das 15 questões, 10 indicaram a presença de depressão quando respondidas positivamente, enquanto as demais indicaram depressão quando respondidas negativamente. Após, foi realizado um estudo de validação para comparar a versão original com a versão de 15 itens, avaliando 35 idosos, sendo 18 participantes saudáveis e 17 com depressão diagnosticada a partir do DSM-III. Houve alta correlação entre as duas versões ($r = 0,84$, $p < 0,001$).

No estudo de validação da versão brasileira, Almeida e Almeida[8] traduziram todos os itens da escala para o português e eles foram novamente trduzidos par o inglês por tradutores independentes. A versão retrotraduzida em inglês foi então comparada com a original, e pequenos ajustes foram feitos para garantir que a escala brasileira fosse uma tradução precisa da original. A confiabilidade teste-reteste foi avaliada em uma amostra de 51 sujeitos, e o valor de *kappa* ponderado para a EDG-15 foi de 0,64.[6,8] A lista de verificação de sintomas da CID-10 para transtornos mentais foi usada para identificar a presença ou ausência de sintomas específicos necessários para preencher os critérios para um transtorno depressivo.[18] Os sintomas foram classificados de acordo com as informações obtidas do paciente e de um informante (cônjuge ou filhos, na maioria dos casos). Além disso, a Montgomery-Åsberg Rating Scale (MADRS) foi usada como medida suplementar de validade.[19]

A pontuação média da GDS-15 para toda a amostra foi de 7,27 (IC = 6,32-8,21), com valores variando de 0 a 15. Os escores variaram significativamente de acordo com o grau de gravidade do episódio depressivo ($F = 27,71$, $df = 3$, $p < 0,001$). As análises de Scheffé para comparações múltiplas mostraram que pacientes com depressão grave pontuaram em média 3,69 (IC = 0,93-6,45, $p = 0,004$), 4,69 (IC = 1,80-7,59, $p < 0,001$) e 7,96 (IC = 5,38-10,53, $p < 0,001$) mais pontos do que sujeitos com quadros moderado, leve e sem depressão, respectivamente.

A questão 2 foi o item mais sensível (82,9%) da EDG-15. O coeficiente de Spearman para explorar a associação entre a pontuação total na MADRS e na EDG-15 foi rho = 0,82 (IC = 0,72-0,89). A consistência interna da EDG-15 foi estimada pelo alfa de Cronbach, com coeficiente de confiabilidade de 0,81 (IC = 0,7-0,87).

▮ LIMITAÇÕES
Alguns fatores podem influenciar a pontuação da escala, como o comprometimento cognitivo.[10] Da mesma forma, o instrumento apresenta melhor sensibilidade em pacientes internados do que ambulatoriais.[10] Assim como ocorre com outras medidas psicométricas, o autopreenchimento pode não ser acurado, bem como o fato de ser aplicado na presença do examinador.[20] Destaca-se também que doenças que causam manifestações somáticas podem se confundir com manifestações somáticas causadas pela depressão.[10] Por último, é importante ressaltar que a EDG é um exame de rastreio para sintomas depressivos em idosos, e o diagnóstico de depressão permanece clínico.[5]

▮ CONSIDERAÇÕES FINAIS
A EDG, principalmente na sua versão reduzida, é uma escala de rápida e fácil aplicação, com boa acurácia. É um importante instrumento de rastreio para sintomas depressivos em pacientes idosos. Foi validada para a população brasileira e apresenta boa acurácia em populações ambulatorial e hospitalar.

▮ FORMAS DE AQUISIÇÃO
A EDG é de domínio público, graças ao suporte de órgãos governamentais durante o seu desenvolvimento.

▮ REFERÊNCIAS
1. Castelo MS, Coelho Filho JM, Siqueira Neto IJ, Noleto JCS, Lima JWO. Escala de depressão geriátrica com quatro itens: um instrumento válido para rastrear depressão em idosos em nível primário de saúde. Geriatr Gerontol Aging. 2007;1:26-31.
2. Siqueira-Neto JI, Castelo MS, Carvalho AF, Coelho-Filho JM. Escala de depressão geriátrica (GDS). In: Gorenstein C, Wang YP, Hungerbühler I, organizadores. Instrumentos de avaliação em saúde mental. Porto Alegre: Artmed; 2016. p. 415-20.
3. American Psychiatric Association. Manual diagnóstico e estatístico de transtornos mentais: DSM-5. 5. ed. Porto Alegre: Artmed; 2014.
4. CID10 Classificação Estatística Internacional de Doenças e Problemas Relacionados à Saúde [Internet]. São Paulo: Centro Colaborador da OMS para a Classificação de Doenças em Português; Edusp; c2023 [capturado em 29 maio 2023]. Disponível em: http://www2.datasus.gov.br/cid10/V2008/cid10.htm

FORMULÁRIO 12.9.1 VERSÃO DE 15 ITENS DA ESCALA DE DEPRESSÃO GERIÁTRICA

ESCALA DE DEPRESSÃO GERIÁTRICA NA VERSÃO CURTA (EDG-15)	ESCORE	
	NÃO	SIM
1. Você está basicamente satisfeito com sua vida?	1	0
2. Você deixou muitos de seus interesses e atividades?	0	1
3. Você sente que sua vida está vazia?	0	1
4. Você se aborrece com frequência?	0	1
5. Você se sente de bom humor a maior parte do tempo?	1	0
6. Você tem medo que algum mal vá lhe acontecer?	0	1
7. Você se sente feliz a maior parte do tempo?	1	0
8. Você sente que sua situação não tem saída?	0	1
9. Você prefere ficar em casa a sair e fazer coisas novas?	0	1
10. Você se sente com mais problemas de memória do que a maioria?	0	1
11. Você acha maravilhoso estar vivo?	1	0
12. Você se sente um inútil nas atuais circunstâncias?	0	1
13. Você se sente cheio de energia?	1	0
14. Você acha que sua situação é sem esperanças?	0	1
15. Você sente que a maioria das pessoas está melhor que você?	0	1

Fonte: Almeida e Almeida.[8]

5. Yesavage JA, Brink TL, Rose TL, Virwnia H, Adfy M, Leirer VO. Development and validation of a geriatric depression screening scale: a preliminary report. J Psychiatr Res. 1982;17(1):37-49.
6. Almeida OP, Almeida SA. Short versions of the geriatric depression scale: a study of their validity for the diagnosis of a major depressive episode according to ICD-10 and DSM-IV. Int J Geriatr Psychiatry. 1999;14(10):858-65.
7. Yesavage JA, Sheikh JI. 9/geriatric depression scale (GDS): recent evidence and development of a shorter version. Clin Gerontol. 1986;5(1-2):165-73.
8. Almeida OP, Almeida SA. Confiabilidade da versão brasileira da escala de depressão em geriatria (GDS) versão reduzida. Arq Neuro-Psiquiatr. 1999;57(2B):421-6.
9. van Marwijk HW, Wallace P, Bock GH, Hermans J, Kaptein AA, Mulder JD. Evaluation of the feasibility, reliability and diagnostic value of shortened versions of the geriatric depression scale. Br J Gen Pract. 1995;45(393):195-9.
10. Wancata J, Alexandrowicz R, Marquart B, Weiss M, Friedrich F. The criterion validity of the geriatric depression scale: a systematic review. Acta Psychiatr Scand. 2006;114(6):398-410.
11. Chachamovich E, Fleck MP, Power M. Is geriatric depression scale-15 a suitable instrument for measuring depression in Brazil? Results of a Rasch analysis. Psychol Health Med. 2010;15(5):596-606.
12. Pinho MX, Custódio O, Makdisse M, Carvalho ACC. Confiabilidade e validade da escala de depressão geriátrica em idosos com doença arterial coronariana. Arq Bras Cardiol. 2010;94(5):1-10.
13. Castelo MS, Coelho-Filho JM, Carvalho AF, Lima JWO, Noleto JCS, Ribeiro KG, et al. Validity of the Brazilian version of the Geriatric Depression Scale (GDS) among primary care patients. Int Psychogeriatr. 2010;22(1):109-13.
14. Spitzer RL, Endicott J, Robins E. Research diagnostic criteria: rationale and reliability. Arch Gen Psychiatry. 1978;35(6):773-82.
15. Zung WW. A self-rating depression scale. Arch Gen Psychiatry. 1965;12:63-70.
16. Hamilton M. A rating scale for depression. J Neurol Neurosurg Psychiatry. 1960;23(1):56-62.
17. Carroll JB, Fielding JM, Blashki TG. Depression rating scales: a critical review. Arch Gen Psychiatry. 1973;28(3):361-6.
18. Janca A, Ustün TB, Early TS, Sartorius N. The ICD-10 symptom checklist: a companion to the ICD-10 classification of mental and behavioural disorders. Soc Psychiatry Psychiatr Epidemiol. 1993;28(5):239-42.
19. Montgomery SA, Asberg M. A new depression scale designed to be sensitive to change. Br J Psychiatry. 1979;134(4):382-9.
20. Wang YP, Gorenstein C. Psychometric properties of the Beck Depression Inventory-II: a comprehensive review. Braz J Psychiatry. 2013;35(4):416-31.

13

INSTRUMENTOS DE AVALIAÇÃO DE QUALIDADE DE VIDA, BEM-ESTAR E FUNCIONALIDADE

13.1 ASPECTOS GERAIS DOS INSTRUMENTOS DE AVALIAÇÃO DE QUALIDADE DE VIDA, BEM-ESTAR, RELIGIOSIDADE/ESPIRITUALIDADE E FUNCIONALIDADE

Elaine Henna, Marcelo Pio de Almeida Fleck

Neste capítulo, são apresentados instrumentos que avaliam aspectos que podem ser comprometidos ou decorrentes dos transtornos mentais, sendo eles **qualidade de vida**, **bem-estar**, **religiosidade/espiritualidade** e **funcionalidade**. Esses construtos têm uma natureza essencialmente subjetiva, portanto, apenas o próprio indivíduo é capaz de avaliar o impacto que uma mudança/doença causou em sua vida e determinar como ele vem se sentindo, de maneira global, em relação a diferentes aspectos da sua vida.[1] O aumento expressivo no interesse nesses construtos reflete tanto a evolução da medicina, que promoveu o aumento da expectativa de vida, quanto a efetividade dos tratamentos e controle dos transtornos psiquiátricos. Dessa forma, passou a ser importante não apenas medir quantos anos a mais as pessoas vivem, mas como elas vivem esses anos a mais e quais os reflexos da presença das doenças na qualidade de vida, nos funcionamentos pessoal e profissional e no relacionamento familiar.

Pelo seu caráter subjetivo e multifatorial, esses construtos apresentam desafios e particularidades em sua avaliação. Os instrumentos que avaliam qualidade de vida e bem-estar são necessariamente de autoavaliação e, em sua maioria, multidimensionais, com escores diferentes para os seus diferentes domínios. Já a funcionalidade representa uma exceção, por ter caráter mais objetivo. As funcionalidades física, mental ou social estão associadas a um desempenho específico, determinado por alguma expectativa, seja ela social, de faixa etária, de nível educacional ou de demandas de atividade.[1] Esse construto surgiu em contraponto ao construto de incapacidade (do inglês *disability*), muito mais focado na lesão e na doença.[1]

A seguir, serão descritos os principais instrumentos de avaliação e temas específicos relacionados a esses três construtos.

■ QUALIDADE DE VIDA

A qualidade de vida envolve o equilíbrio entre aspectos físicos, mentais, interpessoais, ambientais e espirituais, podendo ser definida como "a percepção do indivíduo de sua posição na vida, no contexto de sua cultura e no sistema de valores em que vive e em relação a suas expectativas, seus padrões e suas preocupações".[1] Em sua maioria, os instrumentos desenvolvidos para avaliar esse construto levam em conta sua multidimensionalidade e sua subjetividade. Em muitos instrumentos, os itens são formulados procurando avaliar o grau de satisfação do indivíduo com os diferentes aspectos de sua vida. As medidas que priorizam esse tipo de abordagem, em geral, se mantêm mais fiéis à natureza do construto (p. ex., Instrumento de Avaliação de Qualidade de Vida da Organização Mundial da Saúde [WHOQOL, do inglês, World Health Organization Quality of Life]).[1] Outros instrumentos utilizam itens que avaliam a capacidade do indivíduo em relação a diferentes aspectos da vida, aproximando-se muito mais de uma medida de *status* funcional (p. ex., 36-Item Short-Form Health Survey [SF-36])[2] e afastando-se das características centrais do construto em questão.

O WHOQOL-100,[1] da Organização Mundial da Saúde (OMS), bem como sua versão abreviada, o WHOQOL-BREF,[3] foram desenvolvidos a partir de uma metodologia original, buscando a universalidade dos itens, testando-os em centros representativos de diferentes culturas. O WHOQOL é instrumento genérico de qualidade de vida utilizado em estudos epidemiológicos de base populacional e em amostras clínicas, podendo ser aplicado com objetivos descritivos ou mesmo como avaliação de resposta a alguma intervenção medicamentosa ou de qualquer outra natureza em diversas especialidades (ver Cap. 13.2).

Embora originalmente desenvolvido para ser um instrumento para medir *status* de saúde, o SF-36[2] transformou-se em um importante instrumento genérico de qualidade de vida relacionada à saúde. Apresenta duas versões validadas para o português, a de 36 e a de 6 itens (SF-36[2] e SF-6D[4]) (ver Cap. 13.3).

Outra ferramenta de uso crescente e com tradução e validação para o Brasil é a Escala de Saúde Global desenvolvida pela Patient-Reported Outcomes Measurement Information System (PROMIS).[5] A PROMIS não é uma medida de avaliação de qualidade de vida propriamente dita, mas a natureza de seus itens a aproxima do construto. Apesar de ser muito utilizada na literatura, no Brasil, ainda não há material suficiente que justifique um capítulo específico. A PROMIS tem oito itens, quatro deles (saúde física, funcionamento físico, intensidade de dor e fadiga) compõem a avaliação da saúde física global e quatro (qualidade de vida, saúde mental, satisfação com as atividades sociais/relacionamentos e problemas emocionais) compõem a avaliação da saúde mental global. Além disso, há mais dois itens, saúde geral e papéis sociais, que não entram na pontuação.

No Quadro 13.1.1 encontra-se um resumo da descrição dos instrumentos de avaliação da qualidade de vida (mais detalhes são apresentados nos respectivos capítulos).

▌ BEM-ESTAR

O bem-estar tem sido estudado por duas vertentes: uma que se relaciona à felicidade e à satisfação consigo e com o ambiente (bem-estar subjetivo)[6]

QUADRO 13.1.1 ▌ PRINCIPAIS INSTRUMENTOS TRADUZIDOS E/OU VALIDADOS NO BRASIL PARA AVALIAÇÃO DE QUALIDADE DE VIDA

INSTRUMENTO	CONSTRUTO AVALIADO	FORMATO	VALIDAÇÃO NO BRASIL
Instrumento de Avaliação de Qualidade de Vida da OMS (WHOQOL-100)	Avalia seis domínios: físico, psicológico, nível de independência, relações sociais, meio ambiente e espiritualidade/religiosidade/crenças pessoais.	Autoaplicável, 100 questões, com respostas tipo Likert, que representam 24 facetas distribuídas nos seis domínios avaliados. Boa validade discriminante, com exceção da espiritualidade.	The WHOQOL Group[1]
Instrumento Abreviado de Avaliação de Qualidade de Vida da OMS (WHOQOL-BREF)	Avalia quatro domínios: físico, psicológico, relações sociais e meio ambiente.	Autoaplicável, 26 questões, com respostas tipo Likert, que representam 24 facetas distribuídas nos quatro domínios avaliados. Propriedades psicométricas semelhantes às da WHOQOL.	The WHOQOL Group[3]
Questionário Genérico de Qualidade de Vida (SF-36)	Avalia oito domínios: capacidade funcional, aspectos físicos, dor, estado geral da saúde, vitalidade, aspectos sociais, aspectos emocionais e saúde mental.	Autoaplicável, 36 questões, elaborado especificamente para estudos em saúde. Apresenta propriedades psicométricas semelhantes às da WHOQOL.	Campolina e colaboradores[4]
PROMIS	Avalia duas dimensões: saúde física global (saúde física, função física, dor e fadiga) e saúde mental (qualidade de vida, saúde mental, relacionamentos e problemas emocionais).	Autoaplicável, 10 questões, 4 para saúde física global e 4 para saúde mental global, 2 questões (saúde geral e papéis sociais) não entram na pontuação.	Zumpano e colaboradores[7]

e outra relacionada às experiências de desenvolvimento pessoal, autorrealização e propósito de vida (bem-estar psicológico).[8] O estudo sobre bem-estar deve levar em conta cada um desses aspectos e, por isso, foram desenvolvidos instrumentos específicos para esse fim.

A Escala de Afetos Positivos e Negativos (Positive and Negative Affect Schedule [PANAS])[9] foi uma das primeiras a serem desenvolvidas e ainda é a mais utilizada para avaliação do componente afetivo do bem-estar subjetivo. Já a Escala de Satisfação com a Vida (ESV) de Diener e colaboradores[6] é uma das mais utilizadas para medir o componente cognitivo (ver Cap. 13.4). O bem-estar psicológico pode ser aferido por instrumentos como: Escala de Bem-estar Psicológico (EBEP) de Ryff,[8] que avalia as áreas relacionadas ao construto (autoaceitação, relacionamento positivo com outros, autonomia, domínio do ambiente, propósito na vida e crescimento pessoal); World Health Organization 5-Item Well-being Index (WHO-5);[10] e a Escala de Florescimento (FS) desenvolvida por Diener e colaboradores.[11] Há escalas que se propõem a avaliar simultaneamente bem-estar subjetivo e psicológico, como a Escala de Bem-estar Mental de Warwick-Edinburg (EBEMWE)[12] e a PERMA-profiler.[13] Os instrumentos para avaliação do bem-estar podem ser vistos no Capítulo 13.4.

No Quadro 13.1.2 encontra-se um resumo da descrição dos instrumentos de avaliação de bem-estar (mais detalhes são apresentados nos respectivos capítulos).

QUADRO 13.1.2 | PRINCIPAIS INSTRUMENTOS TRADUZIDOS E/OU VALIDADOS NO BRASIL PARA AVALIAÇÃO DE BEM-ESTAR

INSTRUMENTO	CONSTRUTO AVALIADO	FORMATO	VALIDAÇÃO NO BRASIL
Escala de Afetos Positivos e Negativos (PANAS)	Avalia a presença de afetos positivos e negativos.	Autoaplicável, 20 itens, sendo 10 adjetivos positivos e 10 negativos, com respostas tipo Likert.	Carvalho e colaboradores[14]
Escala de Satisfação com a Vida (ESV) de Diener	Unidimensional; afirmações relacionadas à satisfação com diversos aspectos da vida.	Autoaplicável, 5 questões com respostas tipo Likert.	Gouveia e colaboradores[15]
Escala de Bem-estar Psicológico (EBEP)	Avalia características relacionadas ao funcionamento psicológico positivo: autoaceitação, relacionamento positivo com os outros, autonomia, domínio do ambiente, propósito de vida e crescimento pessoal.	Autoaplicável, 84 itens, sendo 14 refletindo cada dimensão, com respostas tipo Likert.	Machado e colaboradores[16]
World Health Organization 5-Item Well-being (WHO-5)	Avalia bem-estar psicológico.	Autoaplicável, 5 afirmativas refletindo aspectos positivos respondidos em uma escala tipo Likert.	Souza e Hidalgo[17]
Escala de Florescimento (FS)	Avalia ambos os domínios do bem-estar: bem-estar subjetivo e bem-estar psicológico.	Autoaplicável, 8 itens respondidos em uma escala tipo Likert.	Fonseca e colaboradores[18]
Escala de bem-estar de Warwick-Edinburgh (EBEMWE)	Avalia felicidade, funcionamento psicológico, autonomia, relações positivas e propósito, nas 2 semanas prévias.	Autoaplicável, 14 afirmativas respondidas em uma escala tipo Likert.	Santos e colaboradores[19]

QUADRO 13.1.2 | **PRINCIPAIS INSTRUMENTOS TRADUZIDOS E/OU VALIDADOS NO BRASIL PARA AVALIAÇÃO DE BEM-ESTAR**

INSTRUMENTO	CONSTRUTO AVALIADO	FORMATO	VALIDAÇÃO NO BRASIL
Escala de Florescimento PERMA-profiler	Avalia emoções positivas, engajamento, relacionamentos positivos, significado e realização.	Autoaplicável, 23 itens, sendo 3 para cada domínio e 8 para avaliar saúde e emoções negativas, respondidos em uma escala ancorada de 11 pontos.	Carvalho e colaboradores[20]

RELIGIOSIDADE/ESPIRITUALIDADE

O estudo da religiosidade/espiritualidade (R/E) e suas implicações em saúde mental e física tem recebido crescente atenção nas últimas décadas, dadas as evidências de seu papel como fator protetor em relação a sintomas psiquiátricos e melhora na qualidade de vida.[21] Espiritualidade é um conceito amplo que envolve a busca pessoal para compreensão da vida e sua relação com o sagrado ou transcendente. Essa relação com o sagrado pode ser organizada em torno de práticas, rituais e símbolos, constituindo a religião.[22]

Há diversos instrumentos traduzidos e validados para avaliação dos diversos componentes da R/E. Entre eles, a Medida Multidimensional Breve de Religiosidade/Espiritualidade[23] (Brief Multidimensional Measure of Religiousness/Spirituality [BMMRS]) e a Escala de Religiosidade de Duke – DUREL-p.[24] Essas e outras ferramentas estão abordadas no Capítulo 13.6.

No Quadro 13.1.3 encontra-se um resumo da descrição dos instrumentos de avaliação de R/E e funcionalidade (mais detalhes são apresentados nos respectivos capítulos).

QUADRO 13.1.3 | **PRINCIPAIS INSTRUMENTOS TRADUZIDOS E/OU VALIDADOS NO BRASIL PARA AVALIAÇÃO DE RELIGIOSIDADE/ESPIRITUALIDADE E FUNCIONALIDADE**

INSTRUMENTO	CONSTRUTO AVALIADO	FORMATO	VALIDAÇÃO NO BRASIL
Medida Multidimensional Breve de Religiosidade/ Espiritualidade (BMMRS)	Avalia 11 dimensões: experiência espiritual diária, valores/crenças, perdão, práticas religiosas, superação religiosa, suporte religioso, histórico religioso/espiritual, comprometimento religioso, religiosidade organizacional, preferência religiosa e autoavaliação R/E.	Autoaplicável, 38 itens, com respostas tipo Likert.	Luchetti e colaboradores[25]
Escala de Religiosidade de Duke–DUREL-p	Avalia três dimensões de religiosidade: religiosidade organizacional, religiosidade não organizacional e religiosidade intrínseca.	Autoaplicável, 5 itens respondidos em uma escala tipo Likert.	Curcio e colaboradores[26]
WHODAS 2.0	Avalia seis dimensões: cognição, mobilidade,	Autoaplicável ou por entrevista.	Gold e colaboradores[27]

QUADRO 13.1.3 ■ PRINCIPAIS INSTRUMENTOS TRADUZIDOS E/OU VALIDADOS NO BRASIL PARA AVALIAÇÃO DE RELIGIOSIDADE/ESPIRITUALIDADE E FUNCIONALIDADE			
INSTRUMENTO	CONSTRUTO AVALIADO	FORMATO	VALIDAÇÃO NO BRASIL
	autocuidado, convivência social, atividades de vida e participação na sociedade.		
Escala de Adequação Social (EAS)	Avalia sete dimensões: trabalho, vida social/lazer, relação familiar, relacionamento marital, relação com filhos, vida doméstica e situação financeira.	Autoaplicável, 54 questões que fornecem escore total e individual de cada dimensão avaliada.	Gorenstein e colaboradores[28]
Escala de Avaliação Familiar (FES)	Compara a percepção dos pais à dos filhos no relacionamento familiar; compara o ambiente familiar atual ao idealizado; planeja e monitora mudanças no funcionamento familiar. Avalia três dimensões: relacionamento interpessoal, crescimento individual e manutenção do sistema.	Autoaplicável, podendo ser aplicada pelo entrevistador. É composta por 90 afirmativas.	Vianna e colaboradores[29]

■ FUNCIONALIDADE

A avaliação da funcionalidade refere-se à quantificação do desempenho de um indivíduo em tarefas e atividades, considerando seus contextos físico, psicológico, familiar e social. Muitas das medidas estão centradas na capacidade de realização de tarefas e atividades relacionadas ao trabalho e autocuidado, enquanto outras focam-se nos relacionamentos. A Escala de Avaliação Global de Funcionamento nas Relações (GARF) era recomendada pelo *Manual diagnóstico e estatístico de transtornos mentais* (DSM) e muito utilizada para avaliação do funcionamento pessoal. Entretanto, com a mudança teórica sofrida no DSM-5 e a extinção do sistema multiaxial, a GARF perdeu sua utilidade e o sistema DSM passou a recomendar a utilização da Escala de Avaliação de Incapacidades da Organização Mundial da Saúde (WHODAS 2.0). A WHODAS foi especialmente desenvolvida para avaliar o funcionamento em seis domínios de vida (cognição, mobilidade, autocuidado, convivência social, atividades de vida e participação na sociedade), sendo considerada mais abrangente.[27]

A Escala de Adequação Social (EAS)[30] foi desenvolvida para avaliar aspectos do desempenho, da qualidade das relações interpessoais e dos sentimentos e satisfações pessoais em sete áreas: trabalho, vida social/lazer, relação familiar, relação marital, relação com filhos, vida doméstica e situação financeira. É considerada uma medida complementar do desempenho social do indivíduo, podendo ser utilizada na avaliação do impacto de doenças/tratamentos sobre a vida.

A Escala de Avaliação Familiar (FES)[31] avalia a percepção que cada membro da família tem do outro, permitindo a comparação entre a percepção dos pais e a dos filhos, bem como entre o ambiente familiar atual e o idealizado, facilitando o planejamento e o monitoramento de mudanças no funcionamento familiar.

Os instrumentos validados e utilizados para avaliação da funcionalidade encontram-se no Capítulo 13.7.

■ REFERÊNCIAS

1. The WHOQOL Group. The World Health Organization quality of life assessment (WHOQOL): position paper from the World Health Organization. Soc Sci Med. 1991;41(10):1403-9.
2. Ware JE Jr, Sherbourne CD. The MOS 36-item short-form health survey (SF-36): I: conceptual framework and item selection. Med Care.1992;30(6):473-83.

3. The WHOQOL Group. Development of the World Health Organization WHOQOL-BREF quality of life assessment. Psychol Med. 1998;28(3):551-8.
4. Campolina AG, Bortoluzzo AB, Ferraz MB, Ciconelli RM. Validação da versão brasileira do questionário genérico de qualidade de vida short-form 6 dimensions (SF-6D Brasil). Ciênc. saúde coletiva, 16(7); 2011.
5. Cella D, Yount S, Rothrock N, Gershon R, Cook K, Reeve B, et al. The patient-reported outcomes measurement information system (PROMIS): progress of an NIH Roadmap Cooperative Group during its first two years. Med Care. 2007;45(5 Suppl 1):S3-11.
6. Diener E, Emmons RA, Larsen RJ, Griffin S. The satisfaction with life scale. J Pers Assess. 1985;49(1):71-5.
7. Zumpano C, Mendonca T, Silva C, Correia H, Arnold B, Pinto R. Adaptação transcultural e validação da escala de Saúde Global do PROMIS para a língua portuguesa. Cad Saúde Pública. 2017;33(1):e00107616.
8. Ryff CD. Happiness is everything, or is it? Explorations on the meaning of psychological well-being. J Pers Soc Psychol. 1989;57(6):1069-81.
9. Watson D, Clark LA, Tellegen A. Development and validation of brief measures of positive and negative affect: the PANAS scales. J Pers Soc Psychol. 1988;54(6):1063-70.
10. Bech P, Gudex C, Johansen KS. The WHO (Ten) well-being index: validation in diabetes. Psychother Psychosom. 1996;65(4):183-90.
11. Diener E, Wirtz D, Tov W, Kim-Prieto C, Choi DW, Oishi S, et al. New well-being measures: short scales to assess flourishing and positive and negative feelings. Soc Indic Res. 2010;97:143-56.
12. Tennant R, Hiller L, Fishwick R, Platt S, Joseph S, Weich S, et al. The Warwick-Edinburgh mental well-being scale (WEMWBS): development and UK validation. Health Qual Life Outcomes. 2007;5:63.
13. Butler J, Kern ML. The PERMA-Profiler: a brief multidimensional measure of flourishing. Int J Wellbeing. 2016;6(3):1-48.
14. Carvalho HW, Andreoli SB, Lara DR, Patrick CJ, Quintana MI, Bressan RA, et al. Structural validity and reliability of the Positive and Negative Affect Schedule (PANAS): evidence from a large Brazilian community sample. Rev Bras Psiquiatr. 2013;35(2):169-72.
15. Gouveia VV, Barbosa GA, Andrade EO, Carneiro MB. Measuring life satisfaction among physicians in Brazil. J Bras Psiquiatr. 2005;54(4):298-305.
16. Machado WL, Bandeira DR, Pawlowski J. Validação da psychological well-being scale em uma amostra de estudantes universitários. Aval Psicol. 2013;12(2):263-72.
17. Souza CM, Hidalgo MPL. World Health Organization 5-item well-being index: validation of the Brazilian Portuguese version. Eur Arch Psychiatry Clin Neurosci. 2012;262(3):239-44.
18. Fonseca PN, Nascimento BS, Barbosa LHGM, Vione KC, Gouveia VV. Flourishing scale: evidence of its suitability to the Brazilian context. Social Inquiry into Well-Being. 2015;1(2):33-40.
19. Santos JJ, Costa TA, Guilherme JH, Silva WC, Abentroth LR, Krebs JA et al. Adaptation and cross-cultural validation of the Brazilian version of the Warwick-Edinburgh mental well-being scale. Rev Assoc Med Bras. 2015;61(3):209-14.
20. Carvalho T, Aquino S, Natividade J. Flourishing in the Brazilian context: evidence of the validity of the PERMA-profiler scale PERMA-Profiler Brazil. Cur Psychol. 2023;42:1828-40.
21. Lucchetti G, Lucchetti AG, Badan-Neto AM, Peres PT, Peres MF, Moreira-Almeida A, et al. Religiousness affects mental health, pain and quality of life in older people in an outpatient rehabilitation setting. J Rehabil Med. 2011;43(4):316-22.
22. Koenig HG. Concerns about measuring "spirituality" in research. J Nerv Ment Dis. 2008;196(5):349-55.
23. Fetzer Institute Nioawg. Multidimensional measurement of religiousness/spirituality for use in health research: a report of the Fetzer Institute/National Institute on Aging Working Group. Kalamazoo: Fetzer Institute; 1999.
24. Koenig H, Parkerson GR Jr, Meador KG. Religion index for psychiatric research. Am J Psychiatry. 1997;154(6):885-6.
25. Lucchetti G, Lucchetti ALG, Peres MF, Leão FC, Moreira-Almeida A, Koenig HG. Validation of the Duke religion index: DUREL (Portuguese version). J Relig Health. 2012;51(2):579-86.
26. Curcio CS, Lucchetti G, Moreira-Almeida A. Validation of the Portuguese version of the brief multidimensional measure of religiousness/spirituality (BMMRS-P) in clinical and non-clinical samples. J Relig Health. 2015;54(2):435-48.
27. Gold LH. DSM-5 and the assessment of functioning: the World Health Organization Disability assessment schedule 2.0 (WHODAS 2.0). Int J Law Psychiatry. 2014;42(2):173-81.
28. Gorenstein C, Andrade L, Moreno RA, Artes R. Social adjustment in depressed patients treated with venlafaxine and amitriptyline. Int Clin Psychopharmacol. 2002;17(4):171-5.
29. Vianna VPT, Silva EA, Souza-Formigoni MLO. Versão em português da family environment scale: aplicação e validação. Rev Saúde Pública. 2007;41(3):419-26.
30. Weissman MM, Bothwell S. The assessment of social adjustment by patient self-report. Arch Gen Psychiatry. 1976;33(9):1111-5.
31. Moos RH, Moos BS. Family environment scale manual. 3rd ed. Palo Alto: Consulting Psychologists; 1994.

13.2 INSTRUMENTO DE AVALIAÇÃO DE QUALIDADE DE VIDA DA ORGANIZAÇÃO MUNDIAL DA SAÚDE (WHOQOL)

Marcelo Pio de Almeida Fleck

O Instrumento de Avaliação de Qualidade de Vida da Organização Mundial da Saúde (WHOQOL) é um instrumento desenvolvido pela Organização Mundial da Saúde (OMS), por meio do Grupo WHOQOL, para avaliar qualidade de vida (QV) dentro de uma perspectiva transcultural, com a finalidade primária, porém não exclusiva, de ser utilizado em pesquisas na área da saúde.[1]

O projeto WHOQOL foi iniciado em 1992. Para o desenvolvimento do instrumento, foram criados: a) uma definição do construto QV; b) uma metodologia original quali-quantitativa capaz de aproveitar contribuições de pacientes, familiares e profissionais da saúde no desenvolvimento de itens a serem usados no instrumento; c) uma metodologia para seleção de itens; d) uma rede de pesquisadores em várias partes do mundo para trabalhar de forma colaborativa.

VERSÕES

O WHOQOL é um instrumento genérico de QV. Apresenta a versão original de 100 itens (WHOQOL-100),[1,2] e a abreviada (WHOQOL-BREF),[3,4] de 26 itens. Posteriormente, foi desenvolvida uma versão de 8 itens (EUROHIS-QOL).[5,6]

A escolha entre a versão longa e a versão breve depende de diversas variáveis. O maior apelo para o uso do WHOQOL-BREF é seu menor tempo de aplicação, o que o torna a versão mais utilizada, pois a maioria dos estudos usa múltiplos desfechos, e abreviar o tempo dispendido para cada instrumento passa a ser fundamental.

No Brasil, também foi desenvolvida uma versão do WHOQOL-BREF para a língua brasileira de sinais (WHOQOL-LIBRAS).[7]

Além disso, foram desenvolvidos módulos específicos para algumas condições, os quais devem ser sempre aplicados em conjunto ao instrumento genérico, sem substituí-lo, apenas complementando-o. Os módulos específicos são os seguintes:

A WHOQOL-HIV[8,9] – Questões adicionais para pacientes com HIV e aids.
B WHOQOL-SRPB[10,11] – Questões adicionais para avaliação em profundidade do domínio religiosidade/espiritualidade e crenças pessoais.
C WHOQOL-OLD[12,13] – Questões adicionais para pessoas idosas.
D WHOQOL-DIS[14,15] – Questões adicionais para pessoas com incapacidades físicas e mentais. Possui uma versão *proxi* (a ser respondida por uma terceira pessoa) e uma com escala Likert de 3 pontos âncoras (em vez dos 5 pontos utilizados em todas as outras versões), visando melhor adaptar-se a indivíduos com incapacidades intelectuais.

O WHOQOL apresenta versões para mais de 50 idiomas, entre eles o português do Brasil e de Portugal. O Centro Brasileiro participou do desenvolvimento de todos os módulos do WHOQOL, em todas as suas etapas, desde a geração de itens até a versão final.

DESCRIÇÃO DO INSTRUMENTO

O WHOQOL-100 é um instrumento composto por 100 itens que representam 24 facetas (subdomínios), divididas em seis domínios (físico, psicológico, nível de independência, relações sociais, meio ambiente e religiosidade/espiritualidade/ crenças pessoais) e um domínio geral. Cada uma das facetas é representada por quatro perguntas. Quatro tipos de escalas Likert de 5 pontos compõem o instrumento: intensidade (nada – extremamente), capacidade (nada – completamente), frequência (nunca – sempre) e avaliação (muito insatisfeito – muito satisfeito).

O WHOQOL-BREF é a versão abreviada do WHOQOL-100, composto por 26 itens agrupados nas mesmas 24 facetas. Entretanto, cada faceta é representada por apenas uma questão, e o domínio geral é composto por duas. Com base na análise psicométrica, o WHOQOL-BREF apresenta quatro domínios: físico, psicológico, relações sociais e meio ambiente (Quadro 13.2.1). As facetas originalmente pertencentes ao terceiro domínio (nível de independência) foram incorporadas ao primeiro domínio (físico) do WHOQOL-BREF. Já a faceta espiritualidade/religiosidade/crenças pessoais do domínio homônimo do WHOQOL-100 foi incorporada ao segundo domínio (psicológico) (Quadro 13.2.1).

PÚBLICO-ALVO

O WHOQOL é um instrumento genérico de QV para indivíduos adultos, podendo ser aplicado em qualquer condição médica (psiquiátrica ou não) e na população geral. Existe literatura consistente de sua utilização em pacientes com esquizofrenia, transtornos do humor, de ansiedade e alimentares, entre inúmeras outras condições médicas.

APLICAÇÃO

O instrumento preferencialmente é de autoaplicação. No entanto, podem ser utilizadas a aplicação assistida, *quando o respondente tem suas dúvidas esclarecidas pelo profissional,* ou a aplicação lida, quando o respondente não consegue ler o questionário em função de suas condições de saúde ou de alfabetização. Nesses casos, o entrevistador não deve influenciar o paciente na escolha da resposta nem discutir o significado das questões e da escala de respostas. No caso de dúvida, o entrevistador deve apenas reler a questão de forma pausada, evitando oferecer sinônimos aos termos originais, e enfatizar a importância da interpretação do paciente à pergunta proposta. Pela forma clara e simples da formulação das questões do WHOQOL, problemas por falta de compreensão são relativamente raros.

A aplicação do WHOQOL-100 leva em torno de 15 a 20 minutos, e a do WHOQOL-BREF, normalmente entre 5 e 10 minutos. Pacientes obsessivos e deprimidos que apresentam lentificação dos processos cognitivos, bem como a aplicação das formas as-

QUADRO 13.2.1 ■ DISTRIBUIÇÃO DOS DOMÍNIOS E FACETAS NO WHOQOL-100 E NO WHOQOL-BREF

WHOQOL-100	WHOQOL-BREF
Domínio I – Físico 1. Dor e desconforto 2. Energia e fadiga 3. Sono e repouso	**Domínio I – Físico** 1. Dor e desconforto 2. Energia e fadiga 3. Sono e repouso 9. Mobilidade 10. Atividades da vida cotidiana 11. Dependência de medicação/tratamentos 12. Capacidade de trabalho
Domínio II – Psicológico 4. Sentimentos positivos 5. Pensar, aprender, memória e concentração 6. Autoestima 7. Imagem corporal e aparência 8. Sentimentos negativos	**Domínio II – Psicológico** 4. Sentimentos positivos 5. Pensar, aprender, memória e concentração 6. Autoestima 7. Imagem corporal e aparência 8. Sentimentos negativos 24. Espiritualidade/religião/crenças pessoais
Domínio III – Nível de independência* 9. Mobilidade 10. Atividades da vida cotidiana 11. Dependência de medicação/tratamentos 12. Capacidade de trabalho	**Domínio III – Relações sociais** 13. Relações pessoais 14. Suporte (apoio) social 15. Atividade sexual
Domínio IV – Relações sociais 13. Relações pessoais 14. Suporte (apoio) social 15. Atividade sexual	**Domínio IV – Ambiente** 16. Segurança física e proteção 17. Ambiente no lar 18. Recursos financeiros 19. Cuidados de saúde e sociais 20. Oportunidades de adquirir novas informações e habilidades 21. Recreação/lazer 22. Ambiente físico 23. Transporte
Domínio V – Ambiente 16. Segurança física e proteção 17. Ambiente no lar 18. Recursos financeiros 19. Cuidados de saúde e sociais 20. Oportunidades de adquirir novas informações e habilidades 21. Recreação/lazer 22. Ambiente físico 23. Transporte	
Domínio VI – Espiritualidade/religião/ crenças pessoais** 24. Espiritualidade/religião/crenças pessoais	

*Os itens do domínio nível de independência do WHOQOL-100 passaram para o domínio físico do WHOQOL-BREF.
**Os itens do domínio espiritualidade/religião/crenças pessoais do WHOQOL-100 passaram para o domínio psicológico do WHOQOL-BREF.
Fonte: Fleck e colaboradores[2] e Cruz e colaboradores.[16]

sistida e lida, podem levar mais tempo. Dados não publicados mostraram que a aplicação por telefone apresenta resultados semelhantes aos da presencial para o WHOQOL-BREF. A Figura 13.2.1 exibe exemplos de itens do WHOQOL-BREF. O uso da aplicação *on-line* tem sido crescente, embora não haja estudos de equivalência à versão impressa.

■ INTERPRETAÇÃO DAS PONTUAÇÕES

Quanto maior o escore do WHOQOL, "melhor" a QV do respondente. Por ser um instrumento multidimensional, os escores devem ser calculados para cada domínio de forma independente. Assim, o WHOQOL-100 prevê seis escores específicos (um

	As questões seguintes são sobre o quanto você tem sentido algumas coisas nas últimas duas semanas.					
		NADA	MUITO POUCO	MAIS OU MENOS	BASTANTE	EXTREMA-MENTE
3	Em que medida você acha que sua dor (física) impede você de fazer o que você precisa?	1	2	3	4	5
4	O quanto você precisa de algum tratamento médico para levar sua vida diária?	1	2	3	4	5
5	O quanto você aproveita a vida?	1	2	3	4	5
6	Em que medida você acha que a sua vida tem sentido?	1	2	3	4	5
7	O quanto você consegue se concentrar?	1	2	3	4	5
8	Quão seguro(a) você se sente em sua vida diária?	1	2	3	4	5
9	Quão saudável é o seu ambiente físico (clima, barulho, poluição, atrativos)?	1	2	3	4	5

FIGURA 13.2.1 ■ EXEMPLOS DE ITENS DO WHOQOL-BREF.
Fonte: Cruz e colaboradores.[16]

para cada domínio), além de um geral, que consiste na média da pontuação das perguntas genéricas do instrumento (p. ex., "Quão satisfeito(a) você está com a qualidade de sua vida?"). O escore geral é utilizado quando o pesquisador necessita de um valor único como medida. No entanto, todo o modelo teórico em que se baseia o WHOQOL sugere fortemente a abordagem multidimensional e a apresentação dos escores nos diferentes domínios.[3]

Como QV é um conceito multidimensional determinado pela presença de aspectos positivos e ausência de negativos, alguns itens apresentam pontuação invertida. Por essa razão, a OMS desenvolveu uma sintaxe oficial para o programa estatístico SPSS para pontuação dos escores em que os itens são agrupados nos domínios, invertendo a escala de respostas quando necessário e produzindo os escores finais em duas escalas: 20 e 100 pontos, sendo a última a mais usada.[17]

■ PARÂMETROS PSICOMÉTRICOS

As características psicométricas do WHOQOL-100 e do WHOQOL-BREF foram estudadas em testes de campo realizados para cada um dos instrumentos com uma amostra de 300 indivíduos. A amostra foi composta por 250 pacientes ambulatoriais e internados provenientes de quatro grandes áreas – clínica médica, cirurgia, ginecologia e psiquiatria – e 50 pessoas saudáveis.[2,4]

Ambos os instrumentos apresentaram características bastantes satisfatórias em relação a consistência interna, validade discriminante, validade de critério, validade concorrente e confiabilidade teste-reteste. Como esperado, a versão longa apresentou características psicométricas superiores em relação à abreviada.[1,2]

CONSISTÊNCIA INTERNA

Os dados de consistência interna das versões brasileiras do instrumento são apresentados na Tabela 13.2.1.[2,4]

VALIDADE DISCRIMINANTE

Quando os escores dos pacientes com várias condições médicas (clínicas, cirúrgicas, ginecológicas e psiquiátricas) e dos controles saudáveis foram comparados, 5 dos 6 domínios do WHOQOL-100 apresentaram diferenças, e o domínio espiritualidade apresentou diferença com nível de significância limítrofe. No teste de campo do WHOQOL-BREF, 2

TABELA 13.2.1 ■ **CONSISTÊNCIA INTERNA (COEFICIENTE ALFA DE CRONBACH) DO WHOQOL-100 E DO WHOQOL-BREF**

CONSISTÊNCIA INTERNA	WHOQOL-100	WHOQOL-BREF
Facetas	0,83	–
Domínios	0,82	0,77
Questões	0,93	0,91

Fonte: Fleck e colaboradores.[2,4]

dos 4 domínios foram diferentes; o domínio meio ambiente apresentou diferença com nível de significância limítrofe, e o domínio relações sociais não apresentou diferença (Tab. 13.2.2).

VALIDADE DE CRITÉRIO
Utilizando um modelo de regressão múltipla, com a variável dependente sendo o domínio geral, todos os domínios, exceto o último (espiritualidade), foram significativos no WHOQOL-100, e apenas o domínio relações sociais não apresentou coeficiente significativo no WHOQOL-BREF (Tab. 13.2.3).

VALIDADE CONCORRENTE
No teste de campo dos instrumentos, foram utilizados o Inventário de Depressão de Beck (BDI) e a Escala de Desesperança de Beck (BHS) como medidas concorrentes. As hipóteses eram de que, quanto maiores os escores de depressão e de desesperança, menores seriam os escores de QV, e de que o domínio espiritualidade seria mais correlacionado com a escala de desesperança do que com a escala de depressão, o que foi de fato observado, como mostra a Tabela 13.2.4.

CONFIABILIDADE TESTE-RETESTE
Os escores do WHOQOL-100 e do WHOQOL-BREF mantiveram-se estáveis quando reaplicados duas semanas após a aplicação original.[2,4]

■ EXPERIÊNCIA DE USO
O WHOQOL tem sido bastante utilizado. Na base de dados PubMed existem, até dezembro de 2022, 590 artigos publicados em revistas indexadas usando o WHOQOL no Brasil.[18] O número de artigos tem uma curva ascendente ano a ano desde 1999, data da primeira publicação. O instrumento tem sido utilizado em estudos transversais, comparação entre diferentes amostras e como medida de desfecho em ensaios clínicos.

DADOS NORMATIVOS
A normatização de dados de um instrumento de QV é tarefa bastante complexa, e alguns autores discutem sua pertinência. Dependendo do desenho e dos objetivos do estudo, dados da própria amostra podem servir de controle (p. ex., em ensaios clínicos) ou, então, utilizar-se um grupo-controle proveniente do mesmo contexto, controlando as variáveis em estudo.

No Brasil, foi realizado um estudo de base epidemiológica na cidade de Porto Alegre, em que foram apresentados dados normativos para algumas variáveis demográficas.[16] Não há dados com amostra representativa da população brasileira, e a extrapolação de dados locais ou regionais como norma nacional deve ser vista com reservas.

A QV pode ser afetada por muitas variáveis que transcendem o binômio saúde-doença. Depressão, por exemplo, influencia consistentemente as medidas de QV; assim, em estudos com comorbidade clínica, o controle para a intensidade da depressão é fortemente recomendado. O nível educacional parece influenciar a capacidade dos indivíduos de discriminar os escores na escala de respostas. Portanto, pessoas com nível educacional muito baixo teriam melhor adaptação a uma escala de respostas de 3 itens, em vez de 5.

O estudo normativo realizado em Porto Alegre identificou escores mais baixos em QV nos seguintes subgrupos: 1) mulheres; 2) pessoas com baixo nível socioeconômico; 3) indivíduos com baixo nível educacional; e 4) pessoas com doenças crônicas.[16]

■ LIMITAÇÕES
O WHOQOL, assim como qualquer medida subjetiva que avalia QV, precisa ser interpretado de forma criteriosa. Por exemplo, o fato de uma população de baixa renda que viva em más condições sanitárias avaliar de forma satisfatória seu meio ambiente não quer dizer que políticas públicas de melhoria

TABELA 13.2.2 ∎ VALIDADE DISCRIMINANTE ENTRE PACIENTES E CONTROLES SAUDÁVEIS

DOMÍNIOS	WHOQOL-100*		WHOQOL-BREF*	
	T	P	T	P
Físico	5,3	0,0001	8,96	0,0001
Psicológico	4,8	0,0001	2,53	0,01
Nível de independência	11,0	0,0001	–	–
Relações sociais	3,9	0,0001	0,44	0,66
Meio ambiente	3,0	0,003	1,87	0,06
Espiritualidade/religiosidade/crenças pessoais	1,9	0,06	–	–

*Teste T.
Fonte: Fleck e colaboradores.[2,4]

TABELA 13.2.3 ∎ REGRESSÃO LINEAR MÚLTIPLA ENTRE OS DIFERENTES DOMÍNIOS EM RELAÇÃO À QUALIDADE DE VIDA GERAL

DOMÍNIOS	WHOQOL-100*		WHOQOL-BREF**	
	β	P	β	P
Físico	0,17	0,0083	0,43	0,0001
Psicológico	0,25	0,006	0,21	0,005
Nível de independência	0,11	0,02	–	–
Relações sociais	0,2	0,001	0,04	0,453
Meio ambiente	0,51	0,0001	0,27	0,001
Espiritualidade/religiosidade/crenças pessoais	0,04	0,30	–	–

Fonte: Fleck e colaboradores.[2,4]

TABELA 13.2.4 ∎ COEFICIENTE DE CORRELAÇÃO ENTRE OS ESCORES DOS DOMÍNIOS E O ESCORE TOTAL DO INVENTÁRIO DE DEPRESSÃO DE BECK E DA ESCALA DE DESESPERANÇA DE BECK

DOMÍNIOS	WHOQOL-100*		WHOQOL-BREF**	
	BDI	BHS	BDI	BHS
Físico	- 0,61	- 0,37	- 0,57	- 0,31
Psicológico	- 0,70	- 0,59	- 0,66	- 0,52
Nível de independência	- 0,54	- 0,35	–	–
Relações sociais	- 0,50	- 0,47	- 0,43	- 0,36
Meio ambiente	- 0,43	- 0,38	- 0,42	- 0,36
Espiritualidade/religiosidade/crenças pessoais	- 0,32	- 0,43	–	–

das condições não devam ser implementadas. Mecanismos psicológicos complexos de adaptação e resignação podem estar envolvidos, e um escore subjetivo pode discordar de uma medida objetiva. Assim, QV deve ser mais uma medida a ser avaliada e que pode contribuir em tomada de decisões clínicas ou de políticas de saúde. No entanto, a essência do construto é sua subjetividade. A inclusão de itens objetivos em um instrumento de QV não parece contribuir para o aprimoramento do construto. Nesse sentido, o WHOQOL tem coerência entre a natureza subjetiva de seus itens e cada um dos domínios avaliados.[1]

■ CONSIDERAÇÕES FINAIS

O uso do WHOQOL tem crescido de forma exponencial nas literaturas nacional e internacional. É possível observar sua utilização em várias condições médicas, com diversos desenhos de estudo e em todos os continentes, notadamente fora do eixo Estados Unidos-Europa. O uso amplo, com resultados úteis e consistentes, em diferentes contextos, tem permitido assegurar sua validade como instrumento genérico de avaliação de QV.

■ FORMAS DE AQUISIÇÃO

O WHOQOL é propriedade da OMS e tem uso liberado para pesquisa acadêmica. A versão brasileira e todos os instrumentos WHOQOL, bem como manuais de aplicação e sintaxe para pontuação estão disponíveis no endereço www.ufrgs.br/qualidep, ligado ao Programa de Pós-graduação em Ciências do Comportamento do Departamento de Psiquiatria e Medicina Legal da Faculdade de Medicina da Universidade Federal do Rio Grande do Sul (UFRGS).[17]

■ REFERÊNCIAS

1. WHOQOL Group. The World Health Organization quality of life assessment (WHOQOL): development and general psychometric properties. Soc Sci Med. 1998;46(12):1569-85.
2. Fleck MP, Louzada S, Xavier M, Chachamovich E, Vieira G, Santos L, et al. Application of the Portuguese version of the instrument for the assessment of quality of life of the World Health Organization (WHOQOL-100). Rev Saude Publica. 1999;33(2):198-205.
3. WHOQOL Group. Development of the World Health Organization WHOQOL-BREF quality of life assessment. Psychol Med. 1998;28(3):551-8.
4. Fleck MP, Louzada S, Xavier M, Chachamovich E, Vieira G, Santos L, et al. Application of the Portuguese version of the abbreviated instrument of quality life WHOQOL-BREF. Rev Saude Publica. 2000;34(2):178-83.
5. Schmidt S, Power M, Green A, Lucas-Carrasco R, Eser E, Dragomirecka E, et al. Self and proxy rating of quality of life in adults with intellectual disabilities: results from the DISQOL study. Res Dev Disabil. 2010;31(5):1015-26.
6. Rocha NS, Power MJ, Bushnell DM, Fleck MP. The EUROHIS-QOL 8-item index: comparative psychometric properties to its parent WHOQOL-BREF. Value Health. 2012;15(3):449-57.
7. Chaveiro N, Duarte SB, Freitas AR, Barbosa MA, Porto CC, Fleck MP. Instruments in Brazilian Sign Language for assessing the quality of life of the deaf population. Rev Saude Publica. 2013;47(3):616-23.
8. WHOQOL Group. WHOQOL-HIV for quality of life assessment among people living with HIV and AIDS: results from the field test. AIDS Care. 2004;16(7):882-9.
9. Zimpel RR, Fleck MP. Quality of life in HIV-positive Brazilians: application and validation of the WHOQOL-HIV, Brazilian version. AIDS Care. 2007;19(7):923-30.
10. WHOQOL Group. A cross-cultural study of spirituality, religion, and personal beliefs as components of quality of life. Soc Sci Med. 2006;62(6):1486-97.
11. Panzini RG, Maganha C, Rocha NS, Bandeira DR, Fleck MP. Brazilian validation of the quality of life instrument/spirituality, religion and personal beliefs. Rev Saude Publica. 2011;45(1):153-65.
12. Power M, Quinn K, Schmidt S; WHOQOL-OLD Group. Development of the WHOQOL-old module. Qual Life Res. 2005;14(10):2197-214.
13. Fleck MP, Chachamovich E, Trentini C. Development and validation of the Portuguese version of the WHOQOL-OLD module. Rev Saúde Pública. 2006;40(5):785-91.
14. Power MJ, Green AM; WHOQOL-OLD Group. Development of the WHOQOL disabilities module. Qual Life Res. 2010;19(4):571-84.
15. Bredemeier J, Wagner GP, Agranonik M, Perez TS, Fleck MP. The World Health Organization quality of life instrument for people with intellectual and physical disabilities (WHOQOL-Dis): evidence of validity of the Brazilian version. BMC Public Health. 2014;14(1):538.
16. Cruz LN, Polanczyk CA, Camey SA, Hoffmann JF, Fleck MP. Quality of life in Brazil: normative values for the WHOQOL-BREF in a southern general population sample. Qual Life Res. 2011;20(7):1123-9.
17. Universidade Federal do Rio Grande do Sul. Programa de Pós-Graduação em Psiquiatria e Ciências do Comportamento. QUALIDEP [Internet]. Porto Alegre: UFRGS; 2023 [capturado em 28 maio 023]. Disponível em: www.ufrgs.br/qualidep.
18. WHOQOL AND Brazil. Pubmed [Internet]. Bethesda: NCBL; c2023 [capturado em 10 dez. 2022]. Disponível em: https://pubmed.ncbi.nlm.nih.gov/?term=%22WHOQOL+AND+Brazil%22

13.3 QUESTIONÁRIO GENÉRICO DE QUALIDADE DE VIDA (SF-36/SF-6D)

Josué Laguardia, Mônica R. Campos, Luisa Sorio Flor, Flávia Batista Portugal

O 36-Item Short Form Health Survey (SF-36) é um dos instrumentos genéricos de avaliação da qualidade de vida mais utilizados em pesquisas de saúde.[1,2] Essa popularidade deve-se, em grande medida, por ser conciso e abranger um amplo espectro de estados de saúde, que incluem aspectos funcionais, bem-estar e avaliações objetivas e subjetivas.[3] O SF-36 é composto por 36 itens, com estados positivos e negativos de saúde, que buscam detectar diferenças médicas e socialmente relevantes no estado de saúde, bem como mudanças ao longo do tempo.[4] Foi traduzido para vários idiomas e é utilizado em mais de 130 países para avaliar as percepções de saúde tanto da população geral quanto de pessoas acometidas por alguma enfermidade.[2,5] Estudos mostram que os escores para os domínios do SF-36 obtidos em populações adultas apresentam alta confiabilidade e boa validade de critério quando comparados a outros instrumentos de avaliação da qualidade de vida.

Outros instrumentos, mais genéricos, são baseados em medidas de utilidade de qualidade de vida oriundas das teorias econômicas e de decisão e refletem as preferências dos pacientes por determinados estados de saúde. Preferencialmente, a mensuração da utilidade deve ser feita com o uso de instrumentos genéricos, como o Short Form – 6 Dimensions (SF-6D), que permite converter, por meio de algoritmos, as respostas dos itens do SF-36 em índices de utilidade.[6,7] O SF-6D apresenta seis domínios capazes de descrever vários estados de saúde,[7] que podem ser usados para diferentes propósitos: rastreio e monitoramento de problemas psicossociais no cuidado individual, estudos populacionais sobre percepção de estados de saúde, auditoria médica, medidas de resultados em serviços de saúde e ensaios clínicos, entre outros. Diversas pesquisas têm abordado a variação das valorações dos estados de saúde entre países.[8]

VERSÕES

A primeira versão do SF-36 surgiu da revisão da literatura associada à experiência obtida com o uso de questionários padronizados para avaliação do estado de saúde, em especial aqueles derivados do *Medical Outcomes Study* (MOS).[2,3] Suas perguntas foram selecionadas do conjunto de 149 itens do Functioning and Well-Being Profile e organizadas em uma versão padrão, disponível desde 1990.[2] A segunda versão (v.2) do SF-36, em uso desde 1996, foi desenvolvida a partir das experiências internacionais com a primeira versão e das limitações desta. Resultados de estudos com o SF-36 v.2 mostraram que houve melhoria de sensibilidade, média dos escores, efeito chão e teto, confiabilidade e validade das escalas de aspectos físicos e emocionais, sem comprometimento da estrutura subjacente do modelo conceitual.[5,9,10] No Brasil, o SF-36 foi traduzido por Ciconelli e colaboradores[11] e utilizado em pesquisas de qualidade de vida de pacientes vivendo com doenças crônicas, submetidos a cirurgias, e em inquéritos domiciliares.

A primeira versão do SF-6D surgiu no Reino Unido, em 1998, e descrevia 9 mil diferentes estados de saúde. A segunda, lançada em 2002, passou a descrever 18 mil estados, resultantes da combinação das seis dimensões com um número variável de níveis.[6] Outra versão conhecida do SF-6D deriva do SF-12. Embora todos os itens do SF-12 sejam oriundos do SF-36, alguns daqueles empregados para definir o sistema classificatório do SF-6D, a partir do SF-36, não se encontram no SF-12.[12] A versão brasileira do SF-6D foi construída tendo como base a versão brasileira do SF-36 e encontra-se traduzida e validada para o contexto nacional.[13]

DESCRIÇÃO DO INSTRUMENTO

O SF-36 é constituído por um conjunto de 36 perguntas com opções de resposta no formato Likert de 3, 5 e 6 pontos. Um item mede a transição da saúde no período de um ano, mas não é empregado no cálculo das escalas; os demais são agrupados em oito escalas ou domínios. Na versão brasileira,[11] as oito escalas do SF-36 e os conceitos de saúde correspondentes são apresentados conforme o Quadro 13.3.1.

As oito dimensões formam dois fatores, que correspondem a duas grandes dimensões da qualidade de vida – a saúde física e a saúde mental. Essas duas medidas sumárias são denominadas Componente Físico (CoF) e Componente Mental (CoM).

O SF-36 tem dois modelos: o *standard*, no qual as perguntas são relativas às quatro semanas prévias à entrevista, e o *acute*, no qual as questões referem-se à semana anterior à entrevista. O item de transição de saúde muda de "1 ano atrás" para "1 semana atrás". Dado que os itens relacionados à capacidade funcional (PF) e ao estado geral de saúde (GH) não apresentam período recordatório, essas escalas permanecem iguais nos dois tipos do SF-36.

O SF-6D resulta da redução, em tamanho e complexidade, do SF-36 por meio da supressão do domínio "estado geral de saúde". O próprio SF-6D resulta em um escore global, com a combinação em um único domínio dos "aspectos físicos" e "aspectos emocionais". Cada domínio apresenta entre 4 e 6 níveis ordenados em termos de gravidade da disfunção, descritos detalhadamente no Quadro 13.3.2.

PÚBLICO-ALVO

O instrumento é destinado a pessoas com idade igual ou superior a 14 anos, selecionadas da população geral, de grupos de pessoas submetidas

QUADRO 13.31 | **ITENS ABREVIADOS DOS DOMÍNIOS DE SAÚDE DO SF-36 V.2**

ESCALA	ITEM	CONTEÚDO ABREVIADO DO ITEM
Capacidade funcional	3a	Atividades vigorosas, como: correr, levantar objetos pesados, participar em esportes
	3b	Atividades moderadas, como: mover uma mesa, passar aspirador de pó, dançar ou nadar
	3c	Levantar ou carregar compras de supermercado
	3d	Subir vários lances de escada
	3e	Subir um lance de escada
	3f	Curvar-se, ajoelhar-se ou dobrar-se
	3g	Andar mais de 1 quilômetro
	3h	Andar várias centenas de metros
	3i	Andar 100 metros
	3j	Tomar banho ou vestir-se
Aspectos físicos	4a	Diminuiu o tempo em que trabalhava ou fazia outras atividades
	4b	Realizou menos do que gostaria
	4c	Esteve limitado(a) no tipo de trabalho ou em outras atividades
	4d	Teve dificuldade em fazer seu trabalho ou outras atividades? (P. ex., necessitou de um esforço extra)
Dor	7	Intensidade da dor no corpo
	8	Quanto a dor interferiu no trabalho normal
Estado geral de saúde	1	Sua saúde é: excelente, muito boa, boa, razoável, ruim
	11a	Eu costumo adoecer um pouco mais facilmente que as outras pessoas
	11b	Eu sou tão saudável quanto qualquer outra pessoa que eu conheço
	11c	Eu acho que minha saúde vai piorar
	11d	Minha saúde é excelente
Vitalidade	9a	Cheio(a) de vida
	9e	Com muita energia
	9g	Esgotado(a)
	9i	Cansado(a)
Aspectos sociais	6	Quanto sua saúde física interferiu em suas atividades sociais
	10	Frequência com que sua saúde física interfere em suas atividades sociais
Aspectos emocionais	5a	Diminuiu o tempo em que trabalhava ou fazia outras atividades
	5b	Realizou menos do que gostaria
	5c	Trabalhou ou fez qualquer outra atividade sem o cuidado habitual
Saúde mental	9b	Muito nervoso(a)
	9c	Tão deprimido(a) que nada podia animá-lo(a)
	9d	Calmo(a) e tranquilo(a)
	9f	Desanimado(a) e abatido(a)
	9h	Feliz

QUADRO 13.3.2 ▪ ITENS DAS DIMENSÕES (NÍVEIS) DE SAÚDE DO SF-6D V.2

CAPACIDADE FUNCIONAL

1. Sua saúde não dificulta que você faça **atividades vigorosas**
2. Sua saúde dificulta um pouco que você faça **atividades vigorosas**
3. Sua saúde dificulta um pouco que você faça **atividades moderadas**
4. Sua saúde dificulta muito que você faça **atividades moderadas**
5. Sua saúde dificulta um pouco para você tomar banho ou vestir-se
6. Sua saúde dificulta muito para você tomar banho ou vestir-se

LIMITAÇÃO GLOBAL

1. Você não teve problemas com o seu trabalho ou alguma outra atividade diária regular como **consequência de sua saúde física ou algum problema emocional**
2. Você esteve limitado no seu tipo de trabalho ou em outras atividades como **consequência de sua saúde física**
3. Você realizou menos tarefas do que gostaria como **consequência de algum problema emocional**
4. Você esteve limitado no seu tipo de trabalho ou em outras atividades como consequência de sua saúde física e realizou menos tarefas do que gostaria como **consequência de algum problema emocional**

ASPECTOS SOCIAIS

1. Sua saúde física ou problemas emocionais não interferiram em suas atividades sociais **em nenhuma parte do tempo**
2. Sua saúde física ou problemas emocionais interferiram em suas atividades sociais em **uma pequena parte do tempo**
3. Sua saúde física ou problemas emocionais interferiram em suas atividades sociais em **alguma parte do tempo**
4. Sua saúde física ou problemas emocionais interferiram em suas atividades sociais **na maior parte do tempo**
5. Sua saúde física ou problemas emocionais interferiram em suas atividades sociais **todo o tempo**

DOR

1. Você não teve nenhuma dor no corpo
2. Você teve dor, mas a dor não interferiu de maneira alguma em seu trabalho normal (incluindo tanto o trabalho fora como dentro de casa)
3. Você teve dor que interferiu um pouco em seu trabalho normal (incluindo tanto o trabalho fora como dentro de casa)
4. Você teve dor que interferiu moderadamente em seu trabalho normal (incluindo tanto o trabalho fora como dentro de casa)
5. Você teve dor que interferiu bastante em seu trabalho normal (incluindo tanto o trabalho fora como dentro de casa)
6. Você teve dor que interferiu extremamente em seu trabalho normal (incluindo tanto o trabalho fora como dentro de casa)

SAÚDE MENTAL

1. Você não tem se sentido uma pessoa muito nervosa ou desanimada e abatida **nunca**
2. Você tem se sentido uma pessoa muito nervosa ou desanimada e abatida em **uma pequena parte do tempo**
3. Você tem se sentido uma pessoa muito nervosa ou desanimada e abatida em **alguma parte do tempo**
4. Você tem se sentido uma pessoa muito nervosa ou desanimada e abatida na **maior parte do tempo**
5. Você tem se sentido uma pessoa muito nervosa ou desanimada e abatida **todo o tempo**

VITALIDADE

1. Você tem se sentido com muita energia **todo o tempo**
2. Você tem se sentido com muita energia na **maior parte do tempo**
3. Você tem se sentido com muita energia em **alguma parte do tempo**
4. Você tem se sentido com muita energia em uma **pequena parte do tempo**
5. Você não tem se sentido com muita energia **nunca**

a procedimentos ou que apresentam uma ou mais condições ou agravos de saúde.

■ APLICAÇÃO

O tempo de preenchimento do SF-36 é de 5 a 10 minutos. A versatilidade de sua aplicação por autoaplicação, entrevistas presenciais ou telefônicas, com níveis de confiabilidade e validade que excedem os padrões mínimos recomendados, torna esse instrumento atraente para uso combinado com outros questionários em inquéritos populacionais.

■ INTERPRETAÇÃO DAS PONTUAÇÕES

Os escores básicos por domínio de saúde do SF-36 são obtidos pela soma dos valores dos itens de cada escala, após a recodificação dos valores das respostas por inversão das escalas de um conjunto de 10 itens indicados pelos desenvolvedores do instrumento. Em seguida, esses escores são transformados para valores entre 0 e 100, ao subtrair da soma os valores mínimos e dividir o resultado pela amplitude de cada domínio. A padronização é feita com o uso das médias e desvios padrão obtidos de amostra populacional nacional para cada domínio transformado. Os valores podem ser normalizados para uma distribuição N(50,10), em que valores médios variam em torno de 50 com um fator de escala de dispersão de 10. Pontuações mais altas indicam melhor estado de saúde, e, quando normalizados, valores superiores a 50 apontam que o estado de saúde está acima da média; cada ponto é um décimo de um desvio padrão.

O SF-6D fornece um estado de saúde que obedece à ordem de cada domínio (capacidade funcional – 1; aspectos físico e emocional – 2; aspectos sociais – 3; dor – 4; saúde mental – 5; vitalidade – 6). Ao selecionar o primeiro e o último nível de cada domínio (111111 e 645655), têm-se o melhor e o pior estado de saúde, respectivamente.

Nesse momento, aplica-se o algoritmo proposto por Brazier e colaboradores[7] e adaptado por Perpiñán:[14] o nível 1 em qualquer dimensão significa a ausência de problemas ou limitações e é igual a 0, enquanto os demais níveis geram valores negativos, demonstrando quanto se reduz a utilidade da saúde perfeita ao se ter algum problema naquela área.

■ PARÂMETROS PSICOMÉTRICOS DA VERSÃO ORIGINAL E DA VERSÃO EM PORTUGUÊS

As estimativas de confiabilidade (consistência interna) das escalas do SF-36, tanto na versão original quanto nas traduzidas, obtidas a partir dos dados de inquéritos populacionais, mostraram que os valores se encontram acima de 0,60.

O modelo teórico do SF-36 pressupõe que as oito escalas formam dois agregados de ordem superior – CoF e CoM. Resultados de estudos mostram que o SF-36 atende aos critérios de qualidade dos dados e aos pressupostos das escalas. Os CoF e CoM explicaram entre 80 e 85% da variância total, e as escalas de capacidade funcional, aspectos físicos e dor correlacionaram-se fortemente com o CoF e contribuem mais no escore dessa medida sumária. Por sua vez, as escalas de saúde mental e de aspectos emocionais e sociais correlacionaram-se mais com o CoM e contribuem mais no escore dessa medida sumária. As escalas vitalidade, estado geral de saúde e aspectos sociais têm correlações significativas com ambos os componentes. Já as escalas relacionadas à saúde física discriminam os grupos de respondentes que apresentam uma condição de saúde que compromete as atividades físicas. Desse modo, as escalas que mais influenciam no CoF são mais sensíveis aos tratamentos que impactam a morbidade física, enquanto aquelas que enfatizam mais o CoM são mais sensíveis à presença e às terapias direcionadas às condições mentais.[9] As escalas do SF-36 apresentaram boa correlação com as escalas geradas em outros instrumentos de avaliação da qualidade de vida relacionada à saúde, como o General Health Questionnaire e o World Organization Quality of Life (WHOQOL). O uso de um ponto de corte de 42 para a Escala de Saúde Mental e o componente mental mostrou sensibilidade de 74% e especificidade de 81% para detecção de pacientes diagnosticados com depressão.[9]

Estudos têm abordado a variação das valorações dos estados de saúde pelo SF-6D entre países.[13-17] No Brasil, esse instrumento é uma alternativa para a avaliação de preferências em análises econômicas, pois apresenta correlações significativas (0,66 e $p < 0,001$) com as obtidas pelo EuroQol-5D (EQ-5D). A alta concordância entre medidas de preferência fundamentadas em questionários, como o SF-36, e as medidas de qualidade de vida para doenças específicas pode ser atribuída ao fato de esses instrumentos[16] terem como suporte conceitos similares de qualidade de vida, englobando bem-estar físico, mental e social.[17]

■ LIMITAÇÕES

Nem o SF-36 nem o SF-6D incluem conteúdos relativos a adequação do sono, funcionamento cognitivo e sexual, funcionamento familiar, autoestima, alimentação, recreação, *hobbies*, comunicação e sintomas e problemas específicos. Nessas situações, instrumentos específicos de qualidade de vida seriam mais adequados, dado que o SF-36 e o SF-6D poderiam não ser sensíveis às mudanças nas condições específicas de saúde dos grupos avaliados. Há relato de problemas na aplicação autoadministrada desses questionários em pessoas idosas e com menor escolaridade. O SF-6D gera valores mais altos para piores estados de saúde e, consequentemente, menores ganhos de utilidade para pessoas menos saudáveis – efeito chão – quando comparado a outros instrumentos similares.

■ CONSIDERAÇÕES FINAIS

A despeito do uso generalizado dos escores fatoriais provenientes de uma amostra da população norte-americana para a estimativa dos componentes físico e mental e do método de rotação ortogonal para a geração desses escores, tais recomendações merecem a atenção dos pesquisadores nas análises dos dados do SF-36.[18] A adoção desses procedimentos pressupõe que não há, respectivamente, interação entre as dimensões física e mental da saúde e que as diferenças do estado, distribuição e percepção de saúde variam pouco entre os países e as culturas. Os desenvolvedores justificam que essas escolhas resultam em modelagens mais simples, escores dos componentes físico e mental independentes e facilidade na interpretação dos resultados. Porém, cabe ao pesquisador avaliar, por meio de técnicas como análise fatorial confirmatória ou modelo de equações estruturais, se modelos alternativos não são mais adequados para explicar os achados de sua pesquisa.

No Brasil, segundo Cruz,[19] a carência de instrumentos adaptados ao contexto nacional para estimar medidas de qualidade de vida baseadas em preferências, que geram índices de utilidade, tem implicações nas pesquisas econômicas na saúde, especialmente aquelas de custo-efetividade. Há necessidade de adaptação cultural e de validação psicométrica desses instrumentos em amostras representativas da população brasileira para que ocorra um avanço metodológico de estudos de economia em saúde no País.

■ FORMAS DE AQUISIÇÃO

O SF-36 é protegido por direitos autorais. A aquisição da licença para uso pode ser feita no *site* https://www.rand.org/health-care/surveys_tools/mos/36-item-short-form/terms.html.

O SF-6D também é protegido por direitos autorais. Uma licença sem custo para uso não comercial, que inclui estudos financiados por conselhos de pesquisa, agências governamentais e filantrópicas, pode ser solicitada no *site* da University of Sheffield: http://www.shef.ac.uk/scharr/sections/heds/mvh/sf-6d.

■ REFERÊNCIAS

1. McDowell I. Measuring health: a guide to rating scales and questionnaires. 3rd ed. New York: Oxford University; 2006.
2. Ware JE Jr. SF-36 health survey update. Spine. 2000;25(24):3130-9.
3. Mchorney CA, Ware JE, Jr, Anastasiae R. The MOS 36-item short-form health survey (SF-36): II: psychometric and clinical tests of validity in measuring physical and mental health constructs. Med Care. 1993;31(3):247-63.
4. Ware JE Jr, Sherbourne CD. The MOS 36-ltem short-form health survey (SF-36): I: conceptual framework and item selection. Med Care. 1992;30(6):473-83.
5. Gandek B, Ware JE Jr, Aaronson NK, Alonso J, Apolone G, Bjorner J, et al. Tests of data quality, scaling assumptions, and reliability of the SF-36 in eleven countries: results from the IQOLA project: International Quality of Life Assessment. J Clin Epidemiol. 1998;51(11):1149-58.
6. Brazier J, Usherwood T, Harper R, Thomas K. Deriving a preference-based single index from the UK SF-36 Health Survey. J Clin Epidemiol. 1998;51(11):1115-28.
7. Brazier J, Roberts J, Deverill M. The estimation of a preference-based measure of health from the SF-36. J Health Econ. 2002;21(2):271-92.
8. Ferreira PL, Ferreira LN, Pereira LN. O sistema português de valores do SF-6D. Coimbra: Universidade de Coimbra; 2009.
9. Hawthorne G, Osborne RH, Taylor A, Sansoni J. The SF36 version 2: critical analyses of population weights, scoring algorithms and population norms. Qual Life Res. 2007;16(4):661-73.
10. Taft C, Karlsson J, Sullivan M. Performance of the Swedish SF-36 version 2.0. Qual Life Res. 2004;13(1):251-6.
11. Ciconelli RM, Ferraz MB, Santos W, Meião I, Quaresma MR. Tradução para a língua portuguesa e validação do questionário genérico de avaliação de qualidade de vida SF-36 (Brasil SF-36). Rev Bras Reumatol. 1999;39(3):143-50.
12. Brazier JE, Roberts J. The estimation of a preference-based measure of health from the SF-12. Med Care. 2004;42(9):851-9.
13. Campolina AG, Bortoluzzo AB, Ferraz MB, Ciconelli RM. Validação da versão brasileira do questionário genérico de qualidade de vida short-form 6 dimensions (SF-6D Brasil) Validation of the brazilian version of the generic six-dimensional short form quality of life questionnaire (SF-6D Brazil). Ciênc Saúde Coletiva. 2011;16(7):3103-10.
14. Perpiñán JMA. Utilidades SF-6D para España: guía de uso. Sevilla: Cátedra de Economía de la Salud, Universidad Pablo de Olavide; 2012.
15. Cruz LN, Camey SA, Hoffmann JF, Rowen D, Brazier JE, Fleck MP, et al. Estimating the SF-6D value set for a population-based sample of brazilians. Value Health. 2011;14(5 Suppl 1):S108-14.
16. Revicki DA, Kaplan RM. Relationship between psychometric and utility-based approaches to the measurement of health-related quality of life. Qual Life Res. 1993;2(6):477-87.
17. Conner-Spady B, Suarez-Almazor ME. Variation in the estimation of quality-adjusted life-years by different preference-based instruments. Med Care. 2003;41(7):791-801.
18. Laguardia J, Campos MR, Travassos CM, Najar AL, Anjos LA, Vasconcellos MM. Psychometric evaluation of the SF-36 (v.2) questionnaire in a probability sample of Brazilian households: results of the survey Pesquisa Dimensões Sociais das Desigualdades (PDSD), Brazil, 2008. Health Qual Life Outcomes. 2011;9:61.
19. Cruz LN. Medidas de qualidade de vida e utilidade de uma amostra da população de Porto Alegre [tese]. Porto Alegre: UFRGS; 2010.

LEITURA RECOMENDADA

Teich NLS, Nita ME. As medidas de preferências (utilidades) em estados de saúde. In: Nita ME, Secoli SR, Nobre MRC, Ono-Nita SK, Campino ACC, Santi FM, et al., organizadores. Avaliação de tecnologias em saúde: evidência clínica, análise econômica e análise de decisão. Porto Alegre: Artmed; 2010. p. 290-315.

13.4 INSTRUMENTOS DE AVALIAÇÃO DO BEM-ESTAR
Elaine Henna, Monica Zilberman, Clarice Gorenstein

Bem-estar é um construto amplo que engloba características afetivas, psicológicas e sociais.[1] O termo foi incorporado à definição de saúde da Organização Mundial da Saúde (OMS) em 1948, passando do conceito de ausência de doença para o de um "estado de completo bem-estar físico, mental e social".[2] Apesar de não haver consenso em relação à definição de bem-estar, a OMS descreve-o como uma sensação de estados positivos experimentados de forma individual e pela sociedade, mais a habilidade de manejar problemas cotidianos, ser produtivo e contribuir com sua comunidade.[2]

Medidas de bem-estar utilizadas como preditoras de melhor condição de saúde física e mental mostraram que países com maiores níveis de bem-estar apresentam maior longevidade e equidade, entre outros atributos.[3]

Mais recentemente, o estudo do bem-estar mental foi impulsionado pelo advento da psicologia positiva, que considera que características positivas como felicidade, satisfação, otimismo e altruísmo estão envolvidas no desenvolvimento de forças e virtudes.[1] Nessa concepção, o bem-estar é estudado sob duas perspectivas complementares: o bem-estar subjetivo (BES) e o bem-estar psicológico (BEP). O bem-estar subjetivo é formado por dois componentes: um cognitivo, que é a forma como cada indivíduo julga sua vida em relação ao ideal projetado (satisfação com a vida),[4] e um afetivo, representado pelos afetos positivos e negativos – maior bem-estar (prazer e felicidade) é resultante da predominância de afetos positivos sobre os negativos.[5] Já o bem-estar psicológico representa o funcionamento psicológico positivo, como autoaceitação, relacionamento positivo com os outros, autonomia, domínio do ambiente, propósito na vida e crescimento pessoal.[1] Dessa forma, cada componente do bem-estar engloba áreas diferentes do funcionamento psicológico positivo (Fig. 13.4.1).

A avaliação do bem-estar depende do aspecto de interesse. Ao longo do tempo, muitos instrumentos foram desenvolvidos com o intuito de avaliar

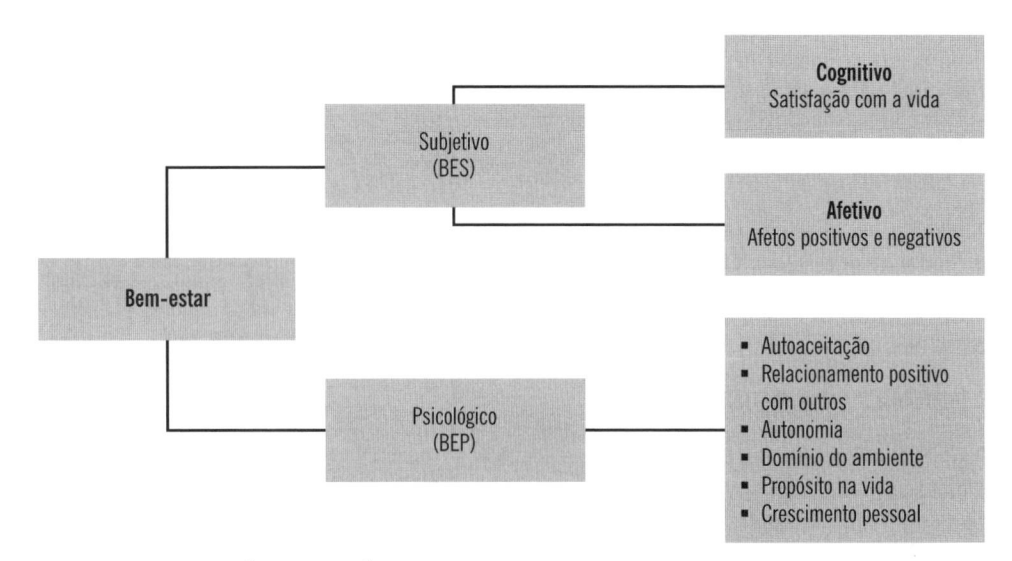

FIGURA 13.4.1 ■ DIVISÃO ESQUEMÁTICA DOS COMPONENTES DO BEM-ESTAR.

os diferentes componentes do bem-estar, como a Escala de Afetos Positivos e Negativos (PANAS), a Escala de Satisfação com a Vida (ESV) e a Escala de Bem-estar Psicológico (EBEP). O World Health Organization 5-Item Well-being Index (WHO-5), que está entre as medidas de bem-estar mais utilizadas em todo o mundo, é apresentado em detalhes no Capítulo 13.5.

Dada a limitação de espaço deste capítulo, descreveremos os instrumentos mais tradicionais. Outras medidas estão citadas no Quadro 13.4.1.

ESCALA DE AFETOS POSITIVOS E NEGATIVOS (PANAS)

DESCRIÇÃO DO INSTRUMENTO

A Escala de Afetos Positivos e Negativos (PANAS),[5] é autoaplicável, composta por 20 adjetivos, 10 representando estados afetivos positivos (p. ex., amável, inspirado, determinado) e 10 representando estados afetivos negativos (p. ex., aflito, culpado, impaciente). Os indivíduos são orientados a responder em uma escala tipo Likert, de 5 pontos, o quanto vivenciam determinada emoção (veja um exemplo na Fig. 13.4.2). De acordo com a intenção do pesquisador ou clínico, o tempo de avaliação pode se referir ao momento, à última semana, aos últimos 15 dias, ao último mês ou à vida toda.

O instrumento fornece dois escores independentes, um para afeto positivo (AP) e outro para afeto negativo (AN), obtidos pela soma da pontuação dos itens de cada escala (variação de 10 a 50). No Brasil, o escore foi obtido pela média aritmética de cada subescala, fornecendo uma média de AP e AN (variação de 1 a 5).[6] Embora apresente versões de 10, 20 e 60 itens, a versão de 20 itens é a mais utilizada. No Brasil, as propriedades psicométricas da PANAS de 20 itens foram avaliadas em três estudos.[6-8] A escala tem sido utilizada em estudos relacionados a emoções básicas, respostas emocionais frente a determinadas intervenções e como aferidor de bem-estar.[4,5]

PÚBLICO-ALVO

A PANAS pode ser utilizada em qualquer população adulta.

APLICAÇÃO

Trata-se de uma escala de autopreenchimento, demandando cerca de 3 minutos para ser completada.

INTERPRETAÇÃO DAS PONTUAÇÕES

A média das subescalas de AP e de AN para uma amostra de 2.648 universitários brasileiros foi de 3,32 e 2,09, respectivamente.[6] Escores elevados de AN foram encontrados, por exemplo, em pacientes cardíacos[9] e ansiosos,[5] podendo servir como marcador de sofrimento psíquico. O bem-estar é representado por escores mais altos em AP e menores em AN.[10]

PARÂMETROS PSICOMÉTRICOS

A versão original apresentou boa consistência interna em todas as amostras testadas (universitários, população geral e pacientes internados) na subescala de AP (alfas de Cronbach de 0,86 a 0,91) e na subescala de AN (alfas de Cronbach de 0,84 a 0,87). No intervalo de oito semanas de teste-reste, apresentou boa estabilidade com coeficiente de correlação de 0,81 para AN e 0,79 para AP. Também obteve adequada validade externa em AN, que se correlacionou significativamente com a Hopkins Symptom Checklist (r = 0,74) e com o Inventário de Depressão de Beck (BDI) (r = 0,58).[5] No Brasil, a PANAS apresentou alta confiabilidade para ambas

ESCALA DE AFETOS POSITIVOS E NEGATIVOS				
AFLITO				
1 Nada ou muito pouco	2 Um pouco	3 Moderadamente	4 Bastante/muito	5 Extremamente/sempre
ENTUSIASMADO				
1 Nada ou muito pouco	2 Um pouco	3 Moderadamente	4 Bastante/muito	5 Extremamente/sempre

FIGURA 13.4.2 ▮ EXEMPLOS DE ITENS DA ESCALA DE AFETOS POSITIVOS E NEGATIVOS (PANAS).

as subescalas, com consistências internas próximas a 0,9 para AP e AN.[6,11] A subescala AP apresentou correlação positiva com a ESV (r = 0,84) e com o Índice de Saúde Mental (r = 0,63), enquanto a subescala AN correlacionou-se negativamente com a ESV (r = -0,76) e com o Índice de Saúde Mental (r = -0,72).[6]

LIMITAÇÕES
Uma das limitações da PANAS foi a tradução sem adaptação cultural dos adjetivos. A palavra *proud* foi retirada da escala por não ter apresentado carga fatorial; portanto, a subescala de AP ficou com nove adjetivos. Estudos subsequentes são necessários para encontrar um sinônimo representativo para tal adjetivo.[6]

FORMAS DE AQUISIÇÃO
Os direitos autorais da versão original pertencem à American Psychological Association (APA) e a autorização para uso pode ser solicitada pelo *e-mail*: Permissions@apa.org.

■ ESCALA DE SATISFAÇÃO COM A VIDA (ESV)
Satisfação com a vida representa como os indivíduos julgam sua vida, de acordo com suas expectativas e com o meio em que estão inseridos.[4] Para avaliar esse construto, Diener e colaboradores[10] desenvolveram a Escala de Satisfação com a Vida (ESV).

DESCRIÇÃO DO INSTRUMENTO
A ESV é uma escala de autopreenchimento composta por cinco afirmativas abrangendo um único fator (satisfação com a vida). As respostas para cada afirmativa variam de 1 (discordo fortemente) a 7 (concordo fortemente), totalizando um escore mínimo de 5 (menor satisfação) e máximo de 35 (maior satisfação). A versão mais utilizada é a desenvolvida em 1985, que é a única disponível em português.[11]

PÚBLICO-ALVO
A ESV pode ser aplicada em qualquer população a partir da adolescência. Por ser de fácil administração e interpretação, é indicada em estudos populacionais.

APLICAÇÃO
O instrumento é autopreenchível, demandando aproximadamente 2 minutos para ser respondido.

INTERPRETAÇÃO DA PONTUAÇÃO
A pontuação da ESV é feita pela soma das respostas. O resultado pode ser analisado como variável contínua, sendo que valores mais altos significam maior satisfação com a vida. No estudo de validação realizado com 14.404 médicos de todas as regiões do Brasil, a média obtida foi de 23,5.[11] O resultado da soma dos itens também pode ser avaliado segundo a recomendação de Diener e colaboradores,[10] na qual valores de 30 a 35 significam extremamente satisfeito; de 25 a 29, satisfeito; de 20 a 24, razoavelmente satisfeito; de 15 a 19, insatisfeito; e de 5 a 9, extremamente insatisfeito.

PARÂMETROS PSICOMÉTRICOS
A versão original apresentou boa consistência interna (alfa de Cronbach = 0,87) e boa estabilidade ao longo do tempo, com coeficiente de correlação de 0,82 no intervalo de dois meses de teste-reteste.[9] No estudo de validação brasileiro, foram encontrados parâmetros psicométricos semelhantes aos da versão original, com consistência interna de 0,89.[11] Os autores realizaram comprovação da estrutura unifatorial da escala, que explicou aproximadamente 70% da variância total.[11]

LIMITAÇÕES
O instrumento é de fácil utilização e interpretação e é amplamente usado em estudos acerca do bem-estar nas áreas de saúde, socioeconômicas e humanas. É uma medida geral, não acessando domínios específicos, como finanças ou saúde.

FORMAS DE AQUISIÇÃO
A ESV é de domínio público e pode ser usada desde que sua autoria seja citada. Pode ser encontrada em http://labs.psychology.illinois.edu/~ediener/SWLS.html.

■ ESCALA DE BEM-ESTAR PSICOLÓGICO (EBEP)

DESCRIÇÃO DO INSTRUMENTO
A Escala de Bem-estar Psicológico (EBEP) foi desenvolvida para avaliar as dimensões associadas ao funcionamento psicológico positivo.[1,12] O instrumento é autoaplicável, formado por frases curtas autodescritivas que refletem as definições teóricas subjacentes ao bem-estar psicológico (veja um exemplo na Fig. 13.4.3).

Há versões de 18, 54, 84 e 120 itens. A mais utilizada é a de 84 itens, que foi a validada para o Brasil.[13] Os itens são respondidos em uma escala tipo Likert de 6 pontos, de 1 (discordo totalmente) a 6 (concordo totalmente). A EBEP é composta por seis dimensões: 1) autoaceitação: representa o sentir-se

3. SINTO QUE TENHO CONTROLE SOBRE AS SITUAÇÕES DO MEU DIA A DIA.					
1 Discordo totalmente	2 Discordo parcialmente	3 Discordo pouco	4 Concordo pouco	5 Concordo parcialmente	6 Concordo totalmente

18. DE MODO GERAL, ME SINTO DECEPCIONADO COM O QUE ALCANCEI NA VIDA.					
1 Discordo totalmente	2 Discordo parcialmente	3 Discordo pouco	4 Concordo pouco	5 Concordo parcialmente	6 Concordo totalmente

FIGURA 13.4.3 ▮ EXEMPLOS DE ITENS DA ESCALA DE BEM-ESTAR PSICOLÓGICO (EBEP).

bem consigo após reconhecimento de suas próprias limitações, revelando autoconhecimento e maturidade; 2) relacionamento positivo com os outros: procura e manutenção de relacionamentos confiáveis e profundos, empatia e afeição; 3) autonomia: autodeterminação e certa independência em relação à aprovação externa; 4) domínio do ambiente: capacidade de escolher ambientes adequados de acordo com suas necessidades e metas pessoais; 5) propósito de vida: encontrar significado nos próprios esforços e desafios; 6) crescimento pessoal: fazer uso máximo de seus talentos e capacidades.

PÚBLICO-ALVO
A escala destina-se a populações de qualquer faixa etária.

APLICAÇÃO
O instrumento é autoaplicável e de fácil compreensão.

INTERPRETAÇÃO DAS PONTUAÇÕES
A pontuação da EBEP é feita pela soma dos itens de cada dimensão. Os resultados de cada dimensão podem, ainda, ser somados a fim de fornecer uma pontuação total. Os escores de cada dimensão variam de 14 a 36 e a pontuação total varia de 84 a 216. Escores mais altos representam maiores índices de bem-estar psicológico.

PARÂMETROS PSICOMÉTRICOS
A confiabilidade da EBEP original foi demonstrada pela sua alta consistência interna (alfa de Cronbach variando entre 0,83 e 0,91) e pela estabilidade teste-reteste em seis semanas (ICC= 0,88).[12] A confiabilidade da versão brasileira foi satisfatória (alfa entre 0,72 e 0,80).[13] A EBEP apresentou moderada validade convergente quando comparada à Escala de Satisfação com a Vida (r = 0,56), com a PANAS (r = 0,61) e com o BDI (r = -0,44).[13]

LIMITAÇÕES
A EBEP apresenta, entre as suas limitações, o grande número de itens, que limita seu uso em estudos populacionais, e a validação em uma amostra de conveniência composta por estudantes universitários, dificultando a generalização dos resultados.

FORMAS DE AQUISIÇÃO
Os direitos autorais pertencem a Carol Ryff, que permite o uso sem custo. Solicitações de autorização devem ser feitas pelo *e-mail*: cryff@wisc.edu.

▮ ÍNDICE DE BEM-ESTAR PESSOAL (PWI)

O Índice de Bem-estar Pessoal (Personal Wellbeing Index [PWI])[14] foi desenvolvido com o objetivo de ser uma medida transcultural de qualidade de vida, facilitando, assim, a comparação de bem-estar e aplicação de políticas sociais entre diferentes culturas. Avalia o componente subjetivo de bem-estar, englobando desde a satisfação com a própria vida até a satisfação com o local de residência.[14] O PWI tem sido adotado como medida de bem-estar em diversos países e em diferentes faixas etárias.

DESCRIÇÃO DO INSTRUMENTO
O PWI é autoaplicável, composto por sete perguntas respondidas em uma escala Likert que varia de 0 (completamente insatisfeito) a 10 (completamente satisfeito). Cada questão representa um domínio: 1) satisfação com o nível de vida; 2) satisfação com a saúde; 3) satisfação com o que está alcançando na vida; 4) satisfação com os relacionamentos pessoais; 5) satisfação com a segurança; 6) satisfação com os grupos dos quais faz parte; 7) e expectativas para

o futuro. Há uma pergunta sobre a satisfação geral com a vida, que não é contabilizada na soma das pontuações. Em 2006, foi adicionada uma questão opcional referente à religiosidade/espiritualidade. Cada domínio pode ser analisado individualmente. Os autores orientam converter os números brutos em uma escala de 0 a 100, multiplicando-os por 10. Essa conversão facilita a comparação em médias e desvios padrão.[15] Há três versões da escala, para adultos, para crianças e para pessoas com deficiências intelectuais. No Brasil, apenas a versão para adultos foi validada.

PÚBLICO-ALVO
O PWI é um instrumento abrangente, podendo ser administrado a partir da adolescência.

APLICAÇÃO
O PWI é autoaplicável, demandando poucos minutos para o preenchimento.

INTERPRETAÇÃO DAS PONTUAÇÕES
Pode ser interpretado como um escore único, somando-se os valores das sete dimensões, ou cada dimensão individualmente. A faixa de pontuação considerada média para a população ocidental foi de 70 a 80 pontos, sendo que maiores escores representam maiores índices de bem-estar pessoal.[15]

PARÂMETROS PSICOMÉTRICOS
A versão original apresentou boa consistência interna (alfa de Cronbach = 0,79), boa validade convergente quando comparada à ESV (r = 0,78) e alta validade teste-reteste (ICC = 0,84) no intervalo de duas semanas. O instrumento apresentou um fator estável que explicou 50% da variância no estudo original da Austrália.[14] No Brasil, Bedin e Sarriera[16] fizeram a validação simultaneamente em 543 adolescentes e 543 adultos. O PWI apresentou boa consistência interna no escore total, com alfa de Cronbach de 0,78 na amostra de adolescentes e de 0,80 na amostra de adultos. A análise fatorial confirmatória mostrou a natureza unifatorial do índice, com 41,78% da variância explicada para a amostra dos adolescentes e 46,17% para a amostra de adultos.

FORMAS DE AQUISIÇÃO
O PWI é de domínio público e pode ser obtido no site: www.acqol.com.au/instruments#measures.

▌ OUTROS INSTRUMENTOS PARA AVALIAÇÃO DO BEM-ESTAR
Dada a limitação de espaço e o grande número de instrumentos disponíveis no Brasil para avaliação do bem-estar, outras medidas para esse fim encontram-se listadas no Quadro 13.4.1.

QUADRO 13.4.1 ▌ INSTRUMENTOS TRADUZIDOS E/OU VALIDADOS NO BRASIL PARA AVALIAÇÃO DE BEM-ESTAR

INSTRUMENTO	CONSTRUTO AVALIADO	FORMATO	VALIDAÇÃO NO BRASIL	DIREITOS AUTORAIS
Escala de Afetos de Zanon (EAZ)	Afetos positivos e negativos	Autoaplicável, apresenta 10 sentenças positivas e 10 negativas, respondidas em uma escala de 5 pontos	Desenvolvida por Zanon e colaboradores[17]	Zanon e colaboradores[17]
Escala de Florescimento (FS)[18]	Avalia relações positivas, sentimentos de competência, significado e propósito na vida	Autoaplicável, composta por 8 itens respondidos em uma escala de 1 a 7. Maiores escores significam melhor recursos psicológicos	Fonseca e colaboradores[19]	https://eddiener.com/scales/9
PERMA-profiler[20]	Integra avaliação do bem-estar subjetivo e psicológico, medindo cinco dimensões: emoções positivas,	Autoaplicável, contém 23 itens, 3 questões para cada dimensão, 3 que avaliam saúde física, 3 para emoções negativas e 1 para felicidade geral	Carvalho e colaboradores[21]	https://www.peggykern.org/questionnaires.html

QUADRO 13.4.1 ■ INSTRUMENTOS TRADUZIDOS E/OU VALIDADOS NO BRASIL PARA AVALIAÇÃO DE BEM-ESTAR

INSTRUMENTO	CONSTRUTO AVALIADO	FORMATO	VALIDAÇÃO NO BRASIL	DIREITOS AUTORAIS
	relacionamentos positivos, significado na vida, engajamento e realizações	São respondidas em uma escala de 11 pontos, de 0 a 10		
Escala de Bem-estar Mental de Warwick-Edinburg (EBEMWE)[22]	Avalia bem-estar subjetivo (felicidade, contentamento) e psicológico (autonomia e propósito)	Autoaplicável, composta por 14 frases respondidas em uma escala de 1 (nunca) a 5 (sempre)	Santos e colaboradores[23]	https://warwick.ac.uk/fac/sci/med/research/platform/wemwbs/
Escala de Bem-estar Subjetivo (EBES)	Avalia componentes afetivos e cognitivos do bem-estar	Autoaplicável, composta por duas subescalas: 1. apresenta 21 itens para AP e 26 para AN, respondidos em uma escala de 1 (nem um pouco) a 5 (extremamente); 2. 15 sentenças acerca da satisfação com a vida, respondidas em uma escala de 1 (discordo plenamente) a 5 (concordo plenamente)	Desenvolvida por Albuquerque e Tróccoli[24]	Albuquerque e Tróccoli[24]

■ REFERÊNCIAS

1. Ryff CD. Happiness is everything, or is it? Explorations on the meaning of psychological well-being. J Pers Soc Psychol. 1989;57(6):1069-81.
2. World Health Organization. Fact sheet no 220: strengthening mental health promotion. Geneva: WHO; 2001.
3. Simons G, David S, Baldwin DS. A critical review of the definition of 'wellbeing' for doctors and their patients in a post Covid-19 era. Int J Soc Psychiatry. 2021;67(8):984-91.
4. Diener E, Suh EM, Lucas RE, Smith HL. Subjective well-being: three decades of progress. Psychol Bull. 1999;125(2):276-302.
5. Watson D, Clark LA, Tellegen A. Development and validation of brief measures of positive and negative affect: the PANAS scales. J Pers Soc Psychol. 1988;54(6):1063-70.
6. Nunes LYO, Lemos CDL, Ribas Júnior RC, Behar CB, Santos PPP. Psychometric analysis of PANAS in Brazil. Cienc Psicol. 2019;13(1):45-55.
7. Carvalho HW, Andreoli SB, Lara DR, Patrick CJ, Quintana MI, Bressan RA, et al. Structural validity and reliability of the Positive and Negative Affect Schedule (PANAS): evidence from a large Brazilian community sample. Rev Bras Psiquiatr. 2013;35(2):169-72.
8. Pires P, Filgueiras A, Ribas R, Santana C. Positive and negative affect schedule: psychometric properties for the Brazilian Portuguese version. Span J Psychol. 2013;16:E58.
9. Silva LS, Pereira DF, Almeida MM, Lage MRG, Mesquita CT. Avaliação do risco de transtorno depressivo pela escala de afetos positivos e negativos (PANAS) em pacientes submetidos à cintilografia de perfusão miocárdica em um hospital universitário. J Manag Prim Health Care. 2016;7(1):52.
10. Diener E, Emmons RA, Larsen RJ, Griffin S. The satisfaction with life scale. J Pers Assess. 1985;49(1):71-5.
11. Gouveia VV, Barbosa GA, Andrade EO, Carneiro MB. Measuring life satisfaction among physicians in Brazil. J Bras Psiquiatr. 2005;54(4):298-305.
12. Ryff CD, Essex MJ. The interpretation of life experience and well-being: the sample case of relocation. Psychol Aging. 1992;7(4):507-17.
13. Machado WL, Bandeira DR, Pawlowski J. Validação da psychological well-being scale em uma amostra de estudantes universitários. Aval Psicol. 2013;12(2):263-72.
14. Cummins RA, Eckersley R, Pallant J, van Vugt J, Misajon R. Developing a national index of subjective wellbeing: the Australian Unity Wellbeing Index. Soc Indic Res. 2003;64(2):159-90.
15. Cummins R, Lau A; International Wellbeing Group. Personal wellbeing index. 5th ed. Melbourne: Australian Centre on Quality of Life, Deakin University; 2013.
16. Bedin L, Sarriera JC. Propriedades psicométricas das escalas de bem-estar: PWI, SWLS, BMSLSS e CAS. Aval Psicol. 2014;13(2):213-25.
17. Zanon C, Bastianello MR, Pacico JC, Hutz CS. Desenvolvimento e validação de uma escala de afetos positivos e negativos. Psico-USF. 2013;18(2):193-201.
18. Diener E, Wirtz D, Tov W, Kim-Prieto C, Choi D, Oishi S, et al. New measures of well-being: Flourishing and positive and negative feelings. Soc Indic Res. 2009;39:247-66.

19. Fonseca PN, Nascimento BS, Barbosa LHGM, Vione KC, Gouveia VV. Flourishing scale: evidence of its suitability to the Brazilian context. Social Inquiry into Well-Being. 2015;1(2):33-40.
20. Butler J, Kern ML. The PERMA-profiler: a brief multi-dimensional measure of flourishing. Int J Wellbeing. 2016;6(3):1-48.
21. Carvalho TF, Aquino SD, Natividade JC. Flourishing in the Brazilian context: evidence of the validity of the PERMA-profiler scale. Curr Psychol. 2023;42:1828-40.
22. Tennant R, Hiller L, Fishwick R, Platt S, Joseph S, Weich S, et al. The Warwick Edinburgh mental well-being scale (WEMWBS): development and UK validation. Health Qual Life Outcomes. 2007;5:63.
23. Santos JJ, Costa TA, Guilherme JH, Silva WC, Abentroth LR, Krebs JA, et al. Adaptation and cross-cultural validation of the Brazilian version of the Warwick-Edinburgh mental well-being scale. ver Assoc Med Bras. 2015;61(3):209-14.
24. Albuquerque AS, Troccoli BT. Desenvolvimento de uma escala de bem-estar subjetivo. Psic Teor Pesq. 2004;20(2):153-64.

13.5 WORLD HEALTH ORGANIZATION 5-ITEM WELL-BEING INDEX (WHO-5)
Felipe Gutiérrez Carvalho, Maria Paz Hidalgo

O World Health Organization 5-Item Well-being Index (WHO-5)[1] é uma medida de bem-estar da Organização Mundial da Saúde (OMS). Originou-se como uma iniciativa de um grupo regional europeu da OMS com o objetivo de avaliar o bem-estar psicológico de pacientes diabéticos insulinodependentes. A medida de bem-estar psicológico é composta por características altamente subjetivas, de grande validade nos estudos de clinimetria, os quais buscam detectar, nas abordagens de saúde, o equilíbrio entre efeitos terapêuticos e possíveis efeitos adversos indesejados. Dessa forma, um instrumento unidimensional não diretamente associado a problemas de saúde específicos, como o WHO-5, permite medidas de comparação do bem-estar psicológico tanto na população geral quanto no acompanhamento de condições clínicas crônicas e na mensuração de respostas terapêuticas em diferentes contextos de saúde.[2]

■ VERSÕES
Foi desenvolvido a partir de uma escala de 28 itens que reunia questões da Escala de Bem-estar Psicológico Geral (Psychological General Well-being Scale),[3] da Escala de Ansiedade de Zung (Zung Self-Rating Anxiety Scale)[4] e da Escala de Depressão de Zung (Zung Self-Rating Depression Scale).[5] Por meio de análises psicométricas subsequentes, o instrumento foi reduzido a 22 itens, e, mais recentemente, foram propostas versões com 10 e cinco questões (WHO-10 Well-being Index; WHO-5 Well-being Index, respectivamente).[6] Por fim, Bech[6] desenvolveu a versão de WHO-5 Well-being Index com cinco questões positivas e Souza e Hidalgo[7] validaram esta versão no Brasil.

■ DESCRIÇÃO DO INSTRUMENTO
O WHO-5 (Formulário 13.5.I) é um instrumento autoaplicável composto por cinco questões, com seis alternativas de resposta em uma escala Likert que varia de 5 (o tempo todo) a 0 (em nenhum momento). O escore total varia entre 0 e 25 e pode ser transformado, por sugestão do autor,[6] em valores percentuais (0-100%). As questões referem-se a como o indivíduo sentiu-se nas duas semanas anteriores ao momento da aplicação. Além de ser utilizado para avaliação do bem-estar psicológico, o WHO-5 também é empregado como instrumento para validação clinimétrica em contextos variados de saúde, e tem sido usado como medida de grande utilidade para a triagem de quadros de depressão.[1,7-9]

■ PÚBLICO-ALVO
Os dados da literatura demonstram boa consistência interna para a avaliação de adultos e idosos, porém, resultados adicionais mostraram-se conflitantes para a avaliação de crianças e adolescentes.[10-12]

■ APLICAÇÃO
Trata-se de um instrumento autoaplicável, cujo tempo total para preenchimento não costuma ultrapassar 10 minutos.

■ INTERPRETAÇÃO DAS PONTUAÇÕES
A utilização deste instrumento para a medida de bem-estar psicológico considera a comparação com a média obtida em estudos realizados com a população geral. Dessa forma, pode-se entender que resultados ≥ 13 pontos (> 50%) indicam níveis adequados de bem-estar psicológico. Os mesmos escores indicam um balanço positivo entre efeitos terapêuticos e efeitos adversos, em estudos de clinimetria, e na avaliação de resposta terapêutica.[1]

Para contextos de triagem para depressão, segundo Bech,[6] uma pontuação < 13 (< 50%) indica comprometimento do bem-estar e sugere a realização de investigação complementar para a doença. Estudos recentes demonstram resultados promissores na utilização do WHO-5 para identificar depressão leve e moderada,[9] podendo ser útil também para a avaliação de risco de suicídio.[13,14] Além disso, o WHO-5 tem se mostrado apropriado para avaliar o bem-estar na resposta ao tratamento de doenças em diferentes áreas da clínica médica.[1,15]

No artigo de validação, realizado em uma amostra brasileira (comunidade rural, descendentes de europeus do Sul do Brasil), escores < 20 associaram-se a escores do Inventário de Depressão de Beck (BDI) sugestivos da presença de transtorno depressivo,[7] achado semelhante à análise realizada em populações europeias.[1] Alguns aspectos influenciaram a pontuação final: ser homem, ter entre 56 e 65 anos e ser aposentado associaram-se a bem-estar mais elevado. Portanto, fatores demográficos como sexo, idade e atividade podem modificar os resultados obtidos.[7]

▪ PARÂMETROS PSICOMÉTRICOS

O estudo de validação do WHO-5 para o português do Brasil incluiu 1.128 indivíduos entre 18 e 65 anos de uma área predominantemente rural do Sul do Brasil. Na pesquisa, o instrumento demonstrou boa consistência interna (alfa de Cronbach = 0,83). Ao ser testado em um subgrupo, com triagem positiva para depressão pelo BDI, foi obtido o mesmo valor de alfa de Cronbach. Além disso, o WHO-5 mostrou uma estrutura unifatorial, com a dimensão bem-estar sendo responsável por 59% da variância do resultado. Cada uma das questões contribuiu de forma significativa com o resultado, com cargas fatoriais maiores que 0,7.[7]

Quanto à sua utilidade para triagem de depressão, os escores correlacionaram-se positivamente com a autopercepção geral de saúde e negativamente com os escores no BDI. O WHO-5 também demonstrou habilidade moderada (área sob a curva ROC de 67,37%) para discriminar os indivíduos com e sem sintomas depressivos, tomando-se o BDI como padrão-ouro. Para esse fim, foi proposto um ponto de corte de 19/20, com sensibilidade de 66/75% e valor preditivo negativo de 91/92%.[7]

▪ LIMITAÇÕES E CONSIDERAÇÕES FINAIS

Há carência de estudos de tradução, provavelmente justificada pelo pequeno número de questões e pela simplicidade de cada uma delas. Foram encontradas poucas pesquisas que avaliaram a reprodutibilidade por meio de teste-reteste, que seria uma avaliação importante para estudos futuros. Em contrapartida, a medida foi avaliada quanto à capacidade em identificar quadros sugestivos de depressão. A maior parte dos estudos revelou estrutura unidimensional, com boa confiabilidade, adequadas sensibilidade e especificidade, e que poderia ser um instrumento útil para triagem de depressão em pesquisa epidemiológica e clínica-epidemiológica.

▪ FORMAS DE AQUISIÇÃO

O instrumento está disponível em sua versão original e em outros idiomas no site da OMS.

▪ REFERÊNCIAS

1. World Health Organization. Regional Office for Europe. Wellbeing measures in primary health care/ The DepCare Project. Consensus meeting report on a WHO meeting: Stockholm, Sweden, 12-13 February 1998. World Health Organization. Regional Office for Europe.
2. Topp CW, Østergaard SD, Søndergaard S, Bech P. The WHO-5 well-being index: a systematic review of the literature. Psychother Psychosom. 2015;84(3):167-76.
3. Rasmussen NA, Norholm V, Bech P. The internal and external validity of the Psychological General Well-Being Schedule (PGWB). Qual Life News Letter. 1999;22:7.
4. Zung WW. A rating instrument for anxiety disorders. Psychosomatics. 1971;12(6):371-9.
5. Zung WW. A self-rating depression scale. Arch Gen Psychiatry. 1965;12:63-70.
6. Bech P. Measuring the dimension of psychological general well-being by the WHO-5. Qual Life Newslett. 2004;32:15-6.
7. Souza CM, Hidalgo MPL. World Health Organization 5-item well-being index: Validation of the Brazilian Portuguese version. Eur Arch Psychiatry Clin Neurosci. 2012;262(3):239-44.
8. Henkel V, Mergl R, Kohnen R, Maier W, Möller HJ, Hegerl U. Identifying depression in primary care: A comparison of different methods in a prospective cohort study. Br Med J. 2003;326(7382):200-1.
9. Krieger T, Zimmermann J, Huffziger S, Ubl B, Diener C, Kuehner C, et al. Measuring depression with a well-being index: Further evidence for the validity of the WHO Well-Being Index (WHO-5) as a measure of the severity of depression. J Affect Disord. 2014;156:240-4.
10. Cosma A, Költő A, Chzhen Y, Kleszczewska D, Kalman M, Martin G. Measurement Invariance of the WHO-5 well-being index: evidence from 15 European Countries. Int J Environ Res Public Health. 2022;19(16):9798.
11. Blom EH, Bech P, Högberg G, Larsson JO, Serlachius E. Screening for depressed mood in an adolescent psychiatric context by brief self-assessment scales: testing psychometric validity of WHO-5 and BDI-6 indices by latent trait analyses. Health Qual Life Outcomes. 2012;10:149.
12. Allgaier AK, Pietsch K, Frühe B, Prast E, Sigl-Glöckner J, Schulte-Körne G. Depression in pediatric care: Is the WHO-Five Well-Being Index a valid screening instrument for children and adolescents? Gen Hosp Psychiatry. 2012;34(3):234-41.
13. Sisask M, Värnik A, Kõlves K, Konstabel K, Wasserman D. Subjective psychological well-being (WHO-5) in assessment of the severity of suicide attempt. Nord J Psychiatry. 2008;62(6):431-5.
14. Vijayakumar L, Ali ZSS, Umamaheswari C. Socio cultural and clinical factors in repetition of suicide attempts: a study from India. Int J Cult Ment Health. 2008;1(1):3-9.
15. Bech P, Timmerby N. An overview of which health domains to consider and when to apply them in measurement-based care for depression and anxiety disorders. Nord J Psychiatry. 2018;72(5):367-73.

FORMULÁRIO 13.5.I | ÍNDICE DE BEM-ESTAR DA ORGANIZAÇÃO MUNDIAL DA SAÚDE – VERSÃO PORTUGUÊS DO BRASIL

Por favor, marque a alternativa que melhor descreva como a Sr./Sra. se sentiu nas últimas duas semanas.

NAS ÚLTIMAS DUAS SEMANAS	O TEMPO TODO	A MAIORIA DO TEMPO	MAIS DO QUE A METADE DO TEMPO	MENOS DO QUE A METADE DO TEMPO	ÀS VEZES	EM NENHUM MOMENTO
...eu estava alegre e de bom humor	5	4	3	2	1	0
...me senti calmo e relaxado	5	4	3	2	1	0
...me senti disposto e renovado ao acordar	5	4	3	2	1	0
...me senti cheio de energia e ativo	5	4	3	2	1	0
...o meu dia foi cheio de coisas que me interessavam	5	4	3	2	1	0

Fonte: World Health Organization.[1]

13.6 INSTRUMENTOS DE AVALIAÇÃO DE RELIGIOSIDADE E ESPIRITUALIDADE

Giancarlo Lucchetti, Luciano Magalhães Vitorino, Alessandra Lamas Granero Lucchetti, Alexander Moreira-Almeida

Nas últimas décadas, houve grande crescimento no número de estudos que abordam questões relacionadas às implicações da religiosidade/espiritualidade (R/E) no bem-estar, na saúde física e na saúde mental dos indivíduos.[1] Uma revisão sistemática de 2012 identificou mais de 3.300 estudos originais sobre as relações entre espiritualidade e saúde.[2] Apesar das crescentes evidências e do desenvolvimento do campo, as definições de religiosidade e espiritualidade ainda não são consensuais.

Com base em uma revisão dos conceitos de R/E propostos por muitos dos principais líderes de pesquisa no tema, Moreira-Almeida e Bhugra[3] definiram espiritualidade como a "relação ou contato com uma dimensão *transcendente* da realidade que é considerada *sagrada*, a verdade ou realidade última". As religiões seriam "o aspecto *institucional* ou *comunitário* da espiritualidade, como um conjunto de crenças, experiências e práticas relacionadas ao transcendente e ao sagrado".[3]

Há outros autores, entretanto, que propõem definições ainda mais ampliadas de espiritualidade, incluindo aspectos como sentido e propósito na vida, sentimento de paz, harmonia, relação com os outros e com a natureza,[4,5] mesmo não estando relacionados ao *sagrado* e ao *transcendente*. É importante salientar que essa definição mais ampliada de espiritualidade, muito utilizada na prática clínica e na educação por ser mais inclusiva, é criticada por alguns pesquisadores que apontam uma sobreposição entre essas medidas de espiritualidade e as de bem-estar psicológico, tornando tautológicas as associações entre espiritualidade e saúde mental.[3,6]

Os construtos R/E apresentam diversas dimensões, que muitas vezes se relacionam de formas distintas com desfechos em saúde. Entre as mais investigadas estão:[2]

- Afiliação religiosa.
- Religiosidade organizacional: frequência a serviços religiosos.[3]
- Religiosidade não organizacional: frequência de atividades privadas (oração, estudo das escrituras, assistir ou ouvir programas religiosos, etc.).

- Orientação religiosa: 1) religiosidade intrínseca: o indivíduo tem na religião seu bem maior, encontra o maior significado da vida na R/E; 2) religiosidade extrínseca: a religião é um meio utilizado para obter outros fins ou interesses, para servir aos seus próprios interesses.[7]
- *Coping* religioso espiritual: estratégias de religiosidade e espiritualidade utilizadas para lidar com circunstâncias difíceis de vida. O *coping* religioso espiritual pode ser positivo (p. ex., "Tentei encontrar um ensinamento de Deus no que aconteceu") ou negativo ("Imaginei o que teria feito para Deus me punir").[8]
- Bem-estar espiritual: sensação de bem-estar experimentada quando o indivíduo encontra um propósito que justifique seu comprometimento/significado na vida.[5]

Exemplos de algumas outras dimensões passíveis de medição:

- Experiências religiosas ou espirituais: experiências comuns ou transcendentais que o indivíduo teve e que atribui a motivações religiosas/espirituais (conversão religiosa, experiências de "nascer de novo", experiências místicas, cura espiritual, etc.).
- Experiências espirituais diárias: experiências como a sensação da presença de Deus, conexão com a vida de modo geral, admiração pela natureza, paz interior e desejo de proximidade com Deus.[9]
- Suporte religioso: apoio da comunidade religiosa ou líder religioso.[10]

No intuito de fazer uma aferição precisa dos construtos R/E, foram desenvolvidos, ao longo dos anos, vários instrumentos de medida que abordam essas e muitas outras dimensões. Devido à pluralidade de construtos e definições, um dos maiores desafios das pesquisas nessa área é a utilização de instrumentos confiáveis e válidos.[11]

Em uma revisão sistemática prévia, foram encontrados 20 instrumentos para aferição da R/E na pesquisa em saúde no Brasil.[11] Esses números aumentaram nos últimos anos, impulsionados pela pesquisa na área no País, resultando em ainda mais opções para os pesquisadores. Neste capítulo, optou-se por abordar instrumentos que estivessem entre os mais utilizados, fossem de utilização gratuita ou tivessem peculiaridades interessantes para o contexto nacional. Para mais informações sobre a utilização de cada ferramenta, consultar os autores das validações no Brasil.

ESCALA DE RELIGIOSIDADE DE DUKE – DUREL-p (DUKE RELIGION INDEX)

DESCRIÇÃO DO INSTRUMENTO

A Escala de Religiosidade de Duke (DUREL), criada por Koenig e colaboradores,[12] pode ser autoaplicável ou conduzida por meio de entrevistas. Trata-se de um instrumento de 5 itens que mede três dimensões de religiosidade: religiosidade organizacional (RO) (item 1), religiosidade não organizacional (RNO) (item 2) e religiosidade intrínseca (RI) (itens 3, 4 e 5). A DUREL passou por processo de tradução, adaptação e validação[13] para o português (DUREL-p). Na DUREL-p, menores pontuações indicam maiores níveis de religiosidade e, por isso, é recomendado que as pontuações sejam invertidas.

PÚBLICO-ALVO

A escala pode ser aplicada tanto à população geral quanto a pacientes com doenças crônicas.

PARÂMETROS PSICOMÉTRICOS

A DUREL-p foi validada para o contexto brasileiro em uma amostra da população geral de baixa renda.[13] A subescala de RI e o escore geral demonstraram consistência interna adequada (alfa de Cronbach de 0,733 para o escore total e de 0,758 para a subescala). Também foi encontrada validade discriminante moderada (teste de correlação de Spearman variando de 0,36 a 0,46) e estabilidade temporal.

EXPERIÊNCIA DE USO E LIMITAÇÕES

Por se tratar de um instrumento multidimensional, breve e de fácil aplicação, é uma opção para estudos epidemiológicos. Uma limitação é que aborda apenas três dimensões de religiosidade.[13]

FORMAS DE AQUISIÇÃO

A escala é de livre utilização e pode ser encontrada em vários *sites*, entre eles o https://www.proser-ipq.org/2019/05/21/duke/.

MEDIDA MULTIDIMENSIONAL BREVE DE RELIGIOSIDADE/ESPIRITUALIDADE (BMMRS-p)

DESCRIÇÃO DO INSTRUMENTO

A BMMRS é uma ferramenta multidimensional[14] traduzida, adaptada e validada para o Brasil,[15] que pode ser de autopreenchimento ou conduzida em entrevistas. A versão em português (BMMRS-p) reúne 38 itens, que medem 11 dimensões. As opções de resposta estão dispostas em uma escala tipo Likert que, em alguns itens, varia de 1 a 8 e, em outros, de 1 a 6.

PÚBLICO-ALVO
Pode ser utilizada em amostras clínicas e não clínicas.

INTERPRETAÇÃO DAS PONTUAÇÕES
As dimensões da BMMRS podem ser analisadas separadamente ou em interação. A pontuação de cada dimensão é específica, e quanto menor a pontuação, maior o grau da dimensão em questão (para facilitar a análise, pode-se inverter o escore dos itens no momento da digitação dos dados, de forma que os mais religiosos/espiritualizados pontuem mais).

PARÂMETROS PSICOMÉTRICOS
Na validação em português, foram encontrados 11 fatores que explicam 62,84% da variância total da BMMRS-p.

Devido ao grande número de perguntas, a limitação de tempo pode ser uma das desvantagens do instrumento.

FORMAS DE AQUISIÇÃO
O instrumento é de livre acesso e pode ser encontrado em: https://repositorio.ufjf.br/jspui/handle/ufjf/1976.

WORLD HEALTH ORGANIZATION QUALITY OF LIFE – SPIRITUALITY, RELIGIOUSNESS AND PERSONAL BELIEFS (WHOQOL-SRPB)

DESCRIÇÃO DO INSTRUMENTO
O World Health Organization Quality of Life – Spirituality, Religiousness and Personal Beliefs (WHOQOL-SRPB) é o módulo do WHOQOL (instrumento de medida de qualidade de vida da Organização Mundial da Saúde [OMS]) que avalia espiritualidade, religião e crenças pessoais. É autoaplicável e reúne 32 questões que cobrem oito subdimensões de espiritualidade, religião e crenças pessoais relacionadas à saúde e à qualidade de vida. Os escores finais vão de 4 a 20, e maiores pontuações representam maior espiritualidade.

PÚBLICO-ALVO
Pode ser utilizado para todos os tipos de populações.

PARÂMETROS PSICOMÉTRICOS
A versão brasileira foi validada em uma amostra de conveniência de 404 pacientes e funcionários de um hospital universitário e funcionários de uma universidade em Porto Alegre. O WHOQOL-SRPB apresentou validade de construto, com validades discriminativa e concorrente. A confiabilidade teste-reteste e a consistência interna foram consideradas adequadas para uso no Brasil.[16]

EXPERIÊNCIA DE USO E LIMITAÇÕES
Apesar de o WHOQOL-SRPB ser bastante utilizado no mundo e apresentar boas propriedades psicométricas na versão em português, é um instrumento complexo e, de certa forma, extenso. Por visar primariamente a avaliação da qualidade de vida, alguns itens, apesar de relacionados às dimensões de R/E, não denotam R/E diretamente, como, por exemplo, sentido de integração, admiração, esperança e otimismo.[3]

FORMAS DE AQUISIÇÃO
O WHOQOL-SRPB é livre de direitos autorais e pode ser encontrado em: https://www.ufrgs.br/qualidep/images/Whoqol-SRPB/WHOQOL-SRPB_finalinstrumento.pdf.

ESCALA DE BEM-ESTAR ESPIRITUAL (EBE)

DESCRIÇÃO DO INSTRUMENTO
A Escala de Bem-estar Espiritual (EBE)[17] é dividida em duas subescalas, com 10 itens cada: bem-estar religioso (BER) e bem-estar existencial (BEE). A medida pode ser de autopreenchimento ou administrada por meio de entrevista. As questões devem ser respondidas por meio de uma escala Likert de seis pontos, que vão de "concordo totalmente" a "discordo totalmente", e os escores podem variar de 20 a 120. Pontuações maiores representam maior bem-estar espiritual.

PÚBLICO-ALVO
A EBE pode ser utilizada nos mais diversos tipos de populações.

PARÂMETROS PSICOMÉTRICOS
Em 2009, a escala foi validada para o português com boas propriedades psicométricas, porém, não foram avaliados teste-reteste e validades convergente e discriminante.[18]

EXPERIÊNCIA DE USO E LIMITAÇÕES
Embora tenha sido bastante utilizada, alguns autores pontuam limitações pelo fato de várias questões utilizarem a palavra "Deus", o que, para alguns respondentes, pode não parecer muito adequado, dependendo da sua crença. Além disso, como é

uma escala que mede "bem-estar espiritual", inclui medidas de bem-estar que, embora relacionadas, não caracterizam R/E.[3]

FUNCTIONAL ASSESSMENT OF CHRONIC ILLNESS THERAPY SPIRITUAL WELL-BEING 12 ITEM SCALE (FACIT-SP 12)

DESCRIÇÃO DO INSTRUMENTO
A Functional Assessment of Chronic Illness Therapy – Spiritual Well-Being 12 Item Scale (FACIT-Sp-12) é uma escala autoaplicável, também podendo ser realizada por meio de entrevista, de 12 itens que mede três subdimensões de bem-estar espiritual ("significado", "crença" e "paz"), com respostas do tipo Likert de 5 pontos (0 = de jeito nenhum a 4 = muito), sendo que maiores pontuações indicam maior bem-estar espiritual.

PÚBLICO-ALVO
A FACIT-Sp-12 tem sido amplamente utilizada na literatura científica mundial, particularmente para pacientes com doenças crônicas e no ambiente oncológico,[19] uma vez que apresenta questões relacionadas a ter algum tipo de doença.

PARÂMETROS PSICOMÉTRICOS
A FACIT-Sp-12 tem boas propriedades psicométricas na versão brasileira,[20] incluindo confiabilidade teste-reteste (r = 0,99), consistência interna (alfa de Cronbach de 0,92) e validades discriminante e convergente.

EXPERIÊNCIA DE USO E LIMITAÇÕES
Alguns itens da FACIT-Sp-12 ("Eu tenho razão para viver", "Eu me sinto em paz", "Minha vida é produtiva") não denotam diretamente R/E, mas aspectos de saúde mental e bem-estar.[3] Dessa forma, sugere-se separar seus resultados em três subescalas – fé, paz e significado –, a fim de minimizar problemas tautológicos.

FORMAS DE AQUISIÇÃO
A escala é gratuita e a permissão para seu uso é obtida no *site*: https://www.facit.org/measures/FACIT-Sp-12.

ESCALA DE *COPING* RELIGIOSO-ESPIRITUAL ABREVIADA DE 14 ITENS (Brief RCOPE)

DESCRIÇÃO DO INSTRUMENTO
A Religious Spiritual Coping Scale (RCOPE) original e a Escala de *Coping* Religioso-Espiritual (CRE) brasileira,[21] devido às suas longas extensões, estiveram sujeitas a diversas críticas por parte de pesquisadores, por envolverem muito tempo de aplicação e serem cansativas. Tentando minimizar esses problemas, foi validada para o contexto brasileiro a escala Brief RCOPE, com 14 itens.[22]

A Brief RCOPE é autoaplicável ou conduzida por meio de entrevista. Ela foi traduzida e adaptada para o português do Brasil e tem 7 itens que avaliam *coping* religioso/espiritual positivo (itens 1 a 7) e 7 itens que avaliam *coping* religioso/espiritual negativo (itens 8 a 14). Valores mais altos podem denotar comportamentos mais funcionais (subescala de *coping* positivo) ou mais disfuncionais (subescala de *coping* negativo).

PÚBLICO-ALVO
Pode ser aplicada tanto na população geral quanto em pacientes com doenças crônicas.

PARÂMETROS PSICOMÉTRICOS
Apresenta características psicométricas adequadas, com alfas de Cronbach variando de 0,845 a 0,884, assim como bons índices de ajuste na análise confirmatória.[22]

EXPERIÊNCIA DE USO E LIMITAÇÕES
A Brief RCOPE de 14 itens é uma excelente alternativa à CRE por ser mais curta e de fácil aplicação, podendo ser utilizada quando se quer entender de que forma a R/E está sendo utilizada, de forma positiva ou negativa. Essa é uma vantagem, pois pode compreender melhor se as crenças do indivíduo estão lendo a melhores ou piores desfechos em saúde.

FORMAS DE AQUISIÇÃO
A escala é de livre utilização, podendo ser encontrada em vários *sites*, entre eles o https://www.proser-ipq.org/2019/05/16/instrumentos-de-mensuracao-de-espiritualidade-e-religiosidade/.

RELIGIOUS AND SPIRITUAL STRUGGLES SCALE (RSS)

DESCRIÇÃO DO INSTRUMENTO
A Religious and Spiritual Struggles Scale (RSS)[23] tem como objetivo avaliar as experiências conflituosas das pessoas com a R/E (p. ex., sentir-se abandonado por Deus, sob ataque de forças demoníacas ou discriminado por suas crenças). Recentemente, pesquisadores publicaram a tradução e a validação para o contexto brasileiro da escala com 26 e 14 itens (versão abreviada), divididas em seis dimensões:

divino, demoníaco, interpessoal, significado, dúvida e moral. As opções de respostas são registradas usando uma escala Likert de 5 pontos (1 = nada; 5 = muito), e pontuações maiores denotam mais conflitos religiosos e espirituais. A escala pode ser respondida pelo próprio paciente ou por meio de entrevista.

PÚBLICO-ALVO
Pode ser utilizada para populações clínicas e não clínicas.

PARÂMETROS PSICOMÉTRICOS
Em geral, o modelo da RSS com 26 itens apresentou índices de ajuste aceitáveis. Porém, após as análises, os pesquisadores sugeriram a retirada de dois itens, fazendo a versão brasileira ter somente 24 itens. A RSS abreviada (14 itens) apresentou modelos melhores. Em termos de confiabilidades, as dimensões de ambas as escalas apresentaram resultados adequados.[23]

EXPERIÊNCIA DE USO E LIMITAÇÕES
Essa escala tem como vantagem avaliar uma dimensão geralmente pouco abordada pelos outros instrumentos, que é a repercussão negativa das crenças do indivíduo em sua vida geral e saúde. Entretanto, diferentemente da RCOPE, ela não aborda os aspectos positivos, devendo, assim, ser utilizada com outra medida que aborde as crenças gerais.

■ ESCALA DE ATITUDES RELACIONADAS À ESPIRITUALIDADE (ARES)

DESCRIÇÃO DO INSTRUMENTO
A Escala de Atitudes Relacionadas à Espiritualidade (ARES) foi desenvolvida no Brasil, a partir de uma análise qualitativa, para captar a compreensão do termo espiritualidade no contexto brasileiro.[24] É um instrumento autoaplicável ou conduzido por entrevista, de simples aplicação, com 11 itens dispostos em uma escala Likert de 5 pontos, em que maiores pontuações representam maior espiritualidade.

PÚBLICO-ALVO
A ARES pode ser utilizada nos mais diversos públicos, tanto da população geral quanto de contextos clínicos.

PARÂMETROS PSICOMÉTRICOS
Apresenta boas propriedades psicométricas (alfa de Cronbach = 0,98, estabilidade temporal ICC = 0,98), além de bons índices na análise fatorial exploratória.[24]

EXPERIÊNCIA DE USO E LIMITAÇÕES
O instrumento tem como uma de suas vantagens o cuidado conceitual e metodológico para evitar a tautologia e a sobreposição dos construtos espiritualidade e bem-estar,[24] estando pautado na definição de espiritualidade de Harold Koenig.[2] É uma boa opção para uso em estudos que desejem avaliar espiritualidade, sem os riscos tautológicos apresentados no início deste capítulo.

FORMAS DE AQUISIÇÃO
A escala é de livre utilização, podendo ser obtida em https://proser-ipq.org/2019/05/16/instrumentos-de--mensuracao-de-espiritualidade-e-religiosidade/.

■ CONSIDERAÇÕES FINAIS
Uma vez que a maior parte dos estudos sobre R/E e saúde foi realizada na Europa e nos Estados Unidos, tem-se reconhecido a necessidade de expandir os achados de pesquisas para uma maior diversidade cultural e geográfica. Nesse contexto, são necessários instrumentos que permitam realizar investigações de boa qualidade das relações entre R/E e saúde.

Diversos instrumentos foram adaptados ou desenvolvidos para o contexto brasileiro com boas propriedades psicométricas, sendo, em sua maioria, de uso gratuito e geralmente de fácil aplicação e interpretação. Não há uma medida "ideal" para a avaliação da R/E. A escolha do instrumento depende do tempo disponível para a aplicação, da amostra a ser avaliada e, principalmente, de quais dimensões de R/E se pretende medir.

■ REFERÊNCIAS
1. Lucchetti G, Lucchetti AL. Spirituality, religion, and health: over the last 15 years of field research (1999-2013). Int J Psychiatry Med. 2014;48(3):199-215.
2. Koenig HG. Religion, spirituality, and health: the research and clinical implications. ISRN Psychiatry. 2012;2012:278730.
3. Moreira-Almeida A, Bhugra D. Religion, spirituality and mental health: setting the scene. In: Moreira-Almeida A, Mosqueiro BP, Bhugra D, editors. Spirituality and mental health across cultures: evidence-based implications for clinical practice. Oxford: Oxford University; 2021. p. 11-25.
4. Puchalski C, Ferrell B, Virani R, Otis-Green S, Baird P, Bull J, et al. Improving the quality of spiritual care as a dimension of palliative care: the report of the consensus conference. J Palliat Med. 2009;12(10):885-904.
5. Elisson CW. Spiritual well-being: conceptualization and measurement. J Psychol Theol. 1983;11(4):330-40.
6. Koenig HG. Concerns about measuring "spirituality" in research. J Nerv Ment Dis. 2008;196(5):349-55.

7. Allport GW, Ross JM. Personal religious orientation and prejudice. J Pers Soc Psycol. 1967;5(4):432-43.
8. Pargament KI. Religion and coping: the current state of knowledge. In: Edited by S. Folkman S, editor. Oxford handbook of stress and coping. Oxford: Oxford University; 2010. p. 269-88.
9. Underwood LG, Teresi JA. The daily spiritual experience scale: development, theoretical description, reliability, exploratory factor analysis, and preliminary construct validity using health-related data. Ann Behav Med. 2002;24(1):22-33.
10. Fiala WE, Bjorck JP, Gorsuch R. The religious support scale: construction, validation, and cross-validation. Am J Community Psychol. 2002;30(6):761-86.
11. Lucchetti G, Lucchetti AL, Vallada H. Measuring spirituality and religiosity in clinical research: a systematic review of instruments available in the Portuguese language. Sao Paulo Med J. 2013;131(2):112-22.
12. Koenig H, Parkerson GR Jr, Meador KG. Religion index for psychiatric research. Am J Psychiatry. 1997;154(6):885-6.
13. Lucchetti G, Lucchetti ALG, Peres MF, Leão FC, Moreira-Almeida A, Koenig HG. Validation of the Duke religion index: DUREL (Portuguese version). J Relig Health. 2012;51(2):579-86.
14. Fetzer Institute Nioawg. Multidimensional measurement of religiousness/spirituality for use in health research: a report of the Fetzer Institute/National Institute on Aging Working Group. Kalamazoo: Fetzer Institute; 1999.
15. Curcio CS, Lucchetti G, Moreira-Almeida A. Validation of the Portuguese version of the brief multidimensional measure of religiousness/spirituality (BMMRS-P) in clinical and non-clinical Samples. J Relig Health. 2015;54(2):435-48.
16. Panzini RG, Maganha C, Rocha NS, Bandeira DR, Fleck MP. Validação brasileira do instrumento de qualidade de vida/espiritualidade, religião e crenças pessoais. Rev Saúde Pública. 2011;45(1):153-65.
17. Paloutzian RF, Ellison CW. Loneliness, spiritual well-being and the quality of life. In: Peplau LA, Perlman D, editors. Loneliness: a sourcebook of current theory, research and therapy. New York: Wiley; 1982. p. 224-37.
18. Marques LF, Sarriera JC, Dell'aglio DD. Adaptação e validação da Escala de Bem-Estar Espiritual (EBE). Aval Psicol. 2009;8(2):179-86.
19. Peterman AH, Fitchett G, Brady MJ, Hernandez L, Cella D. Measuring spiritual well-being in people with cancer: the functional assessment of chronic illness therapy: Spiritual Well-Being Scale (FACIT-Sp). Ann Behav Med. 2002;24(1):49-58.
20. Lucchetti G, Lucchetti AL, Gonçalves JPB, Vallada HP. Validation of the Portuguese version of the functional assessment of chronic illness therapy spiritual well-being scale (FACIT-Sp 12) among Brazilian psychiatric inpatients. J Relig Health. 2015;54(1):112-21.
21. Panzini RG, Bandeira DR. Escala de Coping Religioso-Espiritual (Escala CRE): elaboração e validação de constructo. Psicol Estud. 2005;10(3):507-16.
22. Esperandio MRG, Escudero FT, Fernandes ML, Pargament KI. Brazilian validation of the brief scale for spiritual/religious coping: SRCOPE-14. Religions. 2018;9(1):31.
23. Esperandio MRG, Viacava JJC, Franco RS, Pargament KI, Exline JJ. Brazilian adaptation and validation of the Religious and Spiritual Struggles (RSS) scale: extended and short version. Religions. 2022;13(4):282.
24. Braghetta CC, Gorenstein C, Wang YP, Martins CB, Leão FC, Peres MFP, et al. Development of an instrument to assess spirituality: reliability and validation of the Attitudes Related to Spirituality Scale (ARES). Front Psychol. 2021;12:764132.

13.7 INSTRUMENTOS DE AVALIAÇÃO DE FUNCIONALIDADE
Elaine Henna, Clarice Gorenstein

A funcionalidade abrange aspectos físicos, mentais e sociais, como capacidade laboral, viver de modo independente, ter relacionamentos interpessoais saudáveis e usufruir de atividades de lazer.[1] A funcionalidade tem um caráter objetivo, estando associada a um desempenho determinado por alguma expectativa, seja ela social, de faixa etária, de nível educacional ou de demandas de atividade. Sua avaliação envolve a quantificação do desempenho do indivíduo nessas diversas áreas.

Em 2001, a Organização Mundial da Saúde (OMS) aprovou a *Classificação internacional de funcionalidade, incapacidade e saúde* (CIF), definindo um modelo de função e incapacidade e um sistema classificatório para tal.[1]

Este capítulo aborda os instrumentos mais utilizados para avaliar a funcionalidade nas atividades da vida diária e nos relacionamentos sociais, profissionais e familiares.

ESCALA DE AVALIAÇÃO DE INCAPACIDADES DA ORGANIZAÇÃO MUNDIAL DA SAÚDE (WHODAS 2.0)

DESCRIÇÃO DO INSTRUMENTO

A Escala de Avaliação de Incapacidades da Organização Mundial da Saúde (WHODAS 2.0) foi desenvolvida por um comitê internacional culturalmente diverso, coordenado pela OMS, com o objetivo de avaliar os seis domínios de funcionalidade sugeridos pela CIF:[2]

- Domínio 1: cognição – compreensão e comunicação.
- Domínio 2: mobilidade – movimentação e locomoção.
- Domínio 3: autocuidado – lidar com a própria higiene, vestir-se, comer e permanecer sozinho.

- Domínio 4: relações interpessoais – interações com outras pessoas.
- Domínio 5: atividades de vida – responsabilidades domésticas, lazer, trabalho e escola.
- Domínio 6: participação – participar em atividades comunitárias e na sociedade.

A WHODAS 2.0 apresenta formatos com 36 e 12 itens, e a versão híbrida 12 + 24 questões. Todas as perguntas fazem referência ao último mês, devendo ser respondidas em uma escala tipo Likert que varia de 1 (sem dificuldade) a 5 (extrema dificuldade).

A versão de 36 itens encontra-se disponível em mais de 27 idiomas. Para a população brasileira, foram validadas as versões de 36[3] e de 12 itens.[4]

PÚBLICO-ALVO
Pode ser utilizada em qualquer população adulta, independentemente da presença de patologias.

APLICAÇÃO
As versões de 36 e 12 itens podem ser aplicadas por entrevistador, por autopreenchimento ou podem ser respondidas por familiar/responsável dos respondentes, enquanto a versão de 12 + 24 itens é exclusivamente administrada por entrevistador. O tempo de aplicação é de aproximadamente 20 minutos.

INTERPRETAÇÃO DAS PONTUAÇÕES
A pontuação mais utilizada é a "pontuação simples", na qual são somados os escores atribuídos a cada item. A pontuação complexa, por sua vez, soma os pontos recodificados de cada domínio e depois soma os pontos dos seis domínios; faz-se também a conversão do resumo da pontuação em escores de 0 (nenhuma incapacidade) a 100 (incapacidade total).

PARÂMETROS PSICOMÉTRICOS
A versão original da WHODAS 2.0 foi aplicada simultaneamente nos diversos países colaborativos, em "populações tratamento" (álcool, drogas, transtornos mentais e físicos) e população geral, juntamente a instrumentos conhecidos, como o 36-Item Short-Form Health Survey (SF-36), o SF-12, o Instrumento de Avaliação de Qualidade de Vida da Organização Mundial da Saúde (WHOQOL-100) e o WHOQOL-BREF.[5] A versão de 36 itens apresentou excelente consistência interna, com valores de alfa de Cronbach variando de 0,94 a 0,96 entre os seis domínios e 0,98 no domínio geral. A confiabilidade teste-reteste teve um coeficiente intraclasse de 0,93 a 0,96 entre os domínios e 0,98 no domínio geral.[2] Quando comparada a outros instrumentos, apresentou coeficientes de correlação satisfatórios, sendo a correlação mais robusta nos domínios de mobilidade.[5] Também foi sensível ao distinguir as populações tratamento da população geral.[2] No Brasil, as versões de 36 e 12 itens apresentaram propriedades psicométricas semelhantes às do estudo original e também distinguiu sujeitos com transtornos mentais da população geral.[4] A WHODAS 2.0 tem sido validada em pacientes de diferentes especialidades médicas, como reumatologia, ginecologia e obstetrícia, neurologia, entre outras.[6]

LIMITAÇÕES
A WHODAS 2.0 é de fácil compreensão, sem restrição de uso em diferentes populações e não demanda muito tempo de aplicação, mesmo na versão mais extensa. Seu manual é completo e fornece explicações claras para calcular a pontuação complexa. No entanto, esse tipo de pontuação exige mais tempo, o que dificulta seu uso em estudos populacionais.

FORMAS DE AQUISIÇÃO
A WHODAS 2.0 é de uso gratuito, sendo disponibilizada pela OMS, desde que solicitada pelo *e-mail*: permissions@who.int.

TESTE BREVE DE AVALIAÇÃO FUNCIONAL (FAST)

O Teste Breve de Avaliação Funcional (FAST)[7] foi desenvolvido com o objetivo de avaliar o impacto do transtorno bipolar (TB) nos diversos domínios da funcionalidade, como capacidade de trabalho, viver independente, lazer, estudo e manter relacionamento romântico. Atualmente, o FAST está em etapa de validação em pacientes com outros transtornos mentais.

DESCRIÇÃO DO INSTRUMENTO
O FAST é composto por 24 itens que avaliam o funcionamento nos últimos 15 dias. Os itens compõem os seguintes domínios:

- Domínio 1: autonomia – capacidade de realizar atividades sozinho e de tomar as próprias decisões.
- Domínio 2: funcionamento ocupacional – capacidade de manter um emprego, realizar de modo eficiente atividades laborais, trabalhar na área de formação e receber um salário de acordo com a posição profissional que ocupa.
- Domínio 3: funcionamento cognitivo – capacidade de concentração, de realizar operações aritméticas simples, solucionar problemas,

aprender novas informações e recordar material previamente aprendido.

- Domínio 4: aspectos financeiros – capacidade de manejar finanças, de gastar dinheiro e de ter uma vida financeira equilibrada.
- Domínio 5: relacionamentos interpessoais – relações com amigos, familiares, engajamento em atividades sociais, atividade sexual, além da capacidade de defender ideias e opiniões de modo equilibrado.
- Domínio 6: tempo de lazer – capacidade de praticar atividades físicas e de ter *hobbies* prazerosos.

O modelo final ficou com cinco domínios, uma vez que relacionamentos interpessoais e tempo de lazer carregaram o mesmo fator.

Cada item é avaliado em um escore de 0 (nenhuma dificuldade) a 3 (imensa dificuldade). O escore global é obtido pela soma dos itens individuais. Exemplos de alguns itens do FAST, para avaliar o grau de dificuldade sentido nas últimas duas semanas, podem ser vistos na Figura 13.7.1.

PÚBLICO-ALVO
O FAST foi desenvolvido para populações adultas com TB, entretanto, tem se mostrado útil em outros transtornos e em estudos epidemiológicos de larga escala.

APLICAÇÃO
A aplicação deve ser feita por entrevistador, que pode ser leigo com treinamento.

INTERPRETAÇÃO DAS PONTUAÇÕES
O escore de cada domínio, além do escore total, é obtido pela soma simples dos itens. Quanto maior a pontuação, maior a gravidade do impedimento funcional.

PARÂMETROS PSICOMÉTRICOS
Na validação original em uma amostra de pacientes com TB e controles saudáveis, o instrumento apresentou alta consistência interna (alfa de Cronbach = 0,91) e forte confiabilidade teste-reteste (ICC = 0,98).[7] A validade concorrente foi apropriada quando comparada à Global Assessment of Functioning (GAF) (r = -0,90).[7] Apresentou também boa validade discriminante, diferenciando os pacientes com TB dos controles com adequadas sensibilidade (72%) e especificidade (87%).[7]

No Brasil, foram realizados dois estudos de validação do FAST. O primeiro em uma amostra de pacientes com TB e voluntários saudáveis,[8] confirmando a alta consistência interna (alfa de Cronbach = 0,95) no fator total, forte confiabilidade teste-reteste (ICC = 0,90) e boa validade concorrente comparada à GAF (r = -0,70). Posteriormente, foi testado em uma amostra de pacientes com esquizofrenia e voluntários saudáveis[9] e, similarmente, foi confirmada a validade nesses pacientes. O FAST mostrou-se sensível em discriminar pacientes eutímicos de deprimidos.[10]

LIMITAÇÕES
A aplicação do instrumento é simples e rápida, entretanto, são necessários mais estudos para determinar as propriedades psicométricas em populações psiquiátricas distintas (p. ex., pacientes com transtorno depressivo maior e transtornos de ansiedade).

FORMAS DE AQUISIÇÃO
Rosa e colaboradores[7] detêm os direitos autorais e seu uso pode ser requisitado no *site*: https://eprovide.mapi-trust.org/instruments/functioning-assessment-short-test.

■ ESCALA DE ADEQUAÇÃO SOCIAL (EAS)
O ajustamento social é um construto que procura indicar o grau de adaptação dos indivíduos ao contexto social. O ajustamento é considerado adequado quando está de acordo com os padrões do grupo de referência social, educacional e etário do respondente. Um dos instrumentos usados para esse fim

AUTONOMIA 2. Morar sozinho(a)	(0)	(1)	(2)	(3)
TRABALHO 5. Realizar trabalho remunerado	(0)	(1)	(2)	(3)
COGNIÇÃO 11. Fazer cálculos mentais	(0)	(1)	(2)	(3)

FIGURA 13.7.1 ■ EXEMPLOS DE QUESTÕES DO TESTE BREVE DE AVALIAÇÃO FUNCIONAL (FAST).

é a Social Adjustment Scale Self-Report (SAS-SR),[11] denominada em português Escala de Adequação Social (EAS).

DESCRIÇÃO DO INSTRUMENTO

A EAS[12] é composta por 54 itens autoaplicáveis, que avaliam sete áreas de funcionalidade em relação às duas últimas semanas: trabalho (fora de casa; trabalho em casa; como estudante); vida social e lazer; relação com a família – pais, irmãos e outros familiares que não moram na mesma casa; relação marital; relação com os filhos; vida doméstica; e situação financeira. Os itens avaliam aspectos do desempenho, a qualidade das relações interpessoais e os sentimentos e satisfações pessoais. Exemplo de alguns itens podem ser vistos na Figura 13.7.2.

A pontuação da escala é obtida para cada área, considerando-se o escore médio dos itens respondidos. Calcula-se também o escore total da escala, que corresponde à soma dos escores de todos os itens dividida pelo número de itens realmente completados. Cada item é avaliado de 1 a 5, com escores mais altos representando maior incapacitação.

PÚBLICO-ALVO

A escala pode ser aplicada em indivíduos a partir de 17 anos.

INTERPRETAÇÃO DAS PONTUAÇÕES

Escores próximos de 1 correspondem à melhor adequação possível, enquanto os perto de 5 indicam o máximo de inadequação social. Os estudos sugerem que o funcionamento social de indivíduos saudáveis e de pacientes com depressão manifesta-se de maneira similar em diferentes culturas. Na escala original e na versão brasileira, escores globais próximos a 1,5 e inferiores a 2 em todas as áreas foram obtidos em voluntários saudáveis, enquanto os pacientes psiquiátricos exibiram escores médios em geral superiores a 2,5.[11,12]

PARÂMETROS PSICOMÉTRICOS

A EAS apresentou boa capacidade de discriminar voluntários saudáveis de pacientes com depressão, com transtorno de pânico, bulimia e dependentes de cocaína.[12] Em pacientes com depressão, os escores global e das subescalas diminuíram significativa-

---

ESCALA DE ADEQUAÇÃO SOCIAL (EAS)

TRABALHO FORA DE CASA
Assinale a resposta que melhor descreve sua situação nas duas últimas semanas.

2. Você foi capaz de realizar seu trabalho nas duas últimas semanas?
   1. fiz meu trabalho muito bem
   2. fiz meu trabalho bem, porém tive algumas pequenas dificuldades
   3. necessitei de auxílio no trabalho e cerca de metade do tempo não o fiz adequadamente
   4. fiz meu trabalho de maneira inadequada na maior parte do tempo
   5. fiz meu trabalho de maneira inadequada durante o tempo todo

3. Você se sentiu envergonhado de seu desempenho no trabalho nas duas últimas semanas?
   1. em nenhum momento me senti envergonhado
   2. uma ou duas vezes me senti um pouco envergonhado
   3. cerca de metade do tempo me senti envergonhado
   4. senti-me envergonhado a maior parte do tempo
   5. senti-me envergonhado o tempo todo

4. Você teve algum tipo de discussão com as pessoas com quem você trabalha, nas duas últimas semanas?
   1. não tive nenhuma discussão e me relacionei muito bem
   2. no geral me relacionei bem, mas tive pequenas discussões
   3. tive mais de uma discussão
   4. tive várias discussões
   5. tive discussões constantemente

5. Você se sentiu chateado, preocupado ou desconfortável enquanto realizava seu trabalho, nas duas últimas semanas?
   1. em nenhum momento me senti assim
   2. senti-me assim uma ou duas vezes
   3. senti-me assim cerca de metade do tempo
   4. senti-me assim a maior parte do tempo
   5. senti-me assim o tempo todo

FIGURA 13.7.2 ▮ EXEMPLO DE QUESTÕES DA ESCALA DE ADEQUAÇÃO SOCIAL (EAS).

mente após tratamento, demonstrando boa sensibilidade a alterações no estado clínico.[13]

Foram determinadas a validade convergente da versão em português com o Inventário de Depressão de Beck (BDI), a Escala de Depressão de Hamilton (HAM-D), o Inventário de Ansiedade Traço-Estado (IDATE) e a Escala de Impressão Clínica Global (CGI).[13]

LIMITAÇÕES

A EAS faz uma boa cobertura de temas de funcionalidade, porém, tem a desvantagem de ter muitas questões, de não ser rapidamente avaliada e de ser protegida por direitos autorais.

FORMAS DE AQUISIÇÃO

A Multi-Health Systems Inc. (MHS) detém os direitos autorais e requisições podem ser feitas pelo *e-mail*: customerservice@mhs.com.

ESCALA DE AVALIAÇÃO FAMILIAR (FES)

Ambiente familiar pode ser entendido como "clima" decorrente das práticas utilizadas entre os membros da família para manutenção do sistema familiar, que resulta em um papel facilitador ou obstrutivo no desenvolvimento de seus membros.[14] O tipo de ambiente é resultante da combinação do grau de compromisso, regras, organização, interajuda, espaço para expressar sentimentos, grau de conflitos e apoio, favorecendo o crescimento, a autonomia, a autossuficiência e a independência.[14]

A Family Environment Scale (FES) foi desenvolvida para avaliar a percepção de cada membro da família sobre seu ambiente sociofamiliar. A escala possibilita comparar a percepção que pais e filhos têm do ambiente familiar, assim como avaliar as alterações percebidas nesse ambiente decorrentes de intervenções.

DESCRIÇÃO DO INSTRUMENTO

A FES contém 90 questões, reunidas em 10 subescalas que se agrupam em três dimensões:

- Dimensão 1: relação interpessoal – resulta do agrupamento das subescalas coesão, expressividade e conflito.
- Dimensão 2: crescimento pessoal – composto pelas subescalas independência, assertividade/orientação para objetivos, interesses culturais, lazer e religião.
- Dimensão 3: manutenção do sistema – composto pelas subescalas organização e controle.

Cada afirmação pode ser respondida como verdadeira (0) ou falsa (1) e a pontuação é obtida pela soma das questões.

A FES pode ser utilizada de três maneiras: forma R (real), que avalia a percepção que os integrantes têm de sua família no momento presente; forma E (esperada), que considera o ambiente que a pessoa acredita que possa atingir em sua família; e forma I (ideal), que avalia o ambiente imaginado como ideal. No Brasil, foi validada apenas a forma R.[15] Exemplo de alguns itens do instrumento podem ser vistos na Figura 13.7.3.

PÚBLICO-ALVO

Destina-se a adolescentes a partir dos 11 anos e adultos.

APLICAÇÃO

A FES pode ser respondida por autopreenchimento ou aplicada por entrevistador, sem necessidade de treinamento prévio.

INTERPRETAÇÃO DA PONTUAÇÃO

A soma das afirmativas de cada subescala fornece um escore bruto, a partir do qual, por meio de uma tabela que consta no manual, obtém-se uma pontuação padronizada, gerando um "perfil" familiar. O escore bruto total varia de 0 (total concordância entre os membros da família) a 90 (total discordância entre os membros da família). Os valores médios obtidos no Brasil, por homens e mulheres de um grupo-controle e por pessoas dependentes de drogas, estão disponíveis em Vianna e colaboradores.[15]

PARÂMETROS PSICOMÉTRICOS

A versão original apresentou consistências internas moderadas nas subescalas, com alfas de Cronbach variando de 0,61 a 0,78,[14] e estabilidade adequada

Os membros da família realmente ajudam e apoiam uns aos outros.	Verdadeiro	Falso
Nós brigamos muito em nossa família.	Verdadeiro	Falso

FIGURA 13.7.3 ❙ EXEMPLOS DE QUESTÕES DA ESCALA DE AVALIAÇÃO FAMILIAR (FES).

ao longo do tempo (teste-reteste com coeficiente de correlação intraclasse = 0,86).[14] Apresentou boa capacidade de discriminar famílias funcionais das disfuncionais.[16] Na versão brasileira, a consistência interna apresentou maior variação, com alfas de Cronbach de 0,20 (subescala religiosidade) a 0,87 (subescala coesão).[15]

LIMITAÇÕES
A FES é fácil de ser respondida, com tempo aproximado de 20 minutos de preenchimento na versão R. Se for autopreenchida, pode ser aplicada simultaneamente em todos os membros da família. Tem a desvantagem de ser longa, de ter pontuação e interpretação complexas e de ser protegida por direitos autorais. Além disso, uma limitação é que as formas E e I não têm validação em português.

FORMAS DE AQUISIÇÃO
A FES é regulamentada pela empresa Mindgarden, que é detentora dos direitos autorais (disponível em: https://www.mindgarden.com/96-family-environment-scale).

■ OUTRAS FERRAMENTAS QUE AVALIAM FUNCIONALIDADE
A Escala de Avaliação Global de Funcionamento nas Relações (GARF) foi muito utilizada para avaliar a repercussão de quadros psiquiátricos no funcionamento familiar.[17] No entanto, como ela foi criada utilizando os critérios da 4ª edição do *Manual diagnóstico e estatístico de transtornos mentais* (DSM-IV) para o eixo V (funcionalidade), com a mudança para a classificação não axial do DSM-5, ela perdeu sua utilidade. Essa escala foi substituída pela WHODAS 2.0.[18]

A Escala de Avaliação de Limitações no Comportamento Social (SBS) foi desenvolvida para avaliar as dificuldades no comportamento social de pacientes psiquiátricos graves de longa permanência em enfermarias ou moradores de residências terapêuticas.[19] É aplicada a um informante e contém 21 itens que avaliam quatro fatores: afastamento social, comportamento social embaraçoso, comportamento inquieto e comportamento hostil. Sua versão em português (SBS-Br) foi validada por Abelha e colaboradores.[20]

A Sheehan Disability Scale[21] é uma escala de autopreenchimento de apenas três questões, respondidas de 0 a 10, que avalia os domínios trabalho, social e doméstico. Apesar de muito utilizada em vários transtornos psiquiátricos, não foi validada no Brasil.

■ REFERÊNCIAS
1. Organização Mundial da Saúde. Classificação internacional de funcionalidade, incapacidade e saúde. São Paulo: Edusp; 2003.
2. Üstün TB, Chatterji S, Kostanjsek N, Rehm J, Kennedy C, Epping-Jordan J, et al. Developing the World Health Organization disability assessment schedule 2.0. Bull World Health. 2010;88(11):815-23.
3. Silveira C, Parpinelli MA, Pacagnella RC, Camargo RS, Costa ML, Zanardi DM, et al. Cross-cultural adaptation of the World Health Organization Disability Assessment Schedule (WHODAS 2.0) into Portuguese. Rev Assoc Med Bras. 2013;59(3):234-40.
4. Brasil F, Brasil AM, Correr CJ. Validation of the Brazilian version of WHODAS 2.0 in patients with mental disorders: should the 12-item scale be an alternative to 36-item scale in DSM-5? Neuropsychiatry. 2018;8(2):719-26.
5. Garin O, Ayuso-Mateos JL, Almansa J, Nieto M, Chatterji S, Vilagut G, et al. Validation of the World Health Organization disability assessment schedule, WHODAS-2 in patients with chronic diseases. Health Qual Life Outcomes. 2010;8:51.
6. Barreto MCA, Moraleida FRJ, Graminha CV, Leite CF, Castro SS, Nunes ACL. Functioning in the fibromyalgia syndrome: validity and reliability of the WHODAS 2.0. Adv Rheumatol. 2021;6:58.
7. Rosa AR, Sanchez-Moreno J, Martinez-Aran A, Salamero M, Torrent C, Reinares M, et al. Validity and reliability of the Functioning Assessment Short Test (FAST) in bipolar disorder. Clin Pract Epidemiol Ment Health. 2007;3:5.
8. Cacilhas AA, Magalhaes PV, Cereser KM, Walz JC, Weyne F, Rosa AR, et al. Validity of a short functioning test (FAST) in Brazilian outpatients with bipolar disorder. Value Health. 2009;12(4):624-7.
9. Zortéa K, Magalhães PVS, Rosa AR, Lucena DF, Guimarães LR, Francesconi LPP, et al. Concurrent validity and reliability of the Brazilian version of the functioning assessment short test in patients with schizophrenia. Value Health Reg Issues. 2012;1(2):244-7.
10. Prado JA, Aciole GG, Santos JLF. Funcionalidade em sujeitos com transtorno depressivo maior: avaliação das propriedades psicométricas da escala Functioning Assessment Short Test (FAST) em amostra brasileira. J Bras Psiquiatr. 2019;68(1):23-31.
11. Weissman MM, Bothwell S. The assessment of social adjustment by patient self-report. Arch Gen Psychiatry. 1976;33(9):1111-5.
12. Gorenstein C, Moreno RA, Bernik MA, Carvalho SC, Nicastri S, Cordás T, et al. Validation of the Portuguese version of the social adjustment scale in Brazilian samples. J Affect Disord. 2002;69(1-3):167-75.
13. Gorenstein C, Andrade L, Moreno RA, Artes R. Social adjustment in depressed patients treated with venlafaxine and amitriptyline. Int Clin Psychopharmacol. 2002;17(4):171-5.
14. Moos RH, Moos BS. Family environment scale: manual. 4th ed. Palo Alto: Mind Garden; 2009.
15. Vianna VPT, Silva EA, Souza-Formigoni MLO. Versão em português da family environment scale: aplicação e validação. Rev Saúde Pública. 2007;41(3):419-26.
16. Filstead WJ, Mcelfresh O, Anderson C. Comparing the Family environment of alcoholic and normal families. J Alcohol Drug Educ. 1981;26(2):24-31.
17. Global Assessment of Relational Functioning scale (GARF): I: background and rationale. Group for the Advancement of Psychiatry Committee on the Family. Fam Process. 1996;35(2):155-72.
18. Gold LH. DSM-5 and the assessment of functioning: the World Health Organization Disability Assessment Schedule 2.0 (WHODAS 2.0). J Am Acad Psychiatry Law. 2014;42(2):173-81.
19. Wykes T, Sturt E. The measurement of social behaviour in psychiatric patients: an assessment of the reliability and validity of the SBS schedule. Br J Psychiatry. 1986;148:1-11.
20. Abelha LL, Goncalves S, Pereira BB, Lovisi GM. The measurement of social disablement and assessment of psychometric properties of the Social Behaviour Schedule (SBS-BR) in 881 Brazilian long-stay psychiatric patients. Int J Soc Psychiatry. 2006;52(2):101-9.
21. Sheehan DV, Harnett-Sheehan K, Raj BA. The measurement of disability. Int Clin Psychopharmacol. 1996;11(3):89-95.

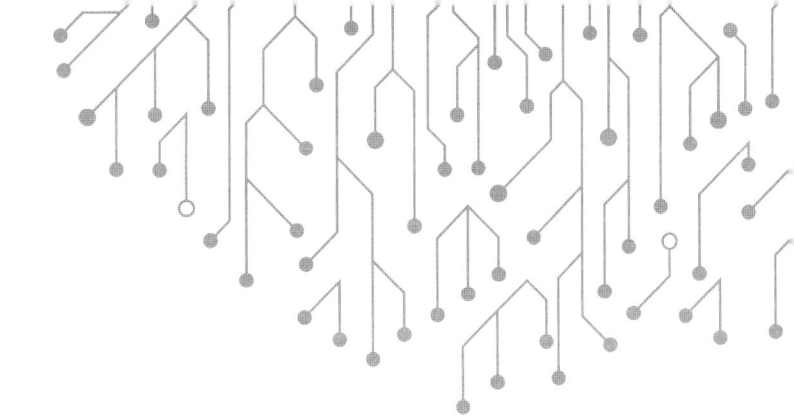

ÍNDICE

As letras *f, fo, q, t* indicam, respectivamente, figuras, formulários, quadros e tabelas

A

Adequação social, 539-541
Addiction Severity Index 6 Light (ASI-6 Light), 332
Adolescência *ver* Infância e adolescência
Agorafobia, 213-214
Álcool, uso de *ver* Drogas e álcool, uso de
Análise de redes, 73-84
    análise, 76-82
        coeficiente de agrupamento, 76
        detecção de comunidades, 76
        medidas de agrupamento, 76
        medidas globais, 79-80
        medidas locais, 76-80
        metodologias estatísticas, 80-82
    construção, 74-75
Análise fatorial, 37-45
    análise "bem-sucedida", 44, 45t
    confirmatória *ver* Modelagem de equações estruturais (MEE)
    definição e finalidade, 37-38
    escolha do número de fatores, 43
        Kaiser, 43
        métodos inferenciais, 43
        porcentagem da variância explicada, 43
        Scree Test, 43
    escores fatoriais, 44, 45
    interpretação dos fatores e rotações, 40, 41-43
    obtenção dos fatores e suposições, 38-40, 41t
    softwares, 45
    tamanho amostral, 43-44
Análise semântica, 12-13
Ansiedade, avaliação, 162-171, 211-250, 437-443
    ansiedade generalizada, 212-213
    ansiedade ictal, transtorno de pânico e agorafobia, 213-214
    Childhood Anxiety Sensitivity Index (CASI), 441-443
    crianças e adolescentes, 437-443
    Escala Breve de Fobia Social (BSPS), 232-234, 239f
    Escala de Ansiedade Social de Liebowitz (LSAS), 225-231
    Escala Dimensional para Avaliação de Presença e Gravidade de Sintomas Obsessivo-compulsivos (DY-BOCS), 240-245
    Escala Hospitalar de Ansiedade e Depressão (HADS), 168-171
    Escala Spence de Ansiedade Infantil (SCAS), 439-441
    Inventário de Ansiedade e Fobia Social (SPAI), 231-232
    Inventário de Ansiedade e Fobia Social – versão para crianças (SPAI-C), 237-238
    Inventário de Ansiedade Traço-Estado (IDATE), 218-221
    Inventário de Fobia Social (SPIN), 234-237
    limitação, 215
    Posttraumatic Stress Disorder Checklist 5 (PCL-5), 246-250
    Questionário de Preocupação do Estado da Pensilvânia (PSWQ), 222-225
    Screen for Child Anxiety Related Emotional Disorders (SCARED), 437-439
    tipos de avaliação, 212
Avaliação familiar, 541-542

B

Bem-estar, 508-510, 524-529, 534-535
    Escala de Afetos Positivos e Negativos (PANAS), 525-526
    Escala de Bem-estar Espiritual (EBE), 534-535
    Escala de Bem-estar Psicológico (EBEP), 526-527
    Escala de Satisfação com a Vida (ESV), 526
    Índice de Bem-estar Pessoal (PWI), 527-528
    World Health Organization 5-Item Well-being Index (WHO-5), 530-531
Body Attitudes Questionnaire (BAQ), 354, 360-362fo
Body Checking and Avoidance Questionnaire (BCAQ), 356, 364-365fo
Body Image Avoidance Questionnaire (BIAQ), 356, 363fo
Body Shape Questionnaire (BSQ), 357, 367-369fo
Brief Negative Symptom Scale (BNSS), 282-285
    aplicação, 282-283
    descrição, 282
    formas de aquisição, 285
    interpretação das pontuações, 283, 284f
    limitações, 285
    parâmetros psicométricos, 283-285
    público-alvo, 282
    versões, 282
Bulimia, 344-346
Burnout, 177-181
    Maslach Burnout Inventory (MBI), 177-181

C

Cambridge Cognitive Examination (CAMCOG), 477-483
  aplicação, 478
  descrição, 478, 479-481q
  experiência de uso, 483
  formas de aquisição, 483
  interpretação das pontuações, 478
  limitações, 483
  parâmetros psicométricos, 481-483
  público-alvo, 478
  versões, 477-478
Childhood Anxiety Sensitivity Index (CASI), 441-443
  aplicação, 442
  descrição, 442
  formas de aquisição, 442-443
  interpretação das pontuações, 442
  parâmetros psicométricos, 442
    confiabilidade, 442
    validade, 442
  público-alvo, 442
  versões, 441-442
Clinical Dementia Rating Scale (CDR), 485-489
  aplicação, 486, 487f, 488q
  descrição, 485-486
  experiência de uso, 487, 489
  formas de aquisição, 489
  interpretação das pontuações, 486-487
  limitações, 489
  público-alvo, 486
  versões, 485
Clinical Interview Schedule – Revised (CIS-R), 110-116
  aplicação, 112
  descrição, 111-112
  experiência de uso, 116
  formas de aquisição, 116
  interpretação das pontuações, 113, 114-115
  parâmetros psicométricos, 115-116
    confiabilidade, 115
    experiência de uso, 116
    validade, 115, 116
  preenchimento e cuidados na aplicação, 112-113, 114q
  público-alvo, 112
  versões, 110-111
Clinician Administered PTSD Scale-5 (CAPS-5), 215
Cocaine Craving Questionnaire (CCQ), 333-335
  aplicação, 333
  descrição, 333, 335fo
  formas de aquisição, 334
  interpretação das pontuações, 333-334
  limitações, 334
  parâmetros psicométricos, 334
  público-alvo, 333
  versões, 333
Comportamento alimentar, 337-379
  autoavaliação de sintomas alimentares, 343-352
  avaliação da imagem corporal, 353-370
  critérios diagnósticos de transtornos, 338-339q
  entrevistas clínicas para diagnóstico de transtornos, 371-374
    descrição, 372-373
    experiência de uso, 374
    parâmetros psicométricos, 373-374
  impacto do peso na qualidade de vida, 375-379
    Impact of Weight on Quality of Life (IWQOL-Lite), 375-379
Comportamento sexual compulsivo e hipersexual, 403-407
  aplicação, 404
  descrição, 403-404
  experiência de uso, 407
  formas de aquisição, 407
  interpretação das pontuações, 404
  limitações, 407
  propriedades psicométricas, 404-407
  público-alvo, 404
Composite International Diagnostic Interview (CIDI), 90-96
  atributos implementados no CIDI 3.0, 94-96
    avaliação da funcionalidade e incapacidade, 95
    doenças crônicas, 95
    gravidade clínica e curso dos transtornos mentais, 94-95
    infância e adolescência, 95
    informações sociais e demográficas, 95-96
    rastreio para transtornos mentais comuns, 95
    sofrimento e prejuízo, 94
    uso de serviços e farmacoepidemiologia, 95
  descrição, 90-91
  formas de aquisição, 96
  módulos diagnósticos e de investigação clínica, 92, 94
  módulos não clínicos, 94
  novas perspectivas, 96
  validade da avaliação diagnóstica, 96
  versão brasileira, 91-92, 93q
Compulsão, 346 350-352
  alimentar, 346, 350-352fo
  sexual, 403-404
    Compulsive Sexual Behavior Disorder 19 Scale (CSBD-19), 403-404
    Compulsividade Sexual (SCS), 404
Construtos, 8-12

D

Déficits cognitivos em esquizofrenia, 291-298
  baterias neuropsicológicas de avaliação, 292
  cognição na esquizofrenia, 291-292
  escalas para avaliação, 292-293
  Schizophrenia Cognition Rating Scale (SCoRs), 293-298
Demência, rastreio, 469-472, 499-502
  associação a questionários de atividade instrumental, 470, 471
  influência do nível educacional, 470, 471t
  Montreal Cognitive Assessment (MoCA), 471-472
Depressão, 137-181, 499-502
  comorbidade e sobreposição de sintomas, 139
  críticas e limitações às avaliações, 139-140
  Escala Cornell de Depressão em Demência (CSDD), 499-502
  Escala de Depressão, Ansiedade e Estresse (DASS-21), 162-167
  Escala de Depressão de Hamilton (HAM-D), 142-152
  Escala de Depressão de Montgomery-Åsberg (MADRS), 153-157
  Escala de Depressão Pós-parto de Edimburgo (EPDS), 174, 176-177

Escala Hospitalar de Ansiedade e Depressão
(HADS), 168-171
especificadores, 137-139
Inventário de Depressão de Beck (BDI), 158-162
Maslach Burnout Inventory (MBI), 177-181
para depressão pós-parto, 172-175
problemas específicos da avaliação, 141
recomendações, 141
Development and Well-Being Assessment (DAWBA),
416-419
   aplicação, 417, 418
   descrição, 417, 418f
   formas de aquisição, 419
   interpretação das pontuações, 418
   limitações, 419
   parâmetros psicométricos, 418-419
   versões, 417
Diário alimentar, 349-350
Doença de Alzheimer (DA) (escala QdV-DA), 495-499
Drogas e álcool, uso de, 304-332
   avaliação da dependência, 303-304, 305-306t
   CID-11, 302-303
   Cocaine Craving Questionnaire (CCQ), 333-335
   comorbidade e sobreposição de sintomas, 303
   críticas e limitações, 304
   DSN-5-TR, 301-302
   Escala de Gravidade de Dependência (ASI), 326-332
   Teste de Fagerström para Dependência de Nicotina
(FTND), 322-325
   Teste de Identificação de Transtornos Relacionados
ao Uso de Álcool (AUDIT), 307
   Teste de Triagem do Envolvimento com Álcool,
Tabaco e Outras Substâncias (ASSIST), 313-319
   transtornos devidos ao uso de substâncias, 301

E

Eating Disorder Examination Questionnaire (EDE-Q),
347-348
   descrição, 347
   experiência de uso, 348
   formas de aquisição, 348
   interpretação das pontuações, 347
   limitações, 348
   parâmetros psicométricos, 347-348
   público-alvo, 347
Entrevista Clínica Estruturada para os Transtornos do
DSM (SCID), 97-104
   aplicação, 102
   descrição, 97-98
   experiência de uso, 103-104
   formas de aquisição, 104
   parâmetros psicométricos, 102-103
   Quick-SCID-5 – Versão rápida, 101-102
   SCID-5-AMPD – Versão modelo alternativo dos
transtornos da personalidade, 101
   SCID-5-CT – Versão ensaios clínicos, 99, 101
   SCID-5-CV – Versão clínica, 98-99, 100-101q
   SCID-5-PD – Versão transtornos da personalidade,
101
   SCID-5-RV – Versão de pesquisa, 98
Entrevistas diagnósticas, 85-87, 90-121
   Clinical Interview Schedule – Revised (CIS-R),
110-116

Composite International Diagnostic Interview
(CIDI), 90-96
Entrevista Clínica Estruturada para os Transtornos
do DSM (SCID), 97-104
Mini International Neuropsychiatric Interview
(MINI), 104-109
Questionário de Saúde Geral de Goldberg (QSG),
117-121
Escala(s), 24-25, 36, 126-128
   avaliação de, 33-37
   de Guttman, 24-25
   de Likert, 24, 36
Escala Breve de Avaliação Psiquiátrica – Ancorada
(BPRS-A), 258-268
   entrevista e aplicação, 259
   formas de aquisição, 261
   interpretação das pontuações, 259, 260q
   limitações, 261
   parâmetros psicométricos, 259-261
Escala Breve de Fobia Social (BSPS), 232-234, 239fo
   descrição, 233
   experiência de uso, 232
   formas de aquisição, 234
   parâmetros psicométricos, 233-234
   público-alvo, 233
   versões, 233
Escala Calgary de Depressão para Esquizofrenia
(ECDE), 278-281
   aplicação, 280
   descrição, 279
   formas de aquisição, 281
   interpretação das pontuações, 280
   parâmetros psicométricos, 280-281
   público-alvo, 279, 280
Escala Cornell de Depressão em Demência (CSDD), 499-502
   aplicação, 500
   descrição, 500, 501f
   experiência de uso, 502
   forma de aquisição, 502
   interpretação das pontuações, 500, 501
   limitações, 502
   parâmetros psicométricos, 501-502
   público-alvo, 500
   versões, 499-500
Escala das Síndromes Positiva e Negativa (PANSS),
268-278
   aplicação, 270-272
   descrição, 269-270
   experiência de uso, 273
   formas de aquisição, 278
   interpretação das pontuações, 272
   parâmetros psicométricos, 272-273, 274-275q,
276-277t
   pontos fortes, 278
   público-alvo, 270
   versões, 269
Escala de Adequação Social (EAS), 539-541
   aplicação, 539
   descrição, 540
   formas de aquisição, 541
   interpretação das pontuações, 540
   limitações, 541
   parâmetros psicométricos, 540-541
   público-alvo, 540

Escala de Afetos Positivos e Negativos (PANAS), 525-526
    aplicação, 525
    descrição, 525
    formas de aquisição, 526
    interpretação das pontuações, 525
    limitações, 526
    parâmetros psicométricos, 525-526
    público-alvo, 525
Escala de Ansiedade de Hamilton (HAM-A), 213, 216fo
Escala de Ansiedade Social de Liebowitz (LSAS), 225-231
    aplicação, 226
    descrição, 226
    experiência de uso, 220-221
    formas de aquisição, 229
    interpretação das pontuações, 226
    limitações, 229
    parâmetros psicométricos, 226-229
    público-alvo, 226
    versões, 225-226
Escala de Áreas Corporais (EAC), 354, 359fo
Escala de Atitudes Relacionadas à Espiritualidade (ARES), 536
    descrição, 536
    experiência de uso, 536
    formas de aquisição, 536
    limitações, 536
    parâmetros psicométricos, 536
    público-alvo, 536
Escala de Avaliação de Incapacidades da Organização Mundial da Saúde (WHODAS 2.0), 537-538
    aplicação, 538
    descrição, 537-538
    formas de aquisição, 538
    interpretação das pontuações, 538
    limitações, 538
    parâmetros psicométricos, 538
    público-alvo, 538
Escala de Avaliação de Mania de Young (YMRS), 187-198
    aplicação, 188
    descrição, 187-188
    experiência de uso, 193
    formas de aquisição, 193-198
    interpretação das pontuações, 188-189
    parâmetros psicométricos, 189-193
    público-alvo, 188
    versões, 187
Escala de Avaliação de Qualidade de Vida (QdV) na doença de Alzheimer (DA) (escala QdV-DA), 495-499
    aplicação, 496
    descrição, 495
    experiência de uso, 498-499
    formas de aquisição, 499
    interpretação das pontuações, 496
    limitações, 499
    parâmetros psicométricos, 496-498
    público-alvo, 495-496
    versões, 495
Escala de Avaliação Familiar (FES), 541-542
    aplicação, 541
    descrição, 541
    formas de aquisição, 542
    interpretação das pontuações, 541
    limitações, 542

    parâmetros psicométricos, 541-542
    público-alvo, 541
Escala de Bem-estar Espiritual (EBE), 534-535
    descrição, 534
    experiência de uso, 534-535
    limitações, 534-535
    parâmetros psicométricos, 534
    público-alvo, 534
Escala de Bem-estar Psicológico (EBEP), 526-527
    aplicação, 527
    descrição, 526-527
    formas de aquisição, 527
    interpretação das pontuações, 527
    limitações, 527
    parâmetros psicométricos, 527
    público-alvo, 527
Escala de Compulsão Alimentar (BES), 346, 350-352fo
    aplicação, 346
    descrição, 346
    formas de aquisição, 346
    interpretação das pontuações, 346
    parâmetros psicométricos, 346
    público-alvo, 346
    versões, 346
Escala de Compulsividade Sexual (SCS), 404
Escala de Coping Religioso-Espiritual Abreviada de 14 Itens (Brief RCOPE), 535
Escala de Depressão, Ansiedade e Estresse (DASS-21), 162-167
    aplicação, 163-164
    descrição do instrumento, 163
    experiência de uso, 166
    formas de aquisição, 167
    interpretação das pontuações, 164
    limitações, 166-167
    parâmetros psicométricos, 164-166
    público-alvo, 163
    versões, 163
Escala de Depressão de Hamilton (HAM-D), 142-152
    aplicação, 143, 144t
    descrição do instrumento, 142, 143
    experiência de uso, 145-146
    formas de aquisição, 146-148
    guia da entrevista estruturada, 148-152fo
    interpretação das pontuações, 143, 145
    limitações, 146
    parâmetros psicométricos, 145
    público-alvo, 143
    versões, 142, 143t
Escala de Depressão de Montgomery-Åsberg (MADRS), 153-157
    aplicação, 153-154
    descrição do instrumento, 153
    experiência de uso, 155
    formas de aquisição, 155
    interpretação das pontuações, 154
    limitações, 155
    parâmetros psicométricos, 154-155
    público-alvo, 153
    versões, 153
Escala de Depressão do Centro de Estudos Epidemiológicos (CES-D), 126-128
    aplicação, 126
    aquisição, 128

fatores que afetam a pontuação, 128
interpretação das pontuações, 126
limitações, 128
parâmetros psicométricos, 126-128
público-alvo, 126
Escala de Depressão Geriátrica (EDG), 503-505
descrição, 503
formas de aquisição, 505
limitações, 505
público-alvo, 503
validade, 503-504
Escala de Depressão Pós-parto de Edimburgo (EPDS), 174, 176-177
formas de aquisição, 176-177fo
limitações, 174
parâmetros psicométricos, 174
Escala de Gravidade de Dependência (ASI), 326-332
Addiction Severity Index 6 Light (ASI-6 Light), 332
aplicação, 327
descrição, 326
formas de aquisição, 328
interpretação das pontuações, 327
limitações, 328
parâmetros psicométricos, 327-328
público-alvo, 327
Teen Addiction Severity Index (T-ASI), 329-332
aplicação, 329-330
descrição, 329
interpretação das pontuações, 330
parâmetros psicométricos, 330-331
público-alvo, 329
versões, 329
versões, 326
Escala de Gravidade do Transtorno de Pânico (PDSS), 214
Escala de Influência dos Três Fatores (TIS), 357, 366-367fo
Escala de Pânico e Agorafobia, 214
Escala de Religiosidade de Duke (DUREL), 533
descrição, 533
experiência de uso, 533
formas de aquisição, 533
limitações, 533
parâmetros psicométricos, 533
público-alvo, 533
Escala de Satisfação com a Vida (ESV), 526
aplicação, 526
descrição, 526
formas de aquisição, 526
interpretação das pontuações, 526
limitações, 526
parâmetros psicométricos, 526
público-alvo, 526
Escala de Seguimento de Jogadores (ESJ), 384-389
aplicação, 385
descrição, 385
experiência de uso, 386-387
formas de aquisição, 387
interpretação das pontuações, 385-386
parâmetros psicométricos, 386
público-alvo, 385
versões, 385
Escala de Swanson, Nolan e Pelham (SNAP-IV), 443-446
aplicação, 444
descrição, 444
experiência de uso, 445

formas de aquisição, 445-446
interpretação das pontuações, 444-445
limitações, 445
parâmetros psicométricos, 445
público-alvo, 444
versões, 444
Escala de Transtorno do Jogo pela Internet – versão reduzida (IGDS9-SF), 390-394
critérios diagnósticos, 390, 391q
descrição, 390
fatores associados, 390
interpretação das pontuações, 392
limitações, 392-393
parâmetros psicométricos, 392
público-alvo, 392
versões, 390
Escala Dimensional para Avaliação de Presença e Gravidade de Sintomas Obsessivo-Compulsivos (DY-BOCS), 240-245
aplicação, 243
descrição, 242-243
formas de aquisição, 245
interpretação das pontuações, 243
limitações, 245
parâmetros psicométricos, 243-244
público-alvo, 243
sensibilidade de resposta ao tratamento, 244
versões, 242
Escala Hospitalar de Ansiedade e Depressão (HADS), 168-171, 213, 217fo
aplicação, 168-169
experiência de uso, 171
formas de aquisição, 171
interpretação das pontuações, 169-170
limitações, 171
parâmetros psicométricos, 170-171
público-alvo, 168
versões, 168
Escala Spence de Ansiedade Infantil (SCAS), 439-441
aplicação, 439
descrição, 439, 440q
interpretação das pontuações, 439
parâmetros psicométricos, 441
público-alvo, 439
versões, 439
Escalas, princípios de elaboração, 6-14
análise teórica dos itens, 12-14
análise dos juízes, 13-14
análise semântica, 12-13
definição dos construtos, 8-9
definição constitutiva, 8
definição operacional, 8-9
dimensionalidade do atributo, 7-8
operacionalização do construto, 9-12
fontes dos itens, 9-10
regras para a construção de itens, 10-12
propriedade do sistema psicológico, 7
sistema psicológico, 6-7
Espiritualidade, 510-511, 536
Esquizofrenia *ver* Transtornos psicóticos
Estatística, 33-84
análise de redes, 73-84
análise da rede, 76-82
construção da rede, 74-75

análise fatorial, 37-45
avaliação de escalas, 33-37
    escalas Likert, 36
    natureza da medida, 33
    níveis de mensuração, 33
    operacionalização de construto, 34, 35q
modelagem de equações estruturais (MEE), 46-61
Teoria de Resposta ao Item (TRI), 61-72
Estresse, 162-167

F

Fobia Social (BSPS), 232-23, 239fo
Funcionalidade, 511, 537-542
    Escala de Adequação Social (EAS), 539-541
    Escala de Avaliação de Incapacidades da Organização Mundial da Saúde (WHODAS 2.0), 537-538
    Escala de Avaliação Familiar (FES), 541-542
    Teste Breve de Avaliação Funcional (FAST), 538-539
Functional Assessment of Chronic Illness Therapy – Spiritual Well-Being 12 Item Scale (FACIT-Sp-12), 535
    descrição, 535
    experiência de uso, 535
    formas de aquisição, 535
    limitações, 535
    parâmetros psicométricos, 535
    público-alvo, 535

G

Generalized Anxiety Disorder (GAD-7), 132-135, 214-215
    aplicação, 132, 133
    aquisição, 135
    descrição do instrumento, 132
    experiência de uso, 134
    interpretação das pontuações, 133
    limitações, 135
    parâmetros psicométricos, 133-134
    público-alvo, 132
    versões, 132, 133q

H

Hipomania, 202-209
Hypersexual Disorder Screening Inventory (HDSI), 404

I

Idosos, 463-505
    Cambridge Cognitive Examination (CAMCOG), 477-483
    Clinical Dementia Rating Scale (CDR), 485-489
    envelhecimento populacional e saúde mental, 463
    Escala Cornell de Depressão em Demência (CSDD), 499-502
    Escala de Avaliação de Qualidade de Vida (QdV) na doença de Alzheimer (DA) (escala QdV-DA), 495-499
    Escala de Depressão Geriátrica (EDG), 503-505
    Informant Questionnaire on Cognitive Decline in the Elderly (IQCODE), 490-494
    rastreio de demência, 469-472
        associação a questionários de atividade instrumental, 470, 471
        influência do nível educacional, 470, 471t
        Montreal Cognitive Assessment (MoCA), 471-472
        Subescala Cognitiva da Escala de Avaliação da Doença de Alzheimer (ADAS-Cog), 473-477
Imagem corporal, avaliação da, 353-370
    Body Attitudes Questionnaire (BAQ), 354, 360-362fo
    Body Checking and Avoidance Questionnaire (BCAQ), 356, 364-365fo
    Body Image Avoidance Questionnaire (BIAQ), 356, 363fo
    Body Shape Questionnaire (BSQ), 357, 367-369fo
    Escala de Áreas Corporais (EAC), 354, 359fo
    Escala de Influência dos Três Fatores (TIS), 357, 366-367fo
    Escala de Silhuetas de Stunkard, 356-357, 365fo
    formas de aquisição, 357
    Male Body Checking Questionnaire (MBCQ), 357, 369-370fo
Impact of Weight on Quality of Life (IWQOL-Lite), 375-379
    aplicação, 377
    descrição, 376
    interpretação das pontuações, 377
    limitações, 378
    parâmetros psicométricos, 377-378
    público-alvo, 376-377
    versões, 376
Impressão Clínica Global – Esquizofrenia (CGI-SCH), 286-291
    aplicação, 287-288
    descrição, 286-287
    experiência de uso, 290-291
    formas de aquisição, 291
    interpretação das pontuações, 288
    limitações, 291
    parâmetros psicométricos, 288-290
    público-alvo, 287
    versões, 286
Impulsividade, 381-407
    comportamento sexual compulsivo e hipersexual, 403-407
    Escala de Seguimento de Jogadores (ESJ), 384-389
    Escala de Transtorno do Jogo pela Internet – versão reduzida (IGDS9-SF), 390-394
    Problematic Internet Use Questionnaire – short form-9 (PIUQ-SF-9), 395-397
    Smartphone Addiction Scale – Long Version (SAS-LV), 398-399, 400-402fo
    Smartphone Addiction Scale – Short Version (SAS-SV), 399-400
Incapacidades, 537-538
Índice de Bem-estar Pessoal (PWI), 527-528
    aplicação, 528
    descrição, 527-528
    formas de aquisição, 528
    interpretação das pontuações, 528
    parâmetros psicométricos, 528
    público-alvo, 528
Índice de Sensibilidade à Ansiedade, 213-214
Infância e adolescência, 409-461
    Autism Behavior Checklist (ABC), 447-448

Autism Diagnostic Observation Schedule
    (ADOS 2), 452
Autism Screening Questionnaire (ASQ), 448-449
Childhood Anxiety Sensitivity Index (CASI), 441-443
Childhood Autism Rating Scale (CARS), 450-452
Development and Well-Being Assessment
    (DAWBA), 416-419
Escala de Swanson, Nolan e Pelham (SNAP-IV),
    443-446
Escala Spence de Ansiedade Infantil (SCAS), 439-441
Inventário de Depressão Infantil (CDI), 432-437
Modified Checklist for Autism in Toddlers
    (M-CHAT), 449-450
Pediatric Quality of Life InventoryTM
    (PedsQLTM), 453-456
Questionário de Capacidades e Dificuldades (SDQ),
    425-431
Questionário sobre Traumas na Infância, 458-461
Schedule for Affective Disorders and Schizophrenia
    for School-Aged Children (K-SADS), 412-415
Screen for Child Anxiety Related Emotional
    Disorders (SCARED), 437-439
Sistema Achenbach de Avaliação Empiricamente
    Baseada (Achenbach System of Empirically
    Based Assessment – ASEBA), 420-425
Youth Quality of Life Instrument – Research
    version (YQoL-R), 456-458
Informant Questionnaire on Cognitive Decline in the
    Elderly (IQCODE), 490-494
    aplicação, 491, 492-494fo
    formas de aquisição, 491
    limitações, 491, 492t
    parâmetros psicométricos, 491
    público-alvo, 491
    versões, 490-491
Instrumento de Avaliação de Qualidade de Vida da
    Organização Mundial da Saúde (WHOQOL), 512-518
    aplicação, 511, 514, 515f
    descrição, 511, 512q
    experiência de uso, 516
    formas de aquisição, 518
    interpretação das pontuações, 514, 515
    limitações, 516, 518
    parâmetros psicométricos, 515-516, 517t
    público-alvo, 511
    versões, 511
Instrumentos de avaliação, tipos de, 20-26, 137-181
    aplicação das escalas de avaliação, 25-26
    aspectos éticos, 26
    classificações, 21
    de depressão, 137-181
    hierarquia numérica, 21-23
    modelo de mensuração de atitudes, 23-25
        escala de diferencial semântico, 25
        escala de Guttman, 24-25
        escala de Likert, 24
    natureza da resposta, 23
    nomenclaturas, 20-21
    tipo de respondedor, 23
        autoavaliação ou autopreenchimento, 23
        observador, 23
Instrumentos de triagem, 87-89, 122-135
    Escala de Depressão do Centro de Estudos
        Epidemiológicos (CES-D), 126-128

Generalized Anxiety Disorder (GAD-7), 132-135
Patient Health Questionnaire (PHQ-9), 129-131
Self-Reporting Questionnaire (SRQ), 122-125
Instrumentos psicométricos, tradução e adaptação
    cultural, 14-19
    influência da cultura, 14-15
    método de tradução e retrotradução, 16
    painel de especialistas, 16-17
    questão de equivalência, 15-16
    tradução em equipe, 17-19
Inventário de Ansiedade de Beck, 213
Inventário de Ansiedade e Fobia Social (SPAI), 231-232
    aplicação, 232
    descrição, 231-232
    experiência de uso, 232
    formas de aquisição, 232
    interpretação das pontuações, 231-232
    parâmetros psicométricos, 232
    público-alvo, 232
    versões, 231
Inventário de Ansiedade e Fobia Social – versão para
    crianças (SPAI-C), 237-238
    aplicação, 237
    descrição, 237
    experiência de uso, 232
    formas de aquisição, 238
    interpretação das pontuações, 237-238
    público-alvo, 237
Inventário de Ansiedade Traço-Estado (IDATE),
    218-221
    aplicação, 219-220
    descrição, 218-219
    experiência de uso, 220-221
    formas de aquisição, 221
    interpretação das pontuações, 220
    limitações, 221
    parâmetros psicométricos, 220
    público-alvo, 219
    versões, 218
Inventário de Autoavaliação para Adolescentes
    (Youth Self-Report – YSR) ver Sistema Achenbach
    de Avaliação Empiricamente Baseada (Achenbach
    System of Empirically Based Assessment – ASEBA)
Inventário de Depressão de Beck (BDI), 68-72, 158-162
    aplicação, 159
    descrição do instrumento, 158
    experiência de uso, 162
    formas de aquisição, 162
    interpretação das pontuações, 159-160
    limitações, 161-162
    parâmetros psicométricos, 160-161
    público-alvo, 158-159
    versões, 158
Inventário de Depressão Infantil (CDI), 432-437
    aplicação, 432
    descrição, 432
    experiência de uso, 433-436
    formas de aquisição, 437
    interpretação das pontuações, 433
    limitações, 436
    parâmetros psicométricos, 433
    público-alvo, 432
    versões, 432
Inventário de Fobia Social (SPIN), 234-237

aplicação, 234
descrição, 234
experiência de uso, 232
formas de aquisição, 237
limitações, 237
parâmetros psicométricos, 235-237
público-alvo, 234
versões, 234
Inventário de Mobilidade para Agorafobia, 214
Inventário de Triagem do Transtorno Hipersexual (CSBI), 404
Inventário dos Comportamentos de Crianças e Adolescentes – Relatório para professores (Teacher Report Form – TRF) *ver* Sistema Achenbach de Avaliação Empiricamente Baseada (Achenbach System of Empirically Based Assessment – ASEBA)
Inventário dos Comportamentos para Crianças e Adolescentes (Child Behavior Checklist – CBCL/6-18 *ver* Sistema Achenbach de Avaliação Empiricamente Baseada (Achenbach System of Empirically Based Assessment – ASEBA)

J

Jogos, 384-394

L

Liebowitz, Escala de Ansiedade Social de (LSAS), 225-231
Likert, Escala de, 24, 36

M

Male Body Checking Questionnaire (MBCQ), 357, 369-370fo
Mania, 183-209,
    conceito, 183-184
    Escala de Avaliação de Mania de Young (YMRS), 187-198
    especificadores, 184
    Questionário de Autoavaliação de Hipomania (HCL), 201-209
    Questionários de Transtornos do Humor (MDQ), 199-201
    sobreposição de sintomas, comorbidade e diagnóstico diferencial, 185
Maslach Burnout Inventory (MBI), 177-181
    aplicação, 179
    formas e aquisição, 181
    interpretação das pontuações, 179
    limitações, 181
    parâmetros psicométricos, 179, 181
    versões, 179, 180t
Medida Multidimensional Breve de Religiosidade/Espiritualidade (BMMRS-p), 533-534
    descrição, 533-534
    formas de aquisição, 534
    interpretação das pontuações, 534
    parâmetros psicométricos, 534
    público-alvo, 534
Mensuração em saúde mental, 1-5
    limites, 4
    qualidades de uma escala, 3-4

seleção dos instrumentos específicos, 5
tipos de instrumentos e finalidades, 1-3
Mini International Neuropsychiatric Interview (MINI), 104-109
    aplicação, 107
    características gerais, 105
    desenvolvimento, tradução e adaptação, 105-106
    experiência de uso, 109
    formas de aquisição, 109
    parâmetros psicométricos, 107-109
Modelagem de equações estruturais (MEE), 46-61
    apresentação dos resultados, 51-52
    avaliação do ajuste do modelo, 50-51
    conceitos, 46-48, 49
    especificação do modelo, 49-50
    estimação dos parâmetros, 50
    identificação do modelo, 50
    modelos reflexivos e formativos, 51
    modificação do modelo, 51
Montreal Cognitive Assessment (MoCA), 471-472

N

Nível educacional, 470, 471t

P

Patient Health Questionnaire (PHQ-9), 129-131
    aplicação, 129
    descrição, 129
    experiência de uso, 130-131
    interpretação das pontuações, 129-130
    parâmetros psicométricos, 130
    público-alvo, 129
Pediatric Quality of Life InventoryTM (PedsQLTM), 453-456
    aplicação, 454
    descrição, 453-454
    experiência de uso, 455
    formas de aquisição, 456
    interpretação das pontuações, 454-455
    limitações, 455-456
    parâmetros psicométricos, 455
    público-alvo, 454
    versões, 453
Peso, 346-347
Pós-parto, 174, 176-177
Postpartum Depression Screening Scale (PDSS), 174-175
    formas de aquisição, 175
    parâmetros psicométricos, 174-175
Posttraumatic Stress Disorder Checklist 5 (PCL-5), 246-250
    aplicação, 247
    descrição, 246
    formas de aquisição, 249
    interpretação das pontuações, 247
    limitações, 249
    parâmetros psicométricos, 247-249
    público-alvo, 247
    versões, 246
Preocupação, 222-225
Problematic Internet Use Questionnaire – short form-9 (PIUQ-SF-9), 395-397
    aplicação, 395

descrição, 395
experiência de uso, 396
formas de aquisição, 396, 397fo
interpretação das pontuações, 395
limitações, 396
parâmetros psicométricos, 395-396
público-alvo, 395
Propriedades psicométricas, 27-31
    indicadores de confiabilidade, 27-29
        consistência interna, 28-29
        forma paralela ou alternativa, 27-28
        teste-reteste, 27
    validade, 29-30
        validade de construto ou de conceito, 30
        validade de conteúdo, 29-30
        validade de critério, 30
Psicose *ver* Transtornos psicóticos

Q

Qualidade de vida, avaliação, 453-458, 495-499, 507-542
    Escala de Avaliação de Qualidade de Vida (QdV) na doença de Alzheimer (DA) (escala QdV-DA), 495-499
    Instrumento de Avaliação de Qualidade de Vida da Organização Mundial da Saúde (WHOQOL), 512-518
    Pediatric Quality of Life InventoryTM (PedsQLTM), 453-456
    Questionário Genérico de Qualidade de Vida (SF-36/SF-6D), 518-523
    Youth Quality of Life Instrument – Research version (YQoL-R), 456-458
Questionário de Autoavaliação de Hipomania (HCL), 201-209
    aplicação, 203
    descrição, 201-203
    experiência de uso, 204
    formas de aquisição, 204-209
    interpretação das pontuações, 203
    limitações, 204
    parâmetros psicométricos, 203-204
    público-alvo, 203
    versões, 201
Questionário de Capacidades e Dificuldades (SDQ), 425-431
    aplicação, 426-427
    descrição, 426
    experiência de uso, 430-431
    formas de aquisição, 431
    interpretação das pontuações, 427-429
    limitações, 431
    parâmetros psicométricos, 429-430
    público-alvo, 426
    versões, 426
Questionário de Padrões Alimentares e Peso (QEWP-5), 346-347
    aplicação, 347
    descrição, 347
    experiência de uso, 347
    formas de aquisição, 347
    interpretação das pontuações, 347
    limitações, 347
    parâmetros psicométricos, 347

público-alvo, 347
versões, 343
Questionário de Preocupação do Estado da Pensilvânia (PSWQ), 222-225
    descrição, 222-223
    experiência de uso, 224
    formas de aquisição, 224
    limitações, 221
    parâmetros psicométricos, 223-224
Questionário de Saúde Geral de Goldberg (QSG), 117-121
    aplicação, 118
    descrição do instrumento, 117-118
    fatores que afetam a pontuação, 120-121
    formas de aquisição, 121
    interpretação das pontuações, 118-119
    limitações, 121
    objetivo, 117
    parâmetros psicométricos, 119-120
    público-alvo, 118
    versões, 117
Questionário Genérico de Qualidade de Vida (SF-36/SF-6D), 518-523
    aplicação, 522
    descrição, 519, 520q, 521q
    formas de aquisição, 523
    interpretação das pontuações, 522
    limitações, 522-523
    parâmetros psicométricos, 522
    público-alvo, 519, 522
    versões, 519
Questionário sobre Traumas na Infância, 458-461
    aplicação, 459
    descrição, 459, 460f
    experiência de uso, 460
    formas de aquisição, 461
    interpretação das pontuações, 460, 461t
    limitações, 461
    parâmetros psicométricos, 460
    público-alvo, 459
    versões, 459
Questionários de Transtornos do Humor (MDQ), 199-201
    aplicação, 199-200
    descrição, 199, 200f
    experiência de uso, 201
    formas de aquisição, 201
    interpretação das pontuações, 200
    limitações, 201
    parâmetros psicométricos, 200-201
    público-alvo, 199
    versões, 199

R

Religiosidade/Espiritualidade, 510-511, 532-536
    Escala de Atitudes Relacionadas à Espiritualidade (ARES), 536
    Escala de Bem-estar Espiritual (EBE), 534-535
    Escala de Coping Religioso-Espiritual Abreviada de 14 Itens (Brief RCOPE), 535
    Escala de Religiosidade de Duke (DUREL), 533
    Functional Assessment of Chronic Illness Therapy – Spiritual Well-Being 12 Item Scale (FACIT-Sp-12), 535

Medida Multidimensional Breve de
  Religiosidade/Espiritualidade (BMMRS-p),
  533-534
Religious and Spiritual Struggles Scale (RSS),
  535-536
World Health Organization Quality of Life –
  Spirituality, Religiousness and Personal Beliefs
  (WHOQOL-SRPB), 534
Religious and Spiritual Struggles Scale (RSS), 535-536
  descrição, 535-536
  experiência de uso, 536
  limitações, 536
  parâmetros psicométricos, 536
  público-alvo, 536

S

Schedule for Affective Disorders and Schizophrenia for
  School-Aged Children (K-SADS), 412-415
  aplicação, 414-415
  descrição, 412-414
  formas de aquisição, 415
  interpretação das pontuações, 415
  limitações, 415
  parâmetros psicométricos, 415
  público-alvo, 414
  versões, 412
Schizophrenia Cognition Rating Scale (SCoRs), 293-298
  aplicação, 293
  descrição, 293
  formas de aquisição, 294-295
  interpretação das pontuações, 293
  limitações, 294
  parâmetros psicométricos, 294
  público-alvo, 293
Screen for Child Anxiety Related Emotional Disorders
  (SCARED), 437-439
  aplicação, 438
  descrição, 437-438
  forma de aquisição, 125
  interpretação das pontuações, 438
  parâmetros psicométricos, 438-439
  público-alvo, 438
  versões, 437
Self-Reporting Questionnaire (SRQ), 122-125
  aplicação, 123
  descrição, 123
  experiência de uso, 124-125
  forma de aquisição, 125
  interpretação das pontuações, 123-124
  limitações, 125
  parâmetros psicométricos, 124
  público-alvo, 123
  versões, 122-123
Sick, Control, One Stone, Fat, Food (SCOFF), 348-349
  aplicação, 348
  descrição, 348
  experiência de uso, 348-349
  formas de aquisição, 349
  interpretação das pontuações, 348
  limitações, 349
  parâmetros psicométricos, 348
  público-alvo, 348
Sintomas alimentares, autoavaliação de, 343-352

diário alimentar, 349-350
  aplicação, 349
  descrição, 349, 350f
  formas de aquisição, 344
  limitações, 349, 350
  público-alvo, 349
  versões, 343
Sintomas negativos dos transtornos psicóticos,
  281-285
Sistema Achenbach de Avaliação
  Empiricamente Baseada (Achenbach System of
  Empirically Based Assessment – ASEBA), 420-425
  aplicação, 421, 422
  descrição, 420-421, 422t
  formas de aquisição, 425
  interpretação das pontuações, 422, 423t
  parâmetros psicométricos, 423-424
  público-alvo, 421
  versões, 420
Sistema psicológico, 6-7
Smartphone Addiction Scale – Long Version (SAS-LV),
  398-399, 400-402fo
  descrição, 398
  formas de aquisição, 399
  interpretação das pontuações, 398, 399
  parâmetros psicométricos, 399
  público-alvo, 398
Smartphone Addiction Scale – Short Version (SAS-SV),
  399-400
  descrição, 399-400
  parâmetros psicométricos, 400
  público-alvo, 400
Softwares, 68
Subescala Cognitiva da Escala de Avaliação da Doença
  de Alzheimer (ADAS-Cog), 473-477
  aplicação, 474-475
  descrição, 473
  formas de aquisição, 477
  interpretação das pontuações, 475
  limitações, 476
  público-alvo, 473
  versões, 473

T

Teen Addiction Severity Index (T-ASI), 329-332
  aplicação, 329-330
  descrição, 329
  interpretação das pontuações, 330
  parâmetros psicométricos, 330-331
  público-alvo, 329
  versões, 329
Teoria de Resposta ao Item (TRI), 61-72
  comportamento diferencial do item, 68
  Inventário de Depressão de Beck, 68-72
  metodologia, 62-68
    estimação dos parâmetros do modelo e
      suposições, 67-68
    modelo de resposta gradual (MRG), 65-66
    modelo logístico de 2 parâmetros (ML2), 62-65
    outros modelos, 66-67
  softwares, 68
Teste Breve de Avaliação Funcional (FAST), 538-539
  aplicação, 539

descrição, 538-539
formas de aquisição, 539
interpretação das pontuações, 539
limitações, 539
parâmetros psicométricos, 539
público-alvo, 539
Teste de Atitudes Alimentares (EAT), 343-344
aplicação, 343
descrição, 343
experiência de uso, 344
formas de aquisição, 344
interpretação das pontuações, 343-344
parâmetros psicométricos, 344
público-alvo, 343
versões, 343
Teste de Fagerström para Dependência de Nicotina (FTND), 322-325
aplicação, 322-323
descrição, 322
experiência de uso, 325
formas de aquisição, 325
interpretação das pontuações, 323
parâmetros psicométricos, 323-325
análise fatorial, 323, 324
confiabilidade, 324-325
consistência interna, 324
validade discriminativa, 323
validade preditiva, 323
público-alvo, 322
versões, 322, 324q
Teste de Identificação de Transtornos Relacionados ao Uso de Álcool (AUDIT), 307
aplicação, 309-310, 311f
descrição, 308-309
formas de aquisição, 311-312
limitações, 311
parâmetros psicométricos, 310-311
público-alvo, 309
uso no Brasil, 311
versões, 308
Teste de Investigação Bulímica de Edimburgo (BITE), 344-346
aplicação, 345
experiência de uso, 345-346
formas de aquisição, 346
interpretação das pontuações, 345
parâmetros psicométricos, 345
público-alvo, 345
versões, 344
Teste de Triagem do Envolvimento com Álcool, Tabaco e Outras Substâncias (ASSIST), 313-319
aplicação, 314-315, 316q
cálculo das pontuações, 315
descrição, 314
experiência de uso, 318-319
fatores que afetam a pontuação, 318
formas de aquisição, 319-321
interpretação das pontuações, 315, 317
limitações
parâmetros psicométricos, 317-318, 319t
confiabilidade, 317
descrição de estudos no Brasil e dados normativos, 318
estudos multicêntricos internacionais, 317
validade, 317
público-alvo, 314
versões, 313-314
Transtorno de pânico, 213-214
Transtorno do Espectro Autista, 447-452
Autism Behavior Checklist (ABC), 447-448
Autism Diagnostic Observation Schedule (ADOS 2), 452
Autism Screening Questionnaire (ASQ), 448-449
Childhood Autism Rating Scale (CARS), 450-452
Modified Checklist for Autism in Toddlers (M-CHAT), 449-450
Transtorno do Jogo pela Internet (TJI), 390-394
Transtorno obsessivo-compulsivo, 240-245
Transtornos alimentares *ver* Comportamento alimentar
Transtornos psicóticos, 253-298
avaliação de sintomas negativos, 281-285
critérios diagnósticos para esquizofrenia, 253-255
critérios diagnósticos, 253
déficits cognitivos em esquizofrenia, 291-298
dimensões, 253
Escala Breve de Avaliação Psiquiátrica – Ancorada (BPRS-A), 258-268
Escala Calgary de Depressão para Esquizofrenia (ECDE), 278-281
Escala das Síndromes Positiva e Negativa (Positive and Negative Syndrome Scale – PANSS), 268-278
Impressão Clínica Global – Esquizofrenia (CGI-SCH), 286-291
sintomas, 253
Traumas na Infância, Questionário sobre, 458-461
aplicação, 459
descrição, 459, 460f
experiência de uso, 460
formas de aquisição, 461
interpretação das pontuações, 460, 461t
limitações, 461
parâmetros psicométricos, 460
público-alvo, 459
versões, 459

U

Uso problemático de Jogos Digitais, escalas de avaliação, 390-394
Uso problemático de *smartphones*, 398-402
Smartphone Addiction Scale – Long Version (SAS-LV), 398-399, 400-402fo
Smartphone Addiction Scale – Short Version (SAS-SV), 399-400

Y

Youth Quality of Life Instrument – Research version (YQoL-R), 456-458
aplicação, 456
descrição, 456
experiência de uso, 457
formas de aquisição, 457
interpretação das pontuações, 456
limitações, 457
parâmetros psicométricos, 456-457

público-alvo, 456
versões, 456

V

Validade, 29-30
    de construto ou de conceito, 30
    de conteúdo, 29-30
    de critério, 30
Vida, qualidade de, avaliação, 453-458, 495-499, 507-542

W

World Health Organization 5-Item Well-being Index (WHO-5), 530-531
    aplicação, 530
    descrição, 530, 531fo
    formas de aquisição, 531
    interpretação das pontuações, 530-531
    limitações, 531
    parâmetros psicométricos, 531
    público-alvo, 530
    versões, 530
World Health Organization Quality of Life – Spirituality, Religiousness and Personal Beliefs (WHOQOL-SRPB), 534
    descrição, 534
    experiência de uso, 534
    formas de aquisição, 534
    limitações, 534
    parâmetros psicométricos, 534
    público-alvo, 534

IMPRESSÃO:

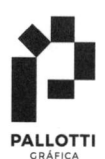

PALLOTTI
GRÁFICA

Santa Maria - RS | Fone: (55) 3220.4500
www.graficapallotti.com.br